W0269133

HANDBUCH DER HAUT= UND GESCHLECHTSKRANKHEITEN

BEARBEITET VON

A. ALEXANDER · G. ALEXANDER · J. ALMKVIST · K. ALTMANN · L. ARZT · J. BARNEWITZ
C. BECK · F. BERING · S. BETTMANN · H. BIBERSTEIN · K. BIERBAUM · G. BIRNBAUM · A. BITTORF
B. BLOCH · FR. BLUMENTHAL · H. BOAS · R. BRANDT · C. BRUCK · C. BRUHNS · ST. R. BRÜNAUER
A. BUSCHKE · F. CALLOMON · E. CHRISTELLER · E. DELBANCO · O. DITTRICH · J. DÖRFFEL
S. EHRMANN † · J. FABRY · O. FEHR · J. v. FICK † · E. FINGER · H. FISCHER · F. FISCHL
P. FRANGENHEIM · W. FREI · W. FREUDENTHAL · M. v. FREY · R. FRÜHWALD · D. FUCHS
H. FUHS · F. FÜLLEBORN · E. GALEWSKY · O. GANS · C. J. GAUSS · A. GIGON · H. GOTT=
RON · A. GROENOUW · K. GRÖN · O. GRÜTZ · R. HABERMANN · L. HALBERSTAEDTER
F. HAMMER · L. HAUCK · H. HAUSTEIN · H. HECHT · J. HELLER · G. HERXHEIMER · K. HERX=
HEIMER · W. HEUCK · W. HILGERS · R. HIRSCHFELD · C. HOCHSINGER · H. HOEPKE · C. A. HOFF=
MANN · E. HOFFMANN · H. HOFFMANN · V. HOFFMANN · E. HOFMANN · J. IGERSHEIMER
F. JACOBI · F. JACOBSOHN · E. JACOBSTHAL · J. JADASSOHN · F. JAHNEL · M. JESSNER
S. JESSNER · W. JOEL · A. JOSEPH · F. JULIUSBERG · V. KAFKA · C. KAISERLING · PH. KELLER
W. KERL · O. KIESS · E. KLAUSNER · L. KLEEBERG · W. KLESTADT · V. KLINGMÜLLER · A. KNICK
A. KOLLMANN · H. KÖNIGSTEIN · P. KRANZ · A. KRAUS · C. KREIBICH · O. KREN · H. KROÓ
L. KUMER · L. KÜPFERLE · E. KUZNITZKY · E. LANGER · R. LEDERMANN · C. LEINER
F. LESSER · A. v. LICHTENBERG · P. LINSER · B. LIPSCHÜTZ · H. LÖHE · S. LOMHOLT · O. LÜNING
W. LUTZ · P. MANTEUFEL · H. MARTENSTEIN · H. MARTIN · E. MARTINI · R. MATZENAUER
M. MAYER · J. K. MAYR · E. MEIROWSKY · L. MERK † · M. MICHAEL · G. MIESCHER · C. MON=
CORPS · G. MORAWETZ · A. MORGENSTERN · F. MRAS · V. MUCHA · ERICH MÜLLER · HUGO
MÜLLER · RUDOLF MÜLLER · P. MULZER · O. NAEGELI · G. NOBL · F. W. OELZE · M. OPPEN=
HEIM · E. PASCHEN · B. PEISER · A. PERUTZ · E. PICK · W. PICK · F. PINKUS · H. v. PLANNER
K. PLATZER · F. PLAUT · A. POEHLMANN · J. POHL · R. POLLAND · C. POSNER · L. PULVERMACHER
H. REIN · P. RICHTER · E. RIECKE · G. RIEHL · H. RIETSCHEL · J. H. RILLE · H. DA ROCHA
LIMA · K. ROSCHER · O. ROSENTHAL · G. A. ROST · ST. ROTHMAN · A. RUETE · E. SAALFELD
U. SAALFELD · H. SACHS · O. SACHS † · F. SCHAAF · G. SCHERBER · H. SCHLESINGER
E. SCHMIDT · S. SCHOENHOF · W. SCHOLTZ · W. SCHÖNFELD · H. TH. SCHREUS · R. SIEBECK
C. SIEBERT · H. W. SIEMENS · E. SIGERIST · B. SKLAREK · G. SOBERNHEIM · W. SPALTEHOLZ
R. SPITZER · O. SPRINZ · R. O. STEIN · G. STEINER · J. STRANDBERG · A. STÜHMER · G. STÜMPKE
P. TACHAU · L. TÖRÖK · K. TOUTON · K. ULLMANN · P. G. UNNA · P. UNNA jr. · E. URBACH
F. VEIEL · R. VOLK · C. WEGELIN · W. WEISE · L. WERTHEIM · J. WERTHER · P. WICHMANN
F. WINKLER · M. WINKLER · R. WINTERNITZ · F. WIRZ · W. WORMS · H. ZIEMANN · F. ZINSSER
L. v. ZUMBUSCH · E. ZURHELLE

IM AUFTRAGE
DER DEUTSCHEN DERMATOLOGISCHEN GESELLSCHAFT

HERAUSGEGEBEN GEMEINSAM MIT

G. ARNDT · B. BLOCH · A. BUSCHKE · E. FINGER · E. HOFFMANN
C. KREIBICH · F. PINKUS · G. RIEHL · L v. ZUMBUSCH

VON

J. JADASSOHN

SCHRIFTLEITUNG: O. SPRINZ

SIEBENTER BAND · ERSTER TEIL

BERLIN
VERLAG VON JULIUS SPRINGER
1928

ZOSTER · HERPES SIMPLEX · PSORIASIS
PARAPSORIASIS · ERYTHRODERMIEN
PITYRIASIS ROSEA

BEARBEITET VON

F. JULIUSBERG · G. NOBL · E. PICK
W. SCHÖNFELD

MIT 86 MEIST FARBIGEN ABBILDUNGEN

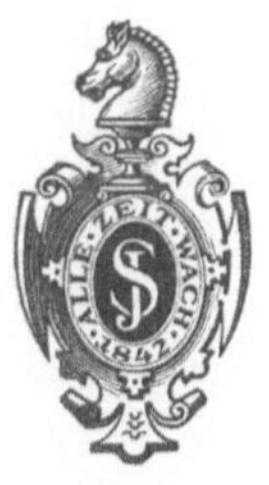

BERLIN
VERLAG VON JULIUS SPRINGER
1928

ISBN-13: 978-3-7091-5216-4   e-ISBN-13: 978-3-7091-5364-2
DOI: 10.1007/978-3-7091-5364-2

Inhaltsverzeichnis.

Zoster und Herpes simplex.

Von Professor Dr. Walther Schönfeld-Greifswald. (Mit 25 Abbildungen.)

A. Zoster.

Psoriasis.

Von Professor Dr. GABOR NOBL-Wien. (Mit 48 Abbildungen.)

Die psoriasiformen, pityriasiformen, exfoliativen Erythrodermien.

Von Professor Dr. F. JULIUSBERG-Braunschweig. (Mit 8 Abbildungen.)

Pityriasis rosea.

Von Dr. ERWIN PICK-Prag. (Mit 5 Abbildungen.)

Inhalt von Band VII/2.

Zoster und Herpes simplex.

Von

WALTHER SCHÖNFELD-Greifswald.

Mit 25 Abbildungen.

A. Zoster.

1. Geschichtliches zur Entwicklung der Lehre vom Zoster.

Der Name Zoster ($\zeta\omega\sigma\tau\acute{\eta}\varrho$) stammt aus dem Griechischen und bedeutet „Gürtel", um damit wohl anzudeuten, daß der Ausbruch meist in bestimmten Höhen um den Körper herum wie ein Gürtel verläuft. Jedoch wäre damit nicht das Wesentliche der Krankheitserscheinungen, das „Halbgürtelartige" getroffen. SYKES fand nun unter einer Schilderung von Altertümern auch einen $\zeta\omega\sigma\tau\acute{\eta}\varrho$ erwähnt, der als ein metallener Halbgürtel beschrieben war und nur die eine Seite des Trägers umschloß, während die andere Körperhälfte durch einen mit Metallknöpfen beschlagenen Lederstreifen umfaßt und der Gürtel geschlossen wurde.

Hat das Wort diese Bedeutung noch besonders, so würde damit auch das Halbseitige in dem Wesen der Krankheitserscheinungen genugsam betont sein. Es wäre ja überhaupt besser, man würde ihn nicht *Herpes* zoster, sondern nur Zoster nennen, um im Sprachgebrauch, wie es im Französischen schon üblich ist (Herpès — Zona), den Unterschied zwischen beiden Erkrankungen auch durch den Namen schon ausdrücken zu können. Wir haben das im folgenden durchgeführt und finden uns damit in Übereinstimmung mit LIPSCHÜTZ u. a.

In den medizinischen Schriften des Altertums um Christi Geburt herum sind einige einwandfreie Beschreibungen vorhanden, die die Annahme gestatten, daß den Alten das heute als „*Gürtelrose*" bezeichnete Krankheitsbild in seinen hervorstechendsten Zügen wohl bekannt war.

Von diesen Schriftstellern verdient vor allem CORNELIUS CELSUS (etwa 53 v. Chr. bis etwa 7 n. Chr.) mit Rücksicht auf die Aufmerksamkeit, die er den Hautkrankheiten im allgemeinen und dem Zoster im besonderen zugewandt hat, hier erwähnt zu werden.

In seinem heute noch lesenswerten Werke: *Aur. Corn. Celsi* de Medicina libri octo (ungefähr um 18 v. Chr. veröffentlicht) schreibt er im 5. Buch, cap. 28 in dem „De sacro igne" betitelten Absatze unter anderem: „exasperatumque per pustulas continuas, quarum nulla altera major est, sed plurimae perexiguae. In his fere semper pus, et saepe rubor cum calore est." Und weiter: „Fit maxime in pectore, aut lateribus, aut eminentibus partibus, praecipueque in plantis."

Um diese Zeit herum erwähnt auch SCRIBONIUS LARGUS die „Zona, quam Graeci $\dot{\epsilon}\varrho\pi\epsilon\tau\alpha$ dixerunt."

Und bei dem beim Vesuvausbruch (79 n. Chr.) umgekommenen CAJUS PLINIUS SECUNDUS, dem Älteren, dem Onkel des bekannteren Briefschreibers PLINIUS, dessen Briefe teilweise erhalten sind und der in der Epistel VI, 16, den Tod seines Onkels beschreibt, finden wir im liber XXVI, cap. IX, seiner Histor. naturalis folgende Stelle: „Ignis sacri plura sunt genera, inter quae medium hominem ambiens Zoster appellatur, qui enecat, si cinxerit."

Für einen Medizinhistoriker vom Fach mag es ebenso wie beim Herpes simplex lohnend sein, den Spuren der Lehre vom Zoster in den weiteren Jahrhunderten nachzugehen. Auch hier folgen in gleicher Weise wie bei der Geschichte der Lehre von den Geschlechtskrankheiten frühen Erkenntnissen Zeiten der Verwirrung, um dann zu alten und neuen Erkenntnissen zu führen, nur mit dem Unterschied, daß wir bis heute den Schleier, der noch über dem Wesen des Zoster liegt, nicht durchdrungen haben.

Weiter sind wir allerdings als vor 100 Jahren und früher, wo man teilweise den Zoster für eine pustulöse Form des Erysipels gehalten hat (JODOCUS LOMM, FR. HOFFMANN) und FUCHS, SCHÖNLEIN u. a. als jüngere diese Auffassung geteilt haben; zu den flechtenartigen Erkrankungen, zu denen ihn TULPIUS und TURNER, WILLAN, der Begründer der wissenschaftlichen Dermatologie, gezählt haben, wird er gleichfalls nicht mehr gerechnet. Das waren Irrwege, denen wir, wie gesagt, in der medizinischen Erkenntnis der damaligen Zeiten auch bei anderen Krankheitsbildern begegnen können. Sie wurden beim Zoster nicht von allen Zeitgenossen betreten, im Gegenteil, der bekannte Wiener Kliniker DE HAEN (de divisione febrium) gibt klinisch wertvollere Hinweise für den Zoster, wenn er spricht von einer: „Perpetua lex, ut ab anteriore parte nunquam lineam albam, nunquam a postica spinam transcederet."

Tiefer noch führen uns die von CAR. FRID. ED. MEHLIS in seiner 1818 erschienenen Göttinger Dissertation, „*Commentatio de Morbis hominis dextri et sinistri*" niedergelegten Beobachtungen, die ihn den Sympathicus als Sitz der Erkrankung ansprechen lassen. Er schreibt auf S. 66 im § 105: „Sympathicus autem cum intercostalibus prae reliquis nervis systematis cerebralis, qui cutem adeunt, intime connexus est, unde esse putes, quod zona truncum fere semper invadat, raro admodum hoc intacto omnino alias partes occupet."

In der Folgezeit haben dann BRIGHT, RAYER, HEUSINGER, HEBRA der Ältere, ROMBERG u. a. nachdrücklich den Zusammenhang des Zoster mit dem Nervensystem vertreten.

ROMBERG erweiterte diese Lehre insofern, als er besonders auf die enge ätiologische Beziehung des Zoster zur Intercostal- und Lumbalneuralgie hinwies: „Wer diese Krankheit öfters zu beobachten Gelegenheit gehabt hat, wird wegen der entweder vorangehenden oder nachfolgenden Schmerzen in einzelnen Fällen anstehen, ob er diese Affektion zu den Hautkrankheiten oder Neuralgien zählen soll", eine Anschauung, die PARROT teilte.

Über die Grundfrage, an welchem Punkte des Nervensystems die Krankheit einsetzt, hat FELIX V. BÄRENSPRUNG die ersten sicheren Angaben gemacht. Er verfocht 1848 als junger Arzt in Halle die These: „Zoster nervos (ergänze periphericos) non sequitur."

In den Jahren 1861 bis 1863 gelangte er dann auf Grund klinischer, später durch einen Sektionsbefund bestätigter Erwägungen zur Überzeugung, daß die Gürtelrose auf einer infektionsartigen Erkrankung der Spinalganglien beruhe und sich nicht nach peripheren Nervenbezirken, sondern nach Wurzelgebieten auf der Haut verbreite, denn die Aussaat des Hautausschlages und die sensiblen Störungen wiesen darauf hin, daß der Nerv schon vor seinem Austritt aus dem Foramen intervertebrale ergriffen sein müsse. Da motorische Lähmungserscheinungen beim Zoster fehlten, so könne nur die hintere Wurzel und das Spinalganglion für die Lokalisation in Anspruch genommen werden.

Diese Anschauungen haben sich in der Folgezeit allmählich durchgesetzt, allerdings werden sie nicht von allen widerspruchslos hingenommen. Von einigen Seiten wird dem Rückenmark und dem peripheren Nervensystem, auch dem Sympathicus, eine größere Rolle beim Zustandekommen der Hautveränderungen zugeschrieben.

Gegen den nervösen Charakter des Leidens haben sich später *nur wenige ausgesprochen*, so PFEIFFER und v. WASILIEWSKI, der dasselbe Material bearbeitet hat, auch KOLBE wärmt in seiner Greifswalder Doktordissertation die PFEIFFERschen Ansichten noch einmal auf.

PFEIFFER vertrat die These, daß der Zoster ein durch Kleinlebewesen hervorgerufener *Ausschlag* sei, *der in seiner Ausbreitung dem Blutwege* folge. Er glaubte, daß die Infektion des Hautepithels von einer Amöbe (Gregarina clepsidriana) ausgehe. Spätere Erkenntnisse zeigen diese PFEIFFERschen Gregarinen als Koagulationsprodukte des absterbenden Zellprotoplasmas. — Diese Ansicht ist wohl heute erledigt.

CHEVALLIER hält den Zoster neuerdings für eine besondere Entzündungsform im Bereich des Ausbreitungsgebietes bestimmter Arterien.

Den letzten bedeutenden Abschnitt der jüngeren Zosterforschungen nach 1900 kennzeichnen die Untersuchungen von HEAD und CAMPBELL, denen ein großes klinisches Material und 21 pathologisch-anatomisch untersuchte Fälle zugrunde liegen.

Sie finden in Übereinstimmung mit v. BÄRENSPRUNG, daß in allen „idiopathischen" Fällen von Zoster die Spinalganglien den Hauptsitz der Erkrankung bilden.

Als eine Erweiterung des klinischen Bildes des Zoster wäre der von HUTCHINSON in den 60er Jahren des verflossenen Jahrhunderts aufgestellte „Zoster ophthalmicus" anzusehen. Jedenfalls hat HUTCHINSON das Verdienst auf den Zusammenhang dieser Zosterform mit den Augenleiden in einer Weise aufmerksam gemacht zu haben, die nicht mehr in Vergessenheit geraten ist. Derartige Fälle sind natürlich schon früher gesehen und beschrieben worden, sie sind jedoch zum *Zoster capillitii* bzw. *facialis* gezählt worden. HUTCHINSON selbst erwähnt ein Wachsmodell aus dem Guy-Hospital (1857 hergestellt), das den Namen „Herpes zoster ophthalmicus" trug.

Entsprechend dem Zoster ophthalmicus stellte KÖRNER 1904 den Begriff des „*Zoster oticus*" auf. Hier setzen nun die geistvollen Thesen von HUNT ein, nach dem alle Gehirnganglien herpetisch erkranken können, dies kann zu den entsprechenden Erscheinungen an der Haut und dem Nervensystem führen.

Eine scharfsinnige kritische Erörterung der Zosterfrage finden wir in den Arbeiten von BLASCHKO, seinem Referat für den 7. deutschen Dermatologenkongreß und der Abhandlung in MRAČEKs „Handbuch der Hautkrankheiten".

In jüngster Zeit hat man, angeregt durch die experimentellen Tierversuche beim Herpes simplex, wieder eingehender nach den Erregern des Zoster gesucht, ohne bisher zu einem eindeutigen Ergebnis gekommen zu sein (siehe S. 51).

Das führt uns schon mitten in die Gegenwartsfragen des Zoster hinein. Es gibt heute noch sehr viel Ungeklärtes, und das bedingt leider immer das zeitlich Gebundene und Unvollkommene dieser Handbuchdarstellung, insofern als wir wohl manchem, was uns heute bedeutungsvoll erscheint, in späteren Jahren mit Fortschreiten der Erkenntnis und dem Wechsel der Anschauungen nur noch einen geschichtlichen Wert beizumessen vermögen. Ein Beweis dafür, wie alle diese Fragen noch im Flusse sind und nach Klärung bzw. rückschauender Betrachtung drängen, ist darin zu sehen, daß sowohl von der dermatologischen Sektion bei der Versammlung deutscher Naturforscher und Ärzte (September 1926) in Düsseldorf der „Zoster und seine Beziehungen zu den Windpocken", als auch vom 3. Kongreß französisch sprechender Dermatologen (Juli 1926) in Brüssel „Herpes und Zoster" als Verhandlungsthemata gewählt sind und auf dem 10. Kongreß der Schweizer Dermatologen (10. und 11. April 1926) in Bern die Herpesfrage das Hauptreferatthema war.

II. Wesen und Verlauf des Zoster.

Begriffsbestimmung: Unter Zoster verstehen wir einen plötzlich auf geröteten Flächen, in Form gruppierter Bläschen, in den Innervationsbezirken eines oder mehrerer benachbarter Spinalganglien derselben Körperseite oder ihrer Homologen am Kopf auftretenden Hautausschlag.

Die Bläschengruppen sind fast stets halbseitig band- oder streifenförmig angeordnet und lassen dadurch enge Beziehungen zu bestimmten Nervenbahnen erkennen.

Vorboten: Der Entwicklung des Ausschlages an der Haut können Vorboten in Form von *allgemeiner Abgeschlagenheit, Müdigkeit* und ähnlichen vagen Krankheitszeichen vorausgehen; seltener sind *Halsschmerzen,* diese besonders in Fällen von Zoster am Ohr, ohne daß sich etwa ein Zoster im Rachen entwickeln würde (HAYMANN), *Steifigkeit des Nackens* (DOPTER), *Magen-Darmstörungen* in einer Stärke, die unter Umständen einen Typhusverdacht aufkommen lassen (BIELSCHOWSKY, A. FRISCH). Auch in früheren Beobachtungen von FUCHS (1840) sind schon *kolikartige Schmerzen* beim Zoster abdominalis, von RAYER (1835) ihm vorangehende und ihn überdauernde *Darmerscheinungen* erwähnt.

Nicht gerade häufig (nach BLASCHKO etwa in einem Drittel bis in einem Viertel aller Fälle) kommt es mit oder ohne derartige Beschwerden zu einem mäßigen *Fieber,* das unter Umständen 39—40⁰ erreicht, es fällt in der Regel mit dem Ausbruch der Hauterscheinungen wieder ab (HEAD und CAMPBELL u. a.). Vereinzelt wurde ein einleitender *Schüttelfrost* (ALDRICH, SCHÖNFELD u. a.) gesehen.

Dieses „*Zosterfieber*" hat insbesondere ERB, LANDOUZY, BOULANGER an die Möglichkeit einer akuten Infektionskrankheit, in Form des idiopathischen Zoster, denken lassen.

Daneben können außerdem *neuralgische Schmerzen* verschiedener Stärke, besonders ausgeprägt an dem späteren Sitz der Erkrankung, den Hautausschlag einleiten. Sie treten oft tage- und wochenlang vorher auf, äußern sich häufig in *starkem Brennen,* welches mit dem Ausbruch der Hauterscheinungen nicht zu verschwinden braucht und sie überdauern kann. Das ist das, was die Alten mit „Ignis sacer" bezeichneten. Vereinzelt geht ihm auch ein *örtlicher Juckreiz* voran (BETTMANN).

Drüsenschwellungen als *Vorboten* in den dem späteren Hautausschlag benachbarten Drüsengruppen sind selten (BICHELONNE, LEBEL, RAMOND u. a.)

1. Klinisches Aussehen der Hauterscheinungen beim Zoster.

Alle derartige Vorboten können fehlen, und die Erkrankung setzt dann sofort mit den Veränderungen an der Haut ein. Man sieht in solchen Fällen eine einzige mehr oder weniger ausgedehnte, leicht erhabene Rötung oder mehrere solcher Herde von unregelmäßiger Form, aber ziemlich scharfer Begrenzung.

Ihre *Zahl* kann zwischen 1—10 schwanken. Sie sind durch gesunde Haut voneinander getrennt. Nach einigen Stunden, mitunter erst nach einem Tage bilden sich zuerst in der Mitte des Herdes, dann in seiner ganzen Ausdehnung an Größe zunehmende, prall werdende Bläschen, vom Umfang eines Stecknadelkopfes oder Hirsekornes bis zu dem einer kleinen Perle. Sie haben alle ein ziemlich gleichmäßiges Aussehen und werden nur ausnahmsweise größer.

2—3 Tage bleiben die voll ausgebildeten Bläschen unverändert, prall gefüllt mit klarem serösen Inhalt, er wird etwa vom 3. Tage an undurchsichtig, trüb bzw. gelbeitrig.

Daneben kann die Rötung und Schwellung der Umgebung der Bläschen nachlassen, so daß sie jetzt von normaler Haut umgeben erscheinen.

Vom 7.—8. Tage an beginnt gewöhnlich die Austrocknung, die pralle Spannung wird geringer, die Bläschendecke schrumpft, fällt ein.

Diese *Rückbildungsvorgänge* sind etwa am 10.—12. Tage vollendet, es haben sich Krusten entwickelt, die in weiteren 2—3 Wochen abzufallen pflegen.

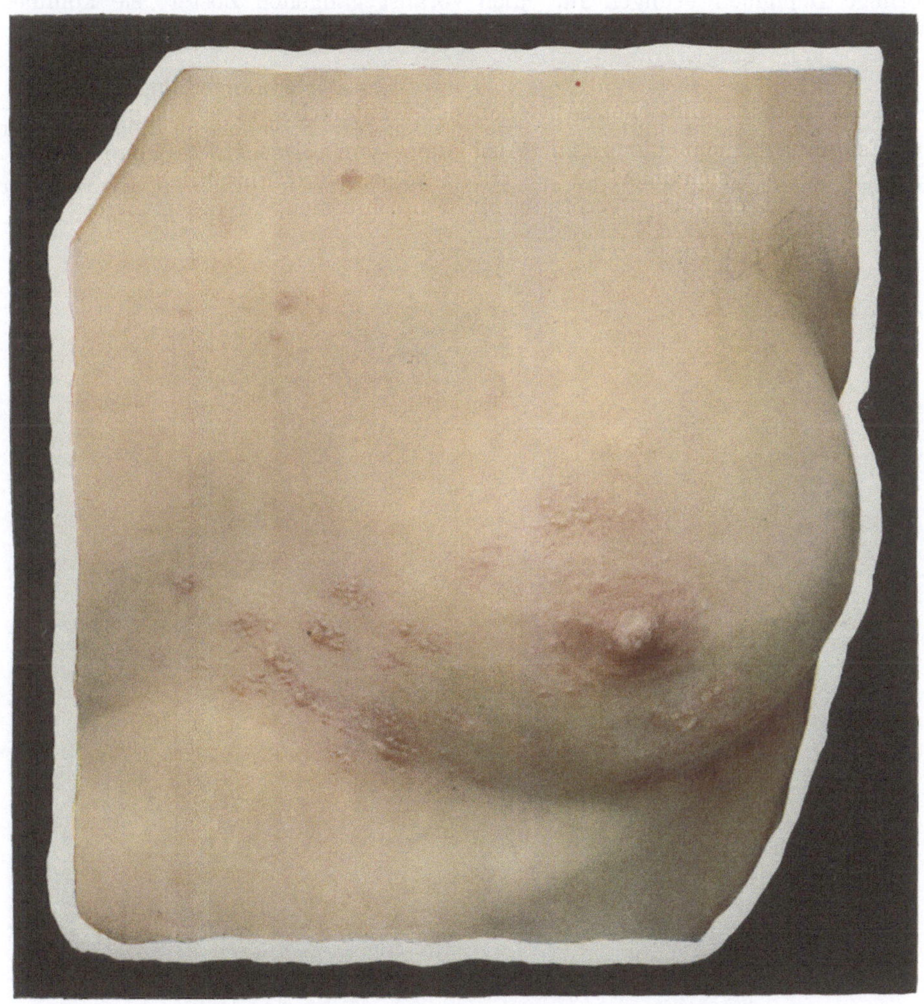

Abb. 1. Normaler Zoster.

Die verschiedenen Herde erscheinen für gewöhnlich nicht ganz gleichzeitig, sondern nacheinander im Verlauf von 2—3 Tagen. Man kann unter Umständen, ähnlich wie bei den Windpocken, mehrere Entwicklungsstufen der Bläschen nebeneinander beobachten. Die Bläschen platzen kaum.

Narbenbildung tritt bei der Abheilung nur bei stärkerer Eiterung oder dem Gangränöswerden des Bläschengrundes auf. Diese Narben können sich bei vorhandener Anlage gelegentlich einmal *keloidartig* verdicken (A. v. CEDERCREUTZ, MACKENZIE, MONACELLI), oder es bleiben als Restzustände nach der

Abheilung pigmentierte oder violette, scharfbegrenzte Flecke bestehen. Almkvist hat jüngst Pigmentverschiebungen nach Zoster als Leukoderm bzw.
Melanoderm beschrieben. Die Narben- und Pigmentanomalien können als
dauernde Zeichen später mit gewissen Vorbehalten einmal den Rückschluß auf
einen überstandenen Zoster erlauben. Sicard geht sogar so weit, diese Narbenbildung als kennzeichnend für einen Zoster gegenüber dem Herpes simplex
anzusprechen. Das kann zu Fehlschlüssen führen, ebensowenig sprechen zoster-
förmige Depigmentierungen für einen vorausgegangenen Zoster, sie kommen
auch bei anderen Erkrankungen vor (Esquier).

a) Abarten im klinischen Aussehen der Hauterscheinungen beim Zoster.

Es braucht nicht immer zur Ausbildung von Bläschen zu kommen, der
Ausschlag kann sich im Gegenteil auf einzelne scharf umschriebene, unregelmäßige, leicht erhabene, gerötete Herde beschränken, in deren Bereich nur

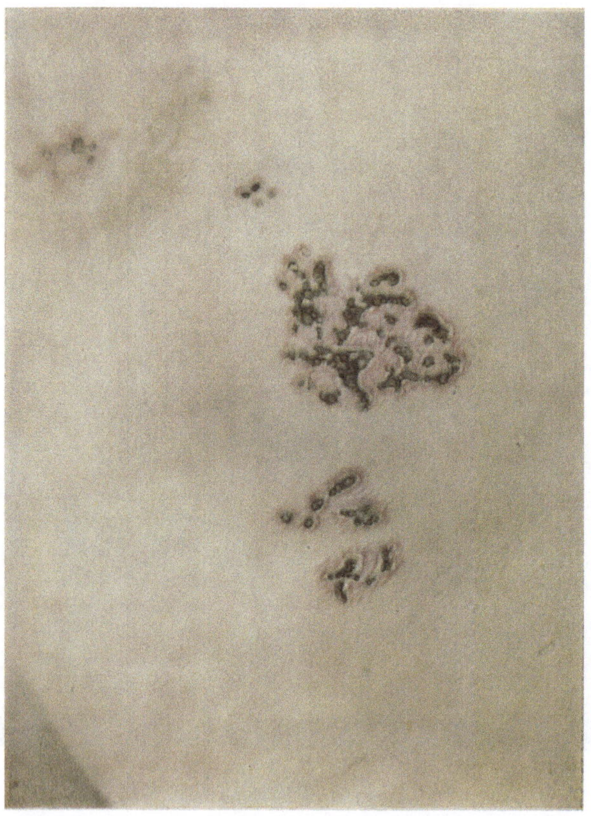

Abb. 2. Zoster gangraenosus.

einzelne Knötchen auftreten oder es können sich bei demselben Fall alle drei
Stadien der Bläschenbildung (Rötung, Knötchen-, Bläschenbildung) nebeneinander vorfinden.

Wenn so die exsudative Seite des Vorganges zurücktritt, dann geht auch
die Rückbildung nur in Form einer leichten Abschilferung ohne Krusten vor
sich (Achard, Epstein, Cantrell, Galissot, Roger, Tinel u. a.). Auch die

Umwandlung in lichenoide Papeln ist beobachtet, von BETTMANN beim abortiven Zoster, von HERXHEIMER früher beim Herpes progenitalis (siehe S. 87). Diese Umbauvorgänge finden wir besonders bei bläschenförmigen und pustulösen Dermatosen.

Ja, man hat bei Zosterepidemien vereinzelt *Fälle ohne Hauterscheinungen* mit nur auf Segmente beschränkten sensiblen Störungen gesehen und in Anlehnung an die „Scarlatina sine exanthemate" hier von einem „*Zoster sine exanthemate*" gesprochen (MINET, SICARD, WIDAL, ZOLOTOREFF u. a.).

MACKENZIE hat ebenfalls auf die *Möglichkeit* eines *Zoster ohne Hautbeteiligung* hingewiesen.

Er sah einen Kranken mit anfallsweisen Schmerzen in den Schultern und auf den Armen und einer Hyperästhesie vom Wurzeltypus. Der übrige Befund war vollkommen negativ.

Solche Formen gehören zum *abortiven Zoster* bzw. zur „*Forme fruste*" der Franzosen, die auch von OPPENHEIM in seinem Lehrbuch der Nervenkrankheiten anerkannt wird.

Derartige Fälle kommen zweifellos vor, wir werden sie aber nur gelten lassen dürfen, wenn sie im Verlauf von gehäuften Zostererkrankungen auftreten und so ihr Zusammenhang mit dem Zoster erkennbar wird.

Es ist mehr dagegen einzuwenden in verstreut auftretenden Fällen beim Fehlen der kennzeichnenden Hauterscheinungen und dem Vorhandensein von anderen Zeichen in Form von Allgemeinerscheinungen mit Drüsenschwellung, *motorischen*

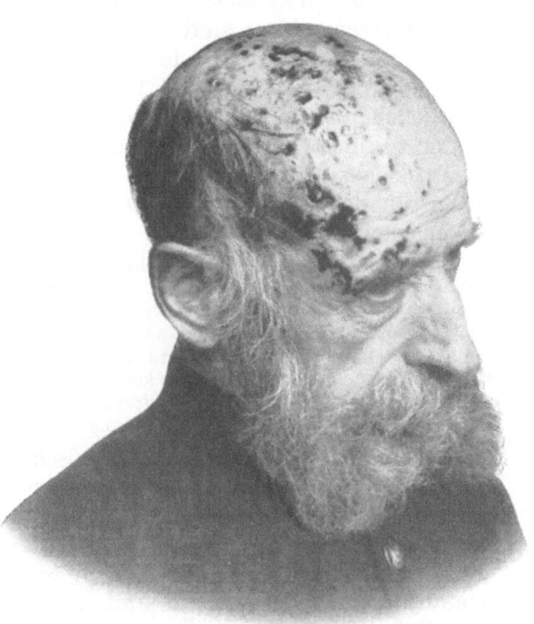

Abb. 3. Herpes zoster gangraenosus.
(Aus Sammlung G. ARNDT.)

Lähmungen, dann wie STERN es vorschlägt, von „*Zosteräquivalenten*" zu reden, denn uferlose klinische Erweiterungen einer scharfen Umschreibung eines in seiner Ursache noch unbekannten Krankheitsbildes wirken nur verwirrend.

Bei der *Bläschenbildung* können einmal die Blasen zusammenfließen und Erbsengröße bzw. Pemphigusblasengröße erreichen „*Zoster bullosus*" (LESSER). Beim Platzen der Blasendecke bilden sich dann breite Wundflächen.

Nicht nur die Form der Blase, sondern auch ihr Inhalt kann Abweichungen von dem gewöhnlichen Verlaufe aufweisen. Das Bläschen nimmt unter Umständen ein *hämorrhagisches Aussehen* an „*Zoster haemorrhagicus*". Er ist als Ausdruck schwererer Veränderungen aufzufassen (HALLOPEAU und VIELLARD, ROBINSON u. a.).

Ob die drei Fälle von GAZTELU mit spontaner Ekchymosenbildung, angeordnet im Gebiete eines Nerven, zum Zoster haemorrhagicus oder überhaupt zum Zoster gerechnet werden dürfen, ist zweifelhaft. Eine eingehendere Beurteilung läßt der Bericht nicht zu.

Fälle, die nekrotische Vorgänge im Blasengrunde aufweisen, bezeichnet man als „*Zoster gangraenosus*". Diese tiefergehenden Zerstörungen heilen langsamer und *stets mit Narbenbildung* ab.

Den größten Anteil der Fälle von Zoster gangraenosus bestreitet der Zoster ophthalmicus, danach der Zoster der alten Leute (Schlesinger).

Einen „*Zoster vegetans*" mit Bildung von Wucherungen auf dem Blasengrunde hat Voerner beschrieben, dieser, ebenso wie ein weiterer Fall von Pfuhl, gehören unserer Ansicht nach, ihrer Ausbreitung wegen, zum Herpes simplex.

b) Die Begleiterscheinungen des Hautausschlages.

Die *Begleiterscheinungen* des Hautausschlages sind teilweise, vor allem bei Erwachsenen, eine Fortsetzung der den Ausschlag einleitenden Beschwerden, also *Schmerzen* — bei Kindern kommen sie nach Henoch kaum vor —, dann *Drüsenschwellungen* und *andere Erscheinungen*.

Die Schmerzen wieder sind verschieden in ihrer Erscheinungsform, Stärke und Verteilung. Blaschko hat in nicht wenigen Fällen solche an der dem Zoster entsprechenden Seite neben den Dornfortsätzen der Wirbelsäule, also in den langen Rückenmuskeln beschrieben, gleichzeitig war eine deutlich abtastbare Verdickung zu fühlen. Er hielt diese für ein Exsudat und stellte sie den rheumatischen Muskelexsudaten zur Seite. Fabre, Féré u. a. glauben tiefersitzende Schmerzen an der Wirbelsäule entsprechend der Austrittsstelle des befallenen Nerven beobachtet zu haben.

Im übrigen hat Blaschko unterschieden:

1. *Einen rheumatoiden Schmerz* bei Druck entweder auf die Dornfortsätze oder neben denselben auf die langen Rückenmuskeln, stets auf die erkrankte Seite beschränkt (s. o.).

2. *Einen anfallsweise auftretenden neuralgischen Schmerz.* Hierbei sollen zu einem Zoster der Arme oder Beine, der mit einem dauernden Reißen einhergeht, zeitweise heftigere lancinierende Schmerzen hinzutreten können.

3. *Eine Hyperästhesie* und *Hyperalgesie der Haut.*

4. *Schmerzen*, die von einer *Entzündung der Lymphgefäße* und der Drüsen *herrühren*.

Am regelmäßigsten sind die neuralgischen Schmerzen zu finden.

Drüsenschwellungen als Begleiterscheinung in den, dem Hautausbruch benachbarten Drüsengruppen (Barthélemy, Blaschko, Hay, Lesser, Mettenheimer, Sachs u. a.) können schon ausnahmsweise (s. o.) vor dem Ausbruch der Hauterscheinungen vorhanden sein, regelmäßiger treten sie aber mit den Erscheinungen an der Haut auf und überdauern sie.

Diese Drüsen sind meist erbsengroß, für gewöhnlich nur auf Druck schmerzhaft, erweichen fast nie.

Eine Drüsenschwellung von etwa Citronengröße der Drüsen am Unterkieferwinkel, wie sie Russo bei einem schweren Falle von linksseitigem Zoster ophthalmicus beschrieben hat, muß zu den seltensten Ausnahmen gezählt werden, wenn sie überhaupt auf den Zoster zurückzuführen war, denn bei einem solchen Zoster sind meistens nur die vor dem Ohr gelegenen Drüsen geschwollen.

Nach den ausgedehnten Untersuchungen von Head und Campbell bildet bei den Drüsenschwellungen der 7. Dorsalnerv die Grenze in dem Sinne, daß bei den darüber liegenden Zosteren die Drüsen der Achselhöhle, den darunter liegenden die der Leistenbeuge in Mitleidenschaft gezogen werden. Reckzeh schließt sich dem an. Bei einem Zoster im Gesicht können die Drüsen hinter und vor dem Ohr und am Unterkieferwinkel anschwellen.

Lesser u. a. nahmen an, daß diese Drüsenschwellungen *mittelbar* durch Aufnahme infektiöser Stoffe von der erkrankten Haut aus entstünden, Stern u. a. sehen in ihnen den *unmittelbaren* Ausdruck der allgemeinen Ansteckung.

Dafür scheint Stern besonders eine Beobachtung bei einem typischen Zoster des rechten N. frontalis zu sprechen, der nicht nur Drüsenschwellungen auf der rechten, sondern auch solche auf der linken Seite hatte. In diesem Sinne wären vielleicht auch jene dem Auftreten der Hauterscheinungen eines Zoster vorangehenden Drüsenschwellungen zu deuten.

Bedenkt man aber, daß die eigentliche Erkrankung selbst an der Haut schon einige Tage vor den deutlich klinisch sichtbaren Erscheinungen einzusetzen pflegt, so kann man sich zwanglos vorstellen, daß diese an sich noch nicht sichtbaren Veränderungen schon vorher die Drüsenschwellung veranlassen können.

Deshalb hat, unserer Ansicht nach, die von LESSER vertretene Anschauung die größere Wahrscheinlichkeit für sich, zumal es in der Regel ja zu keinen allgemeinen Drüsenschwellungen kommt, sondern nur zu solchen, die den ergriffenen Hautbezirken benachbart sind. Bei derartigen Drüsenschwellungen muß natürlich eine latente Syphilis und eine mit Drüsenschwellungen einhergehende Allgemeinerkrankung ausgeschlossen werden können.

Über *Befunde im Blute* beim Zoster sind nur spärliche Angaben vorhanden. Wahrscheinlich sind mehr Fälle untersucht worden, es wird sich aber bei diesen dann kaum eine Abweichung vom Normalen, wie wir selbst aus eigenen Erfahrungen bestätigen können, ergeben haben, und so sind die Befunde unveröffentlicht geblieben. Blutuntersuchungen beim Zoster können jedoch gelegentlich Bluterkrankungen, wie z. B. eine Leukaemie, aufdecken. SABRAZÈS und MATHIS (7 Fälle) fanden rote Blutkörperchen und Hämoglobingehalt normal, dagegen in den ersten Tagen der Erkrankung eine Vermehrung der weißen Blutkörperchen. CUSHING sah bei einem Falle für wenige Stunden ein Ansteigen der Leukocytenzahl von 4800 auf 22000. Diese Befunde sind nicht zu verallgemeinern.

In der *Rückenmarksflüssigkeit* ist bisher einmal von CHALIER und GAUMOND bei einer 46jährigen Frau mit linksseitigem Intercostalzoster eine erhebliche *Vermehrung des Zuckergehaltes,* ohne daß Hyperglycaemie oder Glykosurie bestand, nachgewiesen worden. Mit zunehmender Besserung des klinischen und subjektiven Befundes verminderte sich auch der Zucker. Ob Beziehungen zwischen der Entwicklung des Ausschlages und dem Liquorzuckergehalt angenommen werden dürfen, müssen Nachuntersuchungen lehren.

Der *Harn* ist für gewöhnlich *frei von Veränderungen* bzw. enthält er welche, so sind diese kaum in eine unmittelbare Abhängigkeit vom Zoster zu bringen, es sei denn, es handle sich um einen Blasenzoster.

PETER hat beim Zosterausbruch von Malariakranken eine mehr oder minder starke *Urobilinogenreaktion* (wie sie ja bei Malariaanfällen fast regelmäßig zu finden ist), auftreten und mit dem Abklingen der Zosterhauterscheinungen wieder verschwinden sehen.

JEANSELME und LEREDDE geben zweimal eine *Eiweißausscheidung* an.

Ebenso vereinzelt ist die Beobachtung von ZANGGER geblieben, der bei einem rechtsseitigen Zoster der Stirn, Wange, Nase und zum Teil des behaarten Kopfes mit äußerst heftigen Neuralgien bei einer 45jährigen Frau, gleichzeitig eine *Hämaturie* und einen roseolaartigen Hautausschlag am Körper sah. Hier scheint die Hämaturie mehr die Folge einer hinzutretenden anderen Infektionskrankheit (?) gewesen zu sein.

Ein *Zoster mit Beteiligung der Blasenschleimhaut* kann eine *Cystitis haemorrhagica* vortäuschen. Diese Annahme trifft mit einer gewissen Wahrscheinlichkeit für den von VOLK beschriebenen Fall zu, beim Fall von DUBOIS, SATANI ist diese Verwechslung wegen des einseitigen Sitzes der Schleimhauterscheinungen, des cystoskopischen Befundes und der gleichzeitigen Hauterscheinungen auf der linken Gesäßhälfte nicht möglich, hier war sicher ein Blasenzoster vorhanden.

Über vorübergehende *Glykosurie* berichten noch RAMOND, ROUYER über *Pollakis-* und *Dysurie,* später *Anurie* DUBOIS (s. oben), über *Eiter im Harn* SATANI.

Vereinzelt sind, abgesehen von den schon erwähnten Narbenbildungen und Pigmentanomalien, mehr oder weniger schnell vorübergehende *Folgeerscheinungen an ehemaligen Zosterhautstellen* beobachtet worden, so von JEANSELME und BURNIER in einem Falle eine $^{1}/_{4}$ Jahr lang bestehende *Keratosis follicularis.*

BLASCHKO sah *an alten Zosterhautstellen* bei einer zur Acne neigenden Person *Comedonenbildung,* bei einem Psoriatiker eine *Psoriasis,* ROSSI *papillomatöse*

Auswüchse in den Zosternarben sich entwickeln, Naegeli ein *fixes Salvarsan-exanthem* auf Narben eines im Beginn der Salvarsanbehandlung aufgetretenen Zoster, Touton eine *Sklerodermie*, G. W. Unna einen *Lichen ruber planus* auf einer *Zosternarbe*, Jadassohn *lymphocytäre Hautinfiltrate* in Zosterresten *bei* Kranken mit *lymphatischer Leukämie*. Als Seltenheit sei hier noch erwähnt, daß Schelenz in dem Bezirk, in dessen Bereich bei einem Tuberkulösen ein Zoster gesessen hatte, das Entstehen eines kalten Abscesses bemerkte, Barbier und Gougelet im Anschluß an einen Zoster eine Meningitis tuberculosa. *Zosterherde können jedenfalls die Haut oder das Unterhautzellgewebe für solche Krankheiten, zu denen der Betreffende neigt, sensibilisieren.*

Die übrigen Folgeerscheinungen des Zoster von seiten des Nervensystems werden weiter unten (siehe S. 24) besprochen werden.

2. Sitz der Hauterscheinungen im allgemeinen und im besonderen.

a) Sitz der Hauterscheinungen im allgemeinen.

Beim Zoster hat es, wie wir das schon in der Begriffsbestimmung auf S. 4 ausgedrückt haben, als Gesetz zu gelten, daß die Hauterscheinungen nur in dem Innervationsgebiet eines oder mehrerer benachbarter Spinalganglien derselben Körperhälfte auftreten.

Ausnahmen von diesem Gesetz sind öfters beschrieben und kommen vor, bleiben aber immer Ausnahmen.

α) Aberrierende Bläschen.

Von solchen Ausnahmen kann man am häufigsten *aberrierende Bläschen* sehen, d. h. mehr oder weniger entfernt von dem klassischen Zosterhauptherd finden sich einzelne (1—2 oder mehrere) Bläschen an anderen Stellen des Körpers verstreut. Sie sind meist kleiner als die Zosterbläschen und nicht mit jenen etwa zu verwechseln, die auf derselben Höhe wie der Zosterausbruch die Mittellinie um ein geringes überschreiten bzw. in der Nachbarschaft eines Hauptherdes auftreten (s. Abb. 21).

Tenneson hat auf diese aberrierende Bläschen zuerst aufmerksam gemacht und will sie in $90^0/_0$ (!) aller Fälle von Zoster gefunden haben. Molinée nennt ihr Vorkommen bei schweren Fällen ständig, bei leichteren sehr häufig. Darier dagegen hält sie beim typischen Zoster für selten. Iwai sah bei einem Zoster an der Gesäß- und Lendengegend drei kleine Bläschen an der Brust. Weitere Beobachtungen sind noch die von Girandeau, Jeanselme und Leredde, Jeanselme und Touraine u. a. Wir haben in unseren Fällen, seitdem wir genauer darauf achten, *selten* vereinzelte solcher Bläschen gefunden. *Mitunter* aber wird, wie in der Beobachtung von R. Weiss (5 Gruppen von Zosterbläschen auf der rechten Brustseite, entsprechend dem Verlaufe des 8. Intercostalnerven, 3 Tage später drei ähnliche Gruppen auf der linken Seite dem Nervenverlaufe nicht genau folgend) die *Entscheidung schwer* sein, ob man hier wie Weiss, weil sie dem Nervenverlauf nicht genau entsprechen, *aberrierende Bläschen*, oder wie es hier Greiner, Kring und Mook wollten, einen *Zoster bilateralis* annehmen soll. Ebenso ist die Abtrennung der aberrierenden Bläschen vom *Zoster generalisatus* oder *Windpocken* klinisch manchmal unmöglich. So hat Jadassohn einen Zoster gangraenosus im Trigeminusgebiet mit einem über den Rumpf mäßig verstreuten windpockenähnlichen Ausschlag, den er früher (nach seinen eigenen Worten) als aberrierende Bläschen aufgefaßt haben würde, vorgestellt. Ein Zusammenhang mit Windpocken war nicht nachweisbar, die Blutuntersuchung ergab eine lymphatische Leukämie, die nicht in Beziehung zum Zoster gesetzt wird. Die Tierversuche waren noch nicht spruchreif. Ähnlich ist eine Blochsche Mitteilung.

Solche Beobachtungen können wir heute nur ohne besondere Stellungnahme bei den aberrierenden Bläschen oder dem Zoster generalisatus vermerken; spätere Zeiten mit wachsender Erkenntnis werden darin vielleicht klarer sehen.

β) Zoster generalisatus.

Treten also diese sog. „aberrierenden Bläschen" in großer Zahl verstreut über den ganzen Körper auf, so kommt es zu einem klinischen Bilde, das als „*Zoster generalisatus*" beschrieben worden ist.

Man versteht darunter das im *Anschluß an einen typischen Zoster in größerer Zahl erfolgte Aufschießen von Zosterbläschen entfernt vom Ursprungsherd an anderen Körperstellen.*

Zum erstenmal ist dieses Krankheitsbild, durch das eigentlich der seit langem feststehende Begriff vom Zoster ins Schwanken gekommen ist, von LIPP (1889) auf dem *Grazer* Kongreß der Deutschen Dermatologischen Gesellschaft aufgestellt worden. LIPP berichtete über einen im Anschluß an einen schweren Zoster pectoralis auftretenden Zosterausschlag am Stamm, Armen und Beinen.

Weitere unter der Bezeichnung *Zoster generalisatus* veröffentlichte Fälle sind jene von AFZELIUS, BALZER und BURNIER, BEYER, COLOMBINI (Zoster in den drei Trigeminusästen und fast allen Intervertebralzonen), EHRMANN, FASAL-NOBL, FISCHL, HASLUND, HINZE, JEANSELME und BLOCH, KLEEBERG, KREIBICH, KUMER, LAURENTIER, LIPSCHÜTZ, LÖWENFELD-NOBL, NOBL, PAROUNAGIAN und GOODMAN, PERNET, PROEBSTING, SACHS, SARATZEANU, SCHAMBERG, SIDING, STEUER, TRYB, TURTLE, ULLMANN, WEBER, WEIDENFELD, v. ZUMBUSCH u. a.

Aus diesen Veröffentlichungen schält sich — soweit sie sich dazu verwerten lassen — folgendes Bild des Zoster generalisatus heraus.

Die Anfangserscheinungen sind die des typischen, auf bestimmte Körpergegenden beschränkten, dem sensiblen Nervenverlauf entsprechenden Erscheinungen des Zosterausschlages.

Dieser primäre Hautausbruch zeigt oft schon ein vom Normalen abweichendes Aussehen der Bläschen *(Hämorrhagien, Nekrose)*, daneben Fieber und Drüsenschwellungen (EHRMANN, FASAL, SACHS, STEUER u. a.). Das trifft für die von BLOCH und JADASSOHN mitgeteilten, bei Zoster mit aberrierenden Bläschen angeführten Fälle ebenso zu (Hautausbruch gangränös), so daß sie auch hier hätten eingereiht werden können (windpockenähnlicher Ausschlag).

Der Nachschub der Bläschen erfolgt erst nach kürzerem oder längerem Bestande des primären Hautherdes.

Bei diesem Nachschub kann ebenfalls die Schleimhaut befallen werden. *Die Bläschen können den Typus der Windpockenbläschen nachahmen.* So wird ausdrücklich ein windpockenartiges Aussehen der Zosterbläschen mit Schleimhautbeteiligung von NOBL, STEUER u. a. vermerkt, zu einer Zeit, als die Hypothese der varicellösen Ursachen bestimmter Zosteren noch nicht so im Brennpunkte der Veröffentlichung standen, nach ARNDT sprechen Munderscheinungen eher für Windpocken.

Zu einer Verallgemeinerung der Bläschenaussaat scheinen nach NOBL, PERNET, PAROUNAGIAN und GOODMAN, v. ZUMBUSCH u. a. ältere und schwächlichere Personen zu neigen. Am häufigsten werden nach den Erfahrungen von NOBL u. a. zuerst die Dorsalsegmente befallen, gelegentlich die Nackennerven und die Äste des Trigeminus.

Man wird nach unseren Erfahrungen gut tun, bei derartigen Fällen, die zuerst als ein ausgeprägter Zoster beginnen und dann sich ausbreiten, also als *Zoster generalisatus* erscheinen, an *folgende drei Möglichkeiten* zu denken:

1. *Der Kranke hat einen typischen Zoster und bekommt unabhängig von ihm einen anderen bläschenförmigen Ausschlag* (z. B. Dermatitis herpetiformis, Varicellen oder andere zosteriforme Exantheme).

2. *Es findet sich scheinbar das klinische Bild des Zoster,* dieses ist bereits das Zeichen einer anderen Erkrankung, und diese andere Erkrankung zeigt dann die weitere Ausbreitung in Form eines bläschenförmigen Hautausschlages. Hierzu zählt z. B. der Fischlsche Fall eines generalisierten Zoster bei einer Leukämie, bei Proebsting ist es vielleicht das Arsen gewesen.

3. *Es findet sich ein echter Zoster, der einmal universell wird durch Versagen der Immunkörperbildung und Aussaat auf dem Blutwege.*

Nicht in jedem der oben angeführten Fälle hat man den Eindruck, daß alle diese Möglichkeiten berücksichtigt worden sind, ehe man den Hautausschlag als einen Zoster generalisatus angesprochen hat; nicht alle diese Fälle haben eine einheitliche Ursache gehabt, wohl mögen sie in ihrer gemeinsamen klinischen Ausdrucksform übereingestimmt haben. Es sei in diesem Zusammenhange besonders an den auf dem Pariser Internationalen Dermatologen-Kongresse 1889 von de Amici vorgestellten Fall von Zoster generalisatus erinnert, der lange in der Literatur als solcher seine Rolle gespielt hat, um sich dann später als eine *Dermatitis herpetiformis* zu entpuppen.

In der Erkenntnis des Wesens des Zoster hat uns die bloße Aufstellung des Krankheitsbildes des Zoster generalisatus, die das scharf umschriebene klinische Bild des echten Zoster verdunkelt und verwirrt hat, bisher nicht weiter gebracht.

γ) Zoster duplex.

Recht selten sind die Beobachtungen über ein *doppeltes Auftreten des Zoster.* Hierbei sind die verschiedensten Varianten beschrieben. Es gibt darunter Fälle, bei denen das *Gesetz der Einseitigkeit* des Zoster gewahrt bleibt, d. h. das doppelte Auftreten beschränkt sich auf dieselbe Körperhälfte. Dieses sind Fälle, die wir als „*Zoster duplex unilateralis*" bezeichnen können, im Gegensatz zu jenen, bei denen das Gesetz der Einseitigkeit durchbrochen ist und die Herde in umschriebenen Grenzen sich auf beide Körperhälften verteilen („*Zoster duplex bilateralis*").

Nur wenige Fälle von *Zoster duplex unilateralis* („*Zona double*") sind bekannt geworden. Die Ausbrüche erscheinen entweder gleichzeitig oder kurz nacheinander.

Ahlström erwähnt vielleicht einen solchen am Auge und am Rumpf derselben Seite, Corson und Knowles sahen einen gleichzeitigen Ausbruch von Zoster über dem Auge und am Stamm der gleichen Seite, ebenso Amélie Frisch (Fall 32, 24jähriges Dienstmädchen). Dann wäre noch der Fall von Little (11jähriger Knabe mit Zoster im 8. und 3. linken Dorsalsegment) anzuführen und der von Strandberg (25jähr. ♀ mit Zoster im linken Trigeminusgebiet, 5 Tage später linke Intercostalgegend); auch Minet und Leclercq scheinen Ähnliches beobachtet zu haben.

Häufiger begegnen wir dagegen dem *Zoster duplex bilateralis.* Die Ausbrüche treten bei ihm, ebenso wie bei dem *Zoster duplex unilateralis* entweder gleichzeitig oder kurz nacheinander auf.

Dabei sind rein äußerlich wieder folgende Möglichkeiten gegeben und beschrieben worden, nämlich:

Der Zoster findet sich auf beiden Körperhälften in derselben Höhe *(symmetrischer Zoster duplex bilateralis)* oder er findet sich auf beiden Körperhälften in verschiedener Höhe *(asymmetrischer Zoster duplex bilateralis, „Zona double et alterné"* der Franzosen) oder es erscheint (sehr selten!) ein doppelter *symmetrischer Zoster bilateralis* bzw. *ein einseitiger Zoster vergesellschaftet sich mit einem bilateralen Zoster.*

Ein *symmetrischer Zoster duplex bilateralis* wurde von BEATTY (35jähriger Mann mit Zoster bilateralis sacrococcygeus), BEWLY (34jährige Frau mit Zoster bilateralis sacrococcygeus), CHINNI und NUZZI (9jähriges Kind mit Zoster dorso-lumbo-abdominalis), FOX (doppelseitiger Zoster der Gesäßgegend), FUNK (Zoster beider Hände), GLAUBERSOHN (doppelseitiger Zoster in der Höhe des 5. Brustwirbels bei einer 47jährigen Frau), KRAUS (Zoster duplex facialis bilateralis), ILUMINATI (28jährige Frau mit Zoster facialis), MOERS (Kind mit Zoster facialis), RECKZEH (zwei Fälle vom Zoster bilateralis [1903 und 1920] im Gebiete des 10. und 12. Dorsalsegments), TREUHERZ (Zoster occipitalis), VARNEY und JAMIELSON (Zoster lumbalis bei einer 47jährigen Frau) beobachtet. Weitere Fälle mit Gesichtsbeteiligung sind noch die von HAYMANN, WARD, WILLIAMS u. a., mit *Beteiligung des Genitales* die von LESZCZYNSKI u. a.

Einen *asymmetrischen Zoster duplex bilateralis* finden wir erwähnt bei FINNY (Z. cervicoclavicularis links, Z. occipito-collaris rechts), FOURNIER (Z. im Gebiete des N. glutaeus inferior, 9 Tage später im 8. und 8. Intercostalraum), GLAUBER-SOHN (Z. thoracalis bei einem 18jährigen Mann rechts in der Höhe des 8. Brustwirbels, links in der Höhe des 6.), LIPSCHÜTZ (Kombination eines Z. intercostalis dexter mit einem Z. lumboinguinalis sinister), MOBLEY (Frau mit Z. des linken N. facialis und auricularis posterior und des rechten 7. Intercostalnerven), MUNIEGAND (Z. intercostalis dexter und lumboinguinalis sinister), SCHREIBER (Z. intercostalis), SOUQUES (Z. cervicalis links und thoracicus rechts nach Encephalitis lethargica, oder zosterähnlicher Bläschenausbruch [?]), TRUFFI (Z. intercostalis dexter et sinister, begleitet von Facialislähmung), WALKER (Z. intercostalis).

Über einen gewöhnlichen *Zoster, vergesellschaftet mit einem symmetrischen Zoster bilateralis* wird von ERNA HILLENBERG bei einem 17jährigen Mädchen berichtet. Es war ein linksseitiger Zoster im Bereiche der Nn. iliohypogastrici et lumbales I, II, III und doppelseitig im Gebiete des N. ilioinguinalis.

Als äußerst seltene Variante wäre dann noch ein *doppelter symmetrischer Zoster anzuführen.* Eine derartige Beobachtung liegt von KRÖSL vor.

Dieser Fall war durch ein doppelseitiges Auftreten in zwei weit voneinander liegenden Abschnitten gekennzeichnet (17jähriger Lehrling mit Zoster bilateralis cervicobrachialis und Zoster bilateralis lumboinguinalis). Neuralgische Erscheinungen, Lymphdrüsenschwellungen fehlten.

Fälle, die noch als Zoster bilateralis ohne genauere Angaben beschrieben worden sind, finden wir bei BOETTICHER, BOULAND, CARPENTER, DIDDY, GALISSOT, MC KEE, STABELL u. a.

Wir können hier wieder wie beim Zoster generalisatus mit ziemlicher Sicherheit sagen, daß nicht alle unter der Bezeichnung Zoster bilateralis veröffentlichten Fälle auch wirklich solche gewesen sind.

Es muß einem schon auffallen, daß die meisten Fälle von *symmetrischem* Zoster bilateralis im Gesichte bzw. am Gesäß und Geschlechtsteilen sich finden (BEATTY, BEWLY, KRAUS, ILUMINATI, WARD u. a.), während doch sonst die Lieblingsstelle des Zoster der Stamm ist, ferner daß wiederholt beim doppelseitigen Zoster Rückfälle angegeben werden (BEATTY, BEWLY, URBANTSCHITSCH u. a.). *Das weist doch alles mehr auf den Herpes simplex bzw. Herpes genitalis oder andere Erkrankungen hin.* Wie berechtigt solche Zweifel über die Zosternatur mancher bilateralen Zosterfälle sind, beleuchtet der FUNKsche Fall. Eine Krankenwärterin wurde zum ersten Male mit dem Reinigen der Krankenwäsche beschäftigt. Nach einigen Stunden angestrengter Arbeit trat eine Schwellung beider Unterarme und später der Oberarme auf. In der folgenden Nacht erschienen auf der Haut der Vorderarme kleine Bläschen. Ist es hier nicht das Gegebene, eine Dermatitis anzunehmen? *In vielen Fällen wird man bei einem Herpes des Gesichtes oder der Geschlechtsteile bei rein klinischer Betrachtung die Frage offen lassen müssen, ob es sich um eine Form des Herpes simplex, des Zoster bzw. des Zoster duplex handelt* (Hallopeau und Barbié). Der Tierversuch könnte hier klärend wirken.

Nach den bisher *veröffentlichten Fällen des Zoster bilateralis* muß man den Eindruck bekommen, daß diese Diagnose zu leichtfertig, aus dem Bedürfnis heraus die Kasuistik noch weiter zu vermehren, gestellt worden ist.

Wie beim klassischen Zoster, so werden auch hier *verschiedene Lebensalter* betroffen; die Fälle verlaufen nicht immer so schwer, als man es nach dem Volksglauben (Plinius: qui enecat, si cinxerit oder dem französischen Sprichwort „Le zona double est mortel") annehmen sollte.

Die beiden Ausbrüche sind nicht immer gleich stark, der spätere Schub ist für gewöhnlich schwächer als der erste. Vielleicht ist es auch ein Ausdruck für die verschiedene Stärke der Erkrankung auf beiden Seiten, wenn in 5 Fällen Haymanns mit doppelseitigem Zoster der Ohrmuschel und des äußeren Gehörganges vier mit einer einseitigen Beteiligung des N. facialis bzw. acusticus einhergingen.

Von einem doppelseitigen Zoster ist natürlich nur dann zu reden, wenn die Hautherde von beiden Ausbrüchen gleichzeitig nebeneinander vorhanden sind. Ist der eine Herd bereits abgeheilt und erscheint bald ein neuer, so ist das ein Rückfall eines gewöhnlichen Zoster, auch ein außerordentlich seltenes Vorkommnis!

b) Sitz der Hauterscheinungen im besonderen und die Verlaufsform einiger Gruppen von Zoster.

Die eben erwähnten klinischen Abarten der Erscheinungsformen des Zoster an der Hautdecke besitzen nur die Bedeutung von Merkwürdigkeiten. Sie stellen — von manchen noch mit Recht umstrittene — Abweichungen an der Ausdehnung und Anordnung der Zosterbläschen dar.

Demgegenüber stehen die allgemein anerkannten scharf umschriebenen Formen *des Zoster*, dessen klassischer Vertreter der Zoster intercostalis ist. Über dessen örtlich bedingten Varianten läßt sich am besten ein Überblick gewinnen, wenn man sie, nach ihrem Sitz getrennt, unter Verwertung der bisher in der Literatur aufgestellten klinischen Gruppen von Zoster betrachtet. Alle ihre Haut-, Begleit- und Folgeerscheinungen sind im Grunde die gleichen, weisen aber, bedingt durch ihre besondere Lokalisation Eigenarten auf, die sich weit vom Bilde des Zoster intercostalis entfernen können. Deshalb halten wir es besonders in dieser Handbuchdarstellung für angebracht, auch auf jene Zosteren, die für gewöhnlich in das Fachbereich der Augen-, Ohrenärzte, Psychiater fallen, näher einzugehen.

Nach dem *Sitz allein* würde man im großen und ganzen zu unterscheiden haben einen *Zoster des Kopfes* (Zoster cephalicus), einen *Zoster des Stammes* (Zoster intercostalis bzw. lumboabdominalis), einen *Zoster der Extremitäten.*

Aus dem Zoster cephalicus hat man aber schon bald eine Gruppe herausgehoben, den

α) Zoster ophthalmicus.

In der geschichtlichen Einleitung ist bereits bemerkt, daß Hutchinson, von dem auch der Begriff des Arsenzoster herrührt, dem klinischen Bilde des *Zoster ophthalmicus* zur dauernden Anerkennung verholfen hat (Kocks).

Die Augenärzte fassen heute den Begriff des Zoster ophthalmicus recht allgemein, indem sie einen Ausbruch von Zoster im Bereich des N. supratrochlearis und supraorbitalis (Wilbrand und Sänger) bzw. im ganzen

Ausbreitungsgebiet des ersten Trigeminusastes gewöhnlich als Zoster ophthalmicus bezeichnen (v. GRÄFE-SAEMISCH).

An der Haut setzt dieser mit einer starken Rötung und Schwellung der Umgebung des Auges und der Augenlider ein. Wer dieses Bild einmal ausgeprägt gesehen hat, wird verstehen können, daß *Verwechslungen mit Wundrose* oder einer Verbrennung vorkommen können und vorgekommen sind (BANE, BRAV u. a.). Die Haut ist rot, fühlt sich heiß an, *örtliche* Temperaturunterschiede sind bis zu 2° gemessen worden, *es fehlt* immer gegenüber der Wundrose aber die *allgemeine Erhöhung* der Körperwärme. Eine Verbrennung, an die man ebenfalls denken könnte, würde sich aus der Vorgeschichte feststellen lassen. Die Bläschen, die sich in wenigen Stunden auf dem roten Untergrund bzw. den roten Knötchen entwickeln, haben zunächst, wie an anderen Zosterstellen, einen klaren wässerigen Inhalt, *der hier oft hämorrhagisch* wird, bzw. es wird der Blasengrund *gangränös.* Die Schorfe sind dann dunkelbraun, fast schwarz. Die Ursache dafür ist unbekannt. Vielleicht spielt dabei das straffe Anliegen der Haut an Stirn und Kopf eine gewisse Rolle.

Derartige Fälle sind häufig beschrieben worden, um nur hier die neueren von BENARIO, BLUMENTHAL, CAMMERLOHER, DUMÉRY, FELDMAN, KREIBICH, LETULLE, LITTLE, SCHATTMANN, THOMAS anzuführen.

Gleichzeitig mit dem Bläschenausschlag stellt sich auch eine leichte druckempfindliche *Drüsenschwellung* ein, und zwar derjenigen Lymphdrüsen, die die Lymphgefäße des betreffenden Hautgebietes aufnehmen, bei dem Zoster des Trigeminus also die vor dem Ohr, seltener die unter dem Unterkiefer und dem Kinn der gleichen Seite.

Ein recht *häufiges* und *wichtiges Zeichen* im Verlaufe des Zoster ophthalmicus ist der *Schmerz,* die *Neuralgie* an Stirn und Lidern. Er ist im allgemeinen um so stärker, je größer die vom Ausschlag betroffenen Haut- und Nervengebiete sind und umgekehrt. Diese Neuralgien befallen sogar Kinder, was sonst beim Zoster nicht üblich ist. Sie dauern kürzere oder längere Zeit an und lassen bisweilen noch eine hochgradige Herabsetzung der Empfindlichkeit in Form einer *Anaesthesia dolorosa* oder in Form von *Parästhesien* verschiedener Art zurück.

Nicht in allen Fällen ist der *Augapfel* beteiligt. LEOPOLD fand in 113 von 140 Fällen (81%) eine Mitbeteiligung. Die Zahl ist vielleicht etwas hoch gegriffen. Die Mitbeteiligung kann bestehen in gesteigerter *Tränenabsonderung* (HORSTMANN), *Ausbreitung der Zosterbläschen auf die Augenbindehaut, Keratitis interstitialis* ohne und mit *Epithelschädigungen,* in *Hornhautgeschwüren* und deren Folgezuständen (BOULLOCHE, DUMÉRY, ROELOFS u. a.). Die Mitbeteiligung der Hornhaut soll nach TERRIEN oft nur mit der Spaltlampe sich nachweisen lassen.

In einem Falle KÖNIGSTEINs war das Zusammentreffen von Keratitis parenchymatosa, Glaukom und Zoster ophthalmicus recht merkwürdig.

PIERSON gibt in einem Fünftel der Fälle eine *Iritis* an, die von HALL, LÖWENSTEIN, SCHÖPPE eingehender beschrieben wurde und sich mit einer *Keratitis* kombinieren kann (KLAUBER, ROLLET u. a.).

Glaukom als Folgen einer Iridiocyclitis nach Zoster und primär finden wir von BRADBURNE, BRAV, COHN, NOISZEWSKI, PIERSON u. a. erwähnt.

Als seltenere Folgezustände sind *Blutungen in die vordere Augenkammer,* Netzhautablösungen, Neuritis optica auch als „*Zoster uveae*" (MELLER) beschrieben worden (CABONNES, DESIRAT, DEUTSCHAMNN, NEUMANN u. a.), ebenso eigentümliche *Präcipitatbildungen* auf der Hornhauthinterfläche, nicht wie bei der Iritis mehr oder weniger gleichmäßig auf der DESCEMETschen Membran verteilt, sondern umschrieben (TRIEBENSTEIN).

Als Zeichen der *Schädigung des Sympathicus* sind gelegentlich leichte Ptosis, Miosis, Enophthalmus anzutreffen (Gallois, Stein u. a.).

Hinzu kommen in manchen Fällen *Lähmungen der Augenmuskeln*. Um ein Verständnis für das Auftreten solcher Lähmungen zu bekommen, sei auf die Abb. 64 „Die Innervationsverhältnisse der Augenmuskeln" in Bings Kompendium der topischen Gehirn- und Rückenmarksdiagnostik verwiesen.

Leopold fand 15mal in 130 Fällen, also in 11,5% Lähmungserscheinungen. Diese beschränken sich nicht nur auf die Lidmuskeln, sondern es können auch die übrigen Augenmuskeln, ja der Facialis in Mitleidenschaft gezogen werden. Am häufigsten sind die vom *Oculomotorius* versorgten Muskeln der Rectus internus, Obliquus inferior et superior betroffen. Totale Oculomotoriuslähmungen sind seltener als teilweise. An einer Oculomotoriuslähmung bei Zoster nimmt fast ausnahmslos dann noch der Levator palpebrae superioris teil [Achard und Castaigne, Baranov, Bernheimer, Griesberg, Hutchinson, Metz, Rosnoblet (Fall I), Schlesinger u. a.].

Abducenslähmungen sind weniger häufig als Oculomotoriuslähmungen.

Im einzelnen werden Lähmungen des *Abducens* von Langenhan, Heydemann, Rosnoblet (Fall II), Weidner, des *Trochlearis* von Caspar, Cohn, Goldschmidt, Traquaer, Vogel u. a., des *Facialis* und *Abducens* und *Chordaparese* von Heydemann, des *Trochlearis* und *Abducens* mit Geschmacksstörungen auf den vorderen zwei Dritteln der rechten Zungenhälfte von Löffler u. a. beschrieben. Lähmungen des Facialis sahen Axenfeld, Letulle, Natherton u. a.

Der Zoster ophthalmicus kann in *jedem Lebensalter vorkommen* (Christiansen, Eger, Galezowski, Lederer, Osterroht, Pacton, Sattler u. a.).

Nach Leopolds Aufstellung waren es bis zum 10. Lebensjahre 7 Fälle, 9 zwischen 11 bis 20, 17 zwischen 21 und 30, 17 zwischen 31 und 40, 14 zwischen 41 und 50, 23 zwischen 51 und 60, 22 zwischen 61 und 70, 9 zwischen 71 und 80, 3 zwischen 81 und 90, er bevorzugt für gewöhnlich Männer, unter 12 einschlägigen Fällen von Valière, Veil und Isnel waren dagegen 10 Frauen.

Die *Voraussage des Zoster ophthalmicus* (s. a. unten) ist immer ernst zu stellen. Bezüglich weiterer Einzelheiten vgl. die ophthalmologischen Handbücher.

β) Zoster im Ohrgebiet mit Einschluß des „H. zoster oticus" (Körner).

Das zweite Krankheitsbild, das man als ein mehr oder weniger scharf umschriebenes aus der Gruppe des Zoster am Kopf herausgearbeitet hat, ist der Zoster am Ohr. Diesen hat man dem Zoster am Auge gegenüberstellen wollen. In der älteren und jüngeren dermatologischen Fachliteratur begegnen wir diesem Krankheitsbild nicht, wohl aber einzelnen seiner Züge (Fälle von Lesser u. a.). Dagegen nimmt es in der jüngeren otologischen Fachliteratur einen etwas breiteren Raum ein.

Körner hat bekanntlich (s. Einleitung) 1904 einen Symptomenkomplex als „*Herpes zoster oticus*" bezeichnet, bei dem ein Zoster der Ohrmuschel und ihrer Umgebung vorhanden war, mit einer gleichzeitigen Lähmung des N. facialis und acusticus. Er hat, von der Annahme ausgehend, daß der Zoster das Primäre sei und die Erscheinungen an den Nerven Auswirkungen dieses Zoster, *die Abhängigkeit dieser Lähmungen von der vorhandenen Zostererkrankung ausdrücklichst betont*.

Die Bezeichnung Zoster oticus bürgerte sich in der deutschen Fachliteratur schnell ein, und so finden wir sie in der Folgezeit häufig bei einschlägigen Beobachtungen angewandt. Die meisten Forscher bezeichnen dabei in Übereinstimmung mit Körner mit dem Namen „Zoster oticus" jene Fälle, in denen die Dreiheit der Körnerschen Aufstellung vorhanden ist (Zoster der Ohrmuschel, Lähmung des Facialis, Lähmung des Acusticus), wenige (Hasslauer u. a.)

wenden den Namen auch für Fälle eines Zoster am oder in der Umgebung des Ohres ohne Lähmung eines motorischen oder sensorischen Nerven an.

Der Amerikaner RAMSAY HUNT bezeichnete als Zoster oticus dagegen einen bestimmten, auf gewisse *ganglionäre Innervationsbezirke* beschränkten Ausbruch der Zosterbläschen (s. unten).

HAYMANN, einer der letzten deutschen Bearbeiter dieser Fragen, hält es, da die Innervationsverhältnisse am Ohr viel undurchsichtiger liegen als am Auge — es beteiligen sich die Ausbreitungsbezirke von vier Gehirn- und zwei Cervicalganglien, die neben bestimmten Ohrabschnitten oft sogar vorwiegend noch andere Gebiete vom Kopf und Hals versorgen, deren Abgrenzung am Ohr selbst zum Teil sehr schwankend, zum Teil überhaupt noch strittig ist — für *einfacher von einem „Zoster im Ohrgebiet" oder „am Ohr"* zu sprechen, und dabei aus praktischen Gründen bestimmte, Typen darstellende, Krankheitsbilder zu unterscheiden, deren Anordnung durch die hauptsächlich vom ätiologischen Gesichtspunkte interessierende Mitbeteiligung des Facialis und Acusticus gegeben ist.

HAYMANN befürwortet im einzelnen folgende Verlaufsformen:

1. *Fälle von unkomplizierten,* d. h. *nicht* mit Facialislähmung oder Störung der Ohrfunktion einhergehende, gewissermaßen reine Hauterkrankungen darstellende *Formen von „Zoster des Ohres* und *seiner Umgebung".* Hierbei wäre nach HAYMANN eine weitere Unterscheidung entweder nach den einzelnen anatomischen Abschnitten des Ohres oder noch besser nach den einzelnen betroffenen sensiblen Innervationsbezirken anzustreben.

2. *Fälle von „Zoster am Ohr mit Facialislähmung".*

3. *Fälle von „Zoster am Ohr mit Facialislähmung und Störung der Acusticusfunktionen",* der *„Zoster oticus (KÖRNER)".*

4. *Fälle von „Zoster am Ohr"* oder *Kopf, bei denen eine Störung der Ohrfunktion, insbesondere eine „Acusticusschädigung" ohne Facialisschädigung* vorliegt.

Diese Einteilung mag den klinischen Bedürfnissen des Ohrenarztes gerecht werden.

Eine *eigenartige,* noch ungeklärte Stellung nehmen dabei *jene, ohne ausgesprochenen Zosterausschlag verlaufenden Fälle von Facialis- und Acusticusstörungen* (THORNVALL u. a.), die in diesem Zusammenhange erwähnt werden müssen und deren Zugehörigkeit zum Zoster noch nicht bewiesen ist, ein. Derartige Fälle sind bis heute zum größten Teil zur *Polyneuritis cerebralis* (v. FRANKL-HOCHWART) gezählt worden. Unter diesem Namen faßte v. FRANKL-HOCHWART (1905) ein Symptomenbild zusammen, das vermutlich auf akut-infektiöser Basis sich aufbaut, Lähmungen von Hirnnerven, und zwar meist vom halbseitigen Typus aufweist (Kombination von Störungen im Bereiche von Hirnnerven mit Menièresymptomen, also am Ohr: Sausen, Schwindelgefühl, Schwerhörigkeit, Erbrechen).

Vielleicht ist das Ganze auch eine abortive Form von Zoster bzw. es sind Zosteräquivalente. Aber das sind alles so lange unbewiesene Vermutungen, bis wir nicht den Erreger des einen oder anderen Krankheitsbildes kennen.

Immerhin fanden ANTONI, BERGER u. a. bei der Polyneuritis cerebralis auch einen Zoster des Gesichtes. GÜTTICH wieder hält im Gegenteil den Zoster des Gesichtes nur für eine besondere Form der Polyneuritis cerebralis.

RAMSAY HUNT (s. oben) hat vor HAYMANN folgende Verlaufsformen des Zoster am Ohr aufgestellt:

1. *„Zoster auricularis simplex",* die *„Zona otitique partiel* (SICARD)". Diese Form ist durch Veränderungen gekennzeichnet, die auf ein alleiniges Befallensein des Ganglion geniculi hinweisen sollen, nämlich Schmerzen, Bläschenausbruch, Störungen der Haut- und Schleimhautsensibilität, Geschmacksstörungen. Sie wird selten rein beobachtet.

2. *„Zoster auricularis mit Facialislähmungen und Hauterscheinungen",* es ist die häufigste Form.

3. *„Zoster auricularis mit Facialislähmungen und Gehör- und Gleichgewichtsstörungen."*

4. *Zoster auricularis mit Facialislähmung bei gleichzeitigem Zoster facialis* und *occipitocollaris* [gleichzeitiges Ergriffensein des Trigeminus, Vagus (Ramus auricularis), des zweiten und dritten Cervicalnerven].

Diese Einteilung ist vom Ausland (Agazzi, Baudouin, Bertoin, Bloch, Ramadier und Perier, Souques u. a.) übernommen worden. Den Ansprüchen in der Praxis scheint sie zu genügen; ob sie sich aber mit den theoretischen Voraussetzungen Hunts deckt, ist noch unbewiesen.

Um diese Einteilung zu verstehen, sei auf die weiter unten erwähnten Hunt-schen Hypothesen verwiesen (s. S. 57). Hier sei nur soviel gesagt, daß nach Hunt das Ganglion geniculi den Spinalganglien entspricht, daß der N. facialis ein gemischter Nerv ist, der außer Geschmacksfasern auch sensible Fasern für das Mittelohr, das Gesicht und die vorderen zwei Drittel der entsprechenden Zungenhälfte führt. Als Hautbezirk versorgt er dabei das Trommelfell, einen großen Teil des äußeren Gehörganges, einen Teil der Ohrmuschel, einen Bezirk, der nach vorn zwischen den Innervationsbezirken des Trigeminus gelegen und nach hinten von denen des Vagus und der Cervicalnerven begrenzt ist (Ramsay-Hunt*sche Zone*). Eine eingehendere Beschäftigung mit diesem Krankheitsbilde sei den Handbüchern für Otologie vorbehalten, sie ist bislang dort noch nicht zu finden; in älteren Lehrbüchern für Ohrenheilkunde (Blau, Bezold, Politzer) sind vereinzelt hierhergehörige Fälle beschrieben.

Legen wir nun die Haymannsche Einteilung für die bisherigen Beobachtungen zugrunde, so lassen sich unter 1 (d. h. *Fälle von unkompliziertem Zoster am Ohr*) aus der Literatur folgende einreihen: Buys, Claude und Schäfer, Fleischer, Hasslauer, Haymann (4 Fälle), R. Hunt (mehrere), Javurek, Mollison, Mignon, Orbison, Reissmann (?), Turner, Vail, Williams u. a.

Fälle von Zoster am Ohr und in seiner Umgebung mit Facialislähmung sind von Chavanne, Darasbeth, Darney, Dejerine, Tinel und Heuyer, Dom-browski, Ebstein, Eichhorst, Emerson, Escat, Fehsenfeld-Flesch, Fischer, Flesch, Gaudu, Gellé, Ghislanzoni, Grassmann, Hammerschlag, Halphen, Haymann (3 Fälle), Hennebert, Hess, Hoffmann, Hunt, Murphy, Raymond, Sarai, Spencer, Strübing, Tinel, Baruk und Casteran, Worms und Lavergne beschrieben, *solche mit Facialislähmungen und Störungen des Acusticus* von Antoni, Berger, Bertoin, Buys, Dedek, Frey, Gradenigo, Hammerschlag (2 Fälle), Haymann (3 Fälle), Henneberg, Hoffmann, Hunt, Jähne, Kaufmann, Klestadt, Kletetschka, Klippel und Aynoud, Körner, Lannois, Meyer z. Gottesberge, Muck, Richards, Roger und Reboul-Lachaux, Sharpe, Stransky, Testat u. a., *solche vom Zoster am Ohr bzw. am Kopf mit Störungen der Acusticusfunktion ohne Facialislähmung* von Bau-douin, Bertoin, Buys, Chavanne, Escat, Fischer (2 Fälle), Haymann, Hunt, Lannois, Mygind, Reverchon und Worms, Ruttin, Scalas u. a. Ein Fall, der sich nicht ohne weiteres hier einreihen läßt, ist der kürzlich von Dennis beobachtete Zoster oticus mit Befallensein des 5., 7., 8. und 9. Hirnnerven. Vielleicht hat sich hier der Zoster auf eine andere Krankheit aufgepfropft?

Die Vorboten, die Hauterscheinungen, die Begleiterscheinungen sind, soweit sie die Hautveränderungen betreffen, beim Zoster am Ohre die oben erwähnten.

Am häufigsten erscheinen die Bläschen an der Ohrmuschel, und zwar auf der Concha, dann im Gehörgang, am Eingang zum Gehörgang, seltener am Warzenfortsatz, am seltensten am Trommelfell. Ihre Vorläufer und Begleiterscheinungen können unter Umständen mit einer *Mastoiditis* verwechselt werden.

Lähmungen des Facialis werden hierbei auf 60%, die Schädigungen der Ohrfunktion auf 40% angegeben. Geschmacksstörungen sind häufig, meist sind die Lähmungen einseitig.

Die *Facialislähmung* pflegt am schnellsten, oft gleichzeitig mit dem Ausbruch an der Haut einzusetzen, wenn diese die Concha befallen hat (Haymann), in den Fällen, in denen der Zoster dem Cervicalgebiet entspricht, tritt die Lähmung erst später auf (nach 8 Tagen).

Die *Acusticusschädigungen* sind meist von cochlearem oder vestibularem Charakter (ANDRIEU). Sie zeigen sich in *Hyperacusis*, in *Hypoacusis* der verschiedensten Grade in *Ohrensausen, Schwindelgefühl* und *Gleichgewichtsstörungen. Öfters kann es zur völligen Taubheit kommen.*

Die Funktionsprüfung ergibt bei allen stärkeren Herabsetzungen des Gehörs das typische Bild der Erkrankung des Innenohres.

Dieser „Zoster am Ohr" wurde bisher vom zweiten Lebensjahrzehnt an in jedem Lebensalter mit Überwiegen des männlichen Geschlechtes und des dritten und vierten Lebensjahrzehntes beobachtet.

Er ist selten, aber durchaus nicht so selten, als man es nach früheren Darstellungen in den Lehr- und Handbüchern glauben sollte. Manchen ist dies Krankheitsbild auch heute noch vollkommen unbekannt, wie die Veröffentlichung von FEHSENFELD und ihre Richtigstellung durch FLESCH zeigt.

Über seine Häufigkeit fehlen in der deutschen Literatur bisher zahlenmäßige Angaben.

Der Amerikaner ORBISON konnte unter 47 000 Fällen (innerhalb von 10 Jahren) des *Manhattan*-Augen- und Ohren-*Ambulatoriums*, unter 15 000 (in 5 Jahren) des *Brooklyn*-Augen- und Ohren-*Ambulatoriums* und unter 230 000 (in 23 Jahren) des *New Yorker*-Augen- und Ohren-*Krankenhauses* nur 9 hierhergehörige Fälle antreffen.

R. HUNT fand unter 65 000 Fällen des *Massachusettskrankenhauses* 33mal einen Zoster am Ohr, nach GUTHRIE kommt ein Zoster oticus auf etwa 20 000 Fälle von Ohrkrankheiten.

Das Material für diese Zusammenstellungen stammt meistens aus früheren Zeiten, es ist anzunehmen, daß man heute, wo der Blick für derartige Fälle geschulter ist, ihnen häufiger begegnen wird; GUTTMANN will sogar bei einer Grippeepidemie in Chicago im Frühjahr 1926 31 Fälle von Ohrzoster (?) festgestellt haben.

Bisher sind über den Zoster am Ohr fast nur kasuistisches Material und Hypothesen über sein Zustandekommen vorhanden. Weitere Arbeiten werden zu erweisen haben, ob die Aufstellung dieses Krankheitsbildes als eine Gruppe des Zoster berechtigt war und ferner, ob die *Polyneuritis cerebralis* (V. FRANKL-HOCHWART) nur eine atypische Verlaufsform des Zoster ohne Hauterscheinungen darstellt oder ob sie ein eigenes Krankheitsbild ist, bei dem auch einmal ein Zoster vorkommen kann.

γ) Zoster im Gesicht mit besonderer Berücksichtigung des 2. und 3. Trigeminusastes.

Von den *Nerven* wird am häufigsten der *Trigeminus* vom Zoster ergriffen, denn hier verteilt sich der Zoster nur auf drei Äste, während bei den Intercostalnerven er sich auf das Vier- bis Fünffache verteilt. Von den Trigeminusästen wieder ist der erste bevorzugt, hier neigt (s. oben) er am meisten zum Gangränöswerden. JOSEPH hat die Bevorzugung damit erklären wollen, daß dieses Verbreitungsgebiet des Trigeminus unverhältnismäßig mehr Schädlichkeiten und Erkrankungen ausgesetzt sei, als irgend ein anderes Gebiet.

Im Bereich des 2. und 3. Trigeminusastes tritt er seltener auf. Bei Zoster dieser beiden Äste sind wiederholt Bläschen auf der Schleimhaut der Wange und der Zunge beobachtet worden, zum Teil im Verein mit *Lähmungen des Facialis.* Diese Bläschen sind wahrscheinlich der Facialisbeteiligung teilweise zuzuschreiben.

So beschreiben CARAMANO und GUÉRIN einen Zoster des 2. und 3. Astes des Trigeminus mit ausgedehnter Geschwürsbildung auf der linken Zungenhälfte; diese Geschwüre haben sich wahrscheinlich aus den dort vorhandenen

Zosterbläschen entwickelt und sind nicht etwa als trophische Störungen aufzufassen. Bauer hat einen Fall von Zoster mit ausschließlicher Beteiligung
der Schleimhaut des Mundes und den vordersten Abschnitten der Schleimhaut
des harten Gaumens mitgeteilt.

Weitere einschlägige Beobachtungen bzw. kurze Mitteilungen sind die
von Hugenschmidt, Frantzen, Krikort (?), Montgomery und Culver,
Iltrand, Lloyd, Maksimovič, Morris, Saenger, Saethre, Sermakéchian,
Spitzer, Vaugirand u. a.

Solche Fälle sind, auch wenn sie einseitig an Haut- und Schleimhaut auftreten, immer schwer einem Herpes simplex dieser Gebiete gegenüber abzugrenzen. Die sog. bilateralen Fälle von Zoster dieser Bezirke sind (s. S. 13)
immer verdächtig auf einen Herpes simplex und es meist wohl gewesen, ein
einmaliges halbseitiges Erscheinen ist mehr dem Zoster eigentümlich.

Neuralgien und Lähmungen sprechen ebenso für einen Zoster wie Veränderungen in der Rückenmarksflüssigkeit (S. 30), soweit diese nicht mit anderen
Erkrankungen, z. B. Syphilis, in Zusammenhang zu bringen sind. Fehlt das
alles, so wird der Entscheid im einzelnen Falle manchmal unmöglich sein;
positive Tierversuche (Impfungen auf die Kaninchenhornhaut) könnten den
Verdacht im Sinne eines Herpes simplex bestärken.

δ) Zoster des übrigen Körpers.

Von v. Bärensprung, dem ersten klassischen Darsteller des Krankheitsbildes des Zoster sind neben dem Zoster des Kopfes (Zoster facialis, frontalis
bzw. ophthalmicus) nach den verschiedenen Körpergegenden noch folgende
topographische Gruppen des Zoster aufgestellt worden: Der *Zoster occipito-
collaris*, der *Zoster cervico-subclavicularis*, der *Zoster cervico-brachialis*, der *Zoster
dorso-pectoralis*, der *Zoster dorso-abdominalis*, der *Zoster lumbo-inguinalis*, der
Zoster lumbo-femoralis, der *Zoster sacro-ischiadicus*, der *Zoster genitalis*. Sie
dürften auch heute noch anerkannt werden.

Der Stamm wird von dem Zoster ja besonders bevorzugt. Hier nur hat
der Ausschlag das Aussehen eines oder mehrerer Zwischenrippenräume be-
deckenden Halbgürtels, der ihm den Namen „Zoster" eingetragen hat. Innerhalb dieses gürtelförmigen Bezirkes am Rumpfe ist die Anordnung in der Dichte
und der Verteilung der Bläschen keine gleichmäßige und übereinstimmende.
Am Rumpfe lassen sich in der Mehrzahl aller Fälle nach Head und Campbell
drei Eruptionsfelder feststellen. Das am weitesten nach hinten befindliche liegt
zwischen einer durch die Wirbeldornfortsätze und einer durch den Schulterblatt-
winkel gelegten Senkrechten. Es entspricht dem Innervationsbezirk des hinteren
Hauptastes der Intercostalnerven. Das zweite Feld befindet sich in dem Gebiet
zwischen vorderer und hinterer Axillarlinie. Es wird von den seitlichen Zweigen
des vorderen Hauptastes versorgt, das dritte liegt im Bereiche der Mamillarlinie
und steht zu den Endverzweigungen des vorderen Hauptastes in Beziehungen.

Die Ausbildung dieser Felder unterliegt in verschiedenen Höhen wiederum
Schwankungen, insofern als im Bereich der oberen Dorsalsegmente der Aus-
bruch im Axillarfelde besonders hervortritt, während an den unteren Teilen
des Rumpfes das Rückenfeld bevorzugt erscheint. Keine ausgesprochene
Bevorzugung dieser Felder ist bei dem Zoster im Bereich des Anus und der
Geschlechtsteile zu erkennen (Ramond und Blamoutier, Spitzer).

Von den *intercostalen Nerven* wird nach Varrouch am meisten der 7. betroffen.
Das entspräche also der 7. Dorsalwurzel. Varrouch will dies dadurch erklären,
daß bei der Innervation dieses Bezirkes reichliche Nerven beteiligt seien (5.—11.)
und die Wirbelsäule an dieser Stelle die größte Beweglichkeit habe, also die

Gefahr einer Verletzung hier gerade am meisten gegeben sei. Das sind noch unbewiesene Annahmen.

An den Armen und Beinen, die überdies viel seltener als der Stamm oder der Rumpf befallen werden, verläuft dieser *Ausschlag nicht halbkreisförmig nach Art eines Halbgürtels, sondern* entsprechend dem Verteilungsgebiet der in Betracht kommenden Nerven *streifenförmig*. Oft ist natürlich ein Zoster der oberen Brustabschnitte mit einem des Armes, ebenso ein solcher der Bauch- bzw. der Leistenbeuge und des Rückens mit einem der Beine vergesellschaftet.

Fälle von *Zoster der oberen Extremität* wurden von BOURNEVILLE und BONCOURT, COLLET, NEUGEBAUER, SQUIBBS u. a., solche der *unteren* von BALZER und BURNIER, CHRZELITZER, ECCLES, FATICHI, GIFFEN, LASLETT, LEA, MAHON,

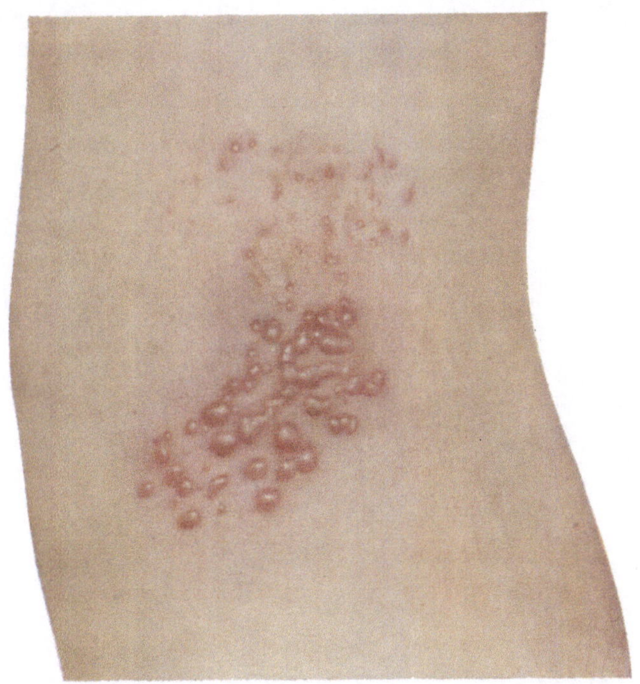

Abb. 4. Zoster der linken Ellenbogenbeuge.

MONTGOMERY und CULVER, PATON u. a. besonders veröffentlicht. Unser Bild (Abb. 4) stammt von einer 72jährigen ♀ Johanna E. mit einem Zoster des linken Armes mit besonderer Beteiligung der Ellenbogenbeuge, des kleinen Fingers und einzelnen Bläschengruppen in der Achselhöhle, Brust und Rücken. Es ist auf der Abbildung neben dem älteren Herd mit deutlich ausgebildeten Zosterblasen, unter diesem ein jüngerer Herd mit weniger gut ausgebildeten Bläschen zu sehen.

Frau Johanna Engel, 72 Jahre alt. 21. VI. 26.

Früher nie ernstlicher krank. Mann lungenkrank. Tbc.

Bemerkt seit ungefähr 10 Tagen eine Art Lähmungsgefühl der linken Brustseite beim Atmen und eine eigenartige Schlaffheit im linken Arm. Vor fünf Tagen sah sie dann einige Bläschen an der linken Ellenbeuge, sie wurde durch brennende Schmerzen auf diese Stelle aufmerksam. Jetzt Stechen in der linken Schulter und in der linken Brustseite.

USTINOVSKIJ gibt auf Grund von 277 Zosterfällen folgende *Prozentzahlen über die Lokalisation*: 54,8$^0/_0$ Zoster thoraco-abdominalis, 24,2$^0/_0$ Zoster des Gesichtes und Halses, 8,6$^0/_0$ Zoster des Kreuzes, der Ober- und Unterschenkel, 3,5$^0/_0$ Zoster der Arme.

Wie sich die Verteilung im einzelnen gestalten kann, ist aus dem von Head und Campbell entworfenen Schema (entnommen aus dem Handbuch der Neurologie von M. Lewandowsky, und zwar der Abhandlung von Bielschowsky) zu ersehen (Abb. 5a und b).

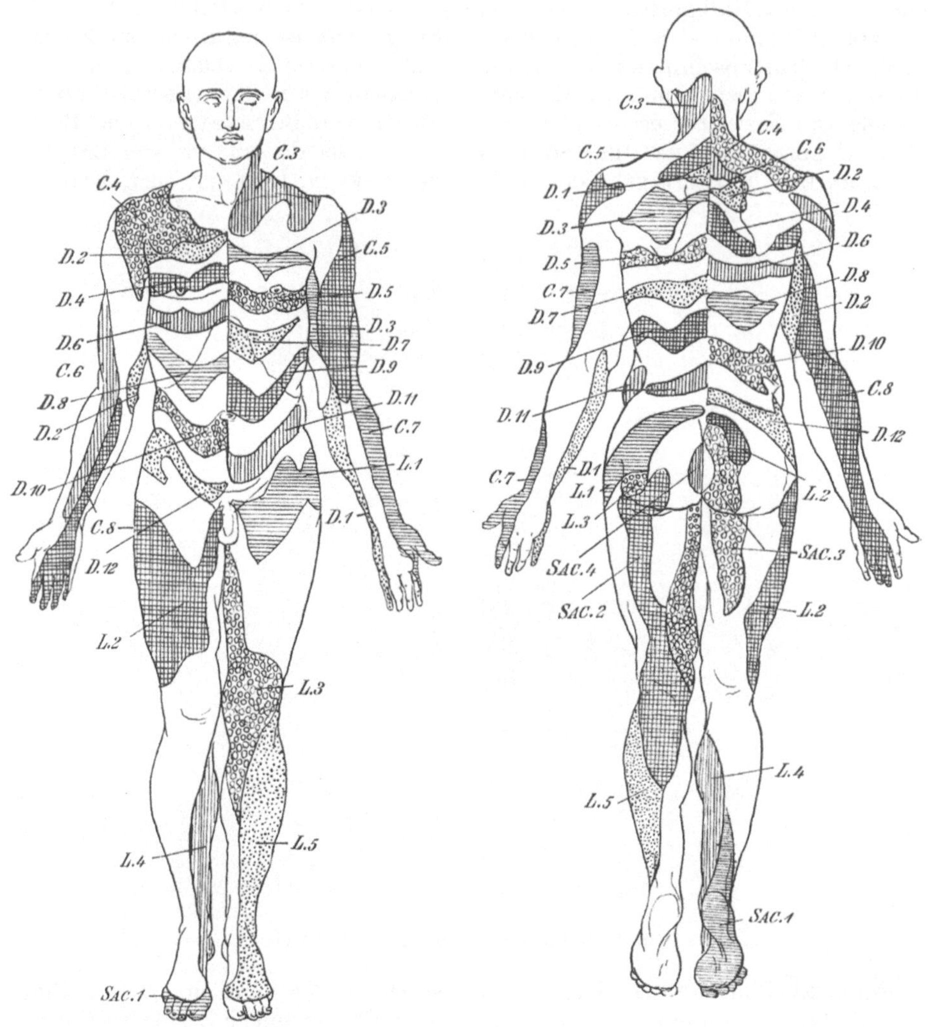

Abb. 5a und b. Schema nach Head und Campbell.
(Aus M. Lewandowsky, Handbuch der Neurologie, Bd. V. Berlin: Julius Springer.)

Nach Bing soll es rund 20 verschiedene Schemata für dieses Gebiet geben. Eine Übereinstimmung im einzelnen besteht unter ihnen nicht. Bisweilen weichen sogar die in einer Arbeit desselben Autors an verschiedenen Stellen angeführten voneinander ab.

Es entspricht z. B. das Ausbreitungsgebiet des Zoster in dem von Wohlwill sezierten Fall IV (1924) (Zoster auf dem rechten Gesäß und rechten Oberschenkel) nach dem Schema von Edinger und Bing ziemlich genau dem Ausbreitungsgebiet von L_1, während bei demjenigen von Flatau allenfalls S_3; bei dem von Seiffer würden aber überhaupt kein bestimmtes und auch nicht zwei benachbarte Segmente in Betracht kommen.

Tabelle von BLASCHKO.

Spinalwurzel	Nomenklatur nach BÄRENSPRUNG	Areae nach HEAD	Hintere Merkpunkte	Vordere Merkpunkte
C. 3	Z. occipito-collaris	Ar. sterno-mastoidea	Proc. spinos. cerv. 1—2	Clavicula
C. 4	Z. cervico-subclavicularis	Ar. sterno-nuchalis	Proc. spinos. cerv. 3—6	Spat. intercost. I.
C. 5	Zona cervico-brachialis		Proc. spinos. serv. 4—6	Regio deltoidea, vorderer Achselrand (Brachialseite)
C. 6			Proc. spinos. cerv. 5—7	Ober- und Unterarm, Innenseite
C. 7			—*	Daumen und Zeigefinger
C. 8			—*	3.—4. Finger
D. 1		Ar. dorso-ulnaris	Proc. spinos. dors. 1	Spat. intercost. I. kleiner Finger
D. 2		Ar. dorso-brachialis	Proc. spinos. dors. 2	Vorderer Achselrand (Pectoralseite)
D. 3	Zona (dorso-) pectorialis	Ar. scapulo-brachialis	Pr. sp. dors. 3	2. Rippe
D. 4		Ar. dorso-axillaris	Pr. sp. dors. 4	2. Intercostalraum
D. 5		Ar. scapulo-axillaris	Proc. spinos. dors. 4—5	Über der Mamilla
D. 6		Ar. subscapulo-inframammaris	Proc. spinos. dors. 5—7	Unter der Mamilla
D. 7		Ar. subscapulo-ensiformis	Proc. spinos. dors. 7—9	Proc. ensiformis
D. 8	Zona dorso-abdominalis	Ar. epigastrica	Proc. spinos. dors. 9—10	Regio epigastrica
D. 9		Ar. supraumbilicalis	Proc. spinos. dors. 11—12	Oberhalb des Nabels
D. 10		Ar. subumbilicalis	Proc. spinos. lumb. 1—3	Unterhalb des Nabels
D. 11	Zona lumbo-inguinalis	Ar. sacro-iliaca	Proc. spinos. lumb. 3—5	Oberhalb der Pubes
D. 12		Ar. sacro-femoralis	Proc. spinos. sacr. 1—2	Pubes, Glans
L. 1		Ar. glutaeo-cruralis	—* Oberschenkel	Oberschenkel vordere Fläche
L. 2	Zona lumbo-femoralis		—* Hinterschenkel	
L. 3			—*	
L. 4			—*} Unter-schenkel	Unterschenkel Fußrücken
L. 5			—*}	
S. 1	Z. sacro-ischiadicus n. sacro-genitalis		—* Fußsohle	
S. 2			—*} Nates	
S. 3			—*}	Scrotum, Penis
S. 4			Crista sacral. Os. coccyg.	

Die mit einem * bezeichneten Areae erreichen hinten die Mittellinie nicht.

Bing hat durch Beobachtungen an Kriegsverletzten sich aufs neue davon überzeugen können, daß das von ihm in seinem Buche gebrachte Schema der radikulären Innervation den Vorzug vor den übrigen verdiene, besonders, weil es dem Sherringtonschen Gesetz der dachziegelförmigen Überlagerungen der Wurzeln am meisten gerecht wird.

Wohlwill hat durch Sektionsfälle die Zuverlässigkeit des Bingschen Schemas bestätigt gefunden. Zur Ergänzung sei deshalb hier noch auf dieses Schema verwiesen (R. Bing, S. 70/71, Abb. 28/29).

3. Die Folgeerscheinungen des Zoster von seiten des Nervensystems.

Einzelne Folgeerscheinungen von seiten des Nervensystems wie *Neuralgien* und *Lähmungen* bestimmter Nerven sind schon im vorhergehenden gelegentlich kurz erwähnt worden (beim Zoster ophthalmicus, dem Zoster am Ohr, dem Zoster abortivus), betrachten wir diese Zosterfolgen zusammenfassend, so können wir *Neuralgien, Sensibilitätsstörungen, Lähmungen, vasomotorisch-trophische, sekretorische Störungen* unterscheiden.

Sie kommen kaum alle auf einmal bei demselben Fall vor, sondern treten meist einzeln auf, bzw. es kombinieren sich gern Neuralgien und Lähmungen. Diese beiden sind auch die häufigsten.

a) Die Neuralgien.

Sie können sich bei jeder Form des Zoster finden, am regelmäßigsten beim Zoster ophthalmicus, hierbei in jedem Lebensalter; gelegentlich beim Zoster der anderen Körpergegenden, zumal dem des Stammes, dort besonders bei älteren Leuten (über 50) (Harris, Schlesinger u. a.). Sie sind unter Umständen von quälender Hartnäckigkeit und treiben den Kranken zur Verzweiflung.

Selten sind es — fast nur beim Zoster ophthalmicus beobachtet — die *Vorboten* des Ausschlages. Oft erfahren vermeintliche reine Neuralgien namentlich des N. supraorbitalis ihre Klärung durch einen Zosterausbruch an der Haut.

In der Regel aber folgen, auch nach unseren Erfahrungen, die *Neuralgien* dem Ausbruch des Zoster (Wertheim-Salomonson) und können diesen um Wochen, Monate, ja um Jahre (Erb) überdauern. Blaschko hat allerdings unter mehreren 100 Fällen von Zoster nur zweimal schwere den Hautausbruch überdauernde Neuralgien erlebt.

Eine Übereinstimmung zwischen der Ausdehnung des Ausbruches auf der Haut und der Stärke der Schmerzen ist nicht vorhanden. Ausgedehnte Fälle von Zoster (Krumbholz) können ohne jede Neuralgie verlaufen und geringe Hauterscheinungen von heftigen Neuralgien begleitet sein. Auffallend ist, daß beim Zoster am Ohr schwere Neuralgien weit seltener sind, als beim Zoster anderer Körpergegenden (Haymann, Politzer u. a.).

Es kommt ferner vor, daß z. B. am Auge im Gebiet des einen Ganglions ein Zoster auftritt und im Bereich eines benachbarten Ganglions nur Schmerzen.

Hunt faßte das als eine milde entzündliche Reaktion des benachbarten Ganglions auf, die nicht schwer genug sei, um Zosterbläschen an der Haut hervorzurufen. Ja man kann (s. oben) bei Zosterepidermien gelegentlich abortive Fälle sehen (R. Zolotoreff), die einzig und allein in einer mehr oder weniger heftigen Neuralgie bestehen. Früher hat man deshalb schon (siehe geschichtliche Einleitung, Romberg) solche, im wesentlichen intercostale Neuralgien in Zusammenhang mit dem Zoster bringen wollen.

Die Verhältnisse sind aber noch ungeklärt, es ist sicher viel zu weit gegangen, Interkostalneuralgien als abortive Zosterformen auffassen zu wollen, wenn sie nicht im Rahmen einer Zosterepidemie erscheinen.

Für die *Entstehung der Schmerzen* machte LESSER eine Reizung der sensiblen Fasern, die das Ganglion durchziehen, verantwortlich, in manchen Fällen wird man wohl an Wurzelschmerzen denken müssen. WERTHEIMER sieht den Grund für die Neuralgien, besonders des ersten Trigeminusastes, deshalb in hämorrhagischen *Veränderungen sympathischer Bahnen*, weil die Ausbreitung der Schmerzen, ihre unscharfe Begrenzung, das gleichzeitige Vorkommen vasomotorischer Störungen darauf hinwiesen. ALEXANDER hielt die Schmerzen für *psychisch* fixiert. Einzelheiten über ihr Zustandekommen sind uns noch unbekannt.

b) Die Störungen der Sensibilität.

Störungen der Sensibilität treten im klinischen Bilde des Zoster seltener als die neuralgischen Schmerzen hervor. Zwar hat BLASCHKO behauptet, „daß eine Herabsetzung der taktilen Sensibilität bei gleichzeitiger Hyperästhesie eine gewöhnliche Erscheinung ist" und SCHWIMMER meint, daß Hyperästhesie und Anästhesie beim Zoster gewöhnlich seien, das haben wir nicht finden können.

Die Ausbreitung der Sensibilitätsstörungen ist verschieden.

Einige sahen eine *fleckförmige* Anordnung der Störungen (BRISSAUD, CARTIER, SCHWIMMER u. a.), andere eine *mehr flächenhafte* (BAUDOUIN und LANTUÉJOUL, BOURNEVILLE, BONCOUR, CHAMPION, FÉRÉ, C. GERHARDT, NICOLESCU, SOUQUES, THOMAS u. a.).

Diese Sensibilitätsstörungen können bald vorübergehen, oder langsam fortschreiten, um sich erst nach Monaten zurückzubilden (BRUCE) und auch tiefere Teile betreffen (CLAUDE und VELTER).

PETRÉN und BERGMARK erwähnen unter ihren Fällen sogar einen Kranken, der drei Jahre nach dem Überstehen eines Zoster noch eine völlige Analgesie in den befallen gewesenen Gebieten zeigte.

Die Sensibilitätsstörungen *können sämtliche Gefühlsqualitäten betreffen.* Am häufigsten wird eine *Hyperästhesie* gefunden (HARDY). Die Kranken sind schon gegen die leiseste Berührung außerordentlich empfindlich. Der hyperästhetische Bezirk braucht nicht mit dem Ausbreitungsbezirk des Zoster zusammenzufallen (A. FRISCH, MACKENZIE). Diese Hyperästhesie geht allmählich in eine Anästhesie über.

Eine *Analgesie* sah VOIGT in einem Hautgebiet, in dem benachbarten, mit frischeren Hauterscheinungen des Zoster, dagegen Hyperalgesie.

Einer *Anaesthesia dolorosa* begegneten CHIRAY, GRASSMANN, DURING, einer *Hyperästhesie* BARKMAN, ENGHOFF (mit Veränderungen in der Rückenmarksflüssigkeit), FRISCH, KLETETSCHKA, *Störungen des Temperatursinnes* PETRÉN und BERGMARK, RAMOND; *Störungen des Geschmackes und Geruches* RAMOND und POIRAULT. Die verschiedenen Störungen können zusammen vorkommen.

Vollständige Empfindungslosigkeit für alle Qualitäten fanden DELILLE und CAMUS. *Parästhesien* in Form von Ameisenlaufen, Kribbeln an der Haut werden von A. FRISCH, an der Schleimhaut von DESHAYES, POIRAULT u. a. erwähnt. Vorübergehende *Reflexstörungen* sind von ÅHLEN, BARKMAN, BOUGER und LEMOUX, GOLDFLAM u. a. beschrieben.

Eine Steigerung des gleichseitigen Kniesehnenreflexes nach einem Zoster des Beines ist BOUGER und LEMOUX aufgefallen, ein Schwinden desselben Reflexes nach einem Zoster lumbalis GOLDFLAM.

ÅKE BARKMAN, der einige neue Hautreflexe des Stammes beschrieben hat, die er als thoraco-abdominale (oberen, mittleren, unteren) Reflexe den abdominalen Reflexen gegenüberstellte, sah ein Schwinden dieser an Zosterstellen, ebenso Åhlen, während bei 600 Gesunden, die Barkman untersuchte, sich die Reflexe immer doppelseitig fanden.

C. Gerhardt glaubte sogar beim Zoster eine sensible Entartungsreaktion gefunden zu haben. Es bestand bei manchen seiner Fälle in dem erkrankten Bezirk eine deutliche Abschwächung der Empfindung für den unterbrochenen elektrischen Strom, eine Erhöhung für den konstanten. Seine Befunde wurden aber nur von einigen Seiten (A. Frisch fand sie unter 32 Fällen zehnmal), dagegen nicht allgemein bestätigt.

c) Die Lähmungen.

Die Lähmungen stellen sich, wenn sie auftreten, fast regelmäßig während und unmittelbar nach dem Hautausbruch ein. Nur in wenigen Fällen waren sie Vorboten (Dumitriu, Eichhorst, Remak u. a.). Ausnahmsweise scheint es noch Wochen nach Ablauf der Hauterscheinungen zu Lähmungen kommen zu können.

Es geht natürlich nicht, für eine Lähmung, die nach 12 Monaten in einem ehemaligen Zostergebiet auftritt, wie Denver es tut, den vorausgegangenen Zoster verantwortlich zu machen, auch bei einem Falle von Bär (schwerer Zoster ophthalmicus und Iritis), der nach 9 Monaten mit einer Lähmung des ganzen ersten rechten Trigeminusastes mit Ausnahme des N. ethmoidalis und einer totalen Pupillenstarre, bedingt durch die Lähmung des Sphincter, wieder aufgenommen wurde — die Lähmung bestand schon länger —, ist der Zusammenhang mit dem Zoster nicht ohne weiteres klar, wenn auch nicht unwahrscheinlich. Solche *Spätlähmungen* sind bezüglich ihrer Rückbildung *ernster* zu beurteilen.

Frühlähmungen bilden sich für gewöhnlich wieder vollkommen zurück; beim *Zoster am Ohr* allerdings sollen sie nach Haymann nur in etwa der Hälfte der Fälle ganz verschwinden, in einem Fünftel sich wesentlich bessern und in einem weiteren Fünftel nach längerer Zeit nur geringe Besserung zeigen.

Fast immer besteht eine segmentale Übereinstimmung zwischen der Ausbreitung des Zoster und der Lähmung. Nur vereinzelt sind die Beobachtungen bei denen, entfernt vom Hautherd, eine Lähmung entstanden war. Eine solche Beobachtung bringt nach Truffi Sota, ebenso Roblin u. a.

Hier begleitete einen Zoster intercostalis eine Facialislähmung, ohne daß es am Kopf oder am Hals zu einem Zosterausbruch gekommen wäre; bei Roblin handelte es sich um einen Zoster des Plexus cervicalis superficialis mit nachfolgender Lähmung dieses Plexus und des N. facialis.

Von den *Nerven* wird beim Zoster am häufigsten der *Nervus facialis von der Lähmung* befallen. Diese unterscheidet sich in keiner Weise von einer peripheren Facialislähmung. Sie kann sich bei allen möglichen Hautzosteren des Gesichts finden.

Folgende Tabelle nach Haymann gibt einen Überblick über die Häufigkeit der Facialislähmungen bei den verschiedenen Lokalisationen des Zoster:

Lokalisation des Zoster	Häufigkeit der dabei beobachteten Facialislähmungen
1. Zoster im Gebiet des Trigeminus	16%
2. „ oticus nach Hunt (im Gebiet des 7., 9. u. 10. Nerv.)	28%
3. „ cervicalis	14%
4. „ im Gebiet des 1. und 2. Hirnnerven	12%
5. „ 1 und 3	14%
6. „ 2 und 3	3%
7. „ 1, 2 und 3	4%

Es geht aus der besonderen Betrachtung der einzelnen Innervationsgebiete hervor, daß Facialislähmungen am häufigsten bei einer Lokalisation des Ausschlages in dem zwischen Trigeminus und Cervicalplexusgebiet eingeschobenen, nach HUNT vom 7., 9. und 10. Nerven versorgten und nach ihm benannten Abschnitt, vorzukommen scheinen. Weiterhin verteilt sich nach HAYMANN der Ausschlag bei diesem Gebiet in etwa 15% auf das Ausbreitungsgebiet des Ganglion geniculi allein, in etwa 9% auf das der Ganglien des 7., 9. und 10. zusammen und in etwa 4% auf das des 9. und 10. Hirnnerven.

Die Facialislähmung bei Zosterausbrüchen in den vom Trigeminus und Cervicalis versorgten Abschnitten des äußeren Ohres ist seltener.

DOUCET hat nach NEVE 26 von Facialislähmung begleitete Zosterfälle gesammelt. In 27% war hier der Zoster im Gesicht, in 19% am Halse, in 4% an der Ohrmuschel, in 19% auf Zunge und Gaumen, in 19% im Gesicht und am Hals, in 4% im Gesicht, am Hals, im Mund zu finden. In 4 Fällen war das Gehör in Mitleidenschaft gezogen.

Bei dieser Aufstellung ist die HUNTsche Zone nicht bevorzugt.

Im übrigen sei noch zur Ergänzung auf den Zoster ophthalmicus (s. S. 14) und den Zoster im Ohrgebiet (s. S. 16) hingewiesen.

Außer den schon dort erwähnten Fällen sind weiter Fälle von Facialislähmung beim Zoster von SÁINZ DE AJA, CASASSUS, DAVID (Fall 12), EBSTEIN, EISENSTÄDT und ZEISSLER, EULENBURG-DAVID, FRASER, GOUGEROT, FILLIOL und MERKLEN, GRAVIE, HEWLETT, KUBOYAMA, LAIGNEL-LAVASTINE und ROMME, LASARE, LLOYD, MACKEY, NETHERTON, NEVE, POLZIN, PORZIG, RABBE, RAMOND und POIRAULT, THEVENET, TRUFFI, WEATHERHEAD u. a. mitgeteilt worden.

Ferner wurden beim Sitz des Zoster im Arm und Schultergebiet einige Male degenerative *Lähmungen* mit Muskelatrophie *einzelner Arm-* und *Handmuskeln* von BOCCA, FÉRI, GAYET und CHAIX, HELLER, HUNT, JOFFROY, MAGNUS, PEARSON, SOUQUES und LEBAUME, SOUQUES und HENRY, WEBER, ZEINER-HENRIKSEN u. a. gefunden.

Lähmungen der Bauchmuskulatur nach einem Zoster intercostalis sind von ÅHLEN, BLOEDORN und ROBERT, CHARRON, DROUGHT, JUERGENS, OERN, SÖDERBERGH, TAYLOR, WORSTER-DROUGHT u. a. veröffentlicht.

Wegen des kennzeichnenden Verlaufes und des klinisch wenig bekannten Bildes einer solchen *Lähmung der Bauchmuskeln* sei einer der 13 Fälle von BLOEDORN und ROBERTs angeführt.

68jähriger Offizier a. D., bisher stets gesund, bekommt im Verlauf des 11. linken Brustnerven einen Zoster mit anschließendem Fieber. *Zwei Tage später bemerkte er links an derselben Stelle des Sitzes des Zoster eine schmerzende, einer Geschwulst gleichende Erscheinung.* Einen Monat später kommt er zur Behandlung. Die frischen Erscheinungen sind abgeklungen. In der linken Lumbalgegend war noch eine deutliche nicht fluktuierende, beim Stehen weniger als beim Sitzen hervortretende Vorwölbung nachzuweisen. In ihrem Bereich waren die Muskeln auffallend schlaff, sonst fand sich ein Blutdruck von 180, Wa.R. negativ. Die Vorwölbung beruhte auf einer dem Sitz des Zoster entsprechenden Muskellähmung. Nach fünf Monaten war sie verschwunden, doch die Muskeln an dieser Stelle waren noch schlaff. Die elektrische Prüfung ließ eine Entartung der Muskelgruppe annehmen.

Ein eigenartiger Fall von Zoster intercostalis mit rechtsseitiger Lähmung des M. obliquus externus und des M. rect. abdominalis und teilweiser Parese der rechten Zwerchfellhälfte wird noch von LAMPE beschrieben.

Kurz nachdem eine Enkelin einer 67jährigen Patientin an Varicellen erkrankt war, trat unter Fieber bei der Großmutter ein typischer Zoster im Bereich des 11. und 12. Intercostalnerven auf, begleitet von rechtsseitiger Lähmung des Musculus obliquus externus und rectus abdominalis und teilweiser Parese der rechten *Zwerchfellhälfte.*

Die genauesten Angaben über die *Verteilung* der verschiedenen Lähmungen beim Zoster sind bei HUNT auf Grund von 118 beobachteten Fällen zu finden. Es waren darunter 80 Lähmungen des Facialis, unter diesen 43 mit einem Zoster occipito-collaris, 19 mit einem Zoster oticus, 14 mit einem Zoster facialis. Weiter bestanden 18 Lähmungen des Oculomotorius, eine des Cochlearis, 5 des Abducens, 12 mal eine Lähmung der Arm- und 2 mal Lähmung der Bauchmuskulatur.

Zu den *selteneren* Vorkommnissen gehören immer die Lähmungen der Bauchmuskulatur, trotzdem der Zoster intercostalis recht häufig ist, sie sind erst in neuester Zeit gehäufter beschrieben worden.

d) Sympathische bzw. vasomotorische, sekretorische Störungen; Blasenstörungen und andere seltenere Folgeerscheinungen des Zoster.

Diese Art der Störungen tritt allen bisher erwähnten gegenüber in den Hintergrund. Auch sie stellen sich für gewöhnlich in dem von dem Zoster betroffenen Gebiet ein, um bald wieder abzuklingen.

An *vasomotorischen Störungen* sah Grassmann bei einem rechtsseitigen Zoster cervicalis et auricularis mit Facialislähmung eine auffallende *Gedunsenheit* und *Blässe* der *rechten Wange*, Bettmann in einem Falle von Zoster facialis auf der kranken Gesichtshälfte eine *mehrere Stunden anhaltende Rötung*, Cain, André und Layani, vasomotorische Störungen und Schmerzen bei einem Zoster an einem Amputationsstumpfe.

Ferner wurden *Anomalien in der Schweißsekretion* beobachtet. *Schweißausbruch* als Vorboten eines Zosters war in dem Niedenschen Falle eines Zoster im Trigeminusgebiet vorhanden.

Schweißausbruch im Sinne einer streng halbseitigen, den Ausschlag überdauernden Produktion (Hyperhidrosis) beschrieb Higier in 2 Fällen, in 2 anderen Fällen von Poliomyelitis anterior sah er das Gegenteil, nämlich eine Anhidrosis. Er führt diese Erscheinungen beim Zoster auf Reizerscheinungen, die bei der Poliomyelitis auf Ausfallserscheinungen von seiten des Sympathicus zurück.

Über Vermehrung *der Magenmotilität* und *-Sekretion* auf der Höhe des Zosterausbruches, vornehmlich im Dorsalgebiete der VIII. Intercostalnerven, haben Hess und Faltitschek berichtet (6 Fälle), sie bringen sie mit der Ausschaltung sympathischer Bahnen in Zusammenhang.

Benario hat seinerzeit im ärztlichen Verein zu Frankfurt a. M. einen Fall von Zoster grangraenosus ophthalmicus im Bereich des ersten Trigeminusastes vorgestellt, bei dem sich neben einer erheblichen *Steigerung der Hauttemperatur* des *befallenen* Nervengebietes, sechs Wochen später noch eine *Anidrosis* fand.

Weitere Sympathicusstörungen in Form von *Verkleinerung der Lidspalte und Pupillenverengerung* sind von Stein nach einem linksseitigen Zoster im Gebiet von C_7 bis D_3 mitgeteilt worden.

Die Beobachtungen von Jeanselme und Sezary, Siding u. a., *Erhöhung der Wärme der Haut* auf der Seite des Zoster bzw. Milchsekretion und Hämatemesis bei einem schon atypischen Zoster, gehören kaum hierher, da bei ihnen die Zeichen mit viel größerer Wahrscheinlichkeit auf eine tabische Erkrankung des Sympathicus hinweisen und eine Tabes vorhanden war.

Vermehrung des Speichelflusses im Verlauf eines Zoster der linken Hälfte der Oberlippe und des Nasenflügels hat Féré gefunden; ein eigenartiges Verhalten von Zosterstellen nach dem *Auflegen von Senfpflaster* hat Thomas mitgeteilt, ein solches Pflaster, das den Herd nach oben und unten überrragte, löste eine Reizung nur oberhalb und unterhalb der Zosterstelle mit Aussparung dieser aus. Bisher aber konnte er nur an zwei Fällen das Verhalten feststellen.

Eine *flächenförmige Pigmentierung* im Anschluß an einen Zoster intercostalis, die dessen Ausdehnung entsprach, sah Souques, eine Pigmentierungsbereitschaft Thomas. Ein Strich, der mit dem Fingernagel gemacht wurde, um Dermographismus hervorzurufen, ist nach mehreren Monaten pigmentiert.

Trophische Störungen sind ganz vereinzelt, so von RAMOND und POIRAULT an der Zungenschleimhaut, beschrieben, *Knochenatrophie* der Finger im Anschluß an einen Zoster brachialis von SUDEK, *Onychogryphosis* und SUDEKsche *Knochenatrophie* von HELLER.

Periarthritis rheumatica chronica im Anschluß an einen Zoster des Wurzelgebietes des linken Plexus brachialis ausschließlich an der linken Hand konnten GUILLAIN bzw. GUILLAIN und PERRIN, GUILLAIN und ROUTIER feststellen, ROSE hat einen ähnlichen Fall beschrieben; WINTERNITZ *einen teilweisen Haarausfall* am Hinterkopf bei einer 51jährigen Frau mit Zoster gangraenosus cervicalis, begleitet von gleichzeitiger Abschwächung der Sensibilität für alle Gefühlsqualitäten des Gesichts und Nacken auf der gleichen Seite. Es ist jedoch hierbei nicht ersichtlich, ob die Alopecie nicht etwa durch die gangränösen Stellen hervorgerufen worden ist (Narbenalopezie).

Wie vorsichtig man bei trophischen Störungen nach Zoster in der Beurteilung des post hoc, ergo propter hoc sein soll, geht aus einer Mitteilung von NOBL hervor.

Ein 45jähriger Mann mit schlechtem Ernährungszustand bekommt im Verlauf eines papulo-pustulösen Syphilisausbruches einen zu umfangreicher Zerstörung führenden Zoster im Bereiche des 1. rechten Trigeminusastes mit nachfolgenden neuralgischen Beschwerden. In der Umgebung des mit Narben abgeheilten Zoster sind vitiliginöse Streifen, die an der Kopfhaut als Canities, am Nacken als Leukoderm in Erscheinung treten. Diese Erscheinungen waren aber *nicht*, wie man als nachträglicher Untersucher hätte glauben können, *eine Folge des Zoster*, sondern sie waren schon vor ihm dagewesen.

Störungen der Harnentleerung bei einem Zoster im Gebiet der Sakralwurzeln sind von TOMEY als *Pollakiurie*, von v. FRANKL-HOCHWART als *nervöse Dysurie* beim Zoster der rechtsseitigen Genitalgegend, von LOEPER bei einem Zoster thoracicus beobachtet worden. Auch in einem Falle von SPITZER, bei dem bei einem Lungentuberkulösen nach Tuberkulin ein Zoster am Gesäß und Glied aufgetreten war, beherrschten sehr starke Miktionsbeschwerden 3 Wochen lang das Krankheitsbild. Da ja bei einer solchen Ausbreitung das Blaseninnere mitergriffen sein kann (S. 9), werden solche Begleiterscheinungen verständlich, sie scheinen jedoch auch einmal ohne unmittelbare Beteiligung der Blasenschleimhaut beim Zoster vorkommen zu können. PARSAT erlebte eine 14 Tage anhaltende *Urinverhaltung* mit *gleichzeitiger Kotverhaltung* bei einem Zoster an der Glutäalgegend, Hoden und Perineum (Sitz Sakralwurzeln), DAVIDSOHN-BERNHARDT eine Lähmung des Detrusor vesicae und *Trägheit der Peristaltik* beim Zoster dieses Gebietes.

VARIOL berichtete über „*Schlucken*" bei einem Kinde, der im Verlaufe eines Zoster intercostalis sich zeigte.

Ob man die von MAGNUS beobachtete *Myelitis* und die von HARDY, TRIANTIPHYLADÈS, WOHLWILL (Fall 10) mitgeteilten Fälle von LANDRYscher Paralyse als *Zosterfolgen* oder den Zoster als Zeichen dieser Erkrankungen oder als zwangloses, voneinander unabhängiges Vorkommen auffassen soll, läßt sich bei dem Mangel an weiteren einschlägigen Beobachtungen nicht entscheiden. Derartige Befunde sind einer besonderen Aufmerksamkeit wert! —

Andererseits sind auch *Störungen nach Überstehen eines Zoster verschwunden*, so *anfallsweise Tachykardien* in einer TURNERschen Beobachtung bei einem 15jährigen Mädchen nach einem Zoster im Gebiet des zweiten linken Intercostalnerven.

Bei allen diesen selteneren wirklichen und angeblichen Begleit- und Folgeerscheinungen überwiegt vorläufig die Kasuistik. Darunter sind wieder Sachen, die mit dem Zoster als solchen wenig zu tun haben werden. Ein klarer Überblick ist bis heute bei der Seltenheit der berichteten Erscheinungen nicht möglich.

4. Zostermeningitiden mit und ohne klinische Ausfallserscheinungen und ihre Befunde in der Rückenmarksflüssigkeit.

Mitunter weisen schon klinische Zeichen *Nackensteifigkeit* (Ramond), Kernigsches Zeichen (Belbeze, Chauffard, Gismondi, Kleefeld u. a.) auf die den Hautausbruch des Zoster begleitende *Meningitis* hin, eine Meningitis, die die Franzosen als „*Meningite zonateuse*" bezeichnet haben (Avenier). Ob eine ältere Beobachtung Byrons, bei der bei einem zosterkranken Kinde (Zoster im Gebiete des linken Cervicalnerven) epileptische mit der Abheilung des Zoster wieder verschwindende Krämpfe — von ihm als Reflexepilepsie gedeutet — hierher gehört, ist nicht zu entscheiden, da die Rückenmarksflüssigkeit nicht untersucht worden war.

Nach Raimond und Lot kommen solche Reizerscheinungen von seiten des Hirns und des Rückenmarks als Begleiterscheinungen in ungefähr der Hälfte der Fälle vor. Das ist nach unseren Erfahrungen etwas zu hoch gegriffen.

Meist fehlen aber klinische Ausfallserscheinungen, und es sind nur mehr oder weniger deutliche entzündliche Veränderungen in der Hirnrückenmarksflüssigkeit als Zell- oder Eiweißvermehrung bzw. als beides und als Veränderungen im Ausfall der Kolloidreaktionen nachzuweisen (latente Meningitis).

In der deutschen Literatur ist bisher verhältnismäßig wenig von diesen Veränderungen die Rede gewesen, etwas mehr in der französischen.

Eine *Zellvermehrung* fanden in einzelnen ihrer Fälle von Franzosen Abadie, Achard und Loeper, Achard und Grenet, Brandeis, Brissaud und Sicard, Chauffard, Chauffard und Boidin (von 9 Fällen bei 8 starke Zellvermehrung), Chauffard und Froin, H. Claude und Schaeffer, Griffon (von 11 bei 9 Fällen Zellvermehrung), Kleefeld, Lhermitte und Nicolas, Margarot, Marinescu und Draganescu, Mestrezat, Queyrat und Feuillé, Ralliou, Roger und Margarot, Widal, Widal und Lesourd, Zamfiresco, von deutschschreibenden Forschern wird sie gelegentlich von Erb, Kafka, Merzbacher, Schönfeld, Ullmann u. a. erwähnt, von englischschreibenden haben sie Brown und Dujardin, Enghoff u. a. gesehen.

Diese Zellvermehrungen fanden sich sowohl beim Zoster des Kopfes (Claude u. Schäffer, Chauffard u. Froin u. a.), als auch dem des Stammes (Chauffard u. Froin, Dopter, Enghoff, Kleefeld, Queryat u. Feuillé u. a.).

Eiweißvermehrung wurde bei neueren Untersuchungen gelegentlich von Brown und Dujardin, Schönfeld, Targowla gesehen. Sie ist aber viel seltener als die Zellvermehrung.

Diese Veränderungen sind, wie schon eingangs dieses Abschnittes betont wurde, durchaus nicht bei allen Zosterfällen zu finden und meist wohl als rein sekundär aufzufassen, d. h. als der Ausdruck des Übergreifens der entzündlichen Veränderungen von den Spinalganglien bzw. dem Rückenmark auf die Umhüllungen.

Doch ist es, wie Schönfeld an der Hand von drei klinischen Beobachtungen, bei denen sich ein *Zoster nach intralumbalen Einwirkungen* (bei zwei nach einer Lumbalpunktion, bei einem nach intralumbaler Phenolsulfophthaleineinspritzung) *entwickelt* hatte, nicht von vornherein abzulehnen, daß auch einmal der Angriffspunkt für den Zoster in der Rückenmarksflüssigkeit selbst liegen könnte und daß der Prozeß von hier aus gewissermaßen den umgekehrten Weg über die Umhüllungen zum Rückenmark und den Spinalganglien nehmen könnte, um dann zum Zosterausbruch an der Haut zu führen.

Die Meningitiden treten für gewöhnlich mit dem Hautausbruch auf, überdauern ihn, um langsam abzuklingen; ein längeres Bestehen wird von Achard und Grenet (8 Monate), Chauffard und Froin (9 Monate), Chavasse, Sicard (10—13 Monate) beschrieben.

Solche Fälle sind immer recht vorsichtig zu bewerten. Nach unseren Erfahrungen scheint es sich bei so langer Dauer mehr um Vorkommnisse zu handeln, die mit anderen Krankheiten, z. B. Syphilis, in Zusammenhang stehen, zumal Syphilitiker öfters Zoster bekommen.

Die vereinzelt *in der Rückenmarksflüssigkeit* beschriebenen *Bakterienbefunde* (die Diplobacillen von DOPTER, der Diplococcus gramophilus von NICOLAU und BANCIN) sind sicher nur Zufallsbefunde oder nachträgliche Verunreinigungen gewesen, die mit der Zostermeningitis oder gar dem Erreger des Zoster nichts zu haben. Das gleiche hat auch von den *Bakterienbefunden im Blute* RAYMONDs und LOTs zu gelten. Sie züchteten bei zwei Zosterkranken einen grampositiven in gelben Kulturen wachsenden Kokkobacillus aus dem Blute und fanden ihn nach Überimpfung auf Tiere in deren Rückenmarksganglien wieder. Bisher fehlt jede Bestätigung dieser Angaben.

5. Immunität und Rückfälle.

Der Zoster tritt, wie wir das aus dem Vorhergehenden wissen, für gewöhnlich bei derselben Person nur einmal auf. Die *wahrscheinlichste Erklärung* dafür ist die, daß eine Person durch Überstehen der ersten Erkrankung einen Schutz vor der zweiten Ansteckung, mit anderen Worten eine *Immunität*, erwirbt.

Eine andere Erklärung ist jene von BLASCHKO, LESSER u. a. gegebene, die den Zoster an und für sich für so selten halten, daß der einzelne in seinem Leben kaum die Möglichkeit oder Wahrscheinlichkeit hat, ihn öfters zu bekommen.

Immunstoffe sind bisher in den Körperflüssigkeiten noch nicht nachgewiesen worden. Das besagt natürlich nichts; sie können trotzdem vorhanden sein, zumal einzelne Züge im klinischen Bilde und Verlauf der Erkrankung doch gut mit einer Immunität vereinbar sind.

Zu diesen Zügen gehört einmal die *Beschränkung* der Erkrankung auf *ein Nervengebiet*. Dies ist im Sinne der Immunitätswissenschaft so zu verstehen, daß von dem zuerst ergriffenen Herd eine fortschreitende Selbstimmunisierung zustande kommt (BLASCHKO). Man hat hierbei an die ähnlichen Verhältnisse wie bei der Impfung gegen Pocken zu denken. Die Vaccinepustel ist ja auch nur örtlich, trotzdem ruft sie eine allgemeine Immunität hervor. Ein weiteres Argument für die Immunkörperbildung zeigt sich bei der schubweisen über mehrere Tage hinziehenden Entwicklung der Zosterbläschen, jede neue Bläschengruppe bildet sich außerhalb der vorangegangenen, niemals auf dem Boden der alten. Unter Umständen entwickeln sich die Bläschen unter Schonung der früheren Stellen in benachbarten Teilen der Segmente.

GOUGEROT und SALIN, MINET u. a. haben eingehend das Immunitätsproblem beim Zoster studiert. Sie konnten sich dabei, ebenfalls der Lage der Dinge nach, nur auf klinische Beobachtungen stützen; die beiden sehen außer den von uns schon erwähnten Erscheinungen im Krankheitsbilde eine weitere Stütze für Immunkörperbildung beim Zoster darin, daß in jenen seltenen Fällen, in denen mehrere Schübe in wenigen Tagen Zwischenraum auftreten, immer der 2. und 3. Schub von geringerer Stärke ist (s. Abb. 4, S. 21).

Auch die *aberrierenden* Bläschen (s. S. 10) seien wegen der einsetzenden Immunität immer schwächer ausgebildet und gangränöse Formen, als bösartige Krankheitserscheinungen, neigten deshalb zur Generalisierung.

Ein vollkommen überzeugender Beweis dafür, daß es eine Immunität beim Zoster gibt, wird sich erst nach Kenntnis der Erreger erbringen lassen.

In teilweisem Widerspruch zur angenommenen Immunkörperbildung stehen vor allem zwei Erscheinungen der „*Zoster generalisatus*" und die „*Rückfälle des Zoster*". Für diese Erscheinungen liegen einige einwandfreie Beobachtungen vor.

Wegen des Zoster generalisatus sei auf S. 11 verwiesen.

Als *Unterlagen für die Möglichkeit der Rückfälle* möchten wir hier die Beobachtungen von Dubreuilh, Fabre, Gianelli (?), Hollander, Jadassohn, Netter, Pick, Spitzer, Vörner (1906 und 1904; [Fall 2]) mit gewissen Vorbehalten anführen.

Am einwandfreiesten sind natürlich jene Fälle, bei denen derselbe Arzt den ersten und zweiten Anfall persönlich an Stellen gesehen hat, an denen erfahrungsgemäß ein Herpes simplex kaum vorkommt, wie Pick bei 2 unter seinen 9 Fällen. Alle, die anders liegen, sind unzuverlässig, auch der. eben von Obermayer bei einem 32jährigen Arzt mit 11 Zosterrückfällen auf der Haut des linken Glutaeus in der Höhe des Os sacrum veröffentlichte Fall, der eher wohl in das Gebiet der perigenitalen Herpes simplex-Fälle gehört; durch Tierversuche wäre eine Klärung vielleicht möglich gewesen.

Angebliche *Zosterrückfälle im Gesicht* (Hirtz u. Salomon, Pernet) *und an den Geschlechtsteilen, dem Lieblingssitz des Herpes simplex, sind immer, ebenso wie solche am Finger* (Peisert) *und in der Hand auf Herpes simplex verdächtig.* Der Reissmannsche Fall von Zoster am Trommelfell in Form einer *großen Blase* ist wohl alles andere eher als ein Zoster bzw. Zosterrückfall gewesen. Zu einem Zoster generalisatus würde es bei Aussaat auf dem Blutwege unter vollkommenem Versagen der Immunkörperbildung kommen müssen. Die *Zosterrückfälle* werden immer dann erscheinen, wenn die durch den ersten Anfall erworbene Immunkörperbildung unzureichend war und so nach überstandener erster Ansteckung keinen Schutz mehr vor einer neuen Ansteckung gewähren konnte. Theoretisch denkbar ist ein derartiges Verhalten ohne weiteres.

Um zu solchen seltenen Beobachtungen, die in teilweisem Widerspruch zu dem sonstigen scharf umschriebenen klinischen Bilde stehen, kritisch Stellung nehmen zu können, muß die Veröffentlichung immer in einer Form erfolgen, die das erlaubt. Mitteilungen über Sitzungsberichte, die nur die reine Überschrift enthalten (Lancashire) beschweren nur die Literatur mit seltenen Fällen, werden von jedem Autor weiter übernommen als Beweis für solche seltene Krankheitserscheinungen, ohne daß sie vielleicht irgend etwas mit diesen Erscheinungen zu tun haben. So wird auch der Fall von Moberg „Fall von rezidivierendem Zoster" in der Aussprache von Sederholm stark angezweifelt, ohne daß die Art der Mitteilung eine kritische Erörterung zuläßt. Eine ganze Anzahl solcher Fälle findet sich auch bei Cazières, Grindon u. a. Lieber gar nicht veröffentlichen oder solche Fälle gründlich.

6. Häufigkeit, Lebensalter und Geschlecht, Ansteckungsfähigkeit, Inkubationszeit, gehäuftes Auftreten zu bestimmten Jahreszeiten, Todesfälle beim Zoster.

Häufigkeit. Der Zoster ist, wie schon betont, in allen seinen Formen eine seltene Erkrankung. Sie gehört zu jenen, die in fast allen Teilgebieten der Medizin vorkommen (Augen-, Ohren-, Nerven-, Zahnheilkunde, Haut- und Kinderkrankheiten), infolgedessen ist es schwierig, ein richtiges Urteil über seine Häufigkeit zu gewinnen. Grenough sah unter 17741 Fällen von Hautkrankheiten 255 Zosterfälle, Hoennicke-Joseph unter 15603164 (1,06%), Perutz unter 17997 Fällen von Haut- und Geschlechtskranken im Alter von 14—72 Jahren 178 = 0,989%. Diese Zahlen stimmen im großen und ganzen überein. Nach Steiner kommt er einmal auf 213 stationäre Kranke, nach Millon einmal auf 600 und nach Comby einmal auf 1000. Bei diesen Aufstellungen sind nur Kinder berücksichtigt.

Von keiner anderen Seite sind irgendwelche zahlenmäßige Beobachtungen über auffällige Unterschiede in der häufigeren Beteiligung der einen oder anderen Körperhälfte gemacht worden.

Lebensalter und Geschlecht. Er kann in jedem Lebensalter auftreten. Die Ansicht über das bevorzugte Lebensalter gehen auseinander. Einige meinen alle Lebensalter mit Ausnahme der frühen Kindheit seien ziemlich gleichmäßig beteiligt, dem widersprechen schon die Erfahrungen von BOHN, COMBY und andern Pädiatern, die ihn in der Kindheit für nicht so selten halten. Der jüngste Fall (?) soll der bei einem 4 Tage alten Säugling sein (LOMER), nach vielen ist sein Lieblingsalter das mittlere Lebensalter, nach wenigen das Greisenalter.

GRENOUGH nennt als Durchschnittsalter 10—15 Jahre, EVANS 20—40 Jahre, HOENNICKE-JOSEPH sahen zwei Drittel aller Fälle im Alter von 15—30 Jahren.

Nach unseren Erfahrungen scheinen die Jahre zwischen 60 und 70 im Gegensatz zum Herpes simplex das Hauptkontingent zu stellen, aber das sind nur Eindrücke, zahlenmäßig können wir es noch nicht belegen; es zeigt sich auch hier ein Unterschied gegenüber dem Herpes simplex, er ist bis zu den dreißiger Jahren recht häufig, später seltener.

FREUND hat nun auf dem letzten Bonner Dermatologenkongreß (1927) über 869 Zosterfälle aus den Jahren 1920—1927, beobachtet an der Berliner Poliklinik für Hautkrankheiten, berichtet und dabei gefunden, daß die absolute Zahl mit dem 10. Lebensjahr scharf ansteigt und bis zum 70. nur wenig abfällt. Sie seien hier in Tabellenform gebracht:

Alter	Absolut	Auf 10000 Lebende, nach der Volkszählung von 1925 berechnet
0—10	43	1,14
10—20	144	2,22
20—30	133	1,72
30—40	151	2,02
40—50	144	2,17
50—60	123	2,69
60—70	103	**3,97**
70 und mehr	31	2,6

Das stimmt mit unserer Annahme überein.

Diese auseinandergehenden Ansichten sind dadurch zu erklären, daß bei der Seltenheit der Erkrankung die Autoren auf Grund einer zu kleinen Anzahl Schlüsse auf das bevorzugte Lebensalter gezogen haben; hinzukommt, daß auch größere Statistiken sich immer auf einer verhältnismäßig kleinen Zahl aufbauen werden und so deren Ergebnis durch zufällige Häufungen gewisser Fälle nach der einen oder anderen Seite verschoben wird.

Ein *Unterschied in der Beteiligung der Geschlechter ist nicht recht ersichtlich,* vielleicht überwiegt das männliche Geschlecht, das trifft nach FREUNDs Erfahrungen auch zu, nach EVANS, GLAUBERSOHN u. a. allerdings das weibliche (75%), nach REEPEL u. a. keines von beiden; uns fiel kein Unterschied in der Beteiligung der Geschlechter auf. Nach COMBY soll er bei Mädchen häufiger als bei Knaben vorkommen.

Die Ansteckungsfähigkeit des Zoster und sein gelegentliches Auftreten in Epidemien scheint durch vereinzelte Beobachtungen sichergestellt zu sein.

AUDRY berichtet über einen Fall von *Übertragung* bei einem Ehepaar, CARINI, CRUCHET, GIANELLI bei Mitgliedern derselben Familie, DOPTER bei Bettnachbarn in der Kaserne, FUHLTROFT bei Gefangenen, BACMEISTER, COOKSON, DÖRGE, HASLUND, PAGGI, ROTHMAN u. a. durch enge Berührung im Beruf.

Über größere *Epidemien* sind in der älteren Literatur Mitteilungen von DÉBRAY (1894) (10 Fälle), FISCHER (1884), KAPOSI (1890), LANGE (1884), PUDOR (1899) (5 Fälle bei Kindern, die gemeinsam mit anderen in einer Taubstummenanstalt erzogen wurden), Rouzier-Joly (1895) (8 Fälle), Sachs (1904), Weiss (1890), Zimmerlin (1883) enthalten, in der jüngeren von Tichy und Zimmern.

Die älteren Literaturangaben bieten deshalb keine zuverlässigen Unterlagen für die Beurteilung der Epidemien, weil teilweise der Zoster bei ihnen nicht vom Herpes simplex getrennt ist (Sachs). Kopp hat seinerzeit schon betont, daß die 1883 von Zimmerlin beobachteten Zosteren Fälle von Herpes facialis bzw. Herpes nasalis gewesen wären.

In einer neueren Arbeit von Zimmern handelt es sich um eine kleinere Epidemie an Bord eines kleinen Kreuzers, von März bis August 7 Fälle, bis zum Dezember desselben Jahres wurden es 15. Hier kann man sich des Eindrucks nicht erwehren, daß es sich um Übertragungen handelt. Ob man allerdings bei einem solchen Zeitraum noch von einer Epidemie sprechen darf, ist fraglich. Die von Tichy beschriebene 14tägige Septemberepidemie in *Lysa* (25 Fälle 16 ♂, 19 ♀ im Alter von 30—50 Jahren) enthält keine Krankengeschichten, ist also kaum verwertbar, ebensowenig die von Säinz de Aja im Zusammenhang mit einer Windpockenepidemie erwähnte Zosterepidemie.

Inkubationszeit. Die Inkubationszeit wird zwischen 3 und 14 Tagen angegeben. Cookson setzt sie mit 14 Tagen, Dorge mit 10, Veras mit 6, Dopter mit 5, Cruchet mit 3 Tagen an. Bei der von Pudor beschriebenen Epidemie (s. o.) erkrankten die Fälle in etwa monatlichen Zwischenräumen. Nach Pick schwankt die Zeit zwischen dem Auftreten der Vorläufer eines Zoster bis zum Ausbruch der Hauterscheinungen von einigen Stunden bis zu 9 Tagen. Man wird sie nach den am besten beobachteten Fällen auf 8—14 Tage anzusetzen haben, sie kann aber auch bis zu einem Monat dauern, wie die Pudorsche Mitteilung und eigene Erfahrung (Schönfeld, Fall 3) zeigten, ebenso der Fall von Impfzoster bei Marinescu und Draganescu-Salger.

Ein gehäuftes Auftreten zu bestimmten Jahreszeiten auch beim Zoster hat man, ähnlich wie beim Erythema exsudativum multiforme und der Pityriasis rosea, besonders einen Herbst- und Frühjahrsgipfel angenommen (Evans, Hoennicke-Joseph, Isaac, Kaposi, Kleefeld, Shattuck, Ustinovskij, M. v. Zeissl u. a.). Nach Ustinovskij fallen die Höchstziffern dieser drei Hautkrankheiten auf Herbst- und Frühlingsmonate mit maximaler, relativer Feuchtigkeit; umgekehrt dem Maximum von Temperatur und absoluter Feuchtigkeit im Sommer entspricht die geringste Erkrankungszahl.

Vor einigen Jahren hat Fischer auf gehäuftes Auftreten neuritischer Hirnnervenerkrankungen, die er mit dem Zoster in engen Zusammenhang bringt (s. S. 17), namentlich im November, Dezember und Januar hingewiesen.

Demgegenüber stehen Picks Beobachtungen, daß die Zeiten des Auftretens des Zoster sehr verschieden wären und nach seinen Erfahrungen alle Monate außer Juli und August Höchstziffern zeigten; Perutz fand die Erkrankungszahl am größten im April, Juni und September, am kleinsten im August, doch war der Befund nicht alle Jahre gleichmäßig zu erheben. Freund kommt zu demselben Ergebnis, daß nämlich von einer regelmäßigen Häufung der Zosterfälle im Frühjahr und Herbst nicht die Rede sein kann.

Comby berichtet über einen Zostergipfel (beim Zoster der Kinder) während der schönen Jahreszeit, Freund, Perutz, Thal lassen ihn nicht als „Saisonkrankheit" gelten. Da das Material, das diesen Urteilen zugrunde liegt, sich fast immer auf größere Zeiträume und die verschiedensten geographischen und klimatischen Gebiete verteilt, so kommen diese verschiedene Ansichten zustande. Für unsere Gegend können wir ein gehäufteres Auftreten im Oktober bis Dezember annehmen.

Todesfälle als Zosterfolgen sind von Deas bei einem 4jährigen Kinde, von Gaehde bei einem drei Wochen alten Säugling mit nachfolgender Eklampsie und von Küster bei einer 76jährigen Frau, und von Hardy, Triantiphyladès, Wohlwill bei einer Landryschen Paralyse mitgeteilt worden.

Von Deas und Küster wird ein Gangränöswerden der Blasen angegeben und der Tod der dem Zoster folgenden Sepsis zugeschrieben. Das ist ohne weiteres verständlich und wird vorkommen können, nur ist natürlich dabei der Zoster die *mittelbare* und die *Sepsis*, die nicht zu einem klinischen Blide gehört, die *unmittelbare* Todesursache. Bei dem Gaehdeschen Fall ist es überaus fraglich (halbseitiger Bläschenausschlag), ob es sich um einen Zoster gehandelt hat. Bei Hardy, Triantiphyladès, Wohlwill könnte der Zoster nur der Vorläufer einer Landryschen Paralyse gewesen sein, aber auch die Landrysche Paralyse eine Zosterfolge oder es könnte sich um ein zwangloses Nebeneinander handeln, wie wir das schon auf S. 29 erwogen haben. Hardy selbst spricht von Übergreifen des Zoster auf das Mark, von einen Myelitis ascendens mit Lähmung der Atemzentren, eine Auffassung, die sich vertreten läßt. — Da die 3 Fälle sich ähneln, so scheint uns bei der Seltenheit des *Zoster* und der Landryschen Paralyse das von einander unabhängige Vorkommen die geringste Wahrscheinlichkeit zu haben, es bliebe also die Landrysche Paralyse als Zosterfolge oder den Zoster als Zeichen der Landryschen Paralyse aufzufassen und das ist heute noch nicht zu entscheiden. Zur Ergänzung dieses Kapitels sei noch auf die auf S. 42 erwähnten Sektionsbefunde beim Zoster verwiesen. Hier kommt man besonders bei der Lymphogranulomatose zu denselben Erwägungen wie bei der Landryschen Paralyse.

III. Pathologisch-anatomische Untersuchungen und Befunde beim Zoster.

Die pathologisch-anatomischen Untersuchungen und Befunde beim Zoster erstrecken sich auf die *Erscheinungen an der Haut, auf die Drüsen, auf das zentrale Nervensystem unter besonderen Berücksichtigung der Spinalganglien und auf das periphere Nervensystem.*

1. Die Erscheinungen an der Haut.

Die Erscheinungen an der Haut wurden *histologisch* eingehender von Frisch, Frieboes, Gans, Hoffmann, Hoffmann und Frieboes, Huber, Kopytowski, Kyrle, Lehner, Lipschütz, Pollitzer, Unna, Wohlwill u. a. untersucht.

Die Veränderungen sind verschieden, je nach der Stärke des Prozesses; dies ist ohne weiteres verständlich, denn auch das klinische Bild der Hauterscheinungen kann recht wechselnd sein (von einfacher Papelbildung bis zur Nekrose reichend).

Zwei Vorgänge sind immer, aber bei den blasenfreien abortiven Knötchen weniger hervortretend, anzutreffen (Abb. 6), eine starke Entzündung und eine Blasenbildung.

Bevor die Blasenbildung einsetzt, kommt es zu einer entzündlichen, an den ergriffenen Stellen, besonders im Bereich der zukünftigen Blasenbildung ausgeprägten Infiltration, die sich nach allen Seiten, nach der Tiefe bis in die Subcutis und die Gefäße herum fortsetzen kann (Abb. 7).

Im übrigen ist der uns bei einem Zosterbläschen am häufigsten begegnende histologische Befund, wie ihn auch Hoffmann und Frieboes in Übereinstimmung mit Kopytowsky, Unna u. a. beschrieben haben, und wie er sich aus den nachstehenden Abb. 8 und 9 ebenfalls ergibt, folgender:

„Die meisten Blasen ragen kalottenartig über das Niveau der Haut empor und sind von der kernlosen Hornschicht und ein bis zwei Retezellagen (Strat. granulos.) bedeckt; oft sind letztere nur noch am Rande vorhanden, während auf der Höhe der Blase die Decke lediglich aus dem Stratum corneum besteht. Die Seitenwände werden entweder durch

einige mannigfach degenerierte Retezellagen oder durch direkt an den Blaseninhalt angrenzende, wohl erhaltene Epithelzellen begrenzt. Der Blasenboden wird gewöhnlich aus dem
Rest der untersten, wie geronnen aussehenden Retezellen oder aus den nackten Papillen

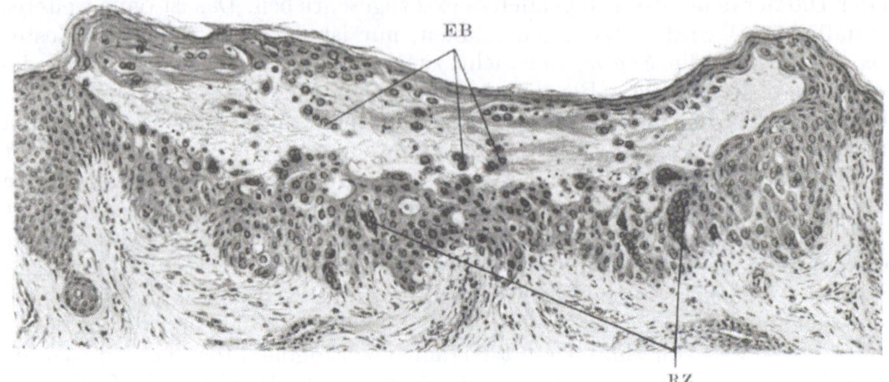

Abb. 6. Voll entwickelte Zosterblase (Vergr. 60). Intraepidermale Höhle, zahlreiche abgestoßene
verquollene Epithelien enthaltend. Unnas Epithelballon (EB). Epithel des Blasenbodens vielfach in
Desquamation begriffen. Vielfache Riesenzellbildungen (RZ). Im Bindegewebe wenig Entzündung.
(Aus J. Kyrle: Histo-Biologie der menschlichen Haut. Wien und Berlin: Julius Springer 1927.)

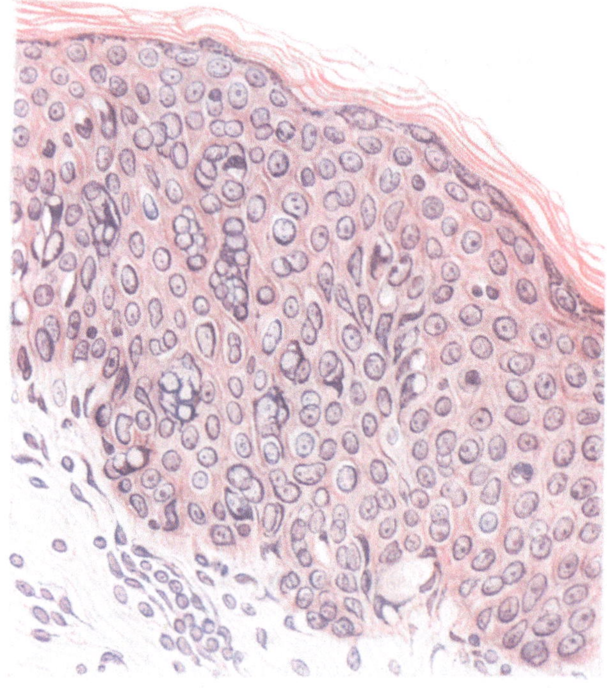

Abb. 7. Erstlingsereignisse beim Zoster. Zelldegeneration ohne Blasenbildung. Unregelmäßigkeit der
Zellgruppierung. Stellenweise Quellung des Epithels. Bildung mehr- bis vielkerniger Riesenzellen.
(Hämalaun-Eosin. Vergr. 260.) (Nach J. Kyrle.)

oder dem subpapillären Bindegewebe, welche von einem verschieden dichten Leukocyteninfiltrat und ·verschieden großen Kerntrümmern durchsetzt sind, gebildet. Vereinzelt
findet sich auch Hämorrhagien am Blasengrund. Der *Inhalt der Blase* besteht bei diesem
Typus aus einer mehr oder minder gleichartigen Masse, die kleine Vakuolen, Leukocyten-

kerne, wohlerhaltene, polynucleäre Zellen, Häufchen von roten Blutkörperchen, Kerntrümmer oder Reste von degenerierten und zum Teil mannigfaltig gestalteten Epithelzellen enthält. Hin und wieder sieht man in der homogenen Masse fein- und grobfaserige Substanz, die keine deutliche Fibrinreaktion gibt; das die Papillen und das angrenzende subpapilläre Bindegewebe durchsetzende dichte Infiltrat besteht meist aus polynucleären Zellen. Die papillären, cutanen, auch die subcutanen *Gefäße* sind erweitert, von dichten Mänteln von Infiltratzellen umgeben und teilweise, vor allem in den Papillen, strotzend mit Blut gefüllt.

Die *Infiltratmäntel* bestehen in den tieferen subcutanen Schichten fast ausschließlich aus kleinen mononucleären Zellen (Lymphocyten); in den höheren cutanen Abschnitten und an den Gefäßschlingen der Papillen sind sie dagegen aus Lymphocyten und gelapptkernigen Leukocyten zusammengesetzt. Je näher am Epithel, um so zahlreicher sind die Leukocyten; am dichtesten sind sie am Boden der Blasen, an den Gefäßschlingen der Papillen und den zugrunde gehenden Haarfollikeln, sowie an den subpapillären Gefäßchen im Bereiche der Zosterblase.

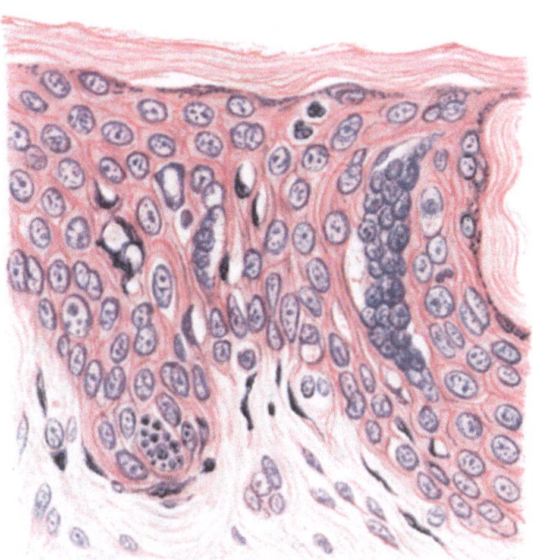

Abb. 8. Erstlingsereignisse beim Zoster (aus Abb. 7). Vergr. 260. Vielkernige epitheliale Riesenzelle, bereits gelockert aus dem übrigen Zellverband. (Nach J. KYRLE.)

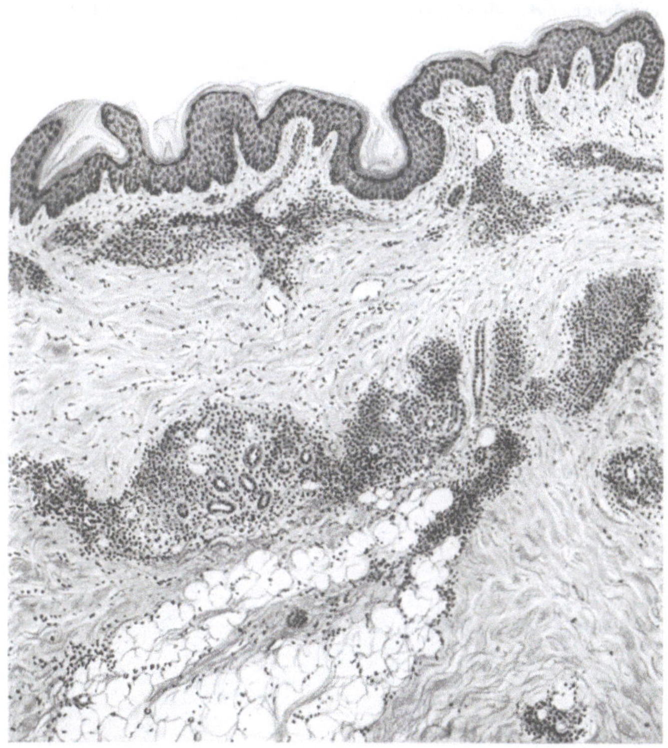

Abb. 9. Zoster abortivus. (Vergr. 42.) (Nach J. KYRLE.)

Die *Wandungen der Gefäße* weisen, abgesehen von der Durchsetzung der Infiltratzellen, noch weitere Veränderungen auf. Vielfach erscheint die Media ganz verquollen, verwaschen,

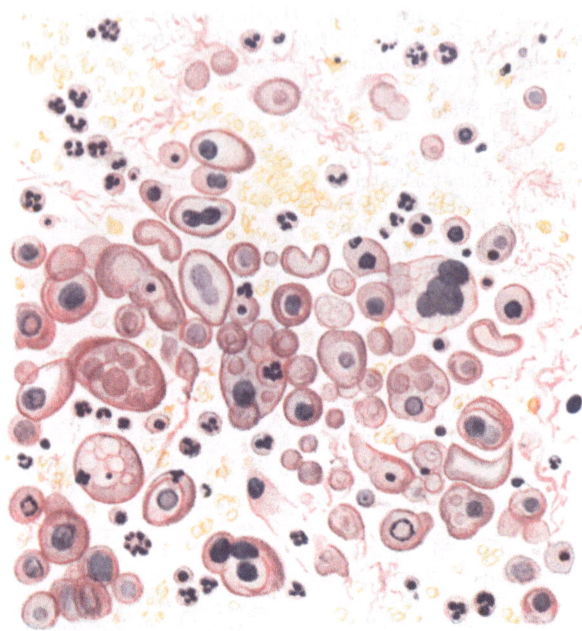

Abb. 10. Degenerierte Epithelien aus dem Blaseninhalt eines Zoster. (Hämalaun-Eosin. Vergr. 380.) Zellballon verschiedener Art. Stellenweise zugrunde gehende Riesenzellen. (Nach J. KYRLE.)

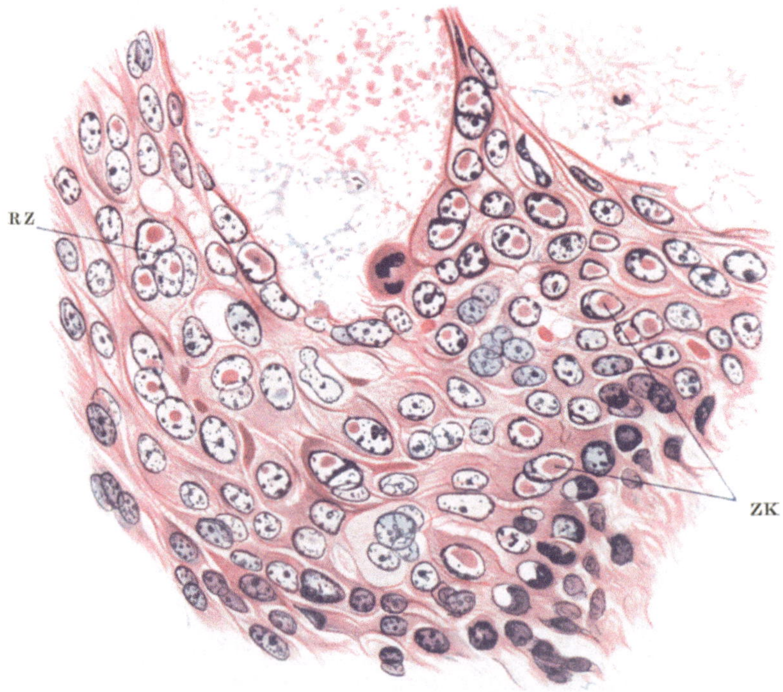

Abb. 11. Zell- und Kernveränderungen am Boden einer Zosterblase. (Hämalaun-Eosin, Vergr. 500.) Quellung der Zellkerne, Vakuolenbildung im Plasma. Bei RZ mehrkernige Riesenzelle. In den Kernen vielfach eosinophile Klumpen, gequollene Nucleoli, ein Lipschütz-Zosterkörperchen (ZK). (Nach J. KYRLE.)

vor allem aber sehen wir fast überall entzündliche Veränderungen an der Intima. Öfters füllen die gewucherten Intimazellen das ganze Gefäßlumen aus, oder die verwaschen aussehenden, zugrunde gehenden, ins Lumen vorspringenden und dasselbe verschieden stark verengernden Intimazellen bilden mit den stagnierenden Blutkörperchen deutliche Thromben. Während in dem cutanen Gewebe kein wesentlicher Unterschied in dem Aussehen der Venen und Arterien erkennbar ist, zeigen im subcutanen Fettgewebe die Venen in stärkerem Maße entzündliche Veränderungen. In der Nähe solcher Gefäße sieht man im subcutanen Fettgewebe hier und da reichlichere Anhäufungen von Plasmazellen" (HOFFMANN und FRIEBOES).

Sind die *Blasen nekrotisch,* so weist diese nekrotische Partie beim Schneiden gelegentlich eine Keilform auf, die bald einem abgestumpften, bald einem spitzen Kegel gleicht. Seine Basis ist immer dem Stratum corneum zugewandt, seine Spitze zeigt meist in das subpapilläre Bindegewebe. Diese an Infarkte erinnernde Epithelnekrose kommt dadurch zustande, daß ein Gefäßstrang durch einen Entzündungsprozeß obliteriert ist.

Bei den *gangränescierenden Formen* findet man noch uncharakteristische Geschwürsbildungen mit tiefgehender Nekrose.

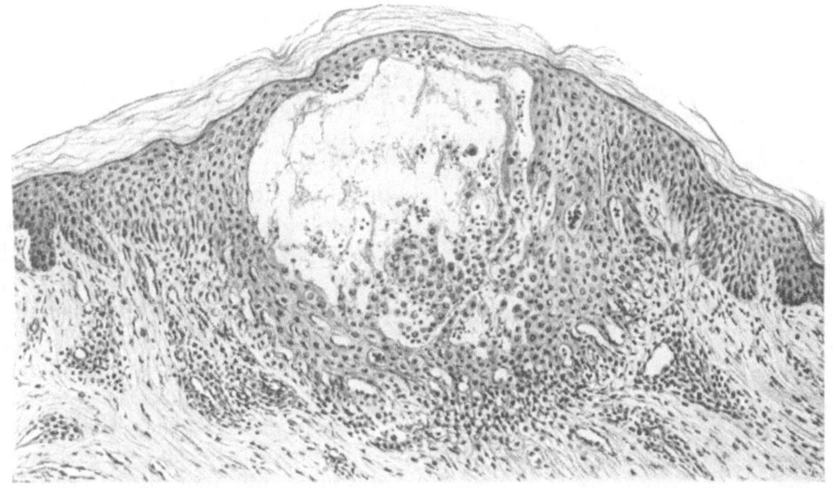

Abb. 12. Weitere Entwicklungsphase eines Zosterbläschens. Vergr. 85. (Nach J. KYRLE.)

Die Blasen sind meist einkammerig, mitunter mehrkammerig und scharf gegen das benachbarte Epithel abgegrenzt. Bei den mehrkammerigen Blasen werden die Scheidewände meist durch spindelig ausgezogene, in mehr oder minder weit fortgeschrittener Degeneration befindliche Retezellen gebildet. Später schwinden die Scheidewände dann teilweise oder ganz, so daß die einzelnen Blasen entweder miteinander in Verbindung stehen oder zu einer großen Blase verschmelzen. Die Blasen entstehen intraepithelial, durch Ansammlung einer albuminösen, keine deutliche Fibrinreaktion gebenden Substanz und durch aufquellende, sich schließlich zu amorphen Massen auflösende Retezellen.

In der Blase kann man Zellen finden, die in einer fibrinös entarteten Zelle bis zu 30 Kerne enthalten. Diese Kerne entstehen durch amitotische Teilung. Die Gestalt solcher Zellen ist kuglig, oval oder birnenförmig. Von UNNA wurden die Veränderungen deshalb als *„ballonierende Degeneration"* bezeichnet. KOPYTOWSKY, HOFFMANN und FRIEBOES haben im wesentlichen dieselben Veränderungen gefunden. Nur ist für KOPYTOWSKI UNNAs *ballonierende* Degeneration der Typus einer Koagulationsnekrose (Abb. 10, 11).

Man kann mehrere Typen der im Bereich der Zosterblase zugrunde gehenden Retezellen unterscheiden. Es sind dies Zellen mit geschrumpften gut färbbaren Kernen und verschieden gut erhaltenem Protoplasma, ferner Zellen, die aufgequollen sind, bei denen das Protoplasma ohne wesentliche Veränderungen ist, deren Kern aber in Bröckel zerfallen ist, drittens Zellen der gleichen Art, deren Kern groß, bläschenförmig hell oder gar nicht gefärbt ist und deren Kernchromatin sich staubförmig an der Kernmembran angesammelt hat. Weiter finden sich noch große Zellen mit mehreren und vielen aufgequollenen und verschieden stark gefärbten und verschieden aussehenden Kernen. Endlich noch Zellen, bei denen vom Kern nur noch ein Schatten oder gar nichts zu sehen ist, auch das Protoplasma der Zellen selbst verschieden stark degeneriert ist. Zwischen allen diesen Typen gibt es Übergänge (Abb. 12, 13, 14).

In der Cutis läßt sich nach einer bestimmten Zeit nach dem Ausbruch der Bläschen unter Umständen *ein Zerfall von Nervenfasern* nachweisen. Dieser ist aber in den meisten Fällen *nicht als der Ausdruck einer peripherischen Neuritis der feinsten Hautäste aufzufassen,* sondern als Folgeerscheinung der vom Ganglion herabsteigenden sekundären Degeneration.

Cytologisch ist der Blaseninhalt, wenn wir von älteren Untersuchungen absehen, die über das Vorkommen von Spaltpilzen und angeblichen Protozoen (L. Pfeiffer) berichten, besonders von Lipschütz studiert worden.

Der Bläscheninhalt ist für gewöhnlich steril. Lipschütz wies in den Kernen der krankhaft veränderten Epithelzellen des Bläschens,

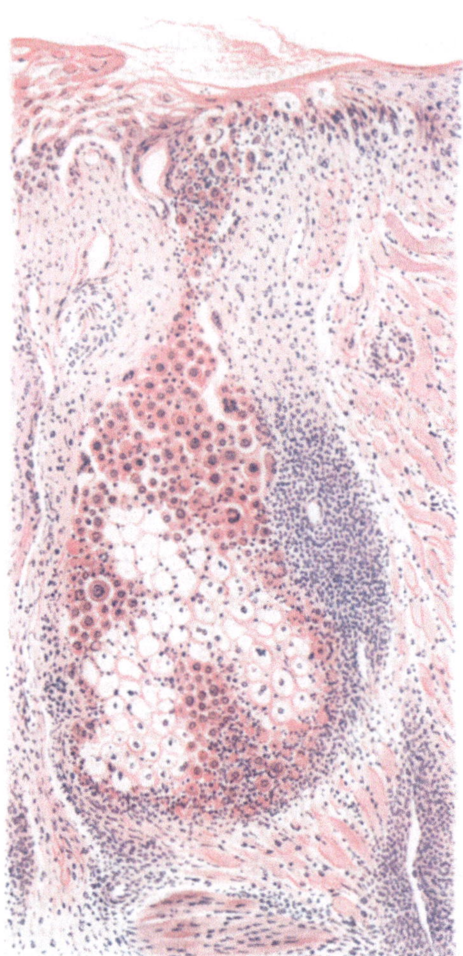

Abb. 13. „Trockene" Zosterefflorescenz.
(Hämalaun-Eosin. Vergr. 110.) (Nach J. Kyrle.)

zum geringen Teil auch in den Kernen der Epithelzellen des gewucherten Follikelepithels und schließlich auch in den Kernen einzelner geschwellter Bindegewebszellen regelmäßig mit einer beim Studium einer Reihe anderer Dermatosen (*Molluscum contagiosum, Paravaccine*) *verwendeten Untersuchungstechnik Gebilde nach,* die er als „Zosterkörperchen" bezeichnete. Seiner Annahme nach stellen diese „Zosterkörperchen" spezifische Reaktionsprodukte der Zellen (hauptsächlich der Kerne) auf das in ihnen lebende parasitierende Virus dar, eine Annahme, die Lipschütz auf Grund seiner Erfahrungen bei *Variola* und *Paravaccine* berechtigt erscheint. Bei Übertragung von Zostermaterial auf die Kaninchenhornhaut konnte er die gleichen Zellkernbilder erzeugen (Abb. 15). Er verwertet sie im Sinne seiner

Chlamydozoenlehre (vgl. hierzu LIPSCHÜTZ, dieses Handbuch, Bd. II, Filtrierbare Erreger als Ursache von Hautkrankheiten).

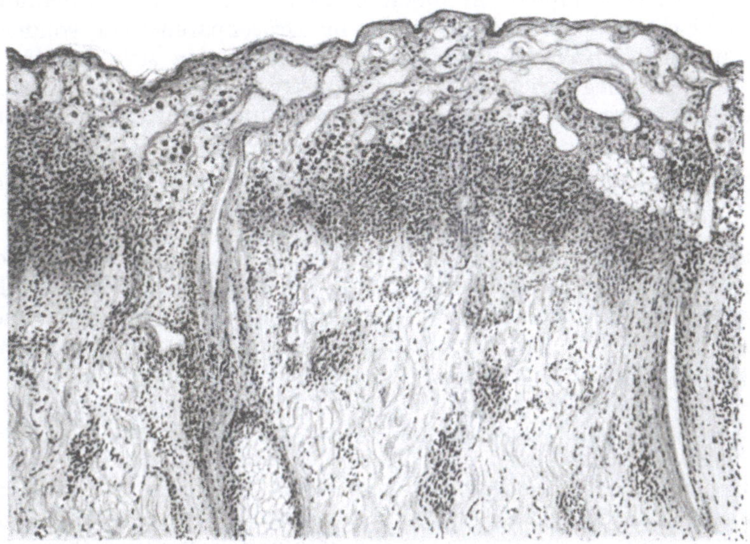

Abb. 14. Zoster-Pustel. (Vergr. 42.) (Nach J. KYRLE.)

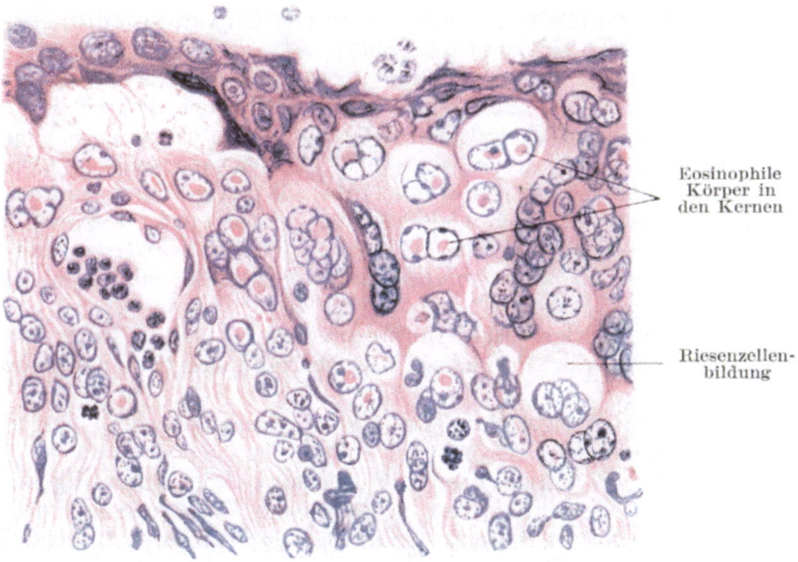

Abb. 15. Impfzoster-Blase. (Vergr. 60.) (Nach J. KYRLE.)

Die von ihm beschriebenen Zosterkörperchen wurden von verschiedener Seite bestätigt, so von MARINESCU, MARINESCU und DRAGANESCU; sie schließen sich auch seiner Deutung an, während LUGER und LAUDA, PASCHEN, ähnlich auch OPPENHEIM in ihnen nur degenerative Kernveränderungen erblicken wollen. Diese Auffassung ist auch unserer Meinung nach die wahrscheinlichere.

2. Drüsen.

Drüsen sind beim Zoster selten pathologisch-anatomisch untersucht worden. Head und Campbell fanden in ihnen heftige Entzündungserscheinungen in Form massenhafter Rundzellen, nicht nur im Drüsenparenchym, sondern auch in den Trabekeln. *Bakteriologische Untersuchungen waren stets* negativ. Hay, Grinddon sahen gelegentlich in den vergrößerten Drüsen Kokken, ohne daß man diese wohl in irgend eine unmittelbare Beziehung zum Zoster setzen darf.

3. Pathologisch-anatomische Untersuchungen und Befunde am zentralen und peripheren Nervensystem.

Von dem v. Bärensprungschen Fall an bis zur Blaschkoschen Bearbeitung des Zoster im Handbuch der Hautkrankheiten von Mraček, bzw. bis zum Referat von Spitzer, also bis ungefähr 1900, sind nur vereinzelt Sektionsbefunde von Zosterfällen mitgeteilt worden (Curschmann und Eisenlohr, Dubler, Kaposi, Lesser, Pitré, Vaillard u. a.).

1900 veröffentlichten Head und Campbell 21 autoptisch untersuchte Fälle.

Salomon bringt 1913 in seinem wertvollen und umfassenden Referat über Zoster eine Zusammenstellung und kritische Würdigung dieser Head und Cambpellschen Fälle und jener von de Besche (1)[1], Delille und Camus (1), Déjerine und Thomas (1), Fischer (4), Hedinger (1), Howard (5), Lauber (1), Magnus (1), Scheel (1), Seubert (1), Thomas und Laminière (2).

Ihm sind dabei zwei in der Züricher Dissertation von A. Frisch (1908) enthaltene Fälle (von denen der eine bei Eichhorst 1917 wohl wiederkehrt [♂ starb an Miliartuberkulose 3 Wochen nach Auftreten des Zoster am rechten Bein]), einer von O. Marburg (1902) (Fall 30), einer von Gilardini (1910) entgangen, das wären von 1900—1912 rund 44 Fälle.

Seit 1913 bis Anfang 1928 sind dann noch folgende Fälle hinzugekommen: Adie (1926) (37 jähriger ♂ mit Zoster im Bereiche der rechten 4. Cervicalwurzel gestorben an einer *Subarachnoidealblutung* infolge Platzen eines kongenitalaneurysmatischen Gefäßes), Arnesen (1926) (Zoster gangraenosus, nähere Angaben nicht erreichbar). Bielschowsky (1914) (58 jähriger Mann mit schwerem *hämorrhagischen Zoster* des 6. Dorsalsegmentes, gestorben an *Herzinsuffizienz*).

Crosti (1927) (47 jährige Frau mit *generalisierter Sklerodermie* und Zoster am Halse, gestorben an *Bronchopneumonie* drei Monate nach dem Auftreten des Zoster).

Fahr (1917) (82 jähriger Mann mit Zoster im 5. und 6. Intercostalraum, gestorben an *hypostatischer Pneumonie*, daneben fand sich noch ein kleinzelliges Rundzellensarkom).

Fischl (1913) [61 jähriger Mann mit Zoster generalisatus (?), gestorben an *lymphatischer Leukämie*].

Freund (1928) (57 jährige Frau mit *Leukämie* und linksseitigem Zoster im Bereich der drei Zervikalnerven, gestorben an *Bronchopneumonie*.

Gold (1917) (41 jähriger Mann Zoster im Bereich des rechten 1. und 2. Dorsalsegmentes, gestorben an *Tuberkulose*).

Hesser (1924) (64 jähriger Mann mit Syphilis latens und mit einem Zoster in der Höhe des 8. Brustwirbels, gestorben an *Myokarditis*).

Kürsteiner (1913) (66 jähriger Mann mit Zoster gangraenosus in der rechten Nacken-, Schulter- und Oberarmgegend mit einzelnen Bläschen in der linken Seite, gestorben an *Pneumonie*).

Lhermitte und Nicolas (1924) (70 jähriger Mann mit Zoster links am Hals,

---

[1] Die in Klammern gesetzten Zahlen bedeuten die Anzahl der Fälle.

die Kiefergegend bis zum Suboccipitalnerven einnehmend, gestorben an *Herzinsuffizienz*. Der Zoster war zwei Monate vor dem Tode aufgetreten).

MARINESCU und DRAGANESCU (1926) (36 jährige Frau mit *rechtsseitiger Lähmung, Nierenentzündung, Aortenerweiterung*, gestorben an ?, bekommt 4 Jahre vor ihrem Tode einen hämorrhagischen Zoster am rechten gelähmten Bein und 2 Jahre vor dem Tode einen linksseitigen Herpes nasolabialis.)

NIEUWENHUIJSE [1] (1914) (56 jährige Frau mit Taboparalyse und Zoster im 12. Dorsalsegment, der im Verlaufe einer ileusähnlichen Bauchaffektion 74 Tage vor dem Tode aufgetreten war, gestorben an *Taboparalyse*).

NÝARY (1921) (27 jährige Frau mit *Lymphogranulomatose* und Zoster im Bereich des 2. und 4. linken Halssegmentes, 3 Wochen vor dem Tode aufgetreten, gestorben an dem Grundleiden).

SCHLESINGER (1919) (2 Fälle, Fall 1: 63 jährige Frau mit Zoster an der Vorderseite des linken Ober- und Unterschenkels [hier mehr an der Innenseite], bestehend seit etwa 3 Wochen, gestorben an *Pneumonie*. — Fall 2: 80 jähriger Mann mit Zoster des rechten Armes und eitriger Cystitis, gestorben an *Lobulärpneumonie*, seit kürzerer Zeit bestehend).

VAN DER SCHEER und STURMANN (1914) (73 jähriger Mann mit Manie, seniler Demenz und Zoster des rechten Oberarmes, der Brust und des Rückens, gestorben an rechtsseitiger *Lungenentzündung*, 39 Tage nach dem Auftreten des Zoster).

SUNDE (1913) (81 jähriger Mann mit Dementia senilis und Zoster der rechten Stirnhälfte und dem rechten oberen Augenlid, gestorben $3\,^1/_2$ Tage nach dem Zosterausbruch an einer *Bronchopneumonie*).

SZATHMÁRY (1925) (♂ mit syphilitischem Zoster auf der linken Stirn- und Gesichtshälfte starb an einer *subduralen Blutung*).

THALHIMER (1923) (72 jährige Frau mit Zoster der rechten Nackengegend, bis zum Schlüsselbein reichend, gestorben an ?).

WOHLWILL (1924) (10 Fälle):

Fall 1 (75 jähriger Mann mit Zoster frontalis links, entsprechend dem Ausbreitungsgebiet des 1. Trigeminusastes, gestorben an *Apoplexie*).

Fall 2 (80 jähriger Mann mit linksseitigem Zoster bullosus gangraenosus intercostalis, gestorben an rechtsseitiger *Lungenentzündung*).

Fall 3 (65 jähriger Mann mit Zoster über der linken Gefäßhälfte, gestorben an *Pneumonie* mit meningitischen Erscheinungen).

Fall 4 (59 jährige kyphoskoliotische Frau mit Zoster auf dem rechten Gesäß und dem rechten Oberschenkel und am Mons pubis, gestorben an *Bronchopneumonie*).

Fall 5 (83 jährige Frau, Narben nach Zoster intercostalis, gestorben an *Coronarsklerose, Schrumpfniere*).

Fall 6 (80 jährige Frau mit Narben nach Zoster im 6. Intercostalraum, gestorben an *Myodegeneratio cordis*).

Fall 7 (54 jähriger Mann mit Zoster an der rechten Thoraxseite, gestorben an *metastasierendem Magencarcinom*, Metastasen in fast allen Wirbeln).

Fall 8 (51 jähriger Mann mit Zoster im Gebiet des 4. Thorakalsegmentes, gestorben an *Lymphogranulomatose*).

Fall 9 (35 jähriger Mann mit Zoster auf der linken Wange, gestorben an *lymphatischer Leukämie*).

Fall 10 (44 jährige Frau mit Zoster der rechten Brustseite, gestorben an atypischer LANDRYscher Paralyse).

Bei drei Fällen (5, 8, 10) wurde die Diagnose auf die Narben hin gestellt.

VON ZUMBUSCH (1913) (74 jähriger Mann mit Zoster generalisatus, 3 Wochen vor dem Tode aufgetreten, gestorben an *Altersschwäche*).

Alle diese Fälle, die auf der Höhe der Erkrankung bzw. kurze Zeit nach Abklingen des Hautausbruches zur Sektion gekommen waren, ja auch jene, bei denen der Zoster schon längere Zeit zurücklag, hatten *Veränderungen in den Ganglien* (MARINESCU und DRAGANESCU u. a.).

---

[1] Es ist derselbe Fall, den VAN DER SCHEER in der Zeitschr. f. d. ges. Neurol. und Psych. Bd. 16, S. 343. 1913 klinisch beschrieben hat.

Mitunter erstrecken sich diese nur auf ein Ganglion, öfters jedoch sind auch geringere entzündliche Erscheinungen in 2—3 benachbarten Ganglien gefunden worden. Eine größere Anzahl von Spinalganglien waren z. B. bei dem Schlesingerschen Fall 2 beteiligt. Die *Entzündungserscheinungen* sind für gewöhnlich gering bei leichteren Fällen, und solchen, bei denen längere Zeit von dem Auftreten des Zoster bis zur Sektion vergangen ist (Wohlwill Fall 5 und 6, Head und Cambpell Fall 20), unter Umständen trifft man hier nur noch auf Narbenbildungen. Sie sind hochgradig in frischen Fällen und spielen sich hier unter dem Bilde einer hämorrhagischen Entzündung ab (Fall von Freund), die zur Exsudatbildung und zur Vernichtung von Ganglienzellen

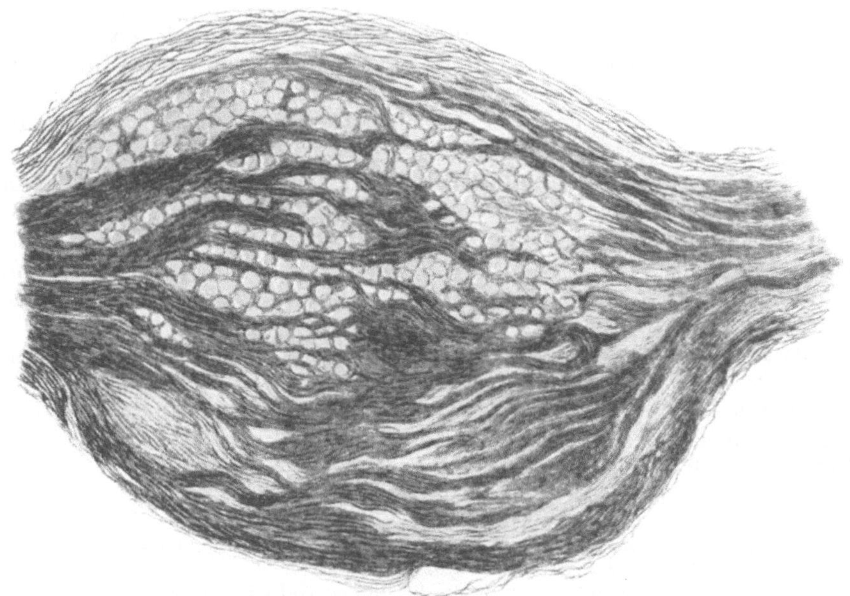

Abb. 16. Spinalganglion von einem Falle, in dem der Zosterprozeß schon seit Monaten abgelaufen war. Narbenstadium. (Nach Head und Campbell.) Dorsale Seite des Ganglions aller Parenchymbestandteile beraubt, Ersatz durch fibrilläres Bindegewebe. Van Gieson-Färbung. Leitz, Obj. 3, Okul. 1. (Aus Lewandowsky, Handbuch der Neurologie. Berlin: Julius Springer.)

und Nervenfasern führt. Diese Verlaufsformen sind auch in den beigefügten, dem Lewandowskyschen Handbuche der Neurologie entnommenen, von Bielschowsky herrührenden Abbildungen deutlich zu erkennen.

In der Abb. 16 sieht man Narbenbildung, auf der dorsalen Seite fehlen die Parenchymbestandteile; sie sind durch fibrilläres Bindegewebe ersetzt. Es ist ein Fall, bei dem der Zosterprozeß schon seit Monaten abgelaufen war. Im Originial nach van Gieson gefärbt. Vergr. Leitz, Obj. 3, Oc. 1. In der Abb. 17 dagegen ist ein Spinalganglion verwertet von einem Falle, der 3 Wochen nach Ausbruch der Hauterscheinungen des Zoster zugrunde gegangen war.

Hier ist das Ganglion (Nissl-Färbung) durch eine fast gerade horizontale Grenzlinie in eine untere heller gefärbte dorsale und in eine obere dunkler gefärbte ventrale Hälfte getrennt. Der blaße Bezirk ist der kranke. Er lag im Ganglion dem Vorderhorn gegenüber.

Diese Unterschiede sind durch bestimmte Veränderungen des Zellprotoplasmas der Ganglien bedingt „indem eine Differenzierung zwischen chromatophiler und achromatischer Substanz nicht mehr hervortritt" (M. Bielschowsky).

Ebenso können Kern- und Zellplasma meistens nicht mehr getrennt werden. Der Umriß der Zellen kann dabei gut erhalten sein. Dieses dem Farbstoff gegenüber refraktäre Verhalten wiesen auch die Bindegewebszüge des Stromas auf. Sie zeigen das gleiche glasige homogene Aussehen. Es treten um die Gefäße des kranken Gebietes Haufen einkerniger und gelapptkerniger Leukocyten, an einzelnen Stellen auch rote Blutkörperchen auf (Koagulationsnekrose).

Eine *geringere Schädigung* zeigen die *Ganglienzellen* in den Fällen von DE BESCHE, LAUBER u. a., *Atrophie* und *Lakunenbildung* in denen von DÉJERINE und THOMAS, *Chromatolyse* in jenen von DELILLE und CAMUS, *Veränderungen des Pigments* bei HEDINGER, *lymphosarkomatöse Infiltration* bei FISCHL, WOHLWILL (8).

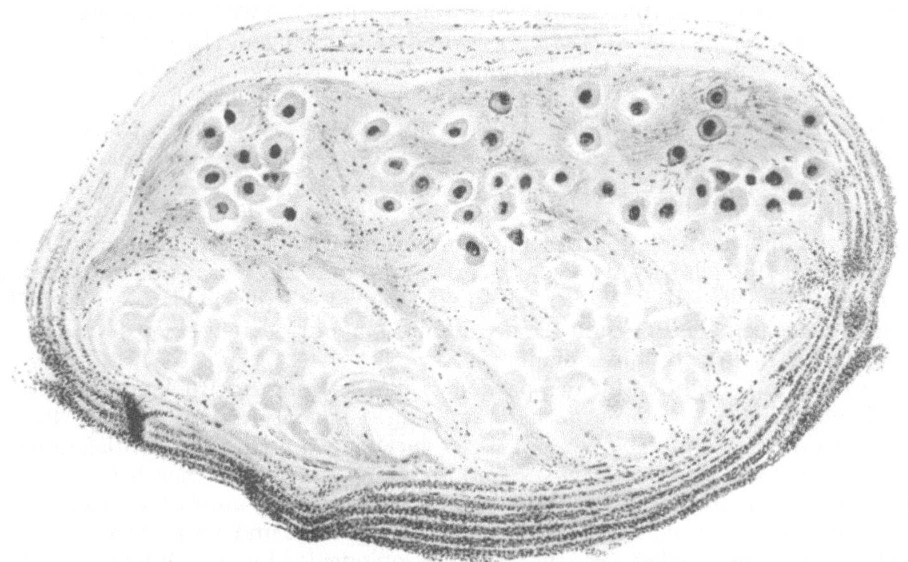

Abb. 17. Spinalganglion von einem Falle, der drei Wochen nach Ausbruch des Zosterausschlages gestorben war. Akutes Stadium. Dorsale (untere) Hälfte zeigt alle Gewebsbestandteile im Zustand der Koagulationsnekrose, die Form der Ganglienzellen ist in dem nekrotischen Gewebe, wenn auch verwaschen und schattenhaft, zu erkennen. Die Bindegewebsfibrillen des Ganglions sind auf der kranken Seite von weißen Blutkörperchen durchsetzt. NISSL-Färbung. Leitz Obj. 3, Okul. 1. (Aus LEWANDOWSKY, Handbuch der Neurologie.)

Nach HEAD und CAMPBELL, deren Untersuchungen immer noch als grundlegend anzusehen sind, kann man die beim Zoster in den Ganglien sich abspielenden akuten Veränderungen folgendermaßen zusammenfassen:

1. Akute Entzündung mit Exsudation von Rundzellen, 2. Blutaustritte, 3. Zerstörung der Ganglienzellen und Fasern, 4. Entzündungen der Ganglienscheide.

Den Erkrankungen des *Ganglion Gasseri* kommen grundsätzlich die gleichen Veränderungen zu. Nach LESSER soll hierbei ein Übergreifen des Entzündungsprozesses peripher und zentralwärts besonders häufig sein; LAUBER hat aber im Gegenteil ein Abklingen der entzündlichen Erscheinungen nach der Peripherie festgestellt, WOHLWILL (1) fand wieder kein Abklingen der Stärke der Erscheinungen vom Ganglion nach der Wurzel zu. MARBURG hält bei der Beteiligung des *Ganglion Gasseri* die Kapselendothelwucherung für das am meisten Kennzeichnende.

In den *hinteren Wurzeln* kann man degenerative Veränderungen, Schwellung der Achsencylinder bis zum 10- und 20 fachen ihres Umfanges (Déjerine und Thomas) mit lymphocytär - plasmacellulären Infiltraten antreffen. Die Veränderungen können sogar nur auf die hinteren Wurzeln unter Freilassen der Spinalganglien beschränkt bleiben (v. d. Scheer und Sturmann, Schlesinger u. a.).

In den *vorderen Wurzeln* sahen Déjerine und Thomas Achsencylinder, teils im Zustande der Degeneration, teils im Zustande der Regeneration, auch Wohlwill (Fall 2) fand im Gegensatz zu Head und Campbell u. a., die vorderen Wurzeln mitbeteiligt; sie konnten in keinem ihrer Fälle Veränderungen an ihnen feststellen.

Häufiger setzten sich die *Entzündungserscheinungen auf die Meningen* in geringer Ausdehnung und wechselnder Stärke fort. Meningitische Infiltrate geben Wohlwill (2, 3, 6), Gold, v. d. Scheer und Sturmann u. a. an.

Eine *Beteiligung des Rückenmarks* an den Vorgängen (Degeneration von Nervenfasern bzw. Bahnen, Entzündungserscheinungen) *dürfte* nach den neueren Fällen *nicht so selten sein*. Über eine derartige Beteiligung berichten Arnesen, de Besche, Head und Campbell, Freund, Lhermitte, Magnus, Nieuwenhuijse, v. d. Scheer und Sturmann, Schlesinger, Thomas und Laminière, Wohlwill (Fall 2) u. a.

Der Verlauf der degenerierten Fasern im Rückenmark entspricht den Befunden, wie man sie nach den Ergebnissen der experimentellen Durchschneidung der hinteren Wurzeln erwarten darf. So konnten z. B. Head und Campbell bei einem Falle, der das 12. Dorsalganglion betraf, sie bis in das 5. Cervicalsegment verfolgen, Thomas und Laminière bei einem Ergriffensein des 8. Dorsalganglions bis in den Bulbus hinauf.

Im übrigen berücksichtigt der pathologische Vorgang im Rückenmark nicht scharf umschriebene Grenzen deshalb, weil die Segmentgrenzen, bedingt durch die normalen anatomischen Verhältnisse, verwaschen sind. Die *Veränderungen* sind wohl in dem *Zostersegment am stärksten* und ebenso auf der betreffenden Seite, sie können aber, wenn auch in abnehmender Stärke, auf die benachbarten Segmente und die gegenüberliegende Seite übergreifen und weite Strecken der Rückenmarksachse selbst bis zur Medulla oblongata hinauf einnehmen. So konnte de Besche beim Zoster im Gebiet des linken 10. bis 12. Dorsalsegmentes in der Höhe des Vaguskernes noch prall gefüllte Blutgefäße und um mehrere herum eine Leukocytenanhäufung nachweisen.

Weiter waren in dem Fall von Magnus (Zoster zwischen 3. und 5. linker Rippe mit Entzündung ausschließlich des linken Spinalganglions) Entzündungserscheinungen im Hinterhorn des 2. Cervicalsegmentes und zwar fast ausschließlich links nachweisbar.

Auch von anderen Forschern wurde eine *Beteiligung des hinteren* und *Seitenhornes* (Entzündungserscheinungen, kleine Hämorrhagien) gefunden.

Eine *Beteiligung des Vorderhornes* in Form von geringer Lymphocyteneinwanderung, Schwellung der Ganglienzellen, Hämorrhagien geben de Besche, Hedinger, Thomas und Laminière u. a. an. Die letzten beiden konnten in ihrem Falle auch den Faserverlauf im einzelnen beobachten und die Degeneration der kurzen Fasern für die Hinterhörner etwa 4 Segmente aufwärts verfolgen, die der Fasern für die Clarkesche Säule etwa 2 Segmente nach abwärts, die der Reflexkollateralen nur in das betroffene und das darunterliegende Segment, die langen Fasern bis zum Kerne des Gollschen Stranges (vom D_9 aus). Die Lissauersche Zone war fast frei von degenerierten Fasern.

Der *Grenzstrang des Sympathicus* wird mitunter ebenfalls in Mitleidenschaft gezogen werden. Bielschowsky sah jedenfalls im Grenzstrang auf der erkrankten

Seite, und zwar in der dem 6. kranken Dorsalganglion entsprechenden Höhe erhebliche Veränderungen. Schon bei der Betrachtung mit dem bloßen Auge waren hier der Grenzstrang und hier in ihm eingebettete Ganglien rostbraun gefärbt. Bei der mikroskopischen Untersuchung zeigte diese Stelle das Bild einer schweren hämorrhagischen Entzündung. Es fanden sich größere und kleinere zum Teil streifenförmige Herde, die aus Leukocyten zusammengesetzt waren.

Die Form dieser Herde hing mit dem Verlauf der Gefäße wohl zusammen. Diese waren von einer Schicht weißer Blutkörperchen umgeben, vereinzelt fanden sich darunter Austritte von roten Blutkörperchen. Hier trat gegenüber den Befunden im Spinalganglion die nekrotische Seite des Prozesses zurück, die Koagulationsnekrose war nicht so stark.

WOHLWILL (Fall 6) sah im 8. Grenzstrang gleichfalls perivasculäre Lymphocyteninfiltrate. Ähnliche Veränderungen sehen wir auch in der der Histologie von GANS entnommenen Abbildung 18 eines Ganglion paravertebrale. In Zukunft wird man überhaupt die Beteiligung sympathischer Ganglien und Fasern noch näher klar zu legen haben.

Die *peripheren Nerven* weisen, wenn sie verändert sind, gewöhnlich eine sekundäre Degeneration auf, die dem Prozeß im Spinalganglion erst nach einigen Tagen, nach etwa 12 tägigem Bestehen des Hautausschlages, folgt. Dann beginnen sich die ersten Anzeichen einer Marchi-Schwärzung zu zeigen, wie im Fall 4 von HEAD und CAMPBELL, wo sie nach 13 Tagen deutlich wurde. Acht Tage nach dem Ausbruch war in ihrem Fall 2 noch keine Degeneration da. Diese Methode ließ noch 100 Tage nach dem Auftreten des Zoster (Fall 8) Reste von akut degenerierten Fasern erkennen. In dem gemischten Nervenstamm hoben sich die mit der Marchi-Methode nachweisbaren degenerierten Fasern deutlich von denen der vorderen Wurzeln ab.

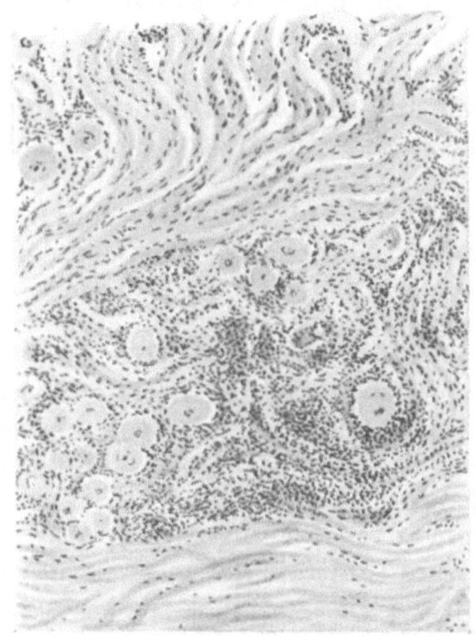

Abb. 18. Ganglion praevertebrale bei Zoster. (Aus GANS, Histologie der Hautkrankheiten, Bd. 2. Berlin: Julius Springer 1928.)

Die sekundäre Natur der Entzündung, degenerative Beschädigung wird ferner besonders deutlich durch den LAUBERschen Fall von Zoster ophthalmicus bewiesen.

LAUBER stellte fest, daß die degenerierten Fasern zu den *Teilen* des Ganglion *mit den schwersten pathologischen Veränderungen in enger* topographischer *Beziehung standen*. Die Veränderungen waren also von der Schädigung der Ganglienzelle abhängig. LAUBER konnte an weiteren Schnitten deutlich machen, daß die Entartung der Nervenfasern im gleichen Maße bis zur Peripherie bestehen blieb, während die entzündlichen Erscheinungen erheblich abnahmen.

Dagegen hält WOHLWILL in seinem Fall 6 von Zoster intercostalis die Entartung der Nervenfasern für keine einfache sekundäre, sondern für eine schwere infiltrative hämorrhagische Neuritis. *Sie ließ sich aber nicht bis in die feinsten Nervenäste in der Peripherie verfolgen.*

HEDINGER beschrieb in den Nervenbündeln der Cutis zum Teil sehr starke Lymphocyteninfiltration, die wohl von einer sekundären Infektion herrühren dürfte.

Wenn bis heute über die Natur der pathologisch-anatomischen Veränderungen besonders am peripheren Nerven beim Zoster trotz recht zahlreicher Untersuchungen und Befunde eine vollkommene Übereinstimmung immer noch nicht vorhanden ist, so mag das daran liegen, daß die Unterscheidung von Entzündungs- und Entartungsprozessen am Nervenapparat sich nur schwer und überhaupt nicht konsequent durchführen läßt; trotzdem wird unserer Ansicht nach bei diesen Veränderungen des Zoster immer der degenerative Charakter mehr zu betonen sein.

An *Bakterien* wurden von Wohlwill (2) in den Rückenmarksgefäßen pneumokokkenähnliche nachgewiesen, von Sunde Bakterien im eitrig-fibrinös infiltrierten Ganglion Gasseri.

Hier handelt es sich, ähnlich wie bei den schon oben (S. 48) erwähnten Befunden von Bakterien in der Rückenmarksflüssigkeit, um keine mit dem Zoster in unmittelbarem Zusammenhang stehende Vorgänge. Das wird besonders noch durch den Wohlwillschen Fall 4 deutlich, bei welchem der Zoster schon längere Zeit bestand, dann kam erst die zum Tode führende Bronchopneumonie; und mit ihr wohl die Einwanderung der Bakterien. Wir sehen beim Zoster oft eine Infiltration der Ganglien und den Zoster wieder häufiger bei Krankheiten, die zu einer Infiltration der Ganglien führen können, wie bei Leukämie, Lymphosarkomatose usw.

Aber nicht alle Krankheiten, die zu einer Infiltration der Ganglien führen, müssen von einem Zoster gefolgt sein. Das beweist z. B. der von Henneberg beschriebene Fall von doppelseitiger Trigeminusneuralgie infolge Lymphoms beider Ganglien, ebenso 5 Fälle von Marinescu und Draganescu mit carcinomatoser Infiltration der Hirn- und Spinalganglien. Ferner kennen wir entzündliche Erkrankungen der Spinalganglien, die morphologisch denen des Zosters ähnlich sind und die von keinem Zoster begleitet werden, ich erinnere an die Befunde bei Tabes, Paralyse, Poliomyelititis anterior, Encephalitis epidemica, Krankheiten, bei denen nur ab und zu ein Zoster erscheint, außerdem an einen Fall von Weinmann, bei dem ausgedehnte plasmacellulär-lymphocytäre Infiltrate der meisten Wurzeln und Ganglien vorlagen, aber kein Zoster; an den Herzogschen Fall von Sklerodermie mit cystischer Degeneration der Spinalganglien und der hinteren Wurzeln.

Alles in allem, das pathologisch-anatomische Bild des Zoster, mag er nach den heute noch von manchen vertretenen Anschauungen idiopathisch oder symptomatisch sein, ist mannigfaltig und vielseitig, jedenfalls abwechslungsreicher als es nach den Sektionsergebnissen bis zum Anfang dieses Jahrhunderts, einschließlich der Fälle von Head und Campbell, den Anschein hatte.

Die Erkrankung der Spinalganglien braucht nicht einmal, wenn sie auch die Regel ist, immer da zu sein.

Der Grenzstrang des Sympathicus ist nicht so selten mitbeteiligt, auch die hinteren Wurzeln können einmal allein erkranken, ja vielleicht selbst das Rückenmark allein (Poliomyelitis posterior). Die Spinalganglien bieten jedenfalls der Ausbreitung des Prozesses kein wesentliches Hindernis.

Die pathologische Anatomie ist leider nicht imstande, uns das Wesen vom Zoster und seine Pathogenese zu erklären.

IV. Die Pathogenese des Zoster.

Treffender hieße die Überschrift: „*Hypothesen* zur *Pathogenese* des Zoster.‟

Die topographische Ausbreitung des Zoster des Stammes, der Arme und Beine ist, wie wir gesehen haben, dadurch bedingt, daß der Hautausschlag in seiner Ausbreitung dem Verteilungsgebiet der hinteren Wurzeln folgt. Dieser Satz dürfte kaum auf Widerspruch stoßen.

Er wird gestützt durch *klinische Beobachtungen,* durch das *physiologische Experiment* bzw. die·vom Chirurgen und Neurologen bei Wurzelverletzungen erhobenen Befunde.

Die BRISSAUDsche Lehre (myelomere Lokalisation), die den Vorgang in das Hinterhorn des entsprechenden Rückenmarksegmentes hat verlegen wollen, ist nach der nochmaligen ausführlichen Stellungnahme von BIELSCHOWSKY wohl als widerlegt anzusehen; es sei noch hier an die Zusammenstellung von W. PICK über 262 Fälle der Prager Klinik erinnert; diese und andere klinische Untersuchungen haben ebenfalls durchaus keinen Anhaltspunkt für eine derartige Ausbreitung gegeben.

Die topische Diagnose des Zoster kann Schwierigkeiten bereiten. Daher gehen auch die einzelnen Schemata auseinander (s. S. 24). Die Schwierigkeiten erwachsen daraus, daß die einzelnen Hautgebiete mit mehreren hinteren Wurzeln in Verbindung stehen können (SHERRINGTONs *Gesetz* der *plurisegmentalen Innervation*). Dieses Verhalten haben für den Zoster BLASCHKO, PETRÉN und BERGMARK u. a. für einzelne Fälle noch besonders deutlich gemacht.

Individuelle Schwankungen in der Lagerung der Dermatome können die Höhe der Lokalisation noch mehr erschweren. Solche Verlagerungen kommen vor. Ferner haben HEAD und CAMPBELL darauf hingewiesen, daß den Dermatomen *nicht* immer *gerade* Begrenzungslinien zukommen, sondern häufiger greifen sie in den Bezirk benachbarter Zonen über (*Interdigitation*). Deshalb kann eine auf einem solchen Vorsprung liegende Bläschengruppe bei einem spärlichen und lückenhaften Ausbruch unter Umständen einmal auf die nächsthöhere oder tiefergelegene Wurzel bezogen werden.

Drei Fragen vor allem sind es, die bei der Pathogenese des Zoster einem immer wieder aufstoßen und den Scharfsinn der Ärzte beschäftigen, nämlich: 1. Wo greift die den Zoster hervorrufende unbekannte Schädlichkeit an? 2. Wie kommt die Bläschenbildung an der Haut zustande? 3. Wie kommen die sensiblen und motorischen Ausfallserscheinungen zustande? — Die Vielheit der angenommenen Ursachen hat auch die Beantwortung dieser Fragen erschwert.

1. Wo greift die den Zoster hervorrufende unbekannte Schädlichkeit an?

Veränderungen im zentralen Nervensystem sind beim Zoster, wie seine pathologische Anatomie lehrt, immer zu finden. Auf welchem Wege sie dort zustande kommen, darüber gehen die Ansichten auseinander.

Die eine Auffassung läßt das *Virus peripher an der Haut* eindringen und dann in den Nervenscheiden bzw. entlang der Nervenbahnen aufwärts wandern, die andere läßt das *Virus* durch *die Blutbahn sofort* dorthin gelangen, wo sich die Veränderungen finden, die dritte gelegentlich auf dem Umwege über die Rückenmarksflüssigkeit (SCHÖNFELD).

Durch *pathologisch-anatomische Befunde, Tierversuche* und *entsprechende Auslegung der klinischen Befunde hat man die Richtigkeit jeder dieser Anschauungen zu stützen versucht.* Zur Erklärung des **peripheren Angriffspunktes** beim Zoster werden vom pathologisch-anatomischen Standpunkte aus immer wieder die älteren Fälle von CURSCHMANN und EISENLOHR, DUBLER, PITRES und VAILLARD, die nur Veränderungen am peripheren Teile des Nerven ohne zentrale Veränderungen darboten, herangezogen.

In *Tierversuchen* haben außerdem zwei finnische Forscher, Homén und Laitinen, in den Ischiadicus von Kaninchen Streptokokkenkulturen, sowie toxinhaltige keimfreie filtrierte Bouillonkulturen eingespritzt. Dabei konnten sie die Verbreitung der Kokken, wie die der Entzündungsvorgänge histologisch und kulturell verfolgen. Die Mikroorganismsn gelangten zunächst in die Lymphdrüsen, dann längs der endoneuralen Fortsetzung der perineuralen Scheiden in die Mitte des Nervenstrangs. Beim Vordringen gegen das Rückenmark benutzten sie unter Abnahme der Stärke der Erscheinungen vorwiegend den Weg über das Spinalganglion und die hintere Wurzel, weniger den über die vordere Wurzel. Die Veränderungen waren nicht streng einseitig. Die gegenüberliegende Seite des Rückenmarks und auch die Nerven und Wurzeln dieser Seite waren teilweise mitbetroffen. Ähnliche Befunde sind auch von Orr und Rows erhoben worden. Pette hat die Wanderung *ultravisibler Vira* auf dem Nervenweg zu klären versucht und kommt zum Ergebnis, daß das *Herpesvirus* auf dem Nervenwege von der peripheren Impfstelle aus in das Zentralnervensystem gelangt.

Neuere Untersuchungen, an der Spitze die von Lipschütz, bemühen sich, das Zostervirus *in den* Hautbläschen nachzuweisen und es von dort, im Anschluß an die Untersuchungen beim Herpes simplex, auf die Kaninchenhornhaut zu übertragen. Hier fanden dann Lipschütz, Mariani, Marinescu, Truffi u. a. jene Zosterkörperchen, die sie auch in dem Ausgangsmaterial hatten nachweisen können.

Von den *klinischen Erscheinungsformen des Zoster* könnten insbesondere gewisse Formen des Zoster traumaticus als Stütze für die periphere Entstehung beansprucht werden; nämlich solche, bei denen auf ein rein äußerlich wirkendes Trauma hin ein echter Zoster an der Einwirkungsstelle entsteht.

Montgomery schließt aus der eintretenden *Immunität,* aus der *Schwellung der Lymphdrüsen und den prodromalen Sensationen* in jenen Hautbezirken, in denen dann der Zoster auftritt, daß das Virus an der Haut eindringe und teilweise in den Lymphbahnen, zum anderen in den Nerven aufsteige. Ja, er geht noch weiter und behauptet, in den Lymphbahnen steige es schneller als in den Nerven auf, daher sei bei längeren Nerven die Inkubationszeit länger, und es könnte hier schon eine Immunität eingetreten sein, bevor das Virus auf dem Nervenwege das Ganglion erreicht habe. In diesem Falle käme es dann nur zu einer Neuralgie ohne Hauterscheinungen. Daß der Zoster am Stamm häufiger sei und die Muskellähmungen hier seltener, an den Armen und Beinen aber umgekehrt, käme daher, daß hier die motorischen Nerven oberflächlicher lägen und dem Ansteckungsstoff so zugänglicher wären. Für die Erscheinungen beim Zoster ophthalmicus gelte sinngemäß das gleiche, d. h. es käme hauptsächlich zu Lähmungen solcher Muskeln, deren Nerven oberflächlich verliefen.

Montgomery hält wie Rosenow und Oftedal das Virus für einen Streptokokkus.

Gegen diese Befunde, die für den aufsteigenden Weg des Virus in Anspruch genommen worden sind, kann man verschiedene Einwände erheben.

Daß bei den oben erwähnten Fällen von Curschmann und Eisenlohr, Dubler u. a. Veränderungen an den peripheren Nerven nachweisbar waren, läßt sich nicht ableugnen. Doch Lesser hat schon auf Grund seiner eigenen Erfahrung betont, daß die Hautentzündung zu schwer sei, um auf so geringfügige Veränderungen an den Nerven bezogen werden zu können und Blaschko meinte wohl nicht mit Unrecht, daß hier falsche Spinalganglien untersucht worden sind und sich infolgedessen keine Veränderungen in ihnen gefunden hätten. Es wird sich wohl auch bei diesen Fällen um eine sekundär absteigende Degeneration gehandelt haben.

Wohlwill konnte, obwohl er die Ansicht vom peripheren Eindringen des Zostervirus nicht unbedingt ablehnt und auch bei seinen Fällen nach Stützen dieser Ansicht suchte, zwar eine schwere hämorrhagische infiltrative Neuritis des Intercostalnerven in einem Falle nachweisen, jedoch keine Entzündungserscheinungen in den feinen Nervenästchen in der Umgebung der Bläschen (S. 47).

Es ist bisher niemals möglich gewesen, den Prozeß vom Hautgebiet bis zum Spinalganglion und in das Rückenmark zu verfolgen, und gelänge dies, so würde daraus immer noch nicht auf die Richtung des Prozesses geschlossen werden können.

Selbst die Vergleiche mit dem Tetanustoxin und dem Lyssavirus sind nicht glücklich, da sie auf *ihren Wegen keine* entzündungserregende Eigenschaften entwickeln, sondern diese erst im Gehirn und Rückenmark.

Die *Tierversuche* (Cornealversuch) haben bisher kein eindeutiges Bild ergeben. Die positiven Befunde von BLANC und CAMINOPETROS, CIPOLLA, FREUND, FREUND und HEYMANN (unter 10 Fällen 1 fraglicher), LIPSCHÜTZ, MARIANI, MARINESCU, TRUFFI konnten von den meisten Vor- und Nachuntersuchern, ARTOM, BACHER, BAUM, DOERR und seinen Mitarbeitern COLE und KUTTNER, FONTANA, JADASSOHN, KRAMPA, LESNÉ und GENNES, LUGER und LAUDA (mit einer Ausnahme), PERDRAU, SALLMANN, SCHÖNFELD u. a. nicht bestätigt werden (S. 59). FREUND und HEYMANN sahen bei einem Teil *präputial* mit Zostermaterial *geimpfter Meerschweinchen* nach durchschnittlich 48 Stunden bläschenförmige Veränderungen, die sich mit dem zum Vergleich auf andere Tiere verimpften Blaseninhalt anderer Hauterkrankungen (Dermatitisbläschen) nicht erzielen ließen. Die Bläschen verschwanden im Gegensatz zu Herpes simplex-Impfungen am Genitale des Meerschweinchens sehr schnell. Bisher impften sie von 14 Zosterfällen. Die Versuche, die Bläschen weiter zu übertragen, mißlangen. An allen positiven Befunden, eine einwandfreie klinische Diagnose vorausgesetzt, kann man heute nicht mehr achtlos vorübergehen; vielleicht ist für die Entnahme des Untersuchungsmateriales mit das Stadium des Zosterprozesses maßgebend, die negativen Ergebnisse können andererseits nicht allein an der Untersuchungstechnik liegen. Zurückhaltung in der Beurteilung der positiven Ergebnisse ist noch am Platze, ebenso wie den positiven *Übertragungsversuchen* von *Mensch zu Mensch* gegenüber.

Klinische Beobachtungen von Zoster traumaticus, die man für die periphere Entstehung verwerten könnte, sind immer vieldeutig. Die Erfahrungen des Weltkrieges sprechen nicht im Sinne eines peripher auszulösenden Zoster traumaticus; die einzige von v. TSCHERMAK als Zoster traumaticus nach peripherer Verletzung gedeutete Beobachtung hält SCHÖNFELD, aus weiter unten (S. 67) angeführten Einwänden nicht für stichhaltig.

Gegen MONTGOMERYs *Hypothesen* ist vorzubringen, daß die angenommene eintretende Immunität weder für noch gegen eine periphere Entstehung spricht, daß die Lymphdrüsenschwellungen dagegen sicher rein sekundäre, von den Hauterscheinungen abhängige Veränderungen sind. Die übrigen zu weitgehenden Folgerungen MONTGOMERYs gehören in das Gebiet der phantasiereichen die Tatsachen unserer heutigen Erkenntnisse unvollkommen berücksichtigenden Hypothese.

Den zentralen Angriffspunkt des *Zoster* hat man vom pathologisch-anatomischen Standpunkt aus mit aus der *Ähnlichkeit* seines *histologischen* Bildes mit dem *der* HEINE MEDIN*schen Krankheit,* der *Poliomyelitis anterior,* herleiten wollen: bei ihr nimmt man an, daß die unbekannten Erreger auf dem Blutwege das Rückenmark erreichten, und dort die Veränderungen erzeugten. Ja, eine Anzahl Forscher, darunter CLAUDE und SCHAEFFER, HEAD und CAMPBELL haben beim Zoster von einer *Poliomyelitis posterior* gesprochen, deren Veränderungen sich von denen der Poliomyelitis anterior sich nur durch ihren Sitz unterscheiden sollten. — GARROW hat dies noch epidemiologisch (Poliomyelitis anterior-Epidemie bei gleichzeitig gehäuftem Auftreten von Zoster) zu stützen gesucht.

Tierversuche, die von der Zerstörung *der Spinalganglien ausgegangen* sind (ISRAI und BARBESIU, JOSEPH, KÖSTER u. a.), haben an der Haut keine übereinstimmenden den Zoster kennzeichnenden Veränderungen hervorrufen können, sondern nur Haarausfall, Hautgangrän, darunter auch einmal Bläschen.

Im *klinischen Bilde* spricht für den zentralen Angriffspunkt, daß die Zosterbläschen in ihrem Sitze zwar nicht genau dem Verlauf der Nerven, wohl aber genau dem Verlauf der anästhetischen Zonen bei Syringomyelie und ziemlich genau den hyperästhetischen Zonen (Headsche Zonen) entsprechen (Achard u. a.); auch andere Erscheinungen, wie Art, Sitz, Ausbreitung der Schmerzen, die Sensibilitäts- und motorischen Störungen, das Ergebnis der Befunde in der Rückenmarksflüssigkeit weisen auf einen zentralen Angriffspunkt hin. Das Virus müßte entweder auf dem Blutwege zu den Spinalganglien gelangen oder, wie Schönfeld auf Grund von 3 Fällen, bei denen sich kürzere oder längere Zeit nach einer Lumbalpunktion ein Zoster entwickelte, als nicht unwahrscheinlich annahm, vom Liquor aus in die Spinalganglien eindringen.

Folgende Einwände und Zustimmungen zu diesem Angriffspunkt scheinen uns berechtigt.

Der Vergleich mit der Heine-Medinschen Krankheit und dem Zoster und die hieraus gezogene Folgerung auf einen zentralen Angriffspunkt ist nicht ohne weiteres beweisend. Beide Krankheitsbilder unterscheiden sich auch histologisch. Bei der Poliomyelitis anterior ist das Bild immer von einer schweren Erkrankung des nervösen Parenchyms, vor allem der Ganglienzellen, beherrscht, beim Zoster trifft man zwar auch recht häufig erkrankte Ganglienzellen, gelegentlich sind sie aber unversehrt.

Eine einzige epidemiologische Beobachtung wie die Garrows kann keine Stütze für die Verwandtschaft der Heine-Medinschen Krankheit und des Zoster sein.

Die *Tierversuche* beweisen an sich nichts, da sie uncharakteristische Veränderungen erzeugt haben und die *regelmäßige Bläschenbildung* vermißt wird.

Gegen die klinische Argumentation, die für ein zentrales Angreifen der Schädlichkeit vom Blute aus eintritt, ist unserer Ansicht nach einzuwenden, daß noch keiner den Zostererreger gesehen hat und bei einer Ausbreitung des Virus auf dem Blutwege generalisierte bzw. doppelseitige Zosteren häufig sein müßten, gegen die Schönfeldsche Annahme mit dem Liquor als Einfallspforte des Virus, daß die Lumbalpunktionen bei seinen Fällen in keinem ursächlichen Verhältnis zum Zoster zu stehen brauchen, sondern nur nebenher laufen können. Weitere Beobachtungen sind, wie Schönfeld selbst hervorhebt, angebracht.

Wägen wir alle Gründe und Gegengründe, das Für und Wider für das periphere und das zentrale Angreifen der Schädlichkeit noch einmal gegeneinander ab, so bringen uns die Tierversuche bisher keine Entscheidung. *Die histologischen Bilder sprechen vielleicht eher für ein zentrales Einsetzen, aber beweisen es nicht, die klinischen Erscheinungen sind vieldeutbar.*

2. Wie entsteht die Bläschenbildung an der Haut?

Diese Frage hat, je nach den geltenden Lehrmeinungen, eine verschiedene Antwort erfahren.

Kurz möchten wir eingangs die Hypothesen streifen, denen wir heute nur noch einen geschichtlichen Wert beimessen zu können glauben.

Die *Entzündung der peripheren Nervenäste,* in der Friedreich, Wilbrand und Sänger u. a. die Ursache der Bläschenbildung gesehen haben, ist nur vereinzelt angetroffen worden. Diese Hypothese könnte, besonders nach den schon oben von uns erwähnten pathologisch-anatomischen Befunden (Degeneration der Nervenfasern etwa 14 Tage nach dem Auftreten der Hauterscheinungen), schwere Entzündungen an der Haut, geringe oder gar keine an den Nerven selbst — als abgetan gelten.

Ebenso die *hämatogene* Theorie, ursprünglich von Pfeiffer aufgestellt, später von Chevallier, Rôna u. a. wieder aufgegriffen. Er hielt den Zoster für eine aus den verschiedensten infektiösen und toxischen Ursachen hämatogen entstehende Hautentzündung. Wäre das richtig, so müßten gerade doppelseitige und über den ganzen Körper verbreitete Zosteren das gewöhnliche Krankheitsbild sein, und wie sollte sich die Abhängigkeit des Zoster von den Verteilungsgebieten der Spinalganglien erklären lassen?

Erkennen wir außer einem spezifischen Zostervirus noch andere Ursachen eines Zoster an, so könnte die *Hautentzündung* nur durch eine pathologische Nervenfunktion, die wieder die Folge einer *nicht spezifischen Erkrankung* des Spinalganglions wäre, als *Fernwirkung* von dem erkrankten Zentralbezirk aus entstehen *(trophoneurotische Theorie)*.

Für die Übertragung dieser Fernwirkung sind die verschiedensten Nerven bzw. Fasersysteme verantwortlich gemacht worden (trophische, sensible, sympathisch-vasomotorische).

Die älteste Anschauung nimmt eigene *trophische* Fasern für den Vorgang in Anspruch. So waren nach v. Bärensprung die Hautveränderungen der Ausdruck einer Ernährungsstörung, verursacht durch einen veränderten oder aufgehobenen Einfluß der „trophischen Fasern". Ihnen sprach man damals die Regulierung der Ernährung der Gewebe zu und betrachtete als Mittelpunkt dieser Nerven die Spinalganglien (Samuel).

Auch heute nimmt z. B. Goering, ein Schüler L. R. Müllers besondere trophische Nervenfasern an, obwohl diese sich bisher niemals haben nachweisen lassen, und schreibt ihnen bei der Sklerodermie eine gewisse Rolle zu.

Eine Abart der trophoneurotischen Hypothese stellt jene von Neisser und Weigert dar mit ihrer Annahme, durch Aufhören des trophischen Nerveneinflusses stürben mikroskopisch kleine oberflächliche Teilchen im Epithel und Papillarkörper ab, Infektionserreger siedelten sich an und verursachten eine Entzündung, vielleicht begünstigt durch gleichzeitig vasomotorische Vorgänge. Diese Erklärung findet eine Stütze in dem pathologisch-anatomischen Befunde der Haut; Blaschko hat aber eingewandt, daß dann nekrotische Hautteilchen an sich schon ohne den Nerveneinfluß einen ausreichenden Entzündungsreiz abgeben könnten.

Um die Samuelsche Theorie der trophischen Nervenfasern zu umgehen, setzten später Eulenburg die besser gekannten vasomotorischen Nervenfasern an ihre Stelle. Hier hat man sowohl an eine Lähmung der Vasoconstrictoren (Eulenburg), als auch an eine Reizung der Vasodilatatoren (Ebstein, v. Recklinghausen) gedacht.

Gegen die besondere Beteiligung der vasomotorischen Wurzelfasern (Abadie, Eulenburg, Robin, Vulpian) hat Barth geltend gemacht, daß nach den Erfahrungen der experimentellen Pathologie (Snellen, Virchow, Claude Bernard) nach Durchschneidung des Halssympathicus weder eine längere Ischämie, noch eine neuroparalytische Hyperämie von entzündlichen und nekrotisierenden Vorgängen begleitet sei. Das gleiche haben ja auch die neueren Erfahrungen mit der Sympathektomie nach Leriche, Brüning u. a. gezeigt.

Barth legte beim Zustandekommen des Zoster den Hauptwert auf die *entzündliche Reizung sensibler* Fasern, d. h. es bedarf nach ihm zum Zustandekommen einer Schädigung bzw. einer entzündlichen Reizung der sensiblen Fasern an einer bestimmten Stelle. Die Weiterleitung vollzieht sich in derselben Weise wie bei adäquaten Reizen und vermittels desselben Mechanismus, aber entgegengesetzt der gewöhnlichen Leitungsrichtung.

Cassirer, Kohnstamm u. a. sind später für diese *sensible Theorie* eingetreten. Cassirer findet noch in den Erfahrungen beim Zoster eine starke Stütze derjenigen Anschauungen, die dem *Spinalganglion eine trophische Funktion für die Haut zuschreiben.*

Das ist zum Teil auch in der vorsichtigen Formulierung über das Zustandekommen der Bläschen beim Zoster von Head und Campbell enthalten, die da glauben, daß der Ausschlag durch eine starke Reizung der Zellen im Ganglion entstehe, die normalerweise die Funktion des Schmerzes versehen, und zwar derjenigen Schmerzform, die bei afferenten durch den Sympathicus vermittelten Impulsen die Hyperalgesien im Verlauf von Visceralerkrankungen erzeugten. Sie halten *einen bestimmten Zelltypus* in den Spinalganglien für *besonders beteiligt.* Es sollen dies die dunklen sich mit Methylenblau gleichmäßig färbenden Zellen, deren Durchmesser für gewöhnlich 30 μ nicht übersteigt, sein.

Ihre peripheren Fortsätze sollen zum Teil durch die Rami communicantes albi in den Sympathicus gehen, während die zentralen nach kurzem Verlauf im lateralen Wurzelfeld der Hinterstränge sich aufsplitterten. Die Verteilung dieser Zellen ist in den verschiedenen Höhen nicht gleichmäßig, wenige sind im 6., 7., 8. Cervicalganglion und in den Ganglien des unteren Lumbosacralgebietes vorhanden, mehr in der oberen Cervicalgegend und besonders vom 3. Dorsal- bis zum 2. Lendenganglion gegenüber den großen hellen Zellformen, aus denen die langen Hinterstrangfasern hervorgehen. Diejenigen Ganglien also, die viele dunkle Zellen enthielten, seien der Erkrankung besonders zugänglich. Der enge Zusammenhang der vom Zoster bevorzugten Ausbruchszonen mit den Headschen Schmerzzonen bei visceralen Erkrankungen erkläre sich aus diesem Verhalten. Zum Verständnis dieser Frage ließe sich nach Bielschowsky noch hinzufügen, „daß die vorwiegend dunkelzelligen Ganglien zu solchen Rückenmarkssegmenten gehören, die durch Rami communicantes albi mit dem Sympathicus in Verbindung stehen, während die an dunklen Zellen armen Spinalganglien in den sog. Lücken des Rückenmarks liegen, die dieser weißen Verbindungsnerven entbehren. Aus diesem Grunde könnten die Beobachtungen von Head auch so formuliert werden, daß diejenigen Dermatome für den Zosterprozeß prädisponiert sind, deren spinale Metameren durch die Spinalganglien receptorische Fasern aus dem Sympathicus erhalten".

Die physiologische Bedeutung der dunklen Zellen ist aber nach Warrington noch keineswegs geklärt, deshalb sind auch die physiologischen Grundlagen der Headschen Zonen und ihre Beziehungen zum Zoster noch ungewisse.

Ferner wäre noch der *Reflextheorie* von Kreibich zu gedenken. Kreibich hat aus entsprechenden Beobachtungen und Versuchen die Lehre von der angioneurotischen Entzündung mitschaffen helfen. Hier verbietet mir der Raum näher darauf einzugehen, es sei auf die entsprechenden Abschnitte dieses Werkes (Bd. IV, Bettmann, „Nerven und Hautkrankheiten", Bd. VI, Török, „Angioneurosen" usw.) verwiesen. Dort wird wohl näher zur Kreibichschen Lehre kritisch Stellung genommen werden.

Soviel sei nur dagegen gesagt. Es mag wohl gelungen sein, das Vorkommen einer durch Nerveneinfluß verursachten Entzündung in seltenen Fällen nachzuweisen. Sollte deshalb aber jede Entzündung durch Nerveneinfluß entstehen, und nichts anderes als ein nervöser Reflex sein?

Nobl hat sich zum Teil die Kreibichschen Anschauungen zu eigen gemacht und stellt sich nun das Zustandekommen des Bläschenausbruches beim Zoster folgendermaßen vor: „Als Ausdruck der sympathischen Reflexneurose ist die initiale entzündliche angioneurotische Gefäßwandschädigung in den Hautblüten zu betrachten, die zunächst ein dilatatorisches Ödem bedingt und die Epithelnekrose nach sich zieht. Die Erregung der sympathischen Dilatatorenzentren wieder wird durch sensible Bahnen vermittelt, wobei die Erkrankung des Spinalganglions den afferenten Reiz des Reflexes bildet. Von hier gelangt die Erregung aufsteigend ins Rückenmark und wird auf sympathische Ganglien übertragen. Durch Reizung dieser entsteht das vasomotorische Phänomen. Die Rückkehr des Phänomens in die Reizquelle erklärt die intensiven örtlichen Erscheinungen im Hautgebiet der zugehörigen Nervenbahn, während die Generalisierung nach den Befunden Kreibichs mit einer gleichzeitigen Fortleitung des abgeschwächten, vasomotorischen Reizes längs des Rückenmarkes auf weitere sympathische Zentren in gute Übereinstimmung zu bringen wäre."

Nach v. Tschermak ist ebenfalls das Zosterexanthem als die Reizwirkung eines Reflexes zu betrachten, der seinen Weg bei peripherer Nervenverletzung entweder direkt absteigend nimmt, oder erst aufsteigend bis zur hinteren Rückenmarkswurzel und von da absteigend über das Interspinalganglion geht. Der Reflex würde also hier den sensiblen Weg benutzen und würde nach Adrian eine andere Äußerung der ihn nicht selten begleitenden sensiblen Symptome sein.

Diese *Reflextheorien* tragen den anatomischen Verhältnissen bis zum gewissen Grade Rechnung, da der Reflex auf bekannten und nicht problematischen Nervenbahnen verläuft und als solcher keine Spuren hinterläßt. Doch aus ihnen heraus läßt sich nicht verstehen, daß es immer nur zu Bläschenbildung kommen soll.

Wohlwill formuliert deshalb seine Auffassung über die Pathogenese des Zoster so, daß die Erkrankung des Ganglions wie diejenige des peripheren sensiblen Neurons zwar nur *eine* Vorbedingung für die Zostererkrankung bilden sollte. „Es muß etwas *zweites* hinzukommen, ein X, nach dem wir weiter zu suchen haben. Jedenfalls liegt wohl die Anschauung nahe, daß die auf reflektorischem Wege zustande gekommene Störung der Vasomotoreninnervation in dem betroffenen Hautgebiet — und *nur* in diesem — den Boden bereiten, auf dem jenes X die spezifische Blaseneruption hervorrufen kann. Oder anders ausgedrückt: die *nervöse Erkrankung* bedingt die *Lokalisation*, jenes X die *Art des Prozesses*." Hierbei kann ein Mikroorganismus mit im Spiele sein.

Alle diese Erklärungsversuche haben, von der Voraussetzung ausgehend, es gäbe verschiedene Ursachen für den Zoster, die alle zu demselben klinischen Bilde führen müssen, den Nachteil, uns nicht restlos überzeugen zu können, warum trotzdem immer wieder dieselbe Bläschenbildung entstehen soll.

Das hat bereits WOHLWILL zu der geschilderten Erweiterung der Reflextheorie in Form der Annahme eines bestimmten X geführt, das die Art des Prozesses bedingen sollte.

M. LEWANDOWSKY u. a. haben schon dieselben Gedanken gehabt, ohne aber die Reflexe in den Vordergrund zu stellen, sie legten den Hauptwert auf die *toxische* bzw. *infektiöse* Entstehung mit dem zentralen Angriffspunkt der Schädlichkeit.

M. LEWANDOWSKY drückt das 1907 in seinem Lehrbuch „Die Funktionen des zentralen Nervensystems" (S. 110) folgendermaßen aus: „Wir möchten zu erwägen geben, ob nicht der Herpes zoster durch die Fortleitung irgend eines toxischen Stoffes von den Spinalganglien zur Peripherie hin, in den Nervenfasern zu erklären sein könne. Ist doch der Herpes zoster eine infektiöse Erkrankung, die mit Fieber einhergeht, und würde doch für das Tetanusgift der umgekehrte Weg in dem Achsencylinder angenommen. Unendlich kleine Quantitäten des hypothetischen Giftstoffes mögen genügen, um, der Haut durch die capillären Röhren der Nerven zugeführt, circumscript eine Reizung und eine Abhebung der Epidermiszellen zu bewirken." Dieser Hypothese hat sich später E. HOFFMANN angeschlossen.

Bisher ist allerdings kein solcher Giftstoff nachgewiesen worden. Das dürfte wohl keine allzugroße Bedeutung haben, mehr schon, daß er an der Haut eine Entzündung hervorrufen sollte und für die Nervenbahn ganz harmlos wäre. Wir müssen, wenn wir die infektiös-toxische Pathogenese des Zoster annähmen, den deuteropathischen Zoster überhaupt fallen lassen.

Der Zoster wäre dann immer eine spezifische Infektionskrankheit, eine Ansicht, die wir auch weiter unten (S. 58) vertreten, und der auch BIELSCHOWSKY, F. LEWANDOWSKY u. a. zuneigen. Alle bei der Ursache des Zoster zu erwähnenden *ursächlichen Momente* hätten dann nur *die Bedeutung, eine Vorbedingung für die Ansteckung zu schaffen.* Es ist doch leicht verständlich, daß z. B. eine chronische Infektionskrankheit wie die Syphilis oder ein durch Vergiftungen geschwächtes Nervensystem einer plötzlichen Ansteckung weniger Widerstand entgegenbringen als ein gesundes. Die Erreger des Zoster, die sich mit Vorliebe in Nervensystem ansiedeln, müßten eine ziemliche Verbreitung haben. Daß die Erreger in Epidemien eine Virulenzsteigerung erfahren und auch gesunde Personen leichter befallen, das wäre nicht ohne Beispiele aus der Pathologie. Ich erinnere an die Streptokokken- und die Erysipelepidemien. Das Virus muß schnell zu einer Immunität führen können, im anderen Falle entsteht ein Zoster duplex oder ein Zoster generalisatus. Klinisch und histologisch sind die Hautveränderungen beim Zoster so eigenartig, daß es, statt darin eine banale Hautreaktion auf die verschiedensten nervösen Ursachen zu sehen, zwangloser erscheint, einen *bestimmten* Erreger oder sein Toxin in der erkrankten Haut zu vermuten.

Diese Hypothese scheint uns zum mindesten ebenso gut gestützt wie die bereits angeführten; nur ist *auch hier die* Bläschenbildung bei primärem zentralen Angriffspunkt nicht ganz geklärt; eher schon wenn wir einen *peripheren Angriffspunkt des Virus* und *sekundäre zentrale Veränderungen annehmen.* Für diesen peripheren Angriffspunkt sprächen die neueren Überimpfungsversuche auf die Kaninchenhornhaut, doch hat sich das Virus bis auf einzelne hinsichtlich ihrer

Deutung nicht einwandfreier Zosterfälle bisher kaum nachweisen lassen. Auch der Weg, dem es aufsteigend folgte, wäre noch im einzelnen ungeklärt.

Varianten der angeführten Theorien ließen sich noch vermehren, sie beweisen, daß wir eine befriedigende Lösung der Pathogenese des Zoster noch nicht kennen.

Soviel steht fest, *daß der Bläschenausbruch zeitlich und auch örtlich im engsten Zusammenhange mit den Veränderungen im Spinalganglion steht.*

Allen diesen Hypothesen über peripheres oder zentrales Angreifen der Schädlichkeit, dem Zustandekommen der Bläschenbildung an der Haut wird man am zwanglosesten durch einen *vermittelnden Standpunkt* gerecht, den man etwa so umreißen kann: *Zunächst* handelt es sich um eine ganz *geringfügige Hautaffektion,* von ihr *steigt das Virus zu* dem zugehörigen *Ganglion* auf, *ergreift dieses,* und nun ist ein *Circulus vitiosus* geschaffen. *Durch die Reizung des Ganglions* wird eine *dermatomerale Zirkulationsstörung* erzeugt (Vasodilatation), *„welche der dermatomeralen Ausbreitung* der Eruption, sei es durch direktes Wandern des Virus innerhalb der Haut, sei es durch Absteigen des Virus vom Ganglion zur Haut, *Vorschub leistet"* (O. Foerster).

3. Wie entstehen die sensiblen und motorischen Ausfallserscheinungen beim Zoster?

Die *sensiblen Reizerscheinungen* beim Zoster lassen sich durch die pathologisch-anatomischen Befunde in den Spinalganglien verstehen. Sie sind durch eine Entzündung und Koagulationsnekrose der Parenchymbestandteile, besonders der Ganglienzellen, gekennzeichnet. Hiermit lassen sich auch noch jene Fälle begreifen, bei denen motorische oder sensible Ausfallserscheinungen in *benachbarten Nerven* auftreten; also die Lähmung der Augenmuskeln (III, IV und VI), die öfters den Zoster des Trigeminusgebietes begleiten. Man kann diese Hypothese als *Kontakthypothese* bezeichnen.

Ginsberg, Jaehne, Lesser haben für ihre Fälle ein Übergreifen des Entzündungsprozesses vom ersten Trigeminusast durch Kontakt auf die Augenmuskelnerven angenommen, da diese Nerven vom hinteren Rande des Sinus cavernosus bis zu ihrem Eintritt in die Fissura orbitalis superior dicht beieinander liegen. Diese Annahme wird noch gestützt durch neuere Untersuchungen, die ergeben haben, daß der Entzündungsvorgang nicht scharf auf die Substanz des Ganglions beschränkt zu bleiben braucht, sondern sich sowohl in peripherer wie in zentraler Richtung auf die Nervenbündel fortpflanzen kann.

Aber diese Kontakthypothese versagt, wenn wir sie auf die Gesichtslähmungen, die den Zoster des 2. und 3. Trigeminusastes begleiten, übertragen. Hier müßte man schon die Strübingsche *Anastomosenhypothese* zu Hilfe nehmen, die Verbindungsbrücken zwischen den einzelnen Nerven annimmt.

Solche Verbindungsbrücken bestehen ja auch tatsächlich zwischen allen Ästen des Trigeminus und dem Nervus facialis. Mit dem 2. und 3. Ast ist die Verbindung besonders innig, mit dem 2. Ast wird sie durch den Nervus petrosus superficialis major und das Ganglion sphenopalatinum, mit dem 3. durch das Ganglion oticum und den Plexus tympanicus geschaffen.

Dieselbe Hypothese ist zur Deutung jener Fälle herangezogen worden, bei denen der Zoster im Bereich der oberen Cervicalwurzeln von Gesichtslähmungen begleitet war. Hier werden die Verbindungsbrücken von den feineren Ästen des Nervus auricularis magnus und des Nervus subcutaneus colli inferior gebildet.

Die Anastomosenhypothese reicht aber zur Erklärung wieder nicht aus, wenn man den *Zoster oticus* (Körner) verstehen will, hier müßte ein *Zusammenwirken von Kontakt- und Anastomosenübertragung* angenommen werden. Man hat sich dabei vorgestellt, daß der Nervus facialis auf dem Wege der Anastomosen in Mitleidenschaft gezogen werden könnte, während das Übergreifen auf den Nervus acusticus erst später durch dessen Nachbarschaftsbeziehungen im Porus acusticus internus zustande kommen sollte.

Ein derartiges Angreifen derselben Schädlichkeit an verschiedenen Stellen haben BLASCHKO, HAMMERSCHLAG u. v. a. bei ihren diesbezüglichen Fällen für wahrscheinlich gehalten. Diese Erklärung trifft man in den neurologischen Handbüchern, sie hat auch für solche Fälle, bei denen ein *Zoster von einer Facialislähmung* und *dann* von einer *Acusticuslähmung* gefolgt ist, etwas Bestechendes, *sie versagt* aber bei jenen Fällen, bei denen ein *Zoster am Kopf* zu einer *Acusticusschädigung* ohne Beteiligung des Facialis hinzutritt. Die hierfür zurechtgelegte Erklärung, an einer Stelle eine Erkrankung des Ganglions, an einer anderen eine durch dieselbe Schädlichkeit bedingte Neuritis eines Nervenstammes anzunehmen, ist nur ein unbefriedigender Ausweg (WERTHEIM-SALOMONSON). Es ist immer wieder zu betonen, daß histologisch, wenigstens in den bis heute zur Sektion gekommenen Fällen, immer nur eine mehr oder weniger deutliche Beteiligung des Ganglion Gasseri gefunden worden ist.

Bedeutungsvoll allerdings, bisher aber ebensowenig durch histologische Befunde gestützt, sind die *Erklärungsversuche, die* RAMSAY HUNT für das Zustandekommen der Lähmungen im Bereiche des Gesichtes beim Zoster gegeben hat. Wir könnten sie als *Ganglienhypothese* bezeichnen.

Die Möglichkeit, daß es sich um neuritische Prozesse handelt, gibt HUNT für die seltenen Fälle, in denen die Lähmung dem Ausbruch des Zoster vorangeht, zu. Sonst ist er der Ansicht, daß auch der *Zoster am Kopf* auf *die Erkrankung eines Ganglions zurückzuführen* ist. Wie die *Poliomyelitis anterior* gelegentlich die motorischen Hirnnerven ergreifen kann, so kann der *Zoster* als *Poliomyelitis posterior* die Ganglien der Hirnnerven befallen und diese erkranken dann zosterisch. Hierzu paßt die heutige Annahme der Anatomen, daß das Ganglion geniculi, ferner die des Glossopharyngeus, Vagus und jene des Acusticus den Spinalganglien gleichwertig sein sollen. Nach den umfangreichen Untersuchungen von L. R. MÜLLER und DAHL der menschlichen Kopfganglien kommen diese zu dem Ergebnis, daß das Ganglion ciliare, sphenopalatinum, oticum, submaxillare, cervicale supremum ausschließlich sympathische Ganglien sind und keine Zellen von spinalen Typus enthalten, nur das Ganglion geniculi sei ein spinales Ganglion. Die Zellen der Acusticusganglien haben allerdings in der Regel bipolaren Charakter, doch neuere Untersuchungen VAN GEHUCHTENs wiesen auch unipolare Ganglienzellen in ihnen nach.

HUNT, der sich zuerst nur mit der zosterischen Erkrankung des Ganglion geniculi befaßt hatte, dehnte später seine Lehre von der zosterischen Erkrankung auf die übrigen Hirnnervenganglien aus.

Jene Fälle z. B., in denen eine Lähmung des Facialis auftritt, der Zoster aber nicht im Bezirk des Ganglion geniculi, sondern z. B. am Hals oder im Gesicht sich findet, erklärt HUNT folgendermaßen: die Cervicalganglien, das Ganglion geniculi, das Ganglion Gasseri und auch die Ganglien des Vagus und Glossopharyngeus bilden eine Ganglienkette. Es kommt daher vor, daß nicht nur ein Ganglion ergriffen wird, sondern daß mehrere Glieder dieser Kette erkranken. Wenn in einem Gangliongebiet ein Zoster erscheint, so braucht das benachbarte hiervon nicht gleich stark betroffen zu werden, sondern es kann nur eine leichte entzündliche Reaktion aufweisen, die wohl für eine Lähmung, aber nicht für einen Zoster genügen mag.

Die Tatsache, daß Lähmungen an den Augen- und Körpermuskeln beim Zoster verhältnismäßig selten, am Facialis häufiger sind, ist nach HUNT dadurch zu verstehen, daß die Spinalganglien und das Ganglion Gasseri von einer starken bindegewebigen Kapsel umgeben sind, die eine Entzündung schwerer durchläßt, während die Nervenfasern des Nervus facialis zu den Ganglienzellen in unmittelbarer Beziehung stehen, ohne durch eine bindegewebige Kapsel getrennt zu sein.

Diese *Huntschen Anschauungen führen die ganze Lehre der sensiblen und motorischen Ausfallserscheinungen beim Zoster auf eine einheitliche Wurzel zurück.*

Man ist nicht mehr genötigt, für den Zoster am Stamm eine Erkrankung der Interspinalganglien und für die Begleiterscheinungen des Zoster am Kopf eine Neuritis anzunehmen.

Im Sinne dieser Huntschen Lehre deutete man bald in Amerika, England, Frankreich einschlägige Fälle (Claude und Schäffer, Palmer, Dejerine, Mollison u. a.), bei uns scheint man in den letzten Jahren allmählich auch dazu überzugehen; dies deuten wenigstens die Veröffentlichungen von Haymann, Neumann, Ruttin u. a. an.

Es ist natürlich immer wieder zu betonen, daß es bisher nur Hypothesen sind, Hypothesen aber, die sich in den Rahmen unserer heute geltenden Vorstellungen über die Grundlagen der Zostererkrankung gut und ungezwungen einfügen, Hypothesen, die ferner durch anatomische und entwicklungsgeschichtliche Anschauungen über die Gleichwertigkeit der Ganglien gestützt werden.

Der endgültige Beweis ihrer Berechtigung muß allerdings der pathologisch-anatomischen Forschung vorbehalten bleiben. Bisher ist er noch nicht erfolgt.

Es bleibt noch eine Anzahl von Fällen übrig, bei denen der Zoster von *Lähmungserscheinungen in einem entfernten Muskelgebiet* begleitet wird. Für diese kann ebenfalls nicht zur Kontakt- oder Anastomosenerklärung gegriffen werden.

Hier ist man zur Annahme gezwungen, daß entweder der gleichen Schädlichkeit eine Erkrankung der Spinalganglien und an anderer Stelle eine Neuritis folgt oder erklärt sie ebenfalls im Sinne der Huntschen Anschauungen.

V. Die Ursache des Zoster.

Sucht man aus der Zosterliteratur den Ursachen der Erkrankung näher zu kommen, so treten einem unter diesem Gesichtswinkel fast immer zwei Auffassungen, die zwei Gruppen von Zosterfällen trennen, entgegen.

Zur einen Gruppe werden jene Fälle, in denen bis dahin gesunde Personen vom Zoster befallen werden und bei denen die Erkrankung den Eindruck einer Erkrankung sui generis macht, gerechnet, es soll dies der „*idiopathische*" Zoster sein. Zur zweiten Gruppe zählt man die Fälle, bei denen der Zoster im Verlauf irgend einer anderen Erkrankung (Syphilis, Tuberkulose, Malaria u. a.), nach einem *peripheren* oder *zentralen Trauma* im weitesten Sinne des Wortes, während und nach Zuführung von *Medikamenten* (As), bei *konstitutionellen* Erkrankungen (Diabetes), nach *Reizzuständen* an inneren Organen unter Umständen sich entwickelt, die den Gedanken an einen unmittelbaren oder mittelbaren Zusammenhang mit diesen Zwischenfällen nahelegen können. Es soll dies der „*deuteropathische*" Zoster sein.

Schließlich trifft man in der jüngeren Literatur noch auf Fälle, bei denen ein enger *Zusammenhang mit den Windpocken* angenommen wird.

Die zweite Gruppe ist dann noch in Unterformen zerlegt und zusammengefaßt worden als traumatischer, toxischer und reflektorischer Zoster usw.

Mitunter wird sich ein idiopathischer Zoster, bzw. das, was wir nach dem heutigen Stande unserer Kenntnisse darunter verstehen, kaum von einem deuteropathischen trennen lassen, selbst wenn man dies nach klinischen, morphologischen und pathologisch-anatomischen Gesichtspunkten beabsichtigte. Diese

Trennung ist manchmal noch schwerer bei den einzelnen Gruppen des deuteropathischen, so daß es einem, wenn man das Bedürfnis solcher ins einzelne gehenden Zergliederung empfinden sollte, rein gefühlsmäßig überlassen bleiben muß,
ob man z. B. einen traumatischen oder einen toxischen Zoster annehmen will.

Das ist natürlich auch eine Folge unserer heute noch vollkommen unzureichenden Kenntnisse.

Da wir augenblicklich nichts Besseres an Einteilung besitzen, so sei bei den
folgenden Betrachtungen der Übersichtlichkeit wegen an den überkommenen
Formen festgehalten. Auf diese Weise ist auch möglich, die Literatur entsprechend unterzubringen. Wir stellen aber den idiopathischen Zoster nicht
für sich allein in eine Gruppe, sondern fassen in der Gruppe 1 den idiopathischen
Zoster und die bei Infektionskrankheiten vorkommenden Formen, aus Zweck-
mäßigkeitsgründen als die infektiösen Zosterformen (nach JADASSOHN) zusammen.
Im übrigen sind wir der Ansicht, daß *es nur eine Form des Zoster gibt,* d. h. es
ist ganz gleichgültig, ob wir einen idiopathischen oder deuteropathischen Zoster
im alten Sinne vor uns haben, er ist immer durch dasselbe, noch invisible
Virus bedingt.

1. Die infektiösen Formen des Zoster.

a) Der „idiopathische" Zoster.

Befällt ein Zoster plötzlich einen bis dahin vollkommen gesunden Menschen,
ist er von Fieber, Schwellung der Lymphdrüsen begleitet, hinterläßt er anscheinend eine Immunität, treten solche Fälle dann noch gehäuft in Epidemien auf, so drängt sich jedem Kliniker der Eindruck einer gesonderten
infektiösen Erkrankung auf (ERB, LANDOUZY, BASCOMPTE u. v. a.).

Es ist jedoch immer mehr ein intuitives Erfassen, da noch die Kenntnis von
dem Erreger fehlt.

Gesucht ist nach diesem schon genügend worden.

Die von PFEIFFER seinerzeit gefundenen *Gregarinen* haben sich als Degenerationserscheinungen der Epithelzellen erwiesen, die Befunde in Blut und
Rückenmarksflüssigkeit (RAIMOND und LOT u. a.), die *Bakterienbefunde* im
Ganglion Gasseri von SUNDE und die noch in weiteren Arbeiten (ROSENOW)
vereinzelt sich findenden Angaben von *Spaltpilzen* (Streptokokken), als Erreger
des Zoster sind entweder Verunreinigungen oder der Ausdruck einer anderen
neben dem Zoster herlaufenden Erkrankung gewesen.

Das und ähnliches mag vielleicht RIST schon 1904 veranlaßt haben, sich die
Frage vorzulegen, ob nicht der Erreger zu den sog. unsichtbaren (d. h. zu den
mit unserer jetzigen mikroskopischen Technik unsichtbaren) Krankheits-
erregern gehören könnte.

In dieser Richtung haben beim Zoster in den letzten Jahren, befruchtet
und angeregt durch die GRÜTERschen Untersuchungen und Befunde bei der
Überimpfung des Herpes simplex (s. S. 107) auf die Hornhaut des Kaninchen
weitere Forschungen eingesetzt.

Diese *Tierversuche* jedoch verliefen in der größten Anzahl vollkommen
negativ [ARTOM, BACHER, BAUM, BLANC und CAMINOPETROS, BLOCH und TERRIS,
COLE, RUFUS und KUTTNER (nach dem Vorgehen von TEAGE und GOOD-
PASTURE [s. unten]), DOERR und seine Mitarbeiter, DUMONT, M. FREI, KRAUPA,
PASCHEN, SALMON, eigene unveröffentliche Versuche u. a., s. S. 51].

Dagegen werden von CIPOLLA, GRÜTER, LIPSCHÜTZ, LUGER und LAUDA,
MARIANI, MARINESCU, MEINERI, MORELLI, TRUFFI bei denselben Vorgängen
neben zahlreichen negativ verlaufenen Versuchen teilweise positive Ergebnisse
auf der Kaninchenhornhaut erzielt (Keratoconjunctivitis), in manchen Fällen

auch Encephalitis (Minami und Ehara, Truffi). Minami und Ehara (s. Herpes simplex S. 108) verimpften auch das angebliche Zostervirus mit anscheinend positivem Erfolge auf den Kaninchenhoden, hierbei trat nie eine Encephalitis auf. Die Hodenveränderungen waren beim Zostervirus besonders ausgeprägt.

Eigentümlich sind Cipollas Befunde insofern, als bei 3 Fällen von „deuteropathischem Zoster" die Impfung ohne Schwierigkeiten anging, während die Impfung von Bläscheninhalt des „idiopathischen Zoster" nur ausnahmsweise (? Fälle) haftete. Doerr, der sich bereits kritisch mit diesen Versuchen auseinandergesetzt hat, schreibt: „Man kann den Versuchen Cipollas wohl nur abwartend, ihrer Interpretation nur ablehnend gegenüberstehen."

Teage und Goodpasture gelang es, einen zosterähnlichen Ausschlag auf der Haut von vorher geteerten Meerschweinchen und weißen Mäusen zu erzeugen, der, wie ihre Abbildungen zeigen, von einem gewöhnlichen Zoster nicht zu unterscheiden ist.

Versuche, den *Zoster von Mensch zu Mensch* zu übertragen, sind ebenfalls gemacht worden. Kundratitz u. a. berichten bei dem Zosterwindpockenproblem über positive Ausfälle bei Kindern, Marinescu, Draganescu, Sager über 1 unter 15 Fällen bei der Zosterübertragung auf Erwachsene durch Scarification und intradermale Zuführung von Zosterbläscheninhalt auf den Oberarm, aber bei dem einen positiven Ausfall erschien der Zoster erst nach 4 Wochen, saß unter der rechten Brust und dem rechten Schulterblatt, die Impfstelle am rechten Arm. Ein Zusammenhang mit der Impfung ist ebenso wahrscheinlich wie ein zufälliger Ausbruch oder eine Kontaktübertragung.

Serologische Untersuchungen, wie sie von Netter und Urbain in Form des Komplementablenkungsversuches unter Verwendung von Zosterkrusten als Antigen angestellt worden sind, ergaben, daß im Blutserum von Zosterkranken Antikörper sich fanden, die mit diesem Antigen reagierten und ebenso solche im Blute eines Windpockenkranken.

Das beweist natürlich nicht viel für die Ursache des Zoster, auch sind sie bisher noch unbestätigt.

Wir müssen *bis heute alle diese anscheinend positiven tierexperimentellen Beobachtungen, die bei der Übertragung des Herpes simplex-Bläscheninhaltes* (s. Herpes simplex S. 107) *die Regel darstellen und beim Zoster seltene Ausnahmen sind, recht zurückhaltend beurteilen. Das gleiche gilt für die Versuche am Menschen.* Man hat solche Fälle, deren positives Impfergebnis beim Zoster eine seltene Ausnahme ist, auch als Übergangsfälle deuten wollen, das ist aber eine Verlegenheitsdeutung, es könnte ja schließlich einmal vorkommen, daß bei der ubiquitären Eigenschaft des Herpes simplex-Virus sich in den Zosterblasen derselbe Stoff befindet, der bei einem Herpes simplex die kennzeichnenden Veränderungen auf der Kaninchenhornhaut verursacht, ohne daß er der Grund für die Zostererkrankung hier ist. Ohne Beispiel wäre das nicht. Wir sehen ja auch einmal in den Bläschen eines an Herpes genitalis leidenden latenten Syphilitiker Spirochäten, ohne daß man diese heute jemals für die Erreger des Herpes simplex halten würde. Es ist gut, wenn wir unvoreingenommen solche im Tierversuche positiven Zosterfälle registrieren, spätere Zeiten werden uns vielleicht den Schlüssel für das abweichende Verhalten finden lassen. Wir sind jedenfalls noch weit davon entfernt, den Erreger beider Herpesarten zu kennen. Ja, es fragt sich überhaupt, wenn wir uns die wahrscheinliche Pathogenese des Zoster vergegenwärtigen, mit den *Hauptveränderungen* dieser Kranken *in den Spinalganglien*, ob es uns gelingen wird, das Virus in den Veränderungen an der Haut, die im Gegensatz zu denen des Herpes simplex, auch sekundär sein könnten, nachzuweisen. Einen neuen Ausgangspunkt für die Suche nach dem Zostervirus könnte die Rückenmarksflüssigkeit abgeben.

Die bisherigen Übertragungsversuche von Mensch zu Mensch mit Zosterblaseninhalt haben bisher weder in das Zoster- noch in das Zosterwindpockenproblem eine Klarheit bringen können. Im übrigen sei auch hier wieder auf das erschöpfende Referat von DOERR verwiesen, der sich mit den Tierversuchen ja kritisch auseinandergesetzt hat und zu dem Ergebnis kommt: „Der Gesamteindruck bleibt auch hier der gleiche; unter einer Majorität von ganz negativen Ergebnissen finden sich einige wenige positive Impfreaktionen (CIPOLLA, BLANC und CAMINOPETROS, TRUFFI), nur daß bei den anscheinend positiven Resultaten der einzige Anhaltspunkt (der Nachweis der „Z.K.“) fehlt, der gestatten würde, die aufgetretenen Reaktionen auf die Wirkung von eingeimpftem Zostervirus zu beziehen.“ Diese „Z.K.“ sind von LIPSCHÜTZ gesehen worden.

b) Der Zoster und seine Stellung zu den Windpocken.

Im Mittelpunkt der neueren Literatur zur Zosterätiologie stehen die Windpocken bzw. ihre Stellung zum Zoster. Schon früher wurde der Zoster von L. PFEIFFER auf äußerliche Ähnlichkeit der Bläschen hin zu ihnen in Beziehung gesetzt, heute sucht man, ausgehend von den v. BOKAYschen epidemiologischen Beobachtungen über Windpocken und Zoster aus dem Jahre 1892 bzw. 1918, *die* zwischen beiden Krankheiten angenommenen *Beziehungen* durch *epidemiologische, serologische, experimentelle* und *pathologisch-anatomische* Untersuchungen zu klären, bzw. je nach der Einstellung zu beweisen.

Einen größeren Widerhall in der fachgenössischen Literatur fand v. BOKAY mit seinen Mitteilungen erst mit einer 1918 erschienenen Arbeit (14 einschlägige Fälle). Danach häuften sich jene *epidemiologischen Beobachtungen,* die aus *dem Nacheinanderauftreten von Windpocken und Zoster oder umgekehrt* engere oder weitere Beziehungen zwischen beiden Erkrankungen anzunehmen geneigt sind.

Solche Beobachtungen liegen vor von ADELSBERGER, SAINZ DE AJA, ANDERSEN, ARTOM und FORNARA, AVIRAGNET, HUBER und DAYRAS, BATTINO, BAUR und KUNTZLER, BERGERON, BERRO, BOXBURGH, BRUYNING, CARVER, CAYREL, CIVIDALI, DUMONTET, ETIENNE, EVEN, LE FEURE, FORNARA, FREI, GERNSHEIM, GLAUBERSOHN, GRAY, GUNDERSEN, GUSZMANN, HARRIES und DUNDERDALE, HEIN, HOFFMANN, JACOBI, KER, KLETETSCHKA und LUCKSCH, KRAUS, LANG, LUETH, LOW, MADERNA, MALONEY, MAYERHOFER, MELDRUM, A. NETTER, A. NETTER und VALLAT, PETZETAKIS, PIGUOT und DURAND, RATEAU, REMY, ROBONS, ROTHFELD, ROXBURG und MARTIN, SCHLOSSMANN, SCHRAMM-ANDERSEN, SIEGL, SPILLMANN und CRÈHANGE, SPILLMANN und DRONET, STOOS, TRESILIAN, TROISIER und DELALANDE, WEPPERÓWNA, VAGLIO, VOHWINKEL u. a.

Ihre Sichtung ergibt *in den meisten Fällen als erste Erkrankung einen Zoster* in der Familie oder in deren Umgebung bei einem Kind oder einem Erwachsenen, *dem* dann nach 8—20, gewöhnlich *nach* 14 Tagen, *Erkrankungen an typischen* Windpocken folgten.

Von einem solchen Ablauf hat H. NETTER jun. in seiner Doktorarbeit allein 87 Fälle zusammengestellt, heute sind es weit über 100.

Bei der *zweiten Ablaufsform* treten die *Windpocken zuerst* auf und *nach* etwa *14 Tagen* ein *Zoster* bei einer Person der näheren Umgebung. H. NETTER fand nur 15 solcher Fälle, v. BÓKAY in seinem bisherigen Material nur einen, weitere sind von JACOBI, MICHAUX, LAMACHE und MARSSET, PIGUOT und DURAND, PETZETAKIS u. a. beschrieben.

Als *dritte Ablaufsform* wurde beobachtet, daß nach ungefähr zwei Wochen *nach* einer Erkrankung an *Windpocken* bei einer anderen Person ein *Zoster* erschien und *nach weiteren zwei Wochen wieder eine dritte* Person *von Windpocken* befallen wurde (FEER, A. NETTER u. a.).

Die *vierte Ablaufsform begann mit* einem *Zoster, nach zwei Wochen* traten *Windpocken* auf *und nach weiteren zwei Wochen bei einem Dritten* wieder ein *Zoster* (Mayerhofer u. a.).

Die *fünfte Ablaufsform* endlich war die *Folge Windpocken — Windpocken-Zoster* (Durand und Netter u. a.).

v. Bokay stellte *als weitere epidemiologische Stütze* seiner Auffassung, wenigstens für die Jahre 1919—1922, *in Budapest ein Hand-in-Handgehen der Windpocken- und Zostererkrankungskurve fest.*

Serologische Beobachtungen. In den Arbeiten von Dold und Langer, Girard, Kollmer u. a. wurde untersucht, ob das Antigen aus wässerigen und alkoholischen Extrakten von Windpockenkrusten mit Seren von Personen, die Windpocken überstanden hatten, eine Komplementbindung ergäbe.

Magda Frei regte derartige serologische Untersuchungen zur Klärung der Zoster-Windpockenfrage an.

Aviragnet, Huber und Dayras, Cornelia de Lange, Netter und Urbain (100 serologische Untersuchungen bei Zoster, 24 bei Windpocken). Weissmann u. a. hatten positive Ergebnisse in dem Sinne, daß ein Antigen, aus Zosterbläschen hergestellt, mit Zosterserum und Serum von Windpockenkranken einen Ausschlag gab, und ferner, daß Windpockenantigen, gewonnen aus Windpockenbläschen mit Windpocken- und Zosterserum, eine Bindung zeigte, gelegentlich auch die Rückenmarksflüssigkeit von Zosterkranken (Aviragnet, Huber und Dayras). v. Bokays serologische Ergebnisse waren bisher schwankend, Laudas und Silbersterns Nachprüfungen an 20 Zosterfällen (selbst mit dem Netterschen Antigen) durchaus negativ.

Experimentelle Beobachtungen. Durch die Untersuchungen von Bertarelli, Oppenheimer u. a. war schon früher bekannt, daß Windpockenbläscheninhalt bei unmittelbarer Überimpfung auf die Kaninchenhornhaut dort keine Veränderungen erzeugte. Auch die Übertragung von Blut von Windpockenkranken auf Kaninchenhoden (Rivers und Tillet) und Rückimpfung auf die Kaninchenhornhaut zeigten ebensowenig einwandfreie Ergebnisse, wie die Teznerschen Versuche der Übertragung auf Tiere und Säuglinge.

Minami und Ehara überimpften *Windpockenbläscheninhalt auf Kaninchenhoden-* und *Hornhaut.* Sie hatten, im Gegensatz zu dem gleichen Vorgehen bei Herpes simplex und Zoster, immer negative Ergebnisse, ebenso wie bei der subduralen Einspritzung einer Hodenemulsion, abgesehen von der dritten Passage eines Falles, der eine leichte Hodenschwellung zeigte. Kontrollversuche mit drei Strophulusfällen, einem Eczema acutum vesiculosum, Bläscheninhalt aus künstlich gesetzten Blasen hatten dasselbe negative Ergebnis.

Kundratitz überimpfte *Blaseninhalt* von 6 Zosterfällen auf *Säuglinge* bzw. *Kinder* in den ersten Lebensjahren, die weder Windpocken noch Zoster überstanden hatten, cutan und intracutan. Von diesen reagierten 17 positiv, 11 negativ. Die Impfreaktion trat in Form eines oder mehrerer dicht beisammenstehender, von einem entzündlichen Hof umgebener Bläschen auf. Bei 2 Fällen kam es zu einer allgemeinen Bläschenaussaat, die sich durch nichts von einem Windpockenausschlag unterschied. Die Inkubationszeit betrug ähnlich wie bei der Überimpfung von Windpocken 9—12 Tage, in einem Falle 14 Tage. *Kinder, die erfolgreich mit Zoster geimpft waren, reagierten auf die Windpockenübertragung nicht mehr.* Mit Zosterrekonvalescentenserum geimpfte Kinder konnten bei einer Varicellenhausinfektion vor der Erkrankung geschützt werden. Einmalige Weiterübertragung von den Impfreaktionen aus gelang nur in 2 Fällen. Weitere Passagen verliefen negativ, ebenso Überimpfungen auf Erwachsene. Kundratitz, *auch* Lipschütz, *sehen darin einen deutlichen Zusammenhang der Windpocken mit dem Zoster bzw. eine Einheitlichkeit der Erreger.* Lauda und Stöhr haben die

KUNDRATITZschen Befunde mit dem Ergebnis nachgeprüft, daß sie bei der Verimpfung von 17 Zosteren auf 54 Kinder keine örtliche Reaktion sahen, in wenigen Fällen am 2. und 3. Tage eine unspezifische. Drei der geimpften Kinder erkrankten, ohne eine örtliche Reaktion aufgewiesen zu haben, an Windpocken, bei zweien kam als Ansteckungsquelle nur ein Zosterträger, im 3. Falle mit Wahrscheinlichkeit in Frage. Da aber auch drei andere ungeimpfte Kinder, die mit Zosterkranken nur in räumliche Berührung gekommen waren, ebenso nach der Windpockeninkubationszeit Windpocken bekamen, so denken LAUDA und STÖHR an die Möglichkeit, daß auch die drei ersten Kinder nicht durch die Impfung, sondern durch die Berührung mit Zosterkranken an Windpocken erkrankten. Sie gingen bei diesen Versuchen von Zosteren Erwachsener aus, KUNDRATITZ von Kinderzosteren. Ob das die Unterschiede des Reaktionsausfalles erklärt, mag dahingestellt sein, jedenfalls kann nicht das Windpockenvirus als das allgemeine Zostervirus aufgefaßt werden, wohl halten LAUDA und STÖHR durch die Untersuchungen *den Beweis* für das Bestehen eines *varicellösen Zoster für erbracht*; COZZOLINO *vermutet* nur auf Grund einschlägiger Überimpfungsversuche von Mensch zu Mensch sein Bestehen.

Die letzten einschlägigen Untersuchungen von VAN DRIEL, GLAUBERSOHN und WILLFAND, SIEGL lassen in ihren Ergebnissen eine Einheitlichkeit vermissen. Der Ausgangspunkt war immer Zosterblaseninhalt, die Versuchspersonen Kinder und Erwachsene. VAN DRIEL fand bei Kindern nichts, dagegen bei einem Erwachsenen einen windpockenähnlichen Ausschlag. SIEGL sah bei zwei von sechs Kindern nach 22—23 Tagen Windpocken, jedoch auch bei einem Ungeimpften, GLAUBERSOHN und WILLFAND kleine Bläschen an der Impfstelle, jedoch keine Windpocken.

Pathologisch-anatomische Befunde. TYZZER machte, wie andere schon vor ihm, auf die histologische Ähnlichkeit zwischen Veränderungen in Zoster- und Windpockenbläschen und den von LIPSCHÜTZ beschriebenen Zosterkörperchen aufmerksam. BALOGH wies sogar bei 5 zur Sektion gekommenen windpockenkranken Kindern, ähnlich wie beim Zoster, in der Bindegewebskapsel von 212 unteruschten Interspinalganglien geringgradige mit Blutungen einhergehende, sicher frische Entzündungsherde nach. Er führt deshalb auch den Windpockenausbruch auf vasomotorische Ernährungsstörungen der Haut zurück und meint, daß eine segmentäre Anordnung der Windpocken in den Fällen einträte, in denen das Virus einzelne Ganglien oder deren Umgebung zu pathologischen Funktionen reize (?). Auch AVIRAGNET, HUBER und DAYRAS sind von einer besonderen Affinität des Windpockenvirus zu den hinteren Ganglien überzeugt.

WOHLWILL fand bei 24 untersuchten Ganglien eines frischen Windpockenfalles keine pathologisch-anatomischen Veränderungen.

Alle diese Befunde, zumal die epidemiologischen, sollen die v. BOKAYsche Hypothese erhärten, die er bereits auf dem internationaler Budapester Ärztekongreß 1909 aufgestellt hatte und die in dem Satze gipfelte: „Varicellenvirus kann infolge bisher unbekannter Umstände anstatt einer allgemeinen Eruption einen typischen Zoster hervorrufen und durch diesen Zoster werden Varicellen auf andere Individuen übertragen." *Er bezieht aber, wie er in seinen weiteren Arbeiten immer wieder betont, „die varicellogene Ätiologie" nur auf einen Teil der Zosterfälle.*

R. CRANSTON LOW hat dann noch die Hypothese aufgestellt, daß es sich bei den Windpocken um eine auf dem Blutwege übermittelte Ansteckung handele, während ein Zoster entstünde, wenn das Virus von der Nasenschleimhaut über die Lymphscheiden der Nn. olfactorii zu den Ganglien und hinteren Wurzeln gelänge und auf diese Weise mehr örtlich wirke.

Unwidersprochen sind diese Ansichten keineswegs geblieben. Sie lassen sich nach der Lage der Dinge ebenfalls vor allem nur durch epidemiologische, serologische, experimentelle, pathologisch-anatomische Beobachtungen widerlegen. Cantor teilt z. B. mit, daß auf der Weihnachtsinsel in den *Straits Settlemants* in den letzten 20 Jahren zwar ziemlich viel Zosterfälle vorgekommen wären, aber kein einziger Windpockenfall. Perutz sah in gleichen Wiener Bezirken die Zahl der Zosteren ziemlich gleichbleibend, während die der Windpocken bedeutenderen Schwankungen unterlag. Ferner sind die Fälle von Bloch, Dorones, E. Hoffmann, Heuberger, Hill, Johannsen, Lépine, Lepp (lymphoide Leukämie + Zoster necroticans, 2 Tage später ein Windpockenausschlag, Überimpfung auf Kaninchenhornhaut erfolglos), Mc Clean, Mouriquand und Ravaut, Mühlhoff-Hoffmann, Tourneux, P. Weber u. a., *die Zoster und unmittelbar darauf Windpocken bekamen, und andere, bei denen Windpocken und Zoster gleichzeitig erschienen* (Delmas, Hallé, Gautier und Peyrot, Michaux, Lamache und Marsset, Overton u. a.), *schwer im Sinne der* Bókay*schen Hypothese zu deuten.* Denselben Schwierigkeiten begegnen wir, wenn wir den Fall von Barabas, den siebenten v. Bókayschen Fall, bei denen ein und derselbe Kranke zuerst an Zoster, dann an Windpocken erkrankte, hier berücksichtigen. *Gerade solche Fälle von gleichzeitigem Vorkommen beider Erkrankungen bei demselben Kranken halten* E. Hoffmann *u. a. am beweisendsten für den Zusammenhang Windpocken-Zoster*, und unter den Fällen, bei welchen der Windpockenausschlag bald oder 1 Woche nach der Zostererkrankung auftrat wieder die für überzeugender, bei denen der Zoster seinen Sitz im Trigeminus- oder Zervikalnervengebiet hat, während die Windpocken Rumpf und Mundschleimhaut bevorzugen und unter Umständen noch zu einer Ansteckung von Kindern in der Familie nach 13 Tagen führen (Bloch, E. Hoffmann, Weber u. a.). *Unserer Meinung nach zeigt gerade das gleichzeitige Vorkommen beider Erkrankungen bei demselben Mann schon, daß Windpocken und Zoster wesensverschieden sind. Windpocken hinterlassen eine Immunität für Windpocken,* sie gehören zu den am stärksten immunisierenden exanthematischen Krankheiten, *aber keine für Zoster* (Berinsohn, Onfourt u. a.). *Zoster hinterläßt wahrscheinlich ebenfalls eine Immunität für Zoster.* Es wäre also nicht recht verständlich, warum dann gerade bei Fällen, die zusammen oder so schnell hintereinander erkranken, die Immunität nicht eintreten sollte bei der Wesensgleichheit der Erreger. Nie hat man auch bisher bei Windpocken Veränderungen in der Rückenmarksflüssigkeit beobachten können, häufig beim Zoster. *Der Zoster ist praktisch nicht ansteckend, wohl die Windpocken. Das Zusammentreffen beider Krankheiten ist bei der großen Verbreitung der Windpocken nichts Wunderbares.* Es handelt sich bei den Beobachtungen vielleicht nur um ein rein zufälliges Zusammentreffen, wie man es bei Masern und Windpocken oder Masern und Zoster auch sehen kann.

Comby, einer der *Hauptvertreter der Dualitätslehre* in Frankreich im Gegensatz zu Netter, hat außerdem *84 Zosterfälle* eigener Beobachtung zusammengestellt, der jüngste war 8 Monate, der älteste 15 Jahre, *nie traten hierbei Zoster und Windpocken gleichzeitig oder nacheinander auf.*

In *Deutschland* sprechen sich *außerdem* noch Oppenheim u. a. *sehr bestimmt gegen die Identität des Virus der Windpocken und des Zoster* aus. Er läßt jetzt immer zosterkranke Erwachsene in Kinderkrankensälen aufnehmen und hat bisher noch keine Windpocken entstehen sehen. *Gegen die Identität nehmen ferner* Bedö, Lesné *und* de Gennes, Loos, Sicard, Sicard *und* Paraf *u. a. Stellung.*

Die epidemiologischen Beobachtungen werden überhaupt den Streit nicht entscheiden können; er wird wie Condat, Guerro u. a. auch schon betont haben, *erst dann entschieden werden, wenn wir die Erreger beider Krankheiten kennen.*

Auf die serologischen Stützen ist auf Grund der Erfahrungen bei anderen Krankheiten erst recht kein Wert zu legen. Wir wissen ja heute, daß die Arbeitshypothese der Antigenantikörperbildung, die sich bei der Entdeckung der Wa.R. fruchtbar erwiesen hat, sicher nicht zutrifft, und es ist eigenartig, mit dieser Hypothese nun die Identität oder Verwandtschaft zweier Krankheiten beweisen zu wollen.

Die bisher zum großen Teil noch nicht bestätigten Untersuchungen am Tier haben zu keinen irgendwelcher ernster Kritik standhaltenden Ergebnissen geführt. MINAMI und EHARA schließen sogar aus ihren Hodenimpfungen und den pathologisch-anatomischen Befunden am Hoden, daß Herpes bzw. Zoster- und Windpockenvirus verschieden sind. Nur die Untersuchungen von KUNDRATITZ am Menschen könnten zu denken geben. Die Ergebnisse der bisherigen Nachuntersucher sind jedoch zu wenig einheitlich, als daß in ihnen schon eine Bestätigung der KUNDRATITZschen Versuche am Menschen erblickt werden könnte.

Die *pathologisch-anatomischen* bzw. *histologischen* Befunde TYZZERs beweisen keine Verwandtschaft von Zoster und Windpocken. *Es gibt keine irgendwie spezifische histologische Reaktionsform für ein Virus; das zeigen unsere Erfahrungen bei Lepra, Tuberkulose und Syphilis.* Den BALOGHschen Befunden ist entgegenzuhalten, daß sie vereinzelt geblieben sind und von WOHLWILL, allerdings nur bisher an einem Falle, nicht bestätigt wurden.

Wie lassen sich nun diese auseinandergehenden Beobachtungen vereinen? Einmal gibt es, wie die Literatur lehrt, Fälle von generalisiertem Zoster und Zoster mit aberrierenden Bläschen, die den Windpocken vollkommen gleichen können und zum anderen gibt es Windpocken mit zosteriformer Anordnung *(zosteriforme Windpocken)* (LAURENTIER, TIÈCHE, WIELAND, ZIEL u. a.), zum dritten können beide Krankheiten nebeneinander bzw. nacheinander vorkommen, zum vierten die eine durch die andere geweckt werden. LEVADITI und NICOLAU haben in ihrer Arbeit „*Mischinfektionen mit filtrierbarem Virus*" z. B. den Gedanken ausgesprochen, daß eine Ansteckung mit einem filtrierbaren neurotropen Virus eine bestehende latente Ansteckung mit einem anderen Virus verwandter Art durch Durchbrechung einer bestehenden natürlichen Immunität zum Aufflackern bringen könne. So ist ihnen der Nachweis gelungen, daß Lyssavirus eine latente Neurovaccineansteckung beim Kaninchen zu einer tödlichen Infektion aufreizen kann. Das *Zusammentreffen* von Grippe und Encephalitis oder von *Zoster* und *Windpocken* wäre vielleicht so zu erklären.

Trotzdem halten wir die Frage auch dadurch noch nicht für vollkommen geklärt. Wir können hier natürlich diesen Streit auch nicht entscheiden. *Es ist, unserer Ansicht nach, bezüglich der Identität zwischen Zoster und Windpocken oder auch nur bezüglich der Identität bestimmter Zosterformen und Windpocken heute noch dieselbe Zurückhaltung angebracht, wie bezüglich der Identität von Herpes simplex und den Erregern bestimmter Encephalitisformen. Wahrscheinlicher ist uns die Verschiedenheit von Windpocken- und Zostererregern.*

c) Der Zoster und andere Infektionskrankheiten.

Der Zoster ist im Verlauf der verschiedensten Infektionskrankheiten beobachtet worden. Auch hier werden wir, solange wir seinen Erreger nicht kennen, nie zu entscheiden vermögen, ob der jeweilige Erreger der Infektionskrankheit den Zoster hervorgerufen hat, oder ob sich der Zostererreger auf die primäre Erkrankung aufgepfropft hat, sei es rein zufällig, sei es, weil diese die örtliche und allgemeine Vorbedingung für seine Ansiedelung bzw. sein Auskeimen geschaffen hat.

Sicher kann sich ein Zoster im Verlauf von akuten und chronischen Infektionskrankheiten einstellen.

So liegen z. B. über Zoster bei *Influenza* bzw. *Grippe* Beobachtungen vor von Arnstein, Barthélemy, Curtin, Hollander, Küster u. v. a., bei der *Encephalitis lethargica* bzw. *epidemica* von Gundersen, Netter, Schaffir, Schönborn u. a., bei der *Pneumonia crouposa* von Clement, Howard, Talamon u. a., bei der *Parotitis epidemica* von Roger und Maragarot, beim *Erysipel* von Blaschko, bei den *Rubeolen* von Benard (unter 291 Fällen einmal), beim *Tetanus* von Mastri, bei *Febris recurrens* von Spitz, bei *Gonokokkensepsis* von Jourdanet.

Spärlicher sind die Beobachtungen von Zoster bei *infektiösen Hauterkrankungen*, vorausgesetzt, daß kein As gegeben wurde.

Beim *Erythema exsudativum multiforme* beschreiben ihn Troissier und Georg, sie halten ihn sogar für einen anderen Ausdruck desselben hypothetischen Virus, welches das Erythema exsudativum multiforme bedingen soll.

Im Anschluß an eine *Impfung* bei einem 67jährigen Mann auf dem linken Deltoideus sah Dumont 7 Tage später einen gangränösen rechten Intercostalzoster und erklärte ihn mit dem Übergang des Virus auf dem Wege über das Rückenmark von der linken auf die rechte Seite! Folgende Beobachtung von Chatellier muß hier erwähnt werden: 19jähriger Student der Medizin wird zum dritten Male am 18. XI. 24 mit drei Scarificationen in der linken Deltoideusgegend geimpft; zwei von ihnen entwickeln sich zu normalen Pusteln. Am 6. XII. 24 nach einigen Vorboten (Kopfschmerzen, Müdigkeit) wird unter dem linken Schlüsselbein eine Gruppe von Bläschen bemerkt, am 7. XII. eine weitere an der Fossa supraspinata, zwischen den Hauptgruppen einige verirrte Bläschen auf der Schulter.

Paschen, als Referent, betont, einen ähnlichen Fall beobachtet zu haben. Weitere einschlägige Beobachtungen sind die von Frommel und Baumgartner, Glaubersohn, Rosch und Mozer. Im Falle Glaubersohn bekam ein 17jähriges Mädchen 17 Tage nach einer gelungenen Pockenimpfung am linken Arm einen Zoster in der linken Schulterblattgegend und dem oberen Drittel des linken Armes. Sind das nun mit der Impfung in Zusammenhang stehende Zosterfälle, bedingt durch zentripetale Ausbreitung des Virus länge des Nervenstranges oder haben sie mit dem Zoster nichts zu tun? Auch dies läßt sich heute nicht entscheiden, zum mindesten sind sie keine Stütze der Zoster-Varicellenhypothese, bei der Häufigkeit der Impfung kann schließlich einmal ein Zoster ihr folgen.

Häufiger sind die Angaben über das *Zusammentreffen des Zoster mit chronischen Infektionskrankheiten.* Wenn wir hier von der *Malaria* (Arnstein, Goglievina, Deaderick, Dupont, Ortner, Peter (11 Zosterfälle unter 2000 Malariakranken), Mc Farlane, Schlesinger, Wienfeld u. a.), der *multiplen Sklerose* (Head und Campel) und der *Lepra* (Peter, Labernadie u. a.) absehen, so nehmen die *erste Stelle* die *Tuberkulose* und die *Syphilis* in allen ihren Verlaufsformen ein.

Bei der *Tuberkulose* sahen einen Zoster Arnstein, Barbier und Lian, Barrier, Bocquillon, Bornardeau, Collet, Conor, Huchard, Loper, Magnusson (10 Fälle unter 1300 Kranken), Mouton, Rendu, Schreiber und viele andere.

Bei der *Syphilis* scheiden wir in diesem Zusammenhange von vornherein jene Fälle aus, bei denen unter einer Salvarsanbehandlung ein Zoster aufgetreten ist (siehe diese unter Arsenzoster), es bleiben dann bei *Syphilis II* die Beobachtungen von Artom, Artom und Fornara (4 bei Syphilis, 2 bei frühsyphilitischer Meningitis), Boner, Juillien, Steinmeyer u. a., bei *Rücken-*

markssyphilis jene von ALDERSON, HUSLER (vielleicht syphilitische Myelitis) bei *Tabes dorsalis*[1] jene von SÁINZ DE AJA, ALEFELD (2), ARTOM und FORNARA, FASSBENDER, HAUTEFEUILLE und DUPRET, HEAD und CAMPBELL, KÖSTER, IMMERMANN (1), RAUSCHKE (1), SHELDON, SEIFFER (1), WESTPHAL (1) u. a., bei *Paralyse* jene von ARTOM und FORNARA, BOUYER und LEMAUX, DANLOS, DUPAU, GONNERET, IMMERMANN (2), KAISER (2) und andere[2].

Meist waren es bei der Paralyse Fälle von Zoster des Kopfes, bei der Tabes tritt in der Regel ein Zoster des Rumpfes auf.

2. Die traumatischen Formen des Zoster.

a) Zoster nach einem peripheren Trauma.

Fälle, in denen ein Zosterausbruch auf ein von außen her im Verlauf des peripheren Nerven angreifendes Trauma zurückgeführt wird, sind in der Literatur nicht selten erwähnt, wenn auch nicht immer überzeugend mitgeteilt, so hat es sich dabei unter Umständen um einen *Herpes simplex* bei CHARCOT, v. DÜRING, LESSER, MANTEAU, ZILZ, um *herpetiforme zosterähnliche Nekrosen* um andere bläschenförmige *Affektionen* bei KUHL (nach äußerer Anwendung von Arzneimitteln), um eine *Impetigo* bei GAUCHER und BERNARD (Fall 2) gehandelt, trotzdem sind sie in der Literatur als *Zoster traumaticus* niedergelegt. Ferner ist bei einigen anderen, die als Zoster traumaticus gehen, das *Trauma überhaupt nicht erwiesen* (FABRE), oder das Trauma strittig (MOUGEOT) oder das Trauma hat an einer dem Zosterausbruch gerade entgegengesetzten Stelle eingewirkt (BESNIER). Darauf hat auch THIBIERGE hingewiesen.

Am eindrucksvollsten lägen noch jene, bei denen *im Anschluß an eine intramuskuläre Einspritzung* eines in Öl suspendierten Mittels (Hg, Bi) mehrere Tage später ein anscheinender Zoster sich um die Einspritzungsstelle herum, bzw. dem Verlauf des Ischiadicus entsprechend, entwickelte. Hier könnte man denken, dieses Trauma des Nerven hätte vielleicht den Ausbruch des Zoster ausgelöst, wenn es wirklich ein Zoster gewesen ist. Gerade in der Glutaealgegend aber kommen Fälle von *zosteriformen Herpes,* d. h. einem Herpes mit zosterähnlicher Anordnung, die selbst Kennern des Krankheitsbildes Schwierigkeiten gegenüber der Abgrenzung vom echten Zoster bereiten können, nicht so selten vor. Das beweist auch der von LAUDA und LUGER in der „Klinik und Ätiologie der herpetischen Manifestationen (Herpes simplex)" erwähnte und abgebildete Fall, der von KYRLE nach dem klinischen Aussehen für einen Zoster gehalten wurde. Aus der Vorgeschichte ging jedoch hervor, daß es sich um einen regelmäßig vor der Periode, auch während der Schwangerschaft, trotz Fehlens der Periode, in entsprechenden Zwischenräumen auftretenden Herpes glutaealis handelte, so daß auf Grund dieses Zeichens allein ein rezidivierender Herpes simplex angenommen werden mußte (s. S. 32).

Im Anschluß an eine *intramuskuläre Hg-Einspritzung* sind Fälle von *Zoster* (traumaticus) von KREIBICH, SELENEW, POGANY — in dem POGANYschen Falle will RAJKA einen Arsenzoster nicht mit Sicherheit ausschließen, da die Kranke auch Salvarsan erhalten hatte —, TOUTON, VÖRNER, nach *intramuskulärer Wismuteinspritzung* von BOAS, FREUDENTHAL, LEHNER, NETTER, ZADOC-KAHN mitgeteilt worden, von MAZOTTI *nach intramuskulärer* (?) Einspritzung einer *Antipyrinlösung,* er selbst hielt es für ein Antipyrinexanthem und Aufpropfung eines Zoster auf dieses.

---

[1] HEAD und CAMPBELL sehen in dem Zosterausbruch sogar „ein klassisches Symptom der Tabes", OPPENHEIM zählt ihn zu den seltenen Vorkommnissen bei Tabes. Ältere Fälle sind bei KALISCHER erwähnt.

[2] Die in Klammern gesetzten Zahlen bedeuten die Anzahl der Fälle.

Eine *zosteriforme Nekrose* bzw. blitzfigurenähnliche Hauterkrankung (Oppenheim), die nichts mit dem Zosterausbruch als solchem zu tun hat und von den betreffenden Forschern auch nicht dafür gehalten wurde, haben nach intramuskulären Quecksilbereinspritzungen noch Brocq, Jadassohn, Lesser, Mayer, Saphier u. a., nach *Wismut*einspritzungen Freudenthal, Sezary, Wolf u. a. beschrieben; sie beruht wohl auf einer örtlichen Embolie.

Überzeugender für eine periphere Entstehung eines Zoster traumaticus wären jene Fälle, bei denen im Anschluß an eine unmittelbare Verletzung des peripheren Nervens ein Zoster aufgetreten wäre.

In der älteren Literatur werden zum Beweis dafür immer wieder die Fälle von Weir-Mitchell und Morehouse-Kean aus dem amerikanischen Kriege erwähnt, bei denen nach Schußverletzung des Nervenstammes in dem betreffenden Hautgebiete ein Zoster entstanden sei.

Die Veröffentlichungen selbst kenne ich nur aus kurzen Referaten, so daß ich hier keine Stellung zu ihnen nehmen kann, aber *wäre dem wirklich so gewesen, so müßte ja der Weltkrieg den besten Beweis für eine solche Entstehung des Zoster traumaticus erbracht haben und er bringt gerade den Gegenbeweis*; darauf hat Schönfeld nachdrücklichst hingewiesen.

In der ganzen Weltkriegsliteratur habe ich nur einen Fall finden können, bei dem ein Zoster nach *Verletzung eines peripheren Nerven,* und zwar 109 Tage (!) später aufgetreten sein soll (Fall von v. Tschermak: Zoster gangraenosus der rechten Hand nach Schußverletzung des Plexus brachialis), und das war kein Zoster, sondern ein zosterähnlicher Hautausschlag, wie man ihn nach peripheren Verletzungen nicht so selten sehen kann und wie er von Oudard und Jean wieder beschrieben wurde.

An sonstigen peripheren Traumen, die einen Nerven geschädigt und dadurch zu einem Zoster der betreffenden Stelle geführt haben sollen, seien hier die Fälle von Budde (*Typhusschutzimpfung,* drei Tage später Zoster im Verlauf der oberen Cervicalnerven), Risel (Druck einer dicken, wollenen Schnur auf den Oberarm einer 36jährigen Frau, 1 (!) Stunde später Zoster dieses Gebietes).

Dann erlebte Ebstein noch 6 Tage nach *einem Stoß* gegen die linke Wange bei einer 52jährigen Frau einen Zoster des ersten Trigeminusastes, Etienne und Voirin einen Zoster intercostalis nach einem Rippenbruch bei einem Soldaten in der Höhe D_7, Mulert einen Zoster der rechten Gesichtshälfte bei einer 16jährigen Arbeiterin einige Tage *nach einer Ohrfeige,* Stein einen Zoster intercostalis bei einem Studenten *nach einem Säbelhieb* (Zeitangabe fehlt), G. W. Unna Zoster nach einem *Rippenbruch* (1917), derselbe hatte 1889 angeblich einen Arsenzoster gehabt.

Diese Fälle sind so kurz mitgeteilt, bzw. es fehlen teilweise nähere Angaben über den Sitz des Zosters, daß es unmöglich ist, auf sie kritisch näher einzugehen.

Wie leichtfertig jedoch mitunter bei der Annahme eines Zusammenhanges zwischen einem peripheren Trauma und einem Zoster vorgegangen wird, davon zeugen die Veröffentlichungen von Hall, Yeoman u. a.

Bei der Hallschen Mitteilung fiel ein dreijähriges Kind im Dezember hin, quetschte sich dabei die Wange, Ende April des folgenden Jahres erschien ein Zoster (?) des Gesichtes, der zu dem erlittenen Trauma in ursächliche Beziehung gesetzt wird.

In dem Fall von Yeoman traten fünf Monate nach der Entfernung einer Eierstocksgeschwulst ein Zoster in der Gegend des 3. Sakralfortsatzes und an der Innenseite des Oberschenkels auf. Er wird auf eine Verletzung des 2. Lumbalnerven und letzten Dorsalnerven bei der Operation zurückgeführt!

Nach den meisten dieser Beobachtungen möchten wir es dahingestellt lassen, ob es überhaupt einen Zoster traumaticus nach peripherer Einwirkung gibt, nur der unten von Mendel beschriebene Fall könnte vielleicht zu denken geben.

Ein Teil der Fälle, welcher mit dieser Zosteretikettierung durch die Literatur geht, sind, wie wir es wahrscheinlich gemacht haben, andere Hautkrankheiten, aber kein Zoster gewesen, bei weiteren ist das angeschuldigte Trauma strittig oder nicht erwiesen, oder es werden Vorboten des Zoster in Form von Schmerzen mit einem Trauma in Zusammenhang gebracht, bei wieder anderen ist der zeitliche Zwischenraum zwischen Trauma und Zosterausbruch zu groß.

Die Fälle, in denen der Zoster nach intramuskulären Einspritzungen erschienen sein soll, sind äußerst selten, so daß es sich, abgesehen von einem zosteriformen Herpes glutaealis auch um Zufallsbefunde handeln konnte.

Die Kriegserfahrungen sprechen gegen einen Zoster traumaticus nach peripherem Trauma.

b) Zoster nach einem zentralen Trauma.

Das Entstehen des Zoster nach einem zentralen Trauma, bzw. nach am Zentralnervensystem sich abspielenden krankhaften Vorgängen, ist eher verständlich, wenn dieses Trauma oder die krankhaften Vorgänge unmittelbar oder mittelbar die Spinalganglien, in deren Bereich der Zosterausbruch erfolgt, betroffen hat. Solche Fälle sind selten beschrieben worden.

BLASCHKO glaubte zweimal einen Zoster intercostalis auf eine unmittelbare traumatische Schädigung der Spinalganglien zurückführen zu müssen.

Beide Male war der Zoster nach Turnen am Reck, das eine Mal nach einem Fall auf den Rücken beim Reckturnen, das andere Mal nach einer Übung am Reck, bei der plötzlich Schmerzen im Rücken verspürt wurden, nach drei bzw. fünf Tagen erschienen. BLASCHKO nahm eine Zerrung oder im kleinen Umfang eine Zerreißung der Wirbelbänder mit gleichzeitiger Schädigung der dort liegenden nervösen Apparate an. Röntgenuntersuchungen aus dieser Zeit fehlen.

Die Kriegsbeobachtungen sind spärlich.

STERN sah zweimal bei einem Steckschuß mit röntgenologisch festgestellten Granatsplittern nahe der Wirbelsäule einen akut auftretenden Zoster intercostalis. *Das sind wohl die einzigen Fälle der deutschen Kriegsliteratur.* Aus der *französischen* sind jene von BOURSIER und DUCASTAING (einige Tage nach einem röntgenologisch festgestellten Steckschusse Zoster thoracicus sinister der befallenen Gegend) und der von DUPONT und TROISIER (Zoster des Plexus cervicalis nach einem Gewehrschuß aus 350 m Nähe, Durchschuß durch den Kopf), aus der *italienischen* der Fall von AGAZZI (Zoster des Cervicalplexus nach einem Schuß durch den Hals) vorhanden.

Von Zoster im Anschluß an zentral einwirkende Traumen wären dann hier noch die Fälle von BAUDOUIN (Zoster cervicalis superficialis, am nächsten Tag nach einem heftigen Schlag auf den Kopf), der von DARIER (Zoster ophthalmicus nach einer Gehirnerschütterung bei einem Automobilunfall), der von DIDIER (Zoster dorso-lumbalis sinister drei Tage nachdem eine Zerrung der Wirbelsäule erfolgt war) und der von THIBIERGE (Zoster cervicalis rechts drei Tage nach Quetschung des Kopfes nach Fall auf die rechte Seite) zu nennen. Von einem „Zoster traumaticus" nach äußeren Einwirkungen sollte nach unseren Erfahrungen nur gesprochen werden, wenn folgende Bedingungen erfüllt sind:

1. Der bläschenförmige Ausbruch ist ein einwandfreier Fall von Zoster gewesen (keine sogenannten Rückfälle oder Zoster generalisatus),

2. das angeschuldigte äußere Trauma ist kürzere Zeit bis zu vier Wochen vorher erfolgt und einwandfrei erwiesen,

3. das äußere Trauma war derart, daß es wenigstens mittelbar oder unmittelbar die Ganglien, in deren Bereich der Zoster aufgetreten ist, hat schädigen können. Bei Steckschuß oder Granatsplitterverletzungen müssen diese *röntgenologisch* in der Nähe der befallenen Ganglien nachgewiesen worden sein, bei stumpfen Verletzungen röntgenologisch eine Fraktur oder Fissur,

4. die Zosterbläschen sind durch Hornhautimpfung auf geeignete Versuchstiere nicht übertragbar gewesen.

Diese *Feststellungen* haben nicht nur ein theoretisch-wissenschaftliches Interesse, sondern könnten eine *praktische Bedeutung* bei der Frage „Zoster und Unfall" bekommen.

Bisher haben in der Zoster-Literatur drei Fälle, zwei von Axenfeld-Bayer, einer von Raecke-Landtau nach einem Unfall des Gesichtes zu Rentenansprüchen geführt. Bei allen handelte es sich um einen Zoster ophthalmicus, gefolgt von dauernden Sehstörungen.

Der Zusammenhang mit dem Unfall war trotz der Möglichkeit eines zufälligen Zusammentreffens bejaht worden.

Theoretisch wurde die Frage „Zoster und Unfall" von Mendel sowie Marek im Anschluß an einschlägige Beobachtungen erörtert, beide nehmen einen mittelbaren Zusammenhang an. Der Mendelsche Fall ist folgender:

37 jähriger Metallschleifer, Trauma am 9. April 1914. Eine Holzkiste mit Metallplatten fiel ihm gegen die rechte Brustseite vorn mit scharfer Kante auf, hinten, insbesondere an der Wirbelsäule keine Verletzung, keine Wunden, keine Hautabschürfung, kein Rippenbruch, keine Erscheinungen von seiten der Lunge. Alsbald nach dem Trauma Schmerzen in der rechten Brustseite. Am Abend des Unfalltages Schüttelfrost, am nächsten Tage Bläschen an der rechten Brustseite, zuerst vorn an der Stelle der Verletzung. Es entwickelte sich eine Gürtelrose, deren Narben am 15. Juni 1914 bei der Vorstellung in der Berliner Gesellschaft f. Psych. u. Nervenkrankheiten noch sichtbar waren. Mendel nimmt an, daß durch den Unfall vielleicht ein Locus minoris resistentiae geschaffen wurde, Bakterien mobil gemacht wurden, ähnlich wie es bei der traumatischen Lungenentzündung in solchen Fällen angenommen wird. Da das Spinalganglion völlig unverletzt blieb, müßte man nach Mendel hier „an eine rein peripher-neurotische Form des Herpes zoster denken" oder „man müßte eine bis zum Ganglion ascendierende traumatische Neuritis annehmen".

Marek kommt bei seinem Fall (52 jähriger Postbeamter, Bahnunfall, Verletzung der linken Gesichtshälfte, am 9. Tage Zoster im Gesicht) zu dem Ergebnis, daß es sich hier um einen idiopathischen Zoster, hervorgerufen durch Ansiedlung des Virus im traumatisch geschädigten Bezirk des Rückenmarkes gehandelt habe.

Mendel ist geneigt, nur das periphere Trauma zu beschuldigen, eine gleichzeitige zentrale Einwirkung aber auf die Spinalganglien scheint uns nach der Art des Unfalles nicht ausgeschlossen. Röntgenologisch ist jedenfalls nicht festgestellt worden, ob die Gegend des Spinalganglions unverletzt blieb.

Noch etwas anderes: Eine Inkubation von nur 12 Stunden nach einem Unfall ist auffällig, das ist auch der Beobachtung von Baudouin entgegenzuhalten, die Deutung von Mendel ist also angreifbar.

Wir sind ausführlicher darauf eingegangen, weil es mit der einzige Fall ist, in dem ein Zoster an der Stelle eines rein peripheren Traumas aufgetreten sein sollte!

Im Leben wird ja praktisch fast nur der Zoster ophthalmicus mit folgenden Sehstörungen und Unfall eine Rolle spielen, aber es könnten schließlich einmal bei lange dauernden Neuralgien nach einem sog. traumatischen Zoster Ersatzansprüche gestellt werden. Bei der zukünftigen Entscheidung solcher Fragen wird man die oben erwähnten Punkte zu berücksichtigen haben und immer betonen, daß auch das Zusammentreffen ein rein zufälliges sein kann, wenn schon beim zentralen Trauma der Zusammenhang zwischen diesem und dem Zoster der wahrscheinlichere ist.

Bei Fällen, die, wie der Axenfeldsche, zur Erblindung des Auges führen, dürfte man bei Unklarheiten schon mehr aus menschlichen als aus wissenschaftlichen Gründen zur Anerkennung einer Rente kommen.

Vom rein wissenschaftlichen Standpunkte aus könnte man als *zentral einwirkende Traumen* auch *Lumbalpunktionen, intralumbale Einspritzungen, subdurale Blutungen* und *andere krankhafte Vorgänge,* die auf die Spinalganglien

und andere Ganglien übergreifen, gelten lassen. Deshalb seien hier die Zosterfälle angeführt, die sich nach solchen Einwirkungen entwickelt haben. Nach
einer *Lumbalpunktion* sahen sein Erscheinen ACHARD, BREUER bei gleichzeitiger
Tabes, SCHÖNFELD (zwei Fälle). Daß dieser Eingriff auch nur die mittelbare
Veranlassung gewesen sein kann, ist bereits S. 31 betont worden.

Nach einer *Einspritzung in den Rückenmarkskanal* erwähnen einen Zoster
bzw. lassen die Möglichkeit eines Zosterausbruches nach einer *Lumbalanästhesie*
offen DARGEIN, OUDARD und PERVÈS, PAUTRIER und CL. SIMON [nach STOVAIN[1]],
SCHÖNFELD (nach *Phenolsulfophthalein*), nach *Röntgentiefenbestrahlung* sahen
im Bereich der bestrahlten Ganglien GRÖDEL, SCHREUS einen Zoster.

ADIE hat zwei eigenartige Fälle *tödlicher Subarachnoidealblutung* mit folgendem
Zoster bei einer 42jährigen Frau und einem 37jährigen Manne veröffentlicht.
Die Ursache der Blutung war das Platzen eines kongenital aneurysmatischen
Gefäßes. Die Diagnose der Blutung wurde bei der Frau durch klinische Unter-
suchung des Augenhintergrundes und der Rückenmarksflüssigkeit, beim Manne
durch die Sektion sichergestellt (S. 42).

*Die mittelbare Ursache bzw. Veranlassung des Zoster dürfte wohl der Druck
der Blutung auf die erwähnten Nervenwurzeln gewesen sein,* vielleicht auch bei
dem Falle von SZATHMÁRY (s. S. 43).

Andere krankhafte Vorgänge, die auf die Spinalganglien oder andere Ganglien
übergreifen, können uns, wie schon betont, das Auftreten eines Zoster ebenfalls
verständlich machen, ich erinnere an die beiden LESSERschen Fälle (*Kypho-
skoliose* mit Zoster thoracicus im Gebiete der stärksten Rückgratverkrümmung
und den weiteren zur Sektion gekommenen Fall, dessen Pleura in der Höhe
der erkrankten Ganglien verändert war), auch der SCHMIDTsche Fall, Zoster
des linken Armes bei einem *Carcinom des Mediastinums* gehört hierher. Bei den
meisten finden wir aber eine in die Ganglien eingewucherte *Lymphosarkomatose*
oder verwandte Erkrankungen.

Solche durch *Sektion* sichergestellte Fälle sind die von FISCHL, HEAD und
CAMPBELL, NYÁRY, WOHLWILL, V. ZUMBUSCH u. a., durch klinische Beobachtungen wahrscheinlich gemacht die von BULKLEY (Zoster bei *Lymphosarkom*),
CARR (Zoster bei *Leukämie*), FRANCIONI (*Lymphogranulomatosis*), JADASSOHN
(*lymphatische Leukämie*), LEHNER (*Pseudoleukämie*), OSTROWOSKI (*Lymphogranulomatosis cutis*), PANCOAST und PENDERGRASS (vier Fälle von Zoster
bei HODGKINscher Krankheit, einer bei *Ovarialsarkom*), SPIEGLER, TAPIE und
CASSAR (*Leukämie*) u. a. Auch an eine etwaige Provokation des Zoster durch
Arsen muß in diesen Fällen gedacht werden. Es wird bei Leukämie gern
gegeben und war auch bei dem SCHMIDTschen Falle verabreicht worden.
Dieses Einwuchern in die Ganglien ist einem zentral gesetzten Trauma gleich-
zustellen. Bei all den Fällen ist es aber *eine offene Frage,* ob *diese unmittelbare Einwirkung als solche genügt, oder ob sie nur eine Vorbedingung für die
Ansiedlung der Erreger schafft,* das letztere erscheint uns wahrscheinlicher.

3. Toxische und autotoxische Entstehung von Zoster.

a) Toxischer Zoster.

Seit der Arbeit von HUTCHINSON (1868) wird besonders dem Arsen ein
von den meisten anerkannter Einfluß auf das Zustandekommen des Zoster
eingeräumt; JULIUSBERGER glaubt diesen Einfluß ablehnen zu müssen.

---

[1] Das waren Fälle von echtem Zoster, die nicht etwa mit den von MAYER nach intralumbaler Stovainanästhesie bei einer 59jähr. ♀ beschriebenen trophischen Störungen an
der Haut mit zosterähnlicher Anordnung zu verwechseln sind.

Derartige Fälle von „*Arsenzoster*" haben dann bei der Arsenbehandlung der *Psoriasis* Blaschko, Bettmann, Gjorgjevic, Pringle, Rebreyend und Lombard u. a., bei der As-Behandlung des *Lichen ruber planus* Geyer, Jadassohn (unter 33 Fällen dreimal), Juliusberger, M. Lewandowsky (es bestand schon hochgradige Melanose nach Arsengebrauch), Lenz u. a.; bei *Psoriasis* und *Lichen ruber planus* Moreira, Nielsen, O'Donodan, Rasch, Solger, Touton, Truffi, Zeisner u. a.; bei As-Behandlung einer *ekzematisierten Pityriasis simplex* A. L. Fønss; bei As-Behandlung der *Chorea minor* v. Bókay; bei As-Behandlung der *Epilepsie* Brouardel, Burger, Carlill, Clark u. a.; bei der *Abtötung kranker Zahnwurzeln durch As* Corson und Knowles, Finlay u. a. erlebt.

Rückfälle von Zoster nach wiederholten Arsengaben führen Fordyce (Lichen ruber planus), Mezei (Anämie), Stark (Acne) mehr oder weniger kurze Zeit nach Wiederaufnahme der Arsenmedikation an.

Es ist selbstverständlich, daß man nach Einführung des Salvarsans und seiner ausländischen Nachahmungen (Arsphenamin) Fälle von Zoster nach subcutaner, intramuskulärer intravenöser Zufuhr beobachtet hat (Bettmann, Crawford, Fisichella, Fordyce, Galewsky, Klingmüller, Löwenberg, Mayer, Oettinger, A. Schmitt, Schönfeld und Zieler, Birnbaum u. v. a.).

Daß auch hierbei die Frage post hoc, ergo propter hoc berechtigt ist, verdeutlicht eine Beobachtung von Léri, André, Tzanck und Linossier, wo bereits drei Stunden nach Einspritzung von 0,15 NS ein Zoster im Bereich des linken Trigeminusastes erschien. Hier muß man wohl den Zusammenhang mit der Einspritzung ablehnen. Ebenso sei an die Klingmüllersche Beobachtung einer gleichzeitigen Erkrankung von Vater und Sohn an Zoster erinnert, ohne daß der Sohn mit Salvarsan behandelt war.

Rückfälle nach Salvarsaneinspritzungen teilen Serrano und Sáinz de Aja, Naegeli u. a., einen doppelseitigen Zoster Zieler (s. bei Zieler und Birnbaum) mit.

Über die *Häufigkeit* des Zoster nach As-Anwendung finden wir bei Nielsen die Angabe, daß er unter 557 mit As behandelten Psoriasisfällen in ungefähr $1,8\%$ (10 Fälle) einem Zoster begegnete, während er in 207 ohne As behandelten Psoriasisfällen fehlte.

Nach Fønss war es der Zoster bzw. sein häufiges Auftreten mit noch anderen Zeichen, welches Reynold darauf brachte, daß es sich bei einer englischen Epidemie um eine As-Vergiftung handeln müßte.

Die Geyersche Angabe (15—20% Arsenzoster) bei den Bewohnern von Reichenstein in Schlesien ist unzuverlässig. Blaschko sah unter 112 Fällen von Zoster überhaupt nur viermal einen Arsenzoster.

Das Eigenartige bei diesen anscheinenden Zosteren nach Arsen, was so gar nicht zu unseren Kenntnissen von den Überempfindlichkeitserscheinungen Arzneimitteln gegenüber passen will, ist, daß er fast durchwegs erst nach längeren, reichlichen Arsengaben erscheint, bei dem Lewandowskyschen Falle erst bei ausgeprägter As-Melanose, keine Überempfindlichkeit hinterläßt und sich kaum wiederholt, auch nicht bei nochmaliger reichlicher Zuführung von As. Fieber kann ihn begleiten (Bettmann). Bei weiteren Beobachtungen sollte man noch besonders auf weitere As-Nebenerscheinungen achten (Blut, Neuritis).

Nach intravenösen *Krysolgangaben* hat Schelenz einen Zoster gesehen.

Andere Stoffe, bei deren innerlicher oder intramuskulärer Darreichung Zoster einmal beobachtet worden ist, sind: *Hg* [Audry und Laurent (entfernt von der Einspritzungsstelle)], *Wismut* (Sáinz de Aja, Boas, Galliot (mehrere Monat nach beendeter Bi - Kur), Léri, André, Tzanck und

Linossier, Martineau, Sézary, Pernet und Gallerand u. a.), *Chaulmograöl* (Labernadie), *Jodkali* (Jacquet, mit Rückfall vier Jahre späterbei erneuter Jodkalizuführung), *Ergotin* (Druelle, zwei Tage später Zoster), *Morphium* (Ehrmann), *Tuberkulin* (Dufour, Hoke, Moro, Ruscher, Spitzer, entfernt von der Einspritzungsstelle), bei *CO-Vergiftung* (Leudet, Sattler), bei *Cyanamidvergiftung* Laurentier, bei *Alkoholneuritis* Brissaud, Eichhorst (unter 124 Fällen einmal).

Vielleicht ist es kein rein zufälliges Zusammentreffen, daß unter den angeführten Mitteln drei *(As, Ergotin, CO)* sind, die als weitere Nebenerscheinungen gelegentlich periphere Neuritiden aufweisen; allerdings ist die geringe Zahl von Zoster bei der Alkoholneuritis für diesen Zusammenhang wieder nicht verwertbar. *Die Beobachtungen von Zoster nach Hg, Wismut usw. genügen nicht, um von einem Hg- oder Wismutzoster, entsprechend dem As-Zoster, zu sprechen.*

b) Autotoxischer Zoster.

Zum Zoster auf autotoxischer Grundlage könnte man jene Fälle zählen, bei denen im Verlauf von *Stoffwechselanomalien* (Diabetes, Gicht, Urämie, Tetanie) und bei *physiologischen Zuständen* wie Periode, Schwangerschaft, Wochenbett, bei denen man u. U. mit der Bildung von autotoxisch wirkenden Substanzen rechnen kann, ein Zoster aufgetreten ist.

Bei *Diabetes* ist ein Zoster von Barbier, Fabre, Hall, Hoffmann, Naunyn, v. Reuss, Vergely u. a. beschrieben worden. Bei *Urämie* hat ihn Meresse des öfteren gesehen, einem *Gichtsausbruch vorangehend* v. Rensz, bei *Sklerodermie* Crosti, Freund (s. S. 42), Touton, Verotti, bei *Epilepsie* Raymond, bei einer *Tetanie* Bloch, während der *Menses* Riebold (s. Herpes simplex), am Ende der *Schwangerschaft* einen Tag vor der Geburt Colorni, im *Wochenbett* Kunz, während einer *Eklampsie* Neu. Wie man bei Fällen von Zoster, die mit Haut- (Psoriasis, Lichen ruber planus) und anderen Erkrankungen (Leukämie) einhergehen, an As als Auslösung des Zoster denken soll, so ist es das gegebene bei den Fällen, die im Wochenbett erscheinen, an das Ergotin zu denken. Der Fall von Neu bekam Ergotin.

Nach Genuß von *Miesmuscheln* trat ein Zoster bei einer Beobachtung von Leroux auf, ein anderer, der von denselben Muscheln gegessen hatte, bekam eine Nesselsucht. Bergmann erlebte einen Zoster nach Genuß von verdorbenem Schellfisch, gleichzeitig mit Herpes simplex (s. Herpes simplex, S. 89).

Alle diese Fälle bringen uns in der Erkennung der Ursache des Zoster nicht weiter, sie bereichern vorläufig nur die Kasuistik und könnten bisher natürlich immer wegen ihrer Seltenheit als reine Zufallsbefunde ausgelegt werden.

4. Reflektorischer Zoster.

Schließlich hat man als Ursache des Zoster noch bestimmte Reflexwirkungen angesprochen, die sich besonders in den Headschen Schmerzzonen abspielen sollen, deren Bezirke ja mit der Ausbreitung des „reflektorischen Zoster" nach den Anhängern der Hypothese vom reflektorischen Zoster übereinstimmen soll. Diese Entstehungsart des Zoster wird von vielen nicht anerkannt, von Junius insbesondere vom augenärztlichen Standpunkte für den Zoster ophthalmicus abgelehnt.

M. Lewandowsky schreibt z. B. in seinem schon erwähnten Lehrbuche *„Die Funktionen des zentralen Nervensystems"* S. 110 „Die Existenz eines reflektorischen Herpes zoster ist niemals bewiesen worden", und Bielschowsky weist an der Hand des von Hedinger als „reflektorischer Herpes zoster" sezierten

Falles (Zoster der linken 11. Thoracalzone einer Person, die an chronischer Nephritis und Urämie gestorben war) nach, daß eine derartige Deutung recht subjektiv war; denn die Sektion ergab „das typische Bild einer hämorrhagischen nekrotisierenden Entzündung im linken 11. Thoracalganglion (erklärt also vollkommen das Erscheinen des Zoster). Hedinger glaubt aber doch einen Einfluß der kranken Niere annehmen zu müssen, weil die Eruption in dem Bereich der bei Nieren- und Harnleiterveränderung reflektorisch erregten Headschen Empfindlichkeitszone fiel, die vom 10. Thoracal- bis zum 2. Lumbalsegment reicht."

Eine *reflektorische Entstehung* des Zoster haben Arnstein, Bécus, Fleckseder, Severin u. a. bei *Lebererkrankungen* (Cholelithiasis); Adrian, Bécus, Bittorf, Kanéra, Krotoszyner, Rosenbaum, Rosenberg, v. d. Scheer, Severin u. a. bei *Nierenerkrankungen* bzw. *Nierenkolliken*; Curtin, Garmagnano bei *Lungenerkrankungen* bzw. Erkrankungen seröser Häute; Ortner, Wertheimer (2 Fälle) u. a. bei *Angina pectoris* annehmen zu müssen geglaubt. Wertheimer sucht für seine Fälle die Reflexwirkung und die Annahme eines Virus zu vereinigen, insofern als er den Zoster in der Regel für eine symptomatische oder sekundäre Erkrankung hält, für die durch eine akute oder chronische Reizung der viscerosensiblen Bahnen eine erhöhte Anfälligkeit derjenigen Segmente geschaffen wird, denen das betreffende Organ oder der Organteil angehört. Auf diese Art ist dem mutmaßlichen Erreger ein locus minoris resistentiae geboten, der seine leichtere Haftbarkt ermöglicht, damit erkennt er das Virus als Ursache an. Der Vollständigkeit halber sei noch erwähnt, daß Haddon, Pochin, Roche in psychischen Störungen, G. Petit, Leroy u. a. in geschlechtlicher Enthaltsamkeit eine der Ursachen des Zoster sehen.

5. Betrachtungen zur Ätiologie des Zoster.

Bei einer rückblickenden zusammenfassenden Betrachtung der eben erwähnten Einzeltatsachen, die für das Zustandekommen eines Zoster in Anspruch genommen werden, fällt einem immer wieder das eine, was auch schon Bielschowsky hervorgehoben hat, auf: *Hier liegen die auseinanderliegensten Dinge eng beieinander.*

Ein gut Teil der angeführten Beobachtungen läßt, vielleicht weniger bei der Diagnose, als bei der Zergliederung des Falles bzw. Annahme der Ursachen die nötige Kritik vermissen. Bei vielen drängt sich einem auf, daß hier „der Konzession an das Kausalitätsbedürfnis" allzuleicht und unbeschwert von Hemmungen Rechnung getragen worden ist.

Diese Zergliederung des Einzelfalles von Zoster wird im übrigen, wie S. 58 bereits ausgeführt, besonders erschwert, daß bei ein und demselben Fall verschiedene der hypothetischen Ursachen in Betracht kommen könnten und es schließlich dann Gefühlssache ist, für welche man sich entscheidet.

Um diese verschiedenen angenommenen Ursachen auf eine gemeinsame Wurzel zurückführen zu können, sind drei Auffassungen möglich.

Die eine: Bei allen diesen als traumatisch, toxisch, reflektorisch gedeuteten Fällen geben diese Beiworte nicht die Grundursache an, sondern ihre Begriffe bedeuten vielleicht für die einzelnen auf sie zurückgeführten Fälle von Zoster nur etwas ganz Nebensächliches. Sie sind nur als Wegbereiter für das Gift oder den Erreger des Zoster aufzufassen, insofern, als sie die allgemeine, unter Umständen auch die örtlichen Vorbedingungen für die Ansiedlung des Virus schaffen. Die ausschlaggebende Rolle würde immer das hypothetische Virus selbst spielen müssen.

Eine derartige Auffassung von der Ursache des Zoster wird von manchen möglicherweise als ein Rückschritt betrachtet werden, immerhin hat sie das eine für sich, alle Widersprüche, die sonst heute für uns die Ätiologie des Zoster enthält, zu lösen. Man bedenke noch folgendes: Alle Fälle von Zoster unterscheiden sich weder klinisch noch morphologisch und kaum pathologisch-anatomisch — soweit bei derartigen Untersuchungen bisher überhaupt der *idiopathische* Zoster im alten Sinne vom sogenannten *deuteropathischen* Zoster getrennt worden ist — voneinander!

Solche Veränderungen, wie sie beim Zoster in den Ganglien beschrieben worden sind, kommen auch bei anderen Krankheiten vor (HENNEBERG Lymphom beider Ganglia Gasseri, WEIMANN ausgedehnte plasmacellulär-lymphocytäre Infiltrate der meisten Wurzeln und Ganglien (s. S. 42), ohne daß es hier zum Zoster gekommen wäre. Also muß noch etwas da sein, was diesen erzeugt, das Virus. Dieses siedelt sich entweder auf ganz gesunden Menschen an, oder begünstigt unter Vorbedingungen, wie sie die verschiedenen oben erwähnten Vorgänge schaffen bzw. die Vorgänge aktivieren das hypothetische Zostervirus. *Diese Auffassung erscheint uns heute* im Lichte des experimentellen Herpes simplex- und Zosterforschung nicht absurd, sondern *die gegebene.*

Die zweite Auffassung: Sie ist durch die JADASSOHNsche Formulierung gekennzeichnet: „Der Zoster ist also der Typus eines morphologisch und pathogenetisch-identischen, ätiologisch-multiplen Symptomenkomplexes." Also gerade das Gegenteil der ersten Anschauung. Tatsachen, die für diese Auffassung sprechen, sind besonders das Auftreten von toxischem Zoster bzw. von traumatischem Zoster u. a., vorausgesetzt, daß man eben die toxische Schädlichkeit oder das Trauma als *die Ursache* und nicht bloß als die Auslösungsvorbedingung anerkennt.

Während diese beiden Anschauungen über die Ursache des Zoster in ihm ein festumschriebenes klinisches Krankheitsbild sehen, geht die *dritte,* einer augenblicklichen Anschauungsweise in der Psychiatrie folgend und einer der Hypothesen für die Ursache der Psoriasis gleichend dahin, in dem Zoster nur eine bestimmte *Reaktionsform* auf die verschiedensten Reize (KOHNSTAMM, SPITZER) zu sehen.

Die Zukunft erst wird erweisen können, welche der Hypothesen der Wirklichkeit am nächsten kommt. Jedenfalls haben uns bisher die Tierversuche nicht viel weiter gebracht, die von einer Verimpfung des Bläscheninhaltes an der Haut ausgehen. Uns erscheint die erste Auffassung zur Zeit die wenigsten Widersprüche zu enthalten.

VI. Die Erkennung des Zoster.

Der Zoster in seiner klassischen Form ist unschwer an den gleichgroßen von *Brennen, nicht* von *Jucken,* begleiteten Bläschengruppen mit ihrer bandförmigen Anordnung am Stamm und streifenförmigen an den Armen und Beinen zu erkennen. Sie weist schon auf enge Beziehungen zu bestimmten Nervenversorgungsgebieten, auf das Verteilungsgebiet der hinteren Wurzeln für den Zoster des Körpers hin.

Schwierigkeiten in der Erkennung bereiten gelegentlich *atypische* Bläschen, in deren Nachbarschaft wohl immer kennzeichnende *Zosterherde* zu finden sein werden.

Am *Kopf* könnten in Rückbildung begriffene Hauterscheinungen des Zoster unter Umständen mit einer *Impetigo contagiosa* verwechselt werden. Die Krustenbildung ist bei ihr aber für gewöhnlich größer.

Im *Gesicht* kommt unter Umständen einmal eine *gewisse Form des Ekzems* differentialdiagnostisch in Betracht; sie wird bei plötzlichem Auftreten nicht so scharf umschrieben sein wie ein Zoster dieses Gebietes, außerdem juckt das Ekzem und neigt zu Rückfällen.

Nicht einfach ist die *Abgrenzung von dem Herpes simplex* dieser Gebiete und besonders bei einem einseitigen Sitz dieses Herpes an den Lippen, am Ohr, am Kinn, am Kehlkopf, an den Geschlechtsteilen und der Gesäßgegend recht schwer, bzw. klinisch unmöglich.

Rückfälle, Mangel an Schmerzhaftigkeit sprechen im Gesicht immer *für Herpes simplex*. Narbenbildungen werden sich eher nach einem Zoster als einem Herpes simplex einstellen. Ein positiver Tierversuch kann das Bild klären. er spricht mit größter Wahrscheinlichkeit für einen Herpes simplex.

Die Hauterscheinungen eines beginnenden Zoster ophthalmicus können mit einer *Wundrose* oder einem beginnenden *Gesichtsfurunkel* verwechselt werden. Das *fehlende Fieber,* die gewöhnlich starken, neuralgischen Schmerzen sind hier der Hinweis auf den Zoster. Weitere Einzelheiten bezüglich der Differentialdiagnose beim Zoster ophthalmicus und beim Zoster auricularis enthalten die Handbücher dieser Fachgebiete, auf sie sei verwiesen.

Neuralgische Schmerzen, die, wie wir ja gesehen haben, außer dem Gesichtszoster dem Zoster anderer Körperstellen öfters folgen, sehr selten vorangehen, *sollten immer beachtet werden.* Oft wird durch den eintretenden Bläschenausbruch das in seiner Herkunft dunkle neuralgische Bild der Erkenntnis zugänglich, wie z. B. ein Fall von Weinstein lehrt, bei dem Ödem und Schmerzhaftigkeit an beiden Warzenfortsätzen an eine Mittelohrentzündung denken ließen, bis ein Zosterausbruch auf der rechten Gesichtshälfte das Bild klärte, oder es kann einmal vorkommen, wie in dem in dieser Beziehung recht lehrreichen Fall von W. B. Blanton, daß solche Zostervorläufer einmal. Nierensteine oder andere Beschwerden von seiten der Bauchorgane vortäuschen.

Eine 52 jähr. ♀; die seit sechs Monaten nicht mehr menstruiert hat, erkrankt plötzlich mit Schmerzen in der Höhe des linken 10. Rippenbogens, die den Eindruck einer Intercostalneuralgie machten, auf Salicylpräparate aber nicht ansprechen. Die Schmerzen strahlen in den nächsten Tagen weiter nach unten nach der Nierengegend zu aus. Der Harn enthält einige rote Blutkörperchen. Die Diagnose Intercostalneuralgie wird umgestoßen und an Nierensteine gedacht, zumal wegen der Blutkörperchen im Harn. Die eingehende cystoskopische Untersuchung fällt negativ aus. Schließlich wird nach einigen weiteren Tagen das unklare Bild durch einen Intercostalzoster geklärt und der Blutbefund im Harn durch die wiedereinsetzende Periode.

Bei jedem Fall von „rheumatischer Facialis-Gaumensegel- oder Larynxparese" oder bei der sogenannten „rheumatischen Acusticusaffektion" sollte man ferner nach Zosterbläschen an der Haut und Schleimhaut suchen.

Gelegentlich kann einmal *die Untersuchung der Rückenmarksflüssigkeit* bei einem unklaren, nicht sofort deutbaren Bläschenausschlag im Gesicht und am Rumpf *die Erkennung erleichtern.*

Veränderungen in der Rückenmarksflüssigkeit (s. S. 30) sind beim Zoster gar nicht so selten, müssen aber gegenüber syphilitischen Liquorveränderungen abgegrenzt werden. Syphilitische bestehen unbehandelt für gewöhnlich länger, während die durch den Zoster bedingten bald nach der Abheilung des Hautausbruches abzuklingen pflegen. Eine positive Wa.R. im Liquor spricht immer für die syphilitische Natur der Veränderungen.

Nach Kaposi, Bettmann u. a. soll bei beginnender *hysterischer Hautgangrän* dann eine Verwechslung mit Zoster möglich sein, wenn ihr Ausbruch mit Bildung ausgesprochener oder abortiver Bläschen, wie beim echten Zoster einsetzt.

An den *Geschlechtsteilen,* besonders an der Eichel, kann ein gangränös werdender Zoster an einen harten oder weichen Schanker oder Geschwüre anderer Herkunft erinnern. Die Entwicklung des Krankheitsbildes, der Mangel an Erregern bei wiederholten Untersuchungen, halbseitige Sensibilitätsstörungen vermögen klärend zu wirken. Das lehrt ein einschlägiger Fall von DELMAS.

51jähriger Landwirt kommt mit einem ausgedehnten, die linke Eichelhälfte einnehmenden Geschwüre in ärztliche Behandlung, nachdem die Veränderungen 7 Tage vorher mit Bläschen ohne besondere Vorboten begonnen hatten; sie sind gegen Berührung sehr empfindlich, und es *besteht* eine *halbgürtelartige 1 cm breite Anästhesie* über der linken Vorhauthälfte in Kranzfurchenhöhe. Spirochäten 0.

Wirklich zosteriforme Hautkrankheiten, deren Grundefflorescenzen denen des Zosters gleichen, kommen nicht vor, solche mit echt zosterartiger Anordnung, deren Elementarläsion von der des Zosters verschieden ist, sind außerordentlich selten.

BETTMANN hat einmal einen Fall beschrieben, bei dem eine Erkrankung der hinteren Wurzeln klinisch festzustellen war und die Hauterscheinungen, ebenso das Gebiet der Sensibilitätsstörungen als eine strich- und herdförmige an Zoster erinnernde Anordnung zeigten.

Auch in dem FISCHEL-BLASCHKOschen Fall handelte es sich um ein einseitiges ekzemähnliches Hautleiden, in dessen Bereich Hypersensibilität und Druckempfindlichkeit sämtlicher Nervenreflexe bestanden.

Solche Fälle werden wegen der vom Zoster abweichenden Hauterscheinungen bei der Differentialdiagnose einem Zoster gegenüber kaum Schwierigkeiten machen.

Häufiger ist eine *zosteriforme Anordnung bei Dermatosen* beobachtet worden. Die Ähnlichkeit in der Gruppierung ist aber hier nur oberflächlich, die Übereinstimmung mit einem Nervenversorgungsgebiet unvollständig. *Bei genauerem Zusehen erkennt man immer, daß solche Dermatosen als Linien oder als schmale Bänder angeordnet auftreten.* Immerhin kann eine derartige bandförmige Anordnung von *Windpocken, Strophulus, Urticaria (Dopter), Lichen ruber planus, Arzneiexanthem* nach As (BETTMANN), *systematisierte bullöse Dermatitis durch Uferpflanzen* (HARTMANN und BRIEL, SIEMENS u. a.) aufs erste *die Unterscheidung besonders einem abortiven Zoster gegenüber erschweren.* Ferner werden gelegentlich *halbseitig auftretende Dermatosen,* wie die auf der umstehenden Abbildung 19 bei dem 12jährigen Knaben N. Gerhardt aufgetretenen Pyodermien bei oberflächlicher Betrachtung vorübergehend an einen ausgedehnten Intercostalzoster erinnern können. Genaue Untersuchung, Berücksichtigung der Vorgeschichte, Beachtung der Anordnung werden auf den richtigen Weg führen. Wichtig für die Beurteilung ist, ob sie einem Nervenverteilungsgebiet entsprechen.

Der Vollständigkeit halber seien noch jene Krankheiten erwähnt, die unter Wahrung ihrer Grundefflorescenz sich auf dem Boden eines Zoster entwickeln können. BLASCHKO hat einen solchen Psoriasisfall, TOUTON eine Sclerodermie, G. W. UNNA einen Lichen ruber planus veröffentlicht. Differentialdiagnostische Schwierigkeiten machen diese Fälle einem gewöhnlichen Zoster gegenüber nie, eher schon bläschenförmige, über den ganzen Körper verteilte Erkrankungen gegenüber einem Zoster generalisatus und einem solchen mit aberrierten Bläschen.

Mit einem solchen *Zoster generalisatus* oder einem *Zoster mit aberrierten Bläschen* können *leukämische Veränderungen* an der Haut verwechselt werden. Eine Blutuntersuchung wird das Bild klären.

Bei der *Syringomyelie* treten gelegentlich *allgemeine zosterähnliche Blasenausschläge* auf (HÄNEL). Sie neigen im Gegensatz zum Zoster zu Rückfällen.

Daneben werden immer andere die Syringomyelie kennzeichnende Veränderungen vorhanden sein.

Ebenso sei der *bläschenförmigen Ausschläge* bei der *Encephalitis lethargica* (Netter) und bei anderen Infektionskrankheiten [*Diphtherie*, *Malaria* (Pflug-beil), *Tuberkulose* (Laignel-Lavastine), *Syphilis* (Bloch und Schulmann,

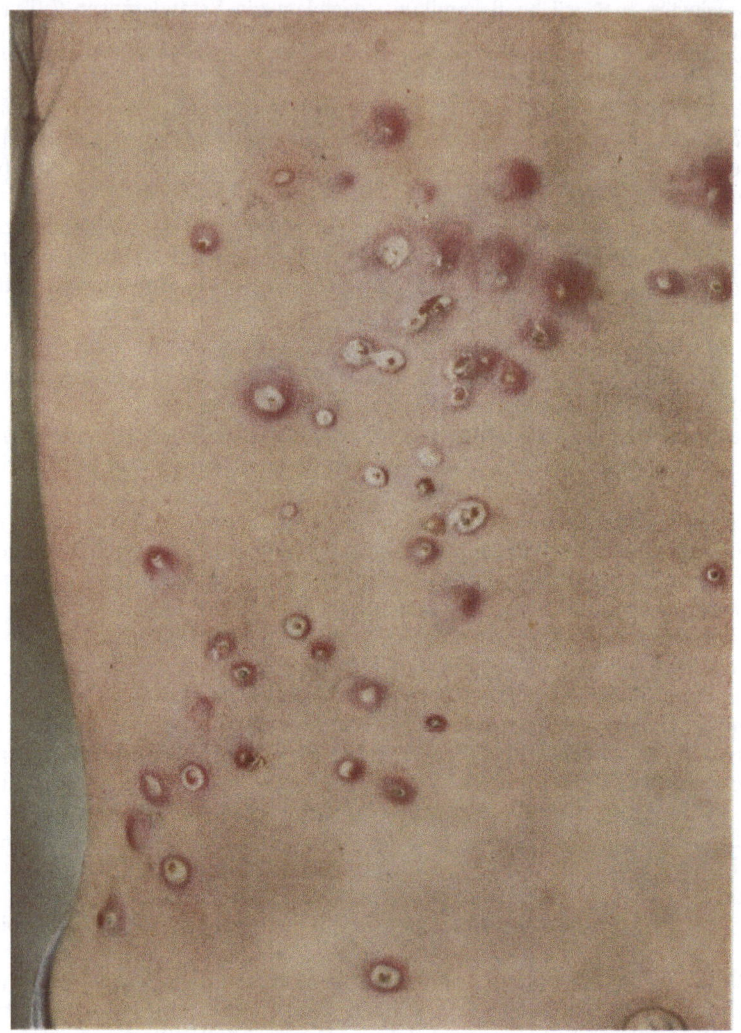

Abb. 19. Halbseitig aufgetretene Pyodermien.

Juillien, Nobécourt, Janet, Kermorgant und Garcin)] gedacht, die sich mitunter klinisch schwer von einem allgemeinverbreiteten Zoster abgrenzen lassen. Hier kann neben der Untersuchung der Rückenmarksflüssigkeit die Art der klinischen Entwicklung die Entscheidung ermöglichen. Erscheint zuerst ein klassischer Zoster und erfolgt dann eine Aussaat, so wird diese eher als eine Fortsetzung des Zoster und somit als Zoster generalisatus gedeutet werden müssen, als wenn sich gleichzeitig an verschiedenen Körperstellen ein bläschenförmiger, zosterähnlicher Ausschlag entwickelt.

Nach Abheilung der Hauterscheinungen ist ein Zoster öfters noch an einer *Pigmentierung* und *Narbenbildung* zu erkennen. Die Zeichen sind um so wertvoller, als sie längere Zeit bestehen bleiben. Wir kennen aber auch halbseitige, bänderförmige Pigmentierungen, ohne daß ein Zoster vorgelegen hätte (GUTMANN und DALSACE, NOBL u. a.), ebenso gibt es Geschwüre von zosteriformer Anordnung und Narbenbildung (QUEYRAT, LÉRÉ, RABUT u. a.). Daher sind Schlüsse aus ihnen auf frühere Erkrankung an Zoster nur mit Vorbehalt zu ziehen. Abzulehnen ist die Folgerung KALBs, die von KOCKS gestützt wird, daß es sich bei einem ausgetragenen Kinde, welches mit multiplen symmetrischen Narbenbildungen im Gesicht geboren wurde, um einen während der Schwangerschaft überstandenen doppelseitigen Zoster des Gesichtes gehandelt haben könnte. Ob ein Zoster überhaupt im Mutterleibe vorkommt, ist nicht erwiesen, und dann soll es gleich ein doppelseitiger gewesen sein!

Ernsthafte Schwierigkeiten in der Erkennung wird einem Zoster gegenüber praktisch nur ein einseitiger Herpes simplex bereiten, weil diese die einzigen Erkrankungen sind, deren Grundefflorescenzen sich gleichen.

VII. Die Voraussage des Zoster.

Die Voraussage des gewöhnlichen Zoster intercostalis ist im allgemeinen günstig zu stellen; getrübt wird sie bei einer Anzahl von Fällen weniger durch die etwa vorhandenen Sensibilitätsstörungen, sie verschwinden bald, als durch die Neuralgien und Lähmungen.

Ältere Leute bekommen *meistens Neuralgien* nach jeder Art des Zoster, jüngere fast nur beim Zoster ophthalmicus.

Eine Neuralgie beim Zoster wird man, ebenso wie Lähmungen im einzelnen Fall nicht bestimmt voraussagen können. Zwar glauben PETRÉN und BERGMARK mit einer gewissen Wahrscheinlichkeit behaupten zu dürfen, „daß das Auftreten einer sehr erheblichen Sensibilitätsstörung während der Zostereruption für das zukünftige Bestehen einer chronischen Neuralgie spricht.“ Vielleicht haben sie recht, wenn sie weiterhin meinen, daß durch ein genaueres klinisches Studium, besonders der Sensibilitätsstörungen im Anfange der Krankheit, es gelingen könnte auf eine eintretende Neuralgie zu schließen. Bisher finden sich darüber aber kaum Erfahrungen. Diese *Neuralgien klingen* nach kürzerem oder längerem Bestehen *ab*, können sich aber auch über Jahre hinziehen.

Von den *Lähmungen* haben die der *Augenmuskeln* beim Zoster ophthalmicus an sich eine *günstige* Voraussage und gute Heilungsaussichten, während *Facialislähmungen* dies des öfteren vermissen lassen. Ihr weiterer Verlauf ist ebenso wie die der Hörstörungen beim Zoster zweifelhaft.

Nach HAYMANN gehen die Facialislähmungen in ungefähr der Hälfte der Fälle völlig oder fast völlig zurück, der 5. Teil wird wesentlich gebessert und ein Fünftel läßt nach längerer Zeit eine Besserung in einzelnen Ästen erkennen oder bleibt völlig gelähmt.

Bei den *Hörstörungen* traten nach HAYMANN in $33^0/_0$ Heilung, in $37^0/_0$ Besserung auf, in $30^0/_0$ blieben die Hörstörungen unverändert bestehen, besonders die eingetretene Taubheit.

Die Voraussage *der vestibulären Störungen* (Schwindelanfälle namentlich beim Bücken, beim Aufrichten, bei Kopfdrehungen, Nystagmus, Gleichgewichtsstörungen, Erbrechen) ist günstig. Eine völlig erloschene kalorische Erregbarkeit bleibt meist dauernd erloschen.

In der französischen Literatur wird des öfteren die Auffassung vertreten, der Zoster sei der Vorläufer oder eine Begleiterscheinung der Tuberkulose innerer Organe. Wir jedenfalls können in ihm keinen irgendwie zuverlässigen Hinweis auf Tuberkulose sehen, ebensowenig wie einen auf *Diabetes*, wie Hoffmann es wollte. In einem Zoster intercostalis bei einem Mammacarcinom glaubte Romieu einen Hinweis auf Ca-Metastasen in der Wirbelsäule erblicken zu müssen, als Verallgemeinerung ist das wohl abzulehnen, wenn die Möglichkeit selbst nicht bestritten werden soll.

Ein tödlicher Ausgang als unmittelbare Zosterfolge ist noch nicht beschrieben. Hunt macht allerdings darauf aufmerksam, daß bei schweren Folgeerscheinungen unter Umständen ein tödlicher Ausgang einmal zu erwarten wäre, nämlich dann, wenn beiderseits die Ganglien des Vagus ergriffen werden sollten.

Eine mittelbare Todesursache infolge einer eintretenden Sepsis oder einer hinzutretenden Pneumonie könnte ein Zoster der alten Leute, besonders ein gangränöser einmal sein. Deshalb ist bei solchen Fällen die Prognose quoad vitam zurückhaltend zu stellen, sonst ist sie quoad vitam immer gut.

VIII. Die Behandlung des Zoster.

Die Behandlung der Hauterscheinungen des Zoster hat die Vereiterung der Bläschen zu verhüten und für ihr schnelles Eintrocknen zu sorgen. Erreicht wird dieses am besten durch Einpudern mit einem reizlosen Puder (Acid. salicyl. 1,0 Zinc. oxydat. Talc. venet. āā ad 100,0) oder durch eine Zinktrockenpinselung.

Erweichende feuchte Verbände und Umschläge werden am besten vermieden, gegen eine Kühlsalbe von folgender Zusammensetzung: Liquor. alumin. acet. ($1^0/_0$) 40,0, Lanolin. anhydric. 40,0, Vaselin. flav. 20,0 oder gegen das alte Brandliniment: Thymol. 0,1 Ol. lini. aqu. calci āā ad 200,0 ist nichts einzuwenden.

Bei ausgesprochenen *Sensibilitätsbeschwerden* empfiehlt es sich, die erkrankte Stelle vor der Reibung der Kleider zu schützen durch abschließende, luftdurchlässige Verbände eines mit einer Kühl- oder Zinkpaste bestrichenen Lintflecken.

Sind bei einem *gangränösen Zoster* die Stellen sehr schmerzhaft, so kann man sie mit *Anästhesin* einpudern oder mit einer $1^0/_0$igen Cocainsalbe verbinden (Bleuler).

Die zentral gelegenen Angriffsstellen des Zoster wird man kaum beeinflussen können, und doch ist von diesem Gesichtspunkte aus eine *innerliche* oder intravenöse Darreichung von *Urotropin* berechtigt. Dieses Mittel ist eins der wenigen, die bei einer derartigen Zuführung regelmäßig in die Rückenmarksflüssigkeit übergehen und dort durch Abspaltung der Formaldehydgruppe eine desinfizierende Kraft entwickeln können. Wir geben jedenfalls immer innerlich bei einem Zoster dreimal täglich Urotropin 0,5 bzw. tägliche intravenöse Urotropineinspritzungen von 5—10 ccm und behandeln gleichzeitig äußerlich durch Einpudern oder durch eine Kühlsalbe.

Diese Behandlung hat sich für gewöhnliche Zosterfälle als ausreichend erwiesen, Behdjet fand sie erfolglos.

Neuralgien lassen sich mit ihr nicht verhüten und müssen anders behandelt werden (s. u.).

Im einzelnen ist natürlich für die *äußerliche Behandlung des Zoster* noch manches andere vorgeschlagen und ausgeführt worden. So hat Althoff von einem Verband von Thymol. acid. carbol. liquefact. āā 1,0 Vaselin. alb. ad 100 im Verein mit innerlichen *Aspirin*gaben Gutes gesehen. v. Arlt rühmt bei der Behandlung des Zoster frontalis bzw. ophthalmicus das Bestreuen der erkrankten Stellen mit *Jodol* (Merck) nach vorheriger Reinigung mit *Alsolcreme* oder *weißer Vaseline* und nachheriger Umhüllung der erkrankten Gesichtshälfte mit einem *roten Celluloidschirm*.

BROCQ eröffnet die Blasen und deckt sie dann mit einer Paste, der *Chloralhydrat* und *Cocain* zugesetzt sind, ab; LUITHLEN verspricht sich etwas von Umschlägen mit 10%*iger Opiumtinktur* in destilliertem Wasser, besonders bei starken Schmerzen.

MACNAB hat vom *Chininsulfat*, kataphoretisch zugeführt, befriedigendes gesehen, DURAND von *Adrenalin*, HELLMER von *Alkoholverbänden*, VERGELY von äußerlicher Einstäubung von *Chloräthyl*.

Als *innerliche Behandlung* sind die verschiedensten Antipyretica angewandt worden. LASSSAR gab große Einzelgaben von *Natrium salicyl.*, v. ALTHOFF (s. oben) *Aspirin*; ORLEMAN-ROBINSON *Antipyrin* und *Phenacitin*. *Arsen* verordnete OHLMANN-DUMESNIL, ROBIN Pillen, die aus Extract. Stramon. Extract. Hyoscyam. Extract. Belladonn. bestanden, WAUGH Zinc. phosphorat., DRINKWATER *Kampferspiritus* in Tropfenform, DUKE Epinephrin.

Einimpfung von Zosterbläscheninhalt in die scarifizierte Haut des Unterarmes wirkt nach PLESCH günstig.

Intramuskuläre Einspritzungen von Eigenblut beeinflußte die Abheilung nach den Erfahrungen von SÁINZ DE AJA, EBERT, DROUET und VERNIER, MADERNA, PARISOT und SIMONIN, SPILLMANN und RASPILLER, THIBIERGE u. a., *intravenöse Salvarsangaben* einen *Zoster ophthalmicus* nach den Erfahrungen von GEBB.

Gegen die Neuralgien sind besonders die schon erwähnten *inneren Mittel* gegeben worden, neuerdings aber auch *Bestrahlungen mit Höhensonne* (AUMONT und LEURET, FRAIKIN und BURRILL u. a.), *Quarzlampe*, *Rotlicht* (JACOBSON), *Röntgenstrahlen* erfolgreich versucht worden. Es wurden hierbei nicht nur die Endverzweigungen der Nervenäste, sondern auch die Gegend der befallenen Ganglien bestrahlt. Durch das *Rotlicht* sollen die Eiterungen und neuralgischen Schmerzen verhütet, die Narbenbildung vermieden werden, das sind ja von der Pockenbehandlung her bekannte Tatsachen!

Über günstige Erfahrungen mit *Röntgenstrahlen*, die man vereinzelt ja auch früher schon bei der Ischiasbehandlung gemacht hatte, berichten CLUZET und PIC, DUCLOT, HADENGUE, JAPIOT und GARDÈRE, LEUILLIER, LEGOFF, LÉPINE, ROLLET u. a., über eine *Schädigung* SPIEGLER, wenigstens will er in einem Fall von Zoster bei Leukämie das Gangränöswerden der Blasen auf die Bestrahlung zurückführen, wohl eine unzutreffende Annahme.

Die *Technik der Bestrahlung ist teilweise Oberflächen-, teilweise Tiefenbestrahlung* mit *verschiedenen Filtern*, eingestellt werden die in Betracht kommenden *Ganglienbezirke*, beim Zoster ophthalmicus also das Ganglion Gasseri; hier empfiehlt LEGOFF noch prophylaktisch eine Röntgenbestrahlung des Auges.

ABADIE *hat* mit guter Wirkung *gegen die neuralgischen Schmerzen etwa 20 ccm Rückenmarksflüssigkeit abgelassen;* FOX bei 20 Fällen eine bei ungefähr 50° C schmelzende Mischung von Paraffin liquid. Eleniharz, japanisches Wachs mit einem Sprayapparat auf die schmerzenden Stellen gestäubt, diese mit Watte zugedeckt.

Die *Austrittsstellen der erkrankten Nerven* wurden von LEALE mit Schröpfköpfen, von BAROLI mit Einspritzungen (Acid. carbol. 0,02, Cocain. hydrochlor. 0,005, Morphin. muriat. 0,01 ad 10,0) behandelt.

Subcutane Einspritzungen von 25%*iger Antipyrinlösung* an Schmerzpunkte genügen oft nach ROBIN; SALVER gab mit Erfolg *Cocain*, WIDAL und LE SOURD das gleiche Mittel *epidural;* auch *paravertebrale* Einspritzungen sind empfohlen.

DAVIS beseitigte starke brennende Schmerzen im Bereiche der Stirn- und Supraorbitaläste des Nervus durch *Cocainisieren der vorderen Eintrittsstelle des N. ethmoidalis.* Durch Cocainisieren des Foramen sphenopalatinum konnten in einem weiteren Falle die Schmerzen bei einem Zoster der Hals-, Schulter- und Oberarmgegend beseitigt werden.

SIEGMUND hat früher 9 Fälle von akuten Schmerzen im Anschluß an Gürtelrose durch *Cocainisierung der Schwellkörper der Nase* nach den Angaben von

Fliess oder durch Ätzung dieser Stellen oder Elektrolyse mit gutem Erfolg behandelt. Bei einem Falle konnte das Pinkus teilweise bestätigen. Eine 1 Jahr lang bestehende Neuralgie verschwand, nachdem er die Nasenschleimhaut cocainisiert hatte, am Rücken; die Brust aber blieb hyperästhetisch wie vorher.

Bryan sah ein Aufhören des Schmerzes im Bereich des N. supraorbitalis und frontalis nach Einführung eines Cocaintampons in die Keilbeinhöhle, außerdem will er Schmerzen im Auge durch die Cocainisierung des Ganglion spheno-palatinum beeinflußt haben.

Operativ sind gegen die quälenden Neuralgien besonders beim Zoster ophthalmicus Leriche, Sicard und Robineau u. a. vorgegangen. Leriche hat z. B. bei einem Kranken mit Zoster ophthalmicus und einem kleinen Geschwür der Hornhaut mit sehr heftigen Schmerzen der erkrankten Kopfseite durch die Abtragung des obersten Halsganglion Erfolg gehabt. Die Schmerzen schwanden, das Geschwür heilte. Wertheimer ist der Ansicht, daß man sich gerade bei der Bekämpfung der Gesichtsneuralgien nach Zoster energischer den sympathischen Ganglien zuwenden müsse. Das Ganglion ciliare (sphenopalatinum) oticum müßte chirurgisch angegangen werden. Pieri hat wegen hartnäckiger Neuralgien nach Zoster im vierten Rippenzwischenraum bei einem 63jährigen Manne das vierte Spinalganglion mit Erfolg entfernt.

Diese Forderungen werden vorläufig wohl nur in ganz verzweifelten Fällen durchgeführt werden.

Die Behandlungsarten des Zoster und seiner Folgezustände sind recht vielseitig, das ist immer ein Zeichen dafür, daß keine besonders durchschlagend ist.

Ein großer Teil der Neuralgien und anderer Störungen wird von allein besser, man soll sich aber darauf nicht verlassen; schon aus psychischen Gründen müssen derartige Kranke behandelt werden. Sind die Schmerzen sehr stark, so kommt man um die Narkotica nicht herum, im übrigen leisten nach unseren Erfahrungen bei den Neuralgien Bestrahlungen mit ultraviolettem Licht oder Blaulicht Zufriedenstellendes, bei der Behandlung der Hauterscheinungen Einpudern oder eine Kühlsalbe bei gleichzeitigen innerlichen oder intravenösen Urotropingaben.

Der Zoster ist ein Krankheitsbild, das, wie wir gesehen haben, in den verschiedensten Teilfächern der Medizin vorkommt (Augenheilkunde, Ohrenheilkunde, innere Medizin, Nervenheilkunde, Kinderheilkunde) und nicht zuletzt in der Dermatologie. In diesen Einzelfächern sind oft Erkenntnisse gesammelt, denen es an allgemeiner Verbreitung fehlt.

Deshalb ist in vorstehendem der Versuch gemacht worden, den Zoster nicht nur vom Standpunkte des Dermatologen zu betrachten, sondern auch die Erfahrungen der anderen Gebiete zu berücksichtigen.

Ein Fortschritt unserer Erkenntnis wird sich erst dann ergeben, wenn man bei der weiteren Zosterforschung nach einheitlichen Gesichtspunkten vorgeht. Bisher sind wir noch nicht allzutief in die Erkenntnis des Wesens und der Ursache des Zoster trotz zahlloser und zum Teil recht sorgfältiger Arbeiten eingedrungen.

Bei kommenden Forschungen über das Wesen und die Ursache des Zoster ist es erwünscht:

1. *jeden Fall von „rheumatischer Facialis-Gaumensegel- oder Larynxlähmung" oder von „rheumatischer Acusticusaffektion" auf Zosterbläschen, besonders an der Schleimhaut nachzusehen, um die Stellung dieser Lähmungen zum Zoster zu klären,*

2. *bei jedem Fall von Zoster die Rückenmarksflüssigkeit zu untersuchen,*

3. *bei pathologisch-anatomischen Untersuchungen den Sympathicus eingehend zu berücksichtigen,*

4. *Tierversuche und weitere Überimpfungen von Mensch zu Mensch mit Bläscheninhalt und Rückenmarksflüssigkeit anzustellen.*

B. Herpes simplex.

1. Geschichtliches zur Entwicklung der Lehre vom Herpes simplex.

Wie viele Krankheitsbezeichnungen der wissenschaftlichen Medizin ist das Wort Herpes dem Griechischen (ἕρπω ich krieche, lat. serpo) entnommen. Das Beiwort simplex (einfach) bedarf wohl keiner weiteren Erläuterung.

Ehe unter Herpes aber die Krankheiten verstanden wurden, *die heute* allein damit bezeichnet werden, nämlich *Herpes simplex* und *Herpes zoster*, bzw. *Zoster* wechselten im Laufe der Zeiten die Begriffe und Vorstellungen, die man mit dem Worte verband.

Seine nachweisbare Anwendung in der Medizin geht auf den „Begründer der wissenschaftlichen Medizin des klassischen Altertumes" auf HIPPOKRATES, den Zeitgenossen von Sokrates und Plato, zurück. Bei ihm sind schon zum Herpes zu rechnende Krankheitsformen der Haut mit deutlich erkennbaren pathologischen Begriffen verknüpft, so finden sich für peripher ausbreitende, sogenannte „kriechende", oberflächliche und tiefergehende Hautveränderungen die Ausdrücke: ἑρπῆς, ἐσθιόμενος, κέγχριας. φλυκταινώδης.

HIPPOKRATES beeinflußte bekanntlich auf ein Jahrtausend hinaus die abendländische Medizin, daher ist es verständlich, daß wir in den Schriften aller, die aus seinen Werken schöpften, unter anderm auch Beschreibungen von Krankheitsformen finden, die sich mit denen decken, was wir heute noch oder wieder unter Herpes simplex verstehen. Doch sind diese Beschreibungen zum Teil so verschwommen und viel deutbar, daß es in diesem Zusammenhange wenig Zweck haben würde, sich mit ihnen auseinander zu setzen; das müßte einem Historiker vom Fach vorbehalten bleiben.

Im 17. Jahrhundert aber tauchen für gewisse Herpesformen Beschreibungen auf, die zu der neuzeitlichen Auffassung vom Herpes simplex wieder passen, so besonders für die *Febris herpetica* und für den *Herpes progenitalis*.

In einem 1646 in Genua erschienenen Werke von RICHARD MORTON wird von diesem eine Form des Herpes in die Gruppe der „Febres universales inflammatoriae" eingereiht, die er an einer Stelle folgendermaßen kennzeichnet: „Quod ad herpetem attinet, venenum istius morbi autor, cutim veram ac cuticulam sicut in erysipelate petit et utramque inflammat, inibique tuberculos semini milli referentes . . . . . . efficit".

Hier wird schon ein scharfumrissenes Krankheitsbild aufgestellt, das GRIESINGER später in der Bearbeitung der „Infektionskrankheiten" im VIRCHOWschen „Handbuch der speziellen Pathologie und Therapie" aus der Zahl der Fieber wieder als eine„ starke Fieberbewegung ohne weitere Lokalisation, welche mit dem Ausbruch eines Gesichtsherpes endigt", hervorgehoben hat.

Dieser Standpunkt GRIESINGERs wurde von seinen Zeitgenossen nicht einmütig geteilt, schien aber eine Stütze zu finden, als im Anfang der 80er Jahre des vorigen Jahrhunderts Berichte von PLESSING, SAVAGE, SURREY u. a. erschienen, die Krankheitsbilder im Sinne des MORTON-GRIESINGERschen als kleine Epidemien mitteilten.

C. HIRSCH widmete um die Jahrhundertwende in NOTHNAGELs „Handbuch der speziellen Pathologie und Therapie" der Febris herpetica ein eigenes Kapitel, ebenso P. KRAUSE (1911) im Handbuch der inneren Medizin von MOHR und STAEHELIN, MASSINI in der zweiten Auflage dieses Handbuches von 1925.

SCHOTTMÜLLER hielt es dagegen 1912 für „durchaus berechtigt das Krankheitsbild der Febris herpetica als solches fallen zu lassen und als Diagnose das

Grundleiden aufzustellen, welches gegebenenfalls von einem Herpes, mag er auch noch so ausgedehnt sein, eben nur begleitet wird".

Jochmann (1914) nimmt in seinem „Lehrbuch der Infektionskrankheiten" eine Mittelstellung ein, insofern er die Sonderstellung einer Febris herpetica nicht scharf ablehnt, allerdings auch nicht anerkennt.

Paschen (1924), der das betreffende Kapitel in der Neuauflage des von Hegler herausgegebenen Jochmannschen Lehrbuches bearbeitet hat, bekennt sich wieder zu der Febris herpetica, wenn er schreibt: „In der Gruppe des Herpes simplex nimmt die Febris herpetica eine Sonderstellung ein, sie verhält sich zu den übrigen symptomatischen Herpesformen, wie der idiopathische Zoster (Zosterfieber) Landouzy, der eine Infektionskrankheit ist, zum symptomatischen Zoster."

Und heute, wo wir mitten in der ätiologischen Forschung der Herpes simplex-Gruppe stehen, gewinnt es doch fast den Anschein, als ob die alten Kliniker intuitiv es richtig erfaßt hätten, daß die Febris herpetica auf einen eigenen spezifischen Erreger zurückzuführen ist, der auch die andern Formen des Herpes simplex hervorruft.

Über den *Herpes genitalis* enthält das Buch von Astruc „De morbis venereis" nicht mißzuverstehende Äußerungen, wenn hier das Vorkommen und häufige Auftreten von „Hydatiden" an den Geschlechtsteilen von Männern und Frauen beschrieben werden. Das ist nichts anderes als unser heutiger Herpes genitalis bzw. progenitalis.

Ebenso erwähnt Plenck in seiner „Doctrina de morbis cutaneis" (1776) das Vorkommen von „vesiculae crystallinae genitalium" und fast zu gleicher Zeit der Göttinger Professor B. A. Vogel (1772). Auch Rayer ist ein Herpes der Vulva besonders bei Schwangeren bekannt.

Diese Kenntnisse vom Herpes an den Geschlechtsteilen gingen in der wirren Periode des Identitätsstreites von hartem und weichem Schanker verloren, um, nachdem dieser Streit im Sinne der Verschiedenheit beider Krankheiten und Erreger entschieden war, in der Arbeit von Legendre „Mémoire sur l'herpès de la vulve" wieder ans Licht gezogen zu werden.

Nebenher zieht sich durch die Geschichte der Lehre vom Herpes wie ein roter Faden der Streit über die klinische und ätiologische Einheit des Herpes in seinen Erscheiuungsformen als Herpes simplex und Zoster, ein Streit, der um so verständlicher ist, als es Fälle gibt, bei denen man klinisch mit unseren bisherigen Erkennungsmöglichkeiten es eben nicht sicher bzw. sehr schwer entscheiden kann, ob es sich um einen Herpes simplex oder um einen Zoster handelt. (Zosteriformer Herpes ?) „Angebliche" Übergangsfälle erschweren die Entscheidung erst recht; sie sind auch bei den neueren Forschungen über die Erreger des Herpes simplex und Zoster wieder als Erklärung von tierexperimentellen Ergebnissen, die sich nicht zwanglos in die augenblicklich bestehenden Anschauungen einreihen ließen, herangezogen werden.

Wir können also beim Herpes genau, wie weiland in der Geschichte der Lehre von den Geschlechtskrankheiten von einer *Unitätshypothese* und von einer *Dualitätshypothese* sprechen.

Die *Lehre* von der Einheitlichkeit beider Erreger bzw. der Identität von Herpes simplex und Zoster fand ihre Anhänger besonders bei inneren Klinikern der Mitte und des Ausganges des 19. Jahrhunderts (v. Bärensprung, C. Gerhardt u. a.) und damaligen Dermatologen wie Epstein, Fournier, Lesser, Mauriac, Neisser u. a. Sie nahmen zum mindesten nicht nur klinisch, und pathologischanatomisch, sondern auch pathogenetisch und ätiologisch recht enge Beziehungen zwischen dem Zoster und Herpes simplex an. In der letzten ausführlichen Bearbeitung des Herpes aus deutscher dermatologischer Feder durch Blaschko ist dem Herpes simplex kein eigenes Kapitel gewidmet. Es ist nur von einem Herpes die Rede (Herpes zoster, Herpes circumscriptus) und dieser „*Herpes circumscriptus*" wird als Herpes simplex (JARISCH), Herpes catarrhalis (MALCOLM MORRIS), Herpes phlyctaenodes (ältere Autoren) anhangsweise beim Zoster abgehandelt. Auch heute noch wird die Identitätslehre von MERK, VÖRNER u. a. vertreten.

Im übrigen ist aus den älteren Veröffentlichungen zum Teil schwer herauszulesen, welcher Art von Herpes eigentlich gemeint und beschrieben wurde. Den Befunden im Spinalganglion beim Zoster wird von den Anhängern der Identitätshypothese kein solcher Wert beigelegt, daß er den Unterschied zwischen dem Zoster und Herpes simplex beweisen müßte.

Die damaligen Anhänger der *Dualitätslehre* (DU CASTEL, V. HEBRA, LAGOUT, UNNA u. a.) suchten den Unterschied aus dem klinischen Bilde zu erweisen, indem sie betonten: beim *Zoster* oft neuralgische Schmerzen, Lähmungen — Fehlen dieser Erscheinungen beim *Herpes simplex*; *beim Zoster* einseitiges Auftreten — beim *Herpes simplex* doppelseitiges; beim *Zoster* Entstehen einer Immunität (daher nur einmaliges Auftreten) — beim *Herpes simplex* mehrmaliges Auftreten, Neigung zu Rückfällen. Immer getrenntes Auftreten beider Formen — kein Ineinanderübergehen. Die Dualitätslehre erhielt noch eine Stütze, als GRÜTER in seinem grundlegenden Versuch den Herpes corneae des Menschen auf die Kaninchenhornhaut verimpfte und das Ergebnis eindeutig positiv war.

LÖWENSTEIN zeigte dann mit dem GRÜTERschen Vorgehen, daß alle Herpesausbrüche an der Haut, die wir unter das klinische Bild des Herpes simplex zu rechnen gewohnt sind, ein Krankheitsgift enthalten, das auf die Hornhaut von Kaninchen verimpft, immer die gleichen Veränderungen und Folgeerscheinungen (Immunität) hervorruft. Dagegen konnten mit dem Inhalt von Zosterbläschen (BAUM, KRAUPA, LÖWENSTEIN, eigene Untersuchungen u. v. a.) (s. Zoster S. 51, 60) in der Regel keine positiven Ergebnisse erzielt werden.

LIPSCHÜTZ vermochte aber das Virus des Zoster anscheinend doch zum Haften bringen, und neuere Versuche von GRÜTER, FREUND und HEYMANN, LUGER und LAUDA u. a. scheinen möglicherweise ähnliches erreicht zu haben. Sie haben bisher noch nicht die Dualitätslehre umzuwerfen vermocht, aber sie auch gerade nicht gestützt.

So stehen wir denn heute in dem Streit über die Einheitlichkeit bzw. Verschiedenheit der beiden Virusarten. Klärung in dem einen oder anderen Sinne werden die weiteren Forschungen bringen müssen. Wir persönlich halten jedenfalls an der Dualität der beiden Erkrankungen fest, das findet schon äußerlich seinen Ausdruck darin, daß sie gesondert besprochen werden und beim Zoster das Wort „Herpes" vermieden wird.

Das Wort Herpes kann man nun in unseren Tagen noch gelegentlich in Lehrbüchern in Verbindung mit verschiedenen anderen Hautkrankheiten finden, als „*Herpes tonsurans*", bzw. „*Herpes circinatus*" für die jetzt geltende Bezeichnung „*Trichophytia superficialis*"; als *Herpes iris* (BATEMAN) für das „*Erythema exsudativum multiforme*". Neuerdings haben erst wieder zwei russische Autoren (P. S. GRIGORJEW und G. W. TERENJEW) von einem „Herpes syphiliticus" gesprochen, ein ganz unpassender und irreführender Ausdruck für zum Teil bläschenförmige Ausschläge bei der sekundären Syphilis.

Alle diese Krankheitsbezeichnungen haben mit dem Herpes im engeren Sinne gar nichts gemeinsam und sind als veraltet und unbrauchbar abzulehnen, wie das schon mit den Begriffen Herpetismus und Herpetide, die einen Versuch BAZINS darstellten, zahlreiche krankhafte Erscheinungen verschiedenster Art an der Haut (Herpes, Impetigo, impetiginisiertes Ekzem) unter dem gemeinsamen

Gesichtspunkt einer krankhaften Mischung des Blutes und der Körpersäfte zu betrachten, geschehen ist. Neuerdings ist von Günther als Konstitutionstyp der Idiosynkrasie unter Zugrundelegung der Antipyrinidiosynkrasie neben einer Gruppe der Pyretiker, der Oxyphilen die Gruppe der *Herpetiker* aufgestellt worden. Günther faßt also den *Herpes,* in frühere Zeiten zurückfallend, als Symptom auf, *als eine konstitutionelle Reaktion* auf Reize verschiedener Art.

II. Wesen und Verlauf der Herpes simplex.

Begriffsbestimmung: Der Herpes simplex ist in der Regel eine örtliche Haut- und Schleimhauterkrankung, die selten als selbständiges Leiden (Febris herpetica), *meist als Begleiterscheinung bei Infektionskrankheiten* (Herpes febrilis symptomaticus insonderheit facialis), *als Begleiterscheinung von Reizzuständen, aber auch ohne diese, an den Geschlechtsteilen und ihrer Umgebung* (als Herpes genitalis bzw. progenitalis), *an den Fingern* (als Herpes digitalis) *und am Gesäß* (als Herpes glutaealis) *auftritt.*

Rückfälle gehören zu seinem Wesen (Herpes recidivans), Übertragungen sind nicht selten.

Der Herpes simplex zeigt im Gegensatz zum Zoster *keine Abhängigkeit vom Verbreitungsbezirk* der Spinalganglien, er hinterläßt *keine Immunität.*

Er ist in allen seinen Verlaufsformen als eine infektiöse Erkrankung aufzufassen, hervorgerufen durch ein einheitliches filtrierbares Virus, dessen Züchtung und Färbung bis heute aber noch nicht gelungen ist.

1. Allgemeiner Verlauf.

Der Bläschenbildung an der Haut gehen nicht selten schmerzhafte Empfindungen, wie *Jucken, Stechen, Brennen, Spannung* voraus. Ausgesprochene Schmerzen können im weiteren Verlauf besonders bei Schleimhautbeteiligung verspürt werden.

Einige Stunden nach solchen Vorboten erscheint ein geröteter ödematöser Fleck, auf dem sich bald runde gleichmäßig stecknadelkopfgroße Bläschen mit wasserklarem Inhalt erheben. Ihre Zahl kann sich auf zwei oder drei beschränken, aber auch mehrere Dutzend betragen; sie schießen meist gleichzeitig auf. Selten folgen den ersten Bläschengruppen nach Tagen noch neue Gruppen nach.

Die Bläschengruppen sind meist rundlich, mitunter unregelmäßig, verschieden groß bis zu Talergröße und darüber.

Nach 1—2 Tagen trübt sich der Bläscheninhalt und wird eitrig. Je nach ihrer Größe trocknen die Bläschen früher oder später zu kleinen gelben oder bräunlichen Krusten ein. Diese fließen nicht selten zu größeren, der ganzen Bläschengruppe entsprechenden, Borken zusammen. Am Rande kann man auch dann noch aus den durch die kleinen Kreisabschnitte gebildeten Grenzlinien ihre Entwicklung aus Bläschen ablesen (policyklische Begrenzung).

Nach 5—10 Tagen fallen die Krusten, *ohne* für gewöhnlich *Narben zu hinterlassen,* ab. Die zurückbleibenden kleinen roten Flecken verschwinden bald. Sicard geht soweit, eine mangelnde Narbenbildung als kennzeichnend für den Herpes simplex zum Unterschied gegenüber dem Zoster hervorzuheben. Dieses Zeichen ist jedoch nicht untrüglich. Der Herpes kann ohne Erhöhung der Körperwärme auftreten, bei Gesichts- und Lippenherpes ist Fieber häufiger, der Herpes genitalis vorläufig in der Regel fieberlos. Fournier hat seinerzeit wegen der regelmäßigen Verlaufsform des typischen Herpes simplex drei Stadien unterschieden: 1. die initiale kongestive Phase, 2. das Bläschenstadium, 3. das posteruptive Stadium. Aus didaktischen Gründen kann man diese Einteilung gelten lassen.

Etwas anderes ist der Ablauf des Herpes simplex an den *Übergangshäuten* (Lippenrot, inneres Vorhautblatt, Eichel, kleine Schamlippen) und den echten *Schleimhäuten* (Auge, Nase, Mund, Kehlkopf, Harnröhre, After).

Hier bestehen die Erscheinungen als eigentliche Bläschen nur ganz kurze Zeit und kommen in dieser Entwicklung oft gar nicht zu Gesicht, denn die Bläschendecke wird durch die höhere Eigenwärme, durch die starke Exsudation, durch Verletzungen, der sie an solchen Stellen besonders ausgesetzt ist, schnell zerstört. Es zeigen sich dann kleine, runde Erosionen oder durch Zusammenfließen mehrerer Herde, größere, die einen eitrigen Belag aufweisen können.

In dieser Ausprägung läßt sich ebenfalls wieder aus der Form der äußeren Grenzlinien, aus dem noch am Rande für gewöhnlich vorhandenen, flottierenden, abgehobenem *Epithelsaum*, der unter Umständen nur mit einer *guten Lupe* erkennbar ist, die Entstehung aus ehemaligen Bläschen schließen.

Die *Abheilung* geht bei den Übergangshäuten meist über das Stadium der Krustenbildung, an den Schleimhäuten unter sichtbarer, vom Rande her fortschreitender Epithelisierung vor sich. Sie dauert etwas länger als an der Haut.

Abarten *in* der *Anordnung* und *der Form* der Haut- und Schleimhauterscheinungen kommen gelegentlich vor.

So sprechen wir von einem „*zosteriformen Herpes*" (*éruptions zostériformes* [DARIER]), wenn ein Herpes simplex vom typischen Krankheitsbild durch eine segmentäre Anordnung abweicht, im übrigen sind alle Zeichen des Herpes simplex dabei vorhanden. In den Bläschen läßt sich selbstverständlich das Herpes simplex-Virus nachweisen. Solche Fälle von *zosteriformen Herpes* haben, weil sie zum Teil für einen Zoster gehalten wurden, nach positiven Überimpfungen wohl vereinzelt zur Folgerung geführt, daß das Herpes simplex- und Zostervirus identisch seien; diese Herpes-simplex-Abarten sind scharf vom Zoster zu trennen, bei ihnen gelingt durch den Tierversuch fast immer die Klärung; soeben bringt FREUND zwei einschlägige Beobachtungen (vgl. auch S. 67).

LUGER und LAUDA haben auch noch im Anschluß an 2 Fälle von der Möglichkeit der Existenz eines „*herpetischen Zoster*" gesprochen. Bei dem zweiten Fall hat es sich um das klinische Bild eines Zoster intercostalis mit allen diesem zukommenden Merkmalen (Anordnung, Schmerzen, Lymphadenitis, Sensibilitätsstörungen, Narbenbildung, Pigmentierung) von herpesartiger Anordnung gehandelt. In seinen Bläschen wurde das Herpesvirus nachgewiesen. Den ersten Fall haben DOERR, LIPSCHÜTZ, wohl mit ausreichenden Gründen, nicht anerkannt und einen zosteriformen Herpes angenommen. Der zweite Fall hält aber nach der Form der Mitteilung der Kritik stand; wir können ihn vorläufig nur registrieren und müssen weitere abwarten. Irgendwelche Folgerungen sind verfrüht, man kann sich ja ein ubiquitäres Vorkommen des Herpesvirus und sein Hineingeraten in Zosterbläschen vorstellen, das bleibt eine Verlegenheitsdeutung!

Was nun die Abarten *in der Form* der Erscheinungen anlangt, so bilden sich beim Herpes simplex an der Haut mitunter nur *erythematöse* bzw. *erythematopapulöse Erscheinungen ohne* jede sichtbare oder nur mit geringer *Bläschenbildung* aus. Solche Formen hat neben anderen VÖRNER beschrieben.

GOUGEROT will noch eine rein *ödematöse Form* beobachtet haben. Neben diesen abortiven Formen des Herpes simplex können, abgesehen von größeren Blasenbildungen der Einzelefflorescenzen, gelegentlich durch Übergreifen des Prozesses von der Epidermis auf tiefere Schichten, *Blutungen* in die Bläschen — von SCHERBER beim Herpes genitalis beschrieben — auftreten. Sie kommen beim Herpes labialis auch vor. Weiterhin können sich öfters im Verlauf der

Rückbildung eines gewöhnlichen Herpes simplex *die Bläschen in lichenoide Papeln umwandeln, Umbauvorgänge* an der Haut, auf die zuerst *Herxheimer* aufmerksam gemacht hat. Sie stellen sich bei anderen bläschenförmigen Hautkrankheiten *(Windpocken, Zoster)* ebenfalls einmal ein. Gougerot nimmt dann noch, wohl in Anlehnung an ältere Gedankengänge der medizinischen Wissenschaft unter dem Eindruck der neueren experimentellen Forschungen, die ihm eine Verwandtschaft des Virus des Herpes simplex mit dem der Encephalitis lethargica nahelegen, eine rein *sensible, pruriginös-neuralgische Form des Herpes simplex* mit unsichtbaren Hauterscheinungen an. Er sieht in diesen Äußerungen eine herpetische Reaktionsweise der Haut, die als Abwehrreaktion aufzufassen wäre. Wir finden also darin wieder eine etwas abgeänderte Aufwärmung des Bazinschen Herpetismus. Bisher sind das reine Hypothesen, die keine große Wahrscheinlichkeit für sich haben.

An der Schleimhaut können auf dem Grunde der Erosionen besonders an Stellen, die des öfteren Reizungen und den Einwirkungen der feuchten Wärme ausgesetzt sind, Wucherungen aufschiessen, wie wir dies ja gelegentlich auch bei anderen blasenförmigen Erkrankungen haben, so beim *Pemphigus* vegetans, Müller hat solche sogar bei den *Windpocken* beschrieben. Derartige Formen des Herpes simplex sind im Munde vereinzelt von Pfuhl, Schäffer, Vörner gesehen worden, an den Geschlechtsteilen von Bataille u. a.

Der Herpes simplex kann in *jedem Lebensalter* auftreten. Im *Säuglingsalter* wird er kaum gesehen; nach Lauda und Luger hat Finkelstein in 2 Fällen von Cerebrospinalmeningitis einen Herpes simplex zwischen dem 9. und 12. Lebensmonat erlebt, und Moro erinnert sich eines Falles, in dem ein 10 Monate alter Säugling im Anschluß an eine Darmgrippe einen öfters rückfällig werdenden Herpes simplex der linken Wange bekam.

Nach dem 5. Lebensjahr scheint der Herpes simplex häufiger zu werden und seinen Gipfel nach der Geschlechtsreife bis Mitte der dreißiger Jahre zu erreichen. Vielleicht hängt das damit zusammen, daß nach der Geschlechtsreife der Herpes genitalis, der doch kaum vor ihr anzutreffen ist, hinzukommt. *Im höheren Alter wird der Herpes simplex im Gegensatz zum Zoster wieder selten*, durch Abnahme des meist durch den Geschlechtsverkehr ausgelösten bzw. übertragenen Herpes genitalis. Eine Bestätigung dieser Annahme ergibt bis zu einem gewissen Grade die nebenstehende, von Freund herrührende Aufstellung. Es kommen auf je 100 Fälle von extragenitalem Herpes im:

Lebensjahr	Fälle von genitalem Herpes
0—10	1,96 %
10—15	4,06 „
15—20	47,6 „
20—30	222,8 „
30—40	292,5 „
40—50	222,2 „
50—60	175,0 „
60 u. mehr	144 „

Als *Begleiterscheinung* des Ausbruches wären eine *Lymphdrüsenschwellung* und *Lymphgefäßentzündung* in vereinzelten Fällen zu erwähnen. Die Lymphdrüsenschwellung ist meist leicht, und wird von den Kranken, abgesehen dort, wo sie im klinischen Bild hervortritt, kaum beachtet.

Beim Gesichtsherpes ist mitunter eine Drüse vor dem Ohr druckempfindlich und abtastbar. Fournier fand beim *Herpes palpebralis* fast immer die Drüsen vor dem Ohr ebenso wie Berlioz, Galecowski u. a. in Mitleidenschaft gezogen; Thibierge sah eine Lymphdrüsenschwellung unter dem betreffenden Kieferwinkel bei einem rezidivierenden Herpes der Wange.

Viel häufiger wird nichts davon angegeben. Die Lymphgefäße in der Umgebung des Herpes genitalis pflegen unter Umständen zu erkranken (Lymphangoitis dorsalis penis) und dann von einer *mäßig schmerzhaften Schwellung* der Drüsen in der Leistengegend begleitet zu sein. Diese kann allein vorkommen. Sie führt nur in *Ausnahmefällen zur Erweichung,* dann sind die Drüsen schmerzhaft, sonst sind sie deutlich von einander abgrenzbar, schmerzlos, und erinnern deshalb an syphilitische Drüsenschwellungen. Sie können den Hautausbruch eine gewisse Zeit überdauern, und sind als rein sekundär aufzufassen. Ähnlich wie bei einem Primäraffekt schwellen immer die dem betreffenden Hautbezirk benachbarten Lymphdrüsen an, sie brauchen nicht beteiligt zu sein.

Als weitere Begleiterscheinungen können ausnahmsweise *nervöse Störungen* auftreten, sie haben aber nichts mit denen beim Zoster zu tun (Mauriac, Ravaut und Darré u. a.). Die Beobachtungen der zuletzt genannten über die *Veränderungen in der Rückenmarksflüssigkeit beim Herpes genitalis,* bei dem sie in 21 von 27 Fällen eine mehr oder weniger starke bald wieder verschwindende Zellvermehrung nachweisen konnten, sind bisher nicht bestätigt worden. Wir haben immer wieder bei allen Formen des Herpes simplex darauf geachtet, aber hier noch keine Zell- oder Eiweißvermehrung im Gegensatz zum Zoster gefunden, die auf dem Herpes simplex zurückzuführen gewesen wäre (s. Zoster S. 30).

Über *Veränderungen im Blut* ist bisher, da ausgedehnte systematische Untersuchungen fehlen, nicht viel bekannt. Vereinzelt wird im Verlauf eines Herpes simplex eine *Leukocytose mit relativer Vermehrung der Neutrophilen gefunden.* Carni sah eine Vermehrung der Eosinophilen von $5—13^0/_0$.

Rezek, der ausführlich seine eigene Herpes simplex-Krankengeschichte veröffentlicht hat, zeigte im anfallsfreien Stadium eine leichte Leukocytose bei ausgesprochener relativer Lymphocytose. Im übrigen lassen aber sein morphologischer Blutbefund und sein Bluteiweißbild im Anfall keine besonderen Schlüsse zu. Das Leukocytenbild ist während des Ausbruches absolut genommen, nicht wesentlich verändert. Die relativen Werte lassen vielleicht eine leichte Verschiebung zugunsten der Neutrophilen bei weiter bestehender Lymphocytose erkennen.

Im *Harn* fand Rezek eine leichte Vermehrung von *Urobilinogen,* doch ist es zweifelhaft ob dies, wie der Blutbefund mit dem Herpes simplex als solchem in Verbindung zu bringen ist.

Als *Folgeerscheinung* kann es gelegentlich besonders an den Schleimhäuten zu stärkerer Geschwürsbildung, ja beim Sitz an den Gaumenbögen und am Velum zu einem *Durchbruch* an Stellen kommen, die man früher kennzeichnend für einen syphilitischen Durchbruch hielt. Derartige Mitteilungen liegen von Favette, Wagner, Wäldin u. a. vor. Der Fall von Stein (Herpes recidivans gangränosus nasi et labii superioris mit mehrjähriger Krankheitsdauer) macht eher den Eindruck eines tuberkulösen Leidens, einen Einwand, den man auch gegen einige der oben erwähnten Fälle erheben kann. Es fehlen hier die Tuberkulinprüfungen und die Tierversuche.

Bleibende Epithelveränderungen bei einem Schleimhautherpes des Mundes hat Ritter beschrieben, Arning das auffallende dieser Veränderungen unterstrichen. Aus der kurzen Veröffentlichung läßt sich nicht sicher ersehen, ob die Abgrenzung gegen Licher ruber planus, Leukoplakie, Syphilis genau erfolgte.

Stärkeren *Speichelfluß* beim Schleimhautherpes des Mundes betont Chirivino, eine Schwellung der Zunge kann ihn begleiten.

Bei einem rezidivierenden Herpes in der Harnröhre können sich unter Umständen *hochgradige therapeutisch schwer zu beeinflussende Verengerungen in der Harnröhre,* wie sie Klausner bei einem 35 jährigen Kaufmann beschrieben hat, *einstellen* (s. S. 97).

Da die *Rückfälle* zum Wesen der Erkrankung gehören, sind sie reichlichst bei allem möglichen Sitz des Herpes simplex gesehen worden (am und im

Mund, auf den Daumenballen, an den Fingern, am Gesäß, an den Geschlechtsteilen). Sie kommen nach kürzerer oder längerer Zeit wieder (1 Monat bis zu
1 Jahr), und können im Laufe des Lebens 30mal und mehr auftreten, entweder
immer wieder an derselben Stelle erscheinend (*recidivans in eodem loco*) oder
an einem anderen Orte (*recidivans in altero loco*). Sie heilen meist ohne
Narbenbildung. Sind sie sehr häufig, so kann sich eine Pigmentierung oder
ein chronisches Ödem an der Stellen entwickeln.

Eigenartig ist in diesem Zusammenhang eine ältere Beobachtung von
Bertholle:

48jähriger Arzt leidet seit seiner Kindheit an einem Herpes labialis. Vom 20. Jahr an
trat an dessen Stelle ein Herpes praeputialis, der um so häufiger wiederkehrte, je älter
der Arzt wurde. Vom 35. Lebensjahre nahmen die Ausbrüche wieder ab und wurden ersetzt
durch Schmerzempfindungen und Herpesausbrüche auf der Gesäßbacke.

Mitunter bleiben solche Rückfälle ohne wahrnehmbare Ursache fort und
erlöschen von selbst, nachdem die Zwischenräume größer geworden sind,
im Alter.

Ein *gleichzeitiges Auftreten von Herpes simplex*-Ausbrüchen an zwei von
einander entfernten Stellen gehört zu den seltenen Vorkommnissen. Solche
Fälle sind von Adamson (Finger und Lippen), Darier, Kassowitz (rechte
Wange und Handrücken, Bläscheninhalt des Falles mit Erfolg von Lauda
auf die Kaninchenhornhaut verimpft), Posemann [am Anus und am Finger
(Fall 2)], Rabut, Schäffer (am Munde und an den Geschlechtsteilen),
Schönfeld (Herpes am Munde und im Sulcus coronarius bei einem 22jährigen
Manne nach *Gonoflavineinspritzungen*), le Roux (am Munde und auf der
Hornhaut), Sabracès (am Mund und Rücken) mitgeteilt worden.

Schottmüller sagt, wie manche andere Forscher (Einhorn, Forster,
Scherber u. a.), dem *Herpes simplex bei der Meningitis cerebrospinalis* nach, daß
er immer die Eigentümlichkeit besitze in größerer Ausdehnung und gleichzeitig
an mehreren Stellen zu erscheinen. Am häufigsten sah er einen Herpes labialis
viermal mit Herpes nasalis, zweimal mit Herpes auricularis, ferner mit Herpes
buccalis, maxillaris und glutaealis vergesellschaftet. Einhorn bestätigt das
Atypische der im Verlaufe der Meningitis cerebrospinalis auftretenden Herpes
simplex-Formen. Es soll dabei noch ein schubweises Auftreten kennzeichnend
sein, derart, daß man neben eingetrockneten noch frische Bläschen findet,
während bei den meisten anderen akuten Infektionskrankheiten der Herpes auf
einmal erscheint und mit diesem einmaligen Auftreten der Bläschen abschließt.

Die *ungewohnte Mächtigkeit des Herpes* bei dieser Erkrankung unterstreichen
noch Forster, Scherber u. a.

Ein *gleichzeitiges Zusammenvorkommen von Herpes simplex* und *Zoster* gehört
zu großen Seltenheiten. Bergmanns Fall betrifft ein Herpes labialis und einen
Zoster intercostalis bei einem 20jährigen Mädchen mit Gelbsucht, aufgetreten
nach Genuß von verdorbenem Schellfisch. Török sah einen typischen Zoster
in 3 Fällen einem Herpes labialis, in einem Falle einem Herpes facialis folgen.
Minami und Ehara beschreiben das Zusammenvorkommen von *Herpes genitalis*
und *Zoster* (Fall 1, O. O. Nr. 9 der Tabelle I, 35j. ♂; Fall 2, I. E. Nr. 6 und 10
der Tabelle I, 26j. ♂) allerdings sind diese beiden Fälle nicht ganz überzeugend,
so daß selbst die Autoren zugeben „bei den beiden Fällen könnte auch Herpes
genitalis mit Herpes simplex kombiniert aufgetreten sein". Als Kompromiß
nehmen sie dann an, daß „wenigstens eine Übergangsform zwischen Herpes
simplex und Herpes zoster in Erscheinung trat". Solche *Übergangsformen vermögen wir* bis jetzt *nicht anzuerkennen!*

*Den Krankengeschichten nach — häufige Rückfälle — können wir diese Fälle
nur als verschiedene Sitze des Herpes simplex ansehen.*

Ob sich aus der Beobachtung Pardons, bei der, nach einer schon 53 Jahre bestehenden Alopecia totalis, plötzlich zusammen mit einem Herpes labialis neue Haare an der Oberlippe zu wachsen begannen, auf irgend welche Abhängigkeit beider Geschehnisse schließen läßt, wie Pardon es will, soll dahingestellt bleiben. Die einfacherere Annahme ist hier die eines rein zufälligen Zusammentreffens; das gleiche ist von der Beobachtung Savarys, der umgekehrt Herpes von Haarausfall begleitet fand, zu sagen.

Bisher ist ganz ohne Gegenstück die Rendusche Beobachtung eines *allgemeinen Herpesausbruches,* der fast den *Anblick von Pocken vortäuschte,* geblieben. Ein Mann erkrankte nach dem Genuß einer größeren Menge roher Miesmuscheln am nächsten Tage an einem fieberhaften Magenkatarrh von viertägiger Dauer, im unmittelbaren Anschluß daran erschien der Herpes. Ob dies wirklich einer war und nicht ein bläschenartiger herpesähnlicher Ausbruch auf die Miesmuschelvergiftung hin, soll offen bleiben, uns erscheint das letztere wahrscheinlicher.

Nach vereinzelten Beobachtungen scheint in gewissen Familien eine familiäre bzw. *kongenitale Anlage* für den Herpes simplex vorzuliegen. Es sei auf den Rezekschen Fall verwiesen (Herpes bei ♂, ♀ und Kind). Außerdem bringen Lauda und Luger zwei einschlägige Beobachtungen von Kestenbaum.

38j. ♂ leidet seit früher Jugend an einem, bald im Bereiche des linken, bald im Bereiche des rechten Ohrläppchens auftretenden Herpes febrilis, der die Genesung nach fieberhaften Krankheiten einleitet. Die *Schwester* hat denselben Herpes mit gleichem Sitz, nicht post menses, sondern nach Fieber. Der *Neffe* des Kranken, der *Sohn* der Schwester, zeigt ebenfalls nach Fieber einen Herpes simplex recidivans am Ohrläppchen.

Der zweite Fall betrifft zwei Geschwister mit einem rezidivierenden Herpes des Gesichtes.

Neuerdings wird in der amerikanischen Literatur die Erblichkeit von Herpes simplex und Urticaria von Mc. Nair betont, er bringt einen Stammbaum, der das Auftreten von Herpes simplex und Urticaria in vier Generationen einer Familie zeigt.

2. Besondere Verlaufsformen.

a) Febris herpetica.

In dem einführenden geschichtlichen Überblick haben wir bereits auf das noch umstrittene, in der Gruppe des Herpes simplex eine Sonderstellung einnehmende Krankheitsbild der *Febris herpetica* hingewiesen. *Dieses Fieber verläuft unter dem Bilde einer leichten Infektionskrankheit.*

Ohne besondere *Vorboten* bekommt ein meistens bis dahin gesunder Mensch einen *Schüttelfrost,* der von einem mehrtägigen mehr oder weniger hohem *Fieber* gefolgt ist. Bald, manchmal am ersten Tag, in der Regel nach etwa 3 Tagen fällt das Fieber ab (Abb. 20). Am häufigsten schiessen dann am 4. Krankheitstage, gewöhnlich erst *nach Senkung der erhöhten Körperwärme* (Murchison) *Herpesbläschen* um den Mund und die Nase herum auf, sie können auf Wangen und Mundschleimhaut übergreifen bzw. sich an einer von beiden Stellen allein vorfinden.

Hirsch sah an den Fällen der Leipziger Klinik, daß 19mal bei noch bestehendem Fieber, 16mal bei Sinken des Fieber, 14mal ein Tag nach dem Fieberanfall, 11mal zwei Tage nach dem Fieberanfall, 3mal drei Tage, 1mal vier Tage nachher der Herpes auftrat.

Am *häufigsten* scheinen Personen im *zweiten bis dritten Jahrzehnt* befallen zu werden. Die Krankheit ist im Frühjahr und Herbst gehäufter anzutreffen und wird von den Kranken auf eine Erkältung zurückgeführt.

An *Nebenerscheinungen* sind außer *Kopfschmerzen, Schwindelgefühl* und *Ohrensausen,* unter Umständen Störungen an inneren Organen zu finden, gelegentlich auch Druckschmerzen in den Röhrenknochen oder eine *Milzschwellung* (Braune, Hirsch), Eiweißausscheidung im Harn (W. Koch). Romberg stellte unter etwa 60 Fällen einmal in der Rekonvaleszenz eine *hämorrhagische* Nephritis fest. Auch Verstopfung und Durchfall wurden beobachtet.

Bei der unkomplizierten Febris herpetica fehlen Erscheinungen von seiten der Atmungsorgane. *Die Fälle mit Lungenerscheinungen gehören nicht zu dem Krankheitsbilde*; deshalb kann man die Fälle von Febris herpetica auch nicht wie Kühn, Steiner es wollen, alle als rudimentäre oder larvierte Pneumonien auffassen.

Es soll nicht bestritten werden, wie das einige allerdings etwas zu kurz mitgeteilte Fälle Albrachts zu zeigen scheinen, daß *zentral gelegene,* nur durch Röntgenaufnahme (diffuse in der Hilusgegend befindliche, nach zwei Tagen wieder verschwindende Schatten) nachweisbare *pneumonische Infiltrate,* gelegentlich einmal klinisch keine anderen Erscheinungen erkennen lassen, als die eines fieberhaft entstandenen Herpes simplex.

C. Hirsch schreibt: „Dieses Krankheitsbild ist ein typisches, von erfahrenen Ärzten oft beobachtet. Insbesondere in der Privatpraxis sehen wir häufig derartige Fälle, die sich nicht ohne weiteres als rudimentäre Fälle irgendeiner Infektionskrankheit auffassen lassen." Auch Feulard, Knöevenagel u. a. erkannten dies Krankheitsbild an.

In einer neueren Arbeit (1920) beschäftigt sich Zlocisti wieder ausführlicher mit der *Febris herpetica.* Er nimmt auch eine Febris herpetica ohne Bläschen an; dann wird natürlich die Diagnose schwer und ist nur im Rahmen einer Epidemie zu stellen.

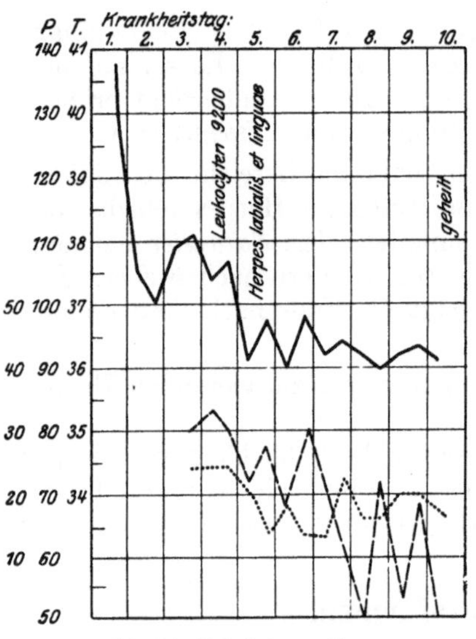

Abb. 20. Febris herpetica.
(Nach R. Massini.)

Früher sind *Epidemien* wiederholt mitgeteilt worden, so von Zimmerlin 1883 aus Basel (in drei Monaten 30 Fälle, alle im Frauenflügel des Baseler Bürgerspitales, keiner im Männerflügel). Ebenso hat Savage 1883 eine Epidemie beschrieben und W. Koch 1889 in seiner unter Leube entstandenen Würzburger Doktordissertation „Über Herpes labialis" einen bezeichnenden Fall dieser *Febris herpetica* bei einem 18jährigen kräftigen Manne veröffentlicht.

Neuere Mitteilungen sind die von K. Mayer „Herpes labialis epidemicus". Es erkrankten 30 Soldaten und Offiziere einer 70 Mann starken Abteilung ohne besondere Allgemeinerscheinungen.

Wenn wir in der *dermatologischen* Literatur nach Febris herpetica suchen, so finden wir sie kaum erwähnt. Das kommt wohl daher, daß viele Dermatologen zu einseitig auf Hauterscheinungen allein eingestellt sind und das Fieber nicht beachten; immerhin kann man bei eingehender Durchsicht einige Fälle finden.

So berichtete Breuer 1891 in seiner Breslauer Doktordissertation über das epidemische Auftreten verschiedener Herpesformen (Herpes zoster, facialis, genitalis) an 36 Personen aus den Monaten November und Dezember. Sieht man sich diese Fälle genauer an, so sind darunter 5 Fälle von Zoster, 29 Fälle von Herpes simplex, einschließlich von zweien an den Geschlechtsteilen. Drei von diesen 29 lassen sich ungezwungen auf das Fieber nach Tuberkulineinspritzungen zurückführen (damals war ja der Beginn der Tuberkulinära) und einer ist ein Herpes nach einer Pneumonia crouposa.

Es bleiben immer noch 25 übrig, die wir unter dem Gesichtspunkt der Febris herpetica anführen könnten. BREUER betont, daß nur auf der Frauenabteilung im Erdgeschoß der Klinik diese Erscheinungen auftraten und die Insassen der im 1. Stock gelegenen Männerabteilung frei von Herpes blieben, obwohl sie auch auf Tuberkulinzuführung mit Fieber geantwortet hatten. Ebenso erkrankten drei Wärterinnen der Frauenstation.

Dann sind noch neuerdings vereinzelte Fälle einer wahrscheinlichen Febris herpetica von PHILIBERT, RABUT, SZYMANOWSKI und ZYLERBLAST-ZAND u. a. beschrieben worden.

In PHILIBERTs Fall bekommt eine 32jährige Frau unter Mattigkeit und Kopfschmerz einen Herpes labialis. Eine Woche später tritt ein sehr schmerzhafter Herpes an der Scheide mit Leistendrüsenschwellung auf, Nackenstarre, Wirbelsäulensteifigkeit mit langsamen Puls. In der Rückenmarksflüssigkeit findet sich Eiweiß und mittlere Zellvermehrung, Kulturen steril.

Unter Ausschluß einer epidemischen, tuberkulösen, nicht eitrigen aseptischen Meningitis wird eine Meningitis, hervorgerufen durch das filtrierbare Herpesvirus, angenommen (?).

Ähnlich liegen die zwei Fälle von SZYMANOWSKI und ZYLERBLAST-ZAND. Auch hier war ein ausgesprochener Verdacht auf Cerebrospinalmeningitis vorhanden, sie konnte nach dem Ergebnis der Untersuchung der Rückenmarksflüssigkeit ausgeschlossen werden; vielmehr mußten die schweren Allgemeinerscheinungen mit dem Herpesausbruch in Zusammenhang gebracht werden.

Bei solchen Beobachtungen drängt sich doch einem unwillkürlich der Eindruck einer eigenen Infektionskrankheit auf.

SCHOTTMÜLLER glaubt allerdings die Mehrzahl der Fälle von *Febris herpetica* nach seinen Erfahrungen *auf eine Ansteckung* der Harnorgane oder des Endometriums *mit dem Bakterium coli* deshalb zurückführen zu müssen, weil er dieses bei seinen Fällen immer nachweisen konnte.

Jedenfalls sprechen die Forschungen der letzten Jahre, insbesondere die tierexperimentellen Ergebnisse (s. S. 107 u. f.) zum mindesten **nicht gegen** *die Annahme der Febris herpetica als eines selbständigen Krankheitsbildes.*

b) Klinischer Sitz der Erscheinungen an der Haut.
(Gesicht, Hand, Gesäß, Geschlechtsteile.)

Der Herpes simplex kann überall an der Haut auftreten. Er bevorzugt jedoch bestimmte Örtlichkeiten, darunter die Übergangsstellen von Haut- und Schleimhaut (Lippenrot, inneres Vorhautblatt, kleine Schamlippen, Eichel). Nach dieser Bevorzugung können wir rein *äußerlich*, wenn wir den Sitz des Herpes simplex einer Einteilung zugrunde legen, einen *Herpes labialis, facialis, digitalis, glutaealis, progenitalis* bzw. *genitalis* usw. unterscheiden.

Es sind dies wohl alles Erscheinungsformen desselben Ansteckungsstoffes, nur führen sie, bedingt durch ihren Sitz, unter Umständen zu voneinander abweichenden klinischen Bildern.

Herpes capitis bzw. *facialis: Auf dem* behaarten *Kopfe* dürfte der echte Herpes simplex bisher ganz selten beobachtet sein, so z. B. von EINHORN bei einer Meningitis cerebrospinalis. Wahrscheinlich wird er auf dem Kopfe häufiger übersehen, *nicht* bei seinem Sitz *an der Stirn.*

Isolierte Herde sind *in der Umgebung des Auges* (Augenlid an der Ohrmuschel, am Ohrläppchen) von CARNI, RIEHL, SOMMER u. a. bei Lungenentzündung beschrieben. Dieser Sitz ist jedoch bedeutend seltener als der auf den Wangen. Die Bläschen können, bei ihrem Sitz an den Augenlidern, die Augenbindehaut reizen und zu einer Conjunctivitis führen, die wohl als rein sekundär aufzufassen ist. Derartige Conjunctivitiden erwähnen neben GUBLER LAUDA-LUGER-KESTENBAUM.

Bei einem 7jährigen Mädchen mit chronisch rezidivierendem Wangen-Augenwinkel-Herpes kommt es im Verlaufe von Masern zu Herpesbläschen auf der rechten Wange, im inneren Winkel des rechten Augenlides, zu vereinzelten Bläschen an beiden Lidern der linken Seite knapp am Lidrand und zu zwei teilweise geplatzten am Intermarginalrand beiderseits mit Conjunctivitis.

Im Gesicht ist in der Regel die *Nase*, die *Lippengegend* (Herpes nasalis bzw. labialis) am meisten befallen. Hier geht der Herpes oft auf die Schleimhaut über. Ein Herpes des Kinnes kommt ebenfalls häufiger vor.

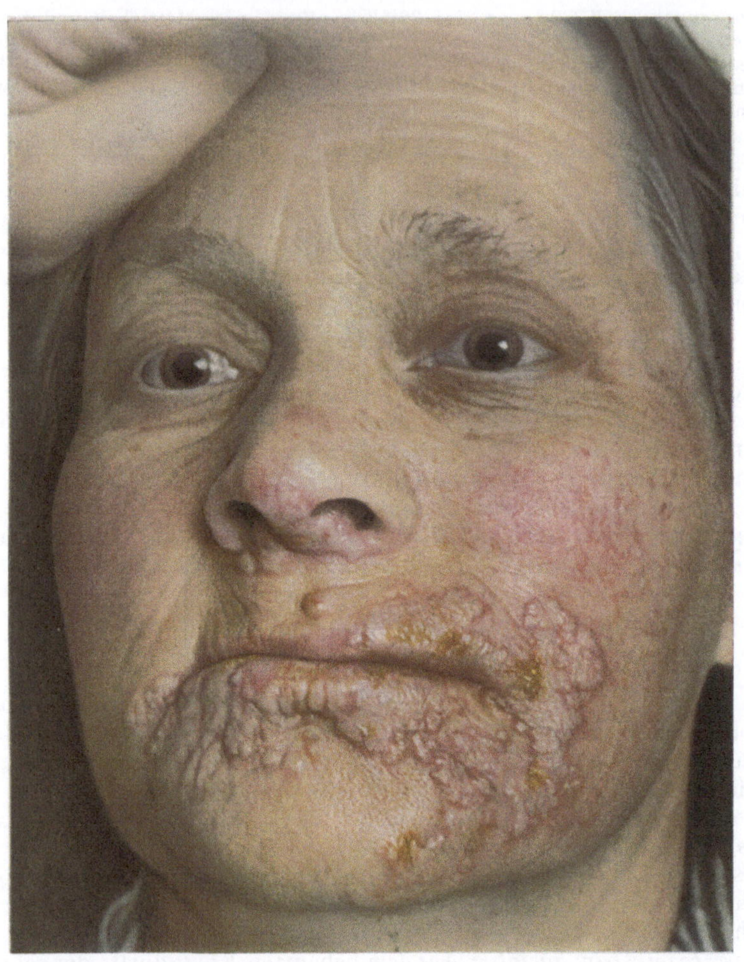

Abb. 21. Herpes des Gesichtes.

Diese Abbildung stammt von einer 53jähr. ♀ mit Nephrosklerose und chronischer Urämie. Sie wurde deswegen am 18. V. 26 lumbalpunktiert, am folgenden Tage Temperaturanstieg bis 38,6, die Kranke ist somnolent. Am 20. V. 26 plötzlicher Abfall auf 36,2, es traten zuerst um den Mund herum zahlreiche Bläschen auf, die sich allmählich über die Nase und Kinn ausbreiteten.

Selbstverständlich können mehrere Teile des Gesichts nebeneinander betroffen sein, und in der Tat finden wir besonders bei der Menigitis epidemica aber auch unabhängig von ihr die beiden Wangen, Lippen und Kinn von Herpesbläschen bedeckt.

Es ist unserer Meinung nach recht wahrscheinlich, wie wir das beim Zoster ausgeführt haben (s. S. 32 u. 67) daß eine große Anzahl sog. doppelseitiger Zosterfälle des Trigeminusgebietes und der Genitalgegend Fälle von

Herpes facialis simplex, bzw. genitalis gewesen sind; einwandsfrei beweisen läßt sich jedoch das heute wegen der Art der Veröffentlichung und der mangelnden Tierversuche kaum.

Der Rumpf ist beim Herpes simplex im Gegensatz zum Zoster keine Lieblingsstelle, hier ist der Herpes simplex äußerst selten zu finden, *gelegentlich* kann er einmal *um die Brustwarze herum* auftreten.

An der *Innenhand* sind die *Daumenballen* sein Lieblingssitz, *selten* findet man ihn auf dem *Handrücken*.

An den Fingern wieder ist er als Herpes digitalis mit besonderer Neigung zu Rückfällen häufiger. Solche Beobachtungen liegen von ADAMSON, ADENOT (nach Masern, von ihm selbst als Zoster angesprochen), AUDRY, BESNIER, BLASCHKO (bei der Periode), BLOCH (bei der Periode, Überimpfung auf die Kaninchenhornhaut positiv), CARLE, DUBREUILH und DOSSO, EPSTEIN, GUERMONPREZ und PLATEL, HALLOPEAU, NICOLAU und POINCLOUX (2 Fälle), POSEMANN, Richter, SPITZER, VAJANO u. a. vor.

Auslösend für einen Herpes am Finger werden öfters verschiedene teils länger, teils kürzer einwirkende Reize verantwortlich gemacht, so z. B. von NICOLAU und POINCLOUX bei einer Friseuse das Halten der Brennschere, von POSEMANN bei seinen beiden Fällen Glassplitterverletzungen.

Die *Abgrenzung* einer vereinzelten Zostergruppe an den Fingern gegenüber dem Herpes digitalis ist ebenso wie die einer Zostergruppe an der Brustwarze *von einem Herpes simplex der Brustwarze* schwierig und nur dann einwandfrei möglich, wenn sich weitere Zostererscheinungen finden. An der unteren Extremität treffen wir den Herpes simplex häufiger in der *Kreuzbein-* und *Glutaealgegend.*

Als *Herpes glutaealis* sind die Fälle von CORIVEAUD, DUBREUILH, DUBREUILH und DOSSO, FEULARD, GROPPE (Kreuzbein und rechte Glutaealgegend, bei Lungenentzündung), GRÜNFELD, KLUCK-KLUCYCKI, LAUDA und LUGER, MILIAN (auf dem Kreuzbein 2 cm vom Anus entfernt bei einer Lungenentzündung), PAUTRIER, PHILIPPS (Herpes perinealis bei einem 8 Monate altem Kinde), RAVAUT und COTTENOT, REICHMANN (von ihm selbst als rezidivierender Zoster bezeichnet), THOMAS (talergroße Herpesstelle links vom After bei Lungenentzündung), TÖRÖK, WESTBERG, WINTERNITZ u. a. zu erwähnen. Auch hierbei sind Rückfälle häufiger und ebenso die Verwechselung mit Zosterfällen dieser Gegend (Fall von DUMERY, LAUDA und LUGER). (S. Zoster S. 67.)

Neuzeitlichen Ansprüchen in der Abgrenzung gegenüber dem Zoster, d. h. gelungene Überimpfung auf geeignete Versuchstiere genügen bisher wenige Fälle, wie der von MILIAN, LAUDA und LUGER u. a.

Bei MILIAN handelte es sich um einen typischen rezidivierenden Herpes der Gesäßgegend bei einem 38jährigen latenten Syphilitiker mit positiver Wa.R. Die Stich- und Scarifikationsimpfung auf der Kaninchenhornhaut fällt positiv aus, das Tier geht später unter Krämpfen und Drehbewegungen zugrunde, und sein Gehirnbrei erzeugt bei zwei anderen eine tödlich verlaufende Encephalitis.

Die *Geschlechtsteile des Mannes und des Weibes* sind, wie schon betont, mit die bevorzugtesten Örtlichkeiten *des Herpes.* Beim Manne sitzt er am häufigsten (s. Abb. 22) am Glied, der Vorhaut und der Eichel.

Fälle von Herpes genitalis beim *Manne* sind von D'AMATO, ARONSTAM, AUDRY, BESNIER, BETTMANN, CASARINI, COOPER, EHRMANN, FOURNIER, LE FUR, GAUCHER, KLAUSNER, LAUDA, LYDSTON, MAURIAC, MONIN, v. PEZOLD, PINTO, RAVAUT und DARRÉ, ROSTAIN, SCHERBER, SPITZ, WEBBER u. a. eingehender beschrieben worden.

Beim Weibe sitzt der klinisch ganz ebenso beschaffene *Herpes progenitalis* oder *genitalis* an irgendeiner beliebigen Stelle der äußeren Geschlechtsteile (große Schamlippen, Kitzler) oder in der Nähe des Dammes. Zuweilen kann ein Ausbruch des Herpes an der Scheide mit leichten Fiebersteigerungen, mit sehr lebhaltem Brennen und mit bedeutenden Ödemen vergesellschaftet sein. Ausgedehnte Teile sind hierbei von eng zusammengedrängten und zusammengeflossenen Bläschen bedeckt. Der Ausschlag erstreckt sich für gewöhnlich von der Scheide über den Schamberg und über die Innenseite der Oberschenkel bis zu den Analfalten. Sehr leicht platzen die Bläschen, verwandeln sich in Erosionen oder bedecken sich mit diphtheroiden Belägen unter gleichzeitiger Absonderung einer übelriechenden, schleimig-eitrigen Flüssigkeit. Die *Drüsen sind geschwollen und schmerzhaft*, die Kranken leidend und bettlägerig. Nach 2—3 Wochen heilen die Veränderungen ab. Die Herde im Stadium der Geschwürsbildung erinnern an Ulcera mollia, Ulcera vulvae acuta (Differentialdiagnose s. S. 117). Sind die Herde epithelisiert, so können sie über die Hautoberfläche sich erheben und überhäuteten syphilitischen Papeln gleichen, schießen vorher in den Erosionen Wucherungen auf, wie sie von Bataille u. a. beschrieben worden sind, so ahmen diese ebenfalls syphilitische Papeln nach.

Dieser Herpes an den Geschlechtsteilen beider Geschlechter ist besonders nach entzündlichen Vorgängen an den Geschlechtsteilen (Tripper) nach Traumen (Defloration), auch nach Pollutionen (v. Pezold) beobachtet worden.

Mitunter können sich in den Bläschen eines solchen Herpes bei latenten Syphilitikern unter Umständen Syphilis-Spirochäten auftreten, eine Möglichkeit, der auch in der Aussprache zu dem Vortrage von Bory „Über die okkulten Syphilisformen bei der Frau. Die Erkennung der Keimträgerinnen" Ausdruck gegeben wurde.

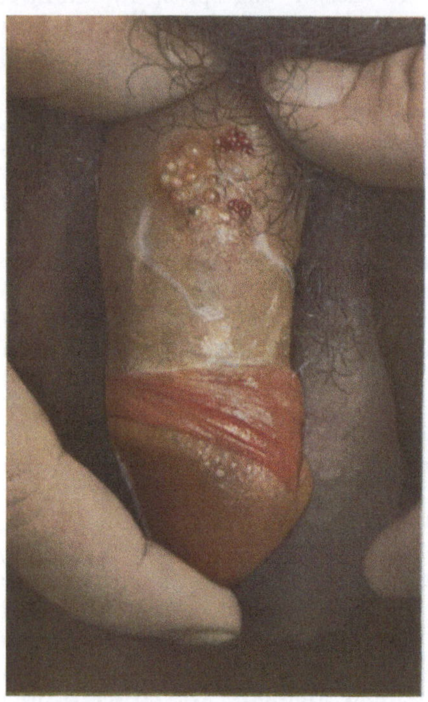

Abb. 22. Herpes progenitalis.

Manche Fälle sprechen *für eine unmittelbare Übertragung*, so berichtete le Fur von einem 38jährigen Mann ohne Syphilis, Tripper und Herpes in der Vorgeschichte, der zu einem Herpes genitalis durch Verkehr mit einer an Menstruations-Herpes leidenden Frau kam.

Bei Frauen ist der Herpes genitalis *häufiger* als bei Männern, deswegen, weil er öfters die Periode begleitet, nach Freund ist er dagegen bei Männern 10mal so häufig wie bei Frauen (558 männliche, 54 weibliche Fälle); diese Befunde dürften mehr durch die Zusammensetzung des Materiales zu erklären sein. Fälle von *Herpes menstrualis* an den Geschlechtsteilen sind von R. Bergh, Legendre, Opel, Pisco, Unna u. v. a. veröffentlicht.

Nach Bergh waren von 877 Fällen bei Frauen, die er von 1868 bis 1889 im Vestre-Hospital in Kopenhagen sah, 644 gleich 73,4%, menstruellen Ursprunges bzw. sie erschienen gleichzeitig mit der Periode. Unna hält ihn wegen seines angeblich häufigen Vorkommens bei den Prostituierten für deren „*Gewerbekrankheit*", eine Auffassung, die wir nicht teilen können.

In Frankreich hat man (MAURIAC, RAVAUT und DARRÉ u. a.) mehrere Formen des Herpes genitalis, darunter eine neuralgische, den Herpes progenitalis mit starker örtlicher Schmerzhaftigkeit und den Herpes genitalis mit geringen nervösen Störungen unterscheiden wollen. Diese klinischen Zwischenstufen erscheinen uns überflüssig. Vielleicht sind die neuralgischen Fälle abortive Zosterfälle gewesen?

Heute will LIPSCHÜTZ für den Herpes genitalis eine besondere Erregerform, die sich von der des Herpes labialis unterscheide, in Anspruch nehmen, bisher scheint ihm keiner darin gefolgt zu sein.

c) Klinischer Sitz der Erscheinungen an den Schleimhäuten.

Daß der Schleimhaut-Herpes in seinen klinischen Erscheinungsformen etwas anders aussieht als der an der Haut, ist bereits oben hervorgehoben worden.

Auf der *Augenbinde-* und *Hornhaut* wechselt er besonders in seinem Äußern. Die Bläschenbildung kommt fast nie zu Gesicht, trotzdem entspricht er dem Herpes an der Haut. Dies hat HORNER schon 1871 in einer Sitzung des ophthalmologischen Kongresses in Heidelberg behauptet. Er kann selten von Herpeshauterscheinungen, wie eine BECKERsche Beobachtung lehrt, begleitet oder gefolgt sein.

Durch die tierexperimentellen Forschungen (GRÜTER, LÖWENSTEIN u. v. a.) hat sich die HORNERsche Auffassung als richtig herausgestellt. Dieser Herpes corneae gehört in die große Gruppe des Herpes simplex.

Hierher gehörige Fälle sind von ACHTERMANN, BACK, DISSON, HAGENAUER, HEYDEMANN, HUTCHINSON, LANDESBERG, JOSEPHINE KENDAL, RANSOHOFF, LE ROUX, SCHMIDT - RIMPLER, SCHNYDER, STOICESCU, VOSSIUS, WANGLER u. v. a. mitgeteilt worden.

Die erste größere statistische Zusammenstellung liegt in der unter HORNERs Leitung entstandenen Züricher Doktordissertation von JOSEPHINE KENDALL vor. Sie enthält allein 115 Fälle, die vom 1. Januar 1874 bis zum Dezember 1879 in der *Züricher Augenklinik* beobachtet worden sind.

Sie unterschied zwei Arten von Herpes corneae 1. den Herpes corneae febrilis, s. catarrhalis und 2. den Herpes zoster s. neuroticus corneae. In 7 Fällen trat die Hornhauterkrankung als symptomatische Erscheinung einer fieberhaften Erkrankung auf, in 13 bei Lungenentzündung, in 3 Fällen bei Intermittens, in je 2 Fällen bei Magen- und Darmstörungen, Rheumatismus und dem Wochenbett, in 36 Fällen bei Schnupfen, Mandelentzündung oder Husten. In den weiteren konnte keine äußere Veranlassung nachgewiesen werden. Von den 115 Fällen waren nur 19 Frauen, 4mal wurde die Erkrankung bei Kindern unter fünf Jahren, 24mal bei Leuten über 50 Jahren beobachtet.

Wegen weiterer Einzelheiten dieser Herpesform sei auf das Handbuch der Augenheilkunde (WILBRAND und SÄNGER) und die zusammenfassende Darstellung ZEEMANs verwiesen.

Fälle von *Schleimhautherpes der Mundhöhle* (Wangen, Zungenschleimhaut) sind von BARON, DU CASTEL, DEPRÈS, FLATAU, FRIEDLÄNDER, HALLOPEAU, HUTCHINSON, KLUCK-KLUCYCKI, LE QUEMENT, SCHWAB, TIÈCHE, WINTER u. a., solche an der *Schleimhaut* des *Rachens*, des *Gaumens* und der *Mandeln* von COHEN, GASTINEL und PELISSIER, GLAS, HASSLAUER, HELLER, KAHN, LUBLINER, MAHU, WALTAU, WODON u. a., solche *an der Schleimhaut des Kehlkopfes* von BETTMANN, BRINDEL, FISCHEL (?), GLAS, HIGGUET, LEWIN, MARSCHIK, ROSENBERG, SACHER u. a. mitgeteilt worden. SOMERs beschreibt ausführlich einen jener seltenen Fälle von Pharyngitis herpetica in Verbindung mit der Menstruation unter gleichzeitigem Auftreten von Herpes labialis; ähnlich war eine BETTMANNsche Beobachtung.

Der *Herpes der Rachenorgane* soll sich klinisch unter dem Bilde einer *Angina herpetica* (LAGOUT) äußern können, eine Erkrankungsform, die nach FERNET folgendermaßen abläuft. Im Anschluß an eine Erkältung tritt, eingeleitet von Frösteln, nach etwa 12 Stunden ein leichtes, 2—3 Tage bestehendes mit Schweißausbruch abfallendes Fieber auf. Mit Einsetzen des Fiebers wird der Rachen schmerzhaft, schwillt an, es erscheinen auf den Mandeln und Gaumenbögen Herpesblasen, die in Geschwürchen mit falschen Membranen übergehen. Die Submaxillardrüsen schwellen an, meistens kommt es am dritten Tage mit Abfall der Körperwärme noch zu einem Herpes nasolabialis.

Uns scheint diese Verlaufsform zur Febris herpetica zu gehören.

Auf dem *Trommelfell* ist der Herpes simplex von Chaveau gesehen worden. Eindeutig sind solche Fälle eigentlich nur, wenn sich gleichzeitig ein Herpes simplex an der Haut findet, sonst begegnen sie berechtigten Zweifeln.

Der von Holub als *Herpes oesophagi* beschriebene Fall genügt den Erscheinungen nach nicht — auf der Höhe einer Falte der Speiseröhre waren zwei runde, grauweiße, von einem hyperämischen Hof umgebene Stellen zu sehen — beim Fehlen eines Hautherpes, um als Schleimhautherpes anerkannt zu werden. Ausgeschlossen erscheinen uns solche Lokalisationen nicht, warum sollten nicht einmal tiefere Abschnitte des Verdauungstractus von einem Herpes befallen werden können?

Der *Herpes* der *Schleimhaut der Geschlechtsorgane des Mannes* und des *Weibes* geht oft mit einem solchen an der Haut dieser Gegend einher, kann aber auch allein auftreten und zu verschiedenen Ausfallserscheinungen führen.

Fälle von Herpes der *Harnröhrenschleimhaut* sind von le Fur, Klausner, Klotz, Nicolas Gaté und Papacostas (5 Fälle), Noguer (3 Fälle), v. Pezold und anderen mitgeteilt.

Beim *Manne* kommt es beim *Sitz* auf der Harnröhrenschleimhaut zu *eitrigem*, durch eine Behandlung wenig beeinflußbaren, bei erneutem Ausbruch wiederkehrenden Ausfluß. Man kann mit Klausner für diese *Urethritis herpetica* folgende Kennzeichen aufstellen:

1. Plötzlicher Beginn, etwa 24—48 Stunden nach dem Verkehr, eitrige Absonderung ohne subjektive Beschwerden.
2 Bakterienfreiheit der Absonderung.
3. Auffallende Zerfallserscheinungen an den Eiterkörperchen und Harnröhrenepithelien.
4. Rasche Abheilung ohne Behandlung.
5. Wiederholtes Auftreten bei ein und derselben Person, häufig abwechselnd mit dem Herpes progenitalis oder begleitet von ihm.

Gelegentlich kommt dann noch ein Brennen in der Gegend der Fossa navicularis oder auch in der ganzen Harnröhre hinzu.

Die *Schmerzen* beim Herpes urethralis strahlen gelegentlich in die Hoden, in die Beine und in die Zehenspitzen aus. Er kann die Ursache für ein vorübergehendes Miktionshindernis sein und wie in einem Falle von v. Pezold zu vollständiger, vorübergehender Harnverhaltung führen.

Strikturen können, ganz wie nach einem chronischen Tripper, vorkommen (Klausner, Candela Ortells).

Ob ihn Bläschenbildung in der Harnblase öfters begleiten, ist fraglich.

Einen Herpes der weiblichen Harnröhre hat Noguer gesehen. Seine klinischen Erscheinungen und Begleiterscheinungen sind die gleichen wie beim Manne, sie bleiben aber erfahrungsgemäß bei Frauen wegen der versteckten Lage der Harnröhre und ihrer größeren Weite meist unbeachtet.

Eine Lieblingsstelle des weiblichen Schleimhautherpes ist das *Collum uteri* (Druelle, Lévy-Bing, Fournier u. a.).

Man kann ihn öfters an der Unterlippe des Collum uteri antreffen, ein Übergreifen auf die Schleimhaut der Gebärmutter ist wohl möglich. Nur werden derartige Fälle wegen der wenig ausgeprägten und nicht kennzeichnenden Ausfallserscheinungen wenig auffallen.

Belgodère hat den Begriff der *Metritis herpetica* kürzlich wieder etwas genauer zu umschreiben versucht. Subjektiv sollen hierbei die Frauen über Schmerzen im Leib und der Nierengegend klagen, über Hitze- und Kältegefühl, Abgeschlagensein, objektiv waren am äußern Muttermunde stecknadelkopfgroße Erosionen und reichliche Absonderungen aus dem Muttermund bemerkbar. Gebärmutter, Eileiter und Eierstöcke schienen durch Kongestion vergrößert. Diese Zeichen sind jedoch so vage, daß kaum jemand, wenn er nicht die Bläschen oder ihre einwandfreien Spuren am Gebärmutterhalskanal deutlich sieht, auf den Gedanken kommen wird, daß es sich bei solchen Begleiterscheinungen um eine Metritis herpetica handeln könnte.

Einen echten *Herpes der Blase* hat mit großer Wahrscheinlichkeit Schiffmann beschrieben. Die Erkrankung setzte in dem Falle plötzlich mit Fieber ein, der Harn war trübe, im Sediment fanden sich Blut, Eiterkörperchen, Eiterballen, die Kultur blieb steril. *Gleichzeitig* bestand ein *Herpes der äußeren Geschlechtsteile*. Mit dem Rückgange des Hautherpes schwinden die Blasenerscheinungen. Eine Blasenspiegelung konnte nicht vorgenommen werden. Im übrigen gehören meist die bei Blasenspiegelung sich findenden Bläschen beim Fehlen eines Hautherpes zur Cystitis cystica, eine Annahme, die auch Viertel teilt. Das Wichtigste für die Erkennung erscheint uns ein Zusammenvorkommen mit einem Hautherpes der Geschlechtsteile zu sein.

Ähnlich steht es mit dem Befallenwerden der *Mastdarmschleimhaut*, hier werden nur Bläschen an der äußeren Haut einen Hinweis auf eine Beteiligung der Mastdarmschleimhaut geben können. Rectoskopisch konnte Tuchendler einen *Herpes recti* feststellen.

So viel über das klinische Bild des Herpes simplex, seiner klassischen Form und seinen klinischen Abarten.

Immer wieder müssen wir gerade bei so eintönigen und einfachen klinischen Formen, wie es die Haut- und Schleimhauterscheinungen des Herpes simplex sind, die Erfahrung machen, daß wir mit einer noch so großen Sammlung rein kasuistischen Materiales in der Erkenntnis vom Wesen der Erkrankung nicht viel weiter kommen können, auch die Histologie löst das Rätsel nicht. Eine Entscheidung wird hier nur von Übertragungsversuchen auf Tiere und Menschen, wenn diese zum Nachweis des Erregers führen, zu erwarten sein. Und das ist erst dann der Fall, wenn unsere Instrumente so fein sind, daß wir nicht mehr zwischen einem sichtbaren und unsichtbaren Virus zu unterscheiden brauchen.

III. Pathologisch-anatomische Befunde.

1. Bakteriologische Befunde.

a) Hautblasen.

In der verflossenen bakteriologischen Ära der Medizin vermutete man als Erreger des Herpes simplex ebenfalls Bakterien und bemühte sich, sie unmittelbar im Mikroskop oder mittelbar durch die Fortzüchtung auf Nährböden und durch den Tierversuch nachzuweisen. Die damaligen Befunde haben heute natürlich nur noch einen geschichtlichen Wert, sollen aber trotzdem als Ausdruck für die infektiöse Auffassung vom Herpes simplex kurz erwähnt werden, zumal diese heute ja wieder die gangbarste ist.

Einen *Bacillus eigener Art,* der bei Fortzüchtung auf Agar und anderen Kulturmedien eine grüne Farbe zeigte, sprach Symmers als Erreger des Herpes simplex an. Sonst wurden *Staphylokokken* von Bouchard, Friedrich, Lubliner (bei Herpes pharyngis) *Streptokokken* von Cohen u. a.; *Pneumokokken* von Pernet, Voron und Michon, Weil und Dufourt u. a.; *Meningokokken* von v. Drigalski, Durand u. a.; *Diplokokken* von Rohrer;

Diphtheriebacillen und *Staphylokokken* von Jéz, *Diplokokken* und *Staphylokokken* von Klemperer u. a. nachgewiesen und teilweise für den Erreger gehalten.

Dieser Nachweis gelang aber meistens erst bei älteren Bläschen, frischere Blasen waren für gewöhnlich nach den gebräuchlichen Untersuchungsmethoden mikroskopisch steril.

Nach dem, was wir heute darüber zu wissen glauben, hat es sich bei allen diesen Befunden um sekundäre Einwanderungen gehandelt bzw. um insofern ganz nebensächliche Geschehnisse, als sie wohl mit der Grundkrankheit, auf die sich der Herpes simplex aufpropfte, etwas zu tun hatten, aber nicht mit dem Ausbruch des Herpes simplex als solchen.

Auch *neuere bakteriologische Versuche* und Züchtungsversuche, die *nach* der Grüterschen Tierimpfung eingesetzt haben, sind bisher *ergebnislos* verlaufen. I. M. Kooy (1921) hat zwar bei drei Fällen von Herpes febrilis *gramnegative Stäbchen* gezüchtet und konnte mit der Reinkultur dieser Stäbchen eine typische Impfkeratitis auf der Kaninchenhornhaut hervorrufen, ebenso wie sie bei 22 von 25 Fällen aus der mit Herpesbläscheninhalt geimpften Kaninchenhornhaut weitergezüchtet werden konnten und sich in Ausstrichen von Herpesbläscheninhalt und Conjunctival- und Corneal-Abstrichen geimpfter Kaninchen fanden, aber als Schlußstein des Beweises für die Erregerrolle dieser Stäbchen fehlt doch die Übertragung auf den Menschen und die Erzeugung von Herpes simplex mit Kulturen dieser Stäbchen.

Löwenstein sah polymorphe Körnchen, die mit guter Giemsalösung gefärbt, sehr deutlich hervortraten, sie sollen nach ihm kennzeichnend für den Inhalt der Herpesbläschen sein. Eine Erregerrolle spricht er ihnen jedoch nicht zu.

Eine Bestätigung dieser Befunde von anderer Seite ist bisher nicht erfolgt, im Gegenteil fand Luger, der daraufhin bei 25 Fällen den Inhalt der Herpesbläschen von Herpes febrilis verschiedener Herkunft mikroskopisch und bakteriologisch untersuchte, nichts.

b) Schleimhautblasen.

Glas traf in 14 Fällen von Herpes simplex des Kehlkopfes viermal den *Staphylococcus albus*, zweimal den *Staphylococcus aureus* und albus, dreimal einen *Streptokokkus* an. Einmal wurden *Spirillen* und *fusiforme Bacillen* gesehen. Lubliner fand beim Herpes pharyngis *Staphylokokken*.

Auch diese Befunde lassen Einheitlichkeit vermissen und sind mit sekundären Einwanderungen zu erklären bzw. haben nur noch geschichtlichen Wert.

2. Histologie der Blasen beim Menschen.

a) Hautblasen.

Über die *pathologische Anatomie des Nervensystems beim Herpes simplex wissen wir nichts.*

Über *histologische Untersuchungen der Hautblasen* liegen ältere Mitteilungen von Unna (1 Fall an der Leiche), eingehendere von Kopytowski (24 Fälle von Herpes genitalis), gelegentliche von Knowles, Scherber (Herpesbläschen von der Innenseite des Oberschenkels einer 20jährigen Frau), neuere von Lipschütz u. a. vor.

Der Herpes simplex an der Haut zeigt histologisch im wesentlichen die gleichen Veränderungen wie der Zoster. Nur sind beim Herpes simplex die Entzündung und die Nekrosenbildung nicht so stark. Die oberen Schichten der Lederhaut und des Papillarkörpers sind von einer sehr dichten akuten

entzündlichen Zellansammlung angefüllt, die reichlich gelapptkernige Leukocyten enthält. Das starke intercelluläre Ödem führt zur Bildung einkammeriger
Bläschen und löst die Zellen der Keimschicht vielfach aus ihrem Verbande los.

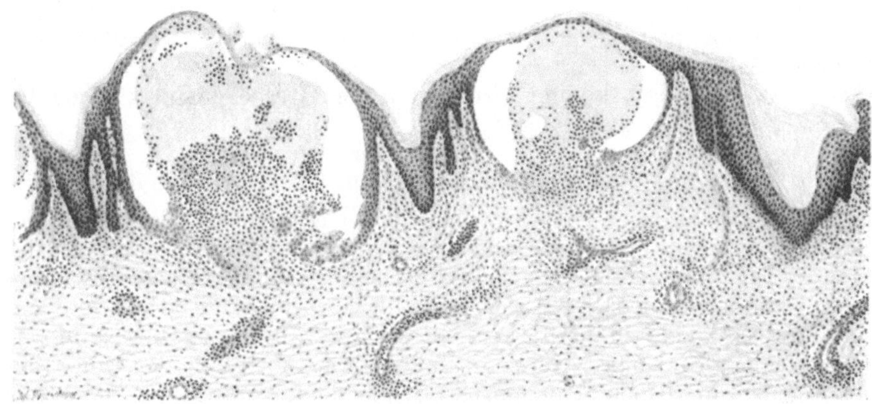

Abb. 23. Herpes progenitalis.

Der Inhalt der Bläschen besteht je nach der Dauer der Erkrankung aus geron-
nenem, entzündlichen Serum mit und ohne Fibrinausscheidung und mehr
oder weniger reichlicher Einlagerung von Eiterkörperchen und losgelösten

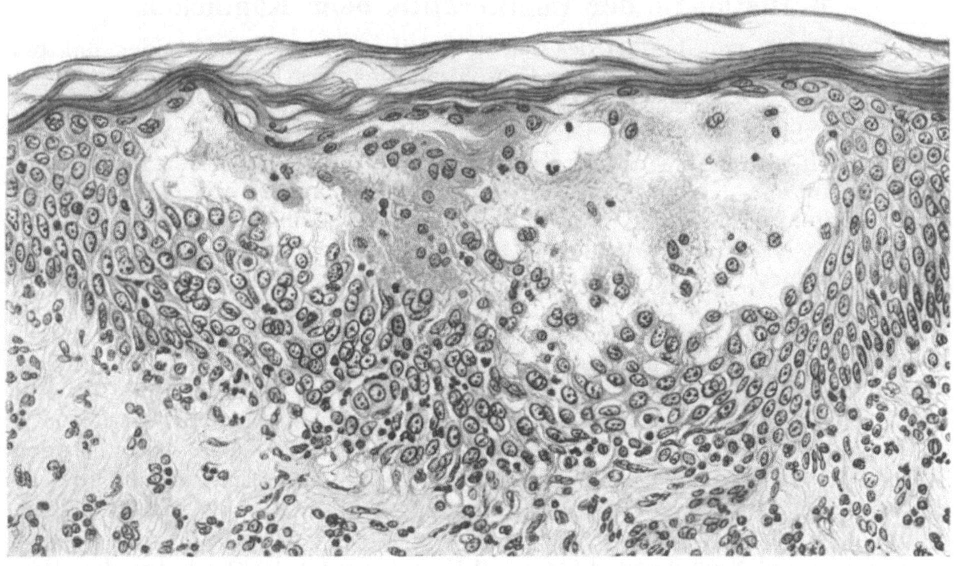

Abb. 24. Herpes simplex. Bläschen. (Vergr. 210.) (Nach J. KYRLE.)

Epithelien. Diese losgelösten Epithelien liegen einzeln und in kleinen Häufchen,
und zwar im Bläscheninhalt am reichlichsten in der Nähe des Grundes und
des seitlich erhaltenen Epithels. Sie erscheinen vergrößert und kugelig aufgequollen, als die *„ballonierende Degeneration"* UNNAS.
Diese „ballonierende Degeneration" UNNAS findet sich vor allem beim
Herpes simplex und beim Zoster, aber auch bei den Bläschen der Varizellen

und der Variola. Die zugrunde gehenden Epithelzellen zeigen oft, zumal am Blasengrund und in den seitlichen Blasenwänden eine eigentümliche Kerndegenerationsform, von Luger und Lauda als *oxychromatische Kerndegeneration* bezeichnet. Diesen Kerneinschlüssen wird besonders noch von Lipschütz eine größere Bedeutung im Sinne seiner Chlamydozoenlehre zugemessen, Luger und Lauda halten sie für eine Reaktionsform auf Schädlichkeiten verschiedener Art.

Differentialdiagnostisch kommt histologisch dem Herpes simplex gegenüber nur der Zoster in Frage (s. Zoster S. 35).

b) Schleimhautblasen.

Die Schleimhautbläschen hat Glas eingehender untersucht. Es handelt sich auch hier um eine fibrinöse, vor allem im Epithel ablaufende Entzündung. Gleichzeitig oder später kann es zur Bildung subepithelial gelegener Bläschen kommen. Diese schieben sich zwischen Papillarkörper und Epithelgrund ein, während ihre Decke durch kernloses nekrotisches Epithel gebildet wird. In ihrem Innern sind massenhaft Kerne zu finden. Die Blutgefäße der Umgebung sind erweitert, die spärlichen Schleimdrüsen zeigen keine Veränderung, höchstens nur insofern, als eine geringe Rundzellenansammlung um die großen Drüsenkörper herum zu finden ist. Außer subepithelialen Bläschen kommen noch intraepitheliale vor. Beim Herpes der Schleimhäute der oberen Luftwege handelt es sich ebenso wie beim Herpes der äußeren Haut um eine echte Koagulationsnekrose, eine „fibrinoide Gerinnung mit Auswaschung der Kerne".

3. Histologie der Impfkeratitis beim Kaninchen.

„Unabhängig von der Art des den fieberhaften Herpes auslösenden Faktors (z. B. allgemeines influenzaartiges Unwohlsein, mäßiges Fieber im Proruptionsstadium des syphilitischen Exanthems, Milch- oder Gonokokkenvaccineinjektion, beginnende Phlegmone usw.) hat die mikroskopische Untersuchung der regelmäßig erzielten Impfkeratitis des Kaninchens immer zu den gleichen Ergebnissen geführt. In den Kernen der Hornhautepithelien treten, auf die Impfstelle und ihre unmittelbar angrenzenden Epithelbezirke beschränkt, zahlreiche wohl ausgebildete kugelige „Einschlüsse" auf, die den Kern zum großen Teil ausfüllen, sich färberisch gleich darstellen lassen und auch in Passagen nachzuweisen sind" (Lipschütz).

Diese Kerneinschlüsse schmiegen sich, weil sie plastisch sind, oft der Kernform an, sie sind homogen, scharf begrenzt. Färberisch verhalten sie sich anders als die Nucleolen. Sie lassen sich selten im Kern der Gesunden und in dem der krankhaft veränderten Epithelzellen der Kaninchenhornhaut darstellen.

Neben Lipschütz haben Luger und Lauda, Paschen u. a. ebenso in den Kernen der Hornhautzellen wohl ausgebildete kuglige Einschlüsse, auf die schon früher beim Menschen Unna, Kopytowski u. a. hingewiesen hatten, gefunden.

Cowdry und Nicholson, Teage und Goodpasture, Lauda haben dieselben Einschlüsse in den Gehirnzellen von Kaninchen, die an Herpesencephalitis verendet waren, gesehen.

Nach Lipschütz entsprechen die Einschlüsse den Guarnierischen Körperchen, er deutet sie als Reaktionsprodukte der Kernsubstanz auf das im Zellkern parasitierende Virus und nennt sie Herpeskörperchen. Mit *α-Körperchen* werden von ihm die Kerneinschlüsse bei *Herpes febrilis*, mit *β-Körperchen* die bei *Herpes genitalis* bezeichnet. Der Beweis für den Sitz des Virus im Kerninnern ist noch nicht erbracht.

Bei diesen Kerneinschlüssen handelt es sich um nur in bestimmten Stadien scharf abgrenzbare Gebilde, denn man findet sie immer nur in den frühen Stadien, später sieht man nur zugrunde gegangene Zellen, die in ihrer Gestalt nach an Einschlußkörperchen erinnern können. Sie stellen wohl nur degenerative Vorgänge dar, die nach PASCHEN vielleicht durch die Erkrankung des trophischen Nervenstämmchens zustande kommen (?).

LUGER und LAUDA halten die Kerneinschlüsse als eine besondere, zwar nicht allein kennzeichnende, aber doch immer hervortretende degenerative Reaktion auf das besondere Virus hin.

IV. Ursache und Pathogenese.

Wie schon eingangs ausgeführt wurde, haben neuere Untersuchungen, auf die noch weiter unten zurückzukommen sein wird, mit Wahrscheinlichkeit ergeben, daß die Erkrankungen aus der Herpes simplex-Gruppe auf ein bestimmtes filtrierbares ultravisibles Virus zurückzuführen sind. Der Erreger ist noch nicht gefunden, die Ergebnisse der Tierversuche sind vieldeutbar. Deshalb erscheint es uns auch heute noch notwendig, ältere aus der klinischen Beobachtung erwachsene Anschauungen über die Ursache und die Pathogenese des Herpes simplex neben den neueren, die sich besonders auf die Tierversuche stützen, zu erwähnen, um dann aus beiden, soweit sie vereinbar sind, die nach unserem heutigen Wissen wahrscheinliche Ursache und den wahrscheinlichen Hergang bei der Entwicklung des Leidens abzuleiten.

1. Ältere Anschauungen über die Ursache und Pathogenese des Herpes simplex auf Grund von klinischen Beobachtungen und Untersuchungen.

Neben der rein äußerlichen nach dem Ort seines Auftretens vorgenommenen Einteilung des Herpes als Herpes labialis, digitalis usw. hat man noch von einem *Herpes traumaticus, symptomaticus, recidivans* gesprochen und in diesen Beiworten, wie z. B. traumatisch, wohl schon eine Anschauung über die Ursache bzw. Auslösung zum Ausdruck bringen wollen.

a) Der traumatische Herpes simplex.

Die traumatische Entstehung des Herpes der Conjunctiva hat in der Augenheilkunde schon immer Anhänger gehabt. Neuerdings vertreten wieder BECKER, EPPENSTEIN, PETER, STOCKER jun., STOCKMEIER u. a. im Gegensatz zu GAMPER und SIDLER-HUGUENIN den Standpunkt, daß ein Herpes corneae durch ein Trauma ausgelöst werden könne.

So entwickelte sich bei 2 von 11 Fällen STOCKERS unter der klinischen Beobachtung der Hornhautverletzung ein Herpes corneae, ohne daß gleichzeitig eine fieberhafte Erkrankung bestand. Allerdings handelte es sich bei den in Frage kommenden Verletzungen um keine sterilen Verletzungen.

Zahnärzte haben gelegentlich in *Reizzuständen*, die von gangränösen Zahnwurzeln ausgehen, die Ursache eines Herpes labialis gesehen (BARDEN, CARPENTER); PERNET, DECREPUY in Zahnextraktion; ZILZ in einem überzähligen Eckzahn. Von WITHFIELD wird der Herpes der Wange der kleinen Kinder mit dem Zahnen in Zusammenhang gebracht. POHL sah 24 Stunden nach einer Einspritzung von 5 ccm einer 2%igen Novocain-Suprareninlösung, die zwecks Extraktion einer Molarwurzel gemacht war, eine zwei zehnpfennigstückgroße, schmerzlose, bläschenartige Erscheinung an der vestibularen Seite der

Unterlippe, die nach acht Tagen wieder abheilte, auftreten und hielt sie für einen Herpes traumaticus, der durch Druck der Injektionsflüssigkeit auf die peripheren Nerven ausgelöst sein sollte. Dazu ist die Blase viel zu groß gewesen.

David hat seinerzeit drei Fälle von traumatischen Herpes auf Wange und Zahnfleisch veröffentlicht, die durch eine Operation oder Verletzung der Zähne entstanden sein sollten.

Es findet sich hier aber bei zweien vor dem Ausbruch des Herpes ein allgemeines Unwohlsein und Fieber, so daß der Herpes ebensogut eine Begleiterscheinung des Fiebers sein kann. Im dritten Falle handelt es sich nur um eine herpesähnliche Bildung. Diese Fälle gehören also gar nicht zum traumatischen Herpes simplex. Bei einem älteren Falle von Lesser, den er selbst für einen Zoster hält, wir eher für einen Herpes simplex, ist wieder die Rolle des Traumas zweifelhaft, Fälle von Herpes glutaealis nach intramuskulären Einspritzungen von Hg, Wismut, Myosalvarsan und anderem gehören zum Herpes traumaticus. Einen solchen konnte Schönfeld *nach Myosalvarsan* beobachten.

Zum Herpes simplex traumaticus könnte noch der sog. „Deflorationsherpes", der gelegentlich nach Defloration am Genitale erscheint, gerechnet werden oder jene Fälle nach *Sonnenbrand*, denen wir besonders in den Sommermonaten an der See oder bei Gletscherwanderungen zahlreich begegnen.

Streng genommen aber dürften wir heute überhaupt einen *Herpes simplex traumaticus* nur dann anerkennen, wenn er an der Stelle der Einwirkung des peripheren Traumas entsteht und der Bläscheninhalt, auf die Kaninchenhornhaut übertragen, dort die kennzeichnenden Merkmale auslöst. Das ist beim Herpes traumaticus der Augenärzte das gewöhnliche. Beim sogenannten Herpes traumaticus an der Haut liegen noch keine hinreichenden Beobachtungen darüber vor. Immer wieder ist hierbei zu beachten, daß nach peripheren Nervenverletzungen herpesähnliche, auch zosteriforme Ausschläge erscheinen können (Oudard und Jean), die der Annahme eines Herpes traumaticus oder auch Zoster traumaticus Vorschub leisten.

Bisher ist es in Tierversuchen mit verschiedenen Verletzungen nur gelungen, Bläschenbildung von verschiedener Größe und Anordnung auszulösen, nicht aber einen echten Zoster oder einen echten Herpes simplex traumaticus, ein Zeichen dafür, daß außer dem Trauma wahrscheinlich noch etwas Unbekanntes einwirken muß, um die wohl umschriebenen Krankheitsbilder zu erzeugen, sonst müßte ein Herpes nach Traumen viel häufiger sein, als er sich nach den Veröffentlichungen erwarten läßt.

b) Der symptomatische Herpes simplex.

Die Entstehung der symptomatischen Form des Herpes simplex, der wir bei den verschiedensten, nicht bei allen akuten Infektionskrankheiten begegnen, ist trotz der zahlreichen tierexperimentellen Untersuchungen auch heute noch unklar.

Diese Form wurde früher auf die verschiedensten Erreger der betreffenden Krankheiten zurückgeführt. Gestützt wurde diese Ansicht durch die Bakterienbefunde in den Bläschen, so daß Klemperer 1893 folgenden Satz aufstellen konnte: „Wenn ich aus den geschilderten Befunden (erg. bei Cerebrospinalmeningitis) einen Schluß ziehen darf, so glaube ich es nicht von der Hand zu weisen, daß die gefundenen Mikroben die Ursache des Labialherpesausschlages sind."

Das ist nach unseren heutigen Anschauungen sicher nicht der Fall, die Bakterien wandern erst nachträglich ein.

In der älteren Literatur hat man öfters den symptomatischen Herpes ebenfalls zum Zoster gezählt bzw. keinen Unterschied zwischen den beiden Herpesformen gemacht. So schreibt noch RIEHL aus der weiland BAUERschen Klinik in München 1904 einen größeren Aufsatz *„Zur Kenntnis des Herpes zoster bei kruppöser Pneumonie"*. Diese 129 Fälle (27%) bei 481 kruppösen Lungenentzündungen sind fast alle Fälle von Herpes simplex gewesen, gelegentlich kann auch bei einer solchen Lungenentzündung ein Zoster auftreten.

Jedenfalls erscheint gehäuft hier nur der Herpes simplex, wie es zahlreiche Veröffentlichungen beweisen.

Über *Herpes bei kruppösen Lungenentzündungen* berichten ANDRÉ, BLEULER. (in 41%), er fand 9mal bei Genesenden einen zweiten Ausbruch, DRASCHE (40%), EINHORN, GEISSLER (in 43,2%), GRIESINGER (in 50%), GROPPE, HORNER-KENDALL (auf der Augenbindehaut), HOWARD, METZGER (in 43,2%), PHILIPPS (am Anus), SCHAMBERG, SCHAFFER, SÉGLAS, SMOLLER (in 32%). Weitere fieberhafte Erkrankungen mit Herpesbeteiligung sind die *epidemische Genickstarre, die tuberkulöse Hirnhautentzündung, die Enzephalitis epidemica* bzw. *lethargica, die Poliomyelitis acuta, Diphtherie, Scharlach, Malaria, Typhus, Influenza, Grippe, Pappatacifieber, Cholera, Flecktyphus, Paratyphus* u. a. Bei der *epidemischen Genickstarre* haben ihn DURAND, v. DRIGALSKI, EINHORN, EVANS, FERIS, FLEXNER und BAKER, GOEBEL und HESS, GÖPPERT, GRUBER und KERSCHENSTEINER, GYÖRGY, HERZOG, KLEMPERER, SCHLESINGER, SILBERGLEIT und v. ANGERER, v. TABORA u. v. a.; bei der *tuberkulösen Hirnhautentzündung*: HABEL u. a.; bei der *Tuberkulose*: ST. WINTER; bei der *Encephalitis epidemica* bzw. *lethargica*: LAIGNEL-LAVASTINE, LARGEAU, NETTER (unter 274 Fällen 3mal), PETTE, SCHÖNBORN, SICARD; bei der *Polyomyelitis acuta*: WERNSTEDT, WICKMANN u. a., bei der *Diphtherie*: ORSI (2,45% bei 2400 Diphtheriefällen), REICHE (336mal = 6,96% bei 4830 Fällen), ROLLESTON (55mal = 4,01% bei 1370 Fällen) u. a.; *bei Scharlach*: ROLLESTONE (27mal = 6,50% bei 413 Fällen) u. a.; bei *Malaria*: bzw. bei *malariabehandelten Paralytikern*: DÜRING und HUBER (Herpes corneae), EINIS, POWELL, RETIWZEW (22%), SCHÖNFELD, STRAKOSCH (30%), WEBER, WINKLER, VERNEUIL und MECKLEN u. a.; bei *Typhus*: ACHARD, BAJOR (unter 100 Fällen 9mal), BARDACHZI und BARABÁS, FALCONE (auch Gaumen befallen), REZEK, SCHERBER (am Genitale), WEBBER (an der Eichel); bei der *Influenza* (STINTZING und WEITEMEYER (unter 405 Kranken 34mal = 8%, 21mal als Herpes labialis) bzw. *Grippe* VIDAL u. a., bei *Pappatacifieber* (REZEK, ZLOCISTI); bei *Cholera* (DU CASTEL), bei *Flecktyphus* (CURSCHMANN) u. a. beobachtet.

VIDAL nimmt in dem Herpes bei der Grippe sogar die Eintrittspforte des Grippeerregers an, eine Annahme, mit der er wohl ziemlich allein steht.

FRIEDRICH sah einen Herpes bei sieben Personen nach *Einspritzungen abgetöteter Mischkulturen von Streptokokken* und *Bacterium prodigiosum*, SCHOTTMÜLLER erlebte ihn oft bei· *Coliinfektionen*, NAEGELI, NAEGELI und SCHOCH, E. HOFFMANN u. a. nach *Vaccineeinspritzungen* (Coli, Meningokokken usw., nach Gonokokkenvaccine ist er selten), SCHÖNFELD, SCHÖNFELD und LEIPOLD nach *intralumbalen Phenolsulfophthaleineinspritzungen*, ACHARD und LAUBRY nach *intralumbalen Cocaineinspritzungen*. Nach *Typhus-* und *Choleraimpfungen* ist sein Erscheinen nicht ungewöhnlich. *Intoxikationen,* insbesondere *Überempfindlichkeitsvorgänge* begünstigen sein Auftreten. Es gilt dies besonders für das *Antipyrin* (BRASCH, GÜNTHER, dort weitere Fälle), für *Phenolphthalein* (BONDURANT) auch im Gefolge von *Adalin, Bromural, Luminal, Veronal* (GUTMANN), nach *Salvarsan* (SCHÖNFELD u. v. a.) wird er angetroffen.

Der *Häufigkeit* nach kommen von den Krankheiten, die von ihm begleitet sind, *kruppöse Lungenentzündung, epidemische Genickstarre, Malaria,* nach SCHOTTMÜLLER die *Coliinfektionen,* dann folgen in weiten Abständen *Scharlach,*

Diphtherie, zuletzt die *tuberkulöse Hirnhautentzündung, spinale Kinderlähmung, Encephalitis epidemica bzw. lethargica* und *Typhus abdominalis*.

Der *Sitz* ist fast immer das Gesicht, um den *Mund* und *Nase* herum (s. Abb. 93), unter Umständen der *Gaumen*, seltener die *Augenbindehaut* (GRUBER und KERSCHENSTEINER, HORNER-KENDALL), die *Finger*, die *Geschlechtsteile* (SCHERBER, WEBBER), der *Anus* (KLUCK-KLUCYCKI).

c) Der rezidivierende Herpes simplex.

Der rezidivierende Herpes simplex tritt im Gegensatz zu dem symptomatischen bei *vollkommen gesunden Menschen, physiologischen Ereignissen* und *fieberlosen Krankheitszuständen* auf. Die Anzahl der Rückfälle, die ihm den Namen gegeben haben, und ihre Abstände sind ganz verschieden. Bei Fällen, die in ihrem Leben 2—3 mal einen Herpes bekommen, werden wir kaum von einem Herpes recidivans reden. Voraussetzung dafür ist: Wiederkehr in kürzeren Zwischenräumen, Bevorzugung derselben Örtlichkeit. Der auslösende Anlaß kann dabei verschieden sein. Derartige Fälle sind die folgenden:

ADAMSON beschreibt bei einem 9jährigen, sonst gesunden Knaben ein 30maliges Rezidivieren an derselben Stelle, DUBOIS-HAVENITH bei einem 30jährigen Mann einen seit seiner Kindheit in zwei-, drei-, viermonatlichen Pausen erfolgenden Herpesausbruch. Wir selbst sahen kürzlich einen 11jährigen Knaben mit Lupus des Gesäßes, der seit einigen Jahren in zweimonatlichen Abständen auf der rechten Kinnseite von Herpes befallen wird. Über andere Fälle wird noch von DALOUS, DUBREUILH bei Kindern (fünf Fälle), EPSTEIN, GRAY, ROLLESTON u. a. berichtet.

Ein weiterer Typus des rezidivierenden *Herpes* ist der bei gewissen Frauen vor, während oder unmittelbar nach der Regel auftretende *Herpes menstrualis (Bouton de regles)*. In seltenen Fällen kann er während einer Schwangerschaft in monatlichen Abständen wiederkehren und in die Menopause hineinragen.

Er entwickelt sich fast immer — ähnlich wie andere Formen von Menstruationsdermatosen — an derselben Stelle, kann aber auch bei derselben Person in der Örtlichkeit wechseln.

Gehäufter beobachten wird ihn jeder viel beschäftigte Dermatologe oder Frauenarzt. JESSNER hält ihn eigentümlicherweise für selten.

Dem *Herpes menstrualis* kommt keine typische Lokalisation zu.

Der Sitz kann neben den Lieblingsstellen an Lippen und Kinn (FOURNIERS „*Herpes indiscret*") die *Hornhaut des Auges* (LANDESBERG, OPEL, RANSCHOFF), die *Schleimhaut des Mundes und Kehlkopfes* (BETTMANN), die *Finger* (BESNIER, BLOCH), der *Daumenballen* (LUGER und LAUDA), die *Wangen* (LEVIN, REICHMANN, RINSEMANN, SOLOMONS) *Innenseite der Oberschenkel* (18jähriges Mädchen bekommt immer 14 Tage vor der Regel an der Innenseite des linken Oberschenkels etwa 5 cm unterhalb des POUPARTschen Bandes einen Herpes (eigene Beobachtung) und nicht zum seltensten das *Genitale* sein.

SCHEUER widmete ihm ein Kapitel in seinem Buch „*Hautkrankheiten sexuellen Ursprunges*", ebenso kommt WIENER in seiner Abhandlung „*Über die Beziehungen der Genitalorgane zu Hautveränderungen*" ausführlicher auf ihn zu sprechen. Auf diese Abhandlungen sei verwiesen.

Neuere Fälle sind die von BLUM, NIEDERMEYER, RICHTER (von ihm für Zoster gehalten), TOMMASI u. a.; sie bieten bis auf den von TOMMASI nicht Besonderes; hier handelte es sich dem unzureichenden Referat nach um einen Herpes gestationis, der von einem Herpes menstrualis gefolgt war, gleichzeitig soll beim Fetus eine vorübergehende Herpeseruption aufgetreten sein. Ein ihm ähnlicher Fall ist bisher in der Literatur nicht vorhanden, Zweifel an der Richtigkeit der Auffassung sind berechtigt.

Bei *fehlender Menstruation*, die durch einen angeborenen Mangel sämtlicher innerer Geschlechtsteile bis auf einen Eierstock bedingt war, ist er von

B. Solomons in vierwöchentlichen Abständen beobachtet worden. Dieser Befund wurde durch Operation sichergestellt.

Rinsemann spricht bei seinem Zustandekommen (Auftreten zur Zeit der höchsten Entwicklung des Corpus luteum, Fortdauer während der Schwangerschaft) dem Corpus luteum eine Rolle zu, Solomons auf Grund seines Falles dem mangelnden Zusammenspiel der endokrinen Drüsen. Auch das sind nur wenig gestützte Hypothesen. Eher könnte man schon den sich hier immer wiederholenden Herpesausbruch mit einer Resistenzschwäche des Organismus, die sich gelegentlich bei der Menstruation auch gegenüber anderen Infektionen wie Erysipel, Erythema nodosum zeigt, erklären. Die aufsteigende Tripperinfektion während und nach der Regel ist wohl mehr mechanisch bedingt, und hängt kaum mit der erwähnten Resistenzschwäche zusammen.

Bei *Geschlechtskrankheiten* (Syphilis, Tripper) und chronisch entzündlichen Zuständen anderer Art können wir dem Herpes recidivans ebenfalls gehäufter begegnen, es sei hier nur an den chronisch *rezidivierenden Herpes des Mundes* mancher älteren Syphilitiker, der von anderen wieder als Folge der Hg-Wirkung angesehen wurde, und ebenso an den chronisch rezidivierenden *Herpes genitalis* dieser Personen erinnert.

Für ihn haben besonders Doyon und Diday Zusammenhänge mit einem alten Tripper, chronischer Vorsteherdrüsenentzündung angenommen, ebenso auch mit einem harten und weichen Schanker. Nicht selten geht einem harten Schanker ja ein Herpes genitalis voraus.

Reizzustände der der Nase benachbarten Höhlen sind gleichfalls für das Entstehen eines *Herpes nasalis* verwertet worden.

Wir können aus dem *Vorhergehenden also entnehmen,* daß der Herpes simplex *mit den* verschiedensten und *auseinanderliegendsten* Einwirkungen (Trauma, fieberhafte *Krankheitszustände,* vollkommen *gesunde Menschen,* physiologische Ereignisse, chronische Reizzustände) *in ursächlichen Zusammenhang gebracht wird. Wo liegt hier die gemeinsame Wurzel?* Generationen haben sich schon um die Erkenntnisse bemüht.

Bei den vor der tierexperimentellen Herpesära unternommenen Erklärungsversuchen können wir zwei Gruppen unterscheiden, solche, die sich bemühen, alle Herpesformen gleichmäßig zu erklären (Török, Kreibich, Rosenthal, F. Lewandowsky u. a.) und solche, die sich mit einer Erklärung für eine einzelne Herpesform, wie z. B. C. Gerhardt für den Herpes labialis, begnügen.

Török setzt die Pathogenese des Herpes simplex in Analogie mit jenen als „fixe Exantheme" bezeichnenden Arzneiausschlägen und hält die Entstehung für hämatogen.

Nach Kreibich ist der Herpes simplex ebenso wie der Zoster ein „*vasomotorisches*" Phänomen, jedoch von geringerer Stärke und auf einen Reflexvorgang zu beziehen, der dort besonders deutlich sei, wo sein Zustandekommen verfolgt werden könnte, z. B. bei Plattfuß (Ehrmannschen Hypothese) nach *Operation* in der Mundhöhle. Oft geselle sich noch ein cerebraler Reflexvorgang hinzu (Herpes praeputialis nach außerehelichem Verkehr von Ehemännern), die *Hauptsache* bleibe aber *die periphere Reizung sensibler Nerven.*

Nach Rosenthal ist der Herpes simplex eine *periphere Angioneurose* mit geringer Beteiligung der trophischen Fasern.

Ein nicht näher gekennzeichneter Einfluß wird ferner von Jacquet angenommen, eine unterstützende Wirkung psychischer *Affekte* für manche Fälle von Bettmann, Jesionek, Stern u. a.

Mc Nair betrachtet die Disposition für Herpes und Urticaria in gewissen Familien als *erblich.*

F. Lewandowsky schrieb vor 18 Jahren in seinem Sammelreferat „*Hautkrankheiten und Nervensystem*" (S. 251): „Vielleicht handelt es sich gegenüber der relativ schweren akuten Infektion beim Zoster hier (ergänze beim Herpes simplex) um leichte, chronisch rezidierende Infektionen mit dem gleichen Virus. Doch das ist noch ganz hypothetisch."

Nach C. Gerhardt entsteht der Herpes labialis febrilis durch eine leichte Läsion der kleinen Trigeminusäste, die innerhalb enger Knochenkanälchen von den bei Fieberbeginn zuerst veränderten, dann schnell abschwellenden Begleitarterien gedrückt werden. Die

Seltenheit des Herpes labialis im Greisenalter bei Lungenentzündungen erkläre sich so, daß das Greisenalter auf Infektionskrankheiten weniger kräftig mit Fieber antwortet und die Gefäße nicht mehr so erweiterungsfähig seien. Im übrigen wird der Herpes simplex hier als eine Teilerscheinung des Zoster angesprochen.

Es ist überflüssig, sich mit diesen Deutungsversuchen kritisch näher zu befassen, da sie unsere neuen Erkenntnisse noch nicht berücksichtigen, die Lewandowskysche Hypothese verdient immerhin beachtet zu werden.

Wir sind auch heute noch nicht viel weiter als damals, trotz der Hekatomben von Tierversuchen.

2. Neuere Anschauungen über die Ursache und Pathogenese des Herpes simplex auf Grund von Versuchen an Tieren und Menschen[1].

a) Die neueren Versuche an Tieren.

Die Lehre von der Ursache und dem Zustandekommen des Herpes simplex erhielt, wie schon in der geschichtlichen Einleitung betont wurde, neue Anregungen, als Grüter die Überimpfbarkeit des Herpes corneae auf die Kaninchenhornhaut zeigte und den experimentellen Kaninchenherpes wieder auf das Auge eines Erblindeten zurückübertragen konnte, Versuche, die teilweise schon 1912 begonnen, erst 1920 der Öffentlichkeit übergeben wurden. Inzwischen hatte Löwenstein, mit der Grüterschen Technik bekannt geworden, gezeigt, daß, *Haut*herpesblaseninhalt auf die Kaninchenhornhaut übertragen, dort zu denselben Veränderungen führt, daß also der Herpes corneae des Menschen mit zur Gruppe des Herpes simplex gehört. Es ist selbst in einem solchen Handbuch unmöglich, auf alle seitdem beobachteten Einzelheiten einzugehen, da diese Veröffentlichungen allein mehr Raum erfordern, als mir für den Herpes simplex und Zoster zur Verfügung steht. Wir beschränken uns daher hier vor allem auf die Forschungen über das Virus des Herpes simplex; seine noch nicht klargelegten Beziehungen zum Encephalitisvirus werden dort, wo es der Zusammenhang erfordert, gestreift werden.

α) Die Technik der Herpesübertragung auf die Hornhaut des Kaninchenauges.

Das Herpesbläschen wird nach vorherigem Abtupfen mit Alkohol mit einer Lanzette seitlich angestochen, der flüssige Inhalt dann entweder unmittelbar durch Skarifikation auf die Hornhaut des durch Einträufeln von Cocain in den Augenbindehautsack unempfindlich gemachten Kaninchenauges in der Weise verimpft, daß parallele äquatoriale oberflächliche Impfstriche mit der Lanzette gezogen werden *(unmittelbare Methode)*, oder es wird der Bläscheninhalt in feinen Capillaren aufgesogen, dann in einem Uhrschälchen mit Kochsalzlösung verdünnt und in derselben Weise auf das Auge übertragen *(mittelbare Methode)*. Die Kontrollimpfung des zweiten Auges erfolgt mit reiner steriler Lanzette. Die unmittelbare Methode führt zu besseren Ergebnissen.

Der klassische *Verlauf der* sich entwickelnden *Keratitis herpetica* ist folgender: An den Rändern der mit Herpesvirus infizierten Schnitte zeigen sich wechselnd nach 12—24—36 Stunden kleine Bläschen. Das Auge ist nach etwa 36 Stunden stark gereizt *(Lichtscheu, ciliare Injektion)*. Die Bindehaut der Lider ist geschwollen, gerötet und sondert rahmigen, gelben Eiter ab. Von den Schnittfurchen aus entwickeln sich rauchgraue Trübungen des Hornhautparenchyms, die zwischen dem 4. und 8. Tage die ganze Hornhaut durchsetzen können. Nach 8—10 Tagen entsteht eine pannusartige, flächenhafte Gefäßneubildung. Die akuten Erscheinungen blassen allmählich ab, die Rückbildung ist aber oft unvollkommen. Es bleiben dann zarte, weiße Hornhautnarben zurück, in schweren Fällen ist die Sensibilität

---

[1] Es sei hier zur Ergänzung auf den von Lipschütz in Bd. II dieses Handbuches bearbeiteten Abschnitt „*Filtrierbare Erreger als Ursache von Hautkrankheiten*" auf das Referat von Doerr „*Ergebnisse der neueren experimentellen Forschungen über die Ätiologie des Herpes simplex und des Zoster*", Zentralbl. f. Haut- u. Geschlechtskrankh. Bd. 13/15/16, S. 417, 1, 129, 289, 481. 1924/25 und auf E. Lauda und A. Luger: Klinik und Ätiologie der herpetischen Manifestationen (Herpes simplex). Ergebn. d. inn. Med. u. Kinderheilk. Bd. 30, S. 377. 1926 verwiesen.

der Hornhaut und der Oberlider aufgehoben, es kann eine eitrige Sekretion aus der Nase auftreten. Das haben eigene Beobachtungen und die vieler anderer Forscher gezeigt. .

Die Schnitte der Kontrollimpfung ohne Herpesmaterial sind nach 2—3 Tagen verschwunden [1].

Bei *Passagenübertragungen* schabt man Material des cocainisierten Auges ab und bringt es auf eine neue cocainisierte intakte Hornhaut; so sind bisher die meisten Versuche angestellt worden. Außer der *Hornhaut vom Kaninchen* erweisen sich noch *Meerschweinchen, Katzen, Mäuse* (LUGER und ERDSTEIN), *Schweine* und *Hunde* als *geeignete Versuchstiere, ungeeignet sind Vögel und Kaltblüter.*

Es gibt auch *atypische* und *rudimentäre Formen dieser experimentellen Keratitiden.* Sie können zur Verwechslung mit Keratoconjunctivitis aus anderer Ursache führen (ROSE). Man hat solche Formen 1. auf das Stadium der Herpeserkrankung beim Menschen, 2. auf die wechselnde Giftigkeit des Herpesvirus, 3. auf das Schwanken in der Empfänglichkeit des Kaninchenauges zurückführen wollen. Bei ihnen sind die Veränderungen recht rege, ihre Beurteilung ist schwer.

Die Vorhaut des Kaninchens wurde von LEVADITI und NICOLAU, MARIANI zu Impfungen benutzt.

β) Die Technik der Herpesübertragung auf die Meerschweinchenplanten und die Meerschweinchenvorhaut.

Dieses Vorgehen stimmt mit dem bei der Übertragung von Bläscheninhalt bei Maulund Klauenseuche auf die Meerschweinchenplanten überein. Das Material wird den Herpesbläschen unmittelbar entnommen und vom Menschen entweder sofort oder über das Kaninchenauge auf die Meerschweinchenplanten übertragen. Cutan durch Skarifizierung oder intracutan bzw. subcutan durch Einspritzung. Für das Herpesvirus wurde diese Form zuerst von GRÜTER versucht, dann von GILDEMEISTER und HERZBERG eingeführt, von GRÜTZ, HEYMANN und FREUND u. a. nachgeprüft.

Am sichersten ist hierbei die intracutane und subcutane Impfung. Schwere Tiere sind geeigneter als leichte, aber auch hier kann man eine ganze Anzahl von Stämmen finden, deren Verimpfung keinerlei Reaktion auf der Metatarsalhaut hervorruft. Im positiven Falle erscheint nach 24 Stunden etwa eine deutliche Rötung und Schwellung der Plantarhaut, um nach 3—4 Tagen mitunter auch früher in ausgesprochene Blasenbildung überzugehen. Die Blasen nach cutaner Impfung liegen oberflächlicher. Nach der intracutanen oder subcutanen Verimpfung kommt es häufiger zu tiefergehenden Veränderungen. Es entsteht hierbei eine Blase von etwa Hirsekorngröße an der Einstichstelle, daneben entwickeln sich aus der Tiefe heraus eine oder mehrere Blasen, die schließlich zusammenfließen und die ganze Fußsohle unterminieren können. Trägt man die Blasen ab, so sieht man, daß das Virus zur Nekrose des unter der Haut gelegenen Gewebes geführt hat.

Die Fortzüchtung des Herpesvirus von Meerschweinchen zu Meerschweinchen ist in den meisten Fällen bei genügender Tierpathogenität des Herpesvirus nicht schwer. Es kann hierbei seine Eigenschaft so ändern, daß es — ursprünglich für das Kaninchen avirulent — dieses später unter den typischen Erscheinungen der Herpesencephalitis tötet.

FREUND hat nach dem Vorschlage von HEYMANN *Herpesmaterial auf die Vorhaut* von Meerschweinchen verimpft.

Die *Technik* dieser *Vorhautimpfungen* ist folgende: „Man fixiert das Tier mit dem Kopfe nach unten und mit abgewandtem Rücken zwischen den eigenen Beinen, während ein Gehilfe die Hinterbeine des Tieres spreizt, stülpt alsdann mit dem Daumen der linken Hand durch Druck oberhalb der Symphyse den Penis heraus, führt mit der rechten die (feine) Kanüle unter die Haut, wobei Vorsicht geboten ist, damit das zarte Praeputium nicht durchstochen wird, und injiziert 0,05—0,1 ccm. Bei größeren Tieren kann man bis 0,15 ccm gehen, doch ist eine weitere Überschreitung dieser Dosis nicht empfehlenswert" (HEYMANN und FREUND).

In der Regel entsteht nach 24 Stunden ein deutliches, hirsekorngroßes, leicht gelbliches Bläschen, in dem durch Verimpfung auf die Kaninchenhornhaut und Herpesplanta Herpesvirus nachgewiesen werden kann.

γ) Die Technik der Herpesübertragung auf den Kaninchenhoden.

MINAMI und EHARA benutzten neben der Übertragung auf die Hornhaut, die von der experimentellen Syphilis her bekannte Impfung in den Kaninchenhoden. Die Weiterimpfung erfolgte ebenfalls in den Hoden oder subdural.

Geht das Virus im Hoden an, so zeigt sich in ungefähr 10—15 Stunden eine Schwellung, nach 24 Stunden eine Verhärtung des Hodenparenchyms.

---

[1] Die *histologischen Befunde* dieser Impfveränderungen sind bereits auf Seite 101 erwähnt worden.

Makroskopisch schwillt der Hoden bis auf das zwei- und vierfache (5—9 g) des normalen Gewichtes (2—3 g) an, verfärbt sich dunkelrot bis schwarz und fühlt sich hart an.

Histologisch (nach van Gieson, Unna-Pappenheim mit Hämatoxylin-Eosin gefärbt) zeigt sich die Tunica albuginea mäßig hyperämisch, das Interstitium stellenweise mit Lymphocyten durchsetzt, bei schweren Veränderungen finden sich nekrotische Stellen im Hoden, in ganz schweren Fällen wird der ganze Hoden unter Mitbeteiligung des Nebenhodens nekrotisch. Die Veränderungen sollen auch nach Zosterimpfungen (?) auftreten können.

Das Material ist Bläscheninhalt oder Blut, Conjunctivalsekret-, Hirn- und Hodenemulsion. Mit der Zahl der Passagen verlängert sich die Inkubation, das Virus wird schwächer.

Ihre Befunde sind bisher noch unbestätigt geblieben.

δ) **Übertragung des Herpesvirus von Tier zu Tier, Verwandtschaft mit dem Virus der Encephalitis lethargica epidemica.**

Nach Grüter, Löwenstein haben Bacher, Baum, Blanc und Caminopetros, Doerr, Doerr gemeinsam mit Vöchting, Schnabel, Dubreuilh und Flye, Flandin und Tzanck, Fontana, Friedenwald, Gaviati, Isaicu und Telia, Luger und Lauda, Paschen, Szymanowski und Zylerblast-Zand, Teissier, Gastinel und Reilly, Veratti und Sala, Vegni u. v. a. (Schönfeld in nicht veröffentlichten Versuchen) das Herpesvirus auf das Tier übertragen.

Es zeigte sich, daß die Impfkeratitis des Kaninchens keineswegs nur eine örtliche Erkrankung ist, sondern daß sich auch bei den mit dem Virus nur an der Hornhaut geimpften Kaninchen ziemlich regelmäßig kennzeichnende, zu Tode führende *Nebenwirkungen* einstellen können, die auf eine besondere Beteiligung des Gehirns hinweisen, wie *Manege-bewegungen, Krämpfe, Trismus* u. a. Freund und Heymann fanden *trophische Störungen* an den Planten bei neurotropen Stämmen, ob diese allerdings auf das Virus zurückzuführen sind, wie es die beiden wollen, soll dahingestellt bleiben, da man gelegentlich auch bei anderen Versuchstieren (Affen) und anderen Versuchen einer Spontangangrän der Extremitäten begegnet, die in Ermangelung anderer eindeutiger Erklärungsversuche dem Futter zugeschrieben wird. Die Genese solcher Veränderungen ist jedenfalls noch dunkel.

Doerr und Schnabel u. a. stellten das Virus auch im *Kaninchenblute* fest; intravenös geimpfte Kaninchen konnten, ohne einen örtlichen Eingriff an der Hornhaut Veränderungen an der Hornhaut bekommen. „Es kann daher das Virus von der Cornea aus nicht nur generalisieren, sondern auch auf hämatogener oder lymphogener Basis in die Cornea metastasieren: Affinität des Virus zum Corneaepithel."

Mit *Blut* und *Milzpulpa* der erkrankten Tiere konnte das Virus weiterhin übertragen werden.

Einspritzungen von *Herpesbläscheninhalt in die Adern* des Kaninchens, Einspritzungen von verriebener Gehirnsubstanz infiziert gewesener Kaninchen unter die harte Hirnhaut anderer Kaninchen in der Menge von 0,2 der Gehirnemulsion führte ebenfalls zu den vom Hirn ausgehenden Krankheitserscheinungen.

Verschiedene Passagen glückten Bastai und Busacca, Blanc und Caminopetros, Doerr und Schnabel, Luger und Lauda und manchen anderen.

Die gleichen Erscheinungen von seiten des Kaninchengehirns *können* durch Übertragung des *Virus der Encephalitis epidemica lethargica* ausgelöst werden. Sie treten nach 4—6 Tagen auf, äußern sich in Steigerung der Eigenwärme, die bis zu den ersten klinischen Erscheinungen der Encephalitis anhält, um dann abzusinken. Das Tier stirbt in Untertemperatur.

Die *histologische Untersuchung der Kaninchenencephalitis nach Herpesvirusimpfung* gab Bilder, wie man sie auch bei Encephalitiden anderer Herkunft antreffen kann. Nach A. Jacob, le Févre de Arric, Sallmann und Spiegel, Zdansky u. a. finden sich in den Rückenmarkssegmenten und den dazugehörigen Spinalganglien und in dem Ganglion Gasseri, den oberen sympathischen Halsganglien als gemeinsame Veränderungen Zellinfiltrationen in Form leichter Tigrolyse, Randstellung des Kernes, Verlust der Färbbarkeit der Kernmembran, starke Färbung des Protoplasmas im Rückenmark, stärkere perivasculäre, mononucleäre Infiltration an den von den Meningen einstrahlenden Wurzelarterien.

Bei den Herpestieren ist öfter die Meningitis stärker ausgeprägt, die weiße Substanz stärker mitbeteiligt und die Infiltrationsherde treten häufiger auf. Auch ist hier nicht der Lieblingssitz in Zwischen- und Mittelhirn.

Nach A. Jacob kann aber im allgemeinen gesagt werden, „daß die hier erhobenen Befunde weitgehende Ähnlichkeit zeigen mit jenen der menschlichen Encephalitis lethargica epidemica".

Von·Pette wird gegenüber Zdansky lebhaft bestritten, daß der herpetische Prozeß im wesentlichen bis auf die allgemeinen morphologischen Veränderungen dem bei der menschlichen Encephalitis erhobenen entspräche.

Die Kernfrage ist: *Ist das Herpesvirus, weil es beim Tier encephalitische Veränderungen macht, dem Virus der menschlichen Encephalitis lethargica epidemica, das beim Tier die ähnlichen Veränderungen hervorruft, analog?*

Doerr, Levaditi Levaditi und Nicolau, Marinescu und Draganescu, Rose, Schnabel u. a. halten die Annahme einer Identität des Herpes- und Encephalitisvirus nach dem heutigen Stand unserer Kenntnisse für begründet, Danila und Stroe halten beide Virusarten für verwandt, ihre Stellung zueinander aber noch ungeklärt.

Luger und Lauda erscheint der Beweis dafür nicht gegeben, „daß das Herpesvirus als Erreger der Encephalitis epidemica angesprochen werden muß". Sie lehnen aber eine sporadische herpetische Encephalitis beim Menschen nicht ganz ab. Zurückhaltender äußert sich Stern in seinem Referat „Über *Klinik und Pathologie der Encephalitis lethargica*" wegen der weitgehenden anatomischen physiologischen Unterschiede im Zentralnervensystem beider. Pette spricht sich dahin aus, „daß der Erreger der Encephalitis uns nach Art und Beschaffenheit noch unbekannt ist, so daß zwingende Gründe, ihn mit dem Erreger der herpetischen Encephalitis zu identifizieren, nicht bestehen".

Für das Für und Wider werden natürlich außer den angeführten noch weitere Gründe teils experimenteller, teils klinischer Art beigebracht. Hier ist nicht der Raum, auf alle einzeln einzugehen, nur soviel sei besonders aus' den Erfahrungen mit der experimentellen Syphilis herausgesagt:

Die Verallgemeinerung von Befunden im Tierversuch, insbesondere beim Kaninchen, sind immer gewagt. Bei der Syphilis haben wir auch erst in dem letzten Jahrzehnt die *Spirochätosis cuniculi* näher kennengelernt.

Dann haben Bonfiglio u. a. bei unvorherbehandelten Kaninchen in der Rückenmarksflüssigkeit Zellvermehrungen und positive Mastixreaktion gefunden.

Bull, Oliver, Twort und Archer, Flexner, da Fano, Jahnel und Illert u. a. beschrieben eine *spontane Kaninchenencephalitis*, sie muß relativ selten sein, Luger und Lauda konnten sie beim Wiener Tiermaterial bisher in keinem Falle nachweisen.

Von den zahlreichen *Überimpfungsversuchen mit der Rückenmarksflüssigkeit menschlicher Encephalitiker* (Schnabel 43 Lumbalpunktate, Stern 23, Flexner 27, Paschen 6, Pette 19) sind nach Pette 4 *nur als positiv anzusprechen*, von den Anhängern der Lehre von der Einheitlichkeit des Herpes- und Encephalitisvirus werden diese seltene positiven Befunde damit erklärt, daß das Herpesvirus eine unnachweisbare Form angenommen hätte, denn im Meerschweinchenversuch habe sich zeigen lassen, daß die Erzeugung tötlicher akuter herpetischer Encephalitiden gelingt unter gleichzeitiger Umwandlung des Virus in eine unnachweisbare Form.

Solche Veränderungen sind auch durch Überimpfung syphilitischen Materials (Plaut, Mulzer und Neuburger) zu erzeugen.

Beim Kaninchen könnten also normalerweise Bedingungen vorhanden sein, die sich beim Menschen nur unter pathologischen Umständen finden oder könnten durch Überimpfung ganz verschiedenen Materiales erzeugt werden oder *andersartige* latente Erkrankungen des Kaninchen könnten die Ursache solcher encephalitischer Veränderungen sein.

Hier finden sich noch viele offene Fragen.

Alles in allem tut man wohl gut, heute noch daran festzuhalten, daß das Herpesvirus und das Encephalitisvirus nicht identisch sind.

ε) Das Vorkommen des Herpesvirus beim Menschen.

Beim Menschen ist das noch unbekannte Herpesvirus auf der Haut, in verschiedenen Körperflüssigkeiten (Speichel, Blut, Hirnrückenmarksflüssigkeit) durch die Tierimpfung anscheinend nachgewiesen worden.

In *Speichel* von Personen, bei denen ein Lippenherpes im Entstehen oder ausgebildet war, fanden das Virus Doerr und Schnabel, Isaicu und Telia. Bei Übertragungen auf die Kaninchenhornhaut führte es dort zu schwächeren Erscheinungen. Es verlor mit dem Abklingen des Lippenherpes vollkommen seine Virulenz.

Die Versuche, es *im Blut* nachzuweisen, sind bisher nicht einwandfrei ausgefallen. Löwenstein, der bei fiebernden Herpeskranken 10 ccm Blut entnahm, das Serum teils sofort, teils nach 24 Stunden auf die Hornhaut überimpfte, hatte keine Ergebnisse, Veratti und Sala soll nach Bastai und Busacca der Nachweis auf dem Umwege auf das subdural geimpfte Kaninchen gelungen sein. Doerr und Friedli hatten in einem (7 Fälle auf 41 Kaninchenaugen) einen fraglichen und einen positiven Ausfall, letzteren bei einem Herpes labialis während einer Pyelonephritis. Bastai und Busacca konnten in 9 Fällen teils mit

Blutplasma, teils mit dem im Vakuum auf $^1/_{10}$ seines Volumens eingeengten Serum eine typische Keratoconjunctivitis erzeugen. Außerdem hatten sie „scheinbar" noch 14 positive Befunde bei 21 „nicht besonders ausgewählten" Kranken, die längere Zeit keinen Herpesausbruch gehabt hatten.

Diese Befunde sind, wie es schon Doerr betont hat, so aus dem Rahmen der sonst Gewohnten herausfallend, daß noch eingehendere Nachprüfungen erforderlich erscheinen.

In der *Hirnrückenmarksflüssigkeit* wurde nach dem Herpesvirus gesucht. Schnabel (43 Lumbalpunktate von Personen, die zur Zeit der Entnahme einen Herpes hatten) konnte in keinem Fall ein fortzüchtbares Virus erzeugen. Nur bei einem Lumbalpunktat, das von einem Tripperkranken mit Lippenherpes stammte, trat nach 25 Tagen eine in fünf Tagen verschwindende Keratoconjunctivitis auf, ohne bei Weiterimpfung die Bedingungen des Herpesvirus zu erfüllen.

Negative Liquorverimpfungen verzeichnen Ravaut und Rabeau (subdurale Verimpfung des Liquor von fünf Kranken mit Hornhautherpes), Marini (Liquor einer Meningitis mit Herpes), Nicolau und Poincloux (corneale und subdurale Versuche mit dem Liquor einer Person mit rezidivierendem Fingerherpes).

Ein positives Ergebnis will I. M. Kooy mit der Rückenmarksflüssigkeit, die von einer Meningitis purulenta herrührte, dann Bastai bzw. Bastai und Busacca gehabt haben. Hier fielen in zwei Fällen von ausgedehntem Herpes der Haut die Überimpfung mit Rückenmarksflüssigkeit positiv aus. Weitere vier positive Befunde von Veratti und Sala bei vier Pneumonikern mit ausgedehntem Lippenherpes halten der Kritik nicht stand.

Wenn wir diese tierexperimentellen Ergebnisse über die Versuche das Herpesvirus in den Körperflüssigkeiten von Menschen, die einen Herpes haben oder gehabt haben, zusammenfassend beurteilen, so ist nur das Eine zu sagen, daß in der übergroßen Mehrzahl der Fälle der Nachweis bisher nicht gelungen ist. Ob das nun an der Technik liegt oder an etwas anderem müssen weitere Versuche lehren, jedenfalls ist es verfrüht, auf vereinzelten scheinbar positiven Ergebnissen weitgehende Hypothesen über die Pathogenese des Herpes aufzubauen. *Der Nachweis des Virus ist bisher immer nur mit einer gewissen Regelmäßigkeit in dem Herpesbläscheninhalt gelungen.*

ζ) Das Vorkommen von ähnlichen tierexperimentellen Befunden bei Überimpfung von Speichel gesunder Personen und Personen mit verschiedenen bläschenförmigen Erkrankungen.

Zurückhaltend wird man auch in der Beurteilung der tierexperimentellen Untersuchungsergebnisse, nach denen das Virus fast überall in und am Menschen vorkommen soll, sein müssen.

Blanc, Caminopetros, Melanidi untersuchten den *Speichel* von gesunden Menschen und fanden darin ein Virus, das Keratitis und Encephalitis, bald ein solches, das nur Keratitis hervorrief, bei Haustieren (Hund, Pferd, Mäuse) fanden sie nur dieses. Ferner zeigten sie, daß das reine keratogene Virus des Speichels nicht gegen Herpes und Encephalitis immunisiere.

Grüter (1924) will typisches Herpesvirus in den Blasen der *Impetigo contagiosa,* hauptsächlich in den kleinen Bläschen mit den starken Entzündungserscheinungen nachgewiesen haben. Daraus folgert er, daß das *besondere Gepräge* dieses Hautleidens durch *die Beimischung von Streptokokken und Staphylokokken* bedingt sei, während wir doch bisher in diesen allein die Erreger sehen. Diese Grüterschen Angaben fanden durch Nachuntersuchungen von Bär und durch frühere Untersuchungen von Bruni keine Bestätigung.

Peiserts, Templetons Versuche bei der *Stomatitis aphthosa* waren ebenfalls ergebnislos, Gans will unter 6 Fällen einmal eine Keratitis mit folgender Conjunctivitis gesehen haben.

Bruni sah wie Baum u. v. a. *nur Negatives* bei der *Überimpfung von Bläschen* bzw. Blaseninhalt bei *Ekzem, Erythema exsudativum multiforme, Pemphigus bullosus et vegetans, Dermatitis herpetiformis, Mollusca contagiosa.*

Löwenstein hatte unter zahlreichen negativen Ausfällen einmal einen positiven Erfolg bei der Übertragung einer *Rosaceaconjunctivitis,* wenn man den fünf Tage nach der Impfung auftretenden Reizzustand des Auges, bei dem die Impfstriche von zarten oberflächlichen Bläschen begleitet waren, dafür gelten lassen will.

Irgendwelche Verallgemeinerungen lassen solche vereinzelte Befunde niemals zu.

Ihre Erklärung ist entweder die, daß verschiedene Formen eines filtrierbaren Virus auf die Kaninchenhornhaut gebracht, dort zu gleichen Erscheinungen führen, oder daß dasselbe Virus bei verschiedenen Krankheiten am reichlichsten bei dem Herpes simplex vorkommt, ohne vielleicht dessen Erreger zu sein. Vorläufig finden wir hier noch viele Unklarheiten.

Die Anschauung von LIPSCHÜTZ, der auf Grund der Pathogenität bei den Impfversuchen aus der Gruppe des Herpes simplex den Herpes genitalis herausnehmen will, weil der Inhalt von dessen Bläschen anders auf die Hornhaut von Kaninchen zu wirken scheine, was wir übrigens nicht bestätigen können, vermögen wir ebenfalls nicht zu teilen. Nach LIPSCHÜTZ soll der Unterschied darauf beruhen, daß beim Herpes genitalis die Inkubation länger sei, die Entzündung, das Aussehen der Impfkeratitis ein anderes (Erosionsbildung).

Weiter soll das Virus des Genitalherpes für die Hornhaut des Meerschweinchens nicht pathogen sein und „die mit Virus des fieberhaften Herpes geimpfte Kaninchenhornhaut zwar gegen eine nachträgliche Impfung mit diesem Infektionsstoff immun" werden, aber die volle Empfänglichkeit gegenüber der Impfung mit Material von Herpes genitalis bewahren.

Es ist wohl einfacher, die LIPSCHÜTZschen Befunde mit Unterschieden in der Virulenz desselben Erregers zu erklären.

b) Ergebnisse der Versuche mit der Übertragung des Herpesvirus auf den Menschen.

a) Die Übertragung von Mensch zu Mensch.

DOUARD DE BORDEAUX, BUREAU, EVANS u. a. haben nach DU CASTEL schon früher einmal versucht, den Herpes genitalis von Mensch zu Mensch zu überimpfen, ohne zu einem eindeutigen Ergebnis zu kommen. FOURNIER stand damals auf Grund von eigenen Untersuchungen solchen Überimpfungen recht zurückhaltend gegenüber. Er hatte ebenso wie z. B. BROCQ, DARIER, neuerdings DOERR, SCHOTTMÜLLER im großen und ganzen nur negative Ergebnisse, jedenfalls keine eindeutig positiven.

Außer dem Bläscheninhalt haben bereits 1904 RAVAUT und DARRÉ mit der Rückenmarksflüssigkeit ergebnislose Übertragungsversuche angestellt. Mehr positive Erfolge bei der Übertragung von Mensch zu Mensch hatten in den letzten Jahren LIPSCHÜTZ u. a.; er machte daneben besonders auf die Rezidivfähigkeit des überimpften Herpes progenitalis aufmerksam. F. FREUND konnte das bestätigen, ein auf den Vorderarm autoinokulierter Herpes progenitalis zeigte in Zwischenräumen von 2—8 Wochen an den Impfstellen vielfache Rückfälle. Übertragungsversuche auf die Kaninchenhaut mit kleinsten zerriebenen Hautstückchen, im rezidivfreien Intervall aus den Überimpfungsstellen entnommen, verliefen negativ. Eine weitere wahrscheinliche Laboratoriumsansteckung FREUNDs erwähnt HEYMANN. FREUND hat sich möglicherweise durch Berührung einer mit Herpesblaseninhalt gefüllten Capillare mit dem Munde einen Lippen- und Wangenherpes zugezogen.

Als Vorgehen bei der Übertragung auf den Menschen hat sich LIPSCHÜTZ ein schräges, fast tangential gerichtetes Einstechen einer mit Impfmaterial beschickten nicht allzuschmalen Lanzette, um eine kräftigere Hautläsion zu setzen, bewährt. Das Hineinbringen in die tieferen Schichten des Coriums soll das Haftenbleiben begünstigen.

Er übertrug damals bei 31 Personen in 7 Versuchen Herpes genitalis auf die Haut des Oberschenkels und von dort wieder auf die Kaninchenhornhaut. Bei zweien ging ein eindeutiger Herpes genitalis an, bei fünf mäßig ausgebildete Herde mit kleinen, bläschenförmigen Hauterscheinungen. Die Inkubation bei der Impfung von Mensch zu Mensch betrug 24—48 Stunden. Ein deutliches Bläschen trat in einem positiven Falle drei Tage nach der Impfung auf und sechs Tage später rings um dieses Bläschen der typische Herpes. Im zweiten Falle kam es erst 24 Tage nach der Impfung zu einem deutlichen Ausschlag.

Außer LIPSCHÜTZ verfügt PASCHEN u. a. über einwandfreie Übertragungen. Die Überimpfung durch Autoinokulation gelingt nach ihm leicht, er konnte auch den Herpes genitalis und Herpes labialis durch mehrere Passagen weiterzüchten. Über ähnliche Ergebnisse, erzielt durch Überimpfung von Mensch zu Mensch und von dort wieder auf das Tier berichten weiterhin BASTAI und BUSACCA, FONTANA, FOX (Übertragung von Herpes labialis-Inhalt auf menschliches Auge, das zur Enucleation bestimmt war), NICOLAU und BANCIU, NICOLAU und POINCLAUX, TEISSIER, GASTINEL und REILLY u. a.

Das Angehen der Überimpfung bei anderen Menschen gehört beim Herpes simplex durchaus noch nicht zur Regel, wie zahlreiche negative Versuche gezeigt haben. Besser scheint das Herpesvirus immer auf dem Herpesträger, oder bei Menschen, die an einer Krankheit leiden, welche erfahrungsgemäß häufig von Herpes begleitet ist (Pneumonia crouposa, Cerebrospinal-Meningitis), zu haften.

Ob diese Schwankungen allein mit einer mangelhaften Impftechnik oder mangelhaften Vorbedingungen für das Haften des Herpesvirus zu erklären sind, bleibt abzuwarten.

Lehrreich in dieser Hinsicht ist eine Beobachtung von Nicolau und Poinclaux. Bei einer Frau haftete nicht exogenes Herpesvirus, obwohl die Versuchsperson innerhalb der Versuchszeit zweimal spontan einen Herpes bekam. Vielleicht weist die menschliche Haut, ebenso wie das Herpesvirus Schwankungen bzw. refraktäre Phasen auf, unter Umständen auch einem Virus von gleichbleibender Virulenz gegenüber.

β) Die Übertragung vom Tier auf den Menschen.

Grüter, Salman u. a. konnten beim Menschen eine Keratitis herpetica, Fontana, Nicolau und Poinclaux Herpesblasen an der Haut mit dem vom Kaninchenauge entnommenen Infektionsstoff, der sich dort nach Übertragung von menschlichen Herpesbläscheninhalt entwickelt hatte, erzeugen; demgegenüber stehen die in wiederholten Versuchen erhaltenen negativen Ergebnisse von Doerr, Teissier, Gastinel und Reilly u. a.

Vereinzelt sind noch Fälle mitgeteilt worden, bei denen Gehirnbreiimpfungen von an Encephalitis herpetica verendeten Kaninchen auf Hornhaut und Haut beim Menschen ein positives Ergebnis hatten (Bastai und Busacca, Fontana, Schnabel u. a.).

Bastai und Busacca gingen sogar soweit auf Menschen intralumbal in NaCl aufgeschwemmte Gehirnemulsion eines an Encephalitis herpetica eingegangenen Kaninchens zu übertragen, ohne daß Veränderungen an der Haut oder in der Rückenmarksflüssigkeit aufgetreten wären. Sie wähnten aber, das Virus noch nach Monaten nachweisen zu können. (Wo und wie ist allerdings nicht angegeben.) Levaditi dagegen fand schon 24 Stunden nach intralumbaler Zuführung von herpetiformen Encephalitisvirus dieses nicht mehr in der Rückenmarksflüssigkeit.

Wir sehen hier wie bei allen anderen Versuchen mit dem unbekannten Herpesvirus beim Menschen unmittelbar oder mittelbar, auf dem Umwege über das Tier, Herpes hervorzurufen einige positive Ergebnisse, auf der anderen Seite in größerer Zahl einen negativen Ausfall. Überall *sind heute noch nicht zu klärende Widersprüche vorhanden.*

Fassen wir das, was wir heute über dieses Virus wissen, zusammen, so ist es etwa folgendes: *Das Herpesvirus gehört zu den filtrierbaren Erregern, es ist bis jetzt noch nicht gezüchtet oder gesehen worden. Das Herpesvirus kommt in den Bläschen des Herpes febrilis, des Herpes corneae, des Herpes genitalis vor. Ferner findet es sich im Gehirn und Rückenmark der nach Herpesimpfung allgemein erkrankten Tiere und löst bei diesen eine Encephalitis herpetica aus. Das Herpesvirus ist im Tierversuch ausgesprochen neurotop, beim Menschen dermatotrop.* Dieser Dermatropismus könnte allerdings durch Ansiedlung in den periphersten Nervenendigungen vorgetäuscht sein, eine Auffassung, die eine Anregung und Stütze in den von Levaditi und Nicolau in ihrer Arbeit „Sur les ectodermes neurotropes" niedergelegten Untersuchungen finden könnte. *Das Herpesvirus ist widerstandsfähig gegen Austrocknung, nicht widerstandsfähig gegen Erwärmung* (es stirbt bei 56⁰ ab). *Es wird durch Galle zerstört. Es ist pathogen für das Kaninchen, Meerschweinchen, Katzen, Mäuse und Hunde, nicht pathogen für Kaltblüter und Vögel. Es bestehen weitgehende Widersprüche zwischen der Pathologie des Herpes beim Tier und beim Menschen. Beim Tier kommt es zu länger dauernder, fast vollkommner Immunität des geimpften Auges, beim Menschen im Gegenteil zu häufigen Rückfällen und Neuerkrankungen.*

Beim Tier führt es fast immer zu einer allgemeinen Durchseuchung, die sich besonders in Ausfallserscheinungen von seiten des Gehirns äußert, beim Menschen scheint es nur an der Körperoberfläche und gelegentlich in der dieser Oberfläche benachbarten Körperhöhlen, Mund, Harnröhre gefunden zu werden.

3. Neuzeitliche Anschauungen über die Pathogenese des Herpes simplex auf Grund der klinischen Erfahrungen und der tierexperimentellen Ergebnisse.

Unsere heutige Auffassung vom Krankheitsbilde des Herpes simplex scheint einmal jener älteren Recht zu geben, die im Herpes simplex und Zoster zwei verschiedenartige Krankheiten sah und ferner denen, die die Erscheinungen des Herpes labialis, digitalis, genitalis als örtlich verschiedene Ausdrucksformen des Herpes simplex betrachten wollen.

Alle diese Herpes simplex-Formen denken wir uns durch ein einheitliches Virus erzeugt, seine Ansiedlung wird durch gewisse Vorbedingungen und vielleicht noch durch besondere konstitutionelle Eigenschaften erleichtert. Das *Virus müßte in den meisten Fällen exogen übertragen* werden, überall an der Haut haften bleiben können, ohne immer zu Krankheitserscheinungen zu führen. Die *Kraft* des Virus *erlischt nach Ablauf der Krankheit, eine Immunität wird nicht hinterlassen.*

Endogen entsteht nur die Febris herpetica.

Die abweichende Ansicht von LIPSCHÜTZ über die besondere Form des Virus des Herpes genitalis ist uns bekannt. Wir haben seine Versuche durch eine weniger starke Virulenz des einheitlichen Herpesvirus zu erklären versucht. *Zuständen,* denen früher eine mehr unmittelbare Rolle zugeschrieben wurde, können wir heute nur eine mittelbare zuerkennen. So würden der traumatische, symptomatische, rezidivierende Herpes in ätiologischer Hinsicht nur insofern bestehen bleiben, als das Trauma, die einzelnen Infektionskrankheiten u. a. nur eine Vorbedingung für das Zustandekommen des Herpes darstellen würden, ebenso wie die verschiedenen, den rezidivierenden Herpes begleitenden, physiologischen und pathologischen Ereignisse.

Die Rolle des Traumas beim Herpes conjunctivae wäre ziemlich klar, weniger übersichtlich liegen die entsprechenden Verhältnisse an der Haut.

Weiter könnten wir ja beim *symptomatischen Herpes als die gemeinsame Vorbedingung das Fieber* verantwortlich machen, unter dessen Wirkung die vorhandenen Herpeskeime virulent würden (Mutation).

Daß überhaupt Keime (z. B. Streptokokken) wieder unter besonderen Bedingungen virulent werden können, ist durch einschlägige Beobachtungen (rezidivierende Erysipele) erwiesen. Denkbar wäre auch hier noch, daß durch die durch das Fieber bedingte Zirkulationsänderungen die Gewebsempfänglichkeit für die Keime verändert würde, ohne daß eine Virulenzänderung eintreten müßte.

Wie ist aber die Seltenheit des Herpes trotz des Fiebers gerade beim Typhus zu erklären, wohl kaum mit dem Lebensalter. REZEK meint, daß hier nur *die* an Herpes *erkrankten, die sowieso an einem rezidivierenden Herpes litten.* Diese Erklärung reicht nicht aus, denn nicht alle, die beim Typhus einen Herpes bekommen, leiden an einem rezidivierenden Herpes.

Um die Pathogenese des rezidivierenden Herpes selbst mit dem Stande unserer heutigen Kenntnisse in Einklang zu bringen, muß man zur Annahme greifen, daß ihn nur ständige Herpesvirusträger bekommen, herpesbereite Menschen mit Neigung zu periodischer Autoinfektion.

Aber alle diese Erklärungsversuche sind noch lückenhaft.

Auf der einen Seite könnte dem Fieber also, wie beim Herpes symptomaticus in den meisten Fällen eine gewisse Rolle zuerkannt werden, auf der anderen Seite wie beim Herpes rezidivans oder traumaticus spielt es kaum eine Rolle, auf der einen Seite ist das Trauma, wie beim Herpes conjunctivae, scheinbar von nicht zu unterschätzender Bedeutung, auf der anderen Seite an der Haut kann es nach den klinischen Erfahrungen nur äußerst selten als Auslösung in Betracht kommen.

Alles in allem, *es bestehen in der Pathogenese des Herpes simplex noch recht viele Unklarheiten. Keiner hat bisher das Virus gesehen.*

V. Die Erkennung des Herpes simplex und seine Bedeutung für die Erkennung anderer Erkrankungen.

1. Die Erkennung im allgemeinen.

Bei typischer Ausprägung wird ein Herpes simplex, ganz gleichgültig, wo er sitzt, leicht erkennbar sein. Die perlenartigen, in mehreren Herden unabhängig vom Verlaufe eines Nerven oder dem Ausbreitungsbezirk eines oder mehrerer Spinalganglien angeordneten Bläschen, sein oft doppelseitiges Auftreten, seine Rückfälle, der Mangel an nachfolgenden Neuralgien kennzeichnen ihn genügend.

Schwierig kann die Abgrenzung gegenüber einem *atypischen Zoster* werden. Solche besonders doppelseitigen Zosterformen sind sehr häufig im Gesicht beschrieben worden. Es kommt in solchen Fällen viel darauf an, mit welcher Einstellung man an die *klinische* Untersuchung herangeht. Man braucht im Gesicht nur einen doppelseitigen Zoster finden zu wollen, und es wird leicht sein, einen solchen, wenn auch anormalen festzustellen. Geht man zurückhaltender und kritischer vor, so wird man nur diejenigen Fälle von Herpes facialis klinisch als doppelseitige oder einseitige Fälle von Zoster gelten lassen dürfen, die eine deutliche Abhängigkeit von dem zentralen Ausbreitungsgebiet der Nerven aufweisen. Das andere sind Fälle von zosteriformem Herpes. Dasselbe gilt auch für die Fälle von doppelseitigem oder einseitigem Zoster an den Geschlechtsteilen und dem Zoster glutaealis.

Rückfälle können ebenso wie Tierversuche die Lage klären, auch die Befunde in der Rückenmarksflüssigkeit vermögen zur Differentialdiagnose beizutragen; finden sich in ihr Veränderungen und sind sie nicht auf eine syphilitische oder andersartige Erkrankung zurückzuführen, so sprechen sie für einen Zoster.

Rückfälle, eine angehende Impfung an der Hornhaut des Kaninchenauges, eine normale Rückenmarksflüssigkeit sprechen für einen Herpes simplex, das Gegenteil mit Wahrscheinlichkeit für einen Zoster.

Schwieriger ist ein *abortiver Herpes* simplex zu erkennen, wenn es hier nicht zur Ausbildung von Bläschen, sondern nur bis zur Ausbildung von papulösen Herden gekommen ist. Bei derartigen Fällen ist gelegentlich von Ahrens, Stern an *Tuberkulide,* von Schamberg, Straus, Corson in der Aussprache zur Vorstellung des Falles von „Recurrent Herpes" durch Hart-Draut an Artefarcte gedacht worden.

Auch eine *atypische Dermatitis herpetiformis, ein Erythema exsudativum multiforme,* andere *blasenbildende Erytheme* an der Schleimhaut (Ritter), die *papulöse Form der Rosacea* wird einmal einen atypischen Herpes simplex ähnliche Bilder hervorrufen können. Eine länger dauernde Beobachtung, der negative Ausfall der Tuberkulinproben, der histologische Befund, werden meist die Erkennung ermöglichen.

Umschriebene Syphilide, umschriebene Pocken und *Windpocken, pyodermatische Veränderungen* wie der *Angulus infectiosus und andere* bekommen gelegentlich eine entfernte Ähnlichkeit mit einem Herpes simplex-Ausbruch. Eine genauere Beobachtung unter besonderer Berücksichtigung weiterer, den erwähnten Krankheiten zukommenden Krankheitszeichen, wird den richtigen Weg weisen.

Die Abtrennung der *Soormykose der Haut* oder einer *Epidermophytie* vom Herpes simplex, wie sie gelegentlich nach feuchten Umschlägen an gesunder oder bereits erkrankter Haut in Form von herpesartig angeordneten Bläschen auftreten kann, die selten den Durchmesser von 2 mm überschreiten, läßt sich durch die Anordnung der Krankheitserscheinungen, den Pilz- und Kulturbefund und den verschiedenartigen Verlauf ermöglichen.

Arzneiauschläge gehören ebenfalls in den Bereich der differentialdiagnostischen Erwähnungen gegenüber dem Herpes simplex.

Von den verschiedenen Mitteln macht mit Vorliebe das *Phenolphthalein* (als Abführmittel angewandt) herpesähnliche Ausschläge (ROSENBLOOM, SILBERSTEIN u. a.), gelegentlich das *Antipyrin*. APOLANT, FOURNIER, BROCQ, EHRMANN, SCHÜTZ u. a. haben herpesähnliche Antipyrinexantheme an der Glans penis gesehen. Antipyrinexantheme hinterlassen gern Pigmentierungen, der Herpes simplex kaum.

Das häufiger verwendete *Aspirin* macht selten ähnliche Erscheinungen (FREUND, KRAUS u. a.). FREUND zumal hat herpesähnliche Erscheinungen an der Vorhaut und den Fingern mit Rückfällen nach erneuten Aspiringaben beschrieben. Ein Herpes simplex kann sich idiosynkrasischen Erscheinungen nach Arzneimitteln natürlich aufpropfen.

Bei *äußerlicher Anwendung* von *Belladonna* und *Atropin* will MAC INTOSH einen herpesähnlichen Ausschlag gesehen haben.

Denkt man an die Möglichkeit des Zusammenhanges eines herpesähnlichen Ausschlages mit einem Arzneimittel als Ausdruck eines Arzneiexanthems, so wird eine Klärung möglich sein.

Lymphatische Varicen am Munde, an der Schleimhaut, an der Unterlippe und der Zunge, an den Geschlechtsteilen, in Form durchscheinender, heller, zugespitzter oder halbkugliger bläschenähnlicher Bildungen, an Zahl und Umfang wechselnd, führen, wie unsere Abb.25 zeigt, zu herpesähnlichen Erscheinungen.

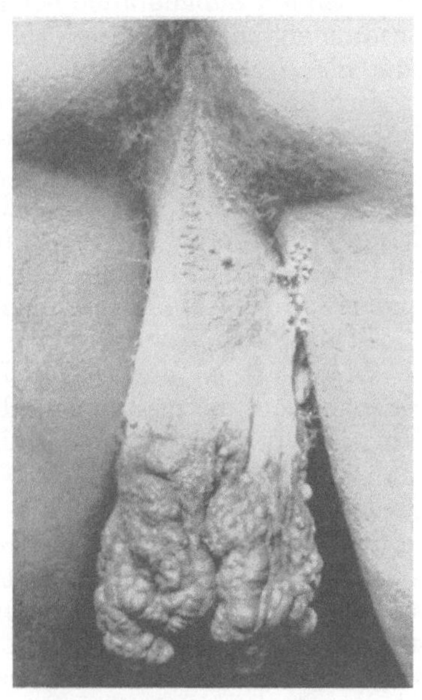

Abb. 25. Lymphatische Varicen am Hodensack und Oberschenkel.

Sie lassen sich leicht wegdrücken, *bestehen ständig,* die darüberliegende Haut ist derb, sie liefern bei der Punktion mit einer Haarpipette eine unerwartet reichliche, zellreiche milchige Lymphe.

Geschwürsbildungen, weniger an der Haut als im Munde und an den Geschlechtsteilen (*Ulcus vulvae acutum*) müssen in ihre Grundursache aufgelöst werden. Wenn sich die Entwicklung aus stecknadelkopf- bis erbsengroßen Bläschen erkennen läßt durch den flottierenden Rand (Lupenbetrachtung), dann wird es sich meistens um einen Herpes handeln.

2. Die Erkennung im einzelnen.

Die differentialdiagnostischen Überlegungen beim Herpes simplex im einzelnen wechseln je nach dem Sitz der Hauterscheinungen. Hat er die Hornhaut des Auges ergriffen, so kommen verschiedene Keratitiden in Frage (siehe Handbücher der Augenheilkunde).

Bei seinem sonstigen *Sitze im Gesicht* (Lippe, Mundwinkel, Wange, Kinn) wird man an einen zosteriformen Herpes bzw. seinen Doppelgänger, den

Zoster zu denken haben. Es sei hier auf das oben Geschriebene verwiesen. Manchmal wird einem die Entscheidung klinisch recht schwer bzw. unmöglich sein. (Tierversuche!)

Der *Angulus infectiosus* erscheint meist *doppelseitig* und *beginnt nicht,* wie der Herpes, mit Bläschen.

Auf der *Schleimhaut des Mundes* erschweren noch manche *Stomatitiden* (Stomatitis aphthosa), auch *Varicellen* im Munde, *Maul-* und *Klauenseuche,* in äußerst seltenen Fällen einmal ein *Ulcus molle* im Munde die Erkennung. Der Bläschenrand und gegebenenfalls der Ausfall der Tierversuche kann die Lage klären.

Die differentialdiagnostische Bedeutung mancher *herpesähnlichen Arznei-exantheme* ist bereits gewürdigt. Lehrreich ist in dieser Hinsicht eine Beobachtung von Demouchy, dessen Kranker nach *Vanillegenuß* erbsengroße Bläschen am Zungenrande bekam. Kommt man hier nicht auf den tatsächlichen Zusammenhang, so gehen solche Fälle als *Erythema exsudativum multiforme* oder *als Herpes.*

Im übrigen sei, um unnötige Wiederholungen zu vermeiden, auf die Differentialdiagnose beim Zoster zur Ergänzung verwiesen.

Bei den *Bläschenerscheinungen am Finger* gehört nicht jede Bläschenbildung in das Bereich des Herpes digitalis. Es sei hier an das *Ekzem,* an die *Streptodermia bullosa,* an *Ulcera mollia* und ähnliches erinnert. Drüsenschwellungen sind hierbei zu beachten. Der Herpes heilt schneller, als die erwähnten Leiden und ist für gewöhnlich schmerzloser.

Beim *Sitz am Gesäß* denke man vor allem an den Zoster.

Beim Sitz an den Geschlechtsteilen und um sie herum wird der Kreis der Krankheiten, die man einem Herpes gegenüber zu beachten hat, wieder größer. Um sich vor unangenehmen folgenschweren Täuschungen zu bewahren, erinnere man sich daran, daß ein *Herpes hier syphilitischen Erscheinungen* oder *anderen geschlechtlichen Erkrankungen vorangehen,* sie *begleiten,* ihnen *folgen kann,* ferner, daß es *herpetoide Schankerformen* gibt. Auch ein einfacher Herpes ist an diesen Stellen oft von etwas sehmerzhaften oder schmerzlosen Drüsenschwellungen begleitet. Ferner sei der hier lokalisierten *Antipyrinexantheme* gedacht und auch daran erinnert, daß die Geschlechtsteile allein nicht so selten von *Erythema exsudativum multiforme* befallen werden können (Brünauer); oder auch von einer *Dermatitis herpetiformis;* so faßte wenigstens Dubreuilh bei einem 85jährigen Mann mit Phimose, der seit einem Jahr einen rezidivierenden juckenden Bläschenausschlag an der Vorhaut bekam, diesen als eine örtliche begrenzte Form der *Dermatitis herpetiformis* auf.

Ein herpesähnlicher Ausschlag an den Geschlechtsteilen kann gelegentlich einmal das einzige Zeichen einer für gewöhnlich über den ganzen Körper verbreiteten bläschenförmigen Erkrankungen sein.

Platzen hier die Bläschen, wie das ja die Regel ist, und kommt es zur Bildung von Erosionen bzw. Geschwüren, so erweitert sich der Kreis der differentialdiagnostischen Erwägungen bis zur *Balanitis erosiva circinata, dem Ulcus molle, dem Ulcus vulvae acutum* (Lipschütz) nach Galewsky, Kehrer u. a., *diphtherischen Geschwürsbildungen, Varicellen, Vaccine, Impetigo contagiosa;* die letzten vier Erkrankungen wären besonders bei Kindern zu berücksichtigen.

Das Ulcus vulvae acutum beginnt mit Schüttelfrost und Fieber, die auftretenden Geschwüre sind tiefer, haben unregelmäßige, gezackte Ränder, keine Neigung zur Gruppenbildung. Die Abheilung erfolgt mit Narben.

Bakteriologischer Befund, Tierversuche, Untersuchungen des ganzen Körpers, genaue Beobachtung werden meist imstande sein, die erwähnten Krankheiten einem Herpes simplex gegenüber abzugrenzen.

3. Die Bedeutung des Herpes simplex für die Erkennung anderer Krankheiten.

Früher haben erfahrene Kliniker dem *Auftreten des Herpes simplex* eine gewisse *Bedeutung* aus der Beobachtung seines häufigeren Auftretens bei der epidemischen Genickstarre gegenüber der tuberkulösen Hirnhautentzündung *bei der Differentialdiagnose* der epidemischen Genickstarre und der tuberkulösen Hirnhautentzündung zugebilligt. Sein Erscheinen sollte eher für die epidemische Genickstarre, als für eine tuberkulöse Hirnhautentzündung sprechen.

Heute wird die Untersuchung der Rückenmarksflüssigkeit das Bild bald klären können.

Aber auch in unseren Tagen verdient das Auftreten des Herpes simplex im Verlauf von unklaren fieberhaften Fällen als ein Glied in der Kette differentialdiagnostischer Erwägungen noch Beachtung.

Ein *Herpes simplex* kann, wie aus einer röntgenologisch belegten Mitteilung ALBRACHTs hervorgeht, unter Umständen das einzige Zeichen einer zentral sich abspielenden, schnell vorübergehenden Pneumonie sein oder er macht bei anderen unklaren, fieberhaften Fällen die *Diagnose Typhus deshalb unwahrscheinlich,* weil er beim Typhus recht selten ist. Daß er hierbei ebenso wie bei einer tuberkulösen Hirnhautentzündung vorkommt, zeigen die auf S. 105 angeführten Fälle. Ja, er vermag sogar, wenn er den ersten Typhus begleitete, bei einem Typhusrückfall derselben Person wieder zu erscheinen, wie es ACHARD beobachtet hat.

19jähriges Mädchen wird mit Herpes genitalis und Typhus aufgenommen, bei einem Typhusrückfall bekommt sie wieder einen Herpesrückfall.
Er bevorzugt beim Typhus die erste Krankheitswoche.

Ein Herpes bei unklaren fieberhaften Fällen hat trotzdem eine gewisse Bedeutung; er *schließt den Typhus nicht aus, macht jedoch einen Paratyphus oder Fleckfieber* wahrscheinlicher, das lehren zahlreiche einschlägige Beobachtungen.

Neuerdings wird von H. SCHROEDER dem Erscheinen eines Herpes simplex bei Erkrankungen, die auf chirurgischen Abteilungen für gewöhnlich zur Behandlung kommen, ebenfalls ein gewisser Wert zuerkannt. *Sein Erscheinen* soll in besonderen Fällen, bei denen ein Fieber mit der vorausgegangenen Operation nicht in einen unmittelbaren Zusammenhang zu bringen ist, an *die Möglichkeit einer Coliinfektion,* vielleicht nur einer Coliausscheidung denken lassen, ohne daß eine Infektion der Harnwege vorliegt, mit anderen Worten auch hier wäre der Herpes ein Hinweis auf eine beginnende, unter Umständen unbemerkt ablaufende Erkrankung, der man bei positivem Untersuchungsbefund frühzeitig begegnen könnte. Bei den bisherigen Fällen SCHRÖDERs zeigte der Herpes Bakteriämien an, die im Anschluß an Laparotomien wegen Appendicitis, Cholecystitis, Peritonitis aufgetreten waren. Die Bakterien wurden auf dem Harnwege ausgeschieden, eine Infektion der Harnwege war nicht nachzuweisen. Die Fälle haben mit SCHOTTMÜLLERschen Beobachtungen das Gemeinsame des Auftretens eines Herpes bei Coliinfektionen.

Hier müssen eben erst weitere Beobachtungen den Beweis erbringen, ob eine Verallgemeinerung der SCHRÖDERschen Ansichten angebracht ist.

Man wird heute natürlich niemals die Erkennung der erwähnten Erkrankungen von dem Auftreten eines Herpes simplex abhängig machen, trotzdem soll man nicht überlegen an solchen rein klinischen Beobachtungen vorübergehen. Sie können gelegentlich einen richtigen Hinweis geben.

Dieser Wert wird ihnen immer erhalten bleiben, daher habe ich hier die Bedeutung des Herpes simplex für die Erkennung anderer Krankheiten erwähnt.

Die Erkennung der Krankheit selbst muß immer von dem Nachweis der Erreger, wenn welche in Frage kommen und wir sie kennen, abhängig sein. Eine Erklärung für dieses eigenartige unterschiedliche Verhalten des Herpes simplex bei verschiedenen akuten fieberhaften Erkrankungen vermögen wir augenblicklich auf Grund der Tierversuche, wie das oben ausgeführt wurde, noch nicht zu geben.

VI. Die Voraussage beim Herpes simplex und die Bedeutung des Herpes simplex für die Voraussage bei anderen Erkrankungen.

Die *Voraussage beim Herpes simplex ist in jedem Falle günstig.* Selbst bei Leuten mit hartnäckigen Rückfällen schwinden diese nach kürzerer oder längerer Zeit, unter Umständen nach vielen Jahren aus uns noch ganz undurchsichtigen Gründen. Die Zwischenräume zwischen den einzelnen Anfällen sind vorher für gewöhnlich immer größer geworden.

Menschen, die in der Jugend an einem rezidivierenden Herpes gelitten haben, verlieren ihn meist im Alter. *Das Alter neigt ja überhaupt im Gegensatz zum Zoster weniger zum Herpes simplex,*

Länger bestehenbleibende Neuralgien und andere Sensibilitätsstörungen sind im Gegensatz zum Zoster nicht zu befürchten.

Wie bei der Erkennung von Krankheiten, so haben auch *bei der Prognose* gewisser Krankheiten erfahrene Kliniker dem *Auftreten eines Herpes simplex eine gewisse Rolle* zuerkennen sollen.

So sehen in seinem Erscheinen bei der *croupösen Lungenentzündung* ein *günstiges Zeichen* Griesinger, v. Leube, v. Strümpell u. a.; Bleuler, Drasche, Geissler, Jürgensen teilten diese Anschauung.

Von Bleulers Fällen von croupöser Lungenentzündung starben von denen mit Herpes 15,9%, von denen ohne Herpes 23,4%; bei Drasche von denen mit Herpes 3%, von denen ohne Herpes 19%; bei Geissler von denen mit Herpes 9,3%, von denen ohne Herpes 29%; bei Griesinger von denen mit Herpes 2,8%, von denen ohne Herpes 25%.

v. Strümpell mit seinen großen Erfahrungen schreibt außer in seinem Lehrbuch, gelegentlich der Besprechung eines Buches von Finkler: „Wir halten auch jetzt bis zu einem gewissen Grade an der prognostischen Bedeutung des Herpes simplex fest. Wenigstens fallen uns immer wieder von neuem auf, wie gerade bei den schwersten und gefährlichsten Pneumonien die Herpesbildung oft fehlt, oder nur gering ist, während die stärkste Entwicklung des Herpes in der Regel in ganz leichten Fällen stattfindet."

Die *prognostische Bedeutung des Herpes* bei der Pneumonia crouposa *hat keine durchgehende Anerkennung* gefunden (du Castel, Smoller u. a.) und ist vielleicht zweitweise überschätzt worden, wie es auch von Günther neuerdings viel zu weit gegangen ist, wenn er ganz allgemein annimmt, daß mit Herpes verlaufende Infektionskrankheiten eine günstigere Voraussage hätten.

Ein Herpes bei der Pneumonia crouposa stellt sich für gewöhnlich zwischen dem 2. und 5. Krankheitstage ein.

Uns scheinen die Dinge so zu liegen, daß der Herpes eben in *dem Alter am häufigsten* ist, *in dem die Sterblichkeit an Pneumonia crouposa die geringste ist,* d. h. in dem jugendlichen Alter. Statistisch müßte sich das ja an größeren Reihen einwandfrei feststellen lassen.

VII. Die Behandlung.

Verhüten wird sich ein Herpes simplex kaum lassen, es ist auch nicht nötig, man könnte ja das Zusammentreffen mit Herpeskranken zu vermeiden suchen und im Sommer besonders stärkere Sonnenbestrahlungen des Gesichtes und andere äußere Einwirkungen, denen wir eine mittelbare Rolle beim Zustandekommen eines Herpes zuzuschreiben gewohnt sind, umgehen.

Nach seinem Ausbruch wird man das Eintrocknen der Bläschen beschleunigen. Bei geringerer Absonderung sind daher *Puder,* bzw. *austrockende Pulver* (Dermatol), bei stärkerer Entzündung feuchte Verbände angebracht.

Ätzungen sind immer *überflüssig,* sie verwischen nur das Bild und führen zur Verhärtung. Meist werden sie in Unkenntnis der Sachlage — der Herpes simplex an den Geschlechtsteilen wird für ein Ulcus molle gehalten — vorgenommen.

Als besondere Merkwürdigkeit sei ein Fall von HEIFETZ erwähnt. Nach einem russischen (?) Volksbrauch wurde ein Herpes der Lippe mit Ohrenschmalz, gefolgt von einer Syphilisübertragung, behandelt. Der Spender muß also mit Wahrscheinlichkeit Papeln im Gehörgang gehabt haben! —

Im übrigen wird die örtliche Behandlung des Herpes mit durch seinen Sitz bzw. seine Verlaufsart bedingt.

Am ehesten wird eine eingehende Behandlung beim *rezidivierenden Herpes,* besonders des Gesichts und der Geschlechtsteile, gewünscht, hier ist schon viel, allerdings mit wechselndem Erfolge versucht worden.

DU CASTEL empfiehlt *Kauterisierung der alten Stellen* neben kräftigen innerlichen *Arsengaben.* VERNEUIL spritzte mit Erfolg bei einem solchen örtlich eine $5^0/_0ige$ *Lösung von Jodoformäther* ein; FLANDIN, H. HOFFMANN (bei Herpes menstrualis), TZANCK sahen von *Eigenserumeinspritzungen* Gutes, GOUGEROT, TIÈCHE hatten mit derselben Behandlungsart beim rezidivierenden Herpes Versager. *Eigenbluteinspritzungen* und *Umspritzungen* der Rückfallsstelle mit Eigenblut kann nach meinen Erfahrungen versucht werden. TIÈCHE rühmt bei seinen Fällen mit Sitz im Munde das *Atophan.* Bei einem derartigen Sitz *verbiete* man auch *stärkere Alkoholica, kräftige Gewürze* und *Tabak.*

In einem Falle MONTGOMERYs (Syphiliker mit einer ein Jahr zurückliegenden Ansteckung) blieb der rezidivierende Herpes auf einmalige Einspritzungen von 0,6 *Neosalvarsan* weg; LUTZ sah von *intravenösen Urotropineinspritzungen* ermutigendes, solche Fälle sind aber kaum zu verallgemeinern.

BARRALT konnte bei einem rezidivierenden Herpes ein sechs Monate dauerndes anfallsfreies Intervall durch eine über zwei Monate sich hinziehende *Insulinbehandlung* erzielen.

Durch *Bestrahlungen mit Höhensonne* 10—15—35 Minuten in 30 cm Entfernung hat VAJANO Erfolge gehabt. Beim rezidivierenden Herpes können unter Umständen wiederholte *Röntgenbestrahlungen* ($5 \times 1/_2$ mm Al. Filter) der hartnäckigsten Ausbruchstellen nach unseren Erfahrungen versucht werden.

FREUND impfte 7 Kranke, die jahrelang an rezidivierenden genitalen und extragenitalen Herpes gelitten hatten, 1—2mal mit *Kuhpockenlymphe.* Bei allen 7 Fällen wurde im Anschluß an die erste bzw. zweite Impfung ein herpesfreier Zeitraum von mehreren Monaten festgestellt. Er kam zu dieser Impfung durch die Befunde von GILDEMEISTER und HERZBERG, die im Tierversuch gekreuzte immunisatorische Beziehungen zwischen Herpes und Pocken (Vaccine) nachgewiesen hatten.

KEINING konnte, nach der Aussprache auf dem Bonner Dermatologenkongreß (1927) zu schließen, damit ebenfalls eine Beeinflussung erzielen.

Görl hatte bereits 1925 einen Fall von chronischem Pemphigus, den er für einen der Herpesgruppe bzw. der Variola nahestehende Infektionskrankheit hält, erfolgreich mit Kuhpockenlymphe geimpft und weitere Versuche mit dieser Behandlungsform bei Dermatitis herpetiformis und anderen Krankheiten empfohlen.

Vielleicht hat sogar schon Jenner hierher gehörige einschlägige klinische Beobachtungen gemacht, wenn er die ungünstige Beeinflussung der Vaccine-Pustelbildung und der zu erzielenden Vaccine-Immunität durch einen gleichzeitig bestehenden „Herpetischen Zustand" der Haut hervorhob; Heymann glaubt wenigstens, daß Jenner darunter neben anderen Krankheiten den Herpes simplex verstanden haben könnte.

Das bisherige Material läßt trotzdem noch kein Urteil über die Wirksamkeit dieser Behandlungsart zu, und wenn sich weitere Bestätigungen finden sollten, so ist es doch noch immer eine offene Frage, ob das Ganze nicht eine unspezifische Wirkung ist, auf eine gekreuzte Immunität hin läßt sich noch keine Verwandtschaft zwischen zwei Krankheiten annehmen.

Plesch impfte sich selbst von seinem rezidivierenden Herpes schon vor 25 Jahren durch Scarification auf den Unterarm Herpesbläscheninhalt ein und blieb viele Jahre herpesfrei. Seitdem hat er zahlreiche Kinder und Erwachsene mit Zosterblasen- und Herpes-simplex-Blaseninhalt erfolgreich geimpft. Dieser Erfolg war beim rezidivierenden Herpes nicht immer durchschlagend, wohl aber zeigten sich Rückfälle in abgeschwächter Form, das Verfahren müßte nachgeprüft werden. Bisher haben wir jedenfalls noch kein Mittel bzw. Verfahren, das den rezidivierenden Herpes simplex dauernd und sicher heilt.

Der Herpes simplex ist eine wissentschaftlich recht interessante Erkrankung, die Zukunft muß es erweisen, ob wir mit unseren heutigen experimentellen Versuchern den Erreger finden werden.

An sich wäre es wegen der klinischen Ähnlichkeit nicht so absurd, eine *Verwandtschaft,* jedoch keine Identität zwischen dem Herpes simplex und dem Zoster anzunehmen. Eine äußerliche Ähnlichkeit und auch eine histologische beweist aber für diese Auffassung nicht allzuviel, denn der Haut stehen, wie überhaupt dem Körper verhältnismäßig wenig Reaktionsformen auf die verschiedensten Reize hin zur Verfügung; deshalb antwortet sie unter Umständen auf verschiedene Reize mit denselben Krankheitsbildern oder weit seltener auf denselben Reiz mit verschiedenen Reaktionsformen.

Der Herpes simplex ist viel häufiger als der Zoster, auffallend selten ist das Zusammentreffen von Herpes simplex und Zoster; solche Äußerlichkeiten stützen auch nicht besonders die These der engen Verwandtschaft beider Erkrankungen.

Vieles ist jedenfalls noch unklar *in der Lehre vom Herpes simplex und das frühere Zusammenwerfen mit dem Zoster hat uns in seiner richtigen Erkenntnis seines Wesens nicht weiter gebracht.*

Literatur.

A. Zusammenfassende Werke über Zoster bzw. benützte Bücher.

Achard, Ch.: Zona et Herpès. Paris. Baillière et fils. 1925. — Bielschowsky, M.: Herpes zoster in Lewandowsky: Handbuch d. Neurol. Bd. 5, S. 315. Berlin: Julius Springer 1914. — Bing, R.: Topische Gehirn- und Rückenmarksdiagnostik. 5. Aufl., S. 36, 66, 148. Berlin-Wien: Urban u. Schwarzenberg 1922. — Blaschko, A.: Herpes (Herpes zoster, Herpes circumscriptus) in Fr. Mracek: Handbuch d. Hautkrankh. Bd. 1, S. 677. Wien: A. Hölder 1902. — Head: Die Sensibilitätsstörungen der Haut bei Visceralerkrankungen. Deutsch von SEIFFER. Berlin: August Hirschwald 1898. — HEAD and CAMPBELL: The pathology of Herpes zoster and its bearing on sensory localisation. London 1900 by John Bale. Reprinted from „BRAIN" Autumn Part. 1900. S. auch BRAIN Vol. 23, p. 353. 1900. — JADASSOHN, J.: Herpes zoster in „Krankheiten der Haut". Handbuch d. prakt. Med. von EBSTEIN und SCHWALBE. Bd. 3, 2. Teil, S. 302. Stuttgart: Ferdinand Enke 1901. - - JARISCH, A.: Herpes zoster. Zoster in „Die Hautkrankheiten". NOTHNAGELS Spezielle Pathologie und Therapie. Bd. 24, 1. Teil, S. 237. Wien: A. Hölder 1900. — KOPP: Herpes zoster in „Die Trophoneurosen der Haut". Wien 1886. — LEWANDOWSKY, F.: Hautkrankheiten und Nervensystem. Ein Sammelreferat. Zeitschr. f. d. ges. Neurol. u. Psychiatrie. Bd. 2, S. 240. 1911. — MÜLLER, L. R.: Die Lebensnerven. 2. Aufl. S. 398, 584. Berlin: Julius Springer 1924. — SALOMON, E.: Herpes zoster. Zeitschrift f. d. ges. Neurol. u. Psychiatrie. Bd. 7, S. 345. 1913.

I. Geschichtliches zur Entwicklung der Lehre vom Zoster.

BÄRENSPRUNG, F. v.: Die Gürtelkrankheit. Ann. d. Charité-Krankenhauses. Bd. 9, S. 40. 1861. Bd. 10, S. 57. 1862. Bd. 11, S. 96. 1866. — CELSUS, AUR. CORN.: De medicina libri octo libr. 5. cap. 28. „De sacro igne". — CHEVALLIER: Sur la pathogénie duzona. Cpt. rend. des séances de la soc. de biol. Tom. 97, p. 1138. 1927. — FUCHS, C. H.: Die krankhaften Veränderungen der Haut und ihrer Anhänge in nosologischer und therapeutischer Beziehung. Bd. 3, S. 1084. Göttingen 1840. Druck u. Verlag d. Dietrichschen Buchhandlung. DE HAEN: Thes. febr. divis. p. 113. — HEAD: l. c. s. u. A. — HEAD and CAMPBELL: l. c. s. u. A. HEUSINGER: Caspers Wochenschr. 1845 u. 1848. Zit. nach v. BÄRENSPRUNG. Charité — Ann. Bd. 9, S. 40. 1861. — HUNT, J. R.: (a) On herpetic inflammation of the geniculate ganglion. A new syndrom and its complications. Journ. of nerv. a. ment. dis. Vol. 34, p. 73. 1907. Ref.: Zentralbl. f. inn. Med. Bd. 28, S. 597. 1907. (b) Otalgia considered as an affection of the seventh cranial nerve. Arch. Otol. Vol. 36, p. 371. 1907. (c) A further contribution to the herpetic inflammations of the geniculate ganglion. Americ. journ. of the med. sciences. Vol. 136, p. 226. 1908. (d) The paralytic complications of herpes zoster of the cephalic extremity. Journ. of the Americ. med. assoc. Vol. 53, p. 1456. 1909. (e) The sensory system of the facial nerve and its symptomatology. Journ. of nerv. a. ment. dis. Vol. 36, p. 321. 1909. — HUTCHINSON: Ophthalmic hospital reports. Vol. 5, part. III, p. 191. 1866. — KOLBE, G.: Ein Beitrag zur Ätiologie des Herpes zoster. Inaug.-Diss. Greifswald 1898. KÖRNER, O.: Über den Herpes zoster oticus (Herpes an der Ohrmuschel mit Lähmung des Nervus acusticus und des Nervus facialis). Münch. med. Wochenschr. 1904. Nr. 1, S. 6. — LARGUS, SCRIBONIUS: De composit. medicament. cap. LXIII. — MEHLIS, CAR. FRIED. ED.: Commentatio de Morbis hominis dextri et sinistri. Inaug.-Diss. Göttingen 1818. — PARROT: Considérations sur le zona. Paris 1857. — PFEIFFER, L.: (a) Über Parasiten im Bläscheninhalt von Varicella und von Herpes zoster und über die Beziehungen derselben zu ähnlichen Parasiten des Pockenprozesses. Monatsh. f. prakt. Dermatol. Bd. 6, S. 590. 1887. (b) Die Verbreitung des Herpes zoster längs der Hautgebiete der Arterien und dessen Stellung zu den akuten Exanthemen. Jena: Fischer 1899. (c) Die Protozoen als Krankheitserreger. 2. Aufl. Jena: Fischer 1891. — PLINII SECUNDI, C.: Naturalis historia lib. Bd. 26, cap. XI. Frobendruck Basel. S. 480. — RAYER: Traité des maladies de la peau. Tom. 1, p. 240. 1835. — ROMBERG: Klinische Ergebnisse. 1846. S. 186. Zit. nach E. WAGNER: Arch. d. Heilk. Bd. 11. — SYKES, W.: Origin of „Zoster" in Herpes zoster. Brit. med. journ. 12. April 1902. Ref.: Arch. f. Dermatol. u. Syphilis. Bd. 66, S. 245. 1903. — TULPIUS: Observ. med. lib. III, obs. 44. Zit. nach MEHLIS. S. 62. — WASILIEWSKI, TH. v.: Herpes zoster und dessen Einreihung unter die Infektionskrankheiten. Korresp.-Blatt d. allg. ärztl. Vereines in Thüringen. 1892. S. 150. (b) Herpes zoster. Inaug.-Diss. Berlin 1892.

II. Wesen und Verlauf des Zoster.

1. Klinisches Aussehen der Hauterscheinungen beim Zoster.

ACHARD, CH.: Zona. Paris méd. 1924. p. 169. — ALDRICH, CH.: A case of zoster of the eleventh dorsal root followed by a general herpetic eruption, part of which was also segmental in distribution. Journ. of cut. a. genito-urinary dis. Vol. 20, 1902. Ref.: Monatsh. f. prakt. Dermatol. Bd. 36, S. 205. 1903. — BARTHÉLEMY, M.: Note sur l'adénopathie zostérienne. Bull. de la soc. franç. de dermatol. 2. 1. 1892. Ref.: Ann. de dermatol. et de syphiligr. 1892. p. 168. - - BETTMANN, S.: (a) Pruritus als Initialerscheinung des Herpes zoster. Dtsch. med. Wochenschr. 1906. Nr. 19, S. 753. (b) Über Umbauvorgänge als Ausdruck spezifischer Reaktionsfähigkeit bei Hautkrankheiten. (Die Reizbarkeit der Haut bei der DARIERschen Krankheit.) Arch. f. Dermatol. u. Syphilis. Bd. 135, S. 64. 1921. — BICHELONNE: Adénopathie sousaxillaire, précédent une éruption de zona. Bull. méd. 1907. p. 277. — Blaschko, A.: (a) Beiträge zur Topographie der äußeren Hautdecke. I. Zur Pathologie und Topographie des Herpes zoster. Arch. f. Dermatol. u. Syphilis. Bd. 43, S. 37. 1898. (b) Acne zosteriformis. Arch. f. Dermatol. u. Syphilis. Bd. 123, S. 242. 1916. — Boulanger: La fièvre zoster. Thèse de Paris. 1885. — Cantrell, I. A.: Ein Fall von Herpes zoster in den erythematösen papulösen und vesiculösen Stadien. Med. News. 21. 4. 1894. Ref.: Monatsh. f. prakt. Dermatol. Bd. 19, S. 572. 1894. — Chalier, J. et Gaumond: De l'hyperglycorachie dans le zona. Lyon méd. Tom. 140, p. 528. 1927. — Cedercreutz, A. v.: Keloide nach Herpes zoster thoracis. Finska läkaresällskapets handlingar. Vol. 64, p. 61. 1922. Ref.: Zentralbl. f. Haut- u. Geschlechtskrankh. Bd. 6, S. 518. 1923. — Cushing: Perineal zoster with notes upon cutaneous segmentation post-axial to the lower limb. Americ. journ. of the med. sciences. Vol. 127, p. 375. 1904. — Dubois, Fr.: A case of herpes zoster of the bladder. (Fall von Zoster der Blase.) Journ. of urol. Vol. 15, p. 583. 1926. — Fabre, P.: (a) Über die Semiotik und Diagnose des Herpes zoster. Journ. des praticiens. 1904. Nr. 21/22. Ref.: Monatsh. f. prakt. Dermatol. Bd. 40, S. 354. 1905. (b) Des zonas multiples, déhoublés ou bifurqués Progr. méd. 1903. Nr. 43. — Féré, Ch.: Notes sur quatre cas de zona et en particulier sur la douleur rachidienne dans la zona thoracique. Rev. de méd. Paris. Tom. 10, p. 393. 1890. — Frisch, Amélie: Über Herpes zoster nach Beobachtungen auf der medizinischen Universitätsklinik in Zürich. Inaug.-Diss. Zürich 1908. — Galissot, L. Fr.: Les zonas atypiques. Thèse de Lille. 1913. Nr. 27. — Gaztelu, T.: Spontane Ekchymosenbildung beim Zoster. 3 Fälle. Rev. le Ibero-Americ. Nov. 1912. Nr. 49. Ref.: Dermatol. Wochenschr. Bd. 56, S. 660. 1913. — Hallopeau, H. et Viellard: Sur un cas de zona hémorrhagique. Ann. de dermatol. et de syphiligr. 1904. p. 76. — Hay, Wm. G.: Zur Ätiologie des Zoster. Journ. for cutan. a. genito-urinary dis. Jan. 1898. Ref.: Arch. f. Dermatol. u. Syphilis. Bd. 50, S. 283. 1899. — Henoch: Über Pemphigus und Herpes zoster. Charité-Annalen. Bd. 14, S. 610. 1889. — Herxheimer: Über Metamorphosen primärer Hautefflorescenzen. Dtsch. med. Wochenschr. 1913. Nr. 36, S. 1725. — Jeanselme et Burnier: Kératose pilaire passagère consécutive à un zona intercostal. Bull. de la soc. franç. de dermatol. 1925. Nr. 9, p. 466. — Landouzy: Fièvre zoster et exanthèmes zostériformes. Sem. méd. 1883. 20. September. — Lebel, R.: L'adénite primitive du zona. Thèse de Paris. 1920. — Lesser, E.: (a) Beiträge zur Lehre vom Herpes zoster. Virchows Arch. f. pathol. Anat. u. Physiol. Bd. 86, S. 391. 1881. (b) Weitere Beiträge zur Lehre vom Herpes zoster. Virchows Arch. f. pathol. Anat. u. Physiol. Bd. 93, S. 506. 1883. (c) Zur Pathogenese des Herpes zoster. Kongreßber. d. dtsch. dermatol. Ges. 1894. — Mackenzie, J.: (a) Some points bearing on the association of sensory disorders and visceral diseases. Brain. Vol. 16, p. 321. 1893. (b) Dermatol. Soc. of London. Sitzg. v. 8. 2.. 1898. Zit. nach Monacelli. — Mettenheimer, C.: Einige Erfahrungen über Zoster bei Personen des mittleren und höheren Alters. Memorabilien. 1888. (VII), Nr. 8, S. 449. — Minet: Du zona sans éruption. Prov. méd. 1910. Nr. 8. Ref.: Zentralbl. f. inn. Med. Bd. 31, S. 1163. 1910. — Monacelli, M.: Sul significato di cheloidi sorti sopra l'area di un herpes zoster. (22. riun.; soc. ital. di dermatol. e sifilol. Rom, 19. 12. 1925.) Giorn. ital. di dermatol. e sifilol. Vol. 67, p. 850. 1926. — Naegeli: Über die Verwendung des Silbersalvarsans. (Bewertung der Nebenwirkungen, fixes Silbersalvarsanexanthem auf früherem Herpes zoster, kombinierte oder reine Silbersalvarsanbehandlung, ambulante Behandlung, endolumbale Einspritzungen.) Münch. med. Wochenschr. 1920. Nr. 48, S. 1372. — Oppenheim: Lehrbuch der Nervenkrankheiten. Berlin: S. Karger 1908. — Peter, F. M.: Zur Frage Malaria — Herpes zoster. Zeitschr. f. d. ges. Neurol. u. Psychiatrie. Bd. 112, S. 79. 1928. — Pfuhl, E.: Vegetierende Hautkrankheiten und ein Fall von Herpes mucosae oris vegetans. Inaug.-Diss. Leipzig 1910. — Ramond, L.: A propos du zona. (Adénite zostérienne primitive zonas fruste. Méningite zonateuse. Les troubles moteurs dans le zonas. Traitement de l'herpès zoster.) (Zur Zosterfrage [primäre, durch Herpes zoster bedingte Lymphadenitis. Abortive Zosterformen. Meningeale Reizung bei Zoster. Behandlung des Zoster].) Progr. méd. 1923. Nr. 9, p. 97. Ref.: Zentralbl. f. Haut- u. Geschlechtskrankh. Bd. 8, S. 452. 1923. — Robinson, D. M.: Zur Diagnose und Therapie des Herpes zoster. New York med. journ. a. med. record. 10. u. 17. Juni 1905. Ref.: Monatsh. f. prakt. Dermatol. Bd. 41, S. 649. 1905. — Roger, H.: Le Zona. Gaz. des hôp. de Paris. 1923. Nr. 14, p. 221. — Rossi, G.: Excrescenzen am Thorax als Ausgang nach Zoster. 21. Kongr. d. ital. Ges. f. Dermatol. u. Venerol. Padua 20.—23. 12. 1924. Giorn. ital. di dermatol. e sifilol. Vol. 66, p. 1001. 1925. Ref.: Zentralbl. Haut- u. Geschlechtskrankh. Bd. 18, S. 209. 1925. — Rouyer: Zona du cou avec glycosurie, passagère à la suite d'une angine. Bull. méd. 1903. p. 241. — Russo, V.: Die Adenopathie beim Herpes zoster. Gaz. d. osp. d. cl. 1911. Nr. 87. Ref.: Arch. f. Dermatol. u. Syphilis. Bd. 112, S. 357. 1912. — Sabrazès et Mathis: Etat du sang (formule hémo-leucocytaire) dans le zona. Rev. de méd. 1901. p. 251. — Satani: On herpes zoster in the mucosa of the bladder. Japan. journ. of dermatol. a. urol. Vol. 26, p. 64. 1926. (26. ann. congr. japan. dermatol. assoc., urol.

sect. Tokio 2.—4. 4. 1926.). — SCHELENZ, C.: Herpes zoster und Krysolgankur. Zeitschr. f. Tuberkul. Bd. 40, S. 188. 1924. — SCHLESINGER, H.: Zur Lehre vom Herpes zoster. I. Rückenmarksveränderungen beim Herpes zoster. II. Zur Klinik der Zostererkrankung im höheren Alter. Arb. a. d. neurol. Inst. d. Wiener Univ. Bd. 22, S. 171. 1919. — SICARD: Cicatrice cutanée postéruptive, signe diagnostique du zona vrai d'avec l'herpès zostériforme. Bull. et mém. de la soc. méd. des hôp. de Paris. 28. 11. 1919. p. 999. — STERN, A.: Über Eigentümlichkeiten des Herpes zoster (Rezidive, Kombinationen mit Facialislähmung, Äquivalente). Dtsch. med. Wochenschr. 1920. Nr. 30, S. 832. — UNNA, G. W.: Lichen planus auf alten Zosternarben. Verhandl. d. dtsch. dermatol. Ges. 12. Kongr. Hamburg. 17.—21. Mai 1921. Ref.: Arch. f. Dermatol. u. Syphilis. Bd. 138, S. 466. 1922. — ZANGGER, T.: Herpes zoster facialis s. ophthalmicus mit Hämaturie. Korresp.-Blatt f. Schweiz. Ärzte. 1898. Nr. 14. Ref.: Zentralbl. f. inn. Med. Bd. 20, S. 938. 1899.

2. Sitz der Hauterscheinungen im allgemeinen und besonderen.

a) Sitz der Hauterscheinungen im allgemeinen.

α) Aberrierende Bläschen.

β) Zoster generalisatus.

AFZELIUS: Herpes zoster generalisatus. Acta dermato-venereol. Vol. 2, p. 389. 1921. Ref.: Zentralbl. f. Haut- u. Geschlechtskrankh. Bd. 4, S. 435. 1922. — ALDRICH, J. CH.: Fall von Zoster der XI. Dorsalwurzel, gefolgt von allgemeiner Herpeseruption, teilweise segmental angeordnet. Journ. of cut. a. genito-urinary dis. 1902. Dez. Ref.: Dermatol. Zeitschr. Bd. 10, S. 423. 1903. — ALMKVIST: On Leukoderma and Melanoderma in different skin diseases. Urol. a. cut. review. Vol. 31, p. 223. 1927. — DE AMICI: Verhandl. d. Pariser internat. Dermatologenkongr. 1889. — BALZER et BURNIER: Un cas de zona de la région du petit sciatique avec vésicules aberrantes généralisées. Bull. de la soc. franç. de dermatol. 1910. p. 183. — BEYER, R.: (a) Über Herpes zoster. Mitteilung eines Falles von generalisierter Lokalisation. Inaug.-Diss. Greifswald 1905. Lit. (b) Herpes zoster mit generalisierter Lokalisation. Arch. f. Dermatol. u. Syphilis. Bd. 78, S. 233. 1906. — BLOCH, P.: Zur Pathogenese des Herpes zoster und simplex. Herpes zoster thoracalis sin. und Herpes zoster trigemini dextr. mit spärlichen dissemi- nierten varicellenähnlichen Efflorescenzen. Ges. d. Ärzte, Zürich. Sitz. v. 28. 5. 1925. Schweiz. med. Wochenschr. 1925, Nr. 32, S. 745. — CHAMPION, L. J.: Manifestations à distance dans le zona. Thèse de Paris. 1900. Nr. 412. — COLOMBINI: Über einen sehr merkwürdigen Fall von universellem Herpes zoster. Comment. clin. d. malad. cutan. et genito-urin. 1893. Nr. 1—4. Ref.: Monatsh. f. prakt. Dermatol. Bd. 17, S. 571. 1893. — EHRMANN, A.: (a) Aussprache zu der Vorstellung von LIPSCHÜTZ: Herpes zoster generalisatus. Wien. dermatol. Ges. 8. 4. 1911. Ref.: Arch. f. Dermatol. u. Syphilis. Bd. 108, S. 533. 1911. (b) Aussprache zu dem Fall von NOBL: Herpes zoster generalisatus. Wien. dermatol. Ges. 5. 11. 1913. Ref.: Wien. klin. Wochenschr. 1914. Nr. 2, S. 38. (c) Aus- sprache zu dem Fall von NOBL: Herpes zoster generalisatus. Wien. dermatol. Ges. 28. 6. 1917. Ref.: Arch. f. Dermatol. u. Syphilis. Bd. 125, S. 183. 1920. — ESQUIER: Ein Fall von zosterförmiger vielleicht erworbener Depigmentierung. Ann. de dermatol. et de syphiligr. 1926. Nr. 1. Ref.: Dermatol. Zeitschr. Bd. 48, S. 345. 1926. — FASAL, H.: (a) Herpes zoster generalisatus. Arch. f. Dermatol. u. Syphilis. Bd. 95, S. 27. 1909. (b) Aussprache zu dem Fall von LIPSCHÜTZ: Herpes zoster generalisatus. Wien. dermatol. Ges. 6. 4. 1911. Ref.: Arch. f. Dermatol. u. Syphilis. Bd. 108, S. 534. 1911. — FISCHL: Herpes zoster generalisatus bei Leukaemia lymphatica. Arch. f. Dermatol. u. Syphilis. Bd. 118, p. 553. 1913. — GIRANDEAU: Bull. et mém. de la soc. méd. des hôp. de Paris. 29. Juli 1898. Zit. nach CHAMPION. p. 81. — GREINER, KRING, MOOK: Aussprache zu R. WEISS: A case for diagnosis: Herpes zoster bilateralis or herpes zoster with aberrant vesicales. St. Louis. Dermatol. Soc. 12. 11,. 10. 12. 1924. Arch. of dermatol. a. syphilol. Vol. 11, p. 710. 1925. Ref.: Zentral- blatt f. Haut- u. Geschlechtskrankh. Bd. 18, S. 888. 1926. — HASLUND, A.: (a) Über Zoster bei Gelegenheit eines Falles mit generalisierter Lokalisation. Nordisk med. Ark. 1891. (b) Zona als akute Infektionskrankheit. Arch. f. Dermatol. u. Syphililis. KAPOSI-Fest- schrift. 1900. S. 169. — HINZE, F.: Herpes zoster generalisatus — Herpes zoster vari- cellosus. Arch. f. Dermatol. u. Syphilis. Bd. 52, S. 670. 1927. — IWAI: Intercostal- neuralgie infolge von Herpes zoster. Med. Ges. in Tokio. Sitzg. v. 24. 4. 1910. Ref.: Dtsch. med. Wochenschr. 1910. Nr. 44. S. 2080. — JADASSOHN, J.: (a) Herpes zoster und varicellenartiges Exanthem und lymphatische Leukämie. Schles. dermatol. Ges. 6. 2. 1926. Ref.: Zentralbl. f. Haut- u. Geschlechtskrankh. Bd. 20, S. 23. 1926. (b) Leukämische Infiltrate in Zosternarben. Schles. dermatol. Ges. 8. 5. 1926. Ref.: Klin. Wochen- schrift 1926. Nr. 51, S. 2426. (1) Ein weiterer Fall von Hautleukämie in Zoster- resten. Schles. dermatol. Ges. 3. 7. 1926. Ref.: Klin. Wochenschr. 1926. Nr. 51,

S. 2427. — Jeanselme et Leredde: Sur les vésicules aberrantes du zona. Soc. méd. des hôp. Gaz. hebdom. 1898. Nr. 60. Ref.: Arch. f. Dermatol. u. Syphilis. Bd. 50, S. 279. 1899. — Jeanselme, E. et A. Touraine: Herpes zoster mit nachfolgender generalisierter Eruption aberrierender Bläschen. Bull. de la soc. franç. de dermatol. 2. Juli 1914. — Ref.: Dermatol. Wochenschr. Bd. 62, S. 461. 1916. — Jeanselme et M. Bloch: Zona et éruption vésiculeuse généralisées (Zoster und allgemeiner Bläschenausschlag). Bull. et mém. de la soc. méd. des hôp. de Paris. 1923. Nr. 3, p. 131. Ref.: Zentralbl. f. Haut- u. Geschlechtskrankh. Bd. 8, S. 452. 1923. — Kleeberg: Herpes zoster generalisatus. Berlin. dermatol. Ges. 5. 12. 1926. Ref.: Zentralbl. f. Haut- u. Geschlechtskrankh. Bd. 22, S. 306. 1927. — Laurentier, Ch.: Sur le zona généralisé et ses variétés gangrèneuses (avec une note sur les toxicodermies par la cyanamide). Über den Zoster generalisatus und dessen gangränöse Abarten (mit einer Bemerkung über die durch Cyanamid verursachten toxischen Ausschläge). Ann. de dermatol. et de syphiligr. Nr. 2, S. 134. 1925. — Lipp: Verhandl. d. Grazer Kongr. d. dtsch. dermatol. Ges. — Lipschütz: (a) Herpes zoster generalisatus. Wien. dermatol. Ges. 28. 4. 1909. Ref.: Dermatol. Wochenschr. Bd. 49, S. 162. 1909. (b) Fall von Herpes zoster generalisatus. Wien. dermatol. Ges. 8. 4. 1911. Ref.: Arch. f. Dermatol. u. Syphilis. Bd. 108, S. 533. 1911. (c) Herpes zoster intercostalis dexter et disseminatus. Wien. dermatol. Ges. 13. 3. 1912. Ref.: Arch. f. Dermatol. u. Syphilis. Bd. 112, S. 678. 1912. — Löwenfeld, W.: Zur Kenntnis des Herpes zoster generalisatus. Arch. f. Dermatol. u. Syphilis. Bd. 146, S. 281. 1924. — Molinié: Vésicules aberrantes du zona. Thèse de Paris. 1896. — Nobl, G.: (a) Zur Kenntnis des Herpes zoster generalisatus. Wien. klin. Wochenschr. 1911. Nr. 1, S. 14. (b) Aussprache zu dem Falle von Lipschütz. Wien. dermatol. Ges. 6. 4. 1911. Ref.: Arch. f. Dermatol. u. Syphilis. Bd. 108, S. 533. 1911. (c) Herpes zoster generalisatus. Wien. dermatol. Ges. 5. 11. 1913. Ref.: Wien. klin. Wochenschr. 1914. Nr. 2, S. 38. (d) Herpes zoster generalisatus. Wien. dermatol. Ges. 28. 6. 1917. Ref.: Arch. f. Dermatol. u. Syphilis. Bd. 125, S. 182. 1920. (e) Herpes zoster gangraenosus universalis. Ges. d. Ärzte in Wien. 9. 2. 1918. Ref.: Wien. klin. Wochenschr. 1918. Nr. 8, S. 226. — Parounagian, M. B. and H. Goodman: Herpes zoster generalisatus. Report of a case with a review of the literature. (Herpes zoster generalisatus. Bericht über einen Fall mit Literaturübersicht.) Arch. of dermatol. a. syphilol. Vol. 7, p. 439. 1923. Ref.: Zentralbl. f. Haut- u. Geschlechtskrankh. Bd. 9, S. 204. 1923. — Pernet, G.: Generalisierter Herpes zoster. Brit. journ. of dermatol. Vol. 26, p. 399. 1914. Ref.: Arch. f. Dermatol. u. Syphilis. Bd. 122, S. 683. 1918. — Proebsting: Fall von generalisiertem Herpes zoster bei leukämischer Lymphadenose. Freiburg. med. Ges. Sitzg. v. 30. 11. 1920. Ref.: Deutsch. med. Wochenschr. 1921. Nr. 4, S. 116. — Riehl: Aussprache zu dem Falle von Lipschütz: Herpes zoster generalisatus. Wien. dermatol. Ges. Sitzg. 6. 4. 1911. Ref.: Arch. f. Dermatol. u. Syphilis. Bd. 108, S. 535. 1911. — Sachs: Aussprache zu dem Falle von Lipschütz: Herpes zoster generalisatus. Wien. dermatologische Ges. Sitzg. 6. 4. 1911. Ref.: Arch. f. Dermatol. u. Syphilis. Bd. 108, S. 534. 1911. — Saratzeanu, Fl. Em.: Ein Fall von fast universellem doppelseitigen Herpes zoster. Spitalul. 1921. Nr. 8/9, p. 291. Ref.: Zentralbl. f. Haut- u. Geschlechtskrankh. Bd. 6, S. 448. 1923. — Schamberg, J. Fr.: Generalisierter Herpes. Journ. of the Americ. med. assoc. Vol. 54, Nr. 7. Ref.: Monatsh. f. prakt. Dermatol. Bd. 51, S. 235. 1910. — Siding, A.: Tabes dorsalis mit Haematemesis und Herpes zoster atypicus während des Verlaufes und Milchsekretion bei einer 62jährigen Frau. Ein Beitrag zur Lehre von der Milchsekretion. Wien. klin. Wochenschrift 1909. Nr. 8/9, S. 269/306. — Steuer, Fr.: Ein seltener Fall von Herpes zoster gangraenosus generalisatus. Wien. med. Wochenschr. 1911. Nr. 18, S. 1167. — Tenneson: Traité clinique de dermatologie. Paris 1893. p. 113. — Trýb, A.: Herpes zoster generalisatus. (Kasuistischer Beitrag.) Dermatol. Wochenschr. Bd. 59, S. 983. 1914. — Turtle, G.: A case of aberrant herpes. (Ein Fall von aberrierendem Herpes). Lancet. Vol. 200, p. 965. 1921. Ref.: Zentralbl. f. Haut- u. Geschlechtskrankh. Bd. 3, S. 40. 1922. — Ullmann, K.: Über einen Fall von Herpes zoster universalis. Wien. dermatol. Ges. 1. 3. 1908. Ref.: Arch. f. Dermatol. u. Syphilis. Bd. 96, S. 89. 1909. — Weber, F. P.: Zwei Fälle von Herpes zoster mit einer generalisierten Eruption varicella-ähnlicher Flecke. Brit. journ. of dermatol. Januar-März 1916. Ref.: Dermatol. Wochenschr. Bd. 64, p. 23. 1917. — Weidenfeld: (a) Herpes zoster generalisatus. Wien. dermatol. Ges. 26. 2. 1908. Ref.: Arch. f. Dermatol. u. Syphilis. Bd. 96, S. 87. 1909. (b) Aussprache zum Falle von Lipschütz: Herpes zoster generalisatus. Wien. dermatol. Ges. 8. 4. 1911. Ref.: Arch. f. Dermatol. u. Syphilis. Bd. 108, S. 533. 1911. — Weiss, R. S.: A case for diagnosis: Herpes zoster bilateralis or herpes zoster with aberrant vesicles. St. Louis Dermatol. soc. 12. 11. a. 10. 12. 1924. Arch. of dermatol. a. syphilol. Vol. 11, p. 710. 1925. Ref.: Zentralbl. f. Haut- u. Geschlechtskrankh. Bd. 18, S. 888. 1926. — Zumbusch, L. v.: Über Herpes zoster generalisatus mit Rückenmarksveränderungen. Arch. f. Dermatol. u. Syphilis. Bd. 118, S. 832. 1913.

γ) *Zoster duplex.*

Ahlström: Komplikationen beim Herpes zoster ophthalmicus. Hygiea. 1904. p. 920. Beatty, W.: A case of recurrent and bilateral herpes zoster. Brit. journ. of dermatol. Juli 1887. Ref.: Arch. f. Dermatol. u. Syphilis. Bd. 50, S. 281. 1899. — Behrend: Vorstellung eines Falles von doppelseitigem rezidivierendem Herpes zoster faciei. Berlin. klin. Wochenschr. 1887. Nr. 7, S. 119. — Bewley, H. T.: A case of recurrent and bilateral Herpes zoster. Brit. med. journ. of dermatol. Juli 1897. Ref.: Arch. f. Dermatol. u. Syphilis. Bd. 50, S. 281. 1899. — Boetticher, E.: Über den Herpes zoster mit besonderer Rücksicht auf sein bilaterales Auftreten. Inaug.-Diss. Berlin 1887. — Bouland: Zona bilatéral. Thèse de Paris. 1888. — Carpenter, G.: A case of double zoster on the same level. Brit. journ. of dermatol. 1892. p. 23. — Chinni, E. e Nuzzi: Su di un caso di „Herpes zoster" dorso-lumbo-abdominale bilaterale. Consideracioni su la pathogenesi della zona. (Über einen Fall von bilateralem dorso-lumbo-abdominalen „Herpes zoster". Betrachtungen über die Pathogenese des Zoster.) Riv. di scienza med. 1921. Nr. 1, p. 9. Ref.: Zentralbl. f. d. ges. Neurol. u. Psych. Bd. 26, S. 353. 1921. — Corson, E. F. and Fr. Cr. Knowles: Unusual cases of Herpes zoster, including simultaneous unilateral supra-orbital and thoraci eruption. (Ungewöhnliche Fälle von Herpes zoster, darunter ein Fall von gleichzeitigem supraorbital und thorakal lokalisiertem Ausbruch auf derselben Körperseite. Arch. of dermatol. a. syphilol. Vol. 5, 622. p. 1922. Ref.: Zentralbl. f. d. ges. Neurol. u. Psych. Bd. 30, S. 268. 1922. — Diddy, L.: Herpes zoster bilateralis. Journ. of the Americ. med. assoc. 1910. 10. Sept. p. 944. Ref.: Arch. f. Dermatol. u. Syphilis. Bd. 106, S. 411. 1911. — Douglas, C. E.: Ein Fall von bilateralem Herpes zoster im Gebiete des 5. Gehirnnerven. Brit. med. journ. 13. 4. 1895. p. 188. Ref.: Monatsh. f. prakt. Dermatol. Bd. 22, S. 381. 1896. — Finny: Fall von doppelseitigem Herpes zoster. Brit. med. journ. 10. 1. 1885. Ref.: Vierteljahrsschr. f. Dermatol. u. Syphilis. Bd. 12, S. 596. 1885. — Fournier: Zona double et alterné. Soc. de dermatol. et de syphiligr. 1900. Ref.: Arch. f. Dermatol. u. Syphilis. Bd. 63, S. 432. 1902. — Fox, H.: Beiderseitiger Herpes zoster. New York dermatol. Ges. 26. 1. 15. Ref.: Arch. f. Dermatol. u. Syphilis. Bd. 122, S. 547. 1918. — Funk: Herpes zoster bilateralis. Polska gazeta lekarska. 1885. Nr. 34. Ref.: Virchow-Hirschs Jahresbericht. 1885, II. 493. — Galisot: l. c. s. u. II., 1. — Glaubersohn: Beiträge zur Zosterfrage. Dermatol. Wochenschr. Bd. 86, S. 141. 1928. — Hallopeau, H. et I. Barrié: Herpès fébrile ou zona double. Bull. de la soc. franç. de dermatol. 10. 3. 1892. Ref.: Ann. de dermatol. et de syphiligr. Tom. 3, p. 296. 1892. — Hillenberg, E.: Doppelseitiger Herpes zoster. Klin. Wochenschr. 1922. Nr. 15, S. 737. — Illuminati, J.: Un caso di Herpes zoster bilaterale e simmetrico. (Ein Fall von bilateralem und symmetrischem Herpes zoster.) Gaz. d. Osp. e d. clin. 1910. Nr. 115, S. 1209. — Kraus, J.: Ein Fall von Herpes zoster facialis bilateralis. Dermatol. Centralbl. Bd. 8, S. 226. 1905. – Krösl, H.: Ein Fall von doppelseitigem und gleichhohem Herpes zoster der oberen Extremitäten und der Lendengegend. Dermatol. Wochenschr. Bd. 77, S. 1267. 1923. — Leszczyński: Herpes zoster bilateralis. Lemberger dermatol. Ges. 26. 6. 1924. Ref.: Zentralbl. f. Haut- u. Geschlechtskrankh. Bd. 16, S. 523. 1925. — Lipschütz: Herpes zoster bilateralis. Wien. dermatol. Ges. 13. 3. 1912. Ref.: Arch. f. Dermatol. u. Syphilis. Bd. 112. S. 678. 1912. — Little, E. G.: Gleichzeitiger Herpes zoster am 3. und 8. linken Dorsalsegment. Proc. of the roy. soc. of med. Dermatol. Abt. 18. 3. 1915. Brit. journ. of dermatol. 1915. Nr. 4. Ref.: Dermatol. Wochenschr. Bd. 61, S. 1108. 1915. — Mac Kee: Beiderseitiger Herpes zoster. New York. Dermatol. Ges. 27. 10. 1914. Ref.: Arch. f. Dermatol. u. Syphilis. Bd. 122, S. 542. 1918. — Minet, I. et I. le Clercq: Les zonas atypiques. Rev. de méd. 1912. (Februar/März). Ref.: Zentralbl. f. inn. Med. Bd. 33, S. 734. 1912. — Mobley, Ch. A.: Ein Fall von asymmetrischem bilateralen Herpes zoster. Journ. of the Americ. med. assoc. 1912. S. 879. Ref.: Arch. f. Dermatol. u. Syphilis. Bd. 115, S. 1099. 1913. — Moers: Herpes zoster facialis bilateralis. Arch. f. klin. Med. Bd. 3, S. 162. 1867. — Muniegand: Soc. belg. de dermatol. et de syphiligr. Jg. 9, Nr. 1. Zit. nach Krösl. — Reckzeh, P.: (a) Doppelseitiger Herpes zoster (im Gebiete des 10.—12. Dorsalsegmentes). Berlin. klin. Wochenschr. 1903. Nr. 27, S. 612. — (b) Doppelseitiger Herpes zoster. Dtsch. med. Wochenschr. 1920. Nr. 47, S. 1306. — Schreiber, G.: Zona intercostal croisé consécutif à une pleurésie tuberculeuse avec épanchement. (Gekreuzter Intercostalzoster als Folge einer tuberkulösen Pleuritis.) Bull. de la soc. de pédiatr. de Paris. Tom. 20, p. 30. 1922. Ref.: Zentralbl. f. Haut- u. Geschlechtskrankh. Bd. 6, S. 29. 1923. — Souques, A.: Zona double à la suite d'une encéphalite léthargique. Zona on eruption zostériforme. Soc. de neurol. 2. 12. 1920. Rev. neurol. 1920. p. 1208. — Stabell, Fr.: Herpes zoster bilateralis. Tydskrift for praktisk. medic. 1884. Nr. 13. Ref.: Vierteljahrsschrift f. Dermatol. u. Syphilis. Bd. 12, S. 316. 1885. — Strandberg, I.: Herpes zoster mit doppelter Lokalisation (Zona double). 5. Vers. d. nord. Derm. Stockholm. 6.—8. 6. 1922. Acta dermato-venereol. Bd. 3, S. 443. 1922. Ref.: Zentralbl. f. Haut- u. Geschlechtskrankh. Bd. 9, S. 456. 1923. — Treuherz, W.: Ein Fall von doppelseitigem Herpes zoster occipitalis. Dermatol. Wochenschr. Bd. 72, S. 243. 1921. — Truffi, M.: Bilateraler, gekreuzter Herpes zoster mit begleitender Facialisparese. Giorn. ital. d. malatt. vener. e d. pelle. Vol. 39,

p. 195. 1904. Ref.: Monatsh. f. prakt. Dermatol. Bd. 39, S. 171. 1904. — Urbantschitsch, E.: Rezidivierender Herpes zoster oticus bilateralis. Österr. otol. Ges. Wien. 31. 10. 1921. Ref.: Monatsschr. f. Ohrenheilk. u. Laryngo-Rhinol. Bd. 56, S. 54. 1922. — Varney, H. R, und R. C. Jamielson: Herpes zoster bilateralis. Journ. of the Americ. med. assoc. Vol. 55, Nr. 5. Ref.: Dermatol. Wochenschr. Bd. 52, S. 140. 1911. — Walker, E. R. C.: A case of bilateral herpes zoster. Lancet. Bd. 206. p. 749. 1924. — Ward, G.: Herpes zoster mit ungewöhnlicher Verteilung. Lancet. 1915. p. 1272. Ref.: Arch. f. Dermatol. u. Syphilis. Bd. 125, S. 316. 1920. — Williams, A. W.: Doppelseitiger Zoster des Gesichtes. Proc. of the roy soc. of med. Dermatol. Abt. 18. 2. 1909. Ref.: Arch. f. Dermatol. u. Syphilis. Bd. 97, S. 351. 1909.

b) Sitz der Hauterscheinungen im besonderen und die Verlaufsformen einiger Gruppen von Zoster.

α) Zoster ophthalmicus.

Achard, Ch. et I. Castaigne: Zona céphalique. Gaz. hebdom. de méd. et de chirurg. Tom. 44, p. 1177. 1897. Ref. Arch. f. Dermatol. u. Syphilis. Bd. 50, S. 282. 1899. — Axenfeld: Herpes zoster ophthalmicus mit Facialislähmung als Unfallfolge. Oberrhein. Ärztetag zu Freiburg. 5. Juli 1906. Ref.: Münch. med. Wochenschr. 1906. Nr. 49, S. 2417. — Bane, W. C.: Herpes zoster ophthalmicus with brief report of five cases. Journ. of the Americ. med. assoc. Vol. 37, p. 1667. 1901. — Baranov, M.: Herpes zoster ophthalmicus with internal ophthalmoplegia. Transact. of the ophth. soc. of the Kingdom. Vol. 42, p. 167. 1922. — Bernheimer: Ätiologie und pathologische Anatomie der Augenmuskellähmungen in Graefe-Saemisch: Handb. d. ges. Augenheilk. 39. Lief. 1902. — Blumenthal: Herpes zoster gangraenosus des Trigeminus. Dermatol. Ges. v. 10. 3. 1908. Ref.: Arch. f. Dermatol. u. Syphilis. Bd. 91, S. 116. 1908. — Boulloche: Un cas de zona ophthalmique. Méd. moderne. 1897. Nr. 38. Ref.: Arch. f. Dermatol. u. Syphilis. Bd. 47, S. 452. 1899. — Bradburne, A. A.: Herpes zoster frontalis im Verein mit Glaukom. Lancet. 28. 11. 1908. Ref.: Dermatol. Wochenschr. Bd. 48, S. 285. 1909. — Brav, A.: Herpes zoster ophthalmicus, kompliziert durch ein akutes Glaukom. Americ. journ. of dermatol. a. genito-urinary dis. Vol. 15, Nr. 7. 1911. Ref.: Dermatol. Wochenschr. Bd. 53, S. 336. 1911. — Cabannes: Sur un cas de zona ophthalmique avec névrite optique. Gaz. hebd. des sciences méd. de Bordeaux. 1903. p. 185. — Cammerloher: Charakteristische Krankheitsbilder. Zeitschr. f. ärztl. Fortbild. 1917. Nr. 21, S. 342. — Caspar: Herpes zoster ophthalmicus und Trochlearislähmung. Arch. f. Augenheilk. Bd. 48, S. 177. 1903. — Christiansen: Herpes zoster. (Eine klinische Vorlesung.) Bibliotek f. Laeger. 8. R. IV. p. 412. Ref.: Virchows-Hirschs Jahresber. 1903, II, S. 739. — Cohn, R. D.: Über den Herpes zoster ophthalmicus. Arch. f. Augenheilk. Bd. 39, S. 148. 1900. — Désirat: Contribution à l'étude de quelques complications rares du zona ophthalmique (néphrite optique, ophthalmoplégies, paralysies èloignées). Thèse de Bordeaux. 1902/03. — Deutschmann, F.: Herpes zoster und Opticuserkrankungen. Monatsbl. f. Augenheilk. Bd. 73, S. 776. 1924. — Duméry, G.: Du zona ophthalmique et de ses manifestations graves. Thèse de Lyon. 1896/97. Nr. 43. Eger: Zwei Fälle von Herpes zoster ophthalmicus. Zeitschr. f. Augenheilk. Bd. 42, S. 234. 1919. — Feldmann: Herpes zoster gangraenosus. Ärztl. Verein Stuttgart. 2. 2. 1908. Ref.: Dtsch. med. Wochenschr. 1908. Nr. 33, S. 1432. — Galezowski: Zona ophthalmique avec paralysie de la musculature intrinsèque de l'oeil et du droit externe. Rev. gén. d'ophth. 1907. S. 472. — Gallois: Zona ophthalmique compliqué de ptosis double. Soc. d'ophthalmol. de Paris. 12. 6. 1924. — Ginsberg: Herpes zoster frontalis mit Keratitis neuroparalytica und Oculomotoriusparese. Zentralbl. f. prakt. Augenheilk. Bd. 19, S. 133. 1895. — Goldschmidt: Zona ophthalmique. Strabisme consécutif. Bull. et mém. de la soc. méd. des hôp. de Paris 1893. p. 403. — Graefe-Saemisch: Handb. d. ges. Augenheilk. Herpes zoster. Bd. 5, 2, S. 57. Leipzig: W. Engelmann — Hall, A. und M. B. Cantab: Herpes der oberen Portion des linken 5. Nerven mit Ptosis. Paralysis des rechten 3. Nerven mit Iritis; Diabetes. Brit. journ. of dermatol. Vol. 15. Sept. 1903. Ref.: Monatsh. f. prakt. Dermatol. Bd. 37, S. 468. 1903. — Heydemann, I.: Die Variationen des Herpes corneae nach den Beobachtungen der Rostocker Augenklinik vom 1. Oktober 1901 bis 1. Oktober 1904 nebst Mitteilung eines durch Facialis-Abducens- und Chordaparese komplizierten Falles von Herpes zoster ophthalmicus. Inaug.-Diss. Rostock 1904. — Klauber: Herpes zoster ophthalmicus mit Keratitis neuroparalytica und exsudativer Iritis. Wissensch. Ärztegesellsch. in Innsbruck 24. 5. 1918. Ref.: Wien. klin. Wochenschr. 1918. Nr. 38. S. 1048. — Kocks, I.: Über den Herpes zoster ophthalmicus. Inaug.-Diss. Bonn 1871. — Königstein, L.: Beitrag zur Klinik des Herpes zoster ophthalmicus. Wien. med. Presse. 1908. Nr. 31. — Kreibich: Herpes zoster gangraenosus frontalis. Wien. dermatol. Ges. 7. 2. 1900. Ref.: Arch. f. Dermatol. u. Syphilis. Bd. 52, S. 405. 1900. — Langenhan: Herpes zoster ophthalmicus mit gleichzeitiger isolierter Abducenslähmung. Zeitschr. f. Augenheilk. Bd. 23, S. 522. 1910. — Lederer, R.: Herpes zoster ophthalmicus ohne Hautaffektion. Zentralbl. f. prakt. Augenheilk. 1900. (August). —

LETULLE: Sur un cas de zona ophthalmique gangréneux compliqué de paralysie faciale. Arch. de physiol. Bd. 2, S. 162. 1882. — LITTLE, G.: Herpes zoster der linken Hälfte der Stirn und des Haarbodens. Proc. of the roy. soc. of med. 20. 4. 1911. Ref.: Arch. f. Dermatol. u. Syphilis. Bd. 109, S. 534. 1911. — LEOPOLD: Kasuistischer Beitrag zur Kenntnis des Herpes zoster ophthalmicus. Inaug.-Diss. Tübingen 1904. — LÖWENSTEIN, A.: Iritis herpetica. Klin. Monatsbl. f. Augenheilk. Bd. 71, S. 313. 1923. — MELLER, I.: Zur Klinik und pathologischen Anatomie des Herpes zoster uveae. Zeitschr. f. Augenheilk. Bd. 43, S. 450. 1920. — METZ: A case of herpes zoster ophthalmicus. Cleveland med. journ. 1912. p. 300. — NATHERTON: Herpes zoster associated with paralysis. Surg. clin. of North America. Vol. 4, p. 1041. 1924. — NEUMANN: Herpes zoster frontalis. Wien. dermatol. Ges. 5. 2. 1905. Ref.: Monatsschr. f. prakt. Dermatol. Bd. 40, S. 396. 1905. — NOISZEWSKI, K.: Ein Fall von Glaukoma bei Herpes zoster. Postep Okulistyczny. Nov. 1910, S. 305. Ref.: Zeitschr. f. Augenheilk. Bd. 27, S. 452. 1912. — OSTERROHT: Herpes zoster ophthalmicus. Samml. zwangl. Abh. a. d. Geb. d. Augenheilk. Halle: Marhold 1906. PACHON: Du zona ophthalmique. Thèse de Paris. 1878. — PIERRON, Ch.: Contribution à l'étude des manifestations oculaires du zona ophthalmique. Clin. ophthalmol. Tom. 10, p. 133/193. 1921. Ref.: Zentralbl. f. d. ges. Neurol. u. Psych. Bd. 26, S. 442. 1921. — PUSTOŠKINA, N.: Klinische Beobachtungen. I. Ein Fall von Herpes zoster ophthalmicus. Russkij oftalmologiceskij Žurnal. Vol. 5, p. 387. 1926. Ref.: Zentralbl. f. Haut- u. Geschlechtskrankh. Bd. 21, S. 604. 1926. — RACHMANINOW, I. M.: Über einen Fall von Herpes zoster ophthalmicus bei einem Kinde. Arch. f. Kinderheilk. Bd. 45, S. 374, 1907. ROELOFS, C. O.: Ein Fall von Herpes zoster ophthalmicus mit Komplikationen. Nederlandsch tijdschr. v. geneesk. Vol. 64, (II), p. 2876, 1920. Ref.: Zeitschr. f. d. ges. Neurol. u. Psychiatrie. Bd. 24, S. 75. 1921. — ROLLET: L'iritis zostérienne. (Iritis infolge von Zoster.) Lyon méd. 1925. Nr. 24, S. 715. Ref.: Dermatol. Wochenschr. Bd. 82, S. 99. 1926. — ROSNOBLET, I.: Zona ophthalmique et paralysis associés (Herpes zoster ophthalmicus und assoziierte Augenmuskellähmungen. Journ. de méd. de Lyon. 1925, Nr. 125, S. 191. Ref.: Zentralbl. f. Haut- u. Geschlechtskrankh. Bd. 17, S. 658. 1925. — SATTLER: Über das Wesen des Herpes zoster ophthalmicus. Wien. med. Presse. 1875. S. 1044. — SCHAMBERG: Supraorbitaler Zoster. Philadelphia-Dermatol. Ges. 10. 4. 1911. Ref. Arch. f. Dermatol. u. Syphilis. Bd. 115, S. 41. 1913. — SCHATTMANN: Herpes zoster gangraenosus. Magdeburger Dermatol. Ver., 3. 4. 1925. Ref.: Zentralbl. f. Haut- u. Geschlechtskrankh. Bd. 17, S. 268. 1925. — SCHÖPPE, G.: Über Herpes iridis. Arch. f. Augenheilk. Bd. 92, S. 208. 1923. — STEIN: Über einen Fall von Sympathicuslähmung bei Herpes zoster. Zeitschrift f. Augenheilk. Bd. 8, S. 334. 1902. — TERRIEN, F.: Le zona ophthalmique. (Der Zoster ophthalmicus.) Progr. méd. 1925. Nr. 40, S. 1449. Ref.: Zeitschr. f. Haut- u. Geschlechtskrankh. Bd. 19, S. 870. 1926. — THOMAS, H. G.: Ophthalmic Herpes zoster. (Herpes zoster ophthalmic.) Americ. journ. of ophth. Vol. 4, p. 853. 1921. Ref.: Zentralbl. f. Haut- u. Geschlechtskrankh. Bd. 4. S. 145. 1922. — TRAQUAIR, H. M.: A case of paresis of the fourth Nerve following Herpes zoster ophthalmicus, complicated by a pre-existing heterophoria. Ophthal. Rev. Vol. 32, p. 65. 1913. Ref.: Zeitschr. f. d. ges. Neurol. u. Psychiatrie. Bd. 7, S. 427. 1913. — TRIEBENSTEIN: Hornhautveränderungen beim Herpes zoster. Naturforschende u. med. Ges. Rostock. 23. 6. 1927. Ref.: Münch. med. Wochenschrift 1927. Nr. 31, S. 1349. — VALIÈRE, V. P., VEIL et R. ISNEL: Sur quelques complications envisagées habituellement commes rares dans le zona ophthalmique. Troubles oculomoteurs. Iridocyclite. Hypertension. Fréquence de la syphilis. Ann. d'oculist. Tom. 162, p. 569. 1925. Ref.: Zeitschr. f. d. ges. Neurol u. Psychiatrie. Bd. 42, S. 676. 1926. — VOGEL, FR.: Über Augenmuskellähmungen bei Herpes zoster ophthalmicus. Inaug.-Diss. Leipzig 1912. — WILBRAND, H. und A. SÄNGER: Herpes zoster ophthalmicus im Handbuch für Nerven- und Augenärzte. Bd. 2, S. 157. 1901 u. Bd. 8, S. 237. 1921. Wiesbaden: J. F. Bergmann.

β) Zoster im Ohrgebiet mit Einschluß des „Herpes zoster oticus" (KÖRNER).

AGAZZI, B.: Herpes zoster nel territorio dell ramo auriculare dell vago. Osp. magg. 1922. Nr. 1, p. 17. Ref.: Kongreßzentralbl. f. d. ges. inn. Med. Bd. 24, S. 440. 1922. — ANDRIEU, J.: Les troubles vestibulaires dans le zona. Ann. des maladies de l'oreille, du larynx usw. Tom. 46, p. 328. 1927. Ref.: Zentralbl. f. Haut- u. Geschlechtskrankh. Bd. 25. S. 800. 1928. — ANTONI, N.: Herpes zoster med förlamning med särskild hänsyn till s. k. Polyneuritis cerebralis menièriformis. (Herpes zoster mit Lähmung; mit besonderer Berücksichtigung der sog. Polyneuritis cerebralis menièriformis.) Verein f. inn. Med. zu Stockholm. Nov. 1917. Hygiea Bd. 81, S. 341. 1919. Ref.: Zeitschr. f. d. ges. Neurol. u. Psychiatrie. R. Bd. 19, S. 423. 1920. — BAUDOUIN, E.: (a) Les troubles moteures dans le zona. Le syndrôme du ganglion géniculé et considération sur le rôle sensitif du nerf facial. Thèse de Paris. 1920/21. — (b) Le système sensitif du nerf facial. Gaz. des hôp. civ. et milit. 1921. p. 501. — BERGER, A.: Über Polyneuritis cerebralis menièriformis. Neurol. Zentralbl. Bd. 24, S. 844.

1905. — Bertoin, R.: Zona auriculaire. Journ. de méd. de Lyon. 1924. Nr. 111, p. 489. — Bezold: Lehrbuch d. Ohrenheilk. 1906. S. 101. — Blau: Herpes auricularis. Encyklopädie der Ohrenheilk. Leipzig 1900. — Bloch, A.: Zona des VII. et VIII. paires craniennes (Zoster-erkrankung des VII. und VIII. Hirnnerven). Ann. des malades de l'oreille, du larynx, du nez et du pharynx. Tom. 42, p. 188. 1923. Ref.: Zentralbl. f. Haut- u. Geschlechtskrankh. Bd. 9, S. 456. 1923. — Bönninghaus: Lehrbuch d. Ohrenheilk. Berlin: S. Karger 1908. — Buys: Eruption herpétique du pavillon précédée de phénomènes nerveux considérables. Bull. soc. belg. d'otol. et de larynx. Brüssel 1898. 3. p. 98. — Chavanne: Zona bilateral isolé de l'oreille. Communication à la soc. franç. d'otol. Arch. internat. de laryngol., otol.-rhinol. et broncho-oesophagoscopie. Tom. 22, Nr. 3, p. 12. 1906. Zit. nach Closier. Siehe auch Arch. f. Ohrenheilk. Bd. 71, S. 156. 1907. — Claude, I. und H. Schäffer: Der para-lytische Zoster der Hirnnerven und die Theorie der akuten Poliomyelitis posterior. Presse méd. 1911. Nr. 42. Ref.: Dermatol. Wochenschr. Bd. 54, S. 266. 1912. — Closier, L.: De l'herpès zoster auriculaire et para-auriculaire. Thèse de Paris. 1911. Nr. 313 (Lit.!). — Darasbeth, N. B.: A case of Bells paralysis occuring following herpes zoster. Lancet. 1894. Mai 5. — Darney, V.: Herpes zoster oticus. New York med. journ. a. med. record. Vol. 66, p. 6. 1914. — Dedek, B.: Herpes zoster des Ohres. Casopis lékaruv ceskych. Jg. 58, H. 22. Ref.: Internat. Zentralbl. f. Ohrenheilk. u. Rhino-Laryngol. Bd. 17, S. 80. 1920. — Dejerine, Tinel et Heuyer: Zona de l'oreille avec paralysis faciale. Rev. neurol. 1912. p. 466. — Dennis, F. L.: Herpes zoster oticus: A case with involvement the fifth, seventh, eigth and ninth oranial nerves and with a complete vestibular examination. (Zoster oticus. Ein Fall mit Befallensein des 5., 7., 8. und 9. Hirnnerven und mit einer vollkom-menen Vestibularprüfung.) Laryngoscope. Vol. 35, p. 665. 1925. Ref.: Zentralbl. f. Haut-u. Geschlechtskrankh. Bd. 19, S. 499. 1926. — Dombrowski, C.: Contribution à l'étude de la paralysie faciale zostérienne. Syndrôme de l'inflamation herpétique du ganglion géni-culé. Thèse de Paris. 1912. — Emerson, Fr. C.: Report of two cases of herpes zoster oticus with special reference to their etiology. (Zwei Fälle von Herpes zoster oticus mit besonderer Berücksichtigung ihrer Ursache.) Laryngoscope. Vol. 34, p. 137. 1924. Ref.: Zentralbl. f. Haut- u. Geschlechtskrankh. Bd. 17, S. 309. 1925. — Escat: Troubles otiques fonctionelles et trophiques dans le zona total ou partie du trijumeau. Bull. d'oto-rhino-laryngol. Tom. 11, p. 175. 1908. — Fehsenfeld: Herpes zoster bei Angina. Med. Klinik. 1921. Nr. 26, S. 783. — Fischer, R.: Epidemisches Auftreten von doppelseitiger Polyneuritis cerebralis mit Herpes zoster. Arch. f. Ohren-, Nasen- u. Kehlkopfheilk. Bd. 108, S. 60. 1921. — Fleischer: Herpes zoster auris bei einem 78jährigen Manne. Otol.-Laryngol. Ver. zu Christiania, 11. 5. 1916. Ref.: Internat. Zentralbl. f. Ohrenheilk. Bd. 14, S. 160. 1917. — Flesch, I.: (a) Bemerkungen zum Aufsatz Fehsenfeld: Über Herpes zoster bei Angina. Med. Klinik. 1921. Nr. 38, S. 1147. (b) Die Neuritis des Ganglion geniculi am Facialisknie. Bemerkungen zur Krankenvorführung des Herrn F. Stransky in der Sitzg. d. Ges. d. Ärzte in Wien am 17. 12. 1920. Wien. klin. Wochenschr. 1921. Nr. 3, S. 23. — Frankl-Hochwart, L. v.: Erfahrungen über Diagnose und Prognose des Menièreschen Symptomenkomplexes. Jahrb. f. Psychiatrie u. Neurol. Bd. 25, S. 283. 1905. — Frey, H.: (a) Ein Fall von gleichzeitiger Erkrankung des Acusticus und Facialis rheumatischen Ursprunges. Österr. Otol. Ges. 19. 12. 1910. Ref.: Arch. f. Ohren-, Nasen- u. Kehlkopfheilk. Bd. 84, S. 186. 1911. (b) Octavus Neuritis und Herpes zoster im Cervicalgebiet. Münch. med. Wochenschr. 1921. Nr. 48, S. 2050. — Gaudu: Contribution à l'étude de la paralysie faciale dans le zona. Gaz. hebdom. 1911. Nr. 77. Ref.: Dermatol. Centralbl. Bd. 5, S. 142. 1902. — Gellé: Otite et paralysie faciale. Ann. des malad. de l'oreille. Ref.: Virchow-Hirschs Jahrb. 1890. II, S. 144. — Ghis-lanzoni, C.: Zoster del padiglione auricolare con paralisi del facciale e sindrome de Ramsay Hunt. (Zoster der Ohrmuschel mit Facialislähmung und Ramsay Huntschem Syndrom.) Osp. magg. 1926. Nr. 1, p. 3. — Grassmann: Herpes zoster mit gleichzeitiger Facialis-lähmung. Dtsch. Arch. f. klin. Med. Bd. 59, S. 616. 1897. — Güttich, A.: Über die Ätio-logie des Herpes zoster oticus, der von Frankl-Hochwartschen Polyneuritis und der Facialislähmung beim Mittelohrkatarrh. Beitr. z. Anat., Physiol., Pathol. u. Therapie d. Ohres, d. Nase u. d. Halses. Bd. 18, S. 24. 1922. — Gradenigo: Herpes zoster oticus. Giorn. d. r. accad. di med. di Torino. Vol. 19, p. 195. 1907. — Guthrie, Th.: Herpes zoster oticus and allied conditions with notes of three cases. (Zoster oticus und damit verbundene Erscheinungen nebst Bemerkungen über 3 Fälle.) Lancet. Vol. 210. Nr. 14, p. 710. 1926. — Guttmann, M. R.: Otitis externa herpetica as a complication of the present influenca epidemie (Otitis externa herpetica als Komplikation der gegen-wärtigen Influenzaepidemie). Laryngoscope. Vol. 36, p. 805. 1926. Ref.: Zentralbl. f. Haut- u. Geschlechtskrankh. Bd. 23, S. 223. 1927. — Hammerschlag, V.: Beitrag zur Kasuistik der multiplen Hirnnervenerkrankungen. Arch. f. Ohrenheilk. Bd. 45, S. 1. 1898. — Halphen, E.: Zona céphalique. Annal. des malad. de l'oreille. Tom. 35, p. 445. 1909. — Haslauer: Herpes zoster oticus. Militärärztl. Zeitschr. 1905. S. 261. — Hay-mann, L.: (a) Über Zostererkrankungen im Ohrgebiet. 1. Tag. d. „Ges. d. Hals-, Nasen-u. Ohrenärzte" in Nürnberg v. 12.—14. 5. 1921. Ref.: Internat. Zentralbl. f. Ohrenheilk.

Bd. 19, S. 104. 1922. (b) Über Zostererkrankungen im Ohrgebiet mit besonderer Berücksichtigung des von KÖRNER als Zoster oticus bezeichneten Symptomenkomplexes. Zeitschrift f. Hals-, Nasen- u. Ohrenheilk. Bd. 1, S. 396. 1922. — HEGENER, I.: Klinische Beiträge zur Frage der akuten toxischen und infektiösen Neuritis des Nervus acusticus. Zentralbl. f. Hals-, Nasen- u. Ohrenheilk. Bd. 55, S. 92. 1908. — HENNEBERT: (a) Zona des Ohres. Journ. de Bruxelles. 1913. Nr. 6. Ref.: Dermatol. Wochenschr. Bd. 57, S. 1277. 1913. (b) Zona otica. 22. Kongr. d. Belg. Ges. f. Otol., Laryngol. u. Rhinol. 14. Juli 1912. Ref.: Internat. Zentralbl. f. Ohrenheilk. Bd. 10, S. 412. 1912. — HESS: Een geval van herpes met motorische stoomissen. Nederlandsch tijdschr. v. geneesk. Vol. 1, p. 4. 1889. Ref.: Virchow-Hirschs Jahrb. 1889. II., S. 120. — HOFFMANN, I.: Zur Lehre der peripheren Facialislähmung. Dtsch. Zeitschr. f. Nervenheilk. Bd. 5, S. 72. 1894. — HUNT, I. R.: l. c. s. unter I. — JAEHNE, A.: Zur Klinik des Herpes zoster oticus. Arch. f. Ohrenheilk. Bd. 93, S. 178. 1914. — JAVUREK, I.: Beitrag zur Klinik des Herpes zoster. Casopis lékaruv ceskych. Jg. 58, Nr. 44. Ref.: Internat. Zentralbl. f. Ohrenheilk. Bd. 17, S. 129. 1920. — KAUFMANN, D.: Über einen Fall von gleichseitiger akut aufgetretener Erkrankung des Acusticus, Facialis und Trigeminus. Zeitschr. f. Hals-, Nasen- u. Ohrenheilk. Bd. 30, S. 125. 1896. — KEY-ÅBERG, H.: Herpes zoster oticus. Polyneuritis meat. audit. intern. herpetica. Acta oto-laryngol. Vol. 10, p. 209. 1926. Ref.: Zentralbl. f. Haut- u. Geschlechtskrankh. Bd. 23, S. 783. 1927. — KLESTADT, W.: Erfahrungen aus der Tätigkeit als Nasen- und Ohrenarzt im Felde. Zeitschrift f. Hals-, Nasen- u. Ohrenheilk. Bd. 79, S. 57. 1920. — KLETETSCHKA, A.: Herpes zoster inframaxillaris occipitocollaris und cervico-subclavicularis mit peripheren Lähmungen. Arch. f. Dermatol. u. Syphilis. Bd. 125, S. 753. 1920. — KLIPPEL et AYNAUD: La paralysie faciale zostérienne. Journ. des praticiens. 1899. Nr. 15, 15. April u. Gaz. des hôp. civ. et milit. 1899. Nr. 57. 20. Mai. — KÖRNER: (a) l. c. s. unter I. (b) Über Facialislähmungen infolge von Erkrankungen der Ohrmuschel (Herpes, Perichondritis und Othämatom). Zentralbl. f. Hals-, Nasen- u. Ohrenheilk. Bd. 72, S. 181. 1915. — LANNOIS: (a) Troubles auditifs dans le Zona. Ann. des malad. de l'oreille. Tom. 30, p. 217. 1904. (b) Über Gehörstörungen bei Herpes zoster. Ber. über d. 7. internat. Otologenkongr. in Bordeaux. Ref.: Arch. f. Ohren-, Nasen- u. Kehlkopfheilk. Bd. 64, S. 76. 1905. — LESSER: Verhandlungen d. 4. dtsch. Dermatol. Kongr. 1894. — MEYER ZUM GOTTESBERGE: Ein Fall von multipler Neuritis mit besonderer Beteiligung des Nervus acusticus und trigeminus. Monatsschr. f. Ohrenheilk. u. Laryngo-Rhinol. Bd. 37, 59. 1903. — MIGNON: Zona otique. Bull. d'oto-rhino-laryngol. Tom. 12, p. 196. 1909. — MOLLISON: Herpes auris. Guy's hosp. reports. 1911. S. 97. — MUCK, O.: Neuritis des Trigeminus, des Facialis und des Acusticus als Symptomenkomplex des Herpes zoster oticus. Zeitschr. f. Hals-, Nasen- u. Ohrenheilk. Bd. 64, S. 217. 1912. — MURPHY: Herpes zoster of the face with paralysis. Brit. med. journ. Vol. 2, p. 466. 1897. — MYGIND, H.: Demonstration eines Falles von Herpes auriculae mit Erkrankung des N. acusticus. Dänisch. oto-laryngol. Ges. 4. 11. 1914. Ref.: Internat. Zentralbl. f. Ohrenheilk. Bd. 13, S. 16. 1915. — ORBISON: Herpes of the membrana tympani to zosteroid affection of the petrosal Ganglion. Journ. of nerv. a. ment. dis. Vol. 35, p. 500. 1908. — POLITZER: Lehrb. d. Ohrenheilk. S. 202 u. 611. — RAMADIER et PÉRIER: Polymorphisme du zona otique: Zona total du ganglion géniculé. (Vielgestaltigkeit des Herpes zoster oticus: Herpes zoster im Ausbreitungsgebiet des Ganglions geniculi.) X. Congr. internat. d'otol. Paris. 19.—22. 7. 1922. Ref.: Zentralbl. f. Hals-, Nasen- u. Ohrenheilk. Bd. 3, S. 431. 1923. — RAYMOND: Cliniques sur les maladies du système nerveux. Tom. 3, 1, p. 615. 1898. — REBOUL-LACHAUX: Deux cas de paralysie faciale douloureuse avec zona otique. Marseille méd. 15. 8. 1921. — REISSMANN, N.: Ein Fall von rezidivierendem Herpes zoster haemorrhagicus im Verlauf der akuten eitrigen Mittelohrentzündung. Monatsschr. f. Ohrenheilk. u. Laryngo-Rhinol. Bd. 41, S. 640. 1907. — REVERCHON, L. et G. WORMS: Zona otique. (Zoster des Ohres.) Soc. de laryngol., d'otol. et de rhinol. Paris. 18. 1. 1924. Oto-rhino-laryngol. internat. Tom. 8, p. 156. 1924. Ref.: Zentralbl. f. Haut- u. Geschlechtskrankh. Bd. 13, S. 363. 1924. — RICHARDS, E. H.: A case of herpes auris. (Ein Fall von Herpes des Ohres.) Journ. of laryngol. a. otol. Vol. 39, p. 213. 1924. Ref.: Zentralbl. f. Haut- u. Geschlechtskrankh. Bd. 13, S. 363. 1924. — ROGER, H. et I. REBOUL-LACHAUD: Le syndrôme zostérien du ganglion géniculé; zona otitique, paralysie faciale et troubles auditifs. Paris méd. 1921. Nr. 40, p. 264. Ref.: Zentralbl. f. d. ges. Neurol. u. Psych. Bd. 29, S. 421. 1922. — RUTTIN, E.: Aussprache zu H. FREY. Österr. otol. Ges. 19. 12. 1910. Ref.: Arch. f. Ohren-, Nasen- u. Kehlkopfheilk. Bd. 84, S. 187. 1911. — SARAI, T.: Herpes der Ohrmuschel mit Neuritis des N. facialis mit einem Zusatz von O. KÖRNER. Zeitschr. f. Hals-, Nasen- u. Ohrenheilk. Bd. 46, S. 136. 1904. — SHARPE, N.: Herpes zoster of the cephalic extremity, with a special reference to the geniculate, auditory glossopharyngeal and vagal syndromes. Americ. journ. of the med. sciences. Vol. 139, p. 725. 1915. — SOUQUES, A.: (a) Zona cervical et paralysie faciale. (Herpes zoster cervicalis und Facialislähmung.) Rev. neurol. Tom. 22, p. 625. 1914. Ref.: Kongr.-Zentralbl. f. inn. Med. Bd. 11, S. 349. 1914. (b) Syndrôme du ganglion géniculé: Zona d'oreille avec paralysie faciale et troubles auditifs. Bull. et mém. de la soc. méd. des hôp. de Paris. 1920, Nr. 4, S. 146. Ref.:

Kongr.-Zentralbl. f. inn. Med. Bd. 13, S. 299. 1920. — Spencer, H. A.: Bells paralysis occuring with herpes zoster. Lancet 1894. S. 1447. — Stransky, E. (a) Polyneuritis
bei Hirnnerven. Ges. d. Ärzte Wiens. 17. 12. 1920. Ref.: Wien. med. Wochenschr. 1921.
Nr. 1, S. 41. (b) Peripherische Facialislähmung mit einem Herpes im Bereiche der gleichseitigen Zungen-, Wangen- und Oberkieferschleimhaut. Off. Protokoll d. Ges. d. Ärzte
in Wien. 17. 12. 1920. Ref.: Wien. klin. Wochenschr. 1921. Nr. 1, S. 8. — Strübing, P.:
Herpes zoster und Lähmungen motorischer Nerven. Dtsch. Arch. f. klin. Med. Bd. 37,
S. 513. 1885. — Szenes, S.: Bericht über Prof. Dr. Julius Bökes Ambulatorium f. Ohren-
kranke im Rochus Spital im Jahre 1886. Herpes membr. tympani. S. 58. Arch. f. Ohrenheilk. Bd. 25, S. 55. 1887. — Testat: Thèse de Paris. 1887. — Thornval, A.: Polyneuritis
cerebralis menièriformis (v. Frankl-Hochwart). Zeitschr. f. Hals-, Nasen- u. Ohrenheilk.
Bd. 71, S. 43. 1914. — Tinel, A., Baruk et M. Castéran: Vésicules linguales au cours
de deux cas de zona otitique avec paralysie faciale. (Bläschen auf der Zunge bei 2 Fällen
von Ohrzoster mit gleichzeitiger Facialislähmung.) Soc. de neurol. Paris. 5. 3. 1925.
Rev. neurol. 1925. Nr. 3, p. 351. — Truffi, M.: Un caso raro di Herpes zoster. Giorn.
ital. d. malatt. vener. e. d. pelle. Ref. Arch. f. Dermatol. u. Syphilis. Bd. 56, S. 272. 1901.
Turner: Journ. of laryngol. a. otol. 1904. — Vail: Herpes zoster auris. Ann. of ot., rhinol.
et laryngol. Bd. 15, p. 434. 1906. — Williams, G.: Ein Fall von ausgedehntem Herpes.
Med. record. 2. Sept. 1911. Ref.: Dermatol. Wochenschr. Bd. 54, S. 265. 1912. — Witt-
maack: Die toxische Neuritis acustica und die Beteiligung der zugehörigen Ganglien. Zeitschrift f. Hals-, Nasen- u. Ohrenheilk. Bd. 64, S. 1. 1904. — Worms, G. et V. de Lavergne:
Zona et paralysie faciale. Du syndrôme génucilé, et la paralysie faciale dite a frigore. Paris
méd. 1922. Nr. 33, S. 481. Ref.: Zentralbl. f. Hals-, Nasen- und Ohrenheilk. Bd. 2, S. 131. 1923.

γ) Zoster im Gesicht mit besonderer Berücksichtigung des 2. und 3. Trigeminusastes.

Bauer, A.: Herpes N. nasopalatini (Scarpae) sinistri. Dtsch. med. Wochenschr. 1911.
Nr. 35, S. 1600. — Caramana, E. und Guérin: Herpes zoster auf den vom 2. und 3. Trigeminusast versorgten Gebieten mit ausgedehnter Geschwürsbildung auf der Zunge. Journ. des
praticiens. 1907, Nr. 5. Ref.: Dermatol. Wochenschr. Bd. 44, S. 651. 1907. — Frantzen: Fall
von Herpes zoster des Gesichts und weichen Gaumens. Sitz. d. Berlin. Dermatol.Ver.14. 2. 1895.
Ref. Monatsh. f. prakt. Dermatol. Bd. 20, S. 396. 1895. — Hugenschmidt, A. C.: Herpes
zoster of the mouth and gums. Med. News 1890. Ref.: Virchows Jahresber. Bd. 2, S. 511.
1890. — Iltrand: Zona de la deuxième branche du trijumeau (nerf. max. inf.). Cpt. rend.
hebdom. de la soc. de biol. Tom. 6, p. 151. 1914. — Krikort: Herpes zoster der Mundschleimhaut. Verhandl. d. dermatol. Ges. zu Stockholm, Sitz. v. 23. 2. 1911. Ref.: Arch. f. Dermatol.
u. Syphilis. Bd.109, S. 235. 1911. — Kulneff, N.: Beobachtungen im Anschluß an einen Zoster-
fall. Svenska läkartidningen. 1925. Nr. 12, S. 377. Ref.: Zentralbl. f. Haut- u. Geschlechtskrankh. Bd. 18, S. 209. 1925. — Lloyd, J. H.: Case presentation: Herpes zoster in the distru-
bution of the inferior maxillary division of the fifth nerve associated with paralysis of the
sevent nerve (Zoster mit Ausbreitung der Bläschen im Verlaufe des unteren Maxillaris des
Nervus trigeminus und Lähmung des Facialis.) (Laryngol. soc. Philadelphia. 4. 12. 1923.)
Laryngoscope. Vol. 34, p. 383. 1924. — Llyod, J. H. and Bl. Elliot: A case of herpes
zoster in the distribution of the inferior maxillary nerve associated with paralysis of the
facial nerve. (Ein Fall von Herpes zoster im dritten Ast des Trigeminus vergesellschaftet
mit einer Facialislähmung.) Internat. clin. Vol. 1, ser. 34, p. 132. 1924. Ref.: Zentralbl.
f. Haut- u. Geschlechtskrankh. Bd. 16, S. 425. 1925. — Maksimović, D.: Ein Fall von
Zoster pharyngis et laryngis. Serb. Arch. f. d. ges. Med. 1926. Nr. 6, S. 272. Ref.: Zentralbl.
f. Haut- u. Geschlechtskrankh. Bd. 21, S. 184. 1926. — Montgomery, D. und G. Culver:
Ein Vergleich zwischen Zoster des Gesichtes und Zoster des Beines. Journ. of the Americ.
med. assoc. 1913. p. 1692. Ref.: Arch. f. Dermatol. u. Syphilis. Bd. 117, S. 665. 1914. —
Morris: Aussprache zu dem Fall von Little: Herpes zoster der linken Hälfte der Stirne
und des Haarbodens. Verhandl. d. Royal. soc. of med. Sitz. 20. 4. 1911. Ref.: Arch. f.
Dermatol. u. Syphilis. Bd. 109, S. 535. 1911. — Pelon, H.: Zona cervical de la région sus-
hyoidienne. Absence de douleures lors de l'éruption. Névralgies tardives. (Zervikalzoster
über dem Zungenbein. Keine Schmerzen zur Zeit des Ausbruchs, später Nervenschmerzen.)
Bull. de la soc. franç de dermatol. 1924. Nr. 2, p. 102. — Sänger: Herpes zoster. Demonstra-
tionsabende im Alten allg. Krankenhaus St. Georg Hamburg. Sitz. v. 15. 6. 1907. Ref.:
Arch. f. Dermatol. u. Syphilis. Bd. 87, S. 470. 1907. — Saethre: Herpes zoster des Gaumens.
(Norsk. Neurol. Ver., Christiania, 1. 11. 1921). Nord. neurol. Ver. 1. 11. 1921. Norsk.
magaz. f. laegevidenskaben. 1924. Nr. 3, S. 242. Ref.: Zentralbl. f. Haut- u. Geschlechtskrankh. Bd. 13, S. 271. 1924. — Sermakéchian, Hr. K.: Zona de la IIIe. branche du trijumeau
(nerf maxillaire inférieur). Thèse de Paris. 1913. Nr. 409. — Spitzer, E.: Herpes zoster
im Gebiet des 2. und 3. Trigeminusastes. Ges. d. Ärzte in Wien. Sitz. v. 13. 3. 1914. Med.
Klinik. 1914. Nr. 12, S. 521. — Vaugirand: Un cas de zona du maxillaire inférieur. Arch.
de méd. des enfants. 1924. p. 41.

δ) Zoster des übrigen Körpers.

Balzer und Burnier: Herpes zoster im Gebiete des rechten N. ischiadicus. Bull. de la soc. franç. de dermatol. Sitz. v. 7. 6. 1910. Ref.: Dermatol. Wochenschr. Bd. 51, S. 419. 1910. — Bing: l. c. s. u. A. — Blaschko: l. c. s. u. II. 1. — Bourneville et Boncour: Herpes zoster thoraco-brachialis. Progr. méd. 1899. Nr. 26. Ref.: Monatsh. f. prakt. Dermatologie. Bd. 30, S. 184. 1900. — Chrzelitzer: Herpes zoster ischiadicus. Dermatol. Studien. Bd. 21, S. 149. 1910. Unna-Festschr. — Collet, N.: Neue Beobachtung eines einem Wurzelgebiete entsprechenden Herpes zoster des Armes. Lyon méd. 1907. Nr. 35. Ref.: Dermatol. Wochenschr. Bd. 46, S. 556. 1908. — Fatichi, G.: Zoster femoralis mit Drüsenschwellung. Sperimentale. 5. April 1892. Ref.: Monatsh. f. prakt. Dermatol. Bd. 16, S. 151. 1893. — Giffen, G. H.: Herpes im Verlauf des N. ilio-hypogastricus und N. ilioinguinalis. Brit. med. journ. 12. 1. 1901. Ref.: Monatsh. f. prakt. Dermatol. Bd. 34, S. 467. 1902. — Halberstädter: Herpes zoster cervicalis. Berlin. dermatol. Ges. Sitz. v. 25. 7. 1922. Ref.: Zentralblatt f. Haut- u. Geschlechtskrankh. Bd. 6, S. 323. 1923. — Haškovec, L.: Herpes zoster und die Innervationssegmente des Rückenmarkes. Wien. med. Wochenschr. 1910. Nr. 41. — Hoennicke, E.: Die Häufigkeit des Herpes zoster. Berlin. klin. Wochenschr. 1901. Nr. 30, S. 786. Lit. — Joseph, M.: Die Häufigkeit des Herpes zoster. Philad. med. journ. 25. 10. 1902. Ref.: Monatsh. f. prakt. Dermatol. Bd. 36, S. 323. 1903. — Laslett, E. E.: Herpes zoster an den Beinen. Brit. med. journ. 28. 10. 1911. Ref.: Dermatol. Wochenschr. Bd. 55, S. 1363. 1912. — Lea, C. F.: Herpes am Beine. Brit. med. journ. 9. 12. 1911. p. 1533. Ref.: Dermatol. Wochenschr. Bd. 55, S. 1313. 1912. — Mahon: The occurence of zona below the knee. Brit. med. journ. 2. 1. 1897. Ref.: Arch. f. Dermatol. u. Syphilis. Bd. 50, S. 281. 1899. — Neugebauer: Herpes zoster brachialis. Wien. dermatol. Ges. Sitz. v. 11. 11. 1908. Ref.: Arch. f. Dermatol. u. Syphilis. Bd. 96, S. 97. 1909. — Paton, M.: Herpes zoster der Beine. Brit. med. journ. 1911, S. 1106. Ref.: Arch. f. Dermatol. u. Syphilis. Bd. 112, S. 1120. 1912. — Rénon, L. et P. Blamoutier: Zona de la région anale. Début de méningite aigue. Polynucléose, puis lymphocytose rachidienne. (Zoster des Analgebietes ausgehend von einer akuten Meningitis. Polynucleäre Leukocytose, hierauf Lymphocytose im Liquor.) Bull. et mém. de la soc. méd. des hôp. de Paris 1921. Nr. 3, p. 65. Ref.: Zentralbl. f. Haut- u. Geschlechtskrankh. Bd. 1, S. 496. 1921. — Seiffer-Head: l. c. s. u. A. — Sherrington, Ch.: Experiments in examination of the peripheral distribution of the fibres of the posterior roots of some spinal nerves. Transact. of the roy. philos. soc. of London. Vol. 187. p. 641. — Spitzer, E.: Herpes zoster sacroischiadicus genitalis. Ges. d. Ärzte in Wien. Sitz. v. 15. 10. 1920. Ref.: Wien. klin. Wochenschr. 1920. Nr. 43, S. 954. — Squibbs, P. R. E.: Ein Fall von Herpes zoster des Vorderarmes und der Hand. Lancet. 8. 7. 1905. Ref.: Monatsh. f. prakt. Dermatol. Bd. 41, S. 650. 1905. — Varrouch, I.: Klinische Beobachtungen über Herpes zoster. Rev. v neuropsychopathologii. Vol. 11, p. 355. 1914. Ref.: Zeitschr. f. d. ges. Neurol. u. Psychiatrie. Bd. 11, S. 193. 1915. — Weinstein, I.: Ein Fall von Herpes zoster mit multiplen Symptomen, der in einem Stadium an eine Mastoiditis erinnerte. Med. record. 1916, p. 194. Ref.: Arch. f. Dermatol. u. Syphilis. Bd. 125, S. 317. 1920. — Wohlwill, F.: Zur pathologischen Anatomie des Nervensystems beim Herpes zoster (auf Grund von 10 Sektionsfällen). Zeitschr. f. d. ges. Neurol. u. Psychiatrie. Bd. 89, S. 171. 1924.

3. Die Folgeerscheinungen des Zoster von seiten des Nervensystems.

a) Die Neuralgien.

Blaschko: Aussprache zum Vortrag von Siegmund. Berlin. Dermatol. Ges. Sitz. v. 28. 1. 1908. Ref.: Arch. f. Dermatol. u. Syphilis. Bd. 90, S. 416. 1908. — Harris, W.: Persistent pain in lesions of the peripheral and central nervous system. (Persistierende Schmerzen bei Läsionen des peripheren und zentralen Nervensystems.) Brit. med. journ. Nr. 3178, S. 896. 1921. Ref.: Zentralbl. f. d. ges. Neurol. u. Psych. Bd. 29, S. 193. 1922. — Jeanselme, Lortat-Jacob et E. Baudouin: Causalgie du nerf médian consécutive à un zona. (Sekundäre Neuralgie des N. medianus im Anschluß an einen Zosterausbruch.) Bull. et mém. de la soc. méd. des hôp. de Paris. 1922. Nr. 26, p. 1300. Ref.: Zentralbl. f. Haut- u. Geschlechtskrankh. Bd. 8. S. 37. 1923. — Klingelhöffer, W.: Herpes zoster nach Behandlung mit Analgit. Dtsch. med. Wochenschr. 1925. Nr. 41, S. 1705. — Krumbholz, R.: Ein Fall von Herpes zoster intercosto-humeralis. Med. Klinik. 1909. Nr. 31, S. 1155. — Meyer, H.: Ein Fall von Ischias mit komplizierendem Herpes. Münch. med. Wochenschr. 1905. Nr. 4, S. 178. — Schamberg, I. F.: Über Herpes zoster unter besonderer Berücksichtigung der supra-orbitalen Form. Internat. Magaz. Oktober 1899. Ref.: Monatsh. f. prakt. Dermatol. Bd. 31, S. 353. 1900. — Stein, I.: Kasuistischer Beitrag zur Lehre vom Herpes zoster mit Visceralneuralgie usw. Prager med. Wochenschr. 1911. Nr. 26, Ref.: Zentralbl. f. inn. Med. Bd. 33, S. 116. 1912. — Vulpian: Zona de la région thoracique inférieure du côté droit. Douleurs névralgiques dans la région correspondante. Anaesthésie dans cette même région. Persistence très prolongée de ces phénomènes morbides après la disparition du zona. Annal. de dermatol. et de syphiligr. 1880. p. 286. — Wertheim-Salomonson, I. K. A.: Neuralgie und Myalgie in Lewandowsky: Handbuch d. Neurol. Bd. 2, S. 1, 16, 27. Berlin: Julius Springer. — Zolotoreff, Rose: La névralgie „Zoster". (Les zonas sans éruptions ou avec éruption minime.) Thèse de Paris. 1911. Nr. 236.

b) Die Sensibilitätsstörungen.

Åhlén, N.: Herpes zoster s'accompagnant de symptomes moteurs et de troubles reflexes dans la région thoraco-abdominale. (Herpes zoster mit motorischen Ausfallserscheinungen und Reflexstörungen am Stamm.) Acta med. scandinav. Vol. 61, p. 8. 1924. — Barkman, Å.: Un cas de zona s'accompagnant de la disparition du reflexe thoraco-abdominal supérieur. (Ein Fall von Herpes zoster mit Verschwinden des oberen thoraco-abdominalen Reflexes.) Acta med. scandinav. Vol. 61, p. 1. 1924. — Blaschko, A.: Beiträge zur Topographie der äußeren Hautdecke. I. Zur Pathologie und Topographie des Herpes zoster. Arch. f. Dermatol. u. Syphilis. Bd. 43, S. 37. 1898. — Bouger et Lemoux: L'encéphale. Tom. 16, p. 56. — Bourneville et Boncourt: (a) l. c. s. u. II, 2b δ. (b) Zona thoraco-brachial. Progr. méd. Tom. 2, p. 3. 1899. — Brissaud, E.: Leçons sur les maladies nerveuses. 2. Aufl. 1899. — Chiray: Analgesia dolorosa und Thermoanästhesie nach Herpes zoster. (Kranken-vorstellung.) Gaz. des hôp. civ. et milit. 1910. p. 1820. — Claude et Velter: Les troubles trophiques ostéo-articulaires dans le zona et les névrites radiculaires. L'encéphale. Tom. 1, p. 420. 1911. — Delille, A. et Camus: Un cas de Zona à topographie rigoureusement radiculaire des trois premières racines lombaires avec troubles de la sensibilité dans le même territoire. Rev. neurol. 1902. p. 1073. — Deshayes: Contribution à l'étude du zona. Gaz. hebdom. 1883. p. 673. — v. Düring: Rezidivierender Herpes zoster femoralis. Monats-schrift f. prakt. Dermatol. Bd. 7, S. 509. 1888. — Enghoff, H.: Studies in Zoster. With a contribution to an increased knowledge of the intersegmental over lapping of sensibility. (Studien über Herpes zoster. Mit einem Beitrag zur erweiterten Kenntnis des segmentalen Übergreifens der Sensibilität.) Acta med. scandinav. Vol. 54, S. 468. 1921. Ref.: Zentralbl. f. Haut- u. Geschlechtskrankh. Bd. 3, S. 523. 1922. — Féré: l. c. s. u. II, 1. — Gerhardt, C.: Sensible Entartungsreaktion bei Zoster. Vierteljahrsschr. f. Dermatol. u. Syphilis. Bd. 11, S. 347. 1884. — Goldflam: Über das weitere Schicksal von Individuen, denen die Sehnen-reflexe fehlen. Zeitschr. f. d. ges. Neurol. u. Psychiatrie. Bd. 8, S. 230. 1912. — Grass-mann: l. c. s. u. II, 2b β. — Kletetschka, A.: l. c. s. u. II, 2b β. — Mackenzie: Some points bearing on the association of sensory disorders and visceral disease. Brain. 1893. p. 243. — Magnus: Et tilfaede af Herpes zoster afterfolgt af muskelatrofi. Norsk magaz. f. laegevidenskaben. 1902. Nr. 5, Zentralbl. f. inn. Med. Bd. 23, S. 1152. 1902. — Nicolesco, M.: Contribution à l'étude des syndrômes douloureuses par atteinte des relais cellulaires de la sensibilité. Thèse de Paris 1924. — Petrén, K. und E. Bergmark: Über Sensibilitäts-störungen bei und nach Herpes zoster, zugleich ein Beitrag zur Kenntnis vom Verlaufe der Bahnen der Hautsinne. Zeitschr. f. klin. Med. Bd. 63, S. 91. 1907. — Poirault: Troubles de la sensibilité objective des muqueuses et de la peau dans le zonas. Thèse de Paris 1914. — Ramond: Thermoanästhesie bei Herpes zoster. Gaz. des hôp. civ. et milit. 1910. p. 1951. — Ramond, F. et H. Poirault: Zona avec paralysie faciale, troubles trophiques, et sensitifs de la muqueuse linguale. Bull. et mém. de la soc. méd. des hôp. de Paris. Vol. 30, p. 847. 1914. Ref.: Zeitschr. f. d. ges. Neurol. u. Psychiatrie. R. 10, S. 509. 1914. — Souques, Baudouin et Lantuéjoul: Zona et paralysie radiculaires du membre supérieur. Nouv. Iconogr. Tom. 27, p. 251. 1914/15. Ref.: Zeitschr. f. d. ges. Neurol. u. Psychiatrie. R. 13, S. 186. 1917. — Schwimmer, E.: Die neuropathischen Dermatosen. Wien u. Leipzig: Deuticke 1883. — Voigt: Über Komplikation von Herpes zoster occipito-collaris mit schwerer gleichzeitiger peripherer Facialisparalyse. St. Petersburger med. Wochenschr. 1884. Nr. 45. Ref.: Zentralbl. f. Nervenheilk. 1885. Nr. 1, S. 11.

c) Die Lähmungen.

Åhlén, N.: l. c. s. u. II, 3b. — Bär, A.: Ein Folgezustand von Herpes zoster ophthal-micus. Zeitschr. f. Augenheilk. Bd. 55, S. 393. 1925. — Baudouin, E. et Lantuéjoul: Les troubles moteurs du zona. Gaz. des hôp. civ. et milit. 1919. p. 1293. — Bloedorn, W. A. and L. J. Roberts: Herpes zoster with motor paralysis Journ. of the Americ. med. assoc. Vol. 82, p. 622. 1924. — Bocca: Zona et paralysie radiculaire du membre supérieur. (Herpes zoster und Radialisparese der oberen Extremität.) Lyon méd. 1921. Nr. 1, S. 25. Ref.: Zentralbl. f. Haut- u. Geschlechtskrankh. Bd. 1, S. 291. 1921. — Casassus, P. M. C. L.: (a) De la paralysie faciale au cours du zona cervicale. (Etude clinique et pathogénique.) Thèse de Bordeaux. 1908. Nr. 57. (b) Paralysie faciale au cours du zona. Nouvelle étude pathogénique. Gaz. des hôp. civ. et milit. 1907. p. 843. — Caspar: l. c. s. u. II, 2b α. — Charron, L.: Névrité zostérienne du tronc. (Neuritis im Gefolge von Zosterausbrüchen am Rumpfe.) Journ. de méd. de Bordeaux. 1921. Nr. 19, p. 588. Ref.: Zentralbl. f. Haut- u. Geschlechtskrankh. Bd. 4, S. 144. 1922. — David, P.: Kasuistische Beiträge zur Elektrodiagnostik und Symptomatologie der peripheren Facialisparalysen. Inaug.-Diss. Berlin 1884. — Denver, I.: Spastische Monoplegie als Folge bei Herpes zoster. Brit. med. journ. 1913. S. 1380. Ref.: Arch. f. Dermatol. u. Syphilis. Bd. 119, S. 459. 1914. — Doucet: Zit. nach Neve, C. T. Brit. med. journ. Vol. 2, p. 643. 1922. — Drought: Herpes zoster with motor paralysis. Brit. med. journ. 1923. Nr. 3258. p. 970. — Dumitriu, V.: Ein Fall von Herpes zoster beim Kinde im Bereich des Ganglion geniculi mit Facialislähmung. Spitalul 1923. Nr. 12, S. 352. Ref.: Zentralbl. f. Haut- u. Geschlechtskrankh. Bd. 13, S. 58. 1924. — Ebstein, W.: Zur Lehre von den nervösen Störungen beim Herpes zoster mit besonderer Berücksichtigung der dabei auftretenden Facialislähmungen. Virchows Arch. f. pathol. Anat. u. Physiol. Bd. 139, S. 505. 1895. — Eichhorst: Herpes zoster und Facialislähmung. Zentralbl. f. inn. Med. Bd. 18, S. 425. 1897. — Eisenstaedt and Zeisler: Herpes zoster and peripheral facial paralysis. Chicago dermatol. soc. 18. 1. 1922. Ref.: Arch. of dermatol. a. syphilol. Vol. 5, p. 798. 1922. — Eulenburg: Über Komplikationen von peripherischer Facialisparalyse mit Zoster facialis. Erlenmeyers Zentralbl. f. Nervenheilk. 1885. Nr. 5, S. 97. — Feri, K.: Wurzelerkrankung im Bereich des 6. bis 8. Cervicalsegmentes nach Angina. Ges. d. Ärzte in Wien. Sitz. v. 20. 2. 1914. Ref.: Med. Klinik. 1914. Nr. 10, S. 391. — Fraser, E. H.: Ein Fall von Facialisparese im Verein mit Herpes zoster. Lancet. 2. 1. 1904. Ref.: Monatsh. f. prakt. Dermatol. Bd. 38, S. 299. 1904. — Gayet, A. et Chaix: Paralysies du plexus brachial consécutives au zona. (Lähmungen des Plexus brachialis nach Herpes zoster.) Lyon méd. Tom. 134, p. 509. 1924. Ref.: Zentralbl. f. Haut- u. Geschlechtskrankh. Bd. 16, S. 783. 1925. — Gougerot, Filliol et Merklen: Zona thoracique et paralysie faciale. Soc. franç. de dermatol. et de syph. S. v. 10. 2. 1927. — Gravier, L.: Zona maxillaire supérieur et paralysie facial. (Zoster der Oberkiefergegend und Facialislähmung.) Lyon méd. 1922. Nr. 19, p. 853. Ref.: Zentralbl. f. Haut- u. Geschlechtskrankh. Bd. 7, S. 329. 1923. — Hess, L. und J. Faltitschek: Über Störungen der Magenfunktion bei Herpes zoster thoracalis. Med. Klinik. 1925. Nr. 45, S. 1683. — Hewlett, A. W.: Motorische Komplikationen bei Herpes zoster. California state journ. of med. Vol. 4, p. 119. 1906. Ref.: Monatsh. f. prakt. Dermatol. Bd. 43, S. 729. 1906. — Hunt, R.: Die paralytischen Komplikationen des Herpes zoster des Kopfes: ein vorläufiger Bericht über Entzündungen der Ganglia geniculata, des Glossopharyngeus, Vagus und Acusticus bei Herpes zoster. Journ. of the Americ. med. assoc. 1909. p. 1456. — Joffroy: Deux observations de zona et d'atrophie musculaire du membre supérieur. Arch. de phys. norm. et pathol. 1882. p. 170. — Juergens, H. M.: Herpes zoster with motor paralysis. (Herpes zoster mit motorischer Lähmung.) Journ. of the Americ. med. assoc. Vol. 82, p. 1342. 1924. Ref.: Dermatol. Wochenschr. Bd. 79, S. 966. 1924. — Kuboyama, T.: A case of herpes zoster associated with a paralysis of the nervous facialis. (Ein Fall von Herpes zoster mit Lähmung des Nervus facialis.) (Dermato-urol. soc. Osaka. 4. 6. 1924.) Japanese journ. of dermatol. a urol. 25. 5. 1925. Ref.: Zentralbl. f. Haut- u. Geschlechtskrankh. Bd. 17, p. 309. 1925. — Lampe, I.: Über Varicellen-Herpes zoster mit Bauchmuskel- und Zwerchfelllähmung. Münch. med. Wochenschr. 1921. Nr. 45, S. 1454. — Lasarew: Zur Kasuistik des Herpes zoster, kompliziert durch eine Facialisparese. Russ. Zeitschr. f. Haut- u. vener. Krankh. Bd. 21, Juni 1911. Ref.: Dermatol. Wochenschr. Bd. 53, S. 407. 1911. — Laignel-Lavastine et Romme: Paralysie faciale zostérienne chez un malade atteint de lipomatose symétrique. Bull. et mém. de la soc. des hôp. de Paris. Tom. 30, p. 875. 1914. Ref.: Zeitschrift f. d. ges. Neurol. u. Psych. R. 10, S. 509. 1914. — Lloyd, J. H.: Case presentation: Herpes zoster in the distribution of the inferior maxillary division of the fifth nerve, associated with paralysis of the seventh nerve. (Vorstellung: Herpes zoster mit Ausbreitung der Bläschen im Verlaufe des unteren Maxillaris des Nervus trigeminus und Lähmung des Facialis.) Laryngol. soc. Philadelphia, 4. 12. 1923. Laryngoscope. Vol. 34, p. 383. 1924. Ref.: Zentralbl. f. Haut- u. Geschlechtskrankh. Bd. 17, S. 658. 1925. — Mackay: Ein ungewöhnlicher Fall von Herpes zoster. Glasgow med. journ. Oktober 1897. Ref.: Monatsh. f. prakt. Dermatol. Bd. 27, S. 511. 1898. — Magnus: Ein Fall von Herpes zoster mit konsekutiver Muskelatrophie. Dermatol. Zeitschr. Bd. 10, S. 149. 1903. Vgl. auch Norsk. magaz. f. laegevidenskaben. 1902. p. 517. — Netherton, E. W.: Herpes zoster associated with paralysis. (Herpes zoster mit Lähmungen.) Surg. clin. of North America. Vol. 4, p. 1041. 1924. — Neve, C. T.: Paralysis of facial nerve with herpes zoster. Brit. med. journ. Vol. 2, p. 643. 1922. — Pearson: Herpes brachialis with deltoid paralysis. Brit. med. journ. 1903. p. 1026. — Polzin: Klinischer Verlauf, Folgen und Ätiologie des Herpes zoster. Inaug.-Diss. Berlin 1884. — Porzig, Br.: Ein Fall von Facialislähmung nach Herpes zoster cervico-occipitalis. Inaug.-Diss. München 1888. — Rabbe: Contribution à l'étude de la paralysie faciale dans le zona. Thèse de Paris. 1896. — Ramond, F. und H. Poirault: Ein Fall von Herpes zoster mit Facialisparese. Bull. de la soc. méd. des hôp. de Paris. Tom. 30, p. 847. 1914. Ref.: Arch. f. Dermatol. u. Syphilis. Bd. 122, S. 234. 1918. —

Remak: Zur Pathogenese der peripheren Facialisparalysen gelegentlich komplizierendem Herpes zoster. Zentralbl. f. Nervenheilk. Bd. 8, S. 145. 1885. — Roblin, P. E.: Ein Fall von Zoster des Plexus cervicalis superficialis mit nachfolgender Lähmung des Plexus und des N. facialis. Bull. de la soc. franç. de dermatol. Sitz. v. 11. 3. 1920. Ref.: Dermatol. Wochenschr. Bd. 72, S. 165. 1921. — Sainz de Aja: Zoster cervicalis und Facialisparese. Span. Akad. d. Dermatol. u. Syphilis. 28. 2. 1926. Actas dermo-sifiliogr. 1926. Nr. 4, p. 180. Ref.: Zentralbl. f. Haut- u. Geschlechtskrankh. Bd. 23, S. 61. 1927. — Sota: Med. internat. 1899. Zit. nach Truffi. — Souques et Henry: Paralysie zostérienne d'origine radiculaire. Rev. neurol. 1908. p. 323. — Souques et Lebaume: Distribution radiculaire de la paralyse zostérienne du membre supérieur. Rev. neurol. 1905. p. 437. — Taylor, F.: A case of shingles followed by paralysis of the abdominal muscles. Guy's hosp. reports. Vol. 52. Ref.: Virchow-Hirschs Jahresber. 1897. II, S. 541. — Thevenet, V.: Sur un cas de zona compliqué de paralysie faciale. (Über einen Fall von Herpes zoster durch Facialislähmung kompliziert.) Lyon méd. 1921. Tom. 1, p. 15. Ref.: Zeitschr. f. Haut- u. Geschlechtskrankh. Bd. 1, S. 576. 1921. — Thomas, A.: Les troubles sympathiques et vaso-moteurs dans le zona. Epreuve pilomotrice. Epreuve de la sinapisation. Ligne pigmentaire. (Die sympathischen und vasomotorischen Störungen im Verlaufe des Zoster. Das Pilomotorenzeichen. Das Verhalten nach Auflegen von Senfpflaster. Pigmentlinie.) Soc. de neurol. Paris. 4. 11. 1925. Rev. neurol. 1925. Nr. 5, p. 606. Ref.: Zentralbl. f. Haut- u. Geschlechtskrankh. Bd. 19, S. 499. 1926. — Voigt, E.: l. c. s. u. II, 3b. — Weatherhead, E.: Herpes zoster der Nervengebiete des 2. und 3. Cervicalnerven begleitet von Facialisparalyse. Brit. med. journ. 1909. p. 402. Ref.: Arch. f. Dermatol. u. Syphilis. Bd. 96, S. 414. 1909. — Weber, F. P.: Herpes zoster mit Lähmung des Armes. Brit. journ. of dermatol. November 1915. Ref.: Dermatol. Wochenschr. Bd. 63, S. 683. 1916. — Worster-Drought, C.: Herpes zoster with localized muscular paralysis. (Herpes zoster mit lokalisierter Muskellähmung.) Brit. med. journ. 1923. Nr. 3258, S. 970. Ref.: Zentralbl. f. Haut- u. Geschlechtskrankh. Bd. 10, S. 263. 1923. — Zeiner-Henriksen, K.: Herpes zoster (Typus cervico-brachialis) mit motorischer Lähmung der Schultermuskeln. Norsk. magaz. f. laegevidenskaben. 1923. Nr. 4, S. 411.) Ref.: Zentralbl. f. Haut- u. Geschlechtskrankh. Bd. 10, S. 49. 1923.

d) Sympathische bzw. vasomotorische, sekretorische Störungen; Blasenstörungen und andere seltenere Folgeerscheinungen des Zoster.

Benario: Herpes zoster gangränosus im Bereich des ersten Astes des Trigeminus bei einem 31jährigen Manne. Ärztl. Verein in Frankfurt a. M. Sitz. v. 2. 9. 1905. Ref.: Dtsch. med. Wochenschr. 1907, Nr. 3, S. 1, 2, 3. — Bernhardt: Aussprache zu dem Falle von H. Davidsohn: Über einen Fall von Herpes zoster sacro-genitalis. Berlin. med. Ges. Sitz. v. 18. 6. 1890. Ref.: Berlin. klin. Wochenschr. 1890. Nr. 30, S. 695. — Cain, André et Layani: Zona sacré apparu sur un moignon d'amputation. Coexistence avec des troubles vaso-moteurs et des douleurs causalgiques. Bull. et mém. de la soc. méd. des hôp. de Paris 1927. Nr. 20, p. 863. — Davidsohn, H.: Über einen Fall von Herpes zoster sacro-genitalis. Berlin. med. Ges. Sitz. v. 18. 6. 1890. Ref.: Berlin. klin. Wochenschr. 1890. Nr. 30, S. 695. — Féré: (a) Hallucinations unilatérales homonymes dans le zona de la face. Cpt. rend. des séances de la soc. de biol. 1892. p. 349. (b) Note sur un cas de zona de la face avec hallucinations du gout et hallucinations unilatérales de l'ouie chez un paralytique général. Cpt. rend. hebdom. de la soc. de biol. 1899. p. 458. — v. Frankl-Hochwart: Aussprache zu dem Falle von Volk. Ges. d. Ärzte. in Wien. Sitz. v. 5. Dez. 1913. Ref.: Wien. klin. Wochenschr. 1913. Nr. 51, S. 2116. Grassmann: l. c. s. u. II, 2b β. — Guillain: Periarthritis rheumatica chronica im Anschluß an einen Zoster und lokalisiert im Eruptionsgebiet desselben. Bull. et mém. de la soc. méd. des hôp. de Paris. 31. Okt. 1913. Ref.: Dermatol. Wochenschrift. Bd. 59, S. 1102. 1914. — Guillain et Perrin: Syndrome rhumatismal chronique consécutif à un zona. Rev. neurol. 1910. p. 535. — Guillain, G. und D. Routier: Chronische rheumatische Periarthritis im Gefolge eines Herpes zoster. Bull. et mém. de la soc. méd. des hôp. de Paris. 1913. Nr. 31. Ref.: Arch. f. Dermatol. u. Syphilis. Bd. 119, S. 460. 1914. — Hardy: Über die Zona. Gaz. des hôp. civ. et milit. 1876. p. 103. Ref.: Vierteljahresschr. f. Dermatol. u. Syphilis. Bd. 4, S. 249. 1877. — Heller, I.: Zur Kasuistik seltener Nagelerkrankungen. XII. Onychogryphosis als Nachkrankheit des Herpes zoster (Neuritis, Sudecksche Knochenatrophie). Dermatol. Zeitschr. Bd. 23, S. 726. 1916. — Higier: Zur Klinik der Schweißanomalien bei Polyomyelitis anterior (spinaler Kinderlähmung) und posterior (Herpes zoster). Dtsch. Zeitschr. f. Nervenheilk. Bd. 20, S. 426. 1901. — Horstmann: Herpes zoster frontalis s. ophthalmicus. Charité-Annalen, Neue Folge, Jg. 3, S. 703. 1876. — Jeanselme et Sézary: Herpès de la face et syndrome sympathique cervical unilatéraux chez un tabétique. Rev. neurol. 1907. p. 801. — Loeper: La ganglio-radiculite zostérienne tuberculeuse. Progr. méd. 1911. p. 365. — Magnus: Herpes zoster med forandringer i rygmawen. Norsk magaz. f. laegevidenskaben. 1906. p. 1429. — Nieden, A.:

Ein Fall von rezidivierendem Herpes zoster ophthalmicus. Zentralbl. f. prakt. Augenheilk. Bd. 16, S. 161. 1882. — NOBL: Herpes zoster gangraenosus und Vitiligo. Wien. dermatol. Ges. 25. 10. 1923. Ref.: Zentralbl. f. Haut- u. Geschlechtskrankh. Bd. 11, S. 288, 1924. — PARSAT: Zona de la fesse, du périnée et du scrotum, avec rétension complète d'urine et des matières fécales. Ann. de dermatol. et de syphiligr. 1910. Nr. 6, p. 332. — RAMOND et POIRAULT: Zona avec paralysie faciale, troubles trophiques et sensitifs de la muqueuse linguale. Bull. et mém. de la soc. méd. des hôp. de Paris. 1924. p. 847. — SOUQUES, A.: Pigmentation cutanée en demi-ceinture dans un cas de zona intercostal. (Halbgürtelförmige Hautpigmentierung bei einem Falle von Herpes zoster intercostalis.) Soc. de neurol. Paris. 3. 2. 1921. Rev. neurol. 1921. Nr. 2, p. 202. Ref.: Zentralbl. f. Haut- u. Geschlechtskrankh. Bd. 2, S. 60. 1921. — SPITZER: Herpes zoster nach Tuberkulin. Schlesische Dermatol. Ges. 25. 7. 1925. Ref.: Zentralbl. f. Haut- u. Geschlechtskrankh. Bd. 18, S. 755. 1925. — STEIN: Über einen Fall von Sympathicuslähmung bei Herpes zoster. Zeitschr. f. Augenheilk. Bd. 8, S. 334. 1902. — SUDEK: Knochenatrophie der Finger im Anschluß an Herpes zoster brachialis. Nach A. SCHÜLLER „Röntgendiagnostik" in LEWANDOWSKYs Handb. d. Neurol. Bd. 1, S. 1222. 1910. — TOMEY: Troubles de la miction au cours d'un zona glutéofémoral. Journ. des malad. cutan et syphil. 1909. Nr. 1, p. 12. Ref.: Monatsh. f. prakt. Dermatol. Bd. 48, S. 536. 1909. — TRIANTAPHYLIDÈS: Über einen Fall von LANDRYscher Krankheit nach Gürtelrose. Méd. orient. 1903. Nr. 8. Ref.: Monatsh. f. prakt. Dermatol. Bd. 38, S. 299. 1904. — TURNER: Verschwinden von paroxysmalen Attacken von Tachykardien nach Ausbruch von Herpes zoster. Brit. med. journ. 9. 10. 1909. Ref.: Monatsh. f. prakt. Dermatol. Bd. 49, S. 516. 1909. — VARIOL: Note sur un cas de hoquet persistant an cours d'un zona thoracique. Bull. de la soc. de pédiatr. de Paris. 1907. Zit. nach F. LEWANDOWSKY: Zeitschr. f. d. ges. Neurol. u. Psychiatrie. R. 2, S. 241. 1911. — WINTERNITZ, R.: Herpes zoster gangraenosus cervicalis, Facialislähmung, partielle Alopecie. Verein dtsch. Ärzte in Prag. Sitz. v. Juni 1904. Ref.: Münch. med. Wochenschr. 1904. Nr. 38. 1718.

4. Zostermeningitiden mit und ohne klinische Ausfallserscheinungen und ihre Befunde in der Rückenmarksflüssigkeit.

ABADIE: Résultat de l'examen cytologique de quelques liquides céphalo-rachidiens. Réunion biologique de Bordeaux. 13. 7. 1902. — ACHARD, CH. et GRENET: Bull. et mém. de la soc. méd. des hôp. de Paris. 5. 12. 1902. — ACHARD, CH. et M. LOEPER: Deux cas de fièvre zostérienne avec examen microbiologique du liquide céphalo-rachidien. Bull. et mém. de la soc. méd. des hôp. de Paris. 21. 2. 1901. Ref.: Sem. méd. 21. 3. 1901. — ACHARD, CH., M. LOEPER et CH. LAUBRY: Le liquide céphalo-rachidien dans le zona. Bull. et mém. de la soc. méd. des hôp. de Paris. 15. 3. 1901. p. 260. — AVENIER, R.: La méningite zonateuse. Thèse de Paris. 1908. Nr. 321. — BELBEZE, R.: Sur la présence du signe de KERNIG dans le zona. Arch. gén. de méd. 1906. Nr. 9, p. 520. Ref.: Dermatol. Zentralbl. Bd. 10, S. 114. 1907. — BRANDEIS: Cytologie du liquide céphalo-rachidien dans 4 cas de zona. Réun. biol. de Bordeaux. 12. 4. 1904. — BRISSAUD et SICARD: Cytologie du liquide céphalo-rachidien dans le zona thoracique. Bull. et mém. de la soc. méd. des hôp. de Paris. 21. 3. 1901. — BROWN, W. H. and B. DUJARDIN: The cerebro-spinal fluid in Herpes zoster, and the relations of Herpes zoster to Syphilis. Brain. Vol. 42, p. 86. 1919. Ref.: Zeitschr. f. d. ges. Neurol. u. Psychiatrie. R. 21, S. 64. 1920. — CHAUFFARD et BOIDIN: Un ans de ponctions lombaires dans un service hospitalier. Gaz. des hôp. civ. et milit. 28. 6. 1904. — CHAUFFARD, A. et FROIN: (a) Deux cas de zona avec lymphocytose du liquide céphalorachidien. Bull. et mém. de la soc. méd. des hôp. de Paris. 21. 11. 1902. (b) Nature, évolution et durée de la réaction méningée dans le zona. Bull. et mém. de la soc. méd. des hôp. de Paris. 21. 11. 1902. p. 994. — CHAUFFARD, A. et H. RENDU: Méningite zonateuse tardive dans un cas de zona ophthalmique. Bull. et mém. de la soc. méd. des hôp. 8. 2. 1907. p. 141. — CHAVASSE: Aussprache zu LANNOIS: Bericht über d. 7. internat. Otologenkongr. in Bordeaux (1.—4. 8. 1904). Ref.: Arch. f. Ohren-, Nasen- u. Kehlkopfheilk. Bd. 64, S. 77. 1905. — CLAUDE, H. und H. SCHÄFFER: Paralytischer Zoster der Hirnnerven und die Theorie der Poliomyelitis acuta posterior. Presse méd. 1911. Nr. 42. Ref.: Arch. f. Dermatol. u. Syphilis. Bd. 112, S. 98. 1912. — DOPTER: Sur un cas de zona thoracique à distribution métamérique (Cytologie, Bactériologie). Bull. et mém. de la soc. méd. des hôp. de Paris. 25. 7. 1901. — ERB, W.: Über die Diagnose und Frühdiagnose der syphilogenen Erkrankungen des zentralen Nervensystems. Ausarbeitung eines auf der 32. Wanderversammlung südwestdtsch. Neurologen u. Irrenärzte in Baden-Baden am 1. 7. 1907 gehaltenen Vortrages. Dtsch. Zeitschr. f. Nervenheilk. Bd. 38, S. 425. 1907. — ENGHOFF, H.: Studies on zoster. With a contribution to an increased knowledge of the intersegmental overlapping of sensibility. (Studien über Herpes zoster. Ein Beitrag zur Kenntnis der segmentären Überdeckung der Sensibilität.) Acta med. scandinav. Vol. 54, p. 468. 1921. Ref.: Kongreßzentralbl. f. inn. Med. Bd. 20, S. 576. 1921. — GISMONDI: Un caso di herpes zoster di probabile origine varicellosa decorso con reazione meningea. Prat. pediatr. Vol. 4, p. 323. 1927. Ref.: Zentralbl. f. Haut- u. Geschlechtskrankh. Bd. 25, S. 317. 1927. — Griffon: Étude cytoscopique du liquide céphalo-rachidien dans onze cas de zona. Soc. anat. 12. 2. 1904. — Kafka, V.: Die Cerebrospinalflüssigkeit. Zeitschr. f. d. ges. Neurol. u. Psychiatrie. R. 6, S. 321/449. 1913. — Kleefeld: Zoster intercostalis mit Meningealreizung. Journ. de Bruxelles. 1913. Nr. 17. Ref.: Dermatol. Wochenschr. Bd. 59, S. 1102. 1914. — Margarot, P.: Zona et méningite. Contribution à l'étude des lésions concomitantes des centres nerveux et de leurs enveloppes. Thèse de Montpellier. 1910. Nr. 102. — Margarot et Roger: Zona et méningitie ourlienne. Soc. des scienc. méd. de Montpellier. 21. 5. 1919. — Marinescu et Draganescu: Nouvelles contributions à la pathogénie et à la physiologie pathologique du zona zoster. Bull. de l'acad. de méd. 1927. Nr. 15, p. 473. — Merzbacher: Die Beziehung der Syphilis zur Lymphocytose der Cerebrospinalflüssigkeit und zur Lehre von der „meningitischen Reizung". Zentralbl. f. Nervenheilk. u. Psych. Bd. 29, S. 304/352. 1906. — Mestrezat, W.: Le liquide céphalo-rachidien normal et pathologique. Thèse de Montpellier. 1911. Nr. 17. — Nicolau et A. Banciu: Constatations bactériologiques dans le liquide céphalo-rachidien d'un malade atteint de zona. Bull. et mém. de la soc. méd. des hôp. de Paris. Okt. 1920. — Queyrat et Feuillié: Lymphocytose du liquide céphalo-rachidien dans un cas de zona, intéressant le plexus sacré. Bull. et mém. de la soc. méd. des hôp. de Paris. 21. 6. 1907. — Raimond, V. und Lot: Über die Ätiologie und Pathogenese des Herpes zoster. Bull. et mém. de la soc. méd. des hôp. de Paris. 1913. Nr. 30. Ref.: Arch. f. Dermatol. u. Syphilis. Bd. 119, S. 460. 1914. — Ralliou, L.: De la lymphocytose du liquide céphalo-rachidien dans le zona. Thèse de Paris. 1904. Nr. 53. — Ramond, L.: A propos du zona. (Adénite zostérienne primitive. Zona fruste. Méningite zonateuse. Les troubles moteurs dans le zona. Traitement de l'herpès zoster.) Progr. méd. 1923. Nr. 9, p. 97. Ref.: Zentralbl. f. Haut- u. Geschlechtskrankh. Bd. 8, S. 452. 1923. — Rénon, L. et P. Blamoutier: s. u. II. b), δ), l. c. — Roger et Margarot: Le zona ourlien. Rév. de méd. 1909. Nr. 11, p. 826. — Schönfeld, W.: (a) Die Untersuchung der Rückenmarksflüssigkeit, ihre Methoden und ihre Ergebnisse mit besonderer Berücksichtigung der Syphilis. Arch. f. Dermatol. u. Syphilis. Bd. 127. S. 415. 1919. (b) Herpes zoster und intralumbale Eingriffe nebst Bemerkungen über die im Kriege beobachteten Fälle von Herpes zoster nach Verwundungen. (Eine klinische Studie.) Arch. f. Dermatol. u. Syphilis. Bd. 150, S. 16. 1926. — Sicard: (a) Discussion sur la lymphocytose du zona. Bull. et mém. de la soc. méd. des hôp. de Paris. 25. 6. 1906. (b) Le liquide céphalo-rachidien. Collec. Léauté. p. 182. — Sicard et Brissaud: Bull. et mém. de la soc. méd. des hôp. de Paris. 2. 2. 1901. Zit. nach Beyer. p. 27. — Targowla, R.: Sur le liquide céphalo-rachidien au cours du zona. (Über den Liquor cerebrospinalis im Verlauf des Herpes zoster.) Paris méd. 1922. Nr. 47, p. 480. Ref.: Zentralbl. f. Haut- u. Geschlechtskrankh. Bd. 8, S. 37. 1923. — Ullmann, K.: Aussprache zu der Vorstellung von G. Nobl: Herpes zoster gangraenosus universalis. Ges. d. Ärzte in Wien. 8. 2. 1918. Ref.: Wien. klin. Wochenschrift. 1918. Nr. 8, S. 226. — Widal: (a) Thèse de Ralliou s. o. (b) Le zona fruste. Journ. de méd. et de chirurg. prat. 10. 1. 1907. — Widal et Lesourd: Zona métamérique du membre inférieur présence des éléments cellulaires dans le liquide céphalo-rachidien. Bull. et mém. de la soc. méd. des hôp. de Paris. 26. 7. 1901. — Zamfiresco: Examen liquide céphalo-rachidien dans deux cas de zona. Bull. de la soc. des sciences méd. de Bucarest. 1904. —

5. Immunität und Rückfälle.

Blaschko: l. c. s. u. A. — Cazères, H. J. B.: Quelques recherches sur la fréquence de la récidive dans le zona au point de vue de ses rapports avec l'étiologie de cette affection. Thèse de Bordeaux. 1900. Nr. 101. — Dubreuilh: Récidive de zona. Soc. de méd. et de chirurg. de Bordeaux. 25. 5. 1900. Gaz. hebd. de méd. et de chirurg. 1900. Nr. 51. Ref.: Arch. f. Dermatol. u. Syphilis. Bd. 57. S. 472. 1901. — Fabre: Ein Fall von rezidivierendem Herpes zoster. Gaz. méd. 1883. Nr. 42, p. 500. Ref.: Vierteljahresschr. f. Dermatol. u. Syphilis. Bd. 9, S. 156. 1884. — Gianelli, C. V.: Familiärer rezidivierender Herpes zoster. Bull. et mém. de la soc. franç. de dermatol. 4. 12. 1913. Ref.: Dermatol. Wochenschr. Bd. 58, S. 271. 1914. — Gougerot, H. und H. Salin: (a) Herpes zoster mit multiplen Lokalisationen und zosterische Immunisierung. Gaz. des hôp. 1910. Nr. 131. Ref.: Dermatol. Wochenschrift. Bd. 53, S. 53. 1911. (b) Wiederholter Zoster und Immunität. Bull. de la soc. franç. de dermatol. 5. 1. 1911. Ref.: Dermatol. Wochenschr. Bd. 52, S. 480. 1911. — Hartzell: Recurrent herpes zoster. Americ. journ. of the med. scienc. Vol. 99, p. 373. 1891. Ref.: Dtsch. med. Wochenschr. 1891. Nr. 45, S. 1253. — Hirtz et Salomon: Bull. et mém. de la soc. méd. des hôp. de Paris. 7. 3. 1901. — Hollander: Journ. of the Americ. med. assoc. Vol. 80, p. 470. 1923. Zit. nach Schumacher und Moncorps: Zentralbl. f. Haut- u. Geschlechtskrankh. Bd. 16, S. 289. 1925. — Jadassohn: (a) in I. Darier: Grundriß d. Dermatol. Berlin: Julius Springer 1913. S. 108. (b) Beiträge zur Kenntnis des Lichen, nebst einigen Bemerkungen zur Arsentherapie. Arch. f. Dermatol. u. Syphilis. Festschr.

f. Kaposi. 1900. — Lancashire, G. H.: Herpes zoster recidivans des submaxillaren Anteiles des Nerv. V. Manchester dermatol. Sect. 13. 2. 1913. Ref.: Arch. f. Dermatol. u. Syphilis. R. 115, S. 1034. 1913. — Minet: Zonas atypiques et immunisation zonateuse. Bull. et mém. de la soc. méd. des hôp. de Paris. 1912. S. 46. — Moberg: Fall von rezidivierendem Zoster. Dermatol. Ges. in Stockholm. 29. 10. 1903. Ref.: Dermatol. Wochenschr. Bd. 38, S. 181. 1904. — Netter, A.: Développement d'un Zona dans le domaine du plexus lombaire et du plexus sacré à l'occasion d'une méningite cérébro-spinale. Réapparition d'un zona dans le plexus lombaire, six mois après, au cours de la convalescence d'une pneumonie. Cpt. rend. des séances de la soc. de biol. Tom. 79, p. 755. 1916. Ref.: Zeitschr. f. d. ges. Neurol. u. Psychiatrie R. 14, S. 43. 1917. — Obermayer, M.: Zur Frage der Immunität nach Herpes zoster. Dermatol. Wochenschr. Bd. 86, S. 297. 1928. — Peisert, M.: Über Herpes zoster recidivus. Inaug.-Diss. Berlin 1904. — Pernet, G.: Recurrent Herpes zoster, with remarks on its etiology. Brit. journ. of dermatol. April 1897. Ref.: Arch. f. Dermatol. u. Syphilis. Bd. 50, S. 280. 1899. — Pick, W.: Statistisches vom Herpes zoster. Prag. med. Wochenschr. 1904. Nr. 18. S. 219. — Reissmann, R.: Ein Fall von rezidivierendem Herpes zoster haemorrhagicus im Verlaufe der akuten eitrigen Mittelohrentzündung. Monatsschr. f. Ohrenheilk. u. Laryngo-Rhinol. Bd. 41, S. 640. 1907. — Sederholm: Aussprache zu Moberg: Über rezidivierenden Herpes zoster. Dermatol. Ges. 29. 10. 1903. Ref.: Monatsh. f. prakt. Dermatol. Bd. 38, S. 182. 1904. — Spitzer, L.: Ein Fall von rezidivierendem Herpes zoster am Zeigefinger der linken Hand. Dermatol. Zentralbl. Bd. 8. 1904. — Vörner, H.: (a) Über wiederauftretenden Herpes zoster, im besonderen über Zoster erythematosus und Zoster vegetans. Münch. med. Wochenschr. 1904. Nr. 39, S. 1734. (b) Ein Fall von Herpes zoster recidivus, Zoster dorso-abdominalis, in loco. Arch. f. Dermatol. u. Syphilis. Bd. 78, S. 105. 1906. — Waldo, H.: Rezidivierender Zoster. Brit. med. journ. 21. 5. 1904. Ref.: Monatsh. f. prakt. Dermatol. Bd. 40, S. 72. 1905.

6. Häufigkeit, Lebensalter und Geschlecht, Ansteckungsfähigkeit, Inkubationszeit, gehäuftes Auftreten zu bestimmten Jahreszeiten, Todesfälle beim Zoster.

Audry, Ch.: Conjugaler Herpes zoster. Ann. de dermatol. et de syphiligr. Mai 1914. Ref.: Dermatol. Wochenschr. Bd. 59, S. 1041. 1914. — Bacmeister, A.: Die Ansteckungsfähigkeit des Herpes zoster. Münch. med. Wochenschr. 1920. Nr. 25, S. 721. — Bohn: Der Zoster im Kindesalter. Jahrb. f. Kinderheilk. Bd. 2, S. 19. 1869. — Carini: Über 3 Fälle von Herpes zoster. Morgagni. 1907. Nr. 5. Ref.: Monatsh. f. prakt. Dermatol. Bd. 46, S. 555. 1908. — Comby: (a) Traité des maladies de l'enfance. 1892. p. 678. (b) Le zona chez les enfants. Bull. et mém. de la soc. méd. des hôp. de Paris. 20. 11. 1891. Ref.: Ann. de dermatol. et de syphiligr. Tom. 3, p. 735. 1892. — Cookson, H. A.: Four cases of herpes zoster. (4 Fälle von Herpes zoster.) Lancet. Vol. 206, p. 901. 1924. — Cruchet: Zona infantile par contagion. Paris méd. 1910. Nr. 5. Ref.: Zentralbl. f. inn. Med. 32. S. 620. 1911. — Deas, F.: Herpes zoster, Gangrän, Tod. Lancet 1897. Ref.: Monatsh. f. prakt. Dermatol. Bd. 27, S. 511. 1898. — Debray, G.: Contribution à l'étude du zona épidémique et infectieux. Thèse de Paris. 1894. — Dörge, H.: Herpes zoster und seine Ansteckungsfähigkeit. Tidsskrift f. d. norske lägeforeningen. 1914. Nr. 19. Ref.: Dermatol. Wochenschr. Bd. 61, S. 927. 1915. — Dopter, C.: Sur une épidémie du zona. Rev. de méd. 1901. p. 407. Ref.: Zentralbl. f. inn. Med. Bd. 23, S. 460. 1902. — Evans, W.: Lebensalter und Herpes zoster. Brit. journ. of dermatol. Juni 1905. Nr. 6. Ref.: Monatsh. f. prakt. Dermatol. Bd. 41, S. 208. 1905. — Fischer, R.: l. c. s. u. II, 3b. — Fuhltroft: Gehäuftes Auftreten von Herpes zoster. Münch. med. Wochenschr. 1920. Nr. 46, S. 1321. — Gaehde, Fr.: Halbseitiger Herpes zoster bei einem neugeborenen Kinde mit nachfolgender Eklampsie. Dtsch. Medizinalzeitg. 1897. Nr. 101. Ref.: Monatsh. f. prakt. Dermatol. Bd. 27, S. 511. 1898. — Gianelli: Familiärer Herpes zoster. Bull. de la soc. franç. de dermatol. 4. 12. 1913. Ref.: Arch. f. Dermatol. u. Syphilis. R. 117, S. 906. 1914. — Glaubersohn s. l. c. II. 2a γ. — Greenough: Herpes zoster. Med. record. Vol. 36, Nr. 17. Ref.: Monatsh. f. prakt. Dermatol. Bd. 10, S. 44. 1890. — Hardy: s. l. c. u. II, 3e. — Haslund: Zona als akute Infektionskrankheit. Arch. f. Dermatol. u. Syphilis. Festschr. f. Kaposi. 1900. S. 169. — Isaac: Aussprache zu der Vorstellung von Frantzen: Fall von Herpes zoster des Gesichts und weichen Gaumens. Berlin. dermatol. Verein. 14. 2. 1895. Ref.: Monatsh. f. prakt. Dermatol. Bd. 20, S. 396. 1895. — Kaposi (a): Bemerkungen über die jüngste Zosterepidemie und zur Ätiologie des Zoster. Dtsch. dermatol. Ges. 1. Kongr. zu Prag. 10.—12. Juni 1889. Arch. f. Dermatol. u. Syphilis. Bd. 21, S. 57. 1889. (b) Aussprache zu dem Fall von Kreibich. Wien. dermatol. Ges. 7. 2. 1900. Ref.: Arch. f. Dermatol. u. Syphilis. Bd. 52, S. 405. 1900. — Kopp, C.: Die Trophoneurosen der Haut. „Herpes zoster". Wien 1886. — Küster, K.: Brand-Gürtelrose. Med. Klinik. 1923. Nr. 50, S. 1638. — Lomer: Herpes zoster bei einem 4 Tage alten Kinde. Zentralbl. f. Gynäkol. 1889. Nr. 45. S. 778. — Millon, R.: „Zona". Traité des maladies de l'enfance von Grancher, Comby et Marfan. Bd. 5, p. 392. — Paggi, C.: Über die Natur des Herpes zoster. Settimana med. delle Sperimentale. 1896. Nr. 38. Ref.: Monatsh. f. prakt. Dermatologie. Bd. 24, S. 536. 1897. — Perutz, A.: Ist der Herpes zoster eine „Saisonkrankheit"? Wien. med. Wochenschr. 1926. Nr. 24, S. A. — Pick, W.: l. c. s. u. II. 5. — Pudor, G. A.: Possible contagion in 5 cases of herpes zoster. Americ. journ. of the med. sciences. 1899. Ref.: Dermatol. Centralbl. Bd. 3, S. 143. 1900. — Reepel, Fr.: Nähere und entferntere Beziehungen zur Ätiologie des Herpes zoster. Inaug.-Diss. Berlin 1887. — Rothmann: Endemischer Zoster. Verein f. inn. Med. u. Kinderheilk. Berlin 25. 10. 1909. Ref.: Berlin. klin. Wochenschr. 1909. Nr. 45, S. 2036. — Rouzier-Joly: Du zona. Thèse de Montpellier. 1895. Nr. 34. — Sachs, O.: (a) Zur Lehre vom Herpes zoster nebst Mitteilung über eine in Breslau beobachtete Zoster-epidemie. Zeitschr. f. Heilk. 1904. Ref.: Monatsh. f. prakt. Dermatol. Bd. 41, S. 292. 1905. (b) Beitrag zum Studium des Herpes zoster und Beschreibung einer in Breslau beob-achteten Zosterepidemie. Zeitschr. f. Heilk. Bd. 27, Nr. 12. 1906. Ref.: Monatsh. f. prakt. Dermatol. Bd. 45, S. 559. 1907. — Sáinz de Aja, E. Alvarez: Varicellen und Zoster. Actas dermo-sifiliogr. 1926. Nr. 3, p. 106. Ref.: Zentralbl. f. Haut- u. Geschlechts-krankh. Bd. 21, S. 604. 1926. — Shattuck, E. C.: 3 Fälle von Herpes zoster auf den Philippinen. Americ. journ of dermatol a. genito-urinary dis. Vol. 11, p. 10. 1908. Ref.: Monatsh. f. prakt. Dermatol. Bd. 46, S. 37. 1908. — Thal: Ist die Zona eine Saisonkrank-heit? Hosp. tid. 1905. p. 113. Ref.: Virchow-Hirschs Jahresb. Bd. 2, S. 782. 1905. — Tichý: Herpes zoster epidemicus. Časopis lékařů českých. 1925. Nr. 47, S. 1704. Ref.: Zentralbl. f. Haut- u. Geschlechtskrankh. Bd. 19, S. 871. 1926. — Ustinovskij, A.: Zur Ätiologie des Erythema exsudativum multiforme, des Zoster und der Pityriasis rosea. Moskovskij medicinskij Žurnal. 1926. Nr. 11, p. 41. Ref.: Zentralbl. f. Haut- u. Ge-schlechtskrankh. Bd. 24, S. 49. 1927. — Veras, S.: Herpes zoster by contagion. (Herpes zoster durch Übertragung.) Brit. journ. of childr. dis. Vol. 9, p. 360. 1912. Ref.: Kongreß-zentralbl. f. inn. Med. Bd. 6, S. 375. 1913. — Weiss, E.: Über epidemischen Zoster. Arch. f. Dermatol. u. Syphilis. Bd. 22, S. 609. 1890. — Zeissl, M. v.: Zur Ätiologie von Herpes zoster, Purpura rheumatica, Skorbut, Morbus maculosus Werlhofii. Der Amtsarzt. 1916. Nr. 4—6. Ref.: Zeitschr. f. Medizinalbeamte. 1917. Nr. 9. S. 281. — Zimmern, F.: Zur Ätiologie des idiopathischen Herpes zoster. Dermatol. Zeitschr. Bd. 24, S. 32. 1917.

III. Pathologisch-anatomische Untersuchungen und Befunde beim Zoster.
1. Die Erscheinungen an der Haut. 2. Drüsen.

Frieboes, W.: (a) Grundriß der Histopathologie der Hautkrankheiten. S. 26. Leipzig C. W. Vogel 1921. (b) Beiträge zur Anatomie und Biologie der Haut. VIII. Bio-logische Deutungsversuche, pathologische Hautprozesse (Ekzem- und Zosterbläschen, ballonierende und retikulierende Degeneration, Entstehungsweise nicht parasitärer Haut-exantheme). Arch. f. Dermatol. u. Syphilis. Bd. 139, S. 177. 1922. — Grindon: Recurrent zoster. Journ. of cut. a. genito-urin. dis. 1895. p. 191. — Hay: Etiology of zoster. Journ. of cut. a. genito-urin. dis. 1898. p. 1. — Hoffmann, E.: Keilförmige Epithelnekrose in frischen Zosterefflorescenzen. Verhandl. d. 5. internat. dermatol. Kongr. Bd. 2, S. 428. Hoffmann, E. und W. Frieboes: Beitrag zur Histopathologie des Herpes zoster. Arch. f. Dermatol. u. Syphilis. Bd. 113, S. 443. 1912. — Huber, A.: Vergleichende Untersuchungen über den histologischen Bau der Bläschen bei Herpes zoster und bei „Herpes zoster hystericus gangraenosus". Arch. f. Dermatol. u. Syphilis. 1900. Kaposi-Festschrift. S. 239. — Kopp: l. c. s. u. A. — Kopytowski, W.: Zur pathologischen Anatomie des Herpes zoster. Arch. f. Dermatol. u. Syphilis. Bd. 54, S. 17. 1900. — Lipschütz, B.: (a) Über die Herkunft der Guarnierischen Körper. Wien. med. Wochenschr. 1920. Nr. 30/31./32. (b) Untersuchungen über die Ätiologie der Krankheiten der Herpesgruppe. (Herpes zoster. Herpes genitalis, Herpes febrilis.) Arch. f. Dermatol. u. Syphilis. Bd. 136, S. 428. 1921. — (c) Zur Frage des Herpes zoster. Wien. klin. Wochenschr. 1920. Nr. 38, S. 836. (d) Schluß-wort zu seinem Vortrag „Zur Frage des Herpes zoster". Wien. dermatol. Ges. 24. 6. 1920. Ref.: Arch. f. Dermatol. u. Syphilis. Bd. 137, S. 84. 1921. (e) Über den jetzigen Stand unserer Kenntnisse von der Ätiologie des Herpes zoster. Wien. klin. Wochenschr. 1924. Nr. 8, S. 183. (f) Über die Mikroskopie der Impfreaktion und des Bläschenexanthems nach Impfung mit Herpes zoster. 88. Vers. dtsch. Naturf. u. Ärzte in Innsbruck. Sitz. v. 26. 9. 1924. Ref.: Dermatol. Wochenschr. Bd. 79, S. 1647. 1924. (g) Schlußwort zu seinem Vortrag: Über die Mikroskopie der Impfreaktion und des Bläschenexanthems nach Impfung mit Herpes zoster. 88. Vers. dtsch. Naturf. u. Ärzte in Innsbruck. Sitz. v. 16. 9. 1924. Ref.: Dermatol. Wochenschr. Bd. 79, S. 1648. 1924. — (h) „Herpetischer Zoster", Kern-einschluß oder Kerndegeneration. Zentralbl. f. Bakteriol., Parasitenk. u. Infektionskrankh., Abt. I. Orig. Bd. 93, S. 361. 1924. (i) Schlußwort zu seinem Vortrage mit Kundratitz: Über die Ätiologie des Zoster und seine Beziehungen zu den Varicellen. (Ges. f. inn. Med. u. Kinderheilk. Wien. Sitz. v. 19. 2. 1925.) Ref.: Wien. med. Wochenschr. 1925. Nr. 14.

S. 823. — (k) Weitere Untersuchungen über die Ätiologie des Zoster. I. Über die Mikroskopie der Impfreaktion und des generalisierten Bläschenexanthems nach Impfung mit Zoster. Nach einem auf der Versammlung deutscher Naturforscher und Ärzte in Innsbruck im September 1924 gehaltenen Vortrag. Arch. f. Dermatol. u. Syphilis. Bd. 149, S. 196. 1925. — Lipschütz, B. und I. Kundratitz: Über die Ätiologie des Zoster und seine Beziehungen zu den Varicellen. (Ges. f. inn. Med. u. Kinderheilk. Wien. Sitz. 19. 2. 1925.) Ref.: Wien. med. Wochenschr. 1925. Nr. 14, S. 823. — Luger und Lauda: „Herpetischer Zoster"? Kerneinschluß oder Kerndegeneration. [Bemerkungen zu der gleichnamigen Arbeit von Privatdozent Dr. B. Lipschütz, Wien. (Zentralbl. f. Bakteriol., Parasitenk. u. Infektionskrankh., Abt. I, Orig. Bd. 93, S. 361).] Zentralbl. f. Bakteriol.. Parasitenkunde u. Infektionskrankh.. Abt. I, Orig. Bd. 94, S. 469. [S. a. u. V. 1. a).] — Marinescu, M. G.: Beitrag zur Pathogenese und zur pathologischen Physiologie des Herpes zoster. Rif. med. Vol. 38, p. 1211. 1922. et Bull. de l'acad. de méd. 1922. Nr. 41, p. 487. Ref.: Zentralbl. f. Haut- u. Geschlechtskrankh. Bd. 8, S. 170. 1923. — Marinescu, G. M. et S. Draganescu: Contribution à la pathogénie et à la physiologie pathologique du zona zoster. (Über Pathogenese und pathologische Physiologie des Herpes zoster.) Rev. neurol. 1923. Nr. 1, p. 30. Ref.: Zentralbl. f. Haut- u. Geschlechtskrankh. Bd. 9, S. 456. 1923. — Oppenheim: Aussprache zu dem Vortrag von Lipschütz: Zur Frage des Herpes zoster. Verhandl. d. Wien. dermatol. Ges. 24. 6. 1920. Ref.: Arch. f. Dermatol. u. Syphilis. Bd. 137, S. 83. 1921. — Oppenheim, M.: Vaselinoderma verrucosum. (Eine durch unreines Vaselin verursachte Hauterkrankung eigener Art.) Arch. f. Dermatol. u. Syphilis. Bd. 131, S. 272. 1921. — Paschen: (a) Chlamydozoenbefunde bei Herpes zoster (Lipschütz) mit Demonstrationen. Arch. f. Schiffs- u. Tropenhyg. 1921. (b) Aussprache zu Wohlwill: Über Herpes zoster. Klin. Wochenschr. 1923. Nr. 11, S. 519. — Pollitzer, S.: Note on the histology of herpes zoster. Journ. of cut. a. genitourin. dis. Vol. 21, p. 73. 1903. Ref.: Virchow-Hirschs Jahresber. 1903. II, S. 738. — Sachs: Aussprache zu Lipschütz: Über die Ätiologie des Herpes genitalis. Wien. dermatol. Ges. 25. 11. 1920. Ref.: Arch. f. Dermatol. u. Syphilis. Bd. 137. (Ref.) S. 109. 1921. — Török, L.: Die Angioneurosenlehre und die hämatogene Hautentzündung. Nach einem in der Budapester Königl. Ges. der Ärzte gehaltenen Vortrag. Wien. klin. Wochenschr. 1906. Nr. 51, S. 1539. — Unna, K. G.: Hautkrankheiten im Lehrbuch d. spez. pathol. Anat. von I. Orth. S. 154. Berlin: August Hirschwald 1894. — Zieler-Jacobi: Lehrbuch und Atlas der Haut- und Geschlechtskrankheiten. S. 224. Berlin-Wien: Urban u. Schwarzenberg 1924.

3. Pathologisch-anatomische Untersuchungen und Befunde am zentralen und peripheren Nervensystem.

Arnesen, J.: Ein Fall von Zoster gangraenosus mit Veränderungen in Spinalganglien und Rückenmark. Norsk. magaz. f. laegevidenskaben. Vol. 87, p. 465. 1926. Ref.: Zentralbl. f. Haut- u. Geschlechtskrankh. Bd. 22, S. 520. 1927. — Besche, A. de: Herpes zoster mit pathologisch-anatomischen Veränderungen im Rückenmark. Zentralbl. f. allg. Pathologie u. pathol. Anat. Bd. 21, Nr. 20. — Bielschowsky, M.: l. c. s. u. A. — Crosti, A.: Herpes zoster bei generalisierter Sklerodermie. Giorn. ital. di dermatol. 1927. Nr. 1, S. 37. Ref.: Dermatol. Zeitschr. Bd. 52, S. 57. 1928. — Curschmann, H. und C. Eisenlohr: Zur Pathologie und pathologischen Anatomie der Neuritis und des Herpes zoster. Dtsch. Arch. f. klin. Med. Bd. 34, S. 409. 1884. — Dejerine et Thomas: Les lésions radiculoganglionnaires du zona. Rev. neurol. 1907. Nr. 10, p. 469. — Delille, Ar. et Camus: Un cas de zona à topographie radiculaire suivi d'autopsie. Rev. neurol. 1903. p. 246. — Dubler, A.: Über Neuritis bei Herpes zoster. Virchows Arch. f. pathol. Anat. u. Physiol. Bd. 96, S. 195. 1884. Ältere Literatur. — Eichhorst, H.: Beiträge zur Kenntnis der Alkoholneuritis. Dtsch. Arch. f. klin. Med. Bd. 121, S. 1. 1917. — Fahr, Th.: (a) Fall von Herpes zoster. Ärztl. Ver. z. Hamburg. 31. 10. 1916. Ref.: Zeitschr. f. d. ges. Neurol. u. Psychiatrie. Bd. 13. S. 630. 1917. (b) Kurzer Beitrag zur Frage des Herpes zoster. Dermatol. Wochenschrift. Bd. 64. S. 285. 1917. — Fischer, B.: Die Veränderung der Spinalganglien bei Herpes zoster. Festschr. f. Chiari. S. 286. Wien: Braumüller 1908. — Fischl, F.: Herpes zoster generalisatus bei Leucaemia lymphatica. Arch. f. Dermatol. u. Syphilis. Bd. 118, S. 553. 1913. — Freund, H.: Zoster und Leukämie. Ein Beitrag zur Kenntnis des symptomatischen Zoster. Acrh. f. Dermatol. u. Syphilis. Bd. 154, S. 476. 1928. — Frisch, A.: l. c. s. u. II, 1. — Gilardini, G.: Über die Pathogenese des Herpes zoster. Morgagni. 11. 4. 1910. Ref.: Monatsh. f. prakt. Dermatol. Bd. 51, S. 235. 1910. — Gold, E.: Anatomische Untersuchungen eines Falles von Herpes zoster. Dermatol. Zeitschr. Bd. 24, S. 100. 1917. — Head und Campbell: l. c. s. u. A. — Hedinger, E.: Beitrag zur Lehre vom Herpes zoster. Dtsch. Zeitschr. f. Nervenheilk. Bd. 24, S. 305. 1903. — Henneberg, R.: Doppelseitige Trigeminusneuralgie infolge von Lymphom beider Gasserschen Ganglien. Klin. Wochenschr. 1922. Nr. 50, S. 2479. — Herzog: Über cystische Degeneration der Spinalganglien und der hinteren Wurzeln bei progressiver Sklerodermie. Schweiz. med. Wochenschr. 1920. Nr. 31. — Hesser, S.: Lésions anatomiques dans un cas de zona.

(Anatomische Veränderungen bei einem Fall von Herpes zoster.) Acta. med. scandinav. Bd. 60, S. 278. 1924. — Haward: Further observations on the relation of lesions of the Gasserian and posterior root ganglia to herpes occuring in pneumonia and cerebrospinal meningitis. Americ. journ. of med. sciences. Vol. 130, p. 1012. 1905. — Kaposi: Zur Ätiologie des Herpes zoster. Wien. med. Jahrb. 1876. Zit. nach Dubler. — Kürsteiner, W.: Zur Pathologie des Herpes zoster. Korresp.-Blatt f. schweiz. Ärzte. 1913. Nr. 45, S. 1438. — Laignel-Lavastine: Pathologie du sympathique. cap. 21, p. 510. Paris: Alcan 1924. — Lauber: Ein Fall von Herpes zoster ophthalmicus. Arch. f. vergl. Ophth. Bd. 55, S. 564. 1903. — Lesser, E.: a) Beiträge zur Lehre des Herpes zoster. Virchows Arch. f. pathol. Anat. u. Physiol. Bd. 86, S. 391. 1881. (b) Weitere Beiträge zur Lehre vom Herpes zoster. Virchows Arch. f. pathol. Anat. u. Physiol. Bd. 93, S. 506. 1883. — Lhermitte, J. et Nicolas: Les lésions spinales du zona. La Myelite zostérienne. (Die Spinalveränderung bei Herpes zoster-Myelitis.) Soc. de neurol. Paris. 28. 2. 1924. Rev. neurol. 1924. Nr. 3, S. 361. — Magnus, W.: Herpes zoster mit Veränderungen im Rückenmarke. Norsk. ark. f. laegevidenskaben. 1906. Ref.: Zeitschr. f. pathol. Anat. 1907. — Marburg, O.: Zur Pathologie der Spinalganglien. Arb. a. d. neurol. Inst. d. Wiener Univ. Bd. 8, S. 102. 1902. Lit. — Marinescu et Draganescu: l. c. s. u. II, 4. — Müller, L. R. und Dahl: Die Beteiligung des sympathischen Nervensystems an der Kopfinnervation. Dtsch. Arch. f. klin. Med. Bd. 99, S. 48. 1910. — Nieuwenhuijse, P.: Die pathologisch-anatomische Untersuchung eines Falles von Herpes zoster. Zeitschr. f. d. ges. Neurol. u. Psychiatrie. Bd. 22, S. 45. 1914. — Nyáry, L.: (a) Beiträge zur Pathologie des Herpes zoster. Orvosi Hetilap. 1920. Nr. 43. Ref.: Neurol. Zentralbl. Bd. 40, S. 263. 1921. (b) Beiträge zur Pathologie des Herpes zoster. Dtsch. Zeitschr. f. Nervenheilk. Bd. 68/68, S. 242. 1921. — Pitres, A. et L. Vaillard: Contribution à l'étude des névrites périphériques non traumatiques (4. Zoster). Arch. internat. de neurol. Tom. 5, p. 191/290. 1883. — Pollitzer, S.: l. c. s. u. III, 1 u. 2. — Salomon, E.: l. c. s. u. A. — Scheel: (a) Et tilfaede af herpes zoster med sectionsfund. Norsk. magaz. f. laegevidenskaben. 1904. Nr. 10. Ref.: Zentralbl. f. inn. Med. Bd. 26, S. 205. 1905. (b) Fall von Herpes zoster mit Autopsie. Zentralbl. f. allg. Pathol. u. pathol. Anat. 1905. S. 316. — van der Scheer, W. M. und Dr. F. J. Sturman: Ein Fall von Herpes zoster mit anatomischem Befund. Zeitschr. f. d. ges. Neurol. u. Psychiatrie Bd. 34, S. 119. 1914. — Schlesinger, H.: Zur Lehre vom Herpes zoster: 1. Rückenmarksveränderungen bei Herpes zoster. 2. Zur Klinik der Zostererkrankung im höheren Alter. H. Obersteiner: Arb. a. d. neurol. Inst. d. Wiener Univ. Bd. 22, S. 171. 1919. — Seubert, M.: Über Spinalganglienerkrankung bei Herpes zoster. Inaug.-Diss. Würzburg 1904. — Sunde, A.: (a) Herpes zoster frontalis mit Bakterienbefund im Ganglion Gasseri. Norsk. magaz. f. laegevidenskaben. 1913. Nr. 3, S. 339. (b) Herpes zoster frontalis mit Bakterienbefund im Ganglion Gasseri. Dtsch. med. Wochenschr. 1913. Nr. 18, S. 849. — Szathmáry, S.: Herpes zoster im Anschluß an luetische Erkrankung des Ganglion Gasseri. Orvosi Hetilap. 1925. Nr. 41, S. 983. Ref.: Zentralbl. f. Haut- u. Geschlechtskrankh. Bd. 19, S. 499. 1926. — Thalhimer, W.: Herpes zoster; zentral nervous system lesions similar to those of epidemic (lethargic) encephalitis. Report of a case. Arch. of neurol. a. psychiatry. Vol. 12, p. 73. 1924. — Thomas, A. et Laminière: Les lésions médullaires du zona. Rev. neurol. 1907. p. 693. — Weidner: Drei Fälle von Zoster. Berlin. klin. Wochenschr. 1870. Nr. 27, S. 321. — Weimann: Über einen unter dem Bilde der Landryschen Paralyse verlaufenden Fall von Encephalitis epidemica. Monatsschr. f. Psychiatrie u. Neurol. Bd. 50, S. 357. 1920. — Wohlwill, Fr.: (a) Herpes zoster bei Carcinose des entsprechenden Intercostalnerven. Ärztl. Ver. z. Hamburg. 14. 11. 1916. Ref.: Zeitschr. f. d. ges. Neurol. u. Psychiatrie. R. 14, S. 43. 1917. (b) Über Herpes zoster. Gekürzter Bericht über einen in der biologischen Abteilung des ärztlichen Vereins gehaltenen Vortrag. Dermatol. Wochenschr. Bd. 76, S. 249. 1923. (c) Zur pathologischen Anatomie des Nervensystems beim Herpes zoster. (Auf Grund von 10 Sektionsfällen.) Zeitschr. f. d. ges. Neurol. u. Psychiatrie. Bd. 89, S. 171. 1924. — Zumbusch, L. v.: l. c. s. u. II, 2 β.

IV. Die Pathogenese des Zoster.

Abadie: Nature et traitement du zona. Ann. de dermatol. et de syphiligr. 1899. p. 397. — Achard, Ch.: (a) Zona (Herpes zoster). Paris méd. 1924. Nr. 8, p. 169. Zentralbl. f. Haut- u. Geschlechtskrankh. Bd. 14, S. 207. 1924. (b) Pathogénie de l'herpès et du zona. Paris méd. 1924. p. 493. (c) l. c. s. u. A. — Adler, E.: Blasenbildung der Haut bei Encephalitis epidemica. Arch. f. Dermatol. u. Syphilis. Bd. 146, S. 86. 1924. — Adrian: Hyperalgetische Zonen und Herpes zoster bei Nierenerkrankungen. Zeitschr. f. Urol. Bd. 8, S. 477. 1914. — Arnstein, A.: Herpes zoster und innere Erkrankungen. Wien. Arch. f. inn. Med. Bd. 4, S. 441. 1922. (Lit.) — Barth, H.: Pathogénie et physiologie pathologique de l'herpès zoster. Ann. de dermatol. et de syphiligr. 1882. p. 173/232. — Bécus, G.: Sur l'existence d'un zona de nature réflexe. Journ. de méd. de Bruxelles. Tom. 18, p. 53. 1913.

Ref.: Zentralbl. f. d. ges. inn. Med. Bd. 5, S. 492. 1913. — BERNHARDT, M.: Die Erkrankungen der peripherischen Nerven. In NOTHNAGELs Handb. d. spez. Pathol. u. Therapie. Bd. 9, S. 1. Wien: A. Hölder 1897. — BIELSCHOWSKY: l. c. s. u. A. S. 336. — BOHN: Zoster in GERHARDTs Handb. d. Kinderkrankheiten. — BRISSAUD: Remarques sur le zona. Progr. méd. 7. Dez. 1895. Ref.: Arch. f. Dermatol. u. Syphilis. Bd. 35, S. 292. 1896. — BRUCE, A.: An explantation of the eruption in herpes zoster. Rev. of neurol. a. psychiatry. Vol. 10, p. 471. 1912. Ref.: Zeitschr. f. d. ges. Neurol. u. Psychiatrie. R. 7, S. 297. 1913. — CASSIRER, R.: (a) Die trophischen Störungen. In LEWANDOWSKY: Handb. d. Neurol. Bd. 1, S. 1135. Berlin: Julius Springer 1910. (b) Die vasomotorisch-trophischen Neurosen. Berlin: S. Karger 1912. — CIMBAL: Die untersuchungstechnische Bedeutung von Reizzonen im autonomen und spinalen Gebiet (HEADsche Zonen). Thesen eines in der Gesellschaft der Hamburger Neurologen und Psychiater am 12. 3. 1923 gehaltenen Vortrages. Dermatol. Wochenschr. Bd. 77, S. 885. 1923. — CLINCH, A.: The areas of cutaneous distribution of the first sacral and fifth lumbar nerves as illustrated by two cases of herpes zoster. Brain Vol. 96, p. 643. 1901. — COLE and KUTTNER: The problem of the etiologie of herpes zoster. Journ. of exp. med. Vol. 42, p. 799. 1925. — CURTIN, R. G.: Herpes zoster und dessen Beziehung zu inneren Entzündungsvorgängen und Erkrankungen namentlich solchen der serösen Membranen. Americ. journ. of the med. sciences. Februar 1902. Ref.: Monatsh. f. prakt. Dermatol. Bd. 35, S. 393. 1902. — CUSHING, H.: The sensory distribution of the fifth cranial nerve. Bull. of Johns Hopkins hosp. Bd. 15, p. 213. 1904. — DANIELSSEN: Samling of Jagttagelser om Hudens Sygdomme. I. 1857. Zit. nach v. BÄRENSPRUNG. Ann. d. Charité-Krankenh. 9. — DESTREM: Les acquisitions récentes sur la pathogénie du zona. Thèse de Paris. 1914/15. — DONGRADI: Considérations sur la topographie du zona. Thèse de Paris. 1896. — EULENBURG, A.: II. Neuropathologische Studien. 1. Über cutane Angioneurosen. Berlin. klin. Wochenschrift. 1867, Nr. 17/18/19, S. 182/190/203. — EULENBURG, A. und L. LANDOIS: Über thermische Wirkungen experimenteller Eingriffe am Nervensystem und ihre Beziehung zu den Gefäßnerven. Virchows Arch. f. pathol. Anat. u. Physiol. Bd. 66, S. 489, 1876. — FAURE-BEAULIEU: Les données récentes sur la pathogénie du zona. Gaz. des hôp. civ. et milit. 1903. Nr. 135. — FOERSTER, O.: Aussprache zu dem Vortrage v. H. PETTE: Experimentelle Studien zur Frage der Wanderung ultravisibler Vira auf dem Nervenwege. Ref.: Dtsch. Zeitschr. f. Nervenheilk. Bd. 94, S. 207. 1926. — FLATAU, E.: Die motorische, sensible und Reflexsegmentierung im Rückenmark in LEWANDOWSKY: Handb. d. Neurol. Bd. 1, S. 623. — FREUND, H.: Untersuchungen über Herpes simplex und Zoster. Vortrag, gehalten in der Berlin. dermatol. Ges. 13. 7. 1926. Ref.: Dermatol. Zeitschr. Bd. 49, S. 184. 1926. [S. a. Herpes simplex l. c. u. IV. 2. (a).] — FREUND, H. und BR. HEYMANN: Untersuchungen über Herpes simplex und Zoster. Zeitschr. f. Hyg. u. Infektionskrankh. Bd. 107. S. 592. 1927. — [S. a. Herpes simplex l. c. u. IV. 2. (a).] FRIEDREICH: Progressive Muskelatrophie. 1873. S. 170. — FRÖHLICH, A. und O. GROSSER: Beiträge zur metameren Innervation der Haut. Dtsch. Zeitschr. f. Nervenheilk. Bd. 23, S. 441. 1903. — GARROW, R. P.: Sind Poliomyelitis und Herpes zoster dieselbe Krankheit? Brit. med. journ. 1911. p. 621. Ref.: Arch. f. Dermatol. u. Syphilis. Bd. 112, S. 99. 1912. — v. GAZA: Die HEADschen Zonen. Med. Ges. Göttingen. 13. 12. 1923. Ref.: Med. Klinik. 1924. Nr. 13, S. 433. — VAN GEHUCHTEN: Les cellules du ganglion de Scarpa chez l'homme adulte. Névraxe. Tom. 9, p. 277. 1907/08. — GOERING, D.: Die Sklerodermie — eine Erkrankung des vegetativen Nervensystems. Dtsch. Zeitschr. f. Nervenheilk. Bd. 75, S. 53. 1922. — HARLINGEN, A. VAN: Moderne Ansichten über Ursprung und Wesen vom Herpes zoster. Americ. journ. of the med. sciences. Januar 1902. Ref.: Monatsh. f. prakt. Dermatol. Bd. 35, S. 392. 1902. — HERING: Zur Theorie der Nerventätigkeit. Leipzig 1899. — HIGIER, H.: Zur Klinik der Schweißanomalien bei Poliomyelitis anterior (spinaler Kinderlähmung und posterior [Herpes zoster]). Dtsch. Zeitschr. f. Nervenheilk. Bd. 20, S. 426. 1901. — HOMÉN und LAITINGEN: Die Wirkung von Streptokokken und ihrer Toxine auf periphere Nerven, Spinalganglien und das Rückenmark. Beitr. z. pathol. Anat. u. z. allg. Pathol. Bd. 25, S. 4. 1899. — HUNT: The symptom-complex of the acute posterior poliomyelitis etc. L. c. s. u. A. — IRSAI, A. und V. BARBESIU: Experimentelle Beiträge zur Lehre vom Einfluß des Nervensystems auf die pathologischen Veränderungen der Haut. Vierteljahrsschr. f. Dermatol. u. Syphilis. Bd. 9, S. 431. 1882. — JOSEPH: (a) Zur Physiologie der Spinalganglien. Arch. f. Anat. u. Physiol. 1887. S. 286. (b) Beiträge zur Lehre der trophischen Nerven. Virchows Arch. f. pathol. Anat. u. Physiol. Bd. 107, S. 119. 1887. — KOHNSTAMM, O.: Die zentrifugale Leitung im sensiblen Endneuron. Dtsch. Zeitschr. f. Nervenheilk. Bd. 21, S. 209. 1903. — KOHNSTAMM und PINNER: Blasenbildung durch hypnotische Suggestion und Gesichtspunkte zu ihrer Erklärung. (Zentrifugale Leitung im sensiblen Endneuron.) 10. Dermatol. Kongr. z. Frankfurt. 1908. S. 342. — KÖSTER: Zur Physiologie der Spinalganglien und der trophischen Nerven, sowie zur Pathogenese der Tabes dorsalis. Leipzig 1904. — KREIBICH, K.: (a) Über Hautreflexe. Wien. klin. Wochenschr. 1904. Nr. 6, S. 147. (b) Herpes zoster. In EULENBURGs Realenzyklopädie. Bd. 6. 1909. (c) Die angioneurotische Entzündung. Wien: Moritz Perles 1905. (d) Die

Angioneurosen und die hämatogenen Hautentzündungen. Im Sinne eines Referates zu dem gleichnamigen Thema für den 16. internat. med. Kongresses zu Budapest. 1909. Arch. f. Dermatol. u. Syphilis. Bd. 95, S. 405. 1909. (e) Über die durch den faradischen Pinsel hervorgerufene Entzündung der normalen Haut. Dtsch. med. Wochenschrift 1907. Nr. 47, S. 1949. (f) Erwiderung auf den Vortrag L. Töröks: Die Angioneurosenlehre und hämatogene Hautentzündung. Wien. klin. Wochenschr. 1907. Nr. 2, S. 50. — Kürsteiner, W.: l. c. s. u. III, 3. — Lehmann, W.: Über die sensiblen Fasern der vorderen Wurzeln. Klin. Wochenschr. 1924. Nr. 42, S. 1895. — Lenhossek: Das Ganglion geniculi nervi facialis und seine Verbindungen. Über das Ganglion sphenopalatinum und den Bau der sympathischen Ganglien. Beiträge zur Histologie des Nervensystems. Wiesbaden: J. F. Bergmann 1894. — Lesser: Zur Pathogenese des Herpes zoster. 4. Kongreßber. d. dtsch. dermatol. Ges. 1894. — Lewandowsky: l. c. s. u. A. — Merk, L.: (a) Über den Herpes. (Nach einem am Naturforschertage in Karlsbad, September 1902, gehaltenen Vortrag. Wien. klin. Wochenschr. 1903. Nr. 9, S. 241. (b) Kritische Betrachtungen über die Symptomatologie der Herpeserkrankungen und die Beziehungen von Hautkrankheiten zu hautfernen Lymphangioitiden. 74. Vers. dtsch. Naturf. u. Ärzte in Karlsbad 1902. Sitz. v. 25. 9. 1902. Ref.: Arch. f. Dermatol. u. Syphilis. Bd. 76, S. 177. 1903. — Luger, A. und E. Lauda: Ein Beitrag zur Frage der Übertragbarkeit des Herpes zoster auf das Kaninchen. Zeitschr. f. Hyg. u. Infektionskrankh. Bd. 94, S. 206. 1921. (S. a. unter Herpes simplex A u. IV. 2. a). — Mibelli, V.: Über die Alopecia areata. Monatsh. f. prakt. Dermatol. Bd. 32, S. 231. 1901. — Minerbi, G.: Herpes zoster, Headsche Zonen und Nierenerkrankungen. Morgagni. 27. 10. 1912. Ref.: Dermatol. Wochenschr. Bd. 56, S. 660. 1913. — Mitchell, Morehouse and Keen: Zit. nach van Harlingen: Recents views of the origin and nature of herpes zoster. Americ. journ. of the med. sciences. Vol. 123, p. 141. 1902. — Montgomery, D. W.: (a) Der Verlauf, den das Virus des Herpes zoster nimmt, um das Nervenganglion zu erreichen. Journ. of cut. dis. incl. syph. März 1913. Ref.: Dermatol. Wochenschrift. Bd. 56, S. 540. 1913. (b) Herpes zoster as a primary ascending neuritis. (Herpes zoster als eine primäre aufsteigende Neuritis.) Arch. of dermatol. a. syphilol. Vol. 4, p. 812. 1921. Ref.: Zentralbl. f. Haut- u. Geschlechtskrankh. Bd. 4, S. 145. 1922. — Neisser und Weigert: In Eulenburgs Realenzyklopädie. Bd. 4, S. 666. — Orr and Rows: Review of neurol. a. psychiatry. Vol. 10, p. 405. 1912. Zit. nach Wohlwill. — Pette, H.: Experimentelle Studien zur Frage der Wanderung ultravisibler Vira auf dem Nervenweg. (16. Jahresversamml. d. Ges. dtsch. Nervenärzte, Düsseldorf. 24. bis 26. 9. 1926.) Dtsch. Zeitschr. f. Nervenheilk. Bd. 94, S. 207. 1926. — Pick, W.: l. c. s. u. II, 5. — Polland, R.: (a) Herpes neuroticus. Eine klinische Studie. Arch. f. Dermatol. u. Syphilis. Bd. 123, S. 733. 1916. (b) Über Herpes neuroticus und verwandte Krankheitsbilder. Verein der Ärzte in Steiermark. 1919. Nr. 9/10. Ref.: Neurol. Zentralbl. Bd. 39, S. 548. 1920. Rosenow, E. C. and S. Oftedal: (a) The etiology and experimental production of herpes zoster. Preliminary note. Journ. of the Americ. med. assoc. Vol. 64, p. 1968. 1915. Ref.: Zeitschr. f. d. ges. Neurol. u. Psychiatrie. R. 14, S. 284. 1917. (b) The etiologie and experimental production of herpes zoster. Journ. of the Americ. med. assoc. Vol. 65, S. 1968. 1915. Ref.: Zeitschr. f. d. ges. Neurol. u. Psychiatrie. R. 14, S. 448. 1917. — Rosenthal, O.: Die Angioneurosen und die hämatogenen Hautentzündungen. Referat, erstattet auf dem 16. internat. med. Kongreß zu Budapest. Arch. f. Dermatol. u. Syphilis. Bd. 101, S. 95. 1910 (s. auch S. 113). — Sachs: l. c. s. unter III 1, 2. — Samuel: Die trophischen Nerven. Leipzig: O. Wiegand 1860. — Scheer, van der, W. M.: Beitrag zur Frage nach der Bedeutung des Herpes zoster und der Headschen hyperalgetischen Zone. Zeitschr. f. d. ges. Neurol. u. Psychiatrie. Bd. 16, S. 343. 1913. — Sherrington: Experiments in examination of the peripherial distribution of the fibres of the posterior roots of some spinal nerves. Phil. Tr. Royal soc. of London. Vol. 187, p. 641. 1898. — Seiffer, W.: Neuere Auffassungen über Wesen und Bedeutung des Herpes zoster. Nach der am 10. 5. 1901 in der Aula d. kgl. Friedrich-Wilhelms-Universität gehaltenen Habilitationsrede. Fortschr. d. Med. Bd. 29, S. 405. 1901. — Spitzer, L.: Neuere Erfahrungen über den Herpes zoster. Zentralbl. f. d. Grenzgeb. d. Med. u. Chirurg. Bd. 4, S. 497/545. 1901. — Thomas et Laminière: l. c. s. u. III, 3. — Török: l. c. s. u. III, 1, 2. Ullmann: Aussprache zu dem Fall von Lipschütz: Herpes zoster generalisatus. Wien. dermatol. Ges. 6. 4. 1911. Ref.: Arch. f. Dermatol. u. Syphilis. Bd. 108, S. 534. 1911. — Vörner, H.: (a) Über Phlebitis zoniformis ectatica und den Zonalismus. Arch. f. Dermatol. u. Syphilis. Bd. 120, S. 877. 1914. (b) Zur Lehre von der Entstehung des Herpes zoster. Arch. f. Dermatol. u. Syphilis. Bd. 132, S. 428. 1921. — Vulpian: Sur l'influence qu'exerce la faradisation cutanée, portant sur un point limité du tégument dans les cas d'anesthésie due des lésions cérébrales à l'intoxication saturnine à l'hystérie en zona. Bull. général de thérapeutique. 1879. Dez. — Warrington: Zit. nach Bielschowsky s. u. A. — Wertheim-Salomonson, I. K. A.: Neuritis und Polyneuritis in Lewandowsky: Handb. d. Neurol. Bd. 2, S. 76. — Whitfield, A.: Lumleian lectures on some points in the etiologie of skin diseases. Lect. III. (Einige Punkte zur Ätiologie der Hautkrankheiten, 3. Vortrag). Lancet. Vol. 201, p. 168. 1921. Ref.: Zentralbl. f. Haut- u. Geschlechtskrankh. Bd. 3, S. 442. 1922. — WINKLER, C.: Über die Rumpfdermatome. Ein experimenteller Beitrag zur Lehre der Segmentalinnervation der Haut. Monatsschr. f. Psychiatrie u. Neurol. Bd. 13, S. 161. 1908. — WOHLWILL, FR.: l. c. s. u. III, 3. — WYSS: Arch. d. Heilk. Bd. 12, 1871. Zit. nach DUBLER s. u. III, 3. — ZIELER, K.: Über akute multiple Hautgangrän nebst Untersuchungen über durch rohe Salzsäure hervorgerufene Nekrosen. Dtsch. Zeitschr. f. Nervenheilk. Bd. 38, S. 184. 1905.

V. Die Ursache des Zoster.

1. Die infektiösen Formen des Zoster.

a) Der „idiopathische" Zoster.

ARTOM, M.: L'herpes zoster dei sifilitici. (Der Zoster der Syphilitischen.) Giorn. ital. di dermatol. e sifilol. Vol. 66, 1044. 1925. Ref.: Dermatol. Wochenschr. Bd. 81. S. 1820. 1925. — ARZT: Aussprache zu dem Vortrage von LIPSCHÜTZ: Zur Frage des Herpes zoster. Wien. dermatol. Ges. 24. 6. 1920. Ref.: Arch. f. Dermatol. u. Syphilis. R. 137, S. 82. 1920. — BACHER: Aussprache zu LIPSCHÜTZ: Untersuchungen über die Ätiologie der Krankheiten der Herpesgruppe (Herpes zoster, Herpes genitalis, Herpes febrilis). 12. Kongr. d. dtsch. dermatol. Ges. zu Hamburg. 17.—21. 5. 1921. Ref.: Arch. f. Dermatol. u. Syphilis. Bd. 138, S. 380. 1922. — BASCOMPTE: Klinik und Behandlung der Zosterinfektion. (Soc. de San. Cosme y San Damian Barcelona. 15. 1. 1925.). Med. ibera. Vol. 19, p. 11. 1925. Ref.: Zentralbl. f. Haut- u. Geschlechtskrankh. Bd. 17, S. 309. 1925. — BAUM, O.: Aussprache zu LIPSCHÜTZ: 12. Kongr. d. dtsch. dermatol. Ges. zu Hamburg v. 17.—21. 5. 1921. Ref.: Arch. f. Dermatol. u. Syphilis. Bd. 138, S. 380. 1922. — BLANC, G. et I. CAMINO-PETROS: (a) Contribution à l'étude expérimentale de zona. (Experimentelle Herpes zoster-Forschung.) Bull. de la soc. franç. de dermatol. 1922. Nr. 6, p. 294. Ref.: Zentralbl. f. Haut- u. Geschlechtskrankh. Bd. 7, S. 250. 1923. (b) Cpt. rend. des séances de la soc. de biol. Tom. 84, p. 629, 767, 859. Zit. nach DOERR (A). (c) Arch. de l'Institut Pasteur Hellénique. Tom. 1, p. 44. 1923 u. Tom. 1. p. 153. 1924. Zit. nach DOERR. — BLOCH, M. et E. TERRIS: Zona et herpès. Nouveaux dessais de transmission à l'animal. (Herpes zoster und Herpes. Neue Übertragungsversuche auf Tiere.) Cpt. rend. des séances de la soc. de biol. Tom. 90. p. 1394. 1924. Ref.: Zentralbl. f. Haut- u. Geschlechtskrankh. Bd. 17, S. 635. 1925. — CIPOLLA, M. G.: Ricerche sperimentale sul potere patogeno dei cosidetti virus erpetici. Ann. di clin. med. e di med. sperimentale. Vol. 13, p. 175. 1923. Ref.: Zentralbl. f. Haut- u. Geschlechtskrankh. Bd. 16, S. 538. 1925. — COLE and KUTTNER: l. c. s. u. IV. — DUMONT, I.: Vaccine et zona. Bull. et mém. de la soc. méd. des hôp. de Paris. 1922. Nr. 23. p. 1036. — FREUND, H. und BR. HEYMANN: l. c. s. u. IV. — LIPSCHÜTZ, B.: (Vgl. auch LIPSCHÜTZ III, 1, 2.) (a) Über Chlamydozoa-Strongyloplasmen. Über das Vorkommen von Zelleinschlüssen beim idiopathischen Herpes zoster. Auszugsweise vorgetragen in der Dermatol. Ges. am 24. 6. 1920. Wien. klin. Wochenschr. 1920. Nr. 38, S. 836. (b) Untersuchungen über die Ätiologie der Krankheiten der Herpesgruppe (Herpes zoster, Herpes genitalis, Herpes febrilis). Arch. f. Dermatol. u. Syphilis. Bd. 136, S. 428. 1921. (c) Schlußwort zu seinem Vortrage. 12. Kongr. d. dtsch. dermatol. Ges. zu Hamburg am 17.—21. 5. 1921. Ref.: Arch. f. Dermatol. u. Syphilis. Bd. 138, S. 380. 1922. (d) Über den jetzigen Stand unserer Kenntnisse über die Ätiologie des Herpes zoster. Wien. klin. Wochenschrift 1924. Nr. 8, S. 183. (e) Ergebnisse der biologischen Zosterforschung. Aus den Fortbildungskursen der Wien. med. Fakultät. Sonderbeilage d. Wien. klin. Wochenschr. Jg. 39, H. 8. (f) Kritik und Diagnose der „Zelleinschlußbildung". Zentralbl. f. Bakteriol., Parasitenk. u. Infektionskrankh., Abt. I. Orig. Bd. 96, S. 222. 1925. — LUGER, A.: Aussprache zu der Vorstellung von A. ARNSTEIN: Nierenembolie und Herpes zoster. Ges. f. inn. Med. u. Kinderheilk. Wien. 8. 5. 1924. Ref.: Med. Klinik. 1924. Nr. 42, S. 1485. — LUGER, A. und E. LAUDA: (a) Zur Ätiologie des Herpes zoster. Ein Beitrag zum Herpes- und Encephalitisproblem. Zentralbl. f. Bakteriol., Parasitenk. u. Infektionskrankh., Abt. I. Orig. Bd. 91, S. 205. 1924. (b) Ungelöste Probleme und aktuelle Fragen auf dem Gebiete der Pathologie des Herpes. Klin. Wochenschr. 1925. Nr. 1, S. 33. (c) Über den neuerlichen Nachweis des Herpes simplex-Virus in der Zosterblase. Klin. Wochenschr. 1925. Nr. 5, S. 209. (d) s. l. c. u. III. 1, 2. (e) „Herpetischer Zoster", Kerneinschluß oder Kerndegeneration? Zentralbl. f. Bakteriol., Parasitenk. u. Infektionskrankh., Abt. I. Orig. Bd. 93, S. 469. 1924. (f) Über die Beziehungen des Zoster zum Herpes febrilis. Bemerkungen zur gleichen Arbeit von B. LIPSCHÜTZ: Wien. klin. Wochenschr. 1925. Nr. 3 u. Nr. 6, S. 1177.. — MARIANI, G.: (a) Experimentelle Untersuchungen und kritische Erwägungen über die Ätiologie der Herpeserkrankungen. Arch. f. Dermatol. u. Syphilis. Bd. 147, S. 259. 1924. (b) Ricerche sperimentali sulla cheratite erpetica. 19. Versamml. der Società Italiana di Dermatologia e Sifilografia Rom, vom 14.—16. Dezember 1922. Giorn. ital. d. malatt. vener. e d. pelle. 1923.

(Kongreßbericht). (c) Ricerche sperimentali sulla cheratite e sulla meningoencefalite erpetica. Policlinico. 1922. p. 1193. Ref.: Zentralbl. f. Haut- u. Geschlechtskrankh. Bd. 7, S. 248. 1923. — Marinescu und Draganescu-Sager: s. l. c. II, 4. — Meineri, P. A.: Encefalite nella cavia da iniezione intracranica di liquido di vescicole di erpete zoster. (Encephalitis hervorgerufen durch intrakranielle Einspritzungen von Bläscheninhalt von Herpes zoster.) Pathologica. 1922. Nr. 337, p. 772. Ref.: Zentralbl. f. Haut- u. Geschlechtskrankh. Bd. 9, S. 91. 1923. — Netter, A. et A. Urbain: Nouvelles recherches sur la déviation du complément dans le zona. L'antigène du zona n'exerce aucune action sur le sérum des sujets atteints d'herpès. (Neue Untersuchungen über die Komplementablenkung bei Herpes zoster. Das Herpes zoster-Antigen übt keine Wirkung auf das Serum von Personen mit Herpes simplex aus.) Cpt. rend. des séances de la soc. de biol. Tom. 90, p. 461. 1924. — Paschen: Aussprache zu Lipschütz: 12. Kongr. d. dtsch. dermatol. Ges. zu Hamburg. 17.—21. 5. 1921. Ref.: Arch. f. Dermatol. u. Syphilis. Bd. 138, S. 380. 1922. — Pfister: Über Herpes zoster. Inaug.-Diss. Zürich 1915. — Raymond und Lot: l. c. s. u. II, 4. — Riehl: Aussprache zu dem Vortrage von Lipschütz: Zur Frage des Herpes zoster. Wien. dermatol. Ges. 24. 6. 1920. Ref.: Arch. f. Dermatol. u. Syphilis. R. 137, S. 83. 1921. — Rist: Kap. „Zona" in La Pratique Dermatologique. Tom. 4, p. 902. 1904. — Rosenow, E. C.: The etiology and experimental production of herpes zoster. St. Paul med. journ. März 1916. Ref.: Dermatol. Centralbl. Bd. 20, S. 119. 1917. — Schlitt, L.: Über Herpes zoster. Inaug.-Diss. Erlangen 1895. — Teague, O. and E. W. Goodpasture: (a) Experimental herpes zoster. Preliminary reports. (Experimenteller Herpes zoster. Vorläufige Mitteilung.) Journ. of the Americ. med. assoc. Vol. 81, p. 377. 1923. (b) Experimental herpes zoster. (Experimentelle Herpes zoster.) Journ. of med. research. Vol. 44, p. 185. 1923. — Truffi, M.: Encefalite nel coniglio da inoculazionela la cornea die liquido di vescicole d'herpes. (Auftreten von encephalitischen Erscheinungen beim Kaninchen nach Hornhautimpfungen mit Inhalt von Herpes zoster-Blasen.) Pathologica. Vol. 14, p. 565. 1922. Ref.: Zentralbl. f. Haut- u. Geschlechtskrankh. Bd. 8, S. 20. 1923.

b) Der Zoster und seine Stellung zu den Windpocken.

Adelsberger, L.: Herpes zoster und Varicellen. Münch. med. Wochenschr. 1924. Nr. 4, S. 105. — Anderssen, I. S.: Herpes zoster und Varicellen. Med. rev. 1923. p. 447. Ref.: Dermatol. Zeitschr. Bd. 42, S. 225. 1924. — Arndt: Aussprache zu Kleeberg: Herpes zoster generalisatus und Varicellen. Berlin. dermatol. Ges. 7. 12. 1926. Ref.: Dermatol. Wochenschr. Bd. 84, S. 181. 1927. — Artom, M. e P. Fornara: Sopra alcune questioni relative all' eziologia delle zoster. (Considerazioni cliniche.) Über einige die Ätiologie des Zoster betreffende Fragen. [Klinische Beobachtungen].) Policlinico. Vol. 32, p. 1309. 1925. Ref.: Zentralbl. f. Haut- u. Geschlechtskrankh. Bd. 19, S. 497. 1926. — Aviragnet, E. C., I. Huber et Dayras: Le zona varicelleux. (Der Zoster varicellosus.) Bull. et mém. de la soc. méd. des hôp. de Paris. 1925. Nr. 5, p. 185. Ref.: Zentralbl. f. Haut- u. Geschlechtskrankh. Bd. 18, S. 210. 1925. — Balog, E.: Untersuchungen über die Genese der Hautveränderungen bei Varicella. Kgl. Ärzteverein Budapest. Sitz. v. 25. Nov. 1922. Ref.: Klin. Wochenschr. 1923. Nr. 11. S. 516. — Barabás, Z. v.: (a) Beiträge zu dem Zusammenhang des Herpes zoster mit den Varicellen. Jahrb. f. Kinderheilk. Bd. 100, S. 331. 1923. (b) Der Einfluß traumatischer Reize auf die Windpocken. Zeitschr. f. Kinderheilk. Bd. 38, S. 487. 1924. — Battino, G.: Sui rapporti tra herpes zoster e varicella. (Über die Beziehungen zwischen Herpes zoster und Varicellen.) Pediatria. Vol. 33, p. 31. 1925. Ref.: Zentralbl. f. Haut- u. Geschlechtskrankh. Bd. 17, S. 310. 1925. — Baur, J. et Ch. Kunztler: Zona et Varicelle. (Zoster und Varicellen.) Bull. et mém. de la soc. méd. des hôp. de Paris. 1923. Nr. 32, p. 1480. Ref.: Zentralbl. f. Haut- u. Geschlechtskrankh. Bd. 11, S. 480. 1924. — Bedö, E.: Ein Beitrag zur Frage der Verwandtschaft von Variola vera mit Varicellen einerseits und Varicellen mit Herpes zoster andererseits. Med. Klinik 1927. Nr. 43. S. 1649. — Bergeron, A.: Veröffentlicht durch A. Netter: Bull. de la soc. de pédiatr. de Paris. November 1922. Zit. nach Bókay. — Berinsohn, H. W.: Herpes zoster und Varicellen. Nederlandsch tijdschr. v. geneesk. 1924. Nr. 19, S. 2097. Ref.: Zentralbl. f. Haut- u. Geschlechtskrankh. Bd. 14, S. 452. 1924. — Berro: Ein Fall von Windpocken nach einem Zoster. Arch. latino-americ. de pediatria. Vol. 20, p. 497. 1926. Ref.: Zentralbl. f. Haut- u. Geschlechtskrankh. Bd. 22, S. 521. 1927. — Bettmann: Über Hautaffektionen nach innerlichem Arsenikgebrauch. Ein Beitrag zur Frage des Zoster arsenicalis. Arch. f. Dermatol. u. Syphilis. Bd. 51, S. 203. 1900. — Bokay, I. v.: (a) Das Auftreten von Varicellen unter eigentümlichen Verhältnissen. Orvósi Arch. 3. Nov. 1892. Zit. nach v. Bókay. Wien. klin. Wochenschr. 1909. Nr. 39, S. 1323. Arch. f. Kinderheilk. 1892. (b) Orvosi Hetilap. 1918. Nr. 40. Zit. nach Guszman. (c) Über den ätiologischen Zusammenhang der Varicellen mit gewissen Fällen von Herpes zoster. Wien. klin. Wochenschr. 1909. Nr. 39, S. 1223. Vorgetragen in der pädiat. Sektion d. internat. Ärztekongr. in Budapest. 1909. (d) Ätiologischer Zusammenhang zwischen Herpes zoster und Varicella. Kgl. Ärzteverein Budapest. 13. 1. 1923. Ref.: Klin. Wochenschr. 1923. Nr. 12. S. 567. (e) Jahrb. f. Kinderheilk. Bd. 105. 1924. (f) Zoster varicellosus. Orvosi Hetilap. Vol. 68, p. 2. 1924. — BRUYNING, F. O.: Herpes zoster und Varicellen. Nederlandsch tijdschr. v. geneesk. Vol. 63 (II), p. 826. 1919. Ref.: Zeitschr. f. d. ges. Neurol. u. Psychiatrie. R. 20, S. 202. 1920. — CANTOR, S. I.: Herpes and varicella. (Herpes und Varicellen). Brit. med. journ. 1921. Nr. 3169. p. 508. Ref.: Zeitschr. f. Haut- u. Geschlechtskrankh. Bd. 3, S. 352. 1921. — CARVER, A. E.: The herpes-varicella infection. (Die Herpes-Varicellainfektion.) Brit. med. journ. 1921. Nr. 3137, p. 227. Ref.: Zentralbl. f. Haut- u. Geschlechtskrankh. Bd. 1, S. 286. 1921. — CAYREL, A.: Coexistence de zona et de varicelle. (Zusammentreffen von Zoster und Varicellen.) Bull. et mém. de la soc. méd. des hôp. de Paris. 1922. Nr. 32, p. 1524. Ref.: Zentralbl. f. Haut- u. Geschlechtskrankh. Bd. 8, S. 38. 1923. — CHATEL-LIER, L.: Vaccine et zona vaccinal dans le territoire cutané correspondant à la vaccination. Bull. de la soc. franç. de dermatol. 12. 2. 1825. Ref.: Dermatol. Wochenschr. Bd. 81, S. 1549. 1925. — CIVIDALI, A.: Herpes zoster e varicella. (Herpes zoster und Varicellen.) Riv. di clin. pediatr. Vol. 22, p. 699. 1924. Ref.: Zentralbl. f. Haut- u. Geschlechtskrankh. Bd. 17, S. 309. 1925. — COMBY, I.: (a) Aussprache zu AVIRAGNET, HUBER et DAYRAS. Le zona varicelleux. Bull. et mém. de la soc. méd. des hôp. de Paris. 1925. Nr. 5, S. 185. (b) Aussprache zu dem Vortrag von HALLEZ: Zona et Varicelle. Bull. de la soc. de pédiatr. de Paris 1922. Nr. 5, p. 207. Ref.: Zentralbl. f. Haut- u. Geschlechtskrankh. Bd. 7, S. 329. 1923. (c) Note sur le zona chez les enfants. Bull. et mém. de la soc. méd. des hôp. de Paris. 1922. Nr. 23, p. 992. Ref.: Zentralbl. f. Haut- u. Geschlechtskrankh. Bd. 8, S. 38. 1923. — CONDAT: (a) Zona et varicelle. (Zoster und Varicellen.) Arch. de méd. des enfants. Bd. 26, p. 83. 1923. Ref.: Zentralbl. f. Haut- u. Geschlechtskrankh. Bd. 8, S. 512. 1923. (b) Zona et varicelle. (Zoster und Varicellen.) Bull. de la soc. de pédiatr. de Paris. 1922. Nr. 8, p. 400. Ref.: Zentralbl. f. Haut- u. Geschlechtskrankh. Bd. 8, S. 38. 1923. (c) Considérations sur les rapports du zona et de la varicelle. (Betrachtungen über die Beziehungen zwischen Zoster und Varicellen.) Arch. de méd. des enfants. Tom. 26, p. 77. 1923. Ref.: Zentralbl. f. Haut- u. Geschlechtskrankh. Bd. 8, S. 513. 1923. — COZZOLINO, O.: Ancora a proposito di unicismo o dualismo etiologico tra herpes zoster e varicella. (Noch einmal zum Problem der einheitlichen oder dualistischen Ätiologie von Zoster und Windpocken.) Pediatria. Vol. 34, p. 809. 1926. Ref.: Zentralbl. f. Haut- u. Geschlechtskrankh. Bd. 22, S. 520. 1927. — CURSCHMANN: Variola in ZIEMSSENs Handb. d. spez. Pathol u. Therapie. 3. Aufl. Bd. 2, Teil 4. — DELMAS: Sur un cas de varicelle et de zona simultanés chez le même sujet. Bull. de la soc. franç. de dermatol. 1926. p. 136. — DORONES, H.: Zusammentreffen von Herpes zoster und Varicellen. Brit. med. journ. 1919. Nr. 3037. 15. 3. Ref.: Dermatol. Wochenschr. Bd. 71, S. 514. 1920. — VAN DRIEL, B. M.: Die Verwandtschaft zwischen Zoster und Varicellen. Münch. med. Wochenschr. 1927. Nr. 36, S. 1541. — DUMONTET: A propos des rapports du zona et de la varicelle. (Beziehungen zwischen Herpes zoster und Varicellen.) Arch. de méd. des enfants. Tom. 25, p. 97. 1922. Ref.: Zentralbl. f. Haut- u. Geschlechtskrankh. Bd. 5, S. 28. 1922. — ELLIOT, E. L.: Herpes and varicella. (Herpes und Varicellen.) Brit. med. journ. 1921. Nr. 3139. p. 302. Ref.: Zentralbl. f. Haut- u. Geschlechtskrankh. Bd. 1, S. 576. 1921. — EVEN: Das gleichzeitige Auftreten von Herpes zoster und Varicellen. Arch. of dermatol. a. syphilol. Vol. 38, 1920. Ref.: Dermatol. Wochenschr. Nr. 72, S. 69. 1921. — FEER, E.: Varicellen und Herpes zoster. Schweiz. med. Wochenschr. 1920. Nr. 3. — FEUVRE, W. P. LE: Über den gemeinsamen Ursprung von Zoster und Varicellen. Brit. journ. of dermatol. 1917. p. 253. Ref.: Arch. f. Dermatol. u. Syphilis. Bd. 125, S. 911. 1920. — FORNARA, P.: Considerazioni sui rapporti tra herpes zoster e varicella. (Betrachtungen über die Beziehungen zwischen Zoster und Windpocken.) Rinascenza med. 1925. Nr. 10, p. 225. Ref.: Zentralbl. f. Haut- u. Geschlechtskrankh. Bd. 19, S. 498. 1926. — FORNARA e ARTOM: Contributo alla questione dei rapporti tra Herpes zoster e varicella. Gazz. degli posed. e delle clin. 1924. Nr. 16. — FRANCIONI: Contributo alla conoscenza dei rapporti fra herpes zoster e varicella. (Beitrag zur Kenntnis der Beziehungen zwischen Zoster und Windpocken.) Atti del 11. congr. pediatr. ital. 1925. p. 443. Ref.: Zentralbl. f. Haut- u. Geschlechtskrankh. Bd. 21, S. 605. 1926. — FREI, M.: Über die Beziehungen zwischen Herpes zoster und Varicellen. Jahrb. f. Kinderheilk. Bd. 92, S. 281. 1920. — GAUTIER, P. et R. PEYROT: Varicelle et zona simultanés. Arch. de méd. des enfants. Tom. 28, p. 306. 1925. Ref. Zentralbl. f. Haut- u. Geschlechtskrankh. Bd. 18, S. 888. 1926. — GERNSHEIM: Aussprache zu dem Vortrage von KUNDRATITZ: Experimentelle Übertragung von Herpes zoster auf den Menschen und die Beziehungen von Herpes zoster zu Varicellen. 88. Vers. d. Ges. dtsch. Naturf. u. Ärzte, dtsch. Ges. f. Kinderheilk. Innsbruck. Sitz. v. 18.—20. 9. 1924. Monatsschr. f. Kinderheilk. Bd. 29, S. 523. 1925. — GLAUBERSOHN: l. c. II. 2a γ. — GLAUBERSOHN und WILLFAND: Beiträge zur Zosterfrage (II). (Vorläufige Mitteilung.) Dermatol. Wochenschr. Bd. 86, S. 300. 1928. — GRAY, W. M.: Herpes zoster und Varicella. Brit. med. journ. 1919. Nr. 3, p. 39. 29. 3. Ref.: Dermatol. Wochenschr. Bd. 71, S. 514. 1920. — GUNDERSEN, E.: Contribution à nos connaissances de l'affinité étiologique entre les varicelles et l'herpès zoster. (Beitrag zur Kenntnis der ätiologischen Verwandtschaft zwischen Varicellen und Herpes zoster. Acta dermatol.-venereol. Vol. 5. 1924. — Ref.: Dermatol. Wochenschr. Bd. 80, S. 485. 1925. — Guerrero, M. A.: Zoster und Varicellen. Arch. latinoameric. de pediatria. Vol. 16, p. 818. 1922. Ref.: Zentralbl. f. Haut- u. Geschlechtskrankheiten. Bd. 10, S. 49. 1923. — Guszman, J.: (a) Beiträge zur Herpes zoster-Varicellenfrage. Orvosi Hetilap. 1923. Nr. 42, p. 528. Ref.: Zentralbl. f. Haut- u. Geschlechtskrankheiten. Bd. 11, S. 217. 1924. (b) Beiträge zur Herpes zoster-Varicellenfrage. Dermatol. Wochenschrift. Bd. 79, S. 779. 1924. — Hallé: Aussprache zu Netter: Zona varicelleux usw. Bull. et mém. de la soc. méd. des hôp. de Paris. 1925. Nr. 5, p. 192. Ref.: Zentralbl. f. Haut- u. Geschlechtskrankh. Bd. 18, S. 210. 1925. — Hallez, G. L.: Zona et varicelle. (Zoster und Varicellen.) Bull. de la soc. de pédiatr. de Paris. 1922. Nr. 5, p. 204. Ref.: Zentralbl. f. Haut- u. Geschlechtskrankh. Bd. 7, S. 328. 1923. — Harries, E. H. R. and E. Dunderdale: Herpes and varicella. (Herpes und Varicellen.) Brit. med. journ. 1921. Nr. 3147, p. 600. Ref.: Kongreßzentralbl. f. d. ges. inn. Med. Bd. 18, S. 372. 1921. — Heim: Herpes zoster und Varicellen. Berlin. klin. Wochenschr. 1912. Nr. 50, S. 2349. — Henoch: Vorlesungen über Kinderkrankheiten. 8. Aufl. 1895. — Heuberger, I.: Klinische Beobachtungen bei einer Varicellenepidemie. Monatsschr. f. Kinderheilk. Bd. 30, S. 385. 1925. — Hill, R.: Concurrent herpes zoster and varicella. (Zusammentreffen von Herpes zoster und Varicellen.) Brit. med. journ. 1921. Nr. 3139. p. 302. Ref.: Zentralbl. f. Haut- u. Geschlechtskrankheiten. Bd. 3, S. 166. 1922. — Hoffmann, E.: (a) Zur Frage der Identität des Zoster- und Varicellenvirus und über gleichzeitiges Vorkommen beider Erkrankungen bei demselben Kranken. Nach einer Demonstration in der med. Abteil. f. Natur- u. Heilk. in Bonn am 7. 12. 1925 und in der Kölner dermatol. Ges. am 27. 11. 1925. Dtsch. med. Wochenschrift. 1926. Nr. 21, S. 864. (b) Aussprache zu Lipschütz: Die Beziehungen zwischen Zoster und Varicellen. Verhandl. d. Ges. dtsch. Naturf. u. Ärzte. Düsseldorf. 24. 9. 1926. Ref.: Zentralbl. f. Haut- u. Geschlechtskrankh. Bd. 21, S. 686. 1926. — Huber: Aussprache zu Lesné et de Gennes: Le zona et la varicelle. Bull. et mém. de la soc. méd. des hôp. de Paris. 1925. Nr. 6, p. 221. Ref.: Zentralbl. f. Haut- u. Geschlechtskrankh. Bd. 18, S. 209. 1925. — Jacobi, O.: Beitrag zur Frage des ätiologischen Zusammenhanges zwischen Varicellen und einzelnen Fällen von Herpes zoster. Zeitschr. f. Kinderheilk. Bd. 29, S. 368. 1921. — Johannsen, N.: Herpes zoster und Varicellen. Hygiea. Vol. 87, p. 136. 1925. Ref.: Zentralbl. f. Haut- u. Geschlechtskrankheiten. Bd. 17, S. 658. 1925. — Ker, Cl. B.: Herpes and chicken pox. (Herpes zoster und Windpocken.) Lancet. Vol. 199, p. 347. 1900. Ref.: Kongreßzentralbl. f. inn. Med. Bd. 14, S. 436. 1920. Kleeberg: (a) Herpes zoster generalisatus und Varicellen. Berlin. dermatol. Ges. 7. 12. 1926. Ref.: Dermatol. Wochenschr. Bd. 84, S. 180. 1927. (b) Nachtrag zur Aussprache Arndt: Berlin. dermatol. Ges. 7. 12. 1926. Ref.: Zentralbl. f. Haut- u. Geschlechtskrankh. Bd. 22, S. 306. 1927. — Kletetschka, A. und F. Lucksch: Herpes zoster und Varicellen. Med. Klinik 1928. Nr. 13. S. 492. — Knöpfelmacher: Sitz. d. Ges. f. Kinderheilk. Wien. 1923. Kraus, W. M.: The relation of herpes zoster to chicken pox. (Die Beziehung des Herpes zoster zu den Windpocken.) New York med. journ. a. med. record. Vol. 114, p. 162. 1921. Ref.: Zentralbl. f. Haut- u. Geschlechtskrankh. Bd. 3, S. 40. 1922. — Kundratitz, K.: (a) Experimentelle Übertragung von Herpes zoster auf den Menschen und die Beziehungen von Herpes zoster zu Varicellen. 88. Vers. d. Ges. dtsch. Naturf. u. Ärzte. Dtsch. Ges. f. Kinderheilk. Innsbruck. Sitz. v. 18.—20. 11. 1924. Monatsschr. f. Kinderheilk. Bd. 29, S. 516. 1925. (b) Experimentelle Übertragungen von Herpes zoster auf Menschen und die Beziehungen von Herpes zoster zu Varicellen. Zeitschr. f. Kinderheilk. Bd. 39, S. 379. 1925. — Lange, C. de: (a) Herpes zoster varicellosa (Bókay) und Varicellen. Nederlandsch. tijdschr. v. geneesk. 1923. Nr. 16, p. 1634. (b) Herpes zoster varicellosus (Bókay) und Varicellen. Klin. Wochenschr. 1923. Nr. 19, S. 879. — Lauda: Aussprache zu dem Vortrage von B. Lipschütz und I. Kundratitz: Über die Ätiologie des Zoster und seine Beziehungen zu derselben. Ges. f. inn. Med. u. Kinderheilk. Wien. Sitz. 19. 2. 1925. Ref.: Wien. med. Wochenschr. 1925. Nr. 14, S. 823. — Lauda und Silberstern: Zoster und Varicellen. Klin. Wochenschr. 1925. Nr. 39, S. 1871. — Lauda, E. und E. Silberstern: (a) Zur Frage der serologischen Beziehungen zwischen Zoster und Varicellen. Klin. Wochenschr. 1925. Nr. 39, S. 1871. (b) Zur Frage der serologischen Beziehungen zwischen Zoster und Varicellen. Med. Klinik. 1926. Nr. 10, S. 374. — Lauda und Stöhr: Zur Frage des varicellösen Zoster (Bókay). Überimpfungs- und Immunisierungsversuche. Monatsschr. f. Kinderheilk. Bd. 34, S. 97. 1926. — Lépine, I., G. Mouriquand et P. Ravault: Zona ophthalmique et éruption du type varicellique simultanés chez une enfant. (Herpes zoster ophthalmicus mit gleichzeitiger typischer Varicelleninfektion bei einem Kinde. Soc. méd. des hôp. Lyon. 27. 2. 1923. Lyon méd. Tom. 132, p. 508. 1923. Ref.: Zentralbl. f. Haut- u. Geschlechtskrankh. Bd. 10, S. 49. 1923. — Lepp, F.: Zur Ätiologie des Herpes zoster und dessen Beziehungen zu den Windpocken. Eesti Arst. 1926. Nr. 1, p. 1. Ref.: Zentralbl. f. Haut- u. Geschlechtskrankh. Bd. 19, S. 870. 1926. — Léri, A.: A propos de la communication de M. Netter: „Zona et varicelle". (Zur Mitteilung von M. Netter:

„Zoster und Windpocken".) Bull. et mém. de la soc. méd. des hôp. de Paris. 1925. Nr. 24, p. 1011. Ref.: Zentralbl. f. Haut- u. Geschlechtskrankh. Bd. 19, S. 498. 1926. — LESNÉ: Aussprache zu TROISIER et DELALANDE. Bull. et mém. de la soc. méd. des hôp. de Paris. 1925. Nr. 19. p. 808. — LESNÉ et de GENNES: Le zona et la varicelle. (Zoster und Windpocken). Bull. et mém. de la soc. méd. des hôp. de Paris. 1925. Nr. 6, S. 221. Ref.: Zentralblatt f. Haut- u. Geschlechtskrankh. Bd. 18, S. 209. 1925. — LIPSCHÜTZ, B.: Die Beziehungen zwischen Zoster und Varicellen. Referat erstattet in der dermatol. Sektion d. Ges. dtsch. Naturf. u. Ärzte. Düsseldorf. 26. 9. 1926. Zentralbl. f. Haut- u. Geschlechtskrankh. Bd. 21, S. 673. 1926. — LIPSCHÜTZ, B. und I. KUNDRATITZ: Über die Ätiologie des Zoster und seine Beziehungen zu den Windpocken. Ges. f. inn. Med. u. Kinderheilkunde. 19. 2. 1925. Wien. med. Wochenschr. 1925. Nr. 14, S. 823. — Loos: Aussprache zu dem Vortrage von KUNDRATITZ: Experimentelle Übertragung von Herpes zoster auf den Menschen und die Beziehungen von Herpes zoster zu Varicellen. 88. Vers. d. Ges. dtsch. Naturf. u. Ärzte. Dtsch. Ges. f. Kinderheilk. Innsbruck. Sitz. v. 18.—20. 9. 1924. Monatsschr. f. Kinderheilk. Bd. 29, S. 522. 1925. — LOTZ: Erfahrungen über Variola. Korrespondenzbl. f. Schweiz. Ärzte. 1894. Nr. 20, S. 644. — Low, R. C.: Herpes zoster, dessen Ursache und Beziehungen zu den Windpocken. Brit. med. Journ. 1919. Nr. 3030, 25. Jan. Ref.: Dermatol. Wochenschr. Bd. 71, S. 514. 1920. — LUETH, W.: Über den pathologischen Zusammenhang der Varicellen mit gewissen Formen von Zoster. Monatsh. f. prakt. Dermatologie. Bd. 52, S. 622, 1911. — LUGER: Aussprache zu dem Vortrage von B. LIPSCHÜTZ und I. KUNDRATITZ: Über die Ätiologie des Zoster und seine Beziehungen zu Varicellen. Ges. f. inn. Med. u. Kinderheilk. Wien. Sitz. 19. 2. 1925. Ref.: Wien. med. Wochenschrift. 1925. Nr. 14. S. 823. — MAC CLEAN, I. F.: Herpes and varicella. Lancet. Vol. 204, p. 283. 1923. Ref.: Zentralbl. f. Haut- u. Geschlechtskrankh. Bd. 8, S. 512. 1923. — MADERNA, C.: Herpes zoster e varicella. L'autoemoterapia nella zoster. (Zoster und Windpocken. Eigenblutbehandlung bei Zoster.) Rif. med. 1925. Nr. 49, p. 1160. Ref.: Zentralbl. f. Haut- u. Geschlechtskrankh. Bd. 19, S. 870. 1926. — MALONEY: Herpes zoster and varicella or herpes zoster gangraenosus generalisatus. (Herpes zoster und Varicellen oder Herpes zoster generalisatus.) Acad. of med., Sect. on dermatol. a. syphilol., New York 3. 10. 1922. Arch. of dermatol. a. syphilol. Vol. 7, p. 251. 1923. Ref.: Zentralbl. f. Haut- u. Geschlechtskrankh. Bd. 8, S. 453. 1923. — MAUTNER: Aussprache zu dem Vortrage von KUNDRATITZ: Experimentelle Übertragung von Herpes zoster auf den Menschen und die Beziehungen von Herpes zoster zu Varicellen. 88. Vers. d. Ges dtsch. Naturf. u. Ärzte. Dtsch. Ges. f. Kinderheilk. Innsbruck. Sitz. v. 18.—20. 9. 1924. Monatsschr. f. Kinderheilk. Bd. 29, S. 522. 1925. - MAYERHOFER, E.: Mitteilung über die epidemiologische Beziehung zwischen Herpes zoster und Varicellen. Mitt. d. Ges. f. inn. Med. u. Kinderheilkunde, Wien. Bd. 22, S. 7. 1923. — MEHN-ANDERSEN: Herpes zoster-Varicellen. Med. rev. 1923. Nr. 12, p. 639. Ref.: Zentralbl. f. Haut- u. Geschlechtskrankh. Bd. 15, S. 352. 1925. — MELDRUM, W. J.: Herpes and Varicella. Brit. med. journ. 1926. Nr. 3432. S. 302. — MICHAUX, J., A. LAMACHE et H. MARSSET: Une épidemie de varicella et de zona à crèche de la maison départementale de la Seine à Nanterre. (Eine Epidemie von Windpocken und Zoster in der Krippe des Departementskrankenhauses der Seine in Nanterre.) Bull. de la soc. de pédiatr. de Paris. Tom. 22, p. 207. 1924. Ref.: Zentralbl. f. Haut- u. Geschlechtskrankheiten. Bd. 16, S. 226. 1925. — MINAMI und EHARA: Beitrag zur Herpesfrage. Klin. Wochenschr. 1926, Nr. 8. S. 310. NETTER, A.: (a) Nouveaux exemples de cas de varicelle succédant à un cas de zona. Varicelle généralisée chez un sujet atteint de zona. (Neue Vorkommnisse von Varicellen im Anschluß an Herpes zoster. Varicellenausbruch bei einem Zosterkranken.) Bull. et mém. de la soc. méd. des hôp. de Paris. 1922. Nr. 23, p. 1004. Ref.: Zentralbl. f. Haut- u. Geschlechtskrankh. Bd. 6, S. 448. 1923. (b) Zona et Varicelle. (Herpes zoster und Varicellen.) Bull. de l'acad. de méd. Tom. 87, p. 535. 1922. Ref.: Zentralbl. f. Haut- u. Geschlechtskrankh. Bd. 6, S. 448. 1923. (c) Neun neue Beobachtungen als Beitrag zur Frage der ursächlichen Zusammengehörigkeit der Varicellen und gewisser Zosterfälle. Bull. de la soc. de pédiatr. de Paris. 1922. Nr. 8, p. 393. Ref.: Zentralbl. f. Haut- u. Geschlechtskrankh. Bd. 8, S. 38. 1923. (d) Zona et varicelle. (Herpes zoster und Windpocken.) Rev. internat. de méd. et de chirurg. 1922. Nr. 8, S. 89. Ref.: Zentralbl. f. Haut- u. Geschlechtskrankh. Bd. 8, S. 38. 1923. (e) Herpes dans l'encéphalite léthargique. Bull. et mém. de la soc. méd. des hôp. de Paris. 15. 6. 1921. p. 1135. (f) Le zona varicelleux. Nouvelles observations françaises. Application de la réaction de fixation de BORDET-GENGOU. Origine varicelleuse d'un grand nombre de fièvres zostériennes et d'éruptions zostériformes. (Herpes zoster varicellosus. Neue französische Beobachtungen. Anwendung von BORDET-GENGOU. Varicellöser Ursprung einer großen Zahl von Zosterfiebern und von zosterartigen Ausbrüchen.) Bull. de l'acad. de méd. Tom. 91, p. 494. 1924. Ref.: Zentralbl. f. Haut- u. Geschlechtskrankh. Bd. 16, S. 784. 1925. (g) Serum zonateux et varicelle. (Zosterserum und Windpocken). Bull. et mém. de la soc. méd. des hôp. de Paris. 1925. Nr. 9, S. 321. (h) Zona varicelleux. Observations nouvelles. (Zoster varicellosus, neue Beobachtungen.)

Bull. et mém. de la soc. méd. des hôp. de Paris. 1925. Nr. 5, p. 192. Ref.: Zentralbl. f. Haut- u. Geschlechtskrankh. Bd. 18, S. 210. 1925. (i) Le zona varicelleux. Nouvelles observations françaises. Application de la réaction de fixation de BORDET-GENGOU. Origine varicelleuse d'un grande nombre de fièvres zostériennes et d'éruptions zostériformes. (Zoster varicellosus. Neue französische Beobachtungen. Anwendung der Komplement-Bindungsreaktion von BORDET-GENGOU. Varicellöser Ursprung einer großen Zahl von Zosterfiebern und zosterartigen Ausbrüchen.) Bull. de l'acad. de méd. Tom. 91, p. 494. 1924. Ref.: Zentralbl. f. Haut- u. Geschlechtskrankh. Bd. 18, S. 209. 1925. (k) Le zona arsenical; La nature varicelleuse. Bull. de la soc. de pédiatr. de Paris. 1925. Nr. 7, p. 439. S. auch Niederl.Vereinigung f.Kinderheilk. Amsterdam. 26.9.1925. Nederlandsch tijdschr. v. geneesk. 1925. Nr. 1, S. 117. 2. Hälfte. Ref.: Zentralbl. f. Haut- u. Geschlechtskrankh. Bd. 21, S. 605. 1926. (l) Inoculabilité de la sérosité de zona. Immunité conférée contre la varicelle. (Überimpfbarkeit von Zosterblaseninhalt. Erzielte Immunität gegen Windpocken.) Bull. et mém. de la soc. méd. des hôp. de Paris. Tom. 41, p. 249. 1925. Ref.: Zentralbl. f. Haut- u. Geschlechtskrankheiten. Bd. 18, S. 877. 1926. (m) Zona et varicelle. Bull. et mém. de la soc. méd. des hôp. des Paris. Tom. 41, p. 998. 1925. Ref.: Zentralbl. f. Haut- u. Geschlechtskrankh. Bd. 18, S. 888. 1926. — NETTER, A. et MOZER: Nouveaux exemples de la relation entre la varicelle et le zona. (Neue Belege für die Zusammenhänge zwischen Zoster und Varicellen.) Bull. de la soc. de pédiatr. de Paris. 1922. Nr. 9, p. 407. Ref.: Zentralbl. f. Haut- u. Geschlechtskrankh. B. 8, S. 512. 1923. — NETTER, A. et A. URBAIN: (a) Les rélations du zona et de la varicelle. Etude sérologique de 100 cas de zona. (Die Beziehungen zwischen Zoster und Windpocken, eine serologische Studie an 100 Zosterfällen.) Cpt. rend. de séances de la soc. de biol. Tom. 94, p. 98. 1926. (b) Zonas varicelleux. Anticorps varicelleux dans le sérum de sujets atteints de zona. Anticorps zostériens et anticorps varicelleux dans le sérum de sujets atteints de varicelle. (Zoster varicellosus. Varicellen-Antikörper im Serum von Zosterkranken. Zoster- und Varicellen-Antikörper im Serum von Varicellenkranken.) Cpt. rend des séances de la soc. de biol. Tom. 90, p. 189. 1924. Ref.: Zentralbl. f. Haut- u. Geschlechtskrankh. Bd. 17, S. 56. 1925. — NETTER, A., URBAIN et WEISMANN-NETTER: Antigènes et anticorps dans le zona. (Antigene und Antikörper beim Herpes zoster.) Cpt. rend. des séances de la soc. de biol. Tom. 90, p. 75. 1924. — NETTER, A. et VALLAT: Un noveau cas de varicelle chez un sujet atteint de zona. (Ein neuer Fall von Varicellen bei einem Zosterkranken.) Bull. et mém. de la soc. méd. des hôp. de Paris. 1923. Nr. 21, p. 874. Ref.: Zentralbl. f. Haut- u. Geschlechtskrankh. Bd. 11, p. 480. 1924. — NETTER, H.: Identité d'origine entre un certain nombre de zonas et la varicelle. Thèse de Paris. 1921. — NIEDNER, O. v.: Zur Frage der cutanen Varicelleninfektion. Dtsch. med. Wochenschr. 1924. Nr. 24, S. 804. — ONFOURT: Aussprache zu dem Vortrag von LÉPINE, MOURIQUAND und P. RAVAULT. Soc. méd. des hôp. Lyon. 27. 2. 1923. Lyon méd. Tom. 132, p. 511. 1923. Ref.: Zentralbl. f. Haut- u. Geschlechtskrankh. Bd. 10, S. 49. 1923. — OPPENHEIM: Aussprache zum Vortrage von LIPSCHÜTZ: Über die Mikroskopie der Impfreaktion und des Bläschenexanthems nach Impfung mit Herpes zoster. 88. Vers. dtsch. Naturf. u. Ärzte in Innsbruck. Sitz. v. 26. 9. 1924. Ref.: Dermatol. Wochenschr. Bd. 79, S. 1648. 1924. — OUSELEY-SMITH and WILLIAMSON: Coincident Herpes and Varicella. Brit. med. journ. 1927. Nr. 3452, p. 423. Ref.: Dermatol. Wochenschr. Bd. 84, S. 842. 1927. OVERTON, R. E.: A case of severe herpes zoster and varicella occuring simultaneously in an aged patient. Bristol. med.-chirurg. journ. Vol. 43, p. 169. 1926. — PANAYOTATOU, A.: Deux nouveaux cas de varicelle succédant à deux cas de zona. (Zwei neue Fälle von Windpocken im Gefolge von Zoster.) Bull. et mém. de la soc. méd. des hôp. de Paris. 1925. Nr. 23, p. 1002. — PEREIRA, H.: Herpes and varicella. Brit. med. journ. 1926. Nr. 3430, p. 597. Ref.: Dermatol. Wochenschr. Bd. 84, S. 74. 1927. — PERUTZ, A.: Zur Frage der Beziehungen zwischen Zoster und Varicellen. Dermatol. Wochenschr. Bd. 84, S. 12. 1927. PETZETAKIS: Zona et varicelle. (Zoster und Varicellen.) Bull. et mém. de la soc. méd. des hôp. de Paris. Ref.: Zentralbl. f. Haut- u. Geschlechtskrankh. Tom. 18, p. 578. 1925. LO PRESTI-SEMINERIO, TR.: „Herpes zoster" in due sorellino durante un'epidemia di varicella. (Zoster bei zwei Schwestern während einer Windpockenepidemie.) Riv. di clin. pediatr. Vol. 24, p. 165. 1926. Ref.: Zentralbl. f. Haut- u. Geschlechtskrankh. Bd. 21, S. 605. 1926. — PFEIFFER, L.: l. c. s. u. I. — PIGNOT, I. et H. DURAND: Varicelle et zona. Un cas nouveau de coincidence. (Varicellen und Zoster. Ein neuer Fall dieser Kombination.) Bull. et mém. de la soc. méd. des hôp. de Paris. 1922. Nr. 23, S. 1002. Ref.: Zentralbl. f. Haut- u. Geschlechtskrankh. Bd. 6, S. 449. 1923. — RATEAU, I.: Zona chez une jeune femme nourissant son enfant âgé de cinq moi, suivi d'un cas de varicelle chez cet enfant, quinze jours exactement après l'apparition du zona maternel. (Zoster bei einer jungen Frau während des Stillens ihres fünf Monate alten Kindes; im Anschluß hieran Varicellen bei diesem Kinde und zwar genau 14 Tage nach Ausbruch des mütterlichen Zosters.) Bull. et mém. de la soc. méd. des hôp. de Paris. 1922. Nr. 23, p. 1022. Ref.: Zeitschr. f. Haut- u. Geschlechtskrankh. Bd. 6, S. 449. 1923. — RIEHL, H.: Aussprache zu der Vorstellung von LIPSCHÜTZ: Wien. dermatol. Ges. 28. 4. 1909. Ref.: Dermatol. Wochenschr. Bd. 49,

S. 162. 1909. — RIVERS, TH. M. and W. S. TILLET: Studies on varicella. The susceptibility of rabbits to the virus of varicella. (Studien über Varicellen. Die Empfänglichkeit der Kaninchen für den Erreger der Varicellen.) Journ. of exp. med. Vol. 38, p. 673. 1923. Ref.: Zentralbl. f. Haut- u. Geschlechtskrankh. Bd. 13, S. 150. 1924. — ROBSON, W. M.: Association of Herpes zoster and varicella. (Die Vergesellschaftung von Herpes zoster und Varicellen.) Brit. med. journ. 1921. Nr. 3137, p. 228. Ref.: Zentralbl. f. Haut- u. Geschlechtskrankh. Bd. 2, S. 510. 1921. — ROTHFELD, J.: Windpocken und Zoster. Polska gazeta lekarska. 1927. Nr. 1, p. 13. Ref.: Zentralbl. f. Haut- u. Geschlechtskrankh. Bd. 23, S. 784. 1927. — ROUSSEAUX, CH.: Un cas de zona-varicelle. (Ein Fall von Varicellen-zoster.) Progr. méd. 1924. Nr. 47, S. 725. Ref.: Zentralbl. f. Haut- u. Geschlechtskrankh. Bd. 16, S. 425. 1925. — ROXBURGH, A. C.: Herpes zoster and varicella. (Zoster und Windpocken.) Brit. journ. of dermatol. Vol. 35, p. 152. 1923. Ref.: Zentralbl. f. Haut-u. Geschlechtskrankh. Bd. 9, S. 205. 1923. — ROXBURGH, A. C. and P. H. MARTIN: Concurrent herpes zoster and varicella. Brit. journ. od dermatol. Vol. 38, p. 286. 1926. SANGIORGI, P.: La zona secondo le modern econcezioni. Clin. med. ital. 1925. Nr. 1, p. 1. SCHEER, M. W. VAN DER: (a) Zoster und Windpocken. Psychiatr. en neurol. bladen. 1926. Nr. 2/3, p. 117. Ref.: Zentralbl. f. Haut- u. Geschlechtskrankh. Bd. 21, S. 185. 1926. — SCHEER: Zum Zoster-Varicellenproblem. Vortrag, gehalten auf der gemeinsamen Tagung südwestdtsch. u. rheinisch-westf. Kinderärzte am 24. April 1927 zu Marburg. Ref.: Münch. med. Wochenschr. 1927. Nr. 25, S. 1071. — SCHLOSSMANN: Aussprache zu dem Vortrage von KUNDRATITZ: Experimentelle Übertragung von Herpes zoster auf den Menschen und die Beziehungen von Herpes zoster zu Varicellen. 88. Vers. d. Ges. dtsch. Naturf. u. Ärzte. Dtsch. Ges. f. Kinderheilk. Innsbruck. Sitz. v. 18.—20. 9. 1924. Monatsschr. f. Kinderheilk. Bd. 29, S. 522. 1925. — SCHRAM-ANDERSSEN, I.: Herpes zoster und Varicellen. Med. rev. 1923. Nr. 8, p. 447. Ref.: Zentralbl. f. Haut- u. Geschlechtskrankh. Bd. 12, S. 173. 1924. — SICARD: (a) Aussprache zu LESNÉ und DE GENNES: Le zona et le varicelle. Bull. et mém. de la soc. méd. des hôp. de Paris. 1925. Nr. 6, p. 221. Ref.: Zentralbl. f. Haut- u. Geschlechtskrankh. Bd. 18, S. 209. 1925. (b) Aussprache zu AVIRAGNET, HUBER et DAYRAS: Le zona varicelleux. Bull. et mém. de la soc. méd. des hôp. de Paris. 1925. Nr. 5, p. 192. Ref.: Zentralbl. f. Haut- u. Geschlechtskrankh. Bd. 18, S. 211. 1925. — SICARD et PARAF: Sérum zonateux et varicelle. (Zoster-Serum und Windpocken.) Bull. et mém. de la soc. méd. des hôp. de Paris. 1925. Nr. 8, p. 301. — STOOSS: Varicellen und Herpes zoster. Ges. Schweiz. Pädiater. Bern. Sitz. v. 25. 6. 1922. Schweiz. med. Wochenschr. 1922, Nr. 51/52, S. 1275. — SIEGL, J.: Zum ätiologischen Zusammenhang von Herpes zoster und Windpocken. Münch. med. Wochenschr. 1927. Nr. 5, S. 189. — SPILLMANN et CRÉHANGE: Deux nouveaux cas établissant la relation d'origine entre le zona et la varicelle. Bull. de la soc. franç de dermatol. 1926. Nr. 6. p. 454. — STÖHR und LAUDA: Zur Frage des varicellösen Zoster. (Ges. f. inn. Med. u. Kinderheilk. Wien. 16. 6. 1926.) Wien. med. Wochenschr. 1926. Nr. 34, S. 1020. — SWOBODA: Varicellen im Handbuch d. Kinderheilk. von PFAUNDLER und SCHLOSSMANN. Bd. 2. 1910. — TETZNER: Versuch einer Varicellenüberimpfung auf Kaninchen. Monatsschr. f. Kinderheilk. Bd. 28, S. 39. 1924. — THOMAS: Varicellen in ZIEMSSENS Handb. d. spez. Pathol. u. Therapie. Bd. 2, 2. Aufl. — TIÈCHE: (a) Über die obligatorische Einzeichnung von Pocken, Varicellen und sonstigen verdächtigen Exanthemen in Körperschemata als diagnostische Methode bei Pockengefahr. Schweiz. med. Wochenschr. 1925. Nr. 21, S. 449. (b) Über herpesartige Eruptionen bei milden Pockenepidemien der vergangenen Jahre. 10. Kongr. d. Schweiz. dermatol. Ges. Bern. 10. 4. 1926. Ref.: Zentralbl. f. Haut- u. Geschlechtskrankh. Bd. 23, S. 635. 1927. — TOURNEUX: Zona et varicelle. Prov. méd. 1910. Nr. 33. Ref.: Zentralbl. f. inn. Med. Bd. 31, S. 1163. 1910. — TRESILIAN, F.: Herpes and varicella. Brit. med. journ. 1921. Nr. 3140, p. 340. Ref.: Zentralbl. f. Haut- u. Geschlechtskrankh. Bd. 1, S. 575. 1921. — TROISIER, I. et DELALANDE: Eruption varicelloide généralisée au cours d'un zona thoracique. (Windpockenähnlicher Allgemeinausbruch im Verlaufe eines Zoster thoracicus.) Bull. et mém. de la soc. méd. des hôp. de Paris. 1925. Nr. 19, p. 808. Ref.: Zentralbl. f. Haut- u. Geschlechtskrankh. Bd. 18, S. 210. 1925. — VAGLIO, R.: (a) Herpes zoster e varicella. (Herpes zoster und Varicellen.) Pediatria. Vol. 32, p. 172. 1924. Ref.: Zentralbl. f. Haut- u. Geschlechtskrankh. Bd. 13, S. 59. 1924. (b) Considerationi sui rapporti tra zoster e varicella. (Betrachtungen über die Zusammenhänge von Herpes zoster und Varicellen.) Pediatria. Vol. 32, p. 650. 1924. Ref.: Zentralbl. f. Haut- u. Geschlechtskrankh. Bd. 16, S. 784. 1925. — VOHWINKEL: Aussprache zu LIPSCHÜTZ: Die Beziehungen zwischen Zoster und Varicellen. Versamml. dtsch. Naturf. u. Ärzte. Düsseldorf. 24. 9. 1926. Ref.: Zentralbl. f. Haut- u. Geschlechtskrankh. Bd. 21, S. 686. 1926. — WEPPERÓWNA, Z.: Infektiosität des Herpes zoster. Beziehungen zu Varicella. Przeglad dermatol. Vol. 18, p. 78. 1923. Ref.: Zentralbl. f. Haut- u. Geschlechtskrankh. Bd. 13, S. 363. 1924. — WIELAND, E.: „Über lavierte Varicellen". Jahrb. f. Kinderheilk. Bd. 105, S. 367. 1924. — WOHLWILL: l. c. s. u. III, 3. — ZIEL: Zosteriformer Varicellenausbruch. Med. Klinik. 1926. Nr. 26. S. 991.

c) Der Zoster und andere Infektionskrankheiten (Influenza, Grippe, Encephalitis lethargica, Parotitis epidemica, Erysipel, Rubeolen, Impfung, Lepra, Malaria, Syphilis, Tabes, Paralyse, multiple Sklerose.)

ALDERSON, H. E.: Herpes zoster bei einem Kranken mit spinaler Syphilis. Journ. of cut. dis. incl. syph. Vol. 32, p. 230. 1914. Ref.: Arch. f. Dermatol. u. Syphilis. Bd. 122, S. 46. 1918. — ALEFELD, A. H.: Zwei Fälle von Herpes zoster bei Tabes dorsalis. Inaug.-Diss. München. 1906. — ARNSTEIN, A.: (a) l. c. s. u. IV. (b) Nierenembolie und Herpes zoster. Ges. f. inn. Med. u. Kinderheilk. Wien. 8. 5. 1924. Ref.: Med. Klinik. 1924. Nr. 42, S. 1485. — BARBIER et GOUGELET: Méningite tuberculeuse à la suite d'un zona. Gaz. des hôp. civ. et milit. 1911. p. 1981. — BARBIER et LIAN: Le zona, accident tuberculeux secundaire on cliniquement primitif. Progr. méd. 1911. p. 361. — BARTHÉLEMY: Note sur trois cas de zonas. Rev. neurol. 1904. p. 77. — BÉNARD, R.: Les complications nerveuses de la rubéole (méningite, myélite, névrite et zona.) (Die nervösen Komplikationen der Röteln (Meningitis, Myelitis, Neuritis, Herpes zoster.) Bull. et mém. de la soc. méd. des hôp. de Paris. 1921. Nr. 31, p. 1443. Ref.: Zeitschr. f. d. ges. Neurol. u. Psychiatrie. Bd. 28, S. 30. 1922. — BIEL: Zit. nach BIELSCHOWSKY s. u. A. — BIRO, M.: Gürtelrose und Infektionskrankheiten. Warszawskie czasop. lekarski. 1924, Nr. 7, p. 271. Ref.: Zentralblatt f. Haut- u. Geschlechtskrankh. Bd. 15, S. 352. 1925. — BOCQUILLON: Le zona symptomatique d'une tuberculose pulmonaire latente. Thèse de Lille. 1911. — BONATZ, C.: Dementia paralytica und Herpes zoster. Inaug.-Diss. Kiel 1910. — BONER: Contribution à l'étude du zona. Thèse de Paris. — BORNARDEAU: Tuberkulose und Herpes zoster. Prov. méd. 1912. Nr. 44. Ref.: Dermatol. Wochenschr. Bd. 56, S. 660. 1913. — BOUYER et LEMAUX: Eruption zostérienne de la fesse droite chez un paralytique général. (Herpes zoster auf der rechten Gesäßhälfte bei einem Paralytiker.) Soc. clin. de méd. ment. Paris. 17. 1. 1921. L'encéphale. 1921. Nr. 1, S. 56. Ref.: Zentralbl. f. d. ges. Neurol. u. Psychiatrie. Bd. 26, S. 72. 1921. — CHATELLIER, L.: Vaccine et zona vaccinal dans le territoire cutané correspondant à la vaccination. (Vaccine und Herpes zoster vaccinalis in dem der Impfung entsprechenden Hautgebiete.) Bull. de la soc. franç. de dermatol. et de syph. 1925. Nr. 2, p. 97. Ref.: Zentralbl. f. Haut- u. Geschlechtskrank. Bd. 17, S. 310. 1925. — CLÉMENT: Zona et pneumonie. Gaz. hebdom. de méd. et de chirurg. Tom. 44, p. 967. 1897. Ref.: Arch. f. Dermatol. u. Syphilis. Bd. 50, S. 282. 1899. — COGLIEVINA, B.: Herpes zoster und latente Malaria. Wien. klin. Wochenschr. 1925. Nr. 38. S. 1034. — COLLET: Zona radiculaire du membre supérieur chez un phthisique. Rev. neurol. 1902. Nr. 11, p. 1088. — CONOR: Zona et tuberculose. Gaz. des hôp. de Paris. 1906. p. 630. — CURTIN: Herpes zoster and its relation to internal inflammations and diseases specially of the serous membranes. Americ. journ. of the med. sciences. Vol. 123, p. 264. 1902. — DANLOS: Paralysie générale et zona. Gaz. hebdom. de méd. et de chirurg. 1896. Nr. 67. Ref.: Arch. f. Dermatol. u. Syphilis. Bd. 47, S. 452. 1899. — DEADERICK, W. H.: Herpes zoster und Malaria. Med. record. 1914. p. 421. Ref.: Arch. f. Dermatol. u. Syphilis. Bd. 125, S. 316. 1920. — DUPAN, G.: (a) Du zona aucours de la paralysie générale. Gaz. hebdom. de méd. et de chirurg. 1898. Nr. 72. Ref.: Zentralbl. f. inn. Med. Bd. 20, S. 1129. 1899. (b) Le zona et en particulier le zona facial dans la paralysie générale. Thèse de Paris. 1897. — Dumont, I.: Vaccine et zona. Bull. et mém. de la soc. méd. des hôp. de Paris. 1922. Nr. 23. p. 1036. Ref.: Kongreß-zentralbl. f. d. ges. inn. Med. Bd. 25, S. 227. 1923. — Mc. FARLANE: Zit. nach H. ZIEMANN: Malaria und Schwarzwasserfieber. Leipzig 1924. 3. Aufl. — FASSBENDER, H.: Ein Fall von Herpes zoster recidivus bei Tabes dorsalis. Inaug.-Diss. Bonn 1914. — FROMMEL, E. et J. BAUMGARTNER: Accidents nerveux consécutifs à la vaccination antivariolique. A propos d'une méningite et d'un zona d'origine vaccinale. (Nervöse Zufälle im Anschluß an die Pockenimpfung gelegentlich einer Meningitis und eines Zoster vaccinalen Ursprunges.) Schweiz. med. Wochenschr. 1926. Nr. 35, S. 857. — GLAUBERSOHN: l. c. II. 2a γ. — GONNERET: Sur quelques cas de Zona chez les paralytiques générales. Thèse de Paris. 1888/89. — GUNDERSEN, E.: Ein Fall. von Myeloencephalitis epidemica mit ausgebreitetem Herpes-zoster-Ausschlag. Norsk. magaz. f. laegevidenskaben. 1925. Nr. 2, p. 105. Ref.: Zentralblatt f. Haut- u. Geschlechtskrankheiten. Bd. 18, S. 208. 1925. — HAUTEFEUILLE et DUPRET: Crises gastriques et zona. (Gastrische Krisen und Herpes zoster.) Arch. des maladies de l'appar. dig. et de la nutrit. Tom. 8, p. 338. 1914. Ref.: Zentralbl. f. d. ges. inn. Med. Bd. 11, S. 650. 1914. — HOLLANDER, L.: Postinfluenzal herpes zoster. (Herpes zoster nach Influenza.) Journ. of the Americ. med. assoc. Vol. 80, p. 470. 1923. Ref.: Zentralbl. f. Haut- u. Geschlechtskrankh. Bd. 9, S. 204. 1923. — HOWARD: Observations on the relation of lesion of the Gasserian and pcsterior root ganglia to herpes occuring in pneumonia and cerebrospinalmeningitis. Americ. journ. of the med. sciences. 1905. — HUCHARD: Tuberkulose und Herpes zoster. Ref.: Monatsschr. f. prakt. Dermatol. Bd. 19, S. 572. 1894. — HUSLER: Herpes zoster, spinale Kinderlähmung oder luische Myelitis? Münch. Ges. f. Kinderheilk. 2. 12. 1926. Ref.: Münch. med. Wochenschr. 1927. Nr. 1. S. 43. — IMMER-

Mann, S. L.: Herpes zoster bei Tabes dorsalis und allgemeine Paralyse der Irren. Journ. of the Americ. med. assoc. 1917. Nr. 22. Ref.: Dermatol. Wochenschr. Nr. 69, S. 649. 1919. — Jourdanet: Gonococcie, uréthrite, congéstion pulmonaire, zona. Bull. de la soc. franç. de dermatol. 8. 5. 1924. p. 277. — Juillien, L.: (a) Zona et syphilis. Festschr. f. Schwimmer-Budapest. Arch. f. Dermatol. u. Syphilis. Bd. 47, S. 117. 1899. (b) Eruption du zona dans le cours de la syphilis. Arch. génér. Paris. April 1895. Ref.: Virchow-Hirschs Jahrb. 1895. II, S. 572. — Kaiser: Herpes zoster bei progressiver Paralyse. Münch. med. Wochenschr. 1921. Nr. 36, S. 1153. — Kalischer: Über die bei Tabes dorsalis auftretenden syphilitischen und tropho-neurotischen Veränderungen der Haut und anderer Organe. Nach einem Vortrag mit Krankenvorstellung in der Berlin. dermatol. Ges. 4. 5. 1897. Dermatol. Zeitschrift. Bd. 4, S. 443. 1897. S. 742. — Labernadie: Trois cas de zona survenus chez des lépreux en cours de traitement. Bull. de la soc. franç. de dermatol. et de syphil. 1927. Nr. 8, S. 762. — Loper: Ganglio-radiculite zostérienne tuberculeuse. Progr. méd. 29. 7. 1911. Rev. neurol. 1912. Nr. 5, S. 699. — Magnusson, S.: (a) Herpes zoster and tuberculosis. Tubercle. Vol. 6, p. 482. 1925. (b) Herpes zoster og tuberculose. (Zoster und Tuberkulose.) Hospitalstidende. 1925. Nr. 12, p. 265. Ref.: Dermatol. Wochenschrift. Bd. 82, S. 100. 1926. — Mastri, C.: Herpes zoster quale complicanza di tetano traumatico. Rif. med. 1901. Ref.: Arch. f. Dermatol. u. Syphilis. Bd. 63, S. 433. 1902. — Netter, A.: Eruptions zostériennes dans l'encéphalite léthargique. (Zosteriforme Eruptionen bei Encephalitis lethargica.) Bull. et mém. de la soc. méd. des hôp. de Paris. 1922. Nr. 23, p. 1028. Ref.: Zentralbl. f. Haut- u. Geschlechtskrankh. Bd. 8, S. 37. 1923. — Pancoast, H. K. and E. P. Pendergrass: The occurrence of herpes zoster in Hodgkins disease. (Das Vorkommen von Herpes zoster bei Hodgkinscher Krankheit.) Americ. journ. of the med. sciences. Vol. 168, p. 326. 1924. — Peter, F. M.: Herpes zoster bei Lepra. Dermatol. Wochenschr. Bd. 84, S. 220. 1927. — Peter l. c. s. unter II. 1. — Rauschke: Ein Fall von Herpes zoster bei Tabes dorsalis. Zentralbl. f. Nervenheilk. 1905. S. 352 (Sitzungsbericht). — Raymond: Epilepsie und Herpes zoster. Journ. d. pract. 1909. Nr. 44. Ref.: Dermatol. Wochenschr. Bd. 51, S. 235. 1910. — Rendu: Herpes zoster und Tuberkulose. Presse méd. 1893. Ref.: Monatsh. f. prakt. Dermatol. S. 19, Bd. 572. 1894. — Roch et Mozer: Méralgie paresthésique consécutive à un zona vaccinal. (Meralgia paraesthetica nach Impfzoster.) Bull. et mém. de la soc. méd. des hôp. de Paris. 1926. Nr. 36, p. 1651. — Roger, H. et I. Margarot: Le zona ourlien. Rev. de méd. 1909. p. 826. Ref.: Zentralbl. f. inn. Med. Bd. 31, S. 656. 1910. — Sáinz de Aja, E. Alvarez: Tabes dorsal y Herpes zoster. Arch. españoles de neurol., psych. y fisiol. 1911. Nr. 2. p. 38. — Schaffir, G.: Encéphalite léthargique et zona. Thèse de Toulouse. 1922/23. Nr. 70. — Schlesinger, H.: Herpes zoster und Malaria. Ges. f. inn. Med. u. Kinderheilk. Wien. 8. 1. 1920. Wien. klin. Wochenschr. 1920. Nr. 16. S. 348. — Schönborn: Encephalitis epidemica und Herpes. Dtsch. med. Wochenschr. 1927. Nr. 21, S. 870. — Schreiber, G.: Zona intercostal croisé, consécutif à une pleurésie tuberculeuse avec épanchement. (Intercostaler Zoster im Anschluß an eine tuberkulöse Pleuritis der entgegengesetzten Seite.) Arch. de méd. des enfants. Tom. 25, p. 357. 1922. Ref.: Zentralbl. f. Haut- u. Geschlechtskrankh. Bd. 6, S. 90. 1923. — Seiffer: Aussprache zu der Vorstellung von Rauschke. Ein Fall von Herpes zoster bei Tabes dorsalis. Ref.: Jahrb. d. Psychiatrie u. Neurol. Bd. 9, S. 423. 1905. — Semon: Tabes with recurring herpes zoster. (Tabes mit rezidivierendem Herpes zoster.) Med. Soc. for the study of venereal dis. London. 23. 3. 1923. Lancet. Vol. 204. p. 802. 1923. Ref.: Zentralbl. f. Haut- u. Geschlechtskrankh. Bd. 11, S. 160. 1924. — Sheldon, T. W.: A case of Herpes zoster complicating tabes. With commentary by H. W. Barber. (Ein Fall von Herpes zoster als Begleiterscheinung einer Tabes.) Clin. journ. 1921. Nr. 1338, p. 139. Ref.: Zentralbl. f. Haut- u. Geschlechtskrankh. Bd. 1, S. 431. 1921. — Severin: Herpes zoster bei inneren Organerkrankungen. Dtsch. med. Wochenschr. 1926. Nr. 22. S. 906. — Spitz, B.: Die Recurrensepidemie in Breslau im Jahre 1879. Inaug.-Diss. Breslau 1879. — Steinmeyer, O.: Herpes zoster und Syphilis. Inaug.-Diss. Berlin 1908. — Talamon: Pneumonie et zona. Soc. méd. des hôp. 1901. Nr. 47. Ref.: Arch. f. Dermatol. u. Syphilis. Bd. 62, S. 137. 1902. — Trosier, I. et George: Erythème polymorphe et zona. (Erythema multiforme und Zoster.) Bull. et mém. de la soc. méd. des hôp. de Paris. 1923. Nr. 33, p. 1505. Ref.: Zentralbl. f. Haut- u. Geschlechtskrankheiten. Bd. 11, S. 480. 1924. — Westphal, A.: Ein Fall von Tabes dorsalis mit Herpes zoster. Charité-Annal. Bd. 22, S. 655. 1897. — Winfield, I. M.: (a) Blutuntersuchungen in bezug auf die Entstehung des Herpes zoster durch Malaria. New York med. journ. a. med. record. 6. 4. 1895. Ref.: Monatsh. f. prakt. Dermatol. Bd. 21, S. 575. 1895. (b) Weitere Beobachtungen über die Malaria als Ursache des Herpes zoster. New York med. journ. a. med. record. 2. 8. 1902. Monatsh. f. prakt. Dermatol. Bd. 36, S. 321. 1903. (c) Acute Psoriasis and Herpes zoster. Arch. of dermatol. a. syphilol. Vol. 1, p. 728. 1920.

2. Die traumatischen Formen des Zoster.

a) Zoster nach einem peripheren Trauma.

Axenfeld: l. c. s. u. II. 2 b α. — Bayer, H.: Herpes zoster ophthalmicus und Unfall. Inaug.-Diss. Freiburg 1906. — Besnier, E.: Zona traumatique paradoxal. Réunion clin. hebdom. de l'hôp. Saint-Louis. 20. 12. 1888. Ref.: Ann. de dermatol. et de syphiligr. 1889. p. 109. — Boas, K.: Über toxische Hauterscheinungen im Verlaufe der Wismutbehandlung. Med. Klinik. 1924. Nr. 44/45, S. 1533, 1571. — Bontemps: Deux observations de zona traumatique. Bull. de la soc. méd. d'Angers. 1887. p. 104. — Brocq:, M. L.: Eschare volumineuse de la fesse consécutive à une injection d'huile biiodurée. Ann. de dermatol. et de syphiligr. 1901. p. 347. — Budde, M.: Ein Fall von Herpes zoster im Gebiete des Plexus cervicalis nach Typhusschutzimpfung. Münch. med. Wochenschr. 1916. Nr. 3, S. 103. — Charcot: Névralgie consécutive à une lésion traumatique et accompagnée d'une éruption de vésicules d'herpès, in surquelques cas d'affections de la peau dépendant d'une influence du système nerveux. Journ. de physiol. et de pathol. gén. Tom. 2, p. 113. 1859. — Düring, E. v.: Rezidivierender Herpes zoster femoralis. Monatsh. f. prakt. Dermatol. Bd. 7, S. 509. 1888. Ältere Literatur. — Epstein: Ein Fall von Herpes zoster traumaticus des 1. Trigeminusastes. Ärztl. Verein in Nürnberg. 7. 7. 1904. Ref.: Dtsch. med. Wochenschr. 1904. Nr. 51, S. 1912. — Etienne et Voirin: Zona intercostal après une fracture de côté. Bull. de la soc. franç. de dermatol. Réunion dermatologique de Nancy. 1923. p. 23. — Exby and Griffiths: A case of herpes zoster following and probably due to injury. Med. chron. Vol. 17, p. 366. 1892/93. — Fabre: Le zona. Paris 1882. 41. Beobacht. S. 113, 115. — Freudenthal, W.: Lokales embolisches Bismogenol-Exanthem. Arch. f. Dermatol. u. Syphilis. Bd. 147, S. 155. 1924. — Freudenthal, W.: Medikamentöse Hautembolien (mit Exanthem, Blasenbildung, Gangrän). Embolia cutis medicamentosa (exanthematica, bullosa, gangraenosa). Lokales embolisches Bismogenol-Exanthem. Arch. f. Dermatol. u. Syphilis. Bd. 153, S. 730. 1927. — Gaucher, E. et H. Bernhard: Observations de zona traumatique par contusion ou lésion cutanée superficielle. Bull. de la soc. et mém. méd. des hôp. de Paris. 22. 2. 1901. p. 162. — Girand, H.: Etude sur les blessures simulèes dans l'industrie. Thèse de Paris. 1895. Nr. 329, p. 35. — Hall, A.: Ein Fall von Zoster des 2. Astes des Trigeminus. Brit. journ. of dermatol. Vol. 16, 1904. Ref.: Monatsh. f. prakt. Dermatol. Bd. 40, S. 39. 1905. — Haymann, L.: l. c. s. u. II, 3b. — Jadassohn: Zosteriforme Hautnekrose nach intramuskulärer Einspritzung von Hydrargyrum succinimidatum. (Zu der Mitteilung I. Saphiers in dieser Wochenschrift. 1921. Nr. 13, S. 394.). Münch. med. Wochenschr. 1921. Nr. 27, S. 852. — Junius: Neue Ansichten über den Herpes zoster. (Herpes communis, ophthalmicus, traumaticus, dem Herpes verwandte Erkrankungen der Hornhaut.) Zeitschr. f. Augenheilk. Bd. 44, S. 74. 1920. (Lit.). — Kanngiesser, F.: Spätserumexanthem abklingend mit Herpes zoster. Klin.-therapeut. Wochenschrift 1911. Nr. 48. Ref.: Dermatol. Wochenschr. Bd. 54, S. 389. 1911. — Kuhl: In Samuel: Die trophischen Nerven. Leipzig 1860. S. 189. — Lehner, E.: (a) Ein Fall von toxischem Erythem und Herpes zoster nach Wismuteinspritzung. Börgyógyászati urol. és venerol. szemle. 1923. Nr. 7, p. 131. Ref.: Zentralbl. f. Haut- u. Geschlechtskrankh. Bd. 11, S. 177. 1924. (b) Toxisches Erythem und Herpes zoster nach intramuskulärer Bismutinjektion. Dermatol. Wochenschr. Bd. 77, S. 1107. 1923. — Léri, André, Tzank et Linossier: Zonas survenus an cours de traitements anti-syphilitiques: 1⁰ 3 heures après une injection d'arsénobenzol; 2⁰ an cours d'un traitement bismuthique. Bull. de la soc. franç. de dermatol. 1924. Nr. 4, p. 203. — Lesser: (a) Krankenvorstellung. Ges. d. Charitéärzte. 15. 12. 1898. Ref.: Berlin. klin. Wochenschr. 1899. N. 16, S. 357. (b) Herpes zoster nach Kauterisation einer Zahnpulpa. Virchows Arch. f. pathol. Anat. u. Physiol. Bd. 93, S. 506. 1887. — Luger und Lauda: S. u. Herpes simplex bei A. — Manteau: Un cas de zona récidivant consécutif à un traitement dentaire au quatrième degrès. Bull. des dentist. 1908. — Marek, Vl.: Traumatischer Herpes zoster der 2. Cervicalwurzel mit Rückenmarksstörung. Časopis lékařův českých. Vol. 61, p. 832. 1922. Ref.: Zentralbl. f. Haut- u. Geschlechtskrankh. Bd. 7, S. 329. 1923. — Mazotti: Anatipyrinexanthem und Ausbruch von Herpes zoster über demselben. Giorn. ital. d. malatt. vener. e. d. pelle. 1888. Ref.: Monatsh. f. prakt. Dermatol. Bd. 7, S. 1110. 1888. — Mendel, K.: Herpes zoster nach Unfall. Berlin. Ges. f. Psychiatrie u. Nervenkrankh. 15. 6. 1914. Ref.: Neurol. Zentralbl. Bd. 33, S. 859. 1914. — Morehouse-Kean: Zit. nach Thibierge. — Mougeot: Recherches sur quelques troubles de la nutrition consécutifs aux affections des nerfs. Thèse de Paris. 1867. p. 104. — Mulert: Ein Fall von Herpes infolge einer Ohrfeige. Dtsch. Ärztezeitg. 1903. S. 508. — Nagel, V.: Lokales embolisches Bismogenolexanthem. Beitrag zum gleichnamigen Aufsatz von Freudenthal in Bd. 147, H. 1 des Archivs. Arch. f. Dermatol. u. Syphilis. Bd. 148, S. 42. 1924. — Oppenheim, M.: Blitzfiguren-ähnliche Hautveränderungen im unmittelbaren Anschlusse an eine intramuskuläre unlösliche Quecksilberinjektion. Wien. dermatol. Ges. Sitz. v. 26. 10. 1923. Ref.: Zentralbl.

f. Haut- u. Geschlechtskrankh. Bd. 11, S. 285. 1923. — Oppolzer: Über Herpes zoster. Allg. Wien. med. Zeitschr. 1866. — Oudard et G. Jean: Eruption zostériforme post-traumatique. (Posttraumatischer zosteriformer Ausschlag.) Arch. de méd. et pharm. navales. Tom. 114, p. 357. 1924. — Pogány: Herpes zoster nach Quecksilbersuccinimid-Einspritzungen. Dermatol. Zusammenkünfte in Budapest. Sitz. v. 12. 1. 1925. Ref.: Zentralbl. f. Haut- u. Geschlechtskrankh. Bd. 17, S. 626. 1925. — Raecke: Ist Herpes zoster ophthalmicus als Unfallfolge aufzufassen? Ärztl. Sachverst.-Zeitg. Bd. 16, S. 321. 1910. — Rajka: Aussprache zu der Vorstellung von Pogany: Herpes zoster nach Quecksilbersuccinimid-Einspritzungen. Dermatol. Zusammenkünfte in Budapest. Sitz. v. 12. 1. 1925. Ref.: Zentralbl. f. Haut- u. Geschlechtskrankh. Bd. 17, S. 626. 1925. Risel, O.: Zur Pathologie des Herpes zoster. Dtsch. med. Wochenschr. 1876, Nr. 23, S. 272. — Saphier, I.: Zosteriforme Hautnekrose nach intramuskulärer Einspritzung von Hydrargyrum succinimidatum. Münch. med. Wochenschr. 1921. Nr. 13, S. 394. — Schöhfeld, W.: l. c. s. u. II. 4. — Selenew: Mercurieller Herpes zoster. Russ. Zeitschr. f. Haut- u. vener. Krankh. Bd. 11, Sept. 1906. Ref.: Monatsh. f. prakt. Dermatol. Bd. 44, S. 438. 1907. — Sézary: Embolie artérielle de la fesse consécutive à une injection intramusculaire d'hydroxyde de bismuth. Paris. dermatol. Ges. 8. 7. 1926. Bull. de la soc. franç. de dermatol. 1926. Nr. 7, p. 489. — Spitzer, E.: Herpes zoster der linken Gesichtshälfte im Bereich des 2. und 3. Trigeminusastes. Ges. d. Ärzte in Wien. 13. 3. 1914. Ref.: Wien. klin. Wochenschr. 1914. Nr. 11, S. 284. — Stein: Aussprache zu dem Falle von Epstein. Ärztl. Verein in Nürnberg. 7. 7. 1904. Ref.: Dtsch. med. Wochenschr. 1904. Nr. 51, S. 1912. — Thibierge, G.: (a) Sur le zona traumatique. Gaz. des hôp. civ. et milit. 1923. Nr. 97, p. 1555. (Lit.). (b) Les enseignements dermatologiques de la guerre de 1914 à 1918. (Die dermatologischen Lehren des Krieges 1914—1918.) Ann. de dermatol. et de syphiligr. 1925. Nr. 8/9, 11/12, p. 481/641/705. Ref.: Zentralbl. f. Haut- u. Geschlechtskrankh. Bd. 19, S. 766. 1926. — Touton, K.: Zoster femoralis im Anschluß an eine intramuskuläre Salicyl-Quecksilberinjektion. (Nach einer auf der Heidelberger Naturforscherversammlung gemachten Mitteilung.) Arch. f. Dermatol. u. Syphilis. Bd. 21, S. 775. 1889. — Tscher-mak, A. v.: Über Herpes zoster nach Schußverletzung eines Nerven. Arch. f. Dermatol. u. Syphilis. Bd. 122, S. 337. 1918. — Vörner, H.: l. c. s. u. IV. — Weir-Mitchell: Injuries of nerves and their consequentes. Philadelphia 1872. Zit. nach v. Tschermak. — Wohl-will: l. c. s. u. III, 3 Fall 3, S. 119. — Wolf: Lokale embolische Bismutschädigung. Wien. dermatol. Ges. Sitz. v. 22. 1.1925. Ref.: Zentralbl. f. Haut- u. Geschlechtskrankh. Bd. 17, S. 130. 1925. — Yeoman, I. B.: Ein Fall von Herpes zoster, zur Erklärung der Ursache dieser Affektion. Brit. med. Journ. 2. 11. 1901. Ref.: Monatsh. f. prakt. Dermatol. Bd. 34, S. 468. 1902. — Zadoc-Kahn: Zit. nach Büeler. Zentralbl. f. Haut- u. Geschlechtskrankh. Bd. 14, S. 281. 1924. — Zilz: Herpes zoster mentalis auf neuritischer Basis hervorgerufen durch einen nicht gewöhnlichen histologischen Befund in einem überzähligen Eckzahn. Österr. Zeitschr. f. Stomatol. Bd. 9, S. 353. 1911.

b) Zoster nach einem zentralen Trauma; Zoster und Unfall.

Achard: Zona de la fesse consécutif à la ponction lombaire. Bull. et mém. de la soc. méd. des hôp. de Paris. 5. 12. 1907. — Adie, W. I.: Herpes zoster in spontaneous subarachnoid haemorrhage. (Zoster bei spontanen Subarachnoidalblutungen.) Lancet. 1926. Nr. 5342. S. 124. Ref.: Dermatol. Wochenschr. Bd. 82, S. 702. 1926. — Agazzi, B.: Herpes zoster del plesso cervicale superficiale consecutivo ad una ferita d'arma da fucco attraversante il collo. Riv. ital. di neuropatol., psichiatr. e electric. 1919 (Juni). p. 169. — Baudouin, F.: Zona traumatique chez un enfant. Touraine méd. 15. Mai 1901. p. 26. — Blaschko, A.: l. c. s. II, 4b. Sensibilitätsstörungen. — Boursier, R. et R. Ducasting: Zona consécutif à un traumatisme de la colonne vertébrale. (Eclat d'abus.) Rev. neurol. 1917 (Juni). p. 294. — Breuer: La perméabilité méningée dans la syphilis nerveuse. Bull. de l'acad. de méd. de Belgique. Mai 1923. — Bulkley: Über Herpes zoster. Americ. journ. of the med. sciences. 1876 (Juli). Ref. Vierteljahrsschr. f. Dermatol. u. Syphilis. Bd. 4, S. 249. 1877. — Carr: Leucaemia with gout and herpes zoster. (Leukämie mit Gicht und Herpes zoster.) Med. clin. of North Americ. (Chicago-Nr.). Vol. 5, p. 1615. 1921. — Carrière: Herpes zoster femuro-cutaneus im Verlaufe des Carcinoma uteri. Sem. méd. 1895, Nr. 42. Ref.: Monatsh. f. prakt. Dermatol. Bd. 21, S. 575. 1895. — Dargein, Oudard et Pervès: Un cas de zona avec éruption vésuculeuse généralisée. (Ein Fall von Zoster mit allgemeinem Bläschenausschlag.) Bull. et mém. de la soc. méd. des hôp. de Paris. 1923. Nr. 20, p. 847. Ref.: Zentralbl. f. Haut- u. Geschlechtskrankh. Bd. 9, S. 456. 1923. — Darier: Précis de dermatologie. Paris: Masson 1923. 3. Aufl. p. 177. — Didier: Eruption zostériforme consécutive à un traumatisme lombaire. Soc. des scienc. méd. de Lille. 16. 9. 1896. Ref.: Journ. des malad. cut. et syph. 1897. p. 41. — Dupont et I. Croisier: Plaie perforante du crane dans la région occipitale. Polyurie, dysphagie, tachycardie et zona cervical. Guérison. Bull. et mém. de la soc. méd. des hôp. de Paris. 15. Januar 1915. p. 21. — Gaucher et Bernhard: l. c. s. u. V, 2a. — Lehner, E.: Ein Fall von Pseudoleukämie mit Hautveränderungen. Arch. f. Dermatol.

u. Syphilis Bd. 136, S. 251. 1921. — Groedel: Röntgenkongreß. 1926. Zit. nach Schreus. — Morton, H. H. P.: A case of herpes zoster apparently due to invasion of the ganglia by round-cell sarcoma. (Fall von Zoster, anscheinend durch Hineinwachsen eines Rundzellensarkoms in die Ganglien entstanden.) Journ. of neurol. a. psychopathol. Vol. 6, p. 297. 1926. — Pancoast, H. K. and E. P. Pendergrass: (a) The occurence of herpes zoster in Hodgkins disease. Proc. of the pathol. soc. of Philadelphia. Vol. 26, p. 47. 1924. Ref.: Zentralbl. f. Haut- u. Geschlechtskrankh. Bd. 18, p. 888. 1926. (b) l. c. s. u. V, 1c. — Pautrier und Cl. Simon: Aseptische, eitrige, meningeale Reaktion im Anschluß an eine Rachistovainisation. Intaktbleiben der polynucleären Leukocyten. Anschließender Herpes zoster, Heilung. Bull. et mém. de la soc. méd. des hôp. de Paris. 22. 11. 1907. Ref.: Monatsh. f. prakt. Dermatol. Bd. 49, S. 515. 1909. — Rothman, St.: Über Hauterscheinungen bei bösartigen Geschwülsten innerer Organe. Arch. f. Dermatol. u. Syphilis. Bd. 149, S. 99. 1925. — Schmidt, A.: Herpetische Eruptionen als Vorstadium eines Hautcarcinoms neben Herpes zoster. Arch. f. Dermatol. u. Syphilis. Bd. 70, S. 321. 1904. — Schönfeld, W.: (a) Clinical observations of the elimination from the cerebrospinal fluid of salvarsan administered by intralumbal injection along with experiment with dyes. Urol. a. cut. review. Vol. 29, p. 65. 1925. (b) l. c. s. u. II, 4. — Schönfeld, W. und W. Leipold: Untersuchungen mit Farbstoffen an Syphilitikern und Nichtsyphilitikern und über die Wechselbeziehungen zwischen Blut- und Rückenmarksflüssigkeit. Zeitschrift f. d. ges. Neurol. u. Psychiatrie. Bd. 95, S. 473. 1925. — Schreus, H. Th.: Herpes zoster nach Röntgenbestrahlung. Dermatol. Wochenschr. Bd. 83, S. 1606. 1926. — Sainz de Aja, E. Álvarez: Zoster und Herpes als lokale und regionäre Zufälle bei Wismutmedikation (Span. Akad. f. Dermatol. u. Syphilis. Madrid. 15. 10. 1926). Actas dermosifiologr. 1926. Nr. 1, S. 3. Ref.: Zentralbl. f. Haut- u. Geschlechtskrankh. Bd. 24, S. 131. 1927. — Spiegler: Beziehung zwischen röntgenisierter Haut und Herpes zoster. Ges d. Ärzte in Wien. 3. 4. 1908. Ref.: Wien. klin. Wochenschr. 1908. Nr. 15, S. 546. — Stern, A.: Über einige Beobachtungen bei Schußverletzungen im Umkreis der Wirbelsäule und des Rückenmarks. Neurol. Zentralbl. Bd. 34, S. 550. 1915. — Sternberg, M.: Aussprache zu der Vorstellung von Spiegler: Ges. d. Ärzte in Wien. 3. 4. 1908. Ref.: Wien. klin. Wochenschr. 1908. Nr. 15, S. 546. — Tapie and Cassar: Myeloid leucaemia with hemiplegia of herpes zoster. Ref.: Journ. of nerv. a. ment. dis. 1920. Vol. 2. p. 65. — Wohlwill: Herpes zoster bei Carcinose des Intercostalnerven. Dermatol. Wochenschr. Bd. 44, S. 569. 1917.

3. Toxische und autotoxische Entstehung des Zoster.

Audry und Laurent: Herpes zoster im Verlauf einer Hydrargyrose. Journ. des malad. cut. et syph. 1901. p. 175. Ref.: Monatsh. f. prakt. Dermatol. Bd. 32, S. 572. 1901. — Bettmann, S.: (a) Über Hautaffektionen nach innerlichem Arsenikgebrauch. Ein Beitrag zur Frage des Zoster arsenicalis. Arch. f. Dermatol. u. Syphilis. Bd. 51, S. 203. 1900. (Ältere Literatur.) (b) Herpes zoster nach Salvarsaninjektion. Dtsch. med. Wochenschr. 1911. Nr. 1, S. 13. — Bergmann, E.: Über einen Fall von Herpes zoster mit gleichzeitigem Herpes labialis und über gehäuftes Auftreten entzündlicher Exantheme nach Schellfischgenuß. Dermatol. Wochenschr. Bd. 69, S. 820. 1919. — v. Bókay: Chorea minor, Arsenbehandlung, Herpes zoster. Jahrb. f. Kinderheilk. Bd. 21, S. 411, 1884. — Brissaud, M.: De l'influence des centres trophiques sur la distribution topographique des certaines névrites thoraciques. Arch. internat. de neurol. 21. Sept. 1891. — Brouardel: Etude sur l'arsenicisme. Thèse de Paris. 1897. (Lit.) — Burger: Eruption of herpes zoster during the employement of arsenic. Journ. of cut. a. ven. dis. 1886. p. 217. — Carlill, H.: A note on the association of herpes zoster with arsenic. Brit. med. journ. 1917. Nr. 2949, 7. 12. Ref.: Jahresb. f. Psych. Bd. 21, S. 230. 1917. — Clark, P.: Herpes zoster nach Darreichung von Arsenic in einem Falle von Epilepsie. New York med. journ. a. med. record. 12. 6. 1897. Ref.: Monatsh. f. prakt. Dermatol. Bd. 27. S. 511. 1898. — Colorni: Herpes zoster als Komplikation einer Schwangerschaft. Policlinico. 1913. H. 35. Ref.: Arch. f. Dermatol. u. Syphilis. Bd. 119, S. 459. 1914. — Crawford: Herpes zoster following treatment with arsphenamin. (Herpes zoster nach Arsphenaminbehandlung.) Pittsburgh. dermatol. soc. Februar 1922. Arch. of dermatol. a. syphilol. Vol. 5, p. 550. 1922. Ref.: Zentralbl. f. Haut- u. Geschlechtskrankh. Bd. 6, S. 29. 1923. — Druelle: Über einen Fall von Herpes zoster des Oberschenkels nach Einnahme von Ergotin. Progr. méd. 1901. Nr. 18. Ref.: Monatsh. f. prakt. Dermatol. Bd. 34, S. 44. 1902. — Dufour, H.: Sur la réproduction expérimentale de certaines dermatoses par la tuberculine. Soc. des hôp. 30. 4. 1909. Ref.: Gaz. des hôp. Tom. 82, p. 639. 1909. — Eichhorst, H.: l. c. s. u. III, 3. — Finlay, R. C.: Herpes zoster als Arsenikfolge. Journ. of cut. dis. incl. syph. Nov. 1914. Ref.: Dermatol. Wochenschrift. Bd. 61, S. 652. 1915. — Fisichella, V.: Tossidermie consecutive ad iniezioni di Salvarsan. Rif. med. 1911. Nr. 21. Ref.: Dermatol. Centralbl. Bd. 14, S. 315. 1911. — Fønss, A. L.: Arsenkrebs mit Bemerkungen über cutane Arsenwirkungen. Dermatol. Zeitschr. Bd. 37,

S. 257. 1923. — Fordyce, I. A.: (a) Journ. of cut. a. genito-urin. dis. 1894. Nov. p. 502. Zit. nach Jadassohn. (b) Zoster following arsphenamin. (Herpes zoster nach Arsphenamininjektion.) New York dermatol. soc. 27. 5. 1924. Ref.: Arch. of dermatol. a. syphilol. Vol. 10, p. 808. 1924. Ref.: Zentralbl. f. Haut- u. Geschlechtskrankh. Bd. 16, S. 842. 1925. — Frühwald, R.: Herpes zoster nach Salvarsanbehandlung bei einem kleinen Kinde. Dermatol. Wochenschr. Bd. 79, S. 1579. 1924. (b) Nachtrag zu meiner Arbeit: Herpes zoster nach Salvarsanbehandlung bei einem kleinen Kinde in Bd. 79, Nr. 49 dieser Wochenschr. Dermatol. Wochenschr. Bd. 80, S. 377. 1925. — Galewsky: Über Nebenwirkungen bei intravenösen Salvarsaninjektionen, bedingt durch Kochsalzlösung. Dtsch. med. Wochenschr. 1911. Nr. 38, S. 1743. — Galliot, A.: Deux cas de zona survenus chez les malades soumis au traitement bismuthé. (2 Fälle von Zoster, aufgetreten bei Kranken, die eine Wismutbehandlung durchmachten.) Bull. de la soc. franç. de dermatol. 1927. Nr. 1. p. 27. — Gerhardt, C.: Über bläschenförmige gruppenweise Hautausschläge nach Arsenvergiftung. Charité-Annalen. Bd. 19, S. 134. 1894. — Geyer, L.: Über die chronischen Hautveränderungen beim Arsenicismus und Betrachtungen über die Massenerkrankungen in Reichenstein in Schlesien. Arch. f. Dermatol. u. Syphilis. Bd. 43, S. 221. 1898. — Gjorgjević, G.: Koinzidenz von Herpes zoster und Psoriasis vulgaris. Wien. klin. Wochenschr. 1911. Nr. 19, S. 669. — Hartmann, F. und H. Schrottenbach: Die endogenen Vergiftungen des Nervensystems in Lewandowsky: Handb. d. Neurol. Bd. 3, S. 1120. — Hoffmann: Aussprache zu der Vorstellung von Frantzen: Herpes zoster des Gesichts und weichen Gaumens. Dermatol. Verein. zu Berlin. Sitz. v. 14. 2. 1895. Ref.: Monatsh. f. prakt. Dermatol. Bd. 20, S. 396. 1895. — Hoke, E.: Seltene Vorkommnisse im Verlaufe der diagnostischen und therapeutischen Anwendung des Tuberkulins. (Herpes zoster) nach einem am 19. 1. 1923 im Verein dtsch. Ärzte gehaltenen Vortrage. Zeitschr. f. Tuberkul. Bd. 38, S. 346. 1923. — Hutchinson: (a) Cases of stingles produced by arsenic. Med. Times a. Gaz. 1869. (b) A few curious facts respecting herpes zoster. Med. Times a. Gaz. 1868. — Jacquet: (a) Zona ophthalmique. La France méd. 1898, Nr. 19. Ref.: Arch. f. Dermatol. u. Syphilis. Bd. 50, S. 281. 1899. (b) Zona ophthalmique et névralgie du facial, sans paralysie, dus à l'iodure de potassium. Sem. méd. 1898. p. 216. — Jadassohn, J.: (a) l. c. s. u. II, 5. S. 877. — Juliusburger, O.: Über das Auftreten von Herpes zoster nach Arsenikgebrauch. Vierteljahrsschr. f. Dermatol. u. Syphilis. Bd. 11, S. 97. 1884. — Klingmüller, V.: Unsere bisherigen Erfahrungen mit Salvarsan. Münch. med. Wochenschr. 1911. Nr. 41, S. 2145. Kunz, H.: Herpes zoster im Wochenbett. Zentralbl. f. Gynäkol. 1913. Nr. 4, S. 121. — Labernadie: l. c. s. unter V. 1 c. — Laurentier: Sur le zona, généralisé et ses variétés gangrèneuses (avec une note sur les toxidermies par la cyanamide). Ann. de dermatol. et de syphiligr. 1925. Nr. 2, p. 134. — Lenz: Lichen ruber planus mit Arsenzoster. Münch. dermatol. Ges. 8. 11. 1924. Ref.: Zentralbl. f. Haut- u. Geschlechtskrankh. Bd. 16, S. 378. 1925. — Léri, André, Tzank et Linossier: l. c. s. u. V, 2a. — Leudet: Recherches sur les troubles des nerfs periphériques et surtout des nerfs vasomoteures consécutif à l'asphyxie par vapeur de carbon. Arch. génér. Tom. 1. 1865. Zit. nach Bielschowsky s. u. A. — Lewandowsky: s. u. A. — Martineau, M.: Sur un cas de zona survenu après un traitement bismuthique. Soc. de dermatol. et de syph. 18. 11. 1926. Bull. de la soc. franç. de dermatol. 1926. Nr. 8, p. 657. — Méresse, M. S.: Du zona dans les intoxications et en particulier dans l'urémie. Thèse de Paris. 1900. Nr. 196. — Meyer, L.: Arsenzoster nach intravenöser Salvarsaninjektion. Med. Klin. 1911. Nr. 3, S. 106. — Mezei, K.: Beitrag zum Zusammenhang zwischen Herpes zoster und Arsen. Münch. med. Wochenschrift 1920. Nr. 29, S. 844. — Moreira: Arsenical affections of the skin. Brit. journ. of dermatol. 1895. — Moro, E.: Erythema nodosum und Tuberkulose. Münch. med. Wochenschr. 1913. Nr. 21, S. 1142. — Neu, M.: Herpes zoster im Wochenbett einer Eklamptischen. Monatsschr. f. Geburtsh. u. Gynäkol. Bd. 21, S. 446. 1905. Nach einem im naturhistor.-med. Verein zu Heidelberg am 29. 11. 1905 gehaltenen Vortrage mit Demonstr. — Nielsen: Über das Auftreten von Herpes zoster während Arsenbehandlung. Monatsh. f. prakt. Dermatol. Bd. 21, S. 302. 1890. — Oettinger: Herpes zoster und Herpes zoster gangraenosus nach Salvarsan. Dermatol. Zeitschr. Bd. 21, S. 780. 1914. Lit. — O'Donodan, Ch.: Ein Fall von Herpes nach großen Arsendosen. Journ. of cut. a. genito-urin. dis. März 1899. Ref.: Arch. f. Dermatol. u. Syphilis. Bd. 56, S. 273. 1901. — Ostrowski: Lymphogranulomatosis cutis. Herpes zoster. Lemberger dermatol. Ges. 18. 6. 1925. Ref.: Zentralbl. f. Haut- u. Geschlechtskrankh. Bd. 18, S. 750. 1925. — Rasch: Contribution à l'étude de dermatoses d'origine arsenicale. Ann. de dermatol. et de syphiligr. 1893. — Reynolt: Lancet. 1901. p. 166. Zit. nach Fönss. — Riebolt, G.: Über Menstruationsfieber, menstruelle Sepsis und andere während der Menstruation auftretende Krankheiten infektiöser resp. toxischer Natur. Dtsch. med. Wochenschr. Nr. 28/29. S. 1116/1161. — Rüscher, E.: Über die flüchtigen, entzündlichen, tuberkulösen Krankheitserscheinungen bei Kindern. Zeitschr. f. Tuberkul. Bd. 37, S. 241. 1923. — Sainz de Aja und I. Nonnel: Herpes zoster nach Salvarsaninjektion. Span. Ges. f. Dermatol. u. Syphilis. Juni-Juli.

1911. Ref.: Arch. f. Dermatol. u. Syphilis. Bd. 112, S. 559. 1912. — Sattler: Herpes zoster nach Co-Vergiftung. Verein. dtsch. Ärzte in Prag. Ref.: Monatsh. f. prakt. Dermatol. Bd. 8, S. 476. 1889. — Schelenz: l. c. s. u. II., 1a. — Schiller, R.: Erfahrungen mit Neosilbersalvarsan. Dtsch. med. Wochenschr. 1922. Nr. 39, S. 1307. — Schmitt, A.: Wirkliche und angebliche Schädigungen durch Salvarsan Würzburger Abhandl. a. d. Gesamtgeb. d. prakt. Med. 2. Suppl.-Bd. 1913. Kabitzsch. — Serrano und Sainz de Aja: Zoster und Herpes als Nebenwirkung des Salvarsans. Actas dermo-sifiliogr. Vol. 3, Nr. 4. 1911. Ref.: Dermatol. Wochenschr. Bd. 54, S. 37. 1912. — Sézary, Pernet et Gallerand: Existe-t-il un „zona bismuthique"? Bull. de la soc. franç. de dermatol. 1926. Nr. 8, p. 654. — Solger, B.: (a) Über Arsenzoster. Dermatol. Centralbl. Bd. 10, S. 1. 1907. (b) Nachtrag zu dem Aufsatz: Über Arsenzoster. Dermatol. Centralbl. Bd. 10, S. 98. 1907. — Stark: Kasuistische Beiträge zu Hautaffektionen nach innerlichem Arsengebrauch. Monatsh. f. prakt. Dermatol. Bd. 32, S. 397. 1911. — Touton: (a) Intermittierende Neuralgie nach Arsenzoster. Verhandl. d. dtsch. dermatol. Ges. Wien. 1889. (b) Erwähnt von Blaschko; zit. bei Cassirer. Die vasomotorisch-trophischen Neurosen. Verlag: S. Karger. 2. Aufl. 1912. — Truffi: l. c. s. u. II, 2b, γ. — Vergely, P.: Du Zona diabétique. Progr. méd. 1891. Nr. 39. Ref.: Virchow-Hirschs Jahresb. 1891. II, S. 273. — Verrotti, I.: Über einen Fall von bandförmiger Sklerodermie und Zosternarben. Dermatol. Wochenschr. Bd. 79, S. 1250. 1924. — Wertheim-Salomonson: Neuritis und Polyneuritis in Lewandowskys Handb. d. Neurol. Bd. 2, S. 122 bzw. 125. — Zeissler, J.: Zoster arsenicalis. Journ. cut. dis. Vol. 25, p. 11. 1907. Ref.: Arch. f. Dermatol. u. Syphilis. Bd. 91, S. 407. 1908. — Zieler, K. und G. Birnbaum: Exantheme und Ikterus bei Salvarsanbehandlung. Handb. d. Salvarsantherapie von Kolle und Zieler. Bd. 2, S. 117 bzw. 121. Berlin-Wien: Urban u. Schwarzenberg 1925.

4. Reflektorischer Zoster.

Adrian, C.: l. c. s. u. IV. „Die Pathogenese des Herpes zoster." — Arnstein, A.: (a) l. c. s. u. IV. (b) Herpes zoster bei Lebererkrankungen. Wien. Ges. d. Ärzte. Sitz. v. 7. Mai 1920. Ref.: Med. Klinik. 1920. Nr. 34. S. 842. (c) Herpes zoster als einziges manifestes Symptom von im übrigen latent verlaufenden Erkrankungen innerer Organe. Wien. klin. Wochenschr. 1921. Nr. 2, S. 13. — Bécus, G.: (a) Zona et lithiase biliaire et rénale. Déductions pathogéniques et cliniques. (Zoster im Zusammenhang mit Gallen- und Nierensteinen. Schlußfolgerungen für Pathogenese und Klinik.) Prov. méd. Bd. 26, p. 89. 1913. Ref.: Zentralbl. f. d. ges. inn. Med. Bd. 7, S. 74. 1913. (b) l. c. s. auch unter IV. „Die Pathogenese des Herpes zoster". — Bittorf, A.: Herpes zoster und Nierenkolik. Ein Beitrag zur Kenntnis der Headschen Zonen. Dtsch. med. Wochenschr. 1911. Nr. 7, S. 291. — Bunnemann: Über psychogene Dermatosen. Eine biologische Studie, zugleich ein Beitrag zur Symptomatologie der Hysterie. Zeitschr. f. d. ges. Neurol. u. Psychiatrie. Bd. 78, S. 115. 1922. — Curtin: l. c. s. u. IV. — Fleckseder: Herpes zoster bei Cholelithiasis. Ges. f. inn. Med. u. Kinderheilk. Wien. 26. 10. 1911. Ref.: Berlin. klin. Wochenschr. 1911. Nr. 46. S. 2090. — Garmagnano: Herpes zoster costalis bei Affektionen des Respirationsapparates. Gaz. d. osp. e d. clin. 1913. Nr. 33. Arch. f. Dermatol. u. Syphilis. Bd. 117, S. 665. 1914. — Haddon, I.: Herpes zoster unter dem Einfluß psychischer Affekte entstanden. Brit. med. journ. 17. Nov. 1894. Monatsh. f. prakt. Dermatol. Bd. 20, S. 644. 1895. — Hollenberg, A.: Ein Fall von Herpes miliaris confluens necroticans als psychogene Dermatose bei einer Hysterischen. Dermatol. Wochenschr. Bd. 81, S. 1351. 1925. — Jesionek: Biologie der gesunden und kranken Haut. S. 517. Leipzig: F. C. Vogel 1916. — Junius: l. c. s. u. V, 2a. — Kanèra, F.: Herpes zoster und Nierenkolik. Dtsch. med. Wochenschrift. 1911. Nr. 14, S. 638. — Krotoszyner, M.: Herpes zoster in Beziehung zu Nierenveränderungen. Journ. of the Americ. med. assoc. 1911. p. 900. Ref.: Arch. f. Dermatol. u. Syphilis. Bd. 112, S. 357. 1912. — Leroy, E.: Zona et fonction génitale. (Herpes zoster und Genitalfunktionen.) Journ. des praticiens. 1925. Nr. 12, S. 199. — Lewandowsky, M.: „Die Hysterie" in Lewandowskys Handb. d. Neurol. Bd. 5, S. 705. — Ortner: (a) Herpes zoster bei Angina pectoris. Ges. f. innere Med. u. Kinderheilk. in Wien. Sitzg. v. 26. X. 1911. Ref.: Wien. klin. Wochenschr. 1911. Nr. 46, S. 1618. (b) Aussprache zu dem Falle von Schlesinger: Herpes zoster und Malaria. Ges. f. inn. Med. u. Kinderheilkunde. 8. 1. 1920. Wien. klin. Wochenschr. 1920. Nr. 16, S. 348. — Pochin: Psychische Einflüsse auf die Entstehung von Herpes zoster. Brit. med. journ. 19. 1. 1895. Ref.: Monatsh. f. prakt. Dermatol. Bd. 21, S. 575. 1895. — Roche, A.: Psychische Störungen als eine Ursache des Herpes zoster. Brit. med. journ. 20. Okt. 1894. Monatsh. f. prakt. Dermatol. Bd. 20. S. 644. 1895. — Rosenbaum, A.: Zwei Fälle von Herpes zoster in Verbindung mit Nierenkrankheit. Dtsch. med. Wochenschr. 1911, Nr. 24, S. 1120. — Rosenberg, E.: Nierensteinkolik. Headsche Zone und Herpes zoster. Dtsch. med. Wochenschr. 1911. Nr. 17, S. 788. — Severin: Herpes zoster bei inneren Erkrankungen. Dtsch. med. Wochenschr. 1926. Nr. 22, S. 906. — Weimann, W.: l. c. s. u. III, 3. — Wertheimer R.: (a) Herpes zoster bei Angina pectoris. Wien. klin. Wochenschr. 1927. Nr. 195. S. 623. (b) Herpes zoster bei Angina pectoris. Wien. klin. Wochenschr. 1928. Nr. 1, S. 26. — WINK, E. S.: Ein Fall von Herpes im Anschluß an Spina bifida. Lancet. 1911. 9. 12. Ref.: Dermatol. Wochenschr. Bd. 55, S. 1363. 1912.

VI. Die Erkennung des Zoster.

BÉCUS, G.: l. c. s. u. V, 4. — BLANTON, W. B.: Herpes zoster simulating nephrolithiasis. (Zoster Nierensteine vortäuschend.) Journ. of the Americ. med. assoc. Vol. 85, p. 1811. 1925. — BLOCH et SCHULMANN: Les éruptions zostériformes épisodiques au cours méningites syphilitiques. Bull. soc. méd. 16. 6. 1916. — CASSIRER, R.: Die vasomotorisch-trophischen Neurosen. In LEWANDOWSKY: Handb. d. Neurol. Bd. 5, S. 210. — DOFTER: Urticaire zoniforme. Lymphocythose du liquide céphalorachidien. Gaz. des hôp. 1904. Nr. 76. Ref.: Arch. f. Dermatol. u. Syphilis. Bd. 74, S. 364. 1905. — EHRMANN: Aussprache zu der Vorstellung von LIPSCHÜTZ: Wien. dermatol. Ges. 28. 4. 1909. Ref.: Dermatol. Wochenschr. Bd. 48, S. 162. 1909. — GUTMANN, R. A. et I. DALSAZE: Pigmentation thoracico-abdominale unilatérale avec troubles sympathiques associés. Halbseitige thoraco-abdominale Pigmentierung mit Funktionsstörungen von seiten des Sympathicus.) Bull. et mém. de la soc. méd. des hôp. de Paris. 1921. Nr. 24, S. 1062. — HAENEL, H.: Syringomyelie in Lewandowsky. Handbuch der Neurol. Bd. 2, S. 595. — JUILLIEN: Eruptions zostériformes dans le cours de la syphilis. Bull. de la soc. franç. de dermatol. 15. 12. 1894. p. 891. — KALB, O.: Über angeborene multiple, symmetrisch gruppierte Narbenbildung im Gesicht. Zentralbl. f. Gynäkol. 1909. Nr. 27, S. 929. — KOCKS: Doppelseitigkeit des Herpes zoster faciei und der Fall KALB. Zentralbl. f. Gynäkol. 1909. Nr. 35, S. 1232. — LAIGNEL-LAVASTINE: Eruption zostériforme chez un tuberculeux. Bull. soc. d'anat. 11. 1. 1901. — LAURENTIER: l. c. s. u. V, 3. — NOBÉCOURT, H. JANET, Y. KERMORGANT et R. GARCIN: Sur un cas de méningite à lymphocytose courable, suivie d'une éruption vésiculeuse. (Über einen in Heilung übergegangenen Fall von Meningitis mit Lymphocytose, gefolgt von einem bläschenförmigen Ausbruch.) Bull. de l'acad. de méd. Tom. 94, p. 771. 1925. Ref. Dermatol. Wochenschr. Bd. 82, S. 101. 1926. — PFLUGBEIL: Beitrag zur Pathogenese der akuten, postinfektiösen herpetiformen Exantheme. Dermatol. Zeitschr. Bd. 17, S. 307. 1910. — POLLAND: Neue klinische Beiträge zur Klarstellung des Unterschiedes zwischen Dermatitis dysmenorrhoica, Herpes neuroticus und Selbstbeschädigung. Dermatol. Zeitschr. Bd. 23, S. 77. 1919. — QUEYRAT, L., A. LÉRI et RABUT: Dermopathie, à topographie unilatérale (Tronc et membre inférieur) avec pigmentation leuco-mélanodermie, infiltration en îlots; ulcérations atones et distribution zostériforme des lésions. Spina bifida occulta. (Einseitige [Rumpf und untere Extremität] Hauterkrankung mit Pigmentation, Leuko-Melanodermie, inselförmige Infiltration, atonische Geschwüre mit zosterartiger Verteilung, Spina bifida occulta.) Bull. de la soc. franç. de dermatol. 1921. Nr. 4, p. 116. Ref.: Zentralbl. f. Haut- u. Geschlechtskrankh. Bd. 2, S. 60. 1921. — RANDAK, A.: Über einen Fall von einseitiger zosteriformer Leukopathie. Arch. f. Dermatol. u. Syphilis. Bd. 136, S. 368. 1921. — RONA, S.: „Über Herpes zoster gangraenosus hystericus" Kaposi. Arch. f. Dermatol. u. Syphilis. 1900. KAPOSI-Festschr. S. 209. — SEVERIN: l. c. s. u. V, 4. — SICARD: l. c. s. u. II, 1a. — TYSHNENKO: Zur Ätiologie des Herpes zoster gangraenosus atypicus (KAPOSI). Dermatologia (Russ.) 1914. Nr. 2. Ref.: Dermatol. Wochenschr. Bd. 58, S. 495. 1914. — WEINSTEIN: Herpes zoster mit multiplen Symptomen Mastoiditis vortäuschend. Med. rec. 29. 1. 1916. Ref.: Dermatol. Wochenschr. Bd. 64, S. 221. 1917. — WOLFF, H.: Herpes zoster hystericus. Straßb. dermatol. Ges. 15. 12. 1912. Ref.: Arch. f. Dermatol. u. Syphilis. Bd 115, S. 1017, 1913. — ZANDLER: Über einen interessanten Fall von ausgebreitetem Bläschenausschlag. Med. Klinik. 1917. Nr. 40, S. 1068.

VII. Die Voraussage des Zoster.

CRAWFORD: A case of herpes; gangrene; death. Lancet. Vol. 2, p. 1119. 1897. Zit. nach SALOMON. — KÜSTER, K.: Brandgürtelrose. Med. Klinik. 1923. Nr. 50. S. 1638. — ROMIEU, M.: Du zona dans le cancer du sein. Gaz. hebdom. de méd. et de chirurg. 1900. Nr. 30, p. 356 und Thèse de Lyon. 1899/1900. Nr. 72. Ref.: Arch. d. Dermatol. u. Syphilis. Bd. 57, S. 472. 1901. — SACHS: Zur Lehre vom Herpes zoster nebst Mitteilung über eine in Breslau beobachtete Zosterepidemie. Zeitschr. f. Heilk. Bd. 25, S. 383. 1904. — STEUER: Ein seltener Fall von Herpes zoster gangraenosus. Wien. med. Wochenschr. 1911. Nr. 48. S. 1167.

VIII. Die Behandlung des Zoster.

ABADIE: Douleures névralgiques anciennes consécutives au zona guéries immédiatement par la punction lombaire. Gaz. hebdom. des scienc. méd. de Bordeaux. 1902. S. 628. — ALTHOFF: Zur Behandlung des Herpes zoster. Münch. med. Wochenschr. 1924. Nr. 36, S. 1916. — v. ARLT: Neue Therapie bei Herpes zoster frontalis. s. ophthalmicus. Wochenschrift f. Therapie u. Hygiene d. Auges. 1909. Nr. 17. — Aumont und Leuret: Zoster und ultraviolette Strahlen. Bull. et mém, de la soc. de radiol. méd. de France. 1926. Nr. 125, p. 133. Ref.: Zeitschr. f. ärztl. Fortbild. 1927. Nr. 2. S. 59. — Baroli, A.: Le injezioni Bacelli nella cura dell 'herpes zoster. (Die Injektionen nach Bacelli bei der Behandlung des Herpes zoster.) Boll. d. clin. 1921. Nr. 5, p. 147. Ref.: Zentralbl. f. Haut- u. Geschlechtskrankh. Bd. 2, S. 278. 1921. — Blank, E.: Herpes zoster nach Behandlung mit Analgit. Dtsch. med. Wochenschr. 1925. Nr. 52, S. 2151. — Bleuler: Zur Therapie des Herpes zoster. Neurol. Zentralbl. 1899. Nr. 22, S. 1010. — Brocq: Behandlung des Zoster. Rev. gén. de clin. et de thérap. 1890. Nr. 18. Ref.: Monatsh. f. prakt. Dermatol: Bd. 11, S. 330. 1890. — Bryan, W. M. C.: The control of the pain of herpes zoster of the nervus ophthalmicus through the nasal (Sphenopalatine Meckels) ganglion and through the sphenoid sinus. (Die Bekämpfung des Schmerzes bei Herpes zoster ophthalmicus vom Ganglion sphenopalatinum und vom Sinus sphenoidalis aus.) Laryngoscope. Vol. 33, p. 703. 1923. Ref.: Zentralbl. f. Haut- u. Geschlechtskrankh. Bd. 15, S. 208. 1924. — Cathélin, F.: Die epiduralen Injektionen durch Punktion des Sakralkanales und ihre Anwendung bei den Erkrankungen der Harnwege. Übersetzt von A. Strauss. Stuttgart: F. Enke 1903. S. 68. — Chauffard: Der Herpes zoster. Journ. des praticiens. 1903. Nr. 36. Ref.: Monatsh. f. prakt. Dermatol. Bd. 37, S. 583. 1903. — Davis, Ch. L.: Control of pain trough the nasal (sphenopalatine) ganglion. Report of cases of herpes zoster of the ophthalmic nerve and of the brachial plexus. (Beobachtungen über Schmerzen, ausgelöst durch das Nasenganglion bzw. Ganglion sphenopalatino. Bericht über Zosterfälle des Nervus ophthalmicus und des Armplexus.) Arch. of oto-laryngol. Vol. 1, p. 642. 1925. — Delherm, Bize et Amyot: Contribution au traitement des douleurs zostériennes par les rayons ultra-violet. (Beitrag zur Behandlung von Zosterschmerzen durch ultraviolette Strahlen.) Bull. et mém. de la soc. de radiol. méd. de France. 1925. Nr. 124, p. 244. — Drinkwater, H.: Bemerkungen über einen Fall von Herpes mit ungewöhnlicher Verteilung. Brit. med. journ. 13. 4. 1895. Ref.: Monatsh. f. prakt. Dermatol. Bd. 22, S. 382. 1896. — Drouet, L.: Le traitement du zona ophthalmique par l'autohémothérapie. (Die Behandlung des Herpes zoster durch Eigenblut. Rev. méd. de l'est. Tom. 52, p. 303. 1924. Ref.: Zentralbl. f. Haut- u. Geschlechtskrankheiten. Bd. 16, S. 425. 1925. — Drouet, L. et M. Vernier: Zona ophthalmique traité par l'autohémothérapie. (Behandlung von Herpes zoster ophthalmicus mit Eigenbluttherapie.) Dermatol. Verein. Nancy. 12. 5. 1923. Bull. de la soc. franç. de dermatol. 1923. Nr. 6, p. 27. Ref.: Zentralbl. f. Haut- u. Geschlechtskrankh. Bd. 10, S. 265. 1923. — Duke, W. W.: Epinephrin in the treatment of the pain of herpes zoster. Journ. of the Americ. med. assoc. Vol. 83. p. 1919. 1924. — Durand, W. S.: Ein Fall von Herpes zoster ophthalmicus. Philadelphia med. journ. 29. 3. 1902. Ref.: Monatsh. f. prakt. Dermatol. Bd. 35, S. 393. 1902. — Ebers, N.: Über Eigenblutunterspritzungen. Münch. med. Wochenschrift. 1925. Nr. 14, S. 565. — Fox, H.: The relief of pain in herpes zoster by parafin. (Schmerzstillung bei Herpes zoster mittels Paraffin.) Journ. of the Americ. med. assoc. Vol. 70, p. 1979. 1922. Ref.: Zentralbl. f. Haut- u. Geschlechtskrankh. Bd. 8, S. 38. 1923. — Fraikin et Burill: Action thérapeutique de l'U.-V. sur le zona. (Behandlung des Zoster mit ultravioletten Strahlen.) Bull. et mém. de la soc. de radiol. méd. de France. 1925. Nr. 122, p. 194. Ref.: Zentralbl. f. Haut- u. Geschlechtskrankh. Bd. 19, S. 871. 1926. — Gebb, H.: Salvarsan bei Herpes zoster ophthalmicus. Med. Klinik. 1914. Nr. 26, S. 1096. — Hadengue, P.: Deux cas de zona traité par la radiothérapie. (Zwei mit Röntgenstrahlen behandelte Zosterfälle.) Bull. et mém. de la soc. de radiol. méd. de France. 1925. Nr. 123, p. 212. Ref.: Zentralbl. f. Haut- u. Geschlechtskrankh. Bd. 19, S. 871. 1926. — Hellmer, E.: Alkoholverband bei Herpes zoster. Blätter f. klin. Hydrotherapie u. verwandte Heilmethoden. 1901. Nr. 4. Monatsh. f. prakt. Dermatol. Bd. 34, S. 45. 1902. — Jacobson, A.: The treatment of herpes zoster. (Die Behandlung des Zoster.) California a. Western med. Vol. 24, p. 46. 1926. Ref.: Zentralbl. f. Haut- u. Geschlechtskrankh. Bd. 19, S. 872. 1926. — Klingelhöffer, W.: Herpes zoster nach Behandlung mit Analgit. Dtsch. med. Wochenschrift. 1925. Nr. 41, S. 1705. — Larat: Frühzeitige elektrische Behandlung des Herpes zoster. Journ. des praticiens. 1904. Nr. 5. Ref.: Monatsh. f. prakt. Dermatol. Bd. 39, S. 187. 1904. — Lassar: Aussprache zu Kaposi: Bemerkungen über die jüngste Zosterepidemie und zur Ätiologie des Zoster. Verhandl. d. dtsch. dermatol. Ges. 1. Kongr. zu Prag. Ref.: Arch. f. Dermatol. u. Syphilis. Bd. 21, S. 57. 1889. — Leale, M.: Behandlung des Herpes zoster mittels trockener Schröpfköpfe. Ann. de thérapeut., dermatol. et syphiligr. Tom. 6, p. 47. Ref.: Dermatol. Wochenschr. Bd. 43, S. 296. 1906. Siehe auch New York med. journ. a. med. record. 19. 8. 1905. Ref.: Monatsh. f. prakt. Dermatol. Bd. 41, S. 650. 1905. — Legoff: Au sujet de l'actinothérapie dans le zona. (Zur Strahlenbehandlung beim Zoster.) Bull. et mém. de la soc. de radiol. méd. de France. 1925. Nr. 124. p. 233. Ref.: Zentralbl. f. Haut- u. Geschlechtskrankh. Bd. 19, S. 871. 1926. — Lépine, I., Japiot et Gardère: Zona intercostal avec névralgie persistante amélioré par la radiothérapie. (Herpes zoster intercostalis mit persistierender Neuralgie gebessert durch Röntgentherapie.) Lyon méd. 1922. Nr. 13, S. 583. Ref.: Zentralbl. f. Haut- u. Geschlechtskrankh. Bd. 7, S. 95. 1923. —

Leriche: Zit. nach M. Kappis: Die Chirurgie des Sympathicus. Ergebn. d. inn. Med. u. Kinderheilk. Bd. 25, S. 512. 1924, s. S. 592. — Leuillier, E.: Die verschiedenen Methoden physikalischer Behandlung der Zona. Journ. de méd. de Paris. 1911. Nr. 21. Ref.: Arch. f. Dermatol. u. Syphilis. Bd. 112, p. 103. 1912. — Luithlen, F.: Die Schmerzstillung als Behandlung der Hautentzündungen. Wien. klin. Wochenschr. 1918. Nr. 2, S. 8. — Macnab: Ionentherapie bei Herpes zoster. Lancet. 22. 3. 1913. Ref.: Dermatol. Wochenschr. Bd. 57, S. 1277. 1913. — Moeris: Elektrische Behandlung des Herpes zoster. L'art méd. 30. 4. 1913. Ref.: Arch. f. Dermatol. u. Syphilis. Bd. 119, II, S. 185. 1914. — Morrow, H.: Äthylchlorid in der Behandlung des Zoster. Journ. of cut. dis. incl. syph. 1923. Nr. 4. Ref.: Arch. f. Dermatol. u. Syphilis. Bd. 79, S. 139. 1906. — Ohmann-Dumesnil, A. H.: Die konstitutionelle Therapie der Gürtelrose. Americ. journ. of dermatol. a. genito-urin. dis. 1905. Nr. 5. Ref.: Monatsh. f. prakt. Dermatol. Bd. 41, S. 443. 1905. — Orleman-Robinson, D. M.: Observations on the diagnosis and treatment of herpes zoster. New York a. Philadelph. med. journ. Vol. 81, p. 1153/1211. 1905. Ref.: Arch. f. Dermatol. u. Syphilis. Bd. 78, S. 423. 1906. — Parisot, I. et P. Simonin: Deux cas de zona guéris; l'autohémothérapie. (Heilung zweier Fälle von Herpes zoster durch Eigenblutbehandlung.) Réunion dermatol. Nancy. 12. 5. 1923. Bull. de la soc. franç. de dermatol. 1923. Nr. 6, p. 26. Ref.: Zentralbl. f. Haut- u. Geschlechtskrankh. Bd. 10, S. 264. 1923. — Pieri, G.: La resezione del ganglio spinale nella cura dell' herpes zoster inveterata (die Resektion des Ggl. spinale bei Behandlung des veralteten Zoster). Arch. ital. di chirurg. Vol. 17. p. 545. 1927. Ref.: Zentralbl. f. d. ges. Neurol. u. Psychiatrie Bd. 47, S. 865. 1927. — Pinkus: Aussprache zu dem Vortrage von Siegmund. Berlin. dermatol. Ges. 28. 1. 1908. Ref.: Dermatol. Wochenschr. Bd. 46, S. 191. 1908. — Plesch: Die Bläschenerkrankung (Pusulosis). Zeitschr. f. klin. Med. Bd. 106, S. 793. 1927. — Ramond: Thermoanästhesie bei Herpes zoster. Sitzungsber. Gaz. des hôp. de Paris. 1910. p. 1951. — Robin, A.: (a) Herpes zoster. Journ. des praticiens. 1906. Nr. 34. Ref.: Monatsh. f. prakt. Dermatol. Bd. 44, S. 650. 1907. (b) Die Behandlung der Fothergellschen Gesichtsschmerzen, der Ischias und der Neuralgien bei Herpes zoster. Bull. général de thérap. 1907. Nr. 10. Ref.: Monatsh. f. prakt. Dermatol. Bd. 45, S. 576. 1907. Vgl. auch Bd. 44, S. 651. 1907. — Salva: Traitement de la névralgie faciale consécutive au zona ophthalmique. Rev. neurol. 1902. p. 520. — Sicard et Robineau: Radicotomie gassérienne par arrachement contre l'algie rebelle du zona ophthalmique. Soc. de neurol. 6. 4. 1922. Ref.: Rev. neurol. 1922. p. 446. — Siegmund, A.: Heads Felder und die nasale Heilbarkeit des Gürtelroseschmerzes. Berlin. dermatol. Ges. 28. 1. 1908. Ref.: Arch. f. Dermatol. u. Syphilis. Bd. 90, S. 416. 1908. — Spillmann, L. et Raspiller: L'autohémotherapie dans le zona. (Die Eigenbluttherapie beim Herpes zoster.) (Réunion dermatol. Nancy. 12. 5. 1923.) Bull. de la soc. franç. de dermatol. 1923. Nr. 6, p. 24. Ref.: Zentralbl. f. Haut- u. Geschlechtskrankh. Bd. 10, S. 264. 1923. — Tarchini, P.: La cura delle nevralgie successive al zoster colla photo-chromo-therapia. Contributo clinico-therapeutico. Verlag: Stabilimenti poligrafici riuniti. Bologna 1924. — Truffi, A.: Radioterapia nell' herpes zoster. (Strahlenbehandlung bei Zoster.) Atti di soc. lombarda di scienze e biol. Vol. 14, p. 380. 1925. Ref.: Zentralbl. f. Haut- u. Geschlechtskrankh. Bd. 22, S. 519. 1917. — Vergely, A.: Die Behandlung des Herpes zoster mit Chloräthyl. Span. Ges. f. Dermatol. u. Syphilis. Febr./März 1910. Actas dermo-sifiliogr. 1911. Nr. 3. Ref.: Dermatol. Wochenschr. Bd. 53, S. 509. 1911. — Waugh. W. F.: Herpes zoster, akute Poliomyelitis und Zinc. phosphorat. Med. record. 27. 5. 1911. Ref.: Dermatol. Wochenschr. Bd. 54, S. 266. 1912. — Wertheimer, P.: L'algie faciale postzostérienne. Considérations pathogéniques et chirurgicales. (Gesichtsneuralgie nach Zoster, pathogenetische und chirurgische Erwägungen.) Journ. de méd. de Lyon. 1925. Nr. 134, p. 437. Ref.: Zentralbl. f. Haut- u. Geschlechtskrankh. Bd. 19, S. 499. 1926. — Widal et le Sourd: l. c. s. u. II, 4.

B. Zusammenfassende Werke über Herpes simplex bzw. benutzte Bücher[1].

Achard: Siehe beim Zoster u. A. — Doerr, R.: (a) Ergebnisse der neueren experimentellen Forschungen über die Ätiologie des Herpes simplex und des Zoster. Zentralbl. f. Haut- u. Geschlechtskrankh. Bd. 13, 15, 16. S. 1, 129, 289, 417, 481. 1924/25. (Lit.). (b) Herpes und Encephalitis. Deutsche Verein. f. Mikrobiol. 11. Versamml. v. 24.—26. Sept. 1925 in Frankfurt a. M. Ref.: Münch. med. Wochenschr. 1925. Nr. 43, S. 1858. — Flandin und Levaditi: Herpes und Zoster. Referat, gehalten auf d. Kongr. d. französisch sprechenden Dermatologen und Syphilidologen. Brüssel. 25.—28. Juli 1926. Ref. Zentralbl. f. Haut- u. Geschlechtskrankh. Bd. 21, S. 799. 1927. — Jarisch, A.: Herpes simplex. Herpes labialis sive facialis, Herpes progenitalis sive genitalis in „Die Hautkrankheiten".

---

[1] Vgl. auch die beim *Zoster* unter A. angeführten Werke.

Nothnagels spez. Pathol. u. Therapie. Bd. 24, 1. Teil, S. 254. Wien: Alfred Hölder 1900. — Kaposi, M.: Pathol u. Therapie d. Hautkrankh. 4. Aufl. S. 336. Berlin-Wien: Urban u. Schwarzenberg 1893. — Lauda, E. und A. Luger: Klinik und Ätiologie der herpetischen Manifestationen (Herpes simplex.) Ergebn. d. inn. Med. u. Kinderheilk. Bd. 30, S. 377. 1926. — Levaditi, C.: (a) Siehe beim Zoster l. c. u. A. (b) Ectodermoses neurotropes. Polyomyélite, Encéphalite, Herpès. Etude clinique, épidémiologique, histo-pathologique et expérimentale. Paris: Masson 1922. — Neisser und Jadassohn: Krankheiten der Haut in Ebstein-Schwalbe: Handb. d. prakt. Med. Stuttgart: Ferd. Enke 1901. — Paschen: Herpes simplex in Jochmann-Hegler: Lehrb. d. Infektionskrankh. 2. Aufl., S. 940. Berlin: Julius Springer 1924. — Scherber, G.: Herpes genitalis im Handb. d. Geschlechtskrankh. von Finger, Jadassohn, Ehrmann, Gross. Bd. 1, S. 21. Leipzig-Wien: A. Hölder 1910. — Steiger-Kazal, D.: Über Ätiologie und Beziehungen der verschiedenen Herpesformen. Orvósi Hétilap. 1925. Nr. 25, p. 595. Ref.: Zentralbl. f. Haut- u. Geschlechtskrankh. Bd. 18, S. 342. 1925. — Trautmann, G.: Die Krankheiten der Mundhöhle und der oberen Luftwege bei Dermatosen mit Berücksichtigung der Differentialdiagnose gegenüber der Syphilis. Wiesbaden: J. F. Bergmann 1911. 2. Aufl.

I. Geschichtliches zur Entwicklung der Lehre vom Herpes simplex.

Astruc, J.: De morbis venereis. Ed. altera. 1740. Bd. 1, cap. VIII, S. 364. — Bergh, R.: Über Herpes menstrualis. Monatsh. f. prakt. Dermatol. Bd. 10, S. 1. 1890. — Günther, H.: Konstitutionstypen der Idiosynkrasie. (Zugleich ein Beitrag zur Frage der experimentellen Übertragung der Arzneimittel-Idiosynkrasie.) Dtsch. Arch. f. klin. Med. Bd. 152, S. 21. 1926. — Kaposi: Herpes in Eulenburgs Realenzyklopädie d. ges. Heilk. 3. Aufl. Bd. 10, S. 355. Berlin-Wien: Urban u. Schwarzenberg 1896. — Lagout: Herpès labial et zona. L'Union méd. 1884. Nr. 102. Ref.: Virchow-Hirschs Jahresber. 1884. II, S. 508. — Legendre: Mémoire sur l'herpès de la vulve. Arch. génér. de méd. Tom. 2, p. 171. 1853. — Mauriac, Ch.: Leçon sur l'herpès névralgique des organes génitaux. Paris 1877, s. a. Gaz. des hôp. 1876. — Merk, L.: Über den Herpes (Nach einem am Naturforschertage in Karlsbad, Sept. 1902 gehaltenen Vortrag.) Wien. klin. Wochenschr. 1903. Nr. 3, S. 241. — Morton, R.: Pyretologia, sive exercitatio de febribus inflammatoriis universalibus. Londini, S. Smith and B. Walford. 1694. — Plenck: Doctrina de morbis cutaneis. 1776. S. 55. — Rayer: Traité des maladies de la peau. Paris 1826. Tom. 1, p. 254. — Rivalier, E.: Etiologie de l'herpès. Paris méd. 1923. Nr. 11, p. 257. Ref.: Zentralbl. f. Haut- u. Geschlechtskrankheiten. Bd. 8, S. 440. 1923. — Vogel, R. A.: Acad. praelect. de cognosc. et cur. praec. corpor. human affect. Editio nova 1780. Bd. 2, S. 284.

II. Wesen und Verlauf des Herpes simplex.
1. Allgemeiner Verlauf.

Adamson, H. G.: Herpes febrilis an den Fingern. Brit. journ. of dermatol. Oktober 1909. Ref.: Dermatol. Wochenschr. Bd. 49, S. 494. 1909. — Arning: Aussprache zu der Vorstellung von Ritter: Ein Fall von rezidivierendem Herpes der Zunge. Dermatol. Ges. Hamburg-Altona. Sitz. v. 6. 12. 1925. im Krankenhaus Hamburg St. Georg. Ref.: Dermatol. Wochenschr. Bd. 82, S. 618. 1926. — Bataille: Herpès végétant de la vulve simulant des plaques muqueuses. Soc. de dermatol. et de syph. Ref.: Ann. de dermatol. et de syphiligr. 1892. Tom 3, S. 27. — Bergmann, E.: s. bei Zoster l. c. V, 3. — Berlioz: Thèse de Paris. 1901. — Bertholle: De l'herpès récidivant de la peau. Gaz. des hôp. 1876. Nr. 105 u. 108. Ref.: Virchow-Hirschs Jahresber. 1876. II, S. 609. — Carni, A.: Sopra alcuni reperti ematologici nell' erpete febbrile. (Über einige Blutbefunde beim Herpes febrilis.) (Soc. ital. di oftal. Roma. 27.—30. 110. 1925.) Atti d. congr. d'oft. 1926. p. 119. Ref.: Zentralbl. f. Haut- u. Geschlechtskrankh. Bd. 22, S. 489. 1927. — Chirivino: Erpete flittenoide e necrotico della lingua e cavità orale. Verhandl. d. ital. Ges. f. Dermatol. u. Syph. 1897. Ref.: Dermatol. Zeitschr. Bd. 6, S. 260. 1899. — Darier: Aussprache zu Rabut: Un cas etc. Soc. de dermatol. et de syph. 13. 1. 1925. Bull. de la soc. franç. de dermatol. Tom. 32, p. 10. 1925. — Doerr: s. l. c. Herpes simplex u. A. — Freund, H.: Über den Nachweis des Herpeserregers bei zosteriformen Eruptionen (Darier) und seine differentialdiagnostische Bedeutung. Arch. f. Dermatol. u. Syphilis. Bd. 154, S. 278. 1928. — Fournier-Emery: L'herpès. Paris 1896. Imprimerie des arts et manufactures. Dubuisson. — Fournier, M.: Herpès chez la femme. Méd. mod. 22. 1. 1896. Ref.: Arch. f. Dermatologie u. Syphilis. Bd. 35, S. 292. 1896. — Gougerot, H.: Herpès sans vésicules: Formes frustes et atypiques de l'herpès. Conception actuelle de l'herpès. (Herpes ohne Bläschen: Formes frustes und atypische Form von Herpes. Gegenwärtige Auffassung von Herpes.) Journ. des praticiens. 1921. Nr. 46, p. 753. Ref.: Zentralbl. f. Haut- u. Geschlechtskrankh. Bd. 4, S. 31. 1922. — Herxheimer: s. beim Zoster

l. c. u. II, 1. — Kassowitz: Herpes febrilis. Ges. f. inn. Med. u. Kinderheilk. Wien. 26. 3. 1924. Ref.: Wien. med. Wochenschr. 1924. Nr. 27, S. 1426. — Klausner, E.: Hochgradige Striktur als Folge eines rezidivierenden Herpes urethrae. Dermatol. Wochenschrift. Bd. 78, S. 82. 1924. — Lauda: Aussprache zu der Vorstellung von Kassowitz: Herpes febrilis. Ges. f. inn. Med. u. Kinderheilk. Wien. 26. 3. 1924. Ref.: Wien. med. Wochenschr. 1924. Nr. 27, S. 1426. — Lipschütz: s. beim Zoster l. c. u. III, 1, 2. — Mauriac: Leçons sur l'herpès névralgique des organes génitaux. Gaz. des hôp. 1876. p. 51, 83, 154, 202, 218, 225, 513, 540, 586, 633, 733, 770, 795. — Minami und Ehara: Beitrag zur Herpesfrage. Klin. Wochenschr. 1926. Nr. 8, S. 310. — Müller, I.: Ein Fall von Bromoformexanthem. Monatsh. f. prakt. Dermatol. Bd. 20, S. 421. 1895. Mc Nair, J. B.: The hereditary tendency to herpes facialis and urticaria. (Die erbliche Veranlagung zu Herpes facialis und Urticaria. Journ. of the Americ. med. assoc. Vol. 85, S. 35. 1925. Ref.: Dermatol. Wochenschr. Bd. 82, S. 101. 1926. — Pardon, R.: Totale Alopecie und Herpes labialis. Brit. med. journ. 5. 8. 1893. Ref.: Monatsh. f. prakt. Dermatol. Bd. 18, S. 50. 1894. — Pfuhl, E.: Vegetierende. Hautkrankheiten und ein Fall von Herpes mucosae oris vegetans. Inaug.-Diss. Leipzig 1910. — Pincherle e Vegni: Di un reperto di virus dell' herpes simplex in vescicola di herpes zoster. Atti d. R. accad. dei fisiocrit. in Siena. ser. 11, Vol. 1, p. 133. 1926. — Posemann, O.: Über den rezidivierenden Herpes digitalis und facialis und seine Beziehungen zum Zoster. Inaug.-Diss. Leipzig 1902. — Rabut: Un cas d'hèrpes diffus. Soc. de dermatol. et de syph. 13. 1. 1925. Bull. de la soc. franç. de dermatol. Tom. 32, p. 9. 1925. — Ravaut et Darré: Les réactions nerveuses au cours des herpès génitaux. Ann. de dermatol. et de syphiligr. 1904. p. 481. Ref.: Arch. f. Dermatol. u. Syphilis. Bd. 74, S. 365. 1905. — Rendu: Herpès géneralisé consécutif à l'ingestion de moules. Soc. méd. des hôp. de Paris. Gaz. hebdom. 1899. Nr. 84. Ref.: Dermatol. Centralbl. Bd. 3, S. 144. 1900. — Rezek, Ph.: Herpesstudien an Hand einer Eigenbeobachtung. Med. Klinik. 1926. Nr. 3, S. 95. — Riehl: Zur Kenntnis des Herpes zoster bei croupöser Pneumonie. Münch. med. Wochenschr. 1904. Nr. 25, S. 1105. — Ritter: Ein Fall von rezidivierendem Herpes der Zunge. Dermatol. Ges. Hamburg-Altona. 6. 12. 1925. Ref.: Dermatol. Wochenschr. Bd. 82, S. 618. 1926. — Roux, H. le: Deux observations d'herpès de la cornée consécutif à la vaccination antityphoide. Arch. d'opht. Tom. 38, p. 112. 1921. — Sabrazès: Herpès récidivant de la bouche et de verge. Ann. de la policlin. de Bordeaux. 1889—1891. Zit. nach R. Schwab. — Savary, P.: Trophoneurosis affecting the hair. Americ. med. journ. 16. 12. 1901. Ref.: Dermatol. Centralbl. Bd. 5, S. 142. 1902. — Schäffer, J.: Über ungewöhnliche und diagnostisch schwierige Erkrankungen der Mundschleimhaut bei Syphilis und Hautkrankheiten. Arch. f. Dermatol. u. Syphilis. Bd. 85 (Festschr. f. Neisser, II), S. 371. 1907. Siehe S. 425. — Scherber, G.: Über die Hauterscheinungen bei Meningitis cerebrospinalis mit besonderer Berücksichtigung des Herpes. Dermatol. Zeitschr. Bd. 22, S. 511. 1915. — Schottmüller, H.: Über Meningitis cerebrospinalis epidemica (Weichselbaumsche Meningitis). Münch. med. Wochenschr. 1905. Nr. 34, 35, 36, S. 167, 1683, 1729. — Sicard: Cicatrice cutanée post-éruptive. Signe diagnostique du zona vrai d'avec les herpès zostériformes. Bull. et mém. de la soc. méd. des hôp. de Paris. 28. 11. 1919. p. 999. — Sommers, L. S.: Herpes des äußeren Ohres. Americ. med.-surg. bull. 31. 10. 1896. Ref.: Monatsh. f. prakt. Dermatol. Bd. 24, S. 536. 1897. — Thibierge: Herpès récidivant de la face. Mercredi méd. 1890. Nr. 42, p. 521. — Török: Zur Infektionsfrage der Herpesarten. Monatsh. f. prakt. Dermatol. Bd. 8, S. 54. 1889. — Vörner, H.: Über wiederauftretenden Herpes zoster, im besonderen über Zoster erythematodes und Zoster vegetans. Münch. med. Wochenschr. 1904. Nr. 39, S. 1734. — Wäldin, H.: Beitrag zur Kasuistik des Herpes zoster palati duplex. Arch. f. Laryngol. Bd. 7, S. 309. 1898.

2. Besondere Verlaufsformen.

a) Febris herpetica.

Albracht: Zentralpneumonische Infiltrationen bei Herpes labialis. Med. Ges. Leipzig. Sitzg. v. 9. Mai 1911. Ref.: Münch. med. Wochenschr. 1911. Nr. 39, S. 2091. — Braune: Febris herpetica. Inaug.-Diss. Leipzig 1897. — Breuer, M.: Das epidemische Auftreten der verschiedenen Herpesformen (Herpes zoster, facialis, genitalis). Inaug.-Diss. Breslau 1891. — Feulard, H.: Fièvre herpétique à manifestations cutanées et oculaires. Ann. de dermatol. et de syphiligr. 1888. Nr. 3, p. 167. — Griesinger: „Infektionskrankheiten" in Virchows Handb. d. spez. Pathol. u. Therapie. Bd. 2, S. 2. 1857. Erlangen: Ferd. Enke. — Hirsch, C.: Febris herpetica. (Leichtes Erkältungsfieber, Febris ephemera, Febricula.) In Nothnagels spez. Pathol. u. Therapie. Bd. 3, S. 1. Wien: A. Hölder 1902. — Jochmann-Hegler: Lehrb. d. Infektionskrankh. 2. Aufl. S. 176. Berlin: Julius Springer 1924. — Knoevenagel: Zur Frage der infektiösen Natur des Herpes. Allg. med. Zentral-Zeitg. 1887. Nr. 101. Ref.: Virchow-Hirschs Jahresber. 1887. II, S. 610. — Koch, W.: Über Herpes labialis. Inaug.-Diss. Würzburg 1889. — Krause, P.: Febris herpetica in Handb. d. inn. Med. v. Mohr und Stähelin. Bd. 1, S. 228. Berlin: Julius Springer. — Kühn: Rudimentäre und larvierte Pneumonien nebst ätiologischen Bemerkungen über Pneumonieinfektion. Dtsch. Arch. f. klin. Med. Bd. 41, S. 364, 583. 1887. S. S. 386. — Massini, R.: Febris herpetica. Handb. d. inn. Med. von G. v. Bergmann und R. Staehelin. 2. Aufl. S. 218. Berlin: Julius Springer 1925. — Mayer, K.: Herpes labialis epidemicus. Schweiz. med. Wochenschr. 1921. Nr. 30, S. 713. — Murchison: A treatise on the continued fevers of Great-Britain. 1861. Übersetzt von Zülzer. — Philibert, A.: La méningite herpétique. (Die Herpesmeningitis.) Progr. méd. 1923. Nr. 49, p. 631. Ref.: Zentralbl. f. Haut- u. Geschlechtskrankh. Bd. 14, S. 324. 1924. — Plessing: Über Febris herpetica oder Febricula als Infektionskrankheit. Dtsch. Arch. f. klin. Med. Bd. 34, S. 159. 1884. — Rabut: (s. l. c. u. II, 1). — Romberg: Zit. nach Paschen (s. u. A.). — Savage, G. H.: Epidemic of herpetic fever. Lancet. 1883. Nr. 3, p. 95. — Schottmüller: Über Febris herpetica. Beitr. z. Klin. d. Infektionskrankh. u. z. Immunitätsforsch. Bd. 1, S. 41. 1913. (Nach einem Vortrag, gehalten auf dem Congress of the Royal Institute of Public Health. Berlin. 25. 6. 1912.) — Steiner: Zur Kenntnis der kurzdauernden croupösen Pneumonien. Dtsch. Arch. f. klin. Med. Bd. 64. — Szymanowski, Z. and N. Zylberlast-Zand: Lethargic encephalitis and herpes febrilis. (Encephalitis lethargica und Herpes febrilis.) Brain. Vol. 46, p. 49. 1923. Ref.: Zentralbl. f. Haut- u. Geschlechtskrankh. Bd. 11, S. 206. 1924. — Zimmerlin, F.: Eine Herpesepidemie im Baseler Bürgerspitale. Korresp.-Blatt f. Schweiz. Ärzte. 1883. Nr. 6, S. 137. — Zlocisti, Th.: Über die Febris herpetica. Beitr. z. Klin. d. Infektionskrankh. u. z. Immunitätsforsch. Bd. 8, S. 157. 1920.

b) Klinischer Sitz der Erscheinungen an der Haut (Gesicht, Finger, Gesäß, Geschlechtsteile). (Vgl. Literatur beim Zoster. unter II 2, *a*, *γ*.)

Herpes facialis und digitalis.

Adamson: s. u. II, 1. — Adenot, E.: Herpes zoster im Gebiete des Nervus radialis bei Masern. Rev. de méd. 1891. Nr. 7. Ref.: Monatsh. f. prakt. Dermatol. Bd. 16, S. 282. 1893. — Audry: Sur une éruption vésiculeuse récidivante limitée à un seul doigt. Annal. de dermatol. et de syphiligr. 1899. p. 573. — Besnier: Ann. de dermatol. et de syphiligr. 1889. p. 336. — Blaschko, A.: Herpes digitalis. Dtsch. med. Wochenschr. 1887. Nr. 27, S. 591. — Bloch, B.: Zur Pathogenese des Herpes zoster und simplex. Herpes simplex recidivans. Herpes simplex faciei. Ges. d. Ärzte, Zürich 28. 5. 1925. Schweiz. med. Wochenschrift. 1925. Nr. 32, S. 745. — Carle: Un cas de phlycténose récidivante des extrémités. Ann. de dermatol. et de syphiligr. 1902. p. 130. — Carni: l. c. s. u. II, 1. — Dalons: Rezidivierender Herpes im Gesicht. Journ. des malad. cut. et syph. 1902. Nr. 3, p. 183. Ref.: Dermatol. Zeitschr. Bd. 9, S. 406. 1902. — Dubreuilh, W. et F. Dorso: De l'herpès récidivant de la peau. Ann. de dermatol. et de syphiligr. 1901. Nr. 12. p. 1025. — Epstein, E.: (a) Über Zoster und Herpes facialis und genitalis. Vierteljahrsschr. f. Dermatol. u. Syphilis. Bd. 13, S. 777. 1886. (b) Über Zoster und Herpes facialis und genitalis. Inaug.-Diss. Breslau 1886. — Gubler: zit. nach Fernet, (s. l. c. u. II, 2 d, *β*). — Guérmonprez et Platel: Herpès du doigt. Journ. des malad. cut. et syph. 1899. p. 721. Ref.: Arch. f. Dermatol. u. Syphilis. Bd. 57, S. 468. 1901. — Hallopeau: Herpès récidivant. Zit. nach Ann. de dermatol. et de syphiligr. 1889. p. 336. — Lauda und Luger: l. c. s. u. A. — Nicolau, S. et P. Poincloux: (a) Herpès récidivant; charactères du virus herpétique. (Rezidivierender Herpes; Eigenschaften des Herpesvirus.) Cpt. rend des séances de la soc. de biol. Tom. 87, p. 451. 1922. Ref.: Zentralbl. f. Haut- u. Geschlechtskrankh. Bd. 7, S. 21. 1923. (b) Deuxième cas d'herpès récidivant digital. (Ein zweiter Fall von rezidivierendem Herpes am Finger.) Cpt. rend. des séances de la soc. de biol. Tom. 92, p. 413. 1925. Ref.: Zentralbl. f. Haut- u. Geschlechtskrankheiten. Bd. 18, S. 64. 1925. — Posemann: l. c. s. u. II, 1. — Spitzer, L.: Ein Fall von rezidivierendem Herpes zoster am Zeigefinger der linken Hand. Dermatol. Centralbl. Bd. 8, S. 74. 1905. — Vajano, D.: Su di alcuni casi di erpete recidivante delle maniguariti con i raggi ultravioletti. (Über einige Fälle von rezidivierendem Herpes der Hände, die mit ultravioletten Strahlen geheilt wurden.) Giorn. ital. d. malatt. vener. e d. pelle. Vol. 65, p. 56. 1924. Ref.: Zentralbl. f. Haut- u. Geschlechtskrankh. Bd. 13, S. 258. 1924. — Wright, C. L.: An unusual case of herpes recurrens. (Ein ungewöhnlicher Fall von rezidivierendem Herpes. Brit. journ. of childr. dis. Vol. 23, p. 132. 1926. Ref.: Zentralbl. f. Haut- u. Geschlechtskrankh. Bd. 22, S. 358. 1927.

Herpes glutaealis. (S. Literatur auch beim Zoster V, 3 a.)

Coriveaud: Gaz. méd. de Paris. 1896. p. 265. — Dubreuilh: Ann. de dermatol. et de syphiligr. 1905. Nr. 11, p. 852. — Dubreuilh et Dorso: l. c. s. u. II, 2 b. — Feulard: Herpès récidivant de la fesse. Bull. de la soc. franç. de dermatol. Ref.: Ann. de dermatol. et de syphiligr. 1895. p. 32. — Groppe, L.: Über Herpes, mit Berücksichtigung eines besonderen Falles. Inaug-Diss. Greifswald 1873. — Grünfeld: Herpes simplex glutaealis. Wien. dermatol. Ges. 27. 5. 1908. Ref.: Arch. f. Dermatol. u. Syphilis. Bd. 96,

S. 93. 1909. — Kluck-Klucycki: Über eine seltene Lokalisation des Herpes im Verlauf der croupösen Pneumonie. Wien. med. Wochenschr. 1899. Nr. 51. — Milian, G.: Un cas d'herpès récidivant de la fesse. Sa nature infectieuse. (Ein Fall von Herpes recidivans. Infektiöse Natur dieses Leidens.) Bull. de la soc. franç. de dermatol. 1923. Nr. 5, p. 234. Ref.: Zentralbl. f. Haut- u. Geschlechtskrankh. Bd. 12, S. 163. 1924. — Pautrier: Essentieller rezidivierender Herpes der Haut. Bull. méd. 1910. Nr. 23. Ref.: Dermatol. Wochenschr. Bd. 53, S. 52. 1911. — Philipps: Herpes perinealis in einem Falle von Pneumonie bei einem 8 Monate alten Kinde. Cleveland. med. journ. Okt. 1909. Ref.: Monatsh. f. prakt. Dermatol. Bd. 51, S. 235. 1910. — Ravaut et Cottenot: Prurit anal et herpès récidivant de la fesse chez un pottique, „spina bifida" de la Ire. vertèbre sacrée. (Pruritus analis und rezidivierender Herpes des Gesäßes bei einem Kyphotischen; „Spina bifida" des 1. Sacralwirbels.) Bull. de la soc. franç. de dermatol. 12. 7. 1923. Ref.: Dermatol. Wochenschr. Bd. 79, S. 822. 1924. — Reichmann: Herpes zoster menstrualis sacrolumbaris. Journ. of cut. a. genito-urinary dis. Okt. 1902. Ref.: Dermatol. Zeitschr. Bd. 10, S. 423. 1903. — Thomas: Einige Bemerkungen über das Auftreten von Herpes. Arch. f. Heilk. Bd. 7, S. 284. 1866. — Török, L.: Über Herpes simplex recidivans mit atypischer Lokalisation. Budapesti orv. ujs. 1905. Dermatol. Beil. Nr. 4. Ref.: Dermatol. Wochenschr. Bd. 43, S. 37. 1906. — Westberg, F.: Kasuistischer Beitrag zum Herpes recidivans chronicus in loco. Arch. f. Dermatol. u. Syphilis. Bd. 85, S. 231. 1907. — Winternitz, R.: Herpes simplex. Dtsch. dermatol. Ges. in der tschechoslowak. Republik. 11. 5. 1924. Ref.: Zentralblatt f. Haut- u. Geschlechtskrankh. Bd. 13, S. 25. 1924.

c) Klinischer Sitz der Erscheinungen an der Haut.
(Herpes menstrualis und Herpes genitalis.)

D'Amato: Herpes genitalis. Boll. delle malattie. vener. sifil. e della pelle. 1901. H. 2. Ref.: Monatsh. f. prakt. Dermatol. Bd. 33, S. 178. 1901. — Ashmead: Behandlung des Herpes progenitalis. Americ. journ. of dermatol. a. genito-urinar. dis. 1897. H. 3. Ref.: Monatsh. f. prakt. Dermatol. Bd. 36, S. 271. 1898. — Aronstam, N. E.: Ein Beitrag zur Lehre vom Herpes progenitalis beim Manne. Urol. a. cut. review. Juni 1914. Ref.: Dermatol. Wochenschr. Bd. 60, S. 270. 1915. — Audry: Herpes als Vorläufer des Schankers. Monatsh. f. prakt. Dermatol. Bd. 28, S. 197. 1899. — Bergh, R.: l. c. s. u. I. — Besnier: Herpes menstrualis. Ann. de dermatol. et de syphiligr. 1889. p. 336. — Bettmann, S.: (a) Über rezidivierenden Herpes der männlichen Harnröhre. Münch. med. Wochenschr. 1902. Nr. 17, S. 692. (b) Über den Herpes sexualis. Dtsch. Arch. f. klin. Med. Bd. 88, S. 153. 1907. — Casarini, C.: Erpete genitale nevralgico. Rif. med. 19. 1. 1900. p. 171. Ref.: Arch. f. Dermatol. u. Syphilis. Bd. 56, S. 272. 1901. — Cooper, A.: A note on herpes progenitalis from a diagnostic point of view. Brit. med. journ. 19. 5. 1900. Ref.: Dtsch. med. Wochenschrift. 1900. Nr. 21, S. 122. — Ehrmann, S.: Über Herpes progenitalis und Schmerzen in der Regio pubica bei Plattfuß. Wien. klin. Rundschau. 1903. Nr. 34. — Fournier, A.: (a) Herpès à symptomes associés. La Médec. mod. 11. 1. 1896 Ref.: Arch. f. Dermatol. u. Syphilis. Bd. 35, S. 292. 1896. (b) Herpès du gland sur un noyaux de lymphatique et simulant un chancre syphilitique. Ann. de dermatol. et de syphiligr. 1889. p. 30. (c) Herpès chez la femme. Diagnostic et traitement de l'herpès. La Médec. mod. 22. 1. 1898. Ref.: Arch. f. Dermatol. u. Syphilis. Bd. 35, S. 292. 1896. (d) Herpès récidivant. La Médec. mod. 18. 12. 1895. Ref.: Arch. f. Dermatol. u. Syphilis. Bd. 35, S. 292. 1896. — Le Fur: Herpès génital compliqué d'herpès uréthral et d'uréthrite herpétique. Ann. des mal. des org. génit.-urin. 1897. p. 1105. Ref.: Dermatol. Centralbl. Bd. 2, S. 344. 1899. — Galewsky: Aussprache zu dem Vortrage von Aulhorn: Über Herpes progenitalis. Gynäkol. Ges. Dresden. 18. 1. 1923. Ref.: Zentralbl. f. Gynäkol. 1923. Nr. 35, S. 1425. — Gaucher, M.: Über Herpes genitalis. Indépendance méd. 1899. p. 281. Ref.: Monath. f. prakt. Dermatol. Bd. 30, S. 184. 1900. — Kehrer: Aussprache zu dem Vortrage von Aulhorn: Über Herpes progenitalis. Gynäkol. Ges. Dresden. 18. 1. 1923. Ref.: Zentralbl. f. Gynäkol. 1923. Nr. 35, S. 1425. — Landa, L.: De l'herpès névralgique des organes genitaux. Journ. de méd. de Bordeaux. 1879. Nr. 33/34. Ref.: Virchow-Hirschs Jahresber. 1879. II, S. 228. — Landesberg, M.: Augenleiden in Verbindung mit normaler Menstruation. Zentralbl. f. prakt. Augenheilk. Bd. 17, S. 134. 1883. — Laussadat: Herpes menstrualis. Bull. de la soc. franç. de dermatol. 15. 5. 1891. Ref.: Ann. de dermatol. et de syphiligr. 1891. p. 408. — Levin, E.: Über Herpes bei Frauen und seine Beziehungen zur Menstruation. Dtsch. med. Wochenschr. 1900. Nr. 17/18. S. 277/293. — Lipschütz, B: Über die Beziehungen des Herpes febrilis zum Herpes genitalis. (Ein Beitrag zur Kenntnis des Herpes genitalis.) Arch. f. Dermatol. u. Syphilis. Bd. 149, S. 379. 1925. — Lydston, G. F.: Herpes progenitalis. Med. News 8. 2. 1890. Ref.: Monatsh. f. prakt. Dermatol. Bd. 10, S. 475. 1890. — Mauriac: l. c. s. u. I u. II, 1. — Milian: Aussprache zu dem Vortrag von Flandin und Tzank: Herpès récidivant de verge. Inocculation positive à la cornée du lapin. Bull. de la soc. franç. de dermatol. 1921. Nr. 10. p. 492. — Monin: Behandlung des Herpes der Genitalien. Journ. de méd. de Paris.

1892. Nr. 25. Ref.: Monatsh. f. prakt. Dermatol. Bd. 16, S. 151. 1893. — Opel, P.: Über Menstrualexantheme. Dermatol. Zeitschr. Bd. 15, S. 91. 1808. — v. Petzold: Herpes genitalis. Dtsch. med. Wochenschr. Nr. 16, S. 667. 1926. — Pinto, N.: Studie über Herpes genitalis beim Manne und beim Weibe. Thèse de Paris. 1885. — Pisko: Herpes menstrualis. Verhandl. d. Manhattan dermatol. Ges. (März 1912). Ref.: Arch. f. Dermatol. u. Syphilis. Bd. 117, S. 424. 1914. — Ranschoff, M.: Periodisch wiederkehrende Hornhauterkrankung im Zusammenhange mit Störungen des Allgemeinbefindens. Klin. Monatsbl. f. Augenheilk. Bd. 27, S. 218. 1889. — Ravaut und Darré: l. c. s. u. II, 1. — Ravogli, A.: Über reflektorische Hauteruptionen infolge von Erkrankungen in der Harnröhre des Mannes. Med. news. 26. 12. 1903. Ref.: Monatsh. f. prakt. Dermatol. Bd. 38, S. 633. 1904. — Reichmann, M.: l. c. s. u. V 2 b (Herpes glutaealis). — Richter, W.: Ein Fall von chronisch rezidivierendem Herpes zoster. Dtsch. med. Wochenschr. 1925. Nr. 31, S. 1279. — Rinsemann: Menstruations Herpes. Acta dermato-venereol. Bd. 1, Nr. 1. 1920. Ref.: Dermatol. Wochenschr. Bd. 71, S. 873. 1920. — Rostaine, P.: Herpes genitalis. Med. press. a. circ. 22. 4. 1914. Ref.: Dermatol. Wochenschr. Bd. 61, 928. 1915. — Scherber: l. c. s. u. A. — Solomons, B.: Herpes as a type of vicarious menstruation. (Herpes als Symptom einer vicariierenden Menstruation.) Dublin. journ. of med. science. ser. 1921. Nr. 15, p. 217. Zentralbl. f. Haut- u. Geschlechtskrankh. Bd. 2, S. 57. 1921. — Somers: Pharyngitis herpetica in Verbindung mit Menstruation. Philadelphia med. journ. 26. 2. 1898. Zit. nach O. Scheuer: Hautkrankheiten sexuellen Ursprungs bei Frauen. Berlin-Wien: Urban und Schwarzenberg 1911. — Spitz: B.: Die Recurrensepidemie in Breslau im Jahre 1879. Inaug.-Diss. Breslau 1879. — Unna: On Herpes progenitalis, especially in Women. Journ. of cut. a. ven. dis. 1883. Nr. 11. — Webber, H.W.: Herpes der Glans penis bei Typhus. Brit. med. journ. 18. 5. 1895. Ref.: Monatsh. f. prakt. Dermatol. Bd. 22, S. 381. 1896. — Wiener: Aussprache zu dem Falle von Spitzer: Herpes zoster nach Tuberkulin. Schles. dermatol. Ges. 25. 7. 1925. Ref.: Zentralbl. f. Haut- u. Geschlechtskrankh. Bd. 18, S. 755. 1925.

d) Klinischer Sitz der Erscheinungen an den Schleimhäuten.

α) Herpes simplex corneae.

Achtermann: Über Herpes corneae. Inaug.-Diss. Marburg. 1876. — Back, H.: Beitrag zur experimentellen Herpesforschung. (Vorl. Mitt.) Klin. Monatsbl. f. Augenheilk. Bd. 77, S. 360. 1926. — Becker: Zur Herpesvirusinfektion. Verein. mitteldtsch. Augenärzte Leipzig. Sitz. v. 30. 11. 1924. Klin. Monatsbl. f. Augenheilk. Bd. 74, S. 219. 1925. — Disson, E.: Über Herpes corneae febrilis. Wien. klin. Rundschau. 1916. Nr. 13. Ref.: Dermatol. Wochenschr. Bd. 64, S. 222. 1917. — Hagenauer, E.: Über die Mißdeutungen des Herpes corneae febrilis. Inaug.-Diss. Zürich 1891. — Heydemann, I.: l. c. s. bei Zoster u. II, 2, b α. — Horner: Über Herpes cornealis. Sitzungsber. d. ophthalmol. Ges. v. 4. 9. 1871. zu Heidelberg. Ref.: Klin. Monatsbl. f. Augenheilk. Bd. 9, S. 321. 1871. — Hutchinson, J.: Über Mund- und Zungenherpes. Arch. of surg. 1897/1898. Ref.: Monatsh. f. prakt. Dermatol. Bd. 28, S. 464. 1899. — Kendall, A. Josephine: Über Herpes corneae. Inaug.-Diss. Zürich 1880. — Landesberg: l. c. s. u. II, 2b. — Ransohoff: l. c. s. u. II, 2b. — le Roux: l. c. s. u. II, 1. — Schmidt, H.: Echter Herpes corneae. Klin. Monatsbl. f. Augenheilk. Bd. 10, S. 163. 1872. — Schnyder, W. F.: Herpetiforme Erkrankung der Hornhautrückfläche (Herpes corneae posterior). Klin. Monatsbl. f. Augenheilk. Bd. 73, S. 385. 1924. — Stoicesco: Vergleichende Studien über die verschiedenen Formen von Pneumonie. Roumaine méd. 1894. S. 255. Zit. nach Riehl. — Velhagen, jr. K.: Rezidiv eines Herpes corneae nach Opsonogeninjektion. Klin. Monatsbl. f. Augenheilk. Bd. 77, S. 355. 1926. — Vossius: Über Herpes corneae. Wien. klin. Rundschau. 1893. — Wangler, I.: Der Herpes corneae. Inaug.-Diss. Zürich 1889. — Wilbrand, H. und A. Sänger: Der Herpes febrilis corneae im Handbuch f. Nerven- u. Augenärzte. Bd. 2, S. 152. Wiesbaden: J. F. Bergmann 1901. — Zeeman, W. T. C.: Über den heutigen Stand unserer Kenntnisse von den Herpeserkrankungen des Auges. Klin. Wochenschr. 1925. Nr. 6, S. 241.

β) Herpes der Schleimhäute des Mundes und des Rachens.

Baron: Rapports entre l'herpès buccal et certaines formes de stomatites. Méd. mod. 1897. Nr. 41. Ref.: Arch. f. Dermatol. u. Syphilis. Bd. 47, S. 451. 1891. — Bettmann, S.: Über Herpes laryngis (menstrualis) nebst Bemerkungen über den menstruellen Herpes. Berlin. klin. Wochenschr. 1902. Nr. 36, S. 837. — Brindel, A.: De l'herpès du larynx. Rev. de laryngol., d'otol. et de rhinol. 1895. Nr. 6. Ältere Literatur. — du Castel: Herpès récidivant. Semaine méd. 26. 12. 1900. — Chauveau: Herpès du tympan avec un herpès gutural et labial. Ann. des malad. de l'oreille. Tom. 27, p. 151. 1901. — Cohen, S.: Herpes des Rachens. Med. record. 1885. p. 317. Ref.: Monatsh. f. prakt. Dermatol. Bd. 4, S. 307. 1885. — Deprès: Herpes linguae mit partieller Glossitis. Gaz. des hôp. 1877. Nr. 18. Ref.:

Vierteljahrsschr. f. Dermatol. u. Syphilis. Bd. 4, S. 588. 1877. — EINHORN, H.: Über Herpes bei Meningitis cerebrospinalis epidemica. Wien. klin. Wochenschr. 1907. Nr. 23, S. 700. — FISCHEL: Über Herpes pharyngis mit Krankenvorstellung. Berlin. dermatol. Verein. 6. 11. 1894. Ref.: Dermatol. Zeitschr. Bd. 2, S. 286. 1895. — FERNET: Sur l'herpès de la peau et des membranes muqueuses. La semaine méd. 1910. p. 517. — FLATAU, TH. S.: Chronisch rezidivierender Herpes der Mundhöhle. Nach einem in der Berlin. laryngol. Ges. gehaltenen Vortrage. Dtsch. med. Wochenschr. 1891. Nr. 22, S. 731. — FRIEDLÄNDER, W.: Herpes der Zunge. Berlin. dermatol. Ges. 10. 3. 1914. Ref.: Arch. f. Dermatol. u. Syphilis. Bd. 119, 2, S. 135, 1914. — GASTINEL, P. und A. PELISSIER: Syphilis, diphtherische Lähmung, Herpes velopalatinus. Gaz. des hôp. 1911. Nr. 118. Ref.: Dermatol. Wochenschr. Bd. 54, S. 186. 1911. — GLAS, E.: Über Herpes laryngis et pharyngis (nebst Beiträgen zur Frage der Schleimhauterytheme). Berlin. klin. Wochenschr. 1906. Nr. 7/8, S. 194/233. — HALLOPEAU: Rezidivierender Herpes der Mundschleimhaut. Bull. de la soc. franç. de dermatol. 4. 6. 1908. Ref.: Arch. f. Dermatol. u. Syphilis. Bd. 92, S. 472. 1908. — HASSLAUER, W.: Eine seltene Erkrankung der Rachenmandel. Arch. f. Laryngol. Bd. 19, S. 127. 1906. — HELLER, R.: Ein Fall von Herpes pharyngis. Wien. klin. Wochenschr. 1895. Nr. 30. — HIGGUET, G.: Pharyngo-laryngealer Herpes. Policlinique. 1911. Nr. 3. Ref.: Dermatol. Wochenschr. Bd. 53, S. 52. 1911. — HOLUB: Ein Fall von Herpes des Oesophagus. Therapie d. Gegenw. 1906. S. 430. — HUTCHINSON, J.: l. c. s. u. II, 2 c. — KAHN, M.: Zur Kasuistik des Herpes gutturalis. Internat. klin. Rundschau. 1890. Nr. 16. Ref.: Monatsh. f. prakt. Dermatol. Bd. 11, S. 330. 1890. — KLUCK-KLUCYCKI: l. c. s. u. II, 2 b. — LEWIN: Aussprache zu FISCHEL: Über Herpes pharyngis. Berlin. dermatol. Verein. 6. 11. 1894. Ref.: Dermatol. Zeitschr. Bd. 2, S. 286. 1895. — LUBLINER, L.: Beitrag zur Ätiologie des Herpes pharyngis. Medycyna. 1894. Nr. 4. Ref.: Arch. f. Dermatol. u. Syphilis. Bd. 32, S. 423. 1895. — MAHU, G.: Herpès rétro-pharyngien. Presse méd. 1906. Nr. 25. — MARSCHIK: Konfluierender Herpes laryngis. Wien. laryngol. Ges. 7. 12. 1921. Ref.: Zentralbl. f. Hals-, Nasen- u. Ohrenheilk. Bd. 2, S. 248. 1923. — OLLIVIER, A.: Nouvelles recherches sur la pathogénie de l'angine herpétique. Union méd. 1884. Nr. 151. Ref.: Virchow-Hirschs Jahresber. 1884. II, S. 184. — LE QUÉMENT, I. FR.: Contribution à l'étude de l'herpès récidivant. Thèse de Bordeaux. 1891. Nr. 55. — ROSENBERG, A.: Herpes laryngis. Dermat. Verein. zu Berlin. 6. 11. 1894. Ref.: Monatsh. f. prakt. Dermatol. Bd. 20, S. 34. 1895. — SACHER, A.: Zur Kasuistik und Diagnostik des Herpes laryngis. Monatsschrift f. Ohrenheilk. Bd. 37, S. 239. 1903. — SCHWAB, R.: De l'herpès récidivant de la langue. Thèse de Paris. 1911, Nr. 380. — TIÈCHE: Einige Bemerkungen über einen Fall von rezidivierendem Herpes (Aphthen) der Mundschleimhaut. Korresp.-Blatt f. Schweiz. Ärzte. 1915. Nr. 33, S. 1037. — WALTAN, O.: A proposito dell'herpes zona della faringe. (Beitrag zur Frage des Herpes des Pharynx.) Arch. ital. di otol., rinol. e laryngol. Vol. 32, p. 140. 1921. Ref.: Zeitschr. f. d. ges. Neurol. u. Psychiatrie. Bd. 26, S. 549. 1921. — WINTER, ST.: Herpes buccalis. Mitt. d. G. f. inn. Med. u. Kinderheilk. Wien. 1924. Nr. 1, S. 1. — WODON: Angina herpetica mit Herpeseruptionen in und auf der Nase. Presse méd. belg. 1894. Nr. 18. Ref.: Monatsh. f. prakt. Dermatol. Bd. 19, S. 572. 1897.

γ) Schleimhautherpes der Geschlechtsorgane, der Gebärmutter und des Afters.

BELGODÈRE, G.: Métrite herpétique (Metritis herpetica). Ann. des maladies vénér. 1924. Nr. 11, p. 813. — BORY, L.: A propos des syphilis occultes de la femme. La notion des porteuses de germes. Bull. de la soc. franç. de dermatol. 1925. Nr. 4, S. 171. — CALLOMON, FR.: Urethritis und Epididymitis non gonorrhoica. Zentralbl. f. Haut- u. Geschlechtskrankh. Bd. 19, S. 577. 1926. S. 584. — DRUELLE et LÉVY-BING: Etude sur l'herpès du col utérin. Journ. des malad. cut. et syph. 1903. p. 401. — LE FUR: l. c. s. u. II, 2 c. — KLAUSNER, E.: Herpes urethrae (Urethritis non gonorrhoica acuta ohne Bakterienbefund). Arch. f. Dermatol. u. Syphilis. Bd. 130, S. 487. 1921. — KLOTZ, H. G.: Herpes urethrae als Ursache nicht gonorrhoischer Urethritis ohne Bakterienbefund. Dermatol. Wochenschr. Bd. 58, S. 648. 1914. — NICOLAS, I., I. GATÉ et G. PAPACOSTAS: Herpès uréthral et uréthrite herpétique. (Herpes urethralis und Urethritis herpetica.) Journ. de méd. de Lyon. 1923. Nr. 81, p. 291. Ref.: Zentralbl. f. Haut- u. Geschlechtskrankh. Bd. 9, S. 492. 1923. — NOGUER, M.: Zur Urethritis herpetica und dem Urethralherpes. Rev. española de urol. y de dermatol. Vol., 26, p. 5. 1924. Ref.: Zentralbl. f. Haut- u. Geschlechtskrankh. Bd. 16, S. 144. 1925. — ORTELLS, C.: Urethritis herpetica. Progr. de la clin. Vol. 18, p. 478. 1921. (Spanisch.) Ref.: Zentralbl. f. Haut- u. Geschlechtskrankh. Bd. 2, S. 122. 1921. — SCHIFFMANN, J.: Herpes der Blase. Zeitschr. f. urol. Chirurg. Bd. 19, S. 342. 1926. — TUCHENDLER: Krankhafte Vorgänge des unteren Darmabschnittes im Lichte der Rectoskopie. Medycyna doswiadczalna i spoleczna. Vol. 22. 1921. Zit. nach H. STRAUS: KRAUS-BRUGSCH Handb. Bd. 6. S. 285.

III. Pathologisch-anatomische Befunde.

1. Bakteriologische Befunde.

Bouchard: Sem. méd. 1890. Nr. 5. Zit. nach F. Klemperer. — Cohen, Fr.: Rezidivierender generalisierter Herpes infektiösen Ursprunges. Journ. of the Americ. med. assoc. 1916. p. 1598. Ref.: Arch. f. Dermatol. u. Syphilis. Bd. 125, S. 729. 1920. — v. Drigalski: Beobachtungen bei Genickstarre. Dtsch. med. Wochenschr. 1905. Nr. 25, S. 982. — Durand, P.: Ätiologie des Herpes bei der Meningitis cerebrospinalis. Lyon méd. 1913. Nr. 48. Ref.: Dermatol. Wochenschr. Bd. 69. S. 1101. 1914. — Glas: l. c. s. u. II, 2c bei Schleimhäute des Mundes. — Jéz, L.: Über das Vorkommen von Diphtheriebazillen im Herpes labialis im Verlaufe von Rachendiphtherie. Przeglad lekarski. 1895. Nr. 35. Ref.: Zentralbl. f. inn. Med. Bd. 17, S. 163. 1896. — Klemperer, F.: Zur Bedeutung des Herpes labialis bei der Cerebrospinalmeningitis. Nach einem Vortrag auf der 18. Wanderversammlung der südwestdtsch. Neurol. u. Irrenärzte in Baden-Baden am 3. Juni 1893. Berlin. klin. Wochenschr. 1893. Nr. 29, S. 693. — Lubliner: l. c. s. u. II, 2c, „Schleimhäute des Mundes". — Pernet, C.: Über den Herpes der Haut und Schleimhäute. Sem. méd. 1910. Nr. 41. Ref.: Dermatol. Wochenschr. Bd. 53, S. 52. 1911. — Rohrer: Bakteriologische Untersuchungen über Dermatosen des Ohres und Herpes praeputialis. 61. Naturforscherversamml. Köln 1888. Ref.: Monatsh. f. prakt. Dermatol. Bd. 7, S. 991. 1888. — Symmers, W. St. Cl.: Vorläufige Mitteilung über einen Bacillus (B. viridans), bei Herpes labialis. Brit. med. journ. 12. 12. 1891. Ref.: Monatsh. f. prakt. Dermatol. Bd. 14, S. 115. 1892. — Voron et Michon: Deux cas d'herpès buccal postabortif avec pneumocoques dans les lochies. (Herpes der Mundhöhle nach Abort mit Pneumokokken in den Lochien.) Lyon méd. 1921. Nr. 21, p. 963. Ref.: Zentralbl. f. Haut- u. Geschlechtskrankh. Bd. 4, S. 345. 1922. — Weill, M. M. E. und A. Dufourth: Der Herpes bei Pneumonie. Rev. internat. de méd. et de chirurg. 1912. Nr. 12. Ref.: Arch. f. Dermatol. u. Syphilis. Bd. 115. S. 706. 1913.

2. Histologie der Blasen beim Menschen.

3. Histologie der Impfkeratitis beim Kaninchen.

Cowdry, E. V. and F. M. Nicholson: Inclusion bodies in experimental herpetic infection of rabbits. (Einschlußkörper bei der experimentellen herpetischen Infektion beim Kaninchen. Journ. of exp. med. Vol. 38, p. 695. 1923. Ref.: Zentralbl. f. Haut- u. Geschlechtskrankh. Bd. 13, S. 149. 1924. — Glas: l. c. s. u. II, 2c. — Goodpasture, E. W. and O. Teague: (a) Experimental production of herpetic lesions in organs and tissues of the rabbit. (Experimentelle Erzeugung von herpetischen Veränderungen in den Organen und Geweben des Kaninchens.) Journ. of med. research. Vol. 44, p. 121. 1923. Ref.: Zentralbl. f. Haut- u. Geschlechtskrankh. Bd. 14, S. 310. 1924. (b) The occurrence of intranucleare inclusion bodies in certain tissues of the rabbit inoculated directly with the virus of herpes labialis. (Das Vorkommen intranucleärer Einschlußkörper in gewissen Geweben des Kaninchens nach direkter Impfung mit dem Virus des Herpes labialis. Proc. of the soc. f. exp. biol. a. med. Vol. 20, p. 400. 1923. Ref.: Zentralbl. f. Haut.- u. Geschlechtskrankheiten. Bd. 13, S. 148. 1924. — Knowles, Fr. Cr.: Herpes simplex. New York journ. a. med. record. 7. 8. 1909. Ref.: Monatsh. f. prakt. Dermatol. Bd. 49, S. 516. 1909. — Kopytowski, W.: Zur pathologischen Anatomie des Herpes progenitalis. Arch. f. Dermatol. u. Syphilis. Bd. 68, S. 55, 387. 1903. — Lauda, E. und Ph. Rezek: Zur Histopathologie des Herpes simplex. Virchows Arch. f. pathol. Anat. u. Physiol. Bd. 262, S. 827. 1926. Lipschütz, B.: (a) Filtrierbare Infektionserreger im Handb. d. pathogenen Mirkoorganismen, herausgeg. v. W. Kolle und A. v. Wassermann. Bd. 8, Abschn. 6. Jena: G. Fischer 1913. (b) In Prowaczek: Die pathogenen Protozoen. Bd. 1. 1911. (c) Die ätiologische Erforschung der „Einschlußkrankheiten der Haut". Zentralbl. f. Haut- u. Geschlechtskrankh. Bd. 3, S. 3. 1923. (d) Über Chlamydozoa - Strongyloplasmen. I. Die Rolle der Strongyloplasmen als Erreger von Infektionskrankheiten. Wien. klin. Wochenschr. 1919. Nr. 34, S. 851. (e) II. Über den Bau und die Entstehung der „Zelleinschlüsse". Wien. klin. Wochenschr. 1919. Nr. 47, S. 1127. (f) III. Über die Herkunft der Guarmerischen Körper. Wien. med. Wochenschr. 1920. Nr. 32. (g) IV. Über das Vorkommen von Zelleinschlüssen beim idiopathischen Herpes zoster. Wien. klin. Wochenschr. 1920. Nr. 38. S. 836. (h) V. Zur Kenntnis der Ätiologie des Herpes febrilis. Wien. med. Wochenschr. 1921. Nr. 5, S. 232. (i) VI. Die Ätiologie des Herpes genitalis. Dermatol. Wochenschr. Bd. 73, S. 738. 1921. (k) VII. Unnas „ballonierende Degeneration" der Stachelzellen im Lichte neuerer Forschungen. Dermatol. Wochenschr. Bd. 72, S. 340. 1921. — (l) VIII. Über Geflügelpocke. Zentralbl. f. Bakteriol., Parasitenk. u. Infektionskrankheiten, Abt. I, Orig. Bd. 87, S. 191. 1921. — (m) Der Zellkern als Virusträger. (Die Karyooikongruppe der Chlamydozoa-Strongyloplasmen.) Zentralbl. f. Bakteriol., Parasitenkunde u. Infektionskrankh., Abt. I, Orig. Bd. 87, S. 303. 1921. (n) Untersuchungen über die Ätiologie der Krankheiten der Herpesgruppe. (Herpes zoster, Herpes genitalis, Herpes febrilis). Dermatol. Wochenschr. Bd. 74, S. 59. 1922. (o) Über die Ätiologie des Herpes genitalis, Vortrag gehalten in der Wien. dermatol. Ges. 25. 11. 1920. Ref.: Arch. f. Dermatol. u. Syphilis. Bd. 137, S. 108. 1921. (p) Untersuchungen über die Ätiologie der Krankheiten der Herpesgruppe (Herpes zoster, Herpes genitalis, Herpes febrilis). 12. Kongr. d. dtsch. dermatol. Ges. Hamburg. 17.—21. Mai 1921. Ref.: Arch. f. Dermatol. u. Syphilis. Bd. 138, S. 378. 1922. (q) Aussprache zu dem Vortrage von LUGER und LAUDA. Mitt. d. Ges. f. inn. Med. u. Kinderheilk., Wien 1921. Nr. 1, S. 42. Ref.: Zentralbl. f. Haut- u. Geschlechts- krankheiten. Bd. 5, S. 367. 1922. — LUGER und LAUDA: Aussprache zu LIPSCHÜTZ: Über die Ätiologie des Herpes genitalis. Wien. dermatol. Ges. 25.11. 1920. Ref.: Arch. f. Dermatol. u. Syphilis. Bd. 137, S. 108. 1921. — LÖWENSTEIN: Übertragungsversuche mit dem Virus des fieberhaften Herpes. Klin. Monatsblätt. f. Augenheilkunde. Bd. 64, S. 15. 1920. — PASCHEN: l. c. s. u. A. — SCHERBER: l. c. s. u. A. — UNNA: Herpes genitalis, Herpes facialis, in Histo-Pathologie der Hautkrankheiten. S. 149. Berlin: August Hirschwald 1894.

IV. Ätiologie und Pathogenese.

1. Ältere Anschauungen über die Ursache und Pathogenese des Herpes simplex auf Grund von klinischen Beobachtungen und Untersuchungen.

a) Der traumatische Herpes simplex.

BARDEN: Die Rückwirkungen (Repercussionen) der gingivodentalen Irritationen. Zahn- ärztl. Rundschau. Bd. 18, S. 1424. 1909. — BECKER: l. c. s. u. II, 2 d a. — DAVID: Herpès traumatique d'origine dentaire. Bull. de l'acad. de méd. 1879. Nr. 36. Ref.: Virchow-Hirschs Jahresber. 1879. II, S. 497. — DECRÉQUY: Névralgie de la branche maxillaire du trijumeau accompagnée d'éruption vésiculaire et consécutive à l'extraction de dents. Rev. de stomatol. Tom. 9, Nr. 9. 1902. — EPPENSTEIN, A.: Zur Frage der traumatischen Ätiologie des Herpes corneae. Klin. Monatsh. f. Augenheilk. Bd. 61, S. 323. 1918. — GAMPER, F.: Zur trau- matischen Ätiologie des Herpes corneae febrilis. Klin. Monatsbl. f. Augenheilk. Bd. 58, S. 224. 1917. (Literatur!) — LESSER, E.: l. c. s. u. Zoster V, 2 a. — PERNET, CH.: (a) Gürtelrose als Folge einer Zahnextraktion. Korresp.-Blatt f. Zahnärzte. Bd. 27, S. 184. 1898. (b) Über den Herpes der Haut und der Schleimhäute. Sem. méd. 1910. Nr. 41. Ref.: Dermatol. Wochenschr. Bd. 53, S. 52. 1911. — PETERS: Über traumatische Hornhaut- erkrankungen und ihre Beziehungen zum Herpes corneae. Arch. f. vergl. Ophth. Bd. 57, S. 93. 1903. — POHL, L.: Auftreten von Herpes simplex an der Wangenschleimhaut und Lippe im Anschluß an eine Mandibularisinjektion. Zeitschr. f. Stomatol. 1927. Nr. 8, S. 763. — STOCKER, FR. JR.: Zur Frage der traumatischen Auslösung des Herpes corneae. Schweiz. med. Wochenschr. 1921. Nr. 26, S. 610. — STOCKMEIER: Die Beziehungen des Herpes corneae zum Trauma. Inaug.-Diss. Rostock 1917. — WITHFIELD: l. c. s. u. IV, 1 c. — ZILZ: Herpes zoster mentalis auf neuritischer Basis, hervorgerufen durch einen nicht gewöhnlichen histologischen Befund in einem überzähligen Eckzahn. Österr. Zeit- schrift f. Stomatol. Bd. 9, S. 353. 1911.

b) Der symptomatische Herpes simplex.

ACHARD: l. c. s. b. Zoster unter A. — ACHARD et LAUBRY: Herpès de la face con- sécutif à une injection intra-rachidienne de cocaïne. Gaz. hebdom. 28. 11. 1901. — ANDRÉ: Un cas de pneumonie récidivante avec herpès confluent de la face. Prov. méd. 1900. Nr. 40, p. 469. — BAJOR: Erfahrungen bei einer Typhusepidemie in Tatabénya. Orvósi Hetilap. 1909. Nr. 25. Monatsh. f. prakt. Dermatol. Bd. 49, S. 516. 1909. — BARDACHZI, F. und Z. BARABÁS: Klinische Beobachtungen bei typhösen Erkrankungen. Wien. klin. Wochenschr. 1917. Nr. 31, S. 974. — BLEULER: Klinische Beobachtungen über Pneumonie. Inaug.-Diss. Zürich 1865. — BONDURANT, C. P.: Dermatitis medica- mentosa-phenolphthalein. Urol. a. cut. review. Vol. 30, p. 586. 1926. — DRASCHE: Über das Verhalten und die prognostische Bedeutung des Herpes bei der Lungenent- zündung. Österr. Zeitschr. f. prakt. Heilk. Bd. 5, S. 10. 1859. — DURAND: s. u. III, 1. — DÜRING, M. und O. HUBER: Herpes corneae febrilis bei Malaria. Klin. Monatsbl. f. Augenheilk. Bd. 60, S. 368. 1918. — EINHORN, H.: (a) Über eine seltene Lokalisation des Herpes im Verlaufe der croupösen Pneumonie. Wien. med. Wochenschr. 1899. Nr. 51. (b) l. c. s. u. II, 2 d β. — EVANS, W.: Meningitischer Herpes. Brit. journ. of dermatol. Vol. 12. 1900. Ref.: Monatsh. f. prakt. Dermatol. Bd. 30, S. 488. 1900. — FALCONE, T.: Herpes labialis bei Abdominaltyphus. Giorn. ital. d. malatt. vener. e. d. pelle. 1887. Ref.: Monatsh. f. prakt. Dermatol. Bd. 7, S. 333. 1888. — FÉRIS, B.: Sur un cas de pneumonie gauche avec éruption considérable d'herpès non critique sur la face. Progr. méd. 1885. Nr. 36. — FINKELNBURG, R.: Die Erkrankungen der Meningen in LEWANDOWSKY: Handb.

d. Neurol. Bd. 2, S. 1123 bzw. 1121. Berlin: Julius Springer 1911. — Flexner und Baker: Herpes bei Meningitis. The Journ. of the Am. m. Assoc. Vol. 17. 1894. — Friedrich, P. L.: Beobachtungen über die Wirkung von subcutan einverleibten Streptokokken- und Saprophyten-Toxinen auf den menschlichen Organismus, insbesondere auf die Körpertemperatur, nebst Bemerkungen über Intoxikationsherpes. Berlin. klin. Wochenschr. 1895. Nr. 49/50. S. 1065, 1094. — Geissler: Gürtelrose in der Rekonvaleszenz von der Lungenentzündung. Arch. d. Heilk. Bd. 1, S. 115. 1860. — Goebel, F. und O. Hess: Beiträge zur Klinik und Therapie der epidemischen Meningitis. Münch. med. Wochenschr. 1915. Nr. 48, S. 1655. — Göppert: (a) Zur Kenntnis der Meningitis cerebrospinalis epidemica. Berlin. klin. Wochenschr. 1905. Nr. 21/22, S. 644/688. (b) Zur Kenntnis der Meningitis cerebrospinalis epidemica mit besonderer Berücksichtigung des Kindesalters. Klin. Jahrb. d. Kinderheilk. Bd. 15, S. 523. 1905. — Griesinger: Arch. d. Heilk. Bd. 1. 1860. — Gruber, G. B. und F. Kerschensteiner: Die Meningokokken-Meningitis. Ergebn. d. inn. Med. u. Kinderheilk. Bd. 15, S. 506. 1917. — Gutmann, M. J.: Über zwei Selbstmordversuche mit „Allional Roche" und „Luminal Bayer". Münch. med. Wochenschr. 1927. Nr. 20. S. 854. — György, P.: Herpes bei Meningokokken-Meningitis. Klin. Wochenschr. 1925. Nr. 19, S. 916. — Habel: Die Bedeutung des Herpes labialis bei der Differentialdiagnose zwischen eitriger und tuberkulöser Meningitis. Dtsch. med. Wochenschr. 1896. Nr. 42, S. 674. — Herzog, G.: Zur Diagnose der epidemischen Genickstarre. Med. Ges. z. Leipzig. 22. 6. 1915. Ref.: Münch. med. Wochenschr. 1915. Nr. 32, S. 1087. — Hoffmann, E.: Aussprache zu dem Vortrage von Naegeli: Über experimentellen Vaccineherpes. 9. Kongr. d. schweiz. dermatol. Ges. Zürich. 4.—5. 7. 1925. Ref.: Zentralbl. f. Haut- u. Geschlechtskrankh. Bd. 21, S. 35. 1926. — Howard, W. T.: The pathologie of labial and nasal herpes and of herpes of the body occuring in acute croupous pneumonia and their relation to the so called herpes zoster. Ref.: Handbook of the med. scienc. 1902. p. 256. Ref.: Virchow-Hirschs Jahrb. 1903. II, S. 738. — Kendall, A. J.: l. c. s. u. II, 2c, — Klemperer: l. c. s. u. III, 1. — Kluck-Klucycki: (a) l. c. s. u. II, 2b. (b) Seltene Lokalisation des Herpes im Verlaufe von croupöser Pneumonie. Przeglad lekarski. 1899. Nr. 1. Ref.: Virchow-Hirschs Jahresber. 1899. II, S. 548. — Laignel-Lavastine et R. Largeau: Encéphalite épidémique avec herpès labial. (Encephalitis epidemica mit Herpes labialis). Bull. et mém. de la soc. méd. des hôp. de Paris. 1923. Nr. 14, p. 625. Ref.: Zentralbl. f. Haut- u. Geschlechtskrankh. Bd. 9, S. 380. 1923. — Lublinski: Demonstration von nach dem Kochschen Verfahren behandelten Kehlkopfkranken. Laryngol. Ges. Berlin. 5. 12. 1890. Ref.: Berlin. klin. Wochenschr. 1890. Nr. 52, S. 1195. — Metzger: Pneumoniebeobachtungen aus der Dr. v. Pfeuferschen Klinik. Zeitschr. f. internat. Med. Bd. 4, S. 192. 3. Reihe. — Naegeli, O.: (a) Über experimentellen Vaccineherpes, mit einem Anhang über tierexperimentelle Resultate bei verschiedenartigem dermatologischen Material. Schweiz. med. Wochenschr. 1926. Nr. 2, S. 25. (b) Über experimentellen Vaccineherpes. 9. Kongr. d. schweiz. dermatol. Ges. Zürich. 4. 7. 1925. Ref.: Zentralbl. f. Haut- u. Geschlechtskrankh. Bd. 21, S. 35. 1926. (c) Experimenteller Vaccineherpes. Kanton Bern. Ärztetag. 19. 12. 1925. Ref.: Schweiz. med. Wochenschr. 1926. Nr. 15, S. 349. — Naegeli und Schoch: Einige weitere Beobachtungen bei Versuchen zur Erzeugung von experimentellem Vaccineherpes. 10. Kongr. d. schweiz. dermatol. Ges. Bern. 10. 4. 1926. Ref.: Zentralbl. f. Haut- u. Geschlechtskrankh. Bd. 23, S. 635. 1927. — Netter, A.: Herpès dans l'encéphalite léthargique. (Herpes febrilis bei der Encephalitis lethargica.) Bull. et mém. de la soc. méd. des hôp. de Paris. 1921. Nr. 25. p. 1135. Ref.: Zentralbl. f. Haut- u. Geschlechtskrankh. Bd. 3, S. 160. 1921. — Orsi: Zit. nach Rolleston: Herpes facialis bei Diphtherie. Brit. journ. of dermatol. Nov. 1907. — Oudard et G. Jean: l. c. s. u. Zoster V, 2a. — Philipps: l. c. s. u. II, 2b. — Powell, A.: Prognostic value of herpes in malarial fever. Brit. journ. of dermatol. Sept. 1897. Ref.: Arch. f. Dermatol. u. Syphilis. Vol. 50, p. 281. 1899. — Reiche, F.: Über Herpes facialis bei Diphtherie. Med. Klinik. Nr. 35, S. 1407. — Retiwzew: Hautaffektionen bei Malaria. Med. Obosrenije. 1887. Nr. 7. Ref.: Monatsh. f. prakt. Dermatol. Bd. 6, S. 587. 1887. — Riehl: l. c. s. u. II, 1. — Rolleston, I. D.: (a) Herpes facialis bei Diphtherie. Brit. journ. of dermatol. November 1907. Ref.: Dermatol. Wochenschr. Bd. 46, p. 206. 1908. (b) Herpes facialis bei Scharlach. Brit. journ. of dermatol. 1910. Nr. 10, p. 309. Ref.: Dermatol. Wochenschr. Bd. 51, S. 564. 1910. — Schäffer, E.: Über einen Fall von Zoster ophthalmicus bei croupöser Pneumonie nebst einigen Bemerkungen über das Wesen des Herpes zoster. Münch. med. Wochenschr. 1889. Nr. 36, S. 611. — Schamberg, I. F.: The nature of herpes simplex with a consideration of its diagnostic and prognostic significance in various infecticus diseases. Journ. of the Americ. med. assoc. Vol. 48, p. 746. 1907. — Scherber: l. c. s. u. II, 1. — Schlesinger, H.: Atypische und abortive Formen der epidemischen Meningitis beim Erwachsenen. Dtsch. med. Wochenschr. 1916. Nr. 18, S. 529. — Schönborn: l. c. s. bei Zoster u. V, 1c. — Schönfeld, W.: l. c. s. bei Zoster u. V, 2. — Schönfeld, W. und W. Leipold: l. c. s. bei Zoster u. V, 2b. — Verneuil et Mecklen: Des manifestations cutanées du paludisme. Ann. de dermatol. et de syphiligr.

1882. p. 625. — WINKLER, L.: Zur Frage der autochthonen Malaria tropica. Med. Klinik. 1925. Nr. 50. S. 1886.

c) Der rezidivierende Herpes simplex.

ADAMSON: Rezidivierender Herpes simplex bei einem 9jährigen Knaben. Royal soc. of med., dermatol. Abt. 17. 2. 1916. Lancet. 1916. Ref.: Dermatol. Wochenschr. Bd. 63, S. 949. 1916. — DALOUS: Herpès récidivant de la face. Journ. des malad. cut. et syph. 1902. p. 183. — DANLOS: Etude sur la menstruation au point de vue de son influence sur les maladies cutan. Paris 1874. — DOYON et DIDAY: Observation d'herpès labial récidivant non fébrile. Ann. de dermatol. et de syphiligr. 1884. p. 152. — DUBOIS-HAVENITH: (a) Herpes cutaneus recidivans. Policlinique. 1911. Nr. 3. Ref.: Dermatol. Wochenschr. Bd. 53, S. 52. 1911. (b) Jährlich zweimal rezidivierender Herpes der Haut. Policlinique. 1913. Nr. 5. Ref.: Dermatol. Wochenschr. Bd. 57, S. 1277. 1913. — DUBREUILH, W.: (a) Herpès récidivante de la face. Ann. de dermatol. et de syphiligr. 1901. p. 651. (b) De l'herpès récidivant de la fesse. Ann. de dermatol. et de syphiligr. 1905. Nr. 11. Ref.: Virchow-Hirschs Jahresber. 1905. II, S. 574. (c) Rezidivierender Gesichtsherpes bei Kindern. Journ. de méd. de Bordeaux. 11. 8. 1907. Ref.: Dermatol. Wochenschr. Bd. 48, S. 136. 1909. — EPSTEIN: l. c. s. u. II, 2b. — FOURNIER: L'herpès. Gaz. méd. de Paris 1896. Nr. 3—8, 10—15, 18, 19. — GRAY: Herpes recidivans. Royal soc. of med., dermatol. Abt. 16. 12. 1915. Lancet. 5. 2. 1916. Ref.: Dermatol. Wochenschr. Bd. 63, S. 948. 1916. — JANOWSKY und SCHWING: Herpes beider Hände als Menstrualexanthem. Zentralbl. f. Gynäkol. 1882. Nr. 4, S. 257. — JESSNER: Hautanomalien bei inneren Krankheiten. Berlin 1893. S. 53. — LAUDA und LUGER: l. c. s. u. A. — LEDERMANN, R.: In E. v. LEYDEN und R. KLEMPERER: Das Verhalten der Haut bei inneren Krankheiten. Dtsch. Klinik. Bd. 2, S. 335 bzw. 354. Berlin-Wien. Urban u. Schwarzenberg 1905. — LEVIN, E.: Über Herpes bei Frauen und seine Beziehungen zur Menstruation. Dtsch. med. Wochenschr. 1900. Nr. 17/18, S. 277, 293. NIEDERMEYER, A.: Menstruelle Herpesrezidive. Zentralbl. f. Gynäkol. 1925. Nr. 48, S. 2694. — PAUTRIER: l. c. s. u. II, 2b. — RIEBOLD, G.: Über Menstruationsfieber, menstruelle Sepsis und andere während der Menstruation auftretende Krankheiten infektiöser resp. toxischer Natur. Dtsch. med. Wochenschr. 1906. Nr. 28/29, S. 1116/1161. — RICHTER: l. c. s. u. II, 2c. — RINSEMANN: l. c. s. u. II, 2b. — ROLLESTON, I. D.: Herpes recurrens. Proc. of the roy. soc. of med., sect. f. the study of dis. in children. Vol. 17, p. 49. 1924. — SCHEUER, O.: Hautkrankheiten sexuellen Ursprungs bei Frauen. S. 42. Berlin-Wien: Urban u. Schwarzenberg 1911. — SCHWIMMER: Die neuropathischen Dermatosen. S. 131. Wien 1883. — SÉGLAS, I.: Note sur un cas de pneumonie franche aigue du côté gauche avec herpès considérable de la lèvre supérieure de l'oreille droite et du côté droite du cou. Progr. méd. 1885. Nr. 13. — SICARD: Aussprache zu dem Vortrag von LAIGNEL-LAVASTINE et R. LARGEAU: Encéphalite épidémique avec herpès labial. Bull. et mém. de la soc. méd. des hôp. de Paris. 1923. Nr. 14, p. 630. Ref.: Zentralbl. f. Haut- u. Geschlechtskrankh. Bd. 9, S. 381. 1923. — SILBERGLEIT, H. und K. V. ANGERER: Klinische und bakteriologische Beobachtungen bei Meningitis epidemica. (Mischinfektion bei Meningitis epidemica.) Dtsch. med. Wochenschr. 1916. Nr. 1, S. 7. — SMOLER: Beiträge zur Lehre von der Pneumonie. Allg. Wien. med. Zeitg. 1861. S. 15, 19, 26, 32, 36. — SOLOMONS, B.: l. c. s. u. II, 2b. — STEINER, G.: Experimenteller Beitrag zu vorstehendem Aufsatz von P. GYÖRGY und zur Frage der Herpesencephalitis überhaupt. Klin. Wochenschr. 1925. Nr. 19, S. 917. — STEVENS, CH. W.: Facialherpes, correlated with faulty oculo-muscular adjustment. (Herpes facialis in Verbindung mit fehlerhaftem Augenmuskelgleichgewicht.) Arch. of ophth. Vol. 53, p. 60. 1924. Ref. Zentralbl. f. Haut- u. Geschlechtskrankh. Bd. 15, S. 352. 1925. — STINTZING, R. und M. WEITEMEYER: Ein klinischer Beitrag zur Influenzaepidemie. Münch. med. Wochenschr. 1860. Nr. 6, 7, 8, S. 93, 112, 132. — THOMAS: l. c. s. u. II, 2b. — TOMMASI: Herpes gestationis, seguito da herpes menstrualis. Eruzione erpetica transitoria congenita nel feto. (Herpes gestationis, gefolgt von Herpes menstrualis. Vorübergehende angeborene Herpeseruption beim Fetus.) Soc. ital. di dermatol. e sifiliogr. Rom. 17. 12. 1921. Ref.: Giorn. ital. di malatt. vener. ed. pelle. Vol. 63, p. 669. 1922. Ref.: Zentralbl. f. Haut- u. Geschlechtskrankh. Bd. 6, S. 261. 1922. — TÖRÖK, L.: (a) l. c. s. u. II, 2b. (b) Über Herpes simplex recidivans in atypischer Lokalisation. Pester med. chirurg. Presse. 1905. Nr. 50. — VIDAL: Sur le rôle de l'herpès grippal dans la pneumonie et autres maladies infectieuses. 13. Internat. med. Mongr. Paris. 2.—9. 8. 1900. Ref.: Dtsch. med. Wochenschr. 1900. Nr. 35, S. 214. WEBBER: l. c. II, 2b. — WERNSTEDT, W.: Klinische Studien über die zweite große Poliomyelitisepidemie in Schweden 1911—1913. Ergebn. d. inn. Med. u. Kinderheilk. Bd. 25, S. 705. 1924. S. 786. — WICKMANN, J.: Die akute Polyomyelitis bzw. HEINE-MEDINsche Krankheit in LEWANDOWSKY: Handb. d. Neurol. Bd. 2, S. 841. Berlin: Julius Springer 1911. — WIENER, K.: Über die Beziehungen der Genitalorgane zu Hautveränderungen. Samml. zwangl. Abh. a. d. Geb. d. Dermatol. u. Syphilis. Halle: C. Marhold 1924. N. F. H. 6.

2. Neuere Anschauungen über die Ursache und Pathogenese des Herpes simplex auf Grund von Versuchen an Tieren und Menschen.

a) Die neueren Versuche an Tieren. (Siehe auch beim *Zoster* u. V, 1 a.)

(Die Technik der Herpesübertragung auf die Hornhaut des Kaninchens, auf die Meerschweinchen-Planten und das Meerschweinchenpraeputium. Die Übertragung des Herpesvirus von Tier zu Tier, seine Eigenschaften, seine Beziehungen zu dem Virus der Encephalitis lethargica. Das Vorkommen des Herpesvirus beim Menschen. Tierexperimentelle Befunde bei Übertragung von Speichel gesunder Personen und Personen mit verschiedenen herpesähnlichen Erkrankungen.)

Auriat, G. und P.-E. Flye Sainte-Marie: Virus de l'encéphalite épidémique et virus de l'herpès. Contribution à l'étude expérimentale. (Über das Virus der Encephalitis epidemica und des Herpes. Beitrag zur experimentellen Erforschung.) Cpt. rend. des séances de la soc. de biol. Tom. 91, p. 46. 1924. Ref.: Zentralbl. f. Haut- u. Geschlechtskrankh. Bd. 15, S. 46. 1924. — Bacher: Siehe beim *Zoster* u. V, 1 a. — Bär: Zit. nach Jessner: Klin. Wochenschr. 1927. Nr. 30, S. 1434. — Bastai, P.: Della patogenesi della infezione erpetica spontanea umana et dei suoi pretesi rapport con la etiologia della encephalite epidemica. Arch. per le scienze med. Tom. 45, p. 3. 1922. — Bastai, P. und A. Busacca: (a) Über die Pathogenese des Herpes febrilis. Nach klinischen und experimentellen Untersuchungen bei Menschen und über die vermeintlichen Beziehungen zwischen herpetischem und encephalitischem Virus. Klin. Wochenschr. 1924. Nr. 4, S. 147. (b) Über die Anwesenheit des Herpesvirus im Blut der Herpeskranken während der Eruptionszeit und im latenten Zustande während der Zwischenperiode. Aus einer Mitteilung in der R. Accad. di med. di Torino. Sitz. v. 23. 11. 1923. Klin. Wochenschr. 1924. Nr. 11, S. 442. (c) Über die Pathogenese des Herpes febrilis. Häufigkeit der Herpesinfektion im latenten Zustande beim Menschen. Münch. med. Wochenschr. 1924. Nr. 31, S. 1056. (d) L'infezione erpetica umana (herpes). Sua pathogenesi e pretesi rapporti colla encefalite epidemica. (Die herpetische Infektion des Menschen [Herpes]. Ihre Pathogenese und angebliche Beziehung zu der epidemischen Genickstarre.) Schweiz. Arch. f. Neurol. u. Psychiatrie. Bd. 15/16, S. 167, 56. 1925. — Baum, A.: (a) Übertragbarkeit des Herpes simplex auf die Kaninchenhornhaut. Dermatol. Wochenschr. Bd. 70, S. 105. 1920. (b) S. *Zoster* u. V, 1 a. — Blanc, G.: Recherches expérimentales sur le virus de l'herpès. (Experimentelle Untersuchungen über den Herpeserreger.) Cpt. rend. hebdom. des séances de l'acad. des sciences. Tom. 172, p. 725. 1921. Ref.: Zentralbl. f. Haut- u. Geschlechtskrankh. Bd. 1, S. 285. 1921. — Blanc, G. et J. Caminopetros: (a) Recherches expérimentales sur l'herpès. (Experimentelle Untersuchungen über den Herpes.) Cpt. rend. des séances de la soc. de biol. Tom. 84, p. 629. 1921. Ref.: Zentralbl. f. Haut- u. Geschlechtskrankh. Bd. 1, S. 409. 1921. (b) Recherches expérimentales sur l'herpès. Cpt. rend. des séances de la soc. de biol. Tom. 84, p. 859. 1921. Ref.: Zentralbl. f. Haut- u. Geschlechtskrankh. Bd. 2, S. 347. 1921. (c) Réaction de la cornée, vis-à-vis de l'infection expérimentale de l'herpès et de la vaccine. (Hornhautreaktion bei Infektion des Zentralnervensystems mit Herpes und Vaccinevirus.) Cpt. rend. hebdom. des séances de l'acad. des sciences. Tom. 177, p. 1340. 1923. Ref.: Zentralbl. f. Haut- u. Geschlechtskrankh. Bd. 13, S. 149. 1924. (d) Quelques considérations sur l'herpès, étude expérimentale de l'herpès génital. (Experimentelle Herpesstudien über Herpes genitalis.) Ann. de l'inst. Pasteur. 1924. Nr. 2, p. 52. — Blanc, G., J. Caminopetros et C. Melanidi: Recherches expérimentales sur les virus salivaires. (Experimentelle Untersuchungen über das Speichelvirus.) Cpt. rend. des séances de la soc. de biol. Tom. 86, p. 557. 1922. Ref.: Zentralbl. f. Haut- u. Geschlechtskrankh. Bd. 6, S. 243. 1923. — Blanc, G., J. Tsiminakis et I. Caminopetros: Recherches expérimentales sur l'herpès. (Experimentelle Untersuchungen über Herpes.) Cpt. rend. des séances de la soc. de biol. Tom. 85, p. 290. 1921. Ref.: Zentralbl. f. Haut- u. Geschlechtskrankh. Bd. 3, S. 351. 1922. — Bonfiglio, Fr.: Reperti del liquor in conigli „normali". (Liquorbefunde bei normalen Kaninchen.) Policlinico, sez. prat. 1923. Nr. 26, p. 852. Ref.: Zentralbl. f. Haut- u. Geschlechtskrankh. Bd. 11, S. 59. 1924. — Bruni: Eziologia dell' herpes. Tipogr. Cooper Pavia 1923. — Busacca, A.: Latenter Aufenthalt von Herpesvirus im Conjunctivalsack und posttraumatischer Herpes corneae. Arch. f. Augenheilk. Bd. 95, S. 253. 1925. — Cipolla, S. beim *Zoster* u. V, 1 a. Danila, P. et A. Stroe: (a) Virus encéphalitogène et non kératogène. (Encephalitogenes aber nicht keratogenes Virus.) Cpt. rend. des séances de la soc. de biol. Tom. 88, p. 906. 1923. Ref.: Zentralbl. f. Haut- u. Geschlechtskrankh. Bd. 12, S. 355. 1924. (b) A propos des essais de classification de virus encéphalitogènes, avec application au diagnostic étiologique de l'encéphalite épidémique. (Zu den Versuchen einer Einteilung der Encephalititisvira in Anwendung auf die ätiologische Diagnostik der Encephalitis epidemica.) Cpt. rend. des séances de la soc. de biol. Tom. 89, p. 271. 1923. Ref.: Zentralbl. f. Haut- u. Geschlechtskrankh. Bd. 11, S. 412. 1924. — Doerr, R.: s. u. A. — Doerr, R. und W. Berger: Die Beziehungen der Encephalitis epidemica zum Herpes febrilis und zur Influenza. Schweiz. med. Wochenschr. 1922. Nr. 35, S. 862. — Doerr, R. und

A. Schnabel: (a) Das Virus des Herpes febrilis und seine Beziehungen zum Virus der Encephalitis epidemica (lethargica). Zeitschr. f. Hyg. u. Infektionskrankh. Bd. 94, S. 29. 1921. (b) Das Virus des Herpes febrilis und seine Beziehungen zum Virus der Encephalitis lethargica. Schweiz. med. Wochenschr. 1921. Nr. 20, S. 469. (c) Weitere experimentelle Beiträge zur Ätiologie und Verbreitungsart des Herpes febrilis beim Menschen. Schweiz. med. Wochenschr. 1921. Nr. 24, S. 562. — Doerr, R. und Vöchting: Rev. gén. d'opht. Tom. 34, p. 409. 1920. — Doerr, R. und E. Zdansky: (a) s. u. R. Doerr. A. (b) Kritisches und Experimentelles zur ätiologischen Erforschung des Herpes febrilis und der Encephalitis lethargica. Zeitschr. f. Hyg. u. Infektionskrankh. Bd. 102, S. 1. 1924. Dubreuilh, W. et P.-E. Flye Sainte-Marie: Herpès récidivant de la joue. Inoculation au lapin. (Herpes recidivans der Wange; Inokulation auf das Kaninchen.) Bull. de la soc. franç. de dermatol. 1923. Nr. 8, p. 440. Ref.: Zentralbl. f. Haut- u. Geschlechtskrankh. Bd. 11, S. 413. 1924. — Le Fèvre de Arric: (a) Sur l'exaltation du virus herpétique et l'évolution concomitante des symptômes. (Über die Virulenzsteigerung des Herpesvirus und die sie begleitenden Krankheitserscheinungen.) Cpt. rend. des séances de la soc. de biol. Tom. 87, p. 785. 1922. Ref.: Zentralbl. f. Haut- u. Geschlechtskrankh. Bd. 7, S. 249. 1923. (b) Sur l'exaltation du virus herpétique et l'évolution concomitante des lésions histopathologiques. (Über Virulenzsteigerung des Herpesvirus und die hieraus sich ergebende Entwicklung der histologischen Veränderungen.) Cpt. rend. des séances de la soc. de biol. Tom. 87, p. 787. 1922. Ref.: Zentralbl. f. Haut- u. Geschlechtskrankh. Bd. 8, S. 20. 1923. (c) Tentative de vaccination antiherpétique par le virus frais. (Versuche einer antiherpetischen Vaccination mit frischem Virus.) (Soc. belg. de biol. Brüssel. 29. 3. 1924.) Scalpel. 1924. Nr. 15, p. 483. Ref.: Zentralbl. f. Haut- u. Geschlechtskrankh. Bd. 15, S. 46. 1924. (d) Action des agents de pseudo-atténuation sur l'activité du virus de l'herpès. (Einfluß der Pseudo-Abschwächungsmittel auf die Wirksamkeit des Herpesvirus.) Cpt. rend. des séances de la soc. de biol. Tom. 92, p. 759. 1925. Ref.: Zentralbl. f. Haut- u. Geschlechtskrankheiten. Bd. 18, S. 176. 1925. — le Fèvre de Arric, M. et Millet: Sur le rôle du traumatisme dans la localisation névraxique du virus de l'herpès. Cpt. rend. des séances de la soc. de biol. 1925. Nr. 20, p. 45. Ref.: Zentralbl. f. Haut- u. Geschlechtskrankh. Bd. 18, S. 876. 1926. — Flandin, Ch. et A. Tzanck: Herpès récidivant de la verge. Inoculation positive à la cornée du lapin. (Rezidivierender Herpes des Gliedes. Positive Impfung auf die Kaninchenhornhaut.) Bull. de la soc. franç. de dermatol. 1922. Nr. 10, p. 491. Ref.: Zentralbl. f. Haut- u. Geschlechtskrankh. Bd. 4, S. 505. 1922. — Flexner, S.: Virus encephalitis in the rabbit. (Encephalitisvirus beim Kaninchen.) Proc. of the nat. acad. of sciences (U. S. A.). Vol. 11, p. 84. 1925. Ref.: Zentralbl. f. Haut- u. Geschlechtskrankh. Bd. 18, S. 177. 1925. — Flexner, S. and H. L. Amoss: Contributions to the pathologie of experimental virus encephalitis. III. Varities and properties of the herpes virus. (Beiträge zur Pathologie des experimentellen Encephalitisvirus. Spielarten und Eigenschaften des Herpesvirus.) Journ. of exp. med. Vol. 41, p. 357. 1925. Ref.: Zentralbl. f. Haut- u. Geschlechtskrankh. Bd. 18, S. 177. 1925. — Fontana, A.: (a) Nuovo contributo allo studio del virus dell' „herpes fibrilis e progenitalis". (Beitrag zur Kenntnis des Herpesvirus [Herpes febrilis und Herpes progenitalis.]) Pathologica. Vol. 13, p. 306. 1921. Ref.: Zentralbl. f. Haut- u. Geschlechtskrankh. Bd. 5, S. 295. 1922. (b) Contributo allo studio del virus dell' herpes febrilis e progenitalis. Nota preventiva. (Beitrag zum Studium des Virus des Herpes febrilis und progenitalis. (Vorläufige Mitteilung.) Pathologica. Vol. 13, p. 321. 1921. Ref.: Zentralbl. f. Haut- u. Geschlechtskrankh. Bd. 3, S. 222. 1922. — Freund, F.: (a) An den Überimpfungsstellen rezidivierender Herpes progenitalis. Wien. dermatol. Ges. 22. 10. 1925. Ref.: Zentralbl. f. Haut- u. Geschlechtskrankh. Bd. 19, S. 711. 1926. (b) l. c. s. bei Zoster u. IV. — Friedenwald, I. S.: Studies in the virus of herpes simplex. (Studien über das Virus des Herpes simplex.) Arch. of ophth. Vol. 52, p. 105. 1923. Ref.: Zentralbl. f. Haut- u. Geschlechtskrankh. Bd. 11, S. 206. 1924. — Gans, O.: Zur Ätiologie der Stomatitis aphthosa (maculofibrinosa). Klin. Wochenschr. 1924. Nr. 11, S. 447. — Gaviati, A.: (a) Le dermatosi da virus filtrabili. «Tesi» Sassari. 1923. cap. VI, p. 9. (b) Contributo sull'infezione erpetica sperimentale. (Beitrag zur experimentellen Herpesinfektion.) Pathologica. 1922. Nr. 324, p. 293. Ref.: Zentralbl. f. Haut- u. Geschlechtskrankh. Bd. 6, S. 243. 1923. Gildemeister, E. und K. Herzberg: (a) Experimentelle Untersuchungen über Herpes. Nach einem in der Berlin. mikrobiol. Ges. am 17. 11. 1924 gehaltenen Vortrage. Dtsch. med. Wochenschr. 1925. Nr. 3, S. 97. (b) Experimentelle Untersuchungen über Herpes. 2. Mitt. Dtsch. med. Wochenschr. 1925. Nr. 40, S. 1647. — Goodpasture, E. W.: (a) Intranucleare inclusions in experimental herpetic lesions of rabbits. (Intranucleäre Kerneinschlüsse bei experimentell erzeugten herpetischen Erkrankungen des Kaninchens). Americ. journ. of pathol. Vol. 1, p. 1. 1925. Ref.: Zentralbl. f. Haut- u. Geschlechtskrankh. Bd. 18, S. 174. 1926. (b) The pathways of infection of the central nervous system in herpetic encephalitis of rabbits by content; with a comparative comment on medullary lesions in a case of human poliomyelitis. (Die Wege der Infektion des Zentralnervensystems bei der durch Ansteckung entstandenen Herpesencephalitis der Kaninchen; Vergleich mit den Veränderungen in einem Poliomyelitisfalle beim Menschen.) Americ. journ. of pathol. Vol. 1, p. 29. 1925. Ref.: Zentralbl. f. Haut- u. Geschlechtskrankh. Bd. 18, S. 174. 1925. (c) Certain factors determining the incidence and severity of herpetic encephalitis in rabbits. (Gewisse Faktoren, die für das Auftreten und die Schwere der Encephalitis herpetica beim Kaninchen maßgebend sind.) Americ. journ. of pathol. Vol. 1, p. 47. 1925. Ref.: Zentralbl. f. Haut- u. Geschlechtskrankh. Bd. 18, S. 47. 1925. — Greenbaum, Sigmund S. and Malcolm, I. Haskins: (a) Experimental studies in immunity in herpes simplex. (Experimentelle Studien zur Immunität gegen Herpes simplex.) Coll. of physicians sect. on ophth. Philadelphia. 16. 10. 1024. Americ. journ. of ophth. Vol. 8, p. 237. 1925. Ref.: Zentralbl. f. Haut- u. Geschlechtskrankh. Bd. 17, S. 632. 1925. (b) Experimental studies on immunity in herpes simplex with notes on the infectivity of the blood and spinal fluid and on the filterability of the herpetic virus. (Experimentelle Studien über Immunität des Herpes simplex mit Bemerkungen über die Ansteckungsfähigkeit des Blutes und der Lumbalflüssigkeit und über die Filtrierbarkeit des Herpesvirus.) Arch. of dermatol. a. syphilol. Vol. 11, p. 789. 1925. — Grüter, W. (a) Der Verbreitungsmodus des Herpesvirus im Tierkörper und seine Bedeutung für das Problem der sympathischen Ophthalmie. Arch. f. Augenheilk. Bd. 95, S. 180. 1925. (b) Neue Untersuchungen über den Herpes corneae. Ber. üb. d. 43. Versamml. d. dtsch. ophth. Ges. Jena 8.—10. 6. 1922. S. 227. (c) Herpesvirus. Ber. üb. d. 44. Versamml. d. dtsch. ophth. Ges. Heidelberg. 12.—14. 6. 1924. Ref.: Med. Klinik. 1924. Nr. 28. S. 987. — (d) Das Herpesvirus, seine ätiologische und klinische Bedeutung. Münch. med. Wochenschr. 1924. Nr. 31, S. 1058. Lit. — Grütz: Infektions- und Reinfektionsversuche mit Herpesvirus an der Planta von Meerschweinchen. Arch. f. Dermatol. u. Syphilis. Bd. 151, S. 142. 1926. — Heymann: s. b. Zoster l. c. u. IV. Illert, E. und F. Jahnel: Über Liquorbefunde bei spontaner Kaninchenencephalitis. Klin. Wochenschr. 1924. Nr. 18, S. 790. —Isaicu, L. und L. Telia: (a) Einige Fälle von experimentellem Herpes bei Kaninchen während der Grippeepidemie Januar-Februar 1922. Clujul. med. 1922. Nr. 5/6, p. 167. Ref.: Zentralbl. f. Haut- u. Geschlechtskrankh. Bd. 6, S. 429. 1923. (b) Etude sur l'herpès grippal. (Untersuchungen über Herpes bei Grippe.) Cpt. rend. des séances de la soc. de biol. Tom. 87, p. 57. 1922. Ref.: Zentralbl. f. Haut- u. Geschlechtskrankh. Bd. 6, S. 243. 1923. — Jahnel, F. und E. Illert: Liquorbefunde bei der experimentellen Herpesencephalitis des Kaninchens. Klin. Wochenschr. 1923. Nr. 14, S. 640. — Kling, C.: Über Encephalitis epidemica. Vortrag gehalten auf dem I. Interskand. Neurologenkongreß in Kopenhagen, 30. August 1922. Wien. Arch. f. inn. Med. Bd. 6, S. 101. 1923. — Kling, C., H. Davide und F. Liljenquist: Virus herpétique et virus encéphalitique. (Herpes und Encephalitisvirus.) Cpt. rend. des séances de la soc. de biol. Tom. 87, p. 79. 1922. Ref.: Zentralbl. f. Haut- u. Geschlechtskrankh. Bd. 7, S. 249. 1923. (b) Nouvelles investigations sur la prétendue relation entre virus encéphalitique et le virus herpétique. (Neue Forschungen über die angeblichen Beziehungen zwischen dem Virus der Encephalitis und des Herpes.) Cpt. rend. des séances de la soc. de biol. 1922. Nr. 36, p. 1179. Ref.: Zentralbl. f. Haut- u. Geschlechtskrankh. Bd. 8, S. 169. 1923. (c) Action de la chaleur sur le virus encéphalitique isolé en Suède. (Über den Einfluß der Hitze auf das schwedische Encephalitisvirus.) Acta med. scandinav. Vol. 59, p. 777. 1923. Ref.: Zentralbl. f. Haut- u. Geschlechtskrankheiten. Bd. 11, S. 413. 1924. — Kooy, I. M.: Über das Virus des fieberhaften Herpes. Klin. Monatsbl. f. Augenheilk. Bd. 66, S. 75. 1921. — Kraupa, E.: Zu Grüters ätiologischen Untersuchungen über den fieberhaften Herpes. (Antwort an die Herren Elschnig und Löwenstein.) Münch. med. Wochenschr. 1920. Nr. 43, S. 1236. — Lauda, E.: (a) Der jetzige Stand der experimentellen Herpes- und Encephalitisforschung. Wien. klin. Wochenschrift. 1923. Nr. 13, S. 231. (b) Zur Histopathologie der herpetischen Meningoencephalitis des Kaninchens. Zentralbl. f. Bakteriol., Parasitenk. u. Infektionskrankh., Abt. I. Orig. Bd. 91, S. 159. 1924. (c) Zur Kenntnis der experimentellen Encephalitis epidemica. Ein histologischer Beitrag. Zeitschr. f. Hyg. u. Infektionskrankh. Bd. 101, S. 424. 1924. — Levaditi et Harvier: Cpt. rend. des séances de la soc. de biol. Tom. 83, p. 354, 385, 674, 1140. 1920. Tom. 84, p. 300, 388. 1921. Ann. de l'inst. Pasteur. Tom. 34, p. 911. 1920. S. auch Doerr u. „A". — Levaditi, C., P. Harvier et S. Nicolau: Conception étiologique de l'encéphalite épidémique. (Zur Ätiologie der Encephalits epidemica.) Cpt. rend. des séances de la soc. de biol. Tom. 85, p. 213. 1921. Ref.: Zentralbl. f. Haut- u. Geschlechtskrankheiten. Bd. 3, S. 352. 1922. — Levaditi, C. et S. Nicolau: La vaccine cérébrale. (Die Gehirnvaccine.) Cpt. rend. des séances de la soc. de biol. Tom. 86, p. 77. 1922. Ref.: Zentralbl. f. Haut- u. Geschlechtskrankh. Bd. 5, S. 367. 1922. (b) Affinités du virus encéphalitique. (Die Affinitäten des Encephalitisvirus.) Cpt. rend. des séances de la soc. de biol. Tom. 87, p. 1141. 1922. Ref.: Zentralbl. f. Haut- u. Geschlechtskrankh. Bd. 11, S. 23. 1924. (c) Ectodermoses neurotropes. Etudes sur la vaccine. (Neurotrope Ectodermosen. Vaccine.) Ann. de l'inst. Pasteur. Tom. 37, p. 1, 1923. Ref.: Zentralbl. f. Haut- u. Geschlechtskrankh. S. 11, S. 250. 1924. (d) Herpès et Encéphalite. (Herpes und Encephalitis.) Cpt. rend. des séances de la soc. de biol. Tom. 87, p. 496. 1922. Ref.: Zentralblatt f. Haut- u. Geschlechtskrankh. Bd. 249. 1923. (e) Affinité du virus herpétique pour les néoplasmes. (Die Affinität des Herpesvirus für Epitheliome.) Cpt. rend. des séances de la soc. de biol. Tom. 87, p. 498. 1922. Ref.: Zentralbl. f. Haut- u. Geschlechtskrankh. Bd. 7, S. 249. 1923. (f) Inoculation du virus herpétique aux organes génitaux du lapin. Transmission de l'infection herpéto-encéphalique par contact sexual. (Verimpfung von Herpesvirus auf die Genitalien vom Kaninchen. Herpetisch-encephalitische Infektion auf dem Wege des Geschlechtsverkehres.) Cpt. rend. hebdom. des séances de l'acad. des sciences. Tom. 176, p. 146. 1923. Ref.: Zentralbl. f. Haut- u. Geschlechtskrankh. Bd. 9, S. 16. 1923. (g) Filtration des ultravirus neurotropes à travers les membres en collodium. (Filtration der ultramikroskopischen neurotropen Virusarten durch Kollodiumfilter.) Cpt. rend. hebdom. des séances de l'acad. des sciences. Tom. 176, p. 717. 1923. Ref.: Zentralbl. f. Haut- u. Geschlechtskrankh. Bd. 9, S. 380. 1923. (h) Encéphalites du lapin. (Encephalitis des Kaninchens.) Cpt. rend. des séances de la soc. de biol. Tom. 89, p. 775. 1923. Ref.: Zentralbl. f. Haut- u. Geschlechtskrankh. Bd. 11, S. 412. 1924. (i) Adaption du virus vaccinal aux névraxe. (Die Anpassung des Vaccinevirus an das Nervensystem.) Cpt. rend. des séances de la soc. de biol. Tom. 89, p. 363. 1923. Ref.: Zentralbl. f. Haut- u. Geschlechtskrankheiten. Bd. 11, S. 363. 1924. (k) Les associations entre ultravirus neurotropes. (Mischinfektionen mit filtrierbaren neurotropen Virusarten.) Cpt. rend. des séances de la soc. de biol. Tom. 95, p. 3. 1925. Ref.: Zentralbl. f. Haut- u. Geschlechtskrankh. Bd. 18, S. 539. 1925. — LEVADITI, C., S. NICOLAU et R. SCHOEN: (a) L'agent étiologique de l'encéphalite épizootique du lapin. Cpt. rend. des séances de la soc. de biol. Tom. 89, p. 984. 1923. — (b) L'étiologie de l'encéphalite. (Ätiologie der Encephalitis.) Cpt. rend. hebdom. des séances de l'acad. des sciences. Tom. 177, p. 985. 1923. Ref.: Zentralbl. f. Haut- u. Geschlechtskrankheiten Bd. 12, S. 355. 1924. — LÖWENSTEIN, A.: (a) Das Virus des fieberhaften Herpes. Verein dtsch. Ärzte zu Prag. 13. 6. 1919. Ref.: Berlin. klin. Wochenschr. 1919. Nr. 51, S. 1222. (b) l. c. s. III, 2, 3. (c) Die mit der Rosacea vergesellschaftete Affektion der Hornhaut ist auf das Kaninchen übertragbar. Dermatol. Wochenschr. Bd. 79, S. 1089. 1924. (d) Kritisches Sammelreferat über das Herpesvirus. Dtsch. med. Wochenschr. 1923. Nr. 17/18, S. 563/593. — LUGER, A. und F. ERDSTEIN: Studien zur Übertragung des Herpesvirus auf die Maus. Med. Klinik. 1925. Nr. 39, S. 1465. — LUGER, A. und K. LAUDA: (a) Über die Übertragbarkeit des Herpes febrilis des Menschen auf die Kaninchen- und Meerschweinchencornea. Ges. f. inn. Med. u. Kinderheilk. Wien. 17. 2. 1921. Ref.: Wien. med. Wochenschr. 1921. Nr. 29, S. 1296. (b) Ätiologie des Herpes febrilis. Zeitschr. f. d. ges. exp. Med. Bd. 24, S. 289. 1921. (c) Zur Kenntnis der Übertragbarkeit der Keratitis herpetica des Menschen auf die Kaninchencornea. Wien. klin. Wochenschr. 1921. Nr. 12, S. 132, s. auch Mitt. d. Ges. f. inn. Med. u. Kinderheilk., Wien. 1921. Nr. 1, S. 37. (d) Über Kernveränderung an Glia und Ganglienzellen der herpetischen Encephalitis des Kaninchens. (Ges. f. inn. Med. u. Kinderheilk. Wien. 14. 12. 1922. Ref.: Wien. med. Wochenschr. 1923. Nr. 3, S. 167. (e) Zur Frage der Übertragbarkeit des Herpes genitalis auf das Kaninchen. Klin. Wochenschrift. 1922. Nr. 32, S. 1608. (f) Bemerkungen zu: „Die Ätiologie der Encephalitis epidemica (lethargica)" von Dr. A. SCHNABEL in Nr. 10 1923 dieser Wochenschr. Klin. Wochenschrift. 1923. Nr. 19, S. 880. (g) Zur Kenntnis des Encephalitisvirus und über dessen Beziehung zum Herpes simplex. Zeitschr. f. d. ges. exp. Med. Bd. 39, S. 1. 1924. (h) Das Problem des Herpes simplex. Seuchenbekämpfung. Bd. 1, S. 116. 1924. (i) Ungelöste Probleme und aktuelle Fragen auf dem Gebiete der Pathologie des Herpes. Wien. klin. Wochenschr. 1925. Nr. 1, S. 33. — LUGER, A., E. LAUDA und E. SILBERSTERN: Das Krankheitsbild der experimentellen herpetischen Allgemeininfektion des Kaninchens. Zeitschr. f. Hyg. u. Infektionskrankh. Bd. 94, S. 200. 1921. — MARIANI, G.: (a) S. b. *Zoster* u. V, 1 a. (b) S. b. *Zoster* u. V, 1 a. — MARINESCU, G. et ST. DRAGANESCU: Recherches expérimentales sur le neurotropisme du virus herpétique. (Experimentelle Untersuchungen über die Neurotropie des Herpesvirus.) Ann. de l'inst. Pasteur. Tom. 37, p. 753. 1923. Ref.: Zentralbl. f. Haut- u. Geschlechtskrankh. Bd. 11, S. 206. 1924. — MILIAN et PÉRIN: Note sur l'étiologie de l'herpès récidivant. (Über die Ätiologie des rezidivierenden Herpes.) Bull. de la soc. franç. de dermatol. 1922. Nr. 4, p. 147. Ref.: Zentralbl. f. Haut- u. Geschlechtskrankh. Bd. 6, S. 242. 1923. — MINAMI, S. und J. EHARA: (a) Beitrag zur Herpesfrage. Klin. Wochenschr. 1926. Nr. 8, S. 310. — MORELLI, E.: Ricerche sull' herpes. (Herpesuntersuchungen.) Morgagni. 1922. Nr. 9, p. 318. Ref.: Zentralbl. f. Haut- und Geschlechtskrankh. Bd. 7, S. 250. 1923. (b) Über die Filtrierbarkeit des Herpesvirus. Arch. f. Dermatol. u. Syphilis. Bd. 152, S. 664. 1927. — NICOLAU et POINCLOUX: l. c. s. II, 2b. — PARKER, FR. JR.: The lack of identity between the viruses of herpes and encephalitis lethargica. (Die mangelnde Identität zwischen dem Herpes- und Encephalitisvirus.) Journ. of med. research. Vol. 44, p. 289. 1924. — PEISER, BR.: (a) Experimentelle Untersuchungen über die Übertragbarkeit des Herpesvirus auf Ratten. Dtsch. med. Wochenschrift 1922. Nr. 51, S. 1702. (b) Zur Ätiologie der Stomatitis aphthosa. Bemerkungen zur Arbeit von GANS in Jg. 3, Nr. 11, S. 447 dieser Wochenschr. Klin. Wochenschr. 1924, Nr. 22, S. 985. — PETTE, H.: Über die Beziehungen des Erregers der Encephalitis epidemica zum Virus des Herpes simplex vom klinischen, anatomischen und experimentellen Standpunkt aus. Med. Klinik. 1926, Nr. 15. S. 573. — Pincherle e Vegni: l. c. II, 1. — Philibert, A.: Virus cytotropes. (Virus filtrants. Virus filtrables.) Ann. de méd. Tom. 16, p. 283. 1924. Ref.: Zentralbl. f. Haut- u. Geschlechtskrankh. Bd. 16, S. 183. 1925. — Poincloux, P.: L'herpès. Ses rapports avec l'encéphalite dite léthargique. Arch. internat. de neurol. Tom. 2, p. 169. 1924. — Ravaut, P. et Rabeau: Sur la virulence du liquide céphalorachidien de malades atteinte d'herpès génital. (Über die Virulenz des Liquor cerebrospinalis bei an Herpes genitalis Erkrankten.) Cpt. rend. des séances de la soc. de biol. Tom. 85, p. 1132. 1921. Ref.: Zentralbl. f. Haut- u. Geschlechtskrankh. Bd. 5, S. 367. 1922. — Remlinger, P. et I. Bailly: Transmission de l'encéphalite herpétique au chat. (Übertragung der Herpesencephalitis auf Katzen.) Cpt. rend. des séances de la soc. de biol. Tom. 93, p. 1217. 1925. Ref.: Zentralblatt f. Haut- u. Geschlechtskrankh. Bd. 19, S. 723. 1926. — Rose: (a) Cutane Infektion mit Herpesvirus. Klin. Wochenschr. 1925. Nr. 18, S. 866. (b) Über die pathogene Bedeutung des Herpesvirus für das menschliche Nervensystem. Heidelberg. Naturhist.-med. Verein. Sitz. v. 20. 7. 1926. Ref.: Dtsch. med. Wochenschr. 1926. Nr. 39, S. 1670. (c) Die Spontanneurotropie des Herpesvirus beim Meerschweinchen. (11. Tagung d. dtsch. Vereinigung f. Mikrobiologie. Frankfurt. a. M. 24.—26. 9. 1925.) Zentralbl. f. Bakteriol., Parasitenk. u. Infektionskrankh., Abt. I, Orig. Bd. 97, S. 146/164. 1926. — Rouillard, I.: Des analogies du virus herpétique et du virus encéphalitique (Über die Beziehungen des Herpesvirus zum Encephalitisvirus). Press. méd. 1921. Nr. 87. S. 865. — Salmann: Verhandl. d. ophthalmol. Ges. in Wien. Zit. nach Luger und Lauda. Wien. klin. Wochenschr. 1921. Nr. 38, S. 251. — Salmon: Contribution de la méthode expérimentale à l'étude de l'herpès. Presse méd. 1926. Nr. 95, S. 1498 auch Thèse de Strasbourg. 1926. Ref.: Dermatol. Wochenschr. Bd. 84, S. 521. 1927. — Salvat, A.: Neue Studien über die Pathogenese der filtrierbaren Krankheitserreger. Rev. española de med. y cirurg. 1921. Nr. 40, p. 581. Ref.: Zentralbl. f. Haut- u. Geschlechtskrankh. Bd. 4, S. 255. 1922. — Schnabel, A.: (a) Experimentell nachweisbare Zusammenhänge zwischen dem Virus der Encephalitis epidemica und demjenigen des Herpes febrilis. Klin. Wochenschrift. 1922. Nr. 34, S. 1685. (b) Die Ätiologie der Encephalitis epidemica (lethargica). Klin. Wochenschr. 1923. Nr. 10, S. 429. (c) Weitere Beiträge zu der von Doerr und Schnabel experimentell gestützten Hypothese von der Identität des Herpes- und Encephalitis epidemica-Virus). Wien. klin. Wochenschr. 1923. Nr. 5, S. 84. — Stern: (a) Klinik und Pathologie der Encephalitis lethargica. Dtsch. Vereinigung f. Mikrobiol. 11. Versamml. v. 24.—26. Sept. 1925 in Frankfurt a. M. Ref.: Münch. med. Wochenschr. 1925. Nr. 43, S. 1858. (b) Herpes und Encephalitis. Zentralbl. f. Bakteriol., Parasitenk. u. Infektionskrankh., Abt. I, Orig. Bd. 97, S. 94. 1926. — Stocker, F.: Zur Frage der infektiösen Natur des Herpes corneae „febrilis". Klin. Monatsbl. f. Augenheilk. Bd. 65, S. 298. 1920. — Szymanowski, Z. und N. Zylberlast-Zandowa: Encephalitis und Herpes. Med. dóswiadczalna i spoleczna. Vol. 1, p. 183. 1923. (Polnisch.) Ref.: Zentralbl. f. Haut- u. Geschlechtskrankh. Bd. 12, S. 354. 1924. — Teissier, P., P. Gastinel et I. Reilly: (a) L'inoculabilité de l'herpès chez encéphalitiques. (Die Verimpfbarkeit des Herpes auf Encephalitiker.) Bull, méd. 1923. Nr. 11, p. 276. Ref.: Zentralbl. f. Haut- u. Geschlechtskrankh. Bd. 11, S. 23. 1924. — (b) La transmission du virus herpétique du rat blanc. (Die Übertragung des Herpesvirus auf die weiße Ratte.) Cpt. rend. des séances de la soc. de biol. Tom. 86, p. 75. 1922. Ref.: Zentralblatt f. Haut- u. Geschlechtskrankh. Bd. 5, S. 22. 1922. (c) Conditions de réceptivité dans l'inoculation expérimentale du virus herpétique. (Die Frage der Empfänglichkeit bei der experimentellen Impfung von Herpesvirus.) 2. Congr. de dermatol. et de vénérol. de langue franç. Straßburg. 25.—27. 7. 1923. Ref.: Presse méd. 1923. Nr. 67, S. 739. (d) Sur l'infection herpétique expérimentale du lapin. Etude comparative des diverses voies d'inoculation. (Über experimentelle Herpesinfektion des Kaninchens.) Cpt. rend. des séances de la soc. de biol. Tom. 91, p. 171. 1924. Ref.: Zentralbl. f. Haut- u. Geschlechtskrankheiten. Bd. 15, S. 46. 1924. — Templeton, H. J.: Is aphthons stomatitis due to the virus of herpes simplex? (Wird aphthöse Stomatitis durch das Virus des Herpes simplex verursacht?) Arch. of dermatol. a. syphilol. Vol. 14, S. 439. 1926. Ref.: Dermatol. Wochenschr. Bd. 84, S. 32. 1927. — Vegni, R.: (a) Contributo allo studio sperimentale dell' infezione erpetica. Rif. med. 1922. Nr. 12, p. 270. Ref.: Zentralbl. f. Haut- u. Geschlechtskrankh. Bd. 5, S. 295. 1922. (b) Ein experimenteller Beitrag zur Frage der Herpesinfektion. Zeitschr. f. d. ges. inn. Med. Bd. 43, S. 9. 1924. — Veratti, E. und G. Sala: (a) Sulla infezione erpetica sperimentale. (Über experimentelle Herpesinfektion.) Soc. med.-chirurg. Pavia. 4. 5. 1923. Policlinico Vol. 30, p. 907. 1921. Ref.: Zentralbl. f. Haut- u. Geschlechtskrankh. Bd. 11, S. 206. 1924. (b) Sulla infezione erpetica sperimentale nel coniglo. Nota I. (Über die experimentelle herpetische Infektion beim Kaninchen.) Boll. d. soc. med.-chirurg. Pavia. Vol. 35. p. 266. 1923. Ref.: Zentralbl. f. Haut- u. Geschlechtskrankh. Bd. 16, S. 307. 1925. — Zdansky, E.: Zur pathologischen Anatomie der durch das Herpes encephalitis-Virus erzeugten Kaninchenencephalitis. Frankfurt. Zeitschr. f. Pathol. Bd. 29, S. 207. 1923.

b) Ergebnisse der Versuche der Übertragung des Herpesvirus auf den Menschen.

BASTAI und BUSACCA: l. c. s. u. IV, 2a. — BUREAU: Zit. nach DU CASTEL. — DOUARD DE BORDEAUX: Zit. nach DU CASTEL. — DU CASTEL: in La pratique dermatol. DARIER, J.: Précis de dermatol. Paris: Masson 1923. — DOERR: l. c. s. u. „A.“. — FONTANA, A.: (a) Contributo allo studio dell' eziologia dell' „herpes simplex“. (Beitrag zum Studium der Ätiologie des Herpes simplex.) Soc. ital. di dermatol. e sifilogr. Rom. 15. 12. 1821. Giorn. ital. d. malatt. vener. e. d. pelle. Vol. 63, p. 96. 1922. Ref.: Zentralblatt f. Haut- und Geschlechtskrankh. Bd. 6, S. 242. 1923. (b) Sull' auto-ed etervinoculazione del virus dell' herpes febrilis all'uomo; suo transporto dalla cornea di coniglio alla cuteumana e viceversa. Note prev. (Über Auto- und Heterovaccination des Herpes febrilis-Virus beim Menschen; Übertragung von der Kaninchencornea auf die menschliche Haut und umgekehrt.) Pathologica. 1922. Nr. 315, p. 15. Ref.: Zentralbl. f. Haut- u. Geschlechtskrankh. Bd. 5, S. 22. 1922. — GRÜTER: l. c. s. u. IV, 2a. — LIPSCHÜTZ, B.: l. c. s. u. III, 2 u. 3. — MARIANI: l. c. s. u. IV, 2a. — NICOLAU et A. BANCIU: Herpès récidivant expérimental chez l'homme. (Experimenteller rezidivierender Herpes beim Menschen.) Cpt. rend. des séances de la soc. de biol. Tom. 90, p. 138. 1924. Ref.: Zentralbl. f. Haut- u. Geschlechtskrankh. Bd. 14, S. 301. 1924. — NICOLAU, S. et P. POINCLOUX: Quelques charactères de l'herpès expérimental chez l'homme. (Einige Charakteristica bei der experimentellen Herpesinfektion beim Menschen.) Cpt. rend. des séances de la soc. de biol. Tom. 89, p. 779. 1923. Ref.: Zentralbl. f. Haut- u. Geschlechtskrankh. Bd. 11, S. 412. 1924. — PASCHEN: l. c. s. u. „A“. — RAVAUT, P. und DARRÉ: l. c. s. u. II, 1. — SALMANN: l. c. s. u. IV, 2a. — TEISSIER, P., P. GASTINEL et I. REILLY: L'inocubilité de l'herpès. Présence du virus kératogène dans les lésions. (Die Verimpfbarkeit des Herpes. Vorkommen eines keratogenen Virus.) Cpt. des séances de la soc. de biol. Tom. 87, p. 648. 1922. S. auch Gaz. des hôp. civ. et milit. 1922. Nr. 60 p. 965. Ref.: Zentralblatt f. Haut- u. Geschlechtskrankh. Bd. 20. 1923.

3. Neuzeitliche Anschauungen üker die Pathogenese des Herpes simplex auf Grund der klinischen Erfahrungen und der tierexperimentellen Ergebnisse.

BASTAI, P.: l. c. s. u. IV, 2, a. Tom. 45, p. 3. 1922. — BASTAI, P. et A. BUSACCA: l. c. s. u. IV, 2a. — BETTMANN: In E. RIECKES: Lehrb. d. Haut- u. Geschlechtskrankheiten. S. 218. Jena: Fischer 1920. — BLANC, G.: Qu'est ce que l'herpès? (Was ist Herpes?). Gaz. méd. 1921. Nr. 7, p. 69. Ref.: Zentralbl. f. Haut- u. Geschlechtskrankheiten. Bd. 3, S. 160. 1921. — CIVATTE, A.: L'herpès. La place dans la nosologie actuelle. (Der Herpes und seine Stellung in der heutigen Pathologie.) Bull. méd. Tom. 36, p. 591. 1922. Ref.: Zentralbl. f. Haut- u. Geschlechtskrankh. Bd. 6, S. 243. 1923. — ECONOMO, C. v.: (a) Die Encephalitis lethargica. Wien. 1923. Wien. med. Wochenschr. 1923. S. 777, 835, 1113, 1243, 1334. (b) Wien. Kongr. f. inn. Med. 1923. — EDDOWES, A.: Über Herpes. Times and hosp. gaz. 9. 8. 1902. Ref.: Monatsh. f. prakt. Dermatol. Bd. 36, S. 323. 1903. — EHRMANN, S.: l. c. s. u. II, 2c. — FRIEDRICH, P. L.: l. c. s. u. IV, 1b. — GERHARDT, C.: Jenaische Zeitschr. f. Med. u. Naturwiss. Bd. 2, S. 345. 1865. — GERSTENBERGER, H.J.: The etiology and treatment of herpetic (aphthous and aphthoulcerative) Stomatitis and herpes labialis. (Ursache und Behandlung der herpetischen [aphthösen und aphthös-ulcerösen] Mundentzündung und Herpes labialis.) Americ. journ. of dis. of childr. Vol. 26, p. 309. 1923. Ref.: Zentralbl. f. Haut- u. Geschlechtskrankh. Bd. 12, S. 24. 1924. JACQUET, L.: Contribution à l'étude pathogénique de l'herpès vulgaire. Arch. f. Dermatol. u. Syphilis. 1900. KAPOSI-Festschrift. S. 373. — JESIONEK: Biologie der gesunden und kranken Haut. Leipzig: F. C. W. Vogel 1916. — KNOWLES, F. C.: Herpes simplex. New York med. journ. a. med. record. 7. 8. 1909. Ref.: Monatsh. f. prakt. Dermatol. Bd. 49, S. 516. 1909. — KREIBICH, K.: (a) l c. s. u. Zoster IV. (b) Aussprache zu der Vorstellung von WINTERNITZ: Herpes simplex. Dtsch. dermatol. Ges. d. Tschecho-slowak. Republik. 11. 5. 1924. Ref.: Zentralbl. f. Haut- und Geschlechtskrankh. Bd. 13, S. 25. 1924. — LEVADITI, C.: l. c. s. u. IV, 2a. — LEWANDOWSKY, F.: Hautkrankheiten und Nervensystem. Zeitschr. f. d. ges. Neurol. u. Psychiatrie. R. 2, S. 241. 1911. — MC NAIR, I. B.: l. c. s. u. II, 1. — OPPEHNEIM: Aussprache zu LIPSCHÜTZ: Über die Ätiologie des Herpes genitalis. Vortrag gehalten in der Wien. dermatol. Ges. Sitz. v. 25. 11. 1920. Ref.: Arch. f. Dermatol. u. Syphilis. R. 137, S. 109. 1921. — ROSENTHAL, O.: Die Angioneurosen und die hämatogenen Hautentzündungen. Referat, erstattet auf dem 16. internat. med. Kongr. zu Budapest. Arch. f. Dermatol. u. Syphilis. Bd. 101, S. 95. 1910. — STERN, F.: Zur Frage der psychogenen Dermatosen. Zeitschr. f. d. ges. Neurol. u. Psychiatrie. Bd. 79, S. 218. 1921. — THOMAS: Arch. d. Heilk. Bd. 7, S. 285. 1866. — TEISSIER, P., P. GASTINEL und I. REILLY: Présence d'un virus kératogène dans les herpès symptomatiques. L'unité des herpès. (Über das Vorhandensein eines keratogenen Virus beim symptomatischen Herpes. Die Einheit der Herpeserkrankungen.) Cpt. rend. des séances de la soc. de biol. Tom. 86, p. 73. 1922. Ref.: Zentralbl. f. Haut- u.

Geschlechtskrankh. Bd. 5, S. 23. 1922. — Vetlesen: Neuere Anschauungen über Herpes. Tidsschrift vor dem norske. Laegeforening. 1913. Nr. 6/7. Ref.: Arch. f. Dermatol. u. Syphilis. Bd. 117, S. 655. 1914.

V. Die Erkennung des Herpes simplex.

Ahrens: Herpes chronicus oder Tuberculid (Lupus erythematoides Leloir)? Dermatol. Ges. Hamburg-Altona. 11. 10. 1919. Ref.: Dermatol. Wochenschr. Bd. 70, S. 204. 1920. — Allan, W.: Klinische Beobachtungen über einige der selteneren Varietäten vesiculärer und bullöser Hautaffektionen. Edinburgh med. journ. Januar 1908. Ref.: Monatsh. f. prakt. Dermatol. Bd. 46, S. 554. 1908. — Albrecht: l. c. siehe unter II. 2 a. — Apolant: Die Antipyrinexantheme. Arch. f. Dermatol. u. Syphilis. Bd. 46, S. 345. — Aulhorn: Über Herpes progenitalis. Gynäkol. Ges. Dresden. 18. I. 1923. Ref.: Zentralbl. f. Gynäkol. 1923. Nr. 35, S. 1425. — Barthélemy: Un cas d'herpès fébrile simulant le zona. Soc. de dermatol. et de syphiligr. 21. 4. 1892. Ref.: Ann. de dermatol. et de syphiligr. 1892. p. 450. — Bondurant: l. c. s. u. IV, 1 b. — Brasch, M.: Zum Kapitel der Antipyrinexantheme. Therapeut. Monatshefte. 1894. S. 565—622, Lit. — Brünauer, St. R.: Zur Klinik des Erythema exsudativum multiforme (Hebra). Arch. f. Dermatol. u. Syphilis. Bd. 142, S. 195. 1922. — Corson: Aussprache zu dem Falle von Hart-Drant: Recurrent-Herpes. Philadelph. dermat. soc. 12. 11. 1923. Ref.: Arch. of dermatol. a. syphilol. Vol. 9, p. 400. 1924. — Demouchy: Blasen am Zungenrande nach Vanillengenuß. Rev. de path. comp. April 1910. Zit. nach W. Kümmel: Die Krankheiten des Mundes. 4. Aufl. S. 161. Jena: G. Fischer 1922. — Drasche: l. c. s. u. IV, 1 b. — Dubreuilh, W.: Eruption bulleuse du prépuce. Bull. de la soc. franç. de dermatol. 1921. Nr. 6, S. 223. Ref.: Zentralbl. f. Haut- u. Geschlechtskrankh. Bd. 3, S. 457. 1922. — Freund, R.: Arzneiexanthem nach Aspirin. Münch. med. Wochenschr. 1905. Nr. 15, S. 707. — Galewsky: l. c. s. u. II, 2 c. — Gregorjew, P. S. und E. W. Terentjew: Zur Frage des Herpes syphiliticus. Arch. f. Dermatol. u. Syphilis. Bd. 147, S. 547. 1924. — Griesinger: l. c. s. IV, 1 b. — Günther: l. c. s. u. I. — Habel: l. c. s. u. IV, 1 b. — Hallopeau et I. Barrié: s. u. Zoster II, 2 a, γ. — Hart-Drant: Recurrent Herpes. (Rezidivierender Herpes.) Philadelph. dermat. soc. 12. 11. 1923. Arch. of dermatol. a. syphilol. Vol. 9, p. 400. 1924. Ref.: Zentralbl. f. Haut- u. Geschlechtskrankh. Bd. 14, S. 64. 1924. — Kehrer: l. c. s. u. II, 2, c. — Kraus, A.: Über Hauterscheinungen nach Aspiringebrauch. Arch. f. Dermatol. u. Syphilis. Bd. 119, 2, S. 1. 1914. — Mac Intosh: Zwei Fälle von Herpes nach äußerlichem Gebrauch von Belladona und Atropin. Brit. med. journ. 1885. Ref.: Monatsh. f. prakt. Dermatol. Bd. 6, S. 137. 1887. — Oppenheim und Fessler: Über eine streifenförmige bullöse Dermatitis. Dermatol. Wochenschr. Bd. 86, S. 183. 1928. — Ranschoff: Nirvanolexanthem der Genitalien. Klin. Wochenschr. 1924. Nr. 16, S. 681. — Rendu: l. c. s. u. II, 1. — Rosenbloom: Report of a case of nasal herpes due to ingestion of phenolphthalein. Journ. of the Americ. med. assoc. Vol. 78, p. 967. 1922. — Schamberg: Aussprache zu dem Falle von Hart-Grant: „Recurrent herpes". Philadelph. dermatol. soc. 12. 11. 1923. Arch. of dermatol. a. syphilol. Vol. 9, p. 400. 1924. Ref.: Zentralbl. f. Haut- u. Geschlechtskrankh. Bd. 14, S. 64. 1924. — Schroeder, H.: Chirurgische Beobachtungen zur Herpesfrage. Dtsch. Zeitschr. f. Chirurg. Bd. 195, 338. 1926. — Schütz, F.: Ein Fall von Arzneiexanthem. Wien. med. Wochenschr. 1911. Nr. 43, S. 2772. — Sicilia: Spezifische herpetische Schanker mit Treponemennachweis. Arch. dermo-sifiliogr. y rev. de la especialidad. 1921. Nr. 5, p. 41. Ref.: Zentralbl. f. Haut- u. Geschlechtskrankh. Bd. 3, S. 484. 1921. — Siemens, H. W.: Über eine systematisierte Dermatitis durch Uferpflanzen. Dermatol. Wochenschrift Bd. 85, S. 1577. 1927. — Silberstein: Der Phenolphthaleinunfug. Therap. Wochenschr. 1920. S. 306. — Stein: Herpes gangraenosus recidivans nasi et labii superioris. Russ. syphilidol. u. dermatol. Ges. Petersburg. 29. 3. (11. 4. 1908.) Ref.: Monatsh. f. prakt. Dermatol. Bd. 46, S. 493. 1908. — Strauss: Aussprache zu dem Falle Hart-Drant: Recurrent Herpes. Philadelphia dermatol. soc. 12. 11. 1923. Arch. of dermatol. a. syphilol. Vol. 9, p. 400. 1924. Ref.: Zentralbl. f. Haut- u. Geschlechtskrankh. Bd. 14, S. 64. 1924. — Strümpell, v.: Referat über das Buch von Finkler: Die akuten Lungenentzündungen als Infektionskrankheiten. Wiesbaden: J. F. Bergmann 1891. Ref.: Schmidts Jahrb. Bd. 233, S. 102. 1892. — Thibierge: Aussprache zu der Vorstellung von Hallopeau und Barrié. Ref.: Ann. de dermatol. et de syphiligr. 1892. p. 286. — Tommasi, L.: l. c. s. u. IV, 1, c. — Treitel: Aussprache zu Fischel: Über Herpes pharyngis. Berlin. dermatol. Verein. 6. 11. 1894. Ref.: Dermatol. Zeitschr. Bd. 2, S. 286. 1895.

VI. Die Behandlung des Herpes simplex.

Barralt, R.: Durch Insulin geheilter rezidivierender Herpes genitalis. Semana méd. 1927. Nr. 31. S. 312. Ref.: Zentralbl. f. Haut- u. Geschlechtskrankh. Bd. 25, S. 677. 1928. —

Cohen, Fr.: Rezidivierender generalisierter Herpes infektiösen Ursprunges. Journ. of the Americ. med. assoc. 1916. p. 1598. Ref.: Arch. f. Dermatol. u. Syphilis. Bd. 125, S. 729. 1920. — du Castel: Rezidivierender Herpes. Presse méd. belg. 1901. Nr. 4. Ref.: Monatsh. f. prakt. Dermatol. Bd. 34, S. 45. 1902. — Flandin: Aussprache zu der Vorstellung von Milian: Ein Fall von Herpes recidivans, infektiöse Natur dieses Leidens. Bull. de la soc. franç. de dermatol. 1923. Nr. 5, p. 234. Ref.: Zentralbl. f. Haut- u. Geschlechtskrankheiten. Bd. 12, S. 163. 1924. — Freund, H.: Die Behandlung des rezidivierenden Herpes mit Kuhpockenlymphe. Nach einem auf dem 15. Kongreß der Deutschen Dermatol. Ges. zu Bonn 1927 gehaltenen Vortrage. Dtsch. med. Wochenschr. 1928. Nr. 9, S. 356. — Görl: Aussprache zu der Vorstellung von Kraus: Pemphigus beider Augen. Nürnberger Medizinische Gesellschaft und Poliklinik. Sitzg. v. 22. Oktober 1925. Ref.: Münch. med. Wochenschr. 1925. Nr. 51, S. 2215. — Gougerot: Aussprache zu der Vorstellung von Milian: Ein Fall von Herpes recidivans, infektiöse Natur dieses Leidens. Bull. de la soc. franç. de dermatol. 1923, Nr. 5, p. 234. Ref.: Zentralbl. f. Haut- u. Geschlechtskrankh. Bd. 12, S. 163. 1924. — Hartmann: Aussprache zu der Vorstellung von Roederer. Bull. de la soc. franç. de dermatol. 1926. Nr. 4. p. 314. — Heifetz: Zur Kasuistik der extragenitalen Infektion mit Syphilis und der Heilung einer schweren Syphilis durch Salvarsan. Wratschebnaja Gaseta. 1911. Nr. 42. Ref.: Dermatol. Wochenschr. Bd. 54. S. 606. 1912. — Heymann, B.: Zur Frage der Beziehungen zwischen dem Pocken- und dem Herpes-Virus. Dtsch. med. Wochenschr. 1926, Nr. 11, S. 442. — Hoffmann, H.: Aussprache zu der Vorstellung von Heymann, F.: Graviditätsdermatose mit Normalgravidenserum behandelt. Schles. dermatol. Ges. Breslau. 9. 2. 1923. — Ref.: Zentralbl. f. Haut- u. Geschlechtskrankh. Bd. 9, S. 9. 1924. — Lampert: Aussprache zu der Vorstellung von Roederer: Bull. de la soc. franç. de dermatol. et de Syph. 1926. Nr. 4. S. 314. — Lutz, A.: Über intravenöse Behandlung von Augenleiden und speziell die Verwendung von Urotropin. v. Graefes Arch. f. Ophth. Bd. 115, S. 631. 1925. — Montgomery, D. W.: Herpes buccalis recidivans vom Fournier-Emeryschen Typus. Med. record. 1914. p. 1007. Ref.: Arch. f. Dermatol. u. Syphilis. Bd. 125, S. 256. 1920. — Ricketts, B. M.: Thermo-cautry in the treatment of herpes. Philadelph. med. a. surg. report. 30. 10. 1886. Ref.: Virchow-Hirschs Jahresb. 1886. II, S. 508. — Roederer, J.: Herpès récidivant de la face chez une fillette. (Inoculation positive à la cornée du lapin. Bull. de la soc. franç. de dermatol. 1926. Nr. 4, p. 313. — Tièche: l. c. s. u. II, 2c. — Tzanck, A.: Auto-sérothérapie désensibilisatrice de l'herpès récidivant. (Die desensibilisierende Behandlung des Herpes recidivans mit Eigenserum.) Bull. de la soc. franç. de dermatol. 1922. Nr. 10, p. 489. Ref.: Zentralbl. f. Haut- u. Geschlechtskrankh. Bd. 5, S. 367. 1922. — Vajano: l. c. s. u. II, 2b. — Verneuil: Zit. nach du Castel.

Psoriasis.

Von

G̲ABOR N̲OBL-Wien.

Mit 46 Abbildungen.

Geschichte.

Es kann keinem Zweifel unterliegen, daß die auffallenden Erscheinungsformen der Schuppenflechte schon in einer sehr frühen Epoche des Studiums der Hautkrankheiten den Beobachtern geläufig waren. Die ebenso üppige als verwirrende medizinische Terminologie der Griechen hat es mit sich gebracht, daß in der Summe der Ausschläge die Beschreibung des Leidens schon in den Hippokratischen Schriften unter den verschiedensten Bezeichnungen wiederkehrt. Lepra (indogermanische Wurzel „Lap" = schälen, abschilfern) und Psora, Alphos und Lichen bedeuten Ablagerungen von Krankheitsprodukten auf der äußeren Oberfläche verschiedenster Herkunft, jedoch auch häufig Zustandsbilder, in welchen alle Züge der Psoriasis zu erkennen sind. Celsus schildert prägnant die kennzeichnenden Veränderungen und spricht auch von Alphos der Nägel. Archigenes verfolgt die Schuppenschichtung, Galen die Ausbreitung und Standorte der Psoriasis, unter welchem Namen das Leiden auch bei Theophrastus, Plinius, Dioskorides und Oribasius ausgewiesen erscheint. Unschwer erkennt man unter den von Aetius, Paulus von Aegina, Actuarius, Haly Abbas, Alzaharabius (Abulcasem) festgehaltenen Typen der Lepra, Scabies, Alphos, Lichen Psora, Morphaea oder Albaras auch Arten der Schuppenflechte. Die von Theophanes Nonus, Faloppia, Mercurialis Selertus, Willis entworfenen Bilder, die vielfach in die Gattung Impetigo eingereiht erscheinen, beziehen sich zweifellos auf Psoriasisschübe. Hafenreffer liefert eine flüchtige Skizze der Erscheinungen und lehnt sich gleich Manardus, Sennert u. a. an die Werke der Griechen, Römer und Ärzte der arabischen Schule an. In unscharfen Grenzen hält sich die Definition selbst noch bei Lorry und Plenck. Robert Willan läßt sich im Banne der Schriften der Ärzte des Altertums und Mittelalters verleiten, die Psoriasis in zwei Krankheiten zu sondern, von welchen er die scheibenförmige Art als Lepra Graecorum, die figurierten Formen als Psora leprosa oder, um Mißverständnisse zu vermeiden, als Psoriasis anführt. Trotz dieser willkürlichen Unterteilung gebührt ihm das Verdienst, das Wesen des Leidens als eines Übels sui generis in Wort und Bild klar bestimmt zu haben. Immerhin sind auch in Willans Ausweisen vielfach Ausschlagsformen als psoriatische angesprochen, die ganz anderen Gruppen entzündlich-exsudativer Dermatosen angehören. Trotz des berechtigten Einwandes von Plumbe, Alibert u. a. gegen die mißbräuchliche Leprabezeichnung haben noch spätere englische Schriftsteller, wie Anthony Todd, Thomson u. a. die Willansche Nomenklatur beibehalten. Erasmus Wilson verschleierte das Verständnis noch mehr, indem er den Namen Psoriasis für squamöse Ekzemformen vorschlug und die Benennung Alphos als die richtige für Schuppenflechte bezeichnete. Dieser Anschauung schlossen sich von den neueren englischen Autoren nur Tilbury-Fox (Skin diseases. London 1864) an, während Thomas Hillier (1865), M'Call Anderson (1865) und Thomas Hunt Psoriasis und Lepra Willani für identisch erklärten. Alibert machte für die von ihm als Dartre furfuracée arrondie angesprochene Aussaat die neurogene Abstammung eindrucksvoll geltend. Biett, Rayer, Cazenave, Gibert, Devergie und Chausit bekennen sich wieder zu Willans Nomenklatur und handeln die Schuppenflechte in getrennten Abschnitten als Lepra und Psoriasis ab. Hardy und Duchenes-Deuparc gleich den deutschen Dermatologen Fuchs, Riecke, Simon, Kleinhaus u. a. sprechen die Zusammengehörigkeit der Morphen aus. Das Zustandekommen der Formverschiedenheit hat F. v. Hebra 1841 aufgeklärt und dadurch unwiderleglich festgestellt, daß zwischen Lepra Willani und Psoriasis lediglich durch Gruppierung, Wachstum, Ausbreitung und Rückbildung der Efflorescenzen bedingte Verschiedenheiten zu Recht bestehen.

Klinik.

Die Psoriasis ist als chronische entzündliche Dermatose anzusprechen, deren Aussaat durch das Aufschießen schuppenbedeckter, trockener Flecke und geröteter, leicht erhabener Knötchen gekennzeichnet erscheint.

In gewöhnlicher Ausbildung gehören die in exanthematischer Dichte auftretenden Eruptionen bei den eindeutigen Wesenszügen der Efflorescenzen zu den leichtest erkennbaren Hautkrankheiten. Erschwert wird die richtige Einschätzung erst, wenn in diffuser Ausbreitung der Veränderungen die Ausgangsformen verschleiert erscheinen oder aber von der Norm abweichende Betonung der Gewebsstörungen zu Atypien des klinischen Bildes führt. Seit R. WILLANs Vor-

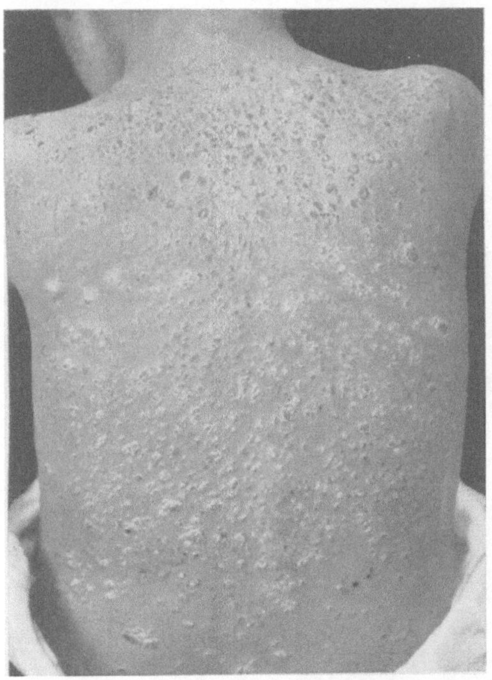

Abb. 1. Psoriasis punctata.

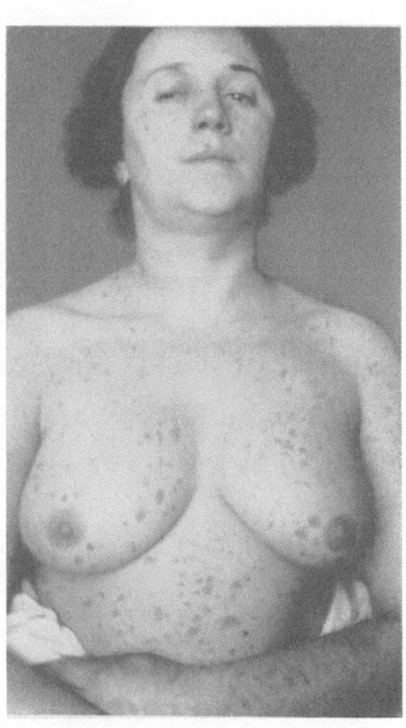

Abb. 2. Psoriasis guttata.

gang wird bis heute noch zweckmäßig die Einzelblüte zum Ausgangspunkt der Betrachtung des in buntem Wechsel sich darbietenden Erscheinungskomplexes gewählt. Stets ist es die schuppende Primärefflorescenz, welche immer wieder bei den verschiedensten Aussaatformen auffallend die Symptome beherrscht und der richtigen Deutung die Wege ebnet. Die beginnende Psoriasisblüte stellt ein mit freiem Auge kaum wahrnehmbares, leicht über die Oberfläche vortretendes, mäßig gerötetes Knötchen dar, das schon nach kürzestem Bestand von einer minimalen Schuppenkuppe gekrönt erscheint. Ob das erythematöse Knötchen und der an diesem haftende Schuppenbelag gleichzeitig auftretende Veränderungen darstellen, oder die epitheliale Störung den Prozeß einleitet, ist eine bis heute noch nicht restlos gelöste Frage, auf welche wir übrigens bei Besprechung der Pathogenese noch zurückkommen werden.

Dem Begriff einer psoriatischen Primärefflorescenz entspricht stets die schuppende Papel. Weder die Schuppe noch das Knötchen für sich allein können als kennzeichnende Früherscheinungen der Dermatose gedeutet werden. Es ist zweifellos richtig, daß die Desquamation ein Wesenszeichen der Ausbrüche darstellt. Selbst an den allerkleinsten, beginnenden Knötchen, kaum merklichen Erhabenheiten, gelingt es auch auf klinischem Wege (durch Kratzen mit dem Finger) zentrale Schuppenablösung hervorzurufen. An älteren Blüten sieht man die weißlichen Auflagerungen schon dichter ausgebildet und späterhin in verschiedensten Varianten zu Massen aufgetürmt. Beginnende Aussaaten,

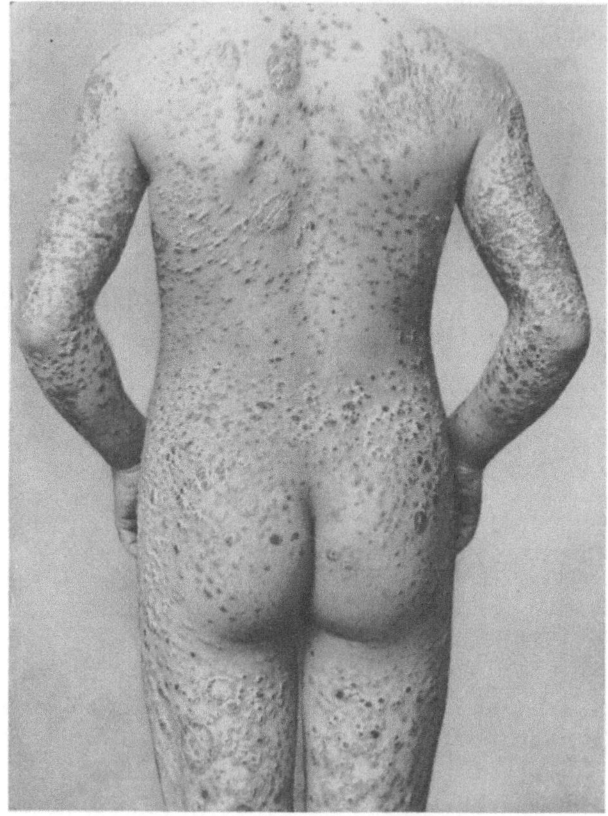

Abb. 3. Psoriasis vulgaris. (Aus der Sammlung G. ARNDT.)

die sich aus den genannten miliären Elementen zusammensetzen, pflegt man als Ps. punctata zu bezeichnen. Sind die zentralen, silbergrauen, festhaftenden Schuppenhügelchen weiter gediehen und mit den sie unterschichtenden Papeln wie Mörtelspritzer geformt, so spricht man von Ps. guttata (Abb. 1). Durch randständigen Ansatz kommen dann späterhin Scheibenformen zustande, welche von der Größe einer Linse bis zu dem Umfang eines Talerstückes und darüber (Abb. 2—6) schwanken, Ps. nummularis. Fließen benachbarte Herde miteinander zusammen, so kommt es zu umfangreichen Flächenerkrankungen, die im wesentlichen die Eigenschaften der Einzelblüten bewahren. Nicht zu selten entstehen figurierte Bilder dadurch, daß entweder die inneren Anteile größerer Scheiben im Zentrum mit Hinterlassung einer leicht bräunlichen

Verfärbung oder auch ohne Spuren abheilen [Ps. annularis (Abb. 7)] oder mehrere
nachbarliche Blüten aneinanderstoßen, wobei sich die Randzonen exstinguieren
[Ps. gyrata, circinata, figurata, serpiginosa, geographica (Abb. 8—9)]. Dem
Figurenreichtum kann an dieser Stelle selbstverständlich nicht restlos Rechnung
getragen werden. Er ist schier unbegrenzt, zumal nicht nur die Dichte der
Aussaaten, die Größe der Einzelblüten, die Art ihres Zusammenfließens und
die Sonderheit der Hautdecke, sondern auch gewisse, uns noch nicht näher
bekannte Faktoren, auf die Art der Verteilung, Gruppierung und Rückbildung von bestimmender Bedeutung sind. Immerhin ist die Zahl der gehäuft vorkommenden Typen einer Übersicht zugänglich.

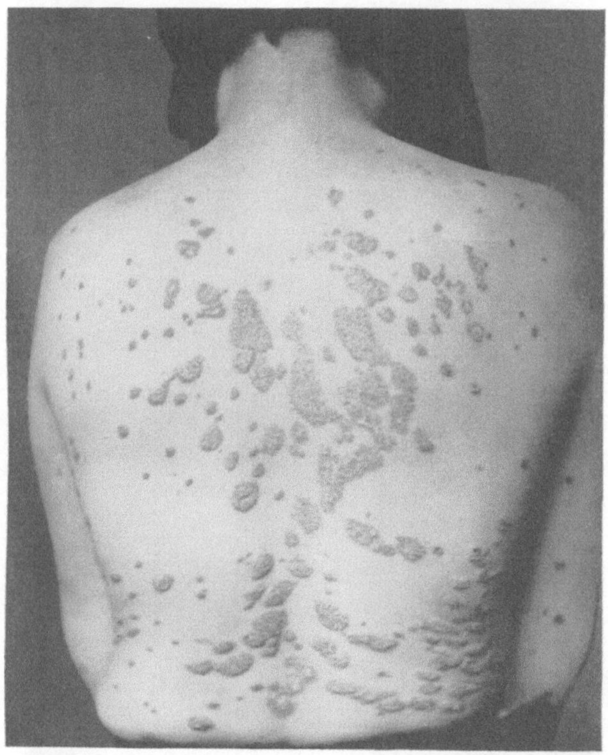

Abb. 4. Psoriasis nummularis.

Die beschriebenen Primärblüten schießen gewöhnlich auf der Haut des
ganzen Körpers auf, um erst nach längerem Bestande zu völligem Rückgang
oder zu teilweisem Schwinden zu gelangen. Ältere Aussaaten können durch
rasch sich ergänzende Nachschübe verdichtet werden. Durch fortwährendes
Neuauftreten frischer Blütenbestände kann es zur völligen Bedeckung der
Körperoberfläche kommen, wo es dann zum Bilde eines einzigen, zusammenhängenden Krankheitsherdes kommt [Ps. universalis (Abb. 10)]. Solche
Fälle von universeller Psoriasis sind nicht zu häufig, fallen aber immer noch
in das Gebiet des chronischen Zustandes, den wir als die Norm des Leidens
betrachten. Abweichend von dieser Generalisierung verhalten sich unter schweren
Allgemeinerscheinungen einsetzende, das gesamte Integument befallende diffuse Entzündungsformen, welche wir noch gesondert betrachten werden.

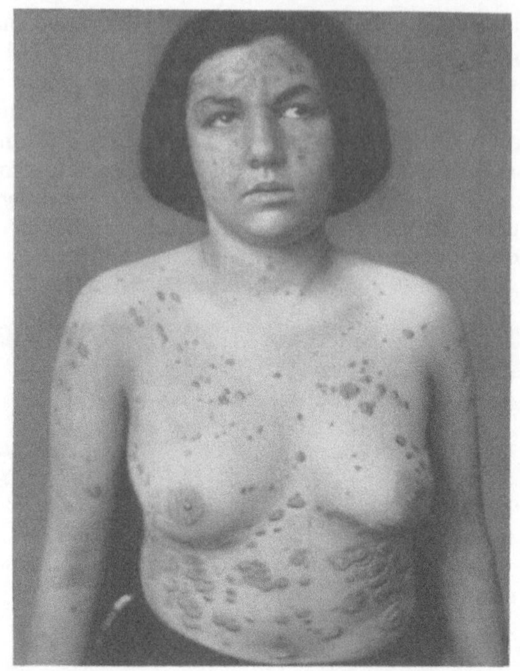

Abb. 5. Psoriasis nummularis.

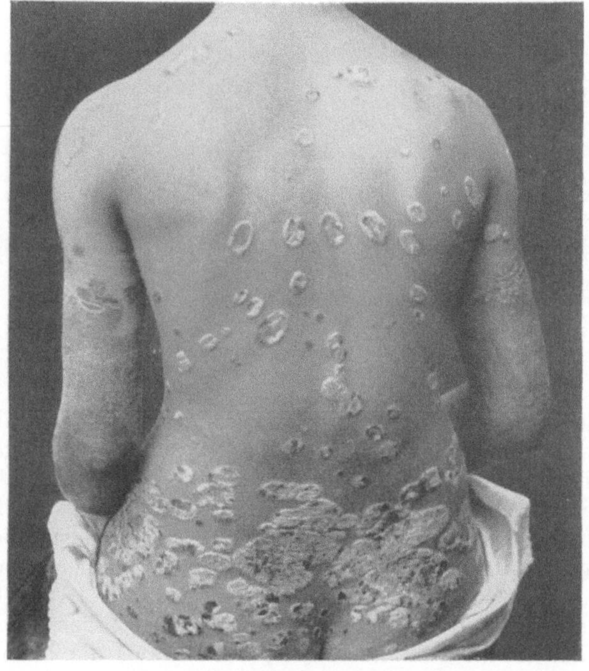

Abb. 6. Psoriasis nummularis et confluens.

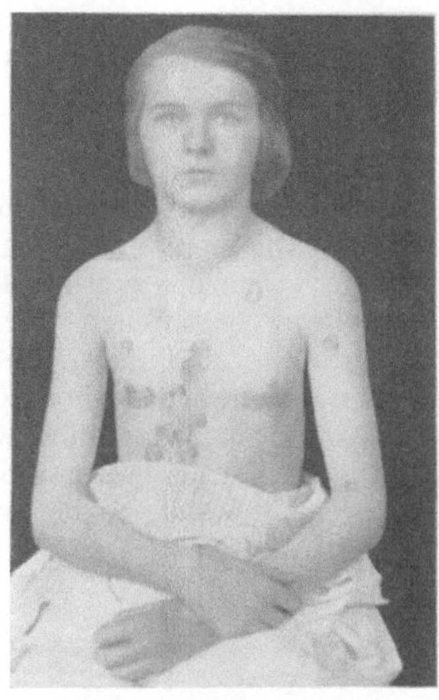

Abb. 7. Psoriasis annularis.

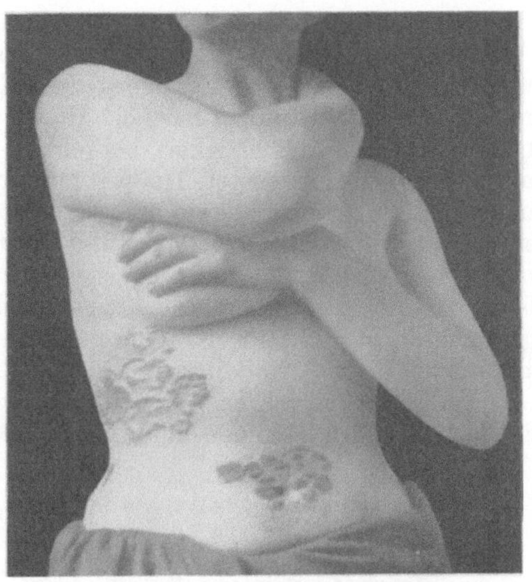

Abb. 8. Psoriasis gyrata.

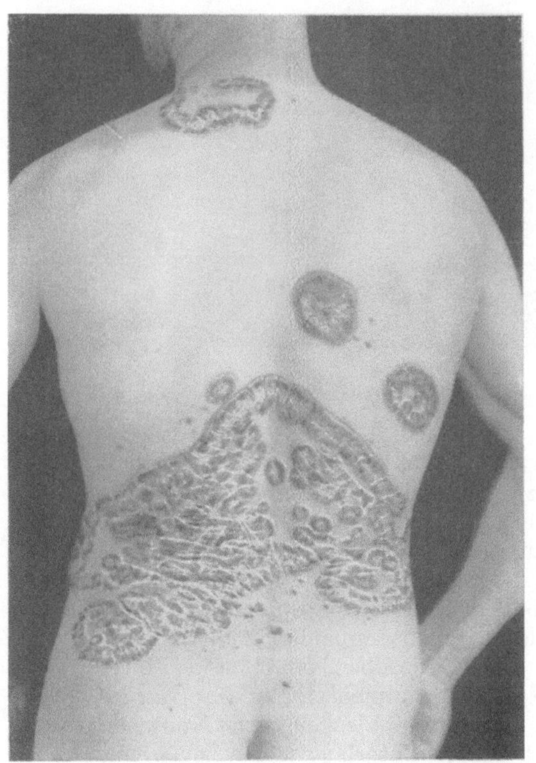

Abb. 9. Psoriasis serpiginosa des Rumpfes.
(Aus G. A. Rost, Hautkrankheiten.)

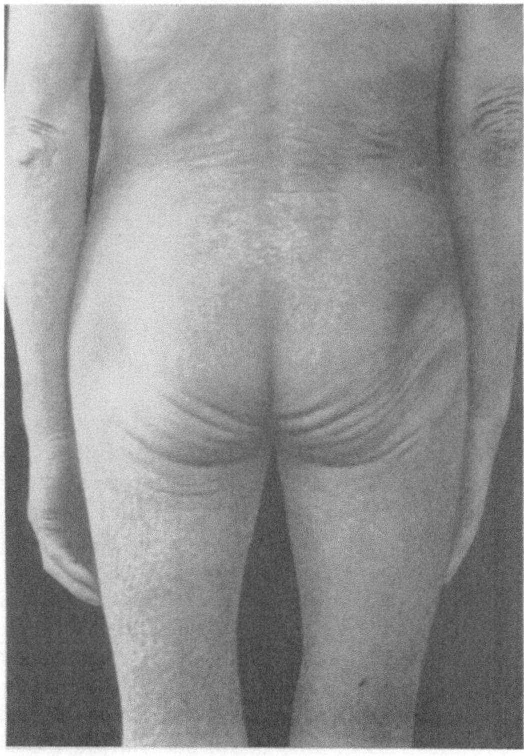

Abb. 10. Psoriasis universalis.

Die Psoriasis pflegt in typischen Fällen gewisse Standorte zu bevorzugen. Als solche gelten im allgemeinen die Streckseiten der Arme und Beine, vorwiegend die Knie- und Ellbogengegend (Abb. 11). An letzteren Orten sitzen mit Vorliebe zusammenfließende Herde, welche durch ihre besondere Hartnäckigkeit und Seßhaftigkeit berüchtigt sind. So sieht man nicht zu selten unter den verschiedensten Heilprozeduren Aussaaten rasch abklingen und nur mehr Knie-, Ellbogenherde kaum beeinflußt zurückbleiben. Die Schuppen sind bald auf wenige Zellagen aufgehäufte, abnorm verhornte epitheliale Elemente beschränkt, bald türmen sich die in Abstoßung begriffenen Oberhautlagen zu mörtel- und muschelartigen Gebilden auf. Sie sind meist mehrfach geschichtet, so daß beim Kratzen mehrere Blättchen abgehoben werden können. Bei nur mäßiger Ausbildung sind die Schuppen kaum zu bemerken und werden erst beim Darüberfahren mit dem kratzenden Fingernagel als silberweiß glänzende, rauhe Abhebungen kenntlich. Die ausgesprochen weiße Farbe, welcher

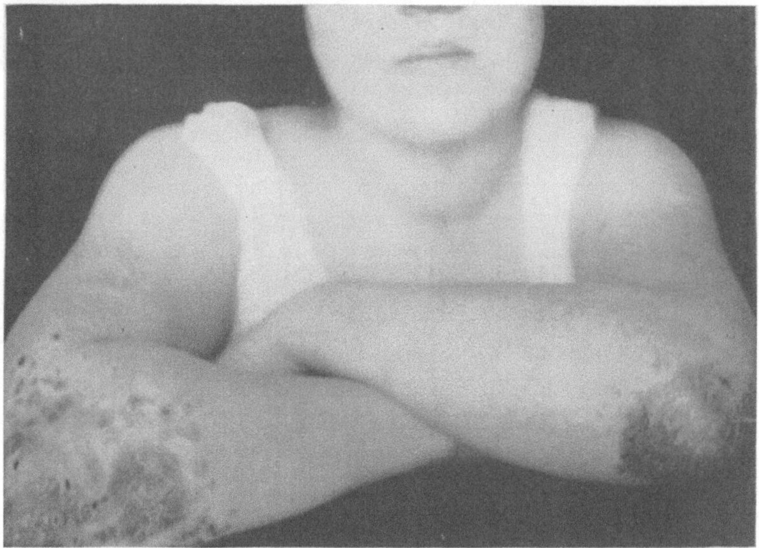

Abb. 11. Psoriasis der Ellbogen.

man bei älteren Schuppenbildungen zumeist begegnet, wird auf den Luftgehalt der aus dem Gefüge tretenden Zellagen zurückgeführt (Rindfleisch). Nicht zu selten geht die Schuppenfarbe ins Gelbliche, ja selbst ins Schwärzliche über. Für gewöhnlich reichen die Hornschichtauflagerungen über die Efflorescenzenbasis hinaus. Hiervon kann man sich bei Abhebung der Schuppe leicht überzeugen. Besonders deutlich tritt die über den erythemato-papulösen Entzündungsherd hinausreichende Schuppenbildung an zusammenfließenden, großen Herden in Erscheinung. Werden solche durch Abreiben oder Baden ihres Schuppenbelages verlustig, so sieht man die Zusammensetzung des Herdes von zahlreichen, von einander deutlich getrennten Flecken und Knötchen bestritten. Die Schuppen haften meist fest an der Unterlage und weichen erst Kratzinsulten.

Die zweite Komponente der Psoriasisefflorescenz ist die erythematöse Papel. Sie tritt nach Loslösung der Schuppe als lebhaft gefärbte, bis bläulichrote, gelegentlich auch gelbliche, von dünner, lackartig glänzender Epidermislage bedeckte Erhöhung zutage. Der Überzug entspricht der tiefen Epithelschicht. Die Färbung rührt von dem größeren Blutgehalt der kongestionierten Gefäße des Papillarkörpers her. Unter Fingerdruck blaßt die Psoriasispapel ab, als Zeichen ihres geringfügigen Infiltrationszustandes. Kratzt man einigemal

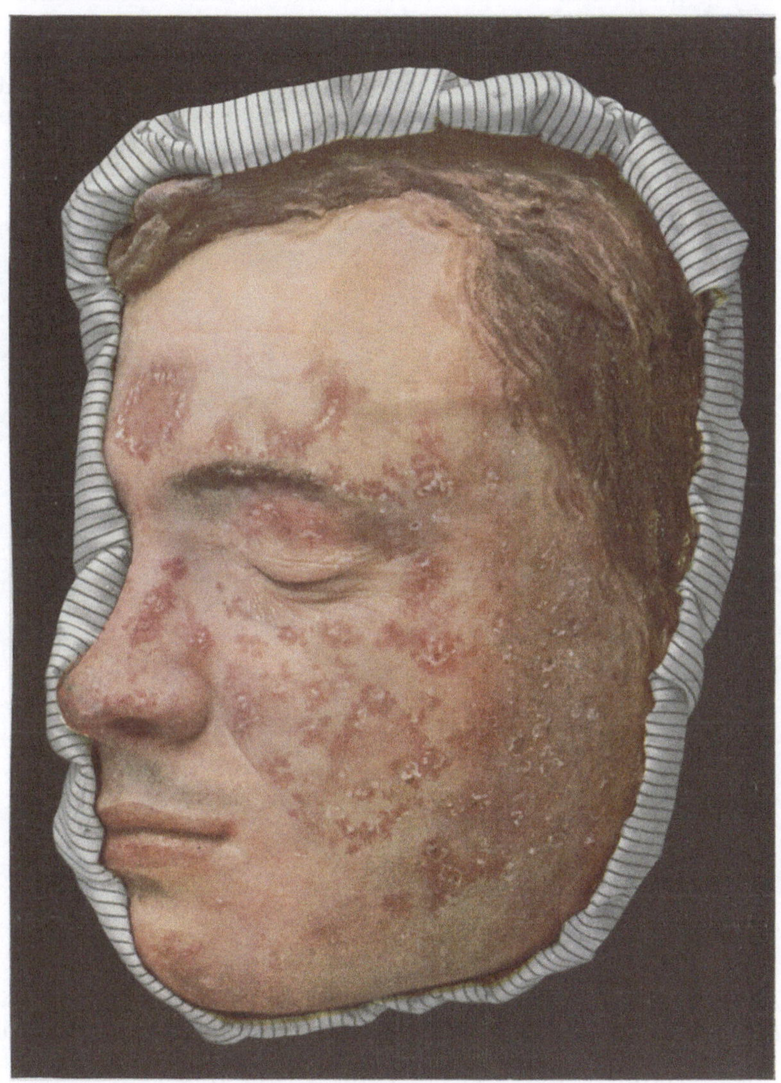

Abb. 12. Circinäre Psoriasis des Gesichtes.
(Moulage der Klinik ARZT, Wien.)

die schuppenfreien Knötchen, so kommt es an zahlreichen Punkten zu Blutaustritten, namentlich an der Kuppe der Blüten. Das AUSPITZ zugeschriebene „Kratzphänomen" hatten früher schon DEVERGIE und HEBRA angegeben, und es ist diese Erscheinung keineswegs dem Psoriasisknötchen allein eigen. Die Psoriasispapeln sind meist nur mäßig erhaben und wenig resistent. Alte, ausgebreitete Bestände können jedoch vielfach von der angeführten Beschaffenheit

abweichen. Sie überragen zwar meist auch dann noch nur um weniges die
umgebende Haut, können jedoch durch gesteigerte Entzündungsvorgänge und
durch diese bedingte intensivere Infiltration besondere Härte und Festigkeit
erlangen. Es kommt derart zur Ausbildung von derben, festen, nicht mehr
faltbaren, selbst warzig gewucherten, vegetierenden (Podesta) sich hart und
widerstandsfähig anfühlenden Scheiben, die meist scharf und deutlich gegen
die normale Umgebung abgesetzt erscheinen.

Was die *Verteilung der Aussaaten* betrifft, so gehört die reichliche Ausstreuung der Blüten über die ganze Haut zum häufigsten Vorkommen. Hierbei
weisen die Herde eine ganz unregelmäßige Verteilung auf. Der besonderen
Bevorzugung der Knie- und Ellbogen haben wir bereits gedacht. Seltener

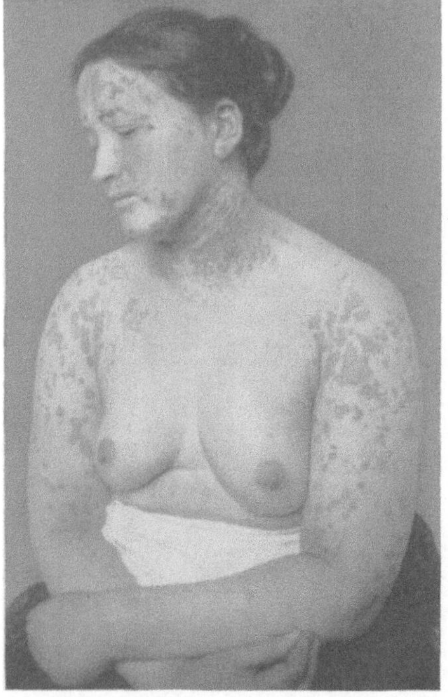

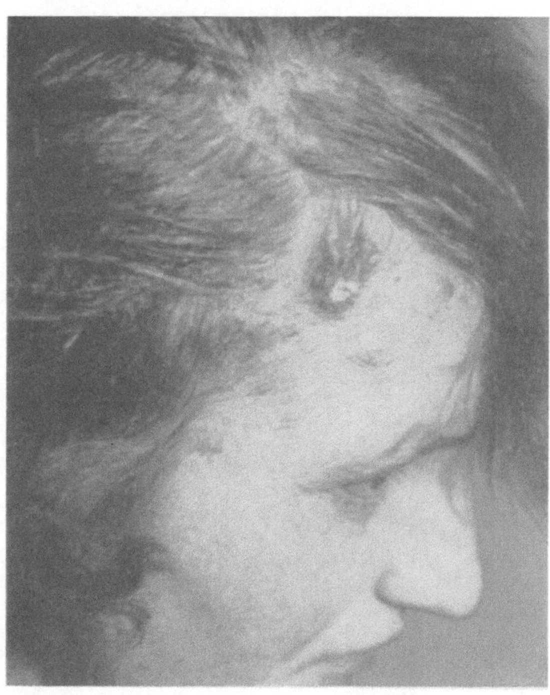

Abb. 13. Psoriasis des Gesichtes.   Abb. 14. Psoriasis der Kopfhaut.

befallen werden das Gesicht, die Augenlider (WEIL, DREYER) und die angrenzenden Nackenteile. Allenthalben pflegen hier in diesem seborrhoischen
Terrain die Aussaaten minder auffällig zu erscheinen, da es nur ausnahmsweise zu einer stärkeren Entwicklung derSchuppenauflagerungen kommt und
der mäßig entzündete Grund sich nicht allzustark von der Umgebung abhebt.
Gelegentlich allerdings konzentrieren sich gerade im Gesicht die meistbetonten
Reaktionserscheinungen, wie dies Abb. 12 zu entnehmen ist. Während wiederholter Attacken einer spärlich ausgebildeten, matten, numulären Körper-
eruption flammte der Prozeß stets im Gesicht des Patienten (24 jähr. Student)
in seltener Intensität auf. Andererseits kann die Schuppung bei Gesichts-
aussaaten derart in den Hintergrund treten, daß die flachen Knötchen-
ausstreuungen den psoriatischen Charakter kaum verraten (Abb. 13). Beachtenswert ist die meist regelmäßige Aussparung des Warzenhofes. Auch läßt sich

häufig ein refraktäres Verhalten sonst befallener Hautgebiete verfolgen, was wohl nur auf absonderlicher Beschaffenheit dieser Stellen der Psoriasisnoxe gegenüber beruhen kann (JADASSOHN).

Die Psoriasis der Kopfhaut bildet eine Teilerscheinung des Leidens, welche in besonderer Häufigkeit die Stammesaussaaten ergänzt, den Veränderungen der allgemeinen Decke voraneilt, oder aber auch als isolierter Zustand in Erscheinung tritt. Gleichwie am Stamm sind hier alle Morphen anzutreffen, die zu der Vielgestaltigkeit des Übels beisteuern. Einförmiger erscheinen die

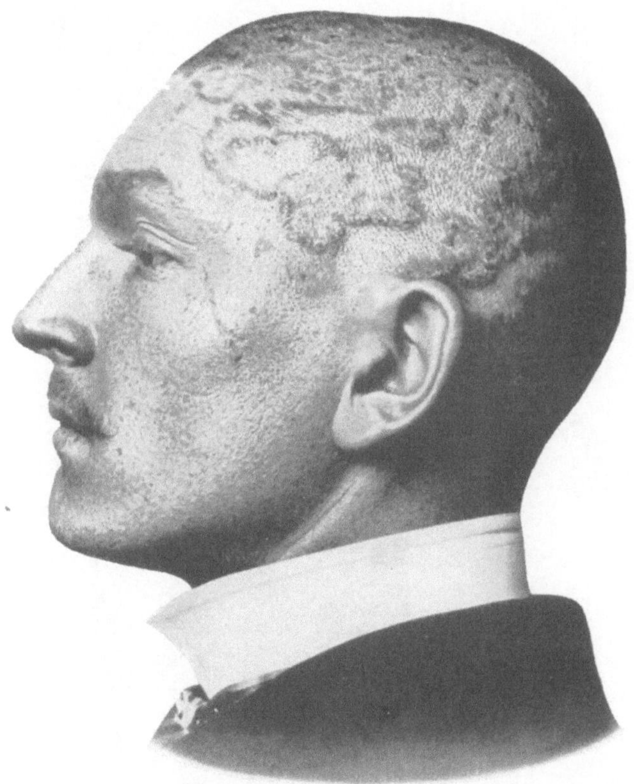

Abb. 15. Psoriasis des behaarten Kopfes. (Aus der Sammlung G. ARNDT.)

Veränderungen hier nur deshalb, weil in der Regel die distinkte Aussaat kleinster Blüten bei dem Mangel der begleitenden Hyperämie nicht leicht zu erkennen ist und auch die numulären Bestände flacherer Art nicht zu plastisch aufscheinen. So ist man gewöhnt, eigentlich nur eine Unterscheidung zwischen diffusen, das Capillitium gleichmäßig einnehmenden, mit dichter Schuppenauflagerung einhergehenden Ausbrüchen und solchen Bildern gelten zu lassen, die sich aus stark erhöhten und von soliden, derben parakeratotischen Hornschichtmassen überdachten Efflorescenzen zusammensetzen (Abb. 14, 15). In einem und dem anderen Falle führt selbst der jahrelang bestehende, schwindende und in Nachschüben wieder erscheinende Prozeß zu keiner nennenswerten Beeinträchtigung des Follikularapparates und seiner Adnexe. Die Haarpapillen werden in ihrer Vitalität nicht gehemmt, das Capillitium behält seine Dichte, die Haare selbst erfahren in Aussehen und Struktur keine Veränderung. Nur in Fällen, wo seborrhoische Zustände die Schuppenflechte der Kopfhaut komplizieren, nehmen diese ungehemmt ihren Verlauf und führen zur seborrhoischen Alopecie mit allen ihr eigenen Äußerungen bis zur irreparablen Follikularatrophie. Gerade an kahl gewordenen Regionen läßt sich die restlose Parallele in der Entwicklung und Rückbildung der psoriatischen Efflorescenzen mit den Blüten der unbehaarten Körperstellen verfolgen. Die mit erythematösen Randzonen versehenen figurierten und annulären Höhetypen, mit Pigmentresten abklingende Plaques,

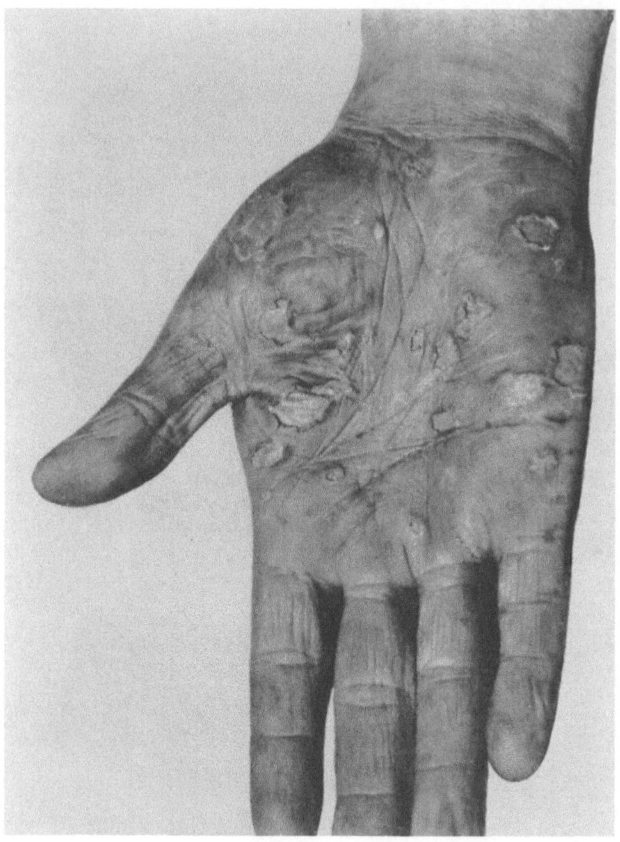

Abb. 16. Psoriasis der Handfläche. (Aus der Sammlung G. ARNDT.)

unterliegen hier dem gleichen Rhythmus und Schwankungen wie anderwärts. Die oft vorhandene Neigung der Kopfhautscheiben zum Übergreifen auf die Stirn- und Nackenhaargrenze zeigt am deutlichsten, daß der Standort im Bereiche des Capillitiums in keiner Weise ein Sonderverhalten der Aussaaten in bezug auf den Ablauf bedingt. Die reger unterhaltene Schuppenbildung bedingt allenthalben eine größere Hartnäckigkeit der Schübe, doch ist eine solche auch in anderen Lokalisationen nicht außerhalb der Natur des Leidens gelegen (Knie, Ellbogen, Handteller, Fußsohlen). Höhere Grade der Exsudation kommen nur ganz ausnahmsweise zur Beobachtung und erschweren dann besonders die richtige Einschätzung, wenn nicht gleichzeitig typische Reaktionsformen an der Haut vorhanden sind.

Die Einbeziehung der *Handteller* und *Fußsohlen* in den Krankheitsprozeß ist den selteneren Vorkommnissen zuzuzählen. Nach verschiedenen Statistiken in 10% der Fälle (PROKOPČUK). Meist sind es ausgebreitete Stammausbrüche, zu welchen sich die Teilerscheinungen hinzugesellen. Gelegentlich können aber diese Hautgebiete den *einzigen* Standort zugehöriger Veränderungen bilden. Das Exanthem an den Palmae und Plantae erscheint in Gestalt scharf umgrenzter, vertiefter, gesättigt roter, rundlicher Herde, die einen festhaftenden und dicht gefügten Schuppenbesatz aufweisen. Gelegentlich treten die distinkten Blüten

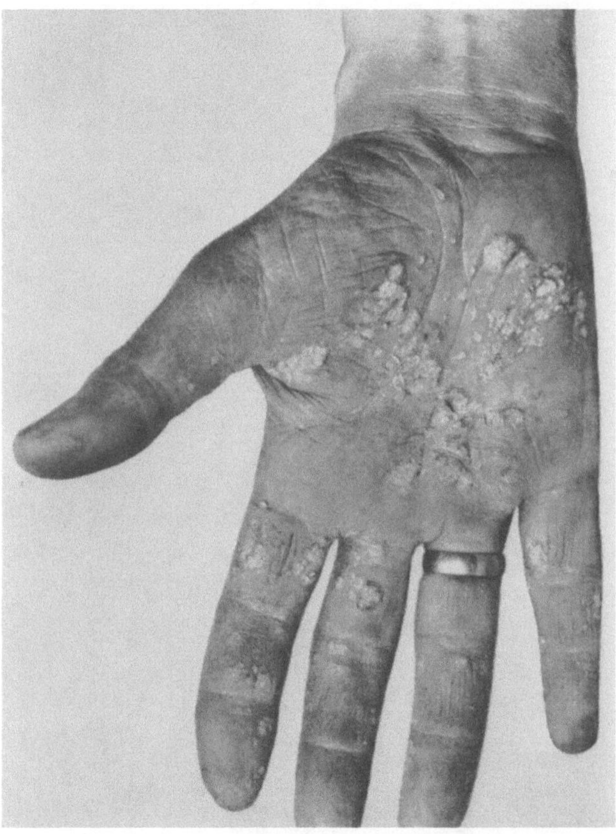

Abb. 17. Psoriasis der Handfläche. (Aus der Sammlung G. ARNDT.)

mehr empor und sind namentlich bei ihrem Übergreifen auf die Fingerbeugen leicht in ihrer Natur zu erkennen (Abb. 16). Die Flecken- und Knötchen-bestände immer noch dichterer Einstreuung treten vielfach auch zu bogenförmig. konturierten sowie serpiginös begrenzten Aggregaten zusammen (Abb. 17, 18). Als zweite Type wären zerklüftete, von Rhagaden durchsetzte, stärker blätternde, diffuse Herde der Handteller und Fußsohlen zu nennen, die je nach der Dichte der parakeratotischen Auflagerung zu recht variablen Bildern Anlaß bieten. Bei nicht zu mächtiger Auflagerung der rissigen Hornlamellen können die entzündlichen Begleiterscheinungen das Aussehen der Schübe beeinflussen (Abb. 19, Sammlung RUSCH). Hier und da bekommt die Oberfläche der Hand-teller- und Fußsohlenherde einen mächtig gewucherten, verrukösen Charakter.

Der Zustand kann auch, in allerdings sehr vereinzelten Fällen, zu dem Grade
mächtiger Keratodermien gedeihen (Abb. 20). Schmutzig verfärbte, drusig
unebene, von Rissen und Furchen durchsetzte, stark emporragende Scheiben
breiten sich über die ganzen Flächen aus und werden gegen die Gelenksbeugen
und die Dorsalflächen zu mit steil abfallenden, erythematös umrandeten Grenzen
abgesetzt. Zu dem Formenreichtum der Veränderungen dieses Sitzes steuern
noch diffuse erythematöse Läsionen bei, die eine glasig transparente, glatte, nur
an den Funktionslinien aufgesplitterte, weißlich glänzende Oberfläche aufweisen.

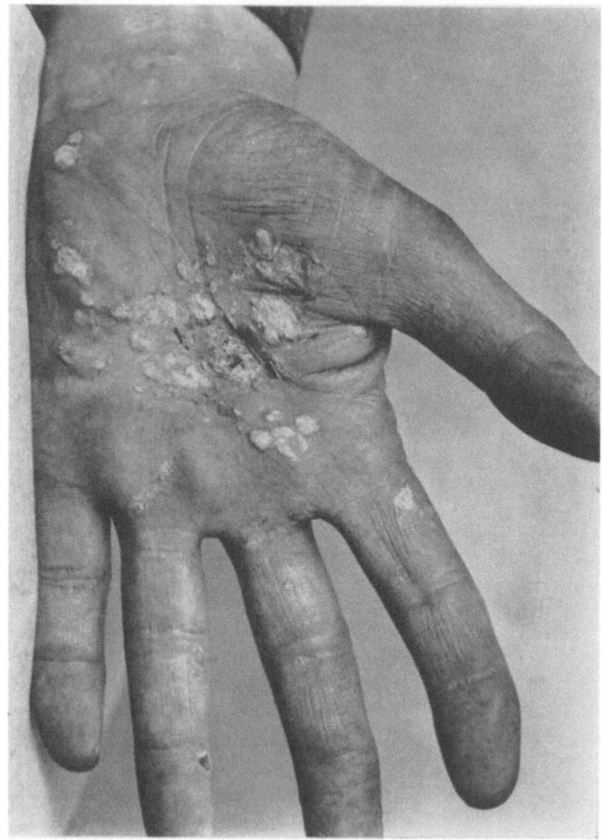

Abb. 18. Psoriasis der Handfläche. (Aus der Sammlung G. Arndt.)

Die Psoriasis der *Nägel* gelangt häufiger zur Beobachtung als dies statistisch
erfaßt erscheint. Bei genauerer Durchsicht der Kranken trifft man sehr häufig auf
Störungen der Verhornung im Bereiche der Nagelplatten, die nur diskret angedeutet sind und derart meist der Beobachtung entgehen. Die Kranken selbst
wissen häufig nichts von der Einbeziehung ihrer Nägel in den Krankheitsprozeß,
obwohl diese in ausgeprägter Weise zugehörige Veränderungen aufweisen. In einer
Übersicht von 512 Fällen (Jadassohn-Rath, Schütz, Nielsen, O. Rosenthal,
Heller) ist die Nagelpsoriasis 46 mal vertreten (= 9⁰/₀). Unter 130 Beobachtungen der letzten Jahre konnte ich bei Einbeziehung auch leichterer Läsionen
19 mal Ps. ungium feststellen. Meist vertreten ist das charakteristische, ge-
stichelte, durch Ausfall erweichter Zellbestände bedingte Aussehen der Nägel,

wobei die Veränderung der Fingerplatten häufiger zu verfolgen ist als die Störung
an den Zehennägeln. Die nadelstich- bis stecknadelkopfgroßen Tüpfel und

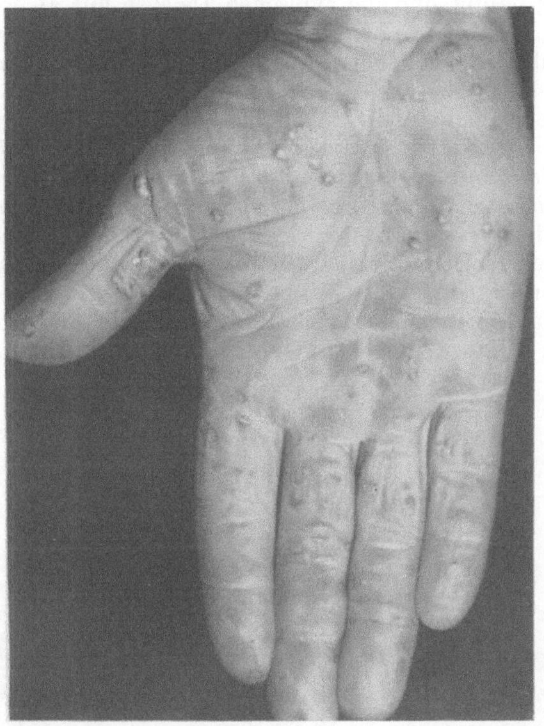

Abb. 19. Psoriasis der Handteller. (Aus der Sammlung Rusch.)

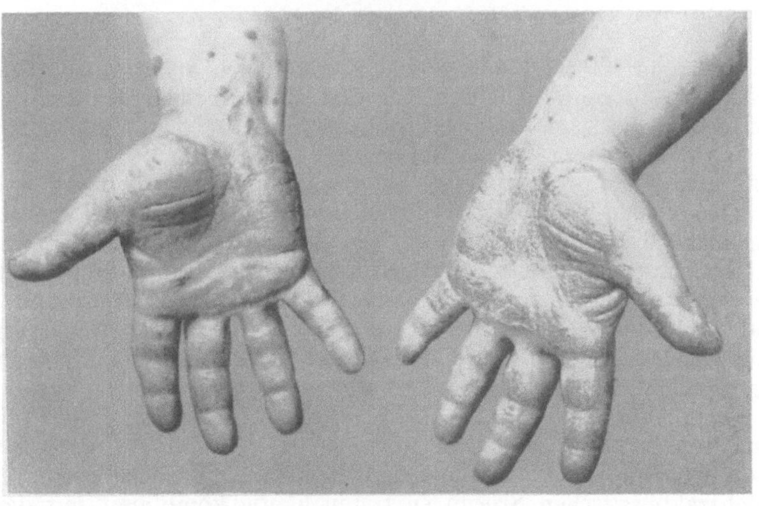

Abb. 20. Psoriasis der Handflächen.

Grübchen sind bald in Querreihen angeordnet, bald unregelmäßig über die
gesamte Nagelplatte verteilt. Das wurmstichige Aussehen der sonst intakten,

festen glatten Nägel ist kennzeichnend genug, um die parakeratotischen Einstreuungen von anderen Veränderungen sondern zu können. In stark ausgeprägten Fällen werden fast alle Fingerbeeren von ähnlich veränderten Decken
überlagert. Sehr häufig sind die typischen Defekte nur an wenigen Nägeln zu
verfolgen. Auch sieht man im Verlauf des Leidens im Anschluß an Nachschübe
an der Haut, früher freigebliebene Nägel befallen werden, oder früher erkrankte
zur Norm zurückkehren. Die einmal zustande gekommenen Substanzverluste
sind dem Ausgleich nicht mehr zugänglich. Die einzelnen Tüpfel entsprechen
nach HELLER über erweiterten Capillarschlingen der Nagelmatrix entstandenen
Erweichungsstellen im Nagelgewebe, in deren Bereich die wenig resistenten
onychinfreien Nagelzellen zur Abstoßung gelangen und stimmen auch ihrer
Größe nach mit dem Versorgungsbezirk der erkrankten Capillarschlingen überein.
Die scharf umschriebenen Vertiefungen werden von normalem Zellmaterial
unterschichtet, und es findet der parakeratotische psoriatische Nagelprozeß der
Ps. punctata ungnium in keinem sonstigen Nagelleiden ein Analogon. Der von
HEBRA, LAILLER, SCHÜTZ, RATH, S. GROSZ, J. HELLER, MEACHEN u. a. genauer

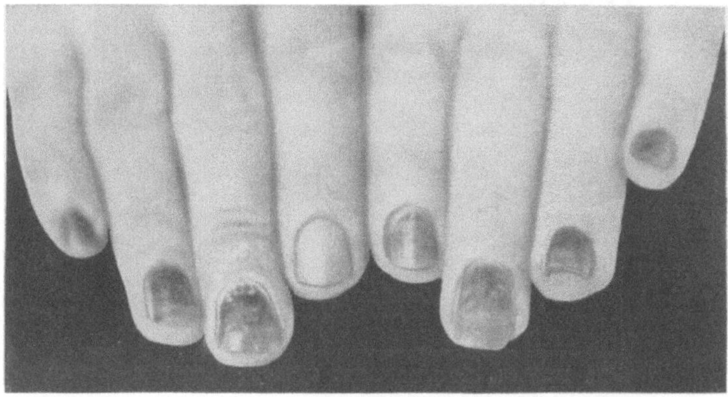

Abb. 21. Psoriasis der Nägel.

definierte Zustand ist bei Kindern und Erwachsenen anzutreffen. Die punk-
tierte Nagelveränderung habe ich bei drei 2—5jährigen Kindern gesehen.
A. CANELLI fand die Nägel unter 96 psoriatischen Kindern 20 mal mitbeteiligt.
Drei Fälle von Nagelpsoriasis entfielen auf Säuglinge.

HALLÉ und DECOURT verfolgten bei Kleinkindern von den ersten Lebens-
monaten an brüchige Nagelplatten, die nach einiger Zeit abfielen, von normalen
Nägeln gefolgt waren und noch später wieder psoriatischen Charakter annahmen.

Nicht so eindeutig sind in ihrer Klinik die sonstigen, durch strukturelle
Veränderungen bedingten Abweichungen der Form, Transparenz und Dichte,
die sonst noch den psoriatischen Prozeß im Bereiche der Nägel ergänzen.
Quer- und Längsfurchen, Rillenbildungen der verschiedensten Tiefe und Ausbreitung, weißliche Trübung, gelbliche Verfärbung, diffuse Aufrauhung, buckel-
förmige Vorwölbung neben tiefer Einziehung, Fragilität der distalen Ränder,
Abhebung von der Matrix sind nicht zu selten beobachtete Veränderungen,
die bald das Bild der Nagelanomalie beherrschen, bald nur angedeutet erscheinen.
Diese uncharakteristischen Störungen treten häufig kombiniert mit der kennzeichnenden Tüpfelung gemeinsam auf, wobei oft die banalen und typischen
Veränderungen nebeneinander an den gleichen Platten zu verfolgen sind, oder
aber alternieren. Abb. 21 zeigt solche hochgradige Nagelveränderungen aller
angeführten Varianten bei einem und demselben Fall.

Seltener ist die Entwicklung psoriatischer Herde auf dem Nagelbett, die durch die Platte als gelblichweiße Herdchen durchscheinen, bei mächtigerer Entwicklung die Decken emporheben und bei ihrer Vergrößerung auf den Nagelwinkel und die Fingerbeere übergreifen. Das Vorkommnis der Nagelbettpsoriasis mit gleichzeitig einhergehender Onychatrophie und Vorquellen der subungualen parakeratotischen Plaques hält das Lichtbild Abb. 22 fest. Zu diesen Lokalisationstypen tritt als weitere noch die Matrixpsoriasis hinzu. Die an der Keimstätte der Nägel einsetzende Verhornungsanomalie führt notgedrungen zu schwersten Störungen der Nagelbildung, wobei statt normal geformter resistenter Nagelplatten verschieden gestaltete, buckelig vorgewölbte und grubig eingezogene, weiche, leicht abfallende Hornauflagerungen gebildet werden. Nägel und Nagelbett werden auch durch Überwuchern von Flecken, Scheiben vom Falz, dem Nagelwinkel und der Fingerbeere, einbezogen. Abb. 23 zeigt diese Verhältnisse mit Verschmächtigung und Aufwärtsbiegung der Nagelplatten durch elevierte, übergreifende Flechtenherde. Im übrigen sieht man

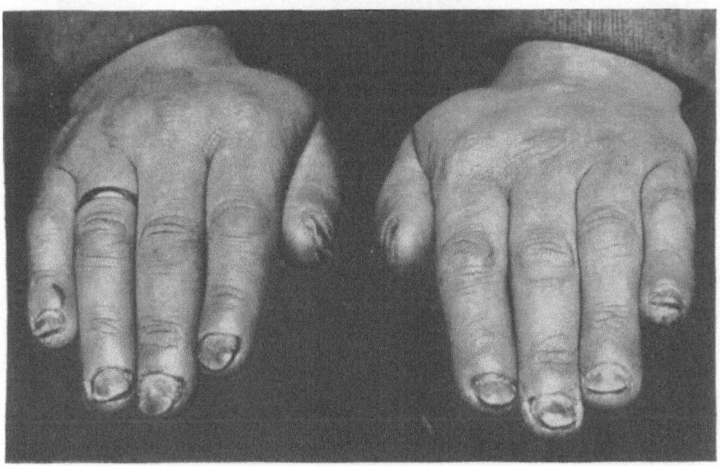

Abb. 22. Psoriasis der Nägel.

oft genug schwer psoriatische Veränderungen des Nagelwalles ohne Übergreifen auf Bett und Platte. Schließlich wären noch mehrere Millimeter breite furchenartige Erweichungsherde in der Nagelsubstanz anzuführen, welche, von ANCEL und MÉNAU als „rainure" bezeichneten Marken, auf temporäre Ernährungsstörungen im Bereiche der Matrix zu beziehen sind.

Im Bereiche des *Genitales* sind häufig Efflorescenzenausstreuungen zu verfolgen. Man trifft hanfkorn- bis münzengroße Knötchen und Scheiben an der Penishaut und den großen Schamlippen. Die Blüten greifen auch auf die Glans und das innere Vorhautblatt über. Gelegentlich sind einzelne schwach schuppende Scheiben auch am Frenulum der Klitoris und den Außenseiten der kleinen Labien anzutreffen. Läsionen der Eichel, der Coronarfurche und der inneren Vorhautlamelle sind meist nur von spärlichen Schuppenandeutungen überlagert und können Deutungsschwierigkeiten bereiten, besonders wenn nicht gleichzeitig auch Aussaaten am Stamme bestehen (NOBL, OCHS, O. SACHS, SOWADE, TURMNACLIFF, JORDAN, LANE, HANSE).

Die Ausbrüche des Leidens setzen meist ohne subjektive Erscheinungen ein. Gelegentlich klagen die Patienten über mäßiges Jucken zur Zeit des Entstehens, besonders dann, wenn es sich um Jugendliche handelt, welche zu urticariellen Zuständen neigen. Lästiges, beengendes Gefühl verursachen sehr umfangreiche Herde, wie sie nicht zu selten in vernachlässigten, jahrelang unbehandelten Fällen oft in Form tierfellähnlich ausgebreiteter Flächen den Stamm, Arme und Oberschenkel überziehen. Doch auch kleinere Plaques über Gelenkstreckflächen pflegen leicht einzureißen und in diesem Zustand Schmerzen zu verursachen. Schwere Störung des Allgemeinbefindens geht mit generalisierten Ausbrüchen einher. Die Kranken fiebern hoch, klagen über Frostgefühl, leiden an Singultus, erbrechen und sind appetitlos. Harnausscheidung vermindert, Urin hochgestellt. Belästigt werden die Patienten auch bei mäßiger Ausbreitung durch die ununterbrochene Abstoßung der Hornlamellen. Wäsche, Kleidungsstücke, Bettzeug sind übersät von desquamierten Oberhautmassen.

Die Entwicklungsdauer einzelner Schübe ist sehr unregelmäßig, durchaus nicht immer zyklisch geordnet. Es kommt wohl häufig zu rasch fortschreitender

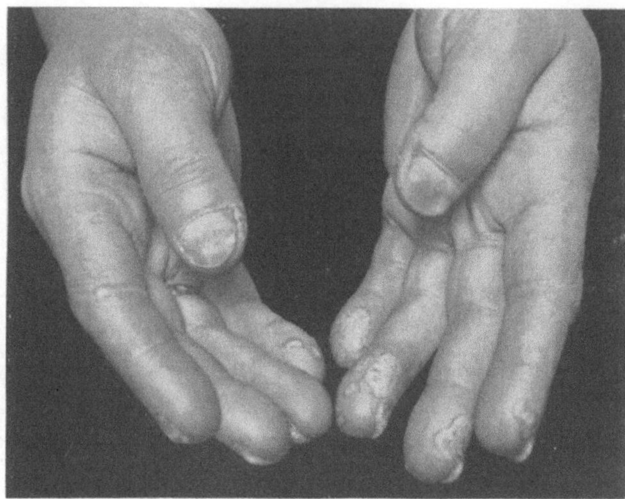

Abb. 23. Psoriasis der Nägel.

Entwicklung, längerem Bestand und allmählichem Abklingen einzelner Symptomenbilder. Jedoch kann dies nicht als Regel hingestellt werden. Wie bereits erwähnt, können Höhetypen durch ununterbrochene Nachschübe in monatelanger Entwicklung sich ergänzen und den Zustand jahrelang in gleichem Aussehen erhalten. Unbeeinflußt oder unter der Behandlung wird der Rückgang der Erscheinungen durch Nachlassen der Schuppenbildung eingeleitet, die Herde blassen ab, wandeln sich in blasse Flecke um, um schließlich spurlos oder mit Hinterlassung brauner Stellen zu verschwinden.

Ausnahmsweise ist die Abheilung einzelner Efflorescenzen oder Gruppen von solchen, von Pigmentschwund gefolgt. Abheilende Flecke werden gelegentlich von hellen farblosen Höfen umgeben, die nach der völligen Rückbildung der Herde in weiße, in ihrem Kolorit von der normalen Umgebung deutlich abgehobene Flecke sich umwandeln. Das Abheilen mit Hinterlassung makulöser Leukopathien kann in zahlreichen Efflorescenzenbeständen erfolgen, oder aber auch universell die ganze Aussaat betreffen. Dieses *Leukoderma psoriaticum verum* ist stets an den Standort involvierter Psoriasisflecke gebunden und gibt nach Größe und Konfiguration gewissermaßen als Negativ die Art der vorangegangenen Aussaat wieder. Am häufigsten sieht man die achromatischen

Restformen in von Haus aus dunkel pigmentierten Hautbezirken entstehen. Das postpsoriatische Leukoderma der Achselhaut, des Scrotums, der Abdominalgegend ist meist in Form hellerstückgroßer, kreisrunder, einzelstehender, hellweißer Flecke eingestreut. Nicht zu selten kann es, wie erwähnt, in universeller Ausbreitung Ausschläge ablösen und durch längere Zeit hindurch als retrogrades Zeichen der Störung kenntlich bleiben (ALMKVIST, RIEHL, BUSCHKE, RILLE, NOBL, LEDERMANN, PERKEL, HALLOPEAU, PETRINI DE GALATZ, ROSENTHAL, LANGER). Biologisch und histologisch zeigt das L. psoriaticum weitreichende Übereinstimmung mit dem L. syphilitischen Ursprungs. Es handelt sich um eine erworbene Leukopathie, die zweifellos unter Beeinträchtigung der epidermoidalen Pigmentbildung durch den vorangegangenen Entzündungszustand entsteht. Im Herdbereich ist die Epidermis frei oder fast frei von Pigment, sie hat temporär das Vermögen, Farbstoff zu bilden, verloren. In der Cutis sind immer noch in verschiedener Dichte frei Melaninkörper in den Lymph- und Gefäßspalten nachzuweisen. Das Stratum papillare wird von Chromatophoren durchsetzt. Über die Voraussetzungen der gehemmten Melaninbildung im basalen Epithel fehlen vorläufig alle Anhaltspunkte. Eine in innersekretorischer Hinsicht angeborene Minderwertigkeit umschriebener Epidermisbezirke, inkretorische Störungen, neurogene Einflüsse werden in dieser Hinsicht geltend gemacht (KYRLE). Die partielle toxische Schädigung der Zellfunktion äußert sich auch darin, daß gleich wie bei dem Leukoderma syphiliticum die Pigmentbildung auch auf künstlichem Wege nicht angeregt werden kann. Die farblosen Flecke verhalten sich gegen Quarzlicht refraktär (BUSCHKE). Andererseits sieht man auch in auffallender Häufigkeit gerade nach intensiver Sonnenbestrahlung, wenn diese der Rückbildung psoriatischer Aussaaten günstig ist, in ausgebreiteten Bezirken das Leukoderma entstehen.

Die Dauer des Leukoderma psoriaticum kann sich auf lange Zeit erstrecken. RILLE und seine Schüler GIJSELMAN, CONRADI, KAUFMANN, KREKELER, ILLGEN, KUNZE beobachteten den Fortbestand der Leukopathie bis zu zwei Jahren. In dem Material RILLES 1892—1921 werden als Lokalisation des postpsoriatischen Pigmentschwundes der Hals und Nacken 17 mal, die hintere Ohrfurche 1 mal, die Brust 18 mal, die vorderen Achselfalten 4 mal, die seitliche Thoraxgegend 8 mal, die Lendenregion 4 mal, Rücken und Bauch 52 mal, Gesäß und Genitale 6 mal, die behaarte Kopfhaut 1 mal, die oberen und unteren Extremitäten 18 mal als befallen angegeben. Neben der spontan entstehenden Entfärbung vermag sich eine solche auch an Behandlungszyklen anzuschließen. Die interne und subcutane Arsendarreichung (RILLE, ROSENTHAL), die Anwendung äußerer Mittel (Pyrogallol, Salicylsäure und andere Präparate) kann gleichfalls leukodermische Resterscheinungen im Gefolge haben, wobei der Ablauf der Schübe mit keinerlei Reizerscheinungen im Bereiche der umgebenden gesunden Haut verbunden ist. In dem Auftreten der Weißflecke ist keinerlei Gesetzmäßigkeit zu verfolgen. Es kann sich bei dem gleichen Patienten bei zeitlich weit getrennten Ausbrüchen wiederholen, oder sich gleich an die erste Generalisierung anschließen, um in der Folge nicht mehr bemerkbar zu werden. Streng zu sondern von dem postpsoriatischen Leukoderma sind bei Psoriatikern gelegentlich beobachtete kleinfleckige Vitiligoformen, wie sie ab und zu zu beobachten sind. Der Grad der Depigmentation beim Leukoderma ist nie so groß, auch neigt letzteres nicht zur Vergrößerung, während die eingestreuten Vitiligoherde progredient sind und nie mehr zur Norm zurückkehren (BETTMANN, BLUMENFELD, LEDERMANN, PINKUS, RILLE). Schwieriger ist das Auseinanderhalten von simultan auftretenden, postpsoriatischen und syphilitischen Leukodermaflecken, die in Form, Größe und marginaler Hyperpigmentation weitreichende Übereinstimmung aufweisen können und auch im histologischen

Verhalten kaum voneinander abweichen. Die Häufigkeit des psoriatischen Pigmentschwundes wird im allgemeinen unterschätzt. Bei genauer Beachtung des Heilablaufes ist derselbe, wenn auch nicht auffallend, so doch oft genug deutlich ausgesprochen. Kaufmann (Inaug.-Diss. 1904, Klinik Rille) fand unter 88 Psoriasisfällen 10 mal, Krekeler unter 522 Fällen 19 mal und Illgen unter 388 Fällen der Klinik Rille 37 mal Angaben über Leukoderma psoriaticum verzeichnet.

Zu trennen von diesem Pigmentschwund ist das Leukoderma psoriaticum spurium, eine Farbenkontrasterscheinung, die sich bei vorbehandelten Patienten sehr häufig dadurch ergibt, daß die Normalhaut der Umgebung der Herde infolge entzündlicher Reizung durch die Medikamente rotbräunliche Färbung annimmt, während die abheilenden, kranken Hautstellen frei von Reizzeichen, normal gefärbt erscheinen. In der Regel kehrt nach restlosem Abklingen der Ausschläge die Haut zu völliger Norm zurück, ohne daß irgendwelche Anzeichen auf den vorangegangenen Reaktionsvorgang hindeuten würden. Die erscheinungsfreien Intervalle variieren in den weitesten Grenzen. Jedem erfahrenen Dermatologen sind zur Genüge Fälle geläufig, in welchen die einzelnen Ausbrüche durch mehrjährige, völlig erscheinungsfreie Zwischenzeiten getrennt sind. Es muß auch die Möglichkeit zugegeben werden, daß die für gewöhnlich vorherrschende Neigung zu Rezidiven keine allgültige ist. Man sieht gelegentlich subakute Ausbrüche kleinfleckiger Art, die nach nicht zu langem Bestand wieder abklingen und in vieljähriger Evidenzführung der Kranken nicht wieder zu beobachten sind. Die Quelle gehäufter Nachschübe wird mit Recht in Residuen an den Prädilektionsstellen (Knie, Ellbogen, Kopfhaut) erblickt, die oft nach jahrelangem, reaktionslosen Bestand zu neuen Eruptionen universeller Art Anlaß bieten.

Als seltene und ganz eigenartige Abheilungserscheinung der Psoriasis ist die restliche *Atrophie* am Standort der Efflorescenzschübe zu erwähnen. Fouquet und Kleinhaus beschrieben 1864 5 Fälle (4 männl., 1 weibl.) schwerer, langjährig bestehender Aussaaten, welche nach ihrer Rückbildung als Druckschwund gedeutete Rarefizierung an den Stellen abgeheilter Blüten aufwiesen. Der flächenhaften Depression unter das Niveau der Haut entsprach, gleich wie in der späteren Beobachtung von Zürn, das histologische Substrat der makulösen Anetodermie. Die netzartig gefältelten, zigarettenpapierdünnen, fein schilfernden Deckenteile boten in parallelfaserigen Bindegewebszügen völligen Schwund der elastischen Fibrillen. Papillarabflachung, Reteverkürzung und Deckzellverschmächtigung ergänzen die Strukturanordnung. Woronoff weist auf pseudoatrophische Höfe hin, welche gelegentlich Efflorescenzen an der Brust von Frauen in Form von 2—5 mm breiten Rosetten blasser, vertiefter Haut umgeben.

Die Mitbeteiligung der *Schleimhäute* am psoriatischen Prozeß hat bis heute eine recht wechselvolle Beurteilung erfahren. Während Gibert, Wilson, Guibont, Babington, Hunter u. a. Schleimhautveränderungen als Begleitphänomene der Schuppenflechte ohne weiteres gelten lassen, stehen andere Beobachter wie Hebra, Kaposi, Neumann, Lesser, Behrend usw. auf dem Standpunkt, daß die als zugehörig angesprochenen Erscheinungen mit dem Leiden nichts zu tun haben. Namentlich E. Schwimmer gelangte in seinen eingehenden Untersuchungen der Mundhöhlenleukoplakie zu dem Ergebnis, daß alle als buccale Psoriasis beschriebenen Fälle als Varianten von Leukoplakia oris aufzufassen seien und diese Reaktionsformen unabhängig von Psoriasisschüben unter dem Einfluß von Tabakmißbrauch, Syphilis und Verdauungsstörungen zustande kommen. Wagner beschreibt einzelne gleichmäßig rote, deutlich umschriebene Flecke des weichen Gaumens, über denen das Epithel makroskopisch keine wesentlichen Veränderungen zeigt und die nach wochen-

oder monatelangem Bestehen mit oder vor dem Hautausschlag verschwinden, als Psoriasis vulgaris. KUZNITZKY, SCHÜTZ, JARISCH, LANG, SACK, KREIBICH ZINSSER, DORE, bringen an der Hand sporadischer Wahrnehmungen, Conjunctivalplaques (E. PERGENS), großblätterig abschilfernde Lippenschleimhautherde und sonstige Proliferationsformen an der Zunge, der Wangenschleimhaut, den Gaumenbögen usw. von Psoriatikern zur Dermatose in pathogenetische Beziehung. LISSAUER fand unter 50 Psoriatikern 10mal Leukoplakie ohne nachweisliche Lues; es handelte sich durchwegs um exzessive Raucher! Er mißt der Psoriasis wohl die Bedeutung eines veranlassenden Faktors der Leukoplakie bei, doch warnt er vor einer Auslegung dieser Veränderungen als echte Psoriasis. In Anlehnung an LELOIR nimmt er als Grundlage der Leukoplakie Verbreiterung der Granularschicht an, die durch Druck auf den Papillarkörper eine Abplattung und Verkleinerung desselben hervorruft. Bei Ps. vulgaris stehe hingegen die Entzündung des Papillarkörpers im Vordergrund. POSPELOW und POLOTEBNOW wieder, gleichwie KRASSNOW rechnen mit der Schleimhautpsoriasis als gegebener Tatsache, ohne jedoch für diese anatomische Beweise beizubringen.

OPPENHEIM und THIMM konnten als histologische Grundlage der Mundschleimhautveränderung Parakeratose, Akanthose und Papillomatose feststellen, Veränderungen, welche auch für die Erscheinungen an der Haut zutreffen. Nach HALLOPEAU und LEREDDE bleiben die Schleimhäute unangetastet, und sie verlegen die als Psoriasis linguae ausgewiesenen Beobachtungen in das Gebiet der Leukoplakien,

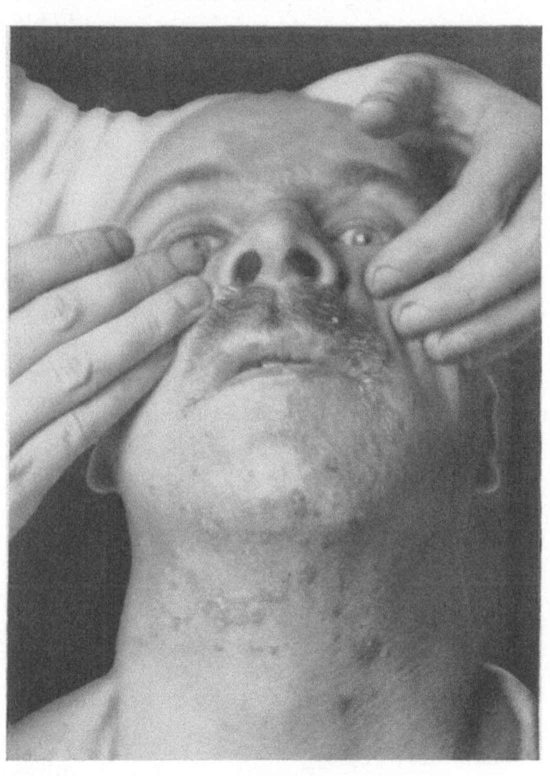

Abb. 24. Psoriasis der Schleimhaut.
(Aus der Sammlung RUSCH.)

die immer wieder zu irrigen Deutungen Anlaß geben. Zu gleicher Ansicht bekennt sich DARIER. MATZENAUER, TRAUTMANN und JADASSOHN verhalten sich zur Annahme oraler Aussaaten nicht ablehnend. A. JORDAN fand bei einem jugendlichen Psoriatiker mit negativem Wassermann Plaques der Wangenschleimhaut mit allen Gewebscharakteren der Schuppenflechte. Die mindere Verdickung der Hornschichte führt er auf Fortschwemmung der verhornten Zellen durch den Speichel zurück. Es handelte sich um weißliche Streifen in Kauflächenhöhe, die stellenweise dickeren Epithelbelag zeigten. Den Rückgang der Veränderungen an der Haut und Schleimhaut auf große Dosen von JK. (8,0 g pro die) hält JORDAN für einen weiteren Beweis der spezifischen Natur der Schleimhautläsion. L. RUGANI faßt multiple, scharf begrenzte, graue Erhebungen an dem Schleimhautbezug der wahren

Stimmbänder, welche bei jedem Neuausbruch der Flechte laryngoskopisch festzustellen waren und mit Schmerz sowie Aphonie einhergingen, als zugehörige Erscheinungen auf. Rusch demonstrierte jüngst noch einen Kranken, bei welchem sich zu einem hartnäckigen Schub zarte, bläulichweiße Streifen und Flecke an der Backenschleimhaut in Kauflächenhöhe, aber auch im oberen und unteren Backentaschenanteil hinzugesellten (Abb. 24). Die sich kreuzenden Streifen traten zu zierlichen Netzwerken zusammen, die in ihren Maschen normale Schleimhautteile einschließen. Die Läsion ist im Schleimhautniveau nicht verdickt und im Aussehen von typischen Leukoplakien abweichend. Histologisch ist die Veränderung durch dichtes Zellinfiltrat des Papillarkörpers aus Rund- und spindeligen Bindegewebszellen bestehend. Das von spärlichen

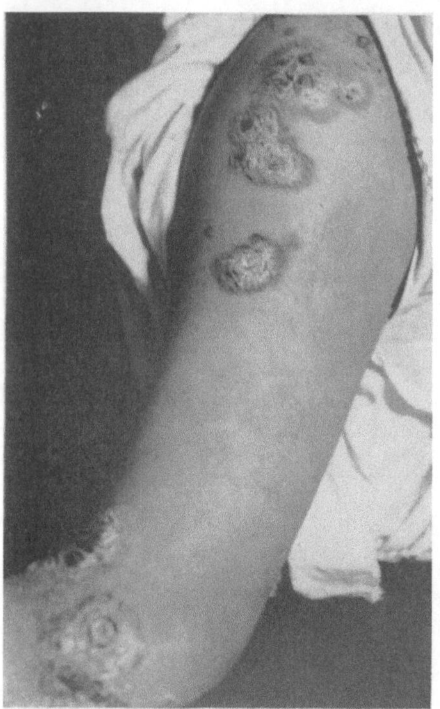

Abb. 25. Psoriasis rupioides.

Leukocyten durchwanderte, verdickte, akanthotische Epithel frei von Mikroabscessen. Die Elemente der obersten Epithelstreifen im Ausmaß von 5—6 Zellreihen langgestreckt, dicht gefügt, mit längsgerichteten, stark tingiblen Kernen. Hämalaun-, Eosin-, van Gieson- und Gram-Schnitte weisen auf Verhornungsvorgänge hin, welche der Parakeratose an die Seite gestellt werden können. Die solide Keratinbildung, sowie die oft mächtige Keratohyalinschicht, welche der Leukoplakie eigen sind, heben diese geschilderten Schleimhautveränderungen von den banalen ab.

Krekeler, Illgen und Hanse weisen aus Rilles Material vier zugehörige Beobachtungen aus (teils konfluierte, circumscripte, bläulichweiß erscheinende, von schmalem, entzündlich gerötetem Saum umgebene, linsen- bis bohnengroße Flecke der Mundwinkel- und Wangenschleimhaut.

Um eine Schleimhautaffektion als Psoriasis vulgaris hinstellen zu dürfen, müssen nach M. Oppenheim vorläufig zwei Bedingungen erfüllt sein: Die Läsion muß räumlich vom Hautzustand getrennt sein, und der histologische Befund muß das Bild der Ps. vulgaris wiedergeben. Diese Voraussetzungen sah er in einem Fall zutreffen, in welchem zur Differenzierung gegenüber von Leukoplakie auf das Fehlen einer Eleidinschicht und den Mangel einer Sklerosierung im Corium hingewiesen wird. Die Analogie mit dem Hautprozeß in klinischer und anatomischer Beziehung betonen ferner noch Thim und A. Jordan, die in einzelnen Fällen als Gewebssubstrat scharf umgrenzter, leicht erhabener, grauweiß verfärbter, rund und oval gestalteter Herde der Mundschleimhaut, Parakeratose, Akanthose und Papillomatose feststellen konnten.

Aus dem Rahmen des in knappen Zügen umrissenen Erscheinungsbildes fallen gewisse *Sonderformen,* die durch betonte Teilveränderungen, atypische Verlaufs- und Lokalisationsarten, die Äußerungen des Leidens beherrschen. Bei der Vielgestaltigkeit des Leidens und der reichen Variationsbreite des parakeratotischen Zustandes ist es schwer zu sagen, wo die Norm aufhört und die Abweichungen vom Gewöhnlichen beginnen. Kaum aus den Grenzen der gehäuften Formen treten Krankheitsbilder, bei welchen die Schuppen durch gelbliche und schwärzliche Färbung (Psoriasis nigra — NEUMANN) auffällig werden. Man spricht von pityriasiformen Schüben oder ichthyosiden Ausschlägen bei kleienförmig feinem Schuppenbelag. Das pityriasiforme Aussehen ist ja zumeist auch bei den gewöhnlichen Typen den Schüben des Capillitiums eigen. BROCQ spricht von einer Ps. séborrhoique bei Aussaaten glänzenden, fettigen Schuppenbelages in den Bezirken der Seborrhöe (Brust- und Interscapulargegend), Bilder, welche in reichlicher Fettdurchtränkung der Schuppenauflagerungen ihre Voraussetzung haben.

Abseits von den gestreiften Äußerungen stehen gewisse Formabweichungen, die den Ausbrüchen immerhin ein besonderes Gepräge verleihen. Als solche wären zu nennen:

Die Ps. rupioides. Unter dieser Bezeichnung werden allerdings ganz verschiedene exzessive Phänomene der Parakeratose zusammengefaßt. Es handelt sich bei diesen Formen um mächtige, grau- und gelbgrüne, Zentimeter und darüber dicke, exsudativ crusto-squamöse Auflagerungen der Haut, die in dem zentralen Anteil zu unregelmäßig aufgehäuften Hornmassen verdichtet erscheinen und in exzentrischen Kreisen der Peripherie zugeordnet, schuppigen und gestuft lamellösen, allmählich sich verjüngenden Aufbau aufweisen (Abb. 25). MAC CALL ANDERSON, MACKENZIE, FOX, DEUTSCH, GASSMANN, S. GROSZ beschreiben in annähernd ähnlicher Weise das Aussehen der zugehörigen Efflorescenzen, welche zweifellos mit der Morphe der Rupia syphilitica größte Ähnlichkeit besitzen. E. LANGs Rupia ostracea weicht kaum von dieser Type ab. Ebensowenig berechtigt erscheint es, singuläre Beobachtungen (WAELSCH, CASOLI) als Vertreter von weiteren Sonderformen zu betrachten. Durch außergewöhnliche Epithelreaktion bedingt erscheint das äußerst seltene Vorkommnis einer

Psoriasis varioliformis. SHIELDS beschreibt die ungewöhnliche Eruption als Gesicht, Ohren und Schultern bedeckende Aussaat krustiger, deutlich gedellter Efflorescenzen mit schwärzlichem Grund. Das genabelte Zentrum beträgt die Hälfte der ganzen Blüte. Die Ausschlagselemente sind von roten Höfen umgeben. Bei Entfernen der Kruste findet sich eine hellrote, konische Vertiefung, von deren Grund etwas Blut austritt, zum Teil auch seröse Flüssigkeiten nach Aufhören der Blutung. Einzelne der Vertiefungen weisen ganz trockene Basis auf.

Die Psoriasispapel kann durch stärkere Akanthose, intensiver betonte, entzündliche Infiltration in Verbindung mit Steigerung des Verhornungsvorganges im Epithel, zu Aussaaten führen, welche dem Begriffe horniger Wucherformen entsprechen, oder aber durch intensive Durchfeuchtung und exsudative Auflockerung Formen darbieten, welche crusto-squamösen und impetiginösen Charakter besitzen.

Dem Begriffe der *Psoriasis verrucosa* entsprechen Reaktionsformen, bei welchen die massig aufgetürmten, resistenten Schuppenbelage in warziger Nivellierung fest dem infiltrierten Grund anhaften. Die warzige Beschaffenheit kann auch durch das Emporschießen des hyperplastischen Papillarkörpers oder intensive Retewucherung bedingt sein (Abb. 26). Selten bieten diskrete Knötchenbestände, namentlich abhängiger Körperpartien (Unterschenkel) harten Warzen voll entsprechende Morphen (KAPOSI, ROSENTHAL, JADASSOHN-GASSMANN, NEUMANN, WAELSCH, PICK, MAJOCCHI, GASOLI). E. BESNIER hob eine Type als Ps. lichénisé hervor, welche Bezeichnung die stärker gefelderte Oberfläche gereizter Plaques vorsieht. Als lichenoid apostrophiert BROCQ eine an die Pityriasis rubra pilaris sich anlehnende Variante. Zahlreich sind die

Anomalien, welche eigentlich mehr dem Begriffe der Parapsoriasis entsprechen und bei Erörterung dieser Nachbardermatose wohl Berücksichtigung finden dürften. Zu ganz ungewöhnlichem Aussehen vermag die mächtige Auflagerung verfärbter, exsudativ unterwühlter Schuppenkrusten zu führen, die gewisse exsudative Atypien der Hände (Abb. 27), aber auch an anderen Lokalisationen kompliziert. Treten solche Störungen für sich allein auf, so ist es fast unmöglich, sie richtig einzuschätzen. Ebenso bedarf es wiederholter sorgfältiger Untersuchung, um die Zugehörigkeit erhabener, dunkelroter, mit schmutzig-weißen Schuppenmassen bedeckter, resistenter Knoten festzustellen, die außerdem noch mit anderweitigen Atypien wie: Hyperkeratose und Kallosität der Handteller und Fußsohlen, Lippen- und Nagelveränderungen einhergehen können (O. Levin).

Die seitens der *Klinik* Kermauner freundlichst zur Verfügung gestellte Moulage (Abb. 28) zeigt die Hand einer 21 jährigen Frau, welche im Verlauf zweier Graviditäten von der

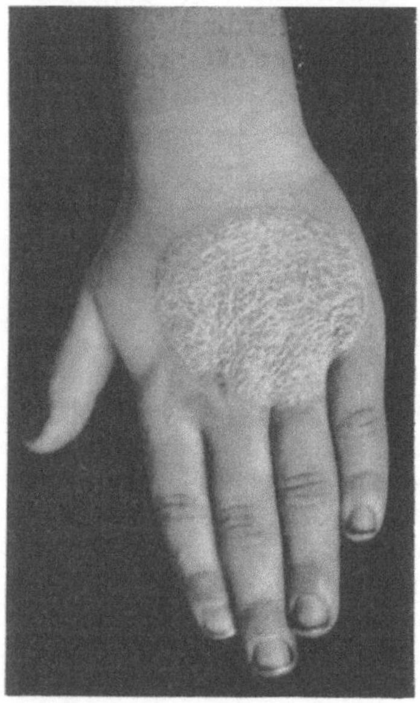

Abb. 26. Psoriasis verrucosa.

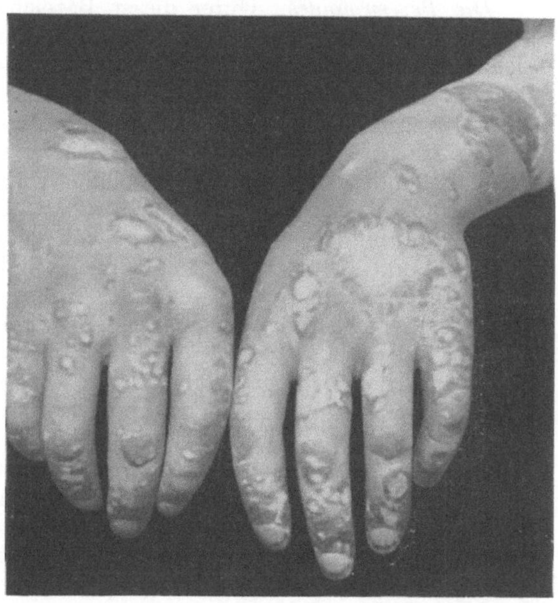

Abb. 27. Psoriasis exsudativa.

schwersten Form exsudativer Psoriasis befallen wurde. Im 15. Lebensjahr angeblich nach einem Trauma, Entzündung der Endphalangen beider großen Zehen mit allmählichem Übergang auf alle übrigen und späterhin auch auf die Fingerenden. Der schmerzlose Prozeß führte zu Nagelabfall nach vorheriger Krusten- und Borkenbildung an den Finger- und Zehenspitzen. Restloser Ausgleich nach zweijähriger Dauer ohne ärztliche Behandlung. Mit 19 Jahren im 10. Lunarmonat Einsetzen der gleichen Finger- und Zehenerkrankung mit dem gleichen Ablauf wie bei dem Erstauftreten. Auch diesmal regenerierten sich die Nägel vollständig. Im 9. Monat der letzten Schwangerschaft auf die Klinik mit Wehen aufgenommen (Nabelschnurvorfall, totes Kind), bot Patientin das in der Moulage festgehaltene Bild an Fingern und Zehen. Diese schweren Veränderungen gingen zum ersten Male mit klassischen Psoriasisplaques numulären Charakters am Stamm und den Oberschenkeln einher.

Unter nicht näher bekannten Umständen können die Mikroabscesse der Hornschicht und tieferen Epithellagen (Kissmayer, Kren, Schäfer) zu klinisch manifesten Eiterherden gedeihen und zum Bilde der *Ps. pustulosa* (Bloch, Dohi, Galloway, Fukai, H. Baer, K. Schmitt) führen. Dieses seltene, durch cutanes Panaritium komplizierte Vorkommnis illustriert Abb. 29. Bei einem Kranken der Station Scherber nahm die Aussaat an den Handrücken den papulo-pustulösen Charakter an mit bedeutenden entzündlich exsudativen Begleiterscheinungen am Nagelfalz und an den Fingerbeeren.

Den Atypien beizuzählen ist auch die systematisierte Verteilung der Efflorescenzen im Bereiche gewisser Nervenbezirke. Neben irregulären Einstreuungen können metameral angeordnete Blütengruppierungen die Verteilung beherrschen.

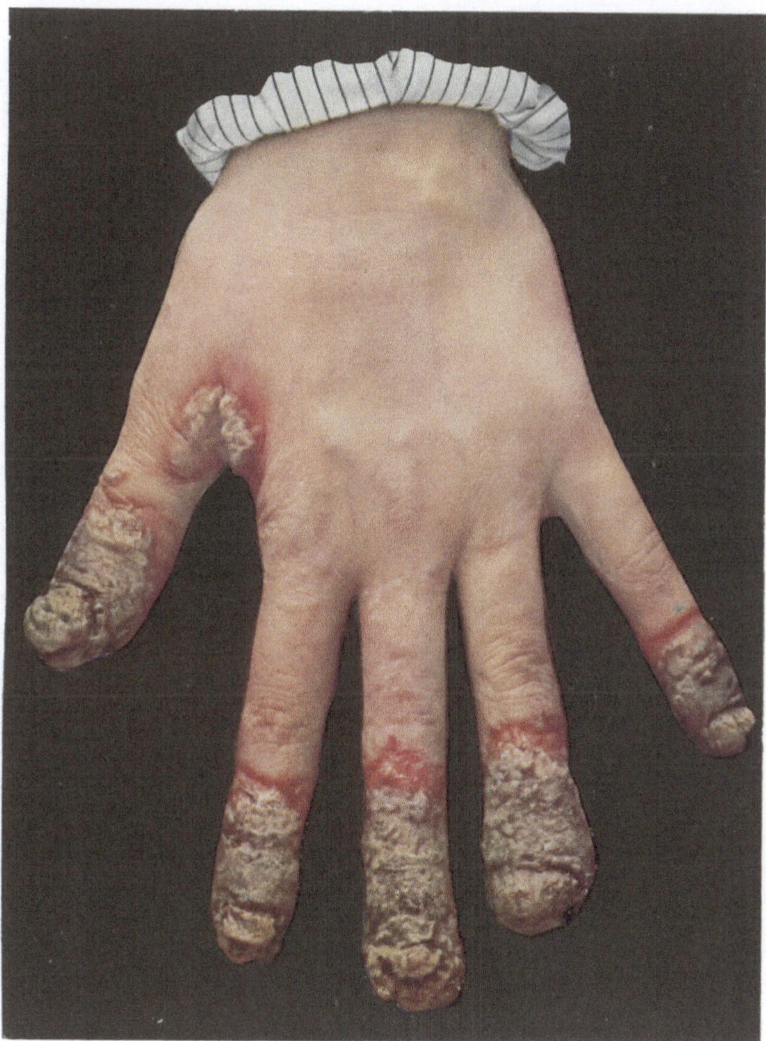

Abb. 28. Psoriasis vegetans. (Aus der Sammlung KERMAUNER.)
(Moulage der Klinik ARZT, Wien.)

Nicht zu selten sind die Herde ausschließlich in systematisierter, zoniformer oder an den Extremitäten in linearer Verteilung anzutreffen. Oft fällt wie bei Zostereruptionen strenge Einseitigkeit der Aussaat einzeln stehender oder serpiginös gruppierter Blütenbestände auf. Viele der linearen und sonst noch systematisierten Dermatosen entsprechen im Gewebssubstrat ihrer Elemente allen Charakteren der Psoriasis und müssen als ihr zugehörige Reaktionsformen gewertet werden [KUZZNITZKI, ESCAMDE und MOLINIÉ, AUDRY, NEUMANN,

Thibierge, Rebreygend und Lombard (Umwandlung von Zosterbläschen-
in Psoriasisherde) Hallopeau und Gasne, Balzer und Lecornu].

Bei diffuser universeller Entzündung kann die Schuppenflechte alle Wesenszeichen des Leidens vermissen lassen und zu schweren Krankheitsbildern führen,
die dem geweblichen Geschehen nach, als *exfoliative Erythrodermie* anzusprechen
sind. In dieser Gestalt kann das Übel von vorneherein aufflammen, zu chronischen Äußerungen hinzutreten oder durch den Reiz abnorm wirkender Heil-

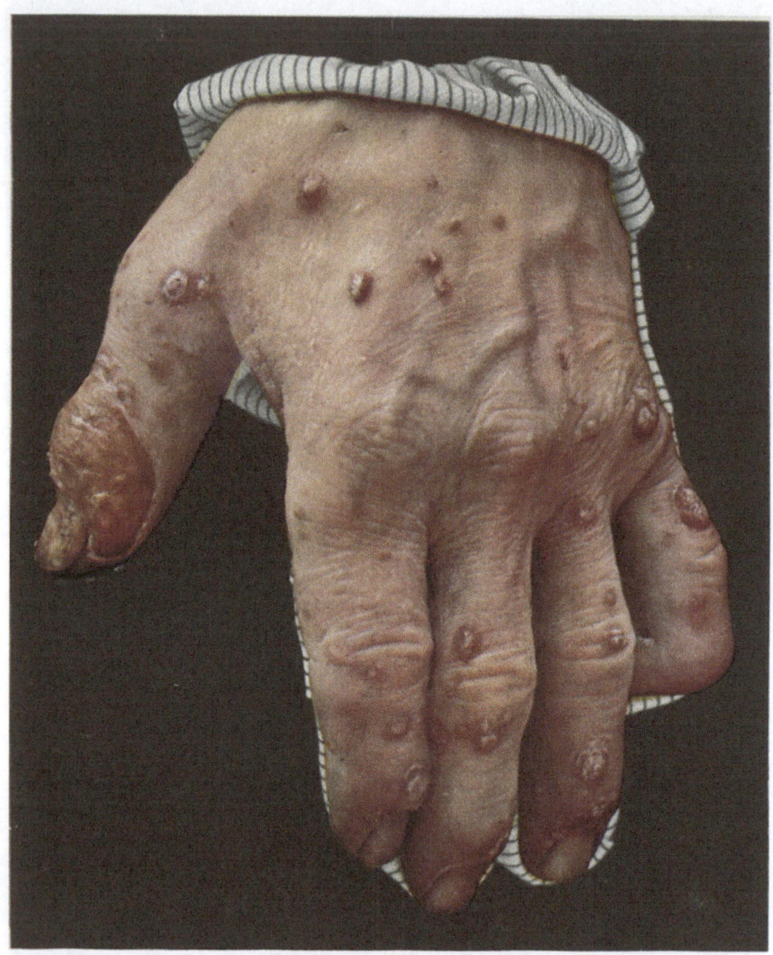

Abb. 29. Psoriasis pustulosa. (Aus der Sammlung G. Scherber.)

mittel selbst von inveterierten Ausbrüchen Besitz ergreifen (Sáinz de Aja,
Lehner, Pautrier, Chargin, Wertheimer, Strandberg, Rostenberg). Zumeist machen sich alle Anzeichen der schweren, akuten, generalisierten Hautentzündung geltend. Die Haut ist intensiv gerötet. Die gleichmäßig verfärbte,
sich heiß anfühlende Decke ist ödematös geschwollen, bei Fingerdruck von gelblichem Colorit. Die feinen Funktionslinien verwischt, die gröberen vertieft. Die
Decke hat ihre Geschmeidigkeit und Elastizität eingebüßt, sie umspannt fest die
unterschichteten Weichteile und beeinträchtigt schwer die Beweglichkeit. An den
Beugen entwickeln sich Excoriationen und Fissuren. Die Gesichtshaut erscheint

geschrumpft, das untere Augenlid ektropioniert, die Kranken halten sich zusammengekauert, weil jeder Versuch der Streckung in den Gelenken Einreißen der Oberhaut und blutige Rhagaden zur Folge hat. Es kommt zu Haarausfall, vorübergehende oder bleibende Kahlheit kann resultieren. Es können die Nägel ausfallen. Die trockene, streckenweise atlasartig glänzende, empfindliche, gespannte Haut befindet sich in fortwährender kleienförmiger oder gröberer Abschuppung (Abb. 30). Anhaltendes Frostgefühl, Brennen und Jucken, Fieberbewegungen, gastrische Störungen, Schlaf- und Appetitmangel, Abmagerung begleiten den Zustand der nach mehrmonatigem Bestand zur völligen Rückbildung gelangen kann, oder bei partiellem Abklingen in verschieden großem Umfang das Grundleiden hervortreten läßt. Die Abschilferung ist häufig eine kleienförmige (PHILIPPSON, GAUCHER, BESNIER, CROKER, BARUCHELLO, BENNATI, BONNET, BOWEN, HUTCHINSON, PAUTRIER, RASCH, RONA, ROEDERER, SÁINZ DE AJA, LEHNER, L. M. PAUTRIER) (Ps. rubra pityriasiforme der Franzosen). Secundäre Pyodermien, Pneumonie, Nephritis können den Zustand komplizieren (LONGO,

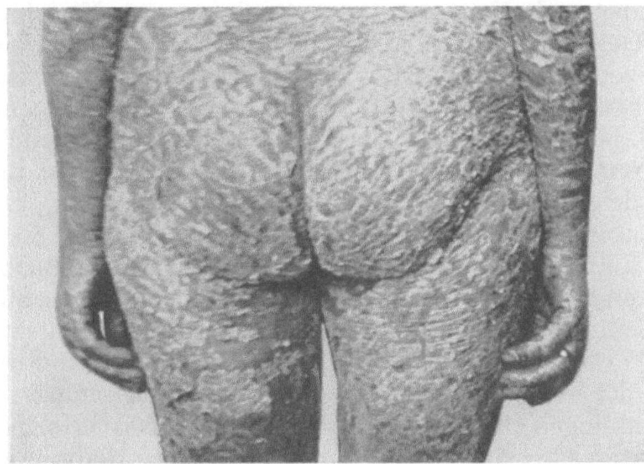

Abb. 30. Psoriasis generalisata (universelle exfoliative Erythrodermie). (Aus der Sammlung G. ARNDT.)

BOWEN, HALLOPEAU und BOUCHOT, HUTCHINSON, RONA, H. SEMON). Bei minder stürmischem Einsetzen kann der schleppende Verlauf mit polyglandulärer Drüsenschwellung, subfebrilen Temperaturen unter fortschreitendem Kräfteverfall einhergehen und zu tödlichem Ausgang führen T. (BRONSON, FOX, DUCKWORTH, BESNIER). Diesen mehr trockenen Erythrodermien sind auch nässende Arten an die Seite zu stellen, bei welchen es zu umfangreichen Abstoßungen der durchfeuchteten schmächtigen Schuppenbelege, mit Bloßlegung düsterroter Hautpartien kommt. Furunkel, Follikulitiden, Pustelschübe und fungöse Wucherungen des nässenden Papillarkörpers treten hinzu (KAPOSI, NEUMANN, MRAČEK, HALLOPEAU, MILIAN).

Psoriasis arthropathica.

Eine Sonderstellung ist jenen meist schwereren, exsudativen Psoriasistypen einzuräumen, welche mit Gelenksveränderungen einhergehen. Die *Psoriasis arthropathica* zeigt so innige Wechselbeziehungen der Hautphänomene zu Störungen im Bereiche des Gelenkapparates, daß die organische Zusammengehörigkeit der Erscheinungen vollauf die Aufstellung eines deutlich gekennzeichneten Krankheitsbildes gestattet. Je nach der herrschenden Auffassung über die auslösenden Bedingungen des Leidens ist der mit Rheumatismus gepaarte Prozeß bald zur Erhärtung der neurogenen Natur der Psoriasis, bald als Stütze ihrer diathetisch-konstitutionellen Grundlage herangezogen worden. Die Aufmerksamkeit auf das Kombinationsbild hatten schon Cazenave und Devergie gelenkt. Bazin, Le Roy, Satterlie, Gaskoin, Leloir sind der Symptomatologie näher getreten. Exaktere Angaben sind aber erst E. Besnier und seiner Schule [Duron, Bourdillon (1888)] zu verdanken. Den pathogenetischen Beziehungen, der Variationsbreite, sowie intimeren Gewebsstörungen haben dann die Studien von Poor, Adrian, Jadassohn, Waelsch, Nobl u. a. Rechnung getragen.

Bis zum Jahre 1903 konnte Adrian aus der Literatur Angaben über 87 Fälle sammeln. Die Zusammenstellung A. Falks fügt 29 weitere Beobachtungen hinzu. Diese Zahlen könnten aus der Weltliteratur noch um ungefähr 30—40 vermehrt werden. Das Verhältnis des weiblichen zum männlichen Geschleche beträgt etwa $76^0/_0 : 24^0/_0$. Die für chronische Gelenkserkrankungen geltende Bevorzugung des weiblichen Geschlechts macht sich demnach auch bei der Ps. arthropathica bemerkbar. Die zeitliche Beziehung des Gelenkleidens zur Dermatose unterliegt keineswegs einer Gesetzmäßigkeit. Es können jahrelang an Arthritis leidende Patienten im Anschluß an eine Verschlimmerung oder Besserung der Gelenkstörung von Psoriasisschüben befallen werden oder aber Psoriatiker gelegentlich an Arthritis erkranken, wo dann späterhin insoferne Wechselbeziehungen beider Zustände in dem Sinne zu verfolgen sind, daß mit dem Abflauen der einen Störung mehr die andere das Krankheitsbild beherrscht. Simultanes Auftreten von Psoriasis und Arthritis ist überdies auch des öfteren beobachtet worden (Nobl unter 8 Fällen 3mal, Stoffel, Löhe, Meineri, Belachow, Bergmann). In dem Falle Gerhardt-Peschl rezidivierten beide Erkrankungen 6mal gemeinsam. In den meisten dieser Beobachtungen fiel das erste Auftreten der Hauterkrankung mit einem Nachschub des Gelenkleidens zusammen, oder erfuhr zur Zeit der Rezidive des letzteren eine Verschlimmerung (Waelsch, Nobl, Frank). Bemerkenswert sind die Fälle, wo der Zusammenhang der Leiden nicht nur in gemeinsamer Betonung, sondern auch im gleichzeitigen Abklingen erscheint (Nobl, Falk). Frank verfolgte den parallelen Verlauf des universellen Ausbruches mit mehrsitziger deformierender Arthritis (Epicondylenauftreibung) bei einem erst 6jährigen Knaben mit restloser Abheilung beider Störungen nach äußerer Behandlung und Arsenverabreichung.

Die Parallele der Zustände beleuchtet eine der Beobachtungen Falks, wo unzweifelhaft zwei ganz akut auftretende gemeinsame Schübe zu verzeichnen waren, dafür aber die Psoriasis auch einmal ohne die Gelenkerkrankung aufflackerte. Aber auch in diesem Falle fand das Verhältnis beider Störungen in dem Schwinden der Psoriasis zur Zeit des stillen Verlaufes der Gelenkerkrankung eine Bestätigung. Die Abhängigkeit äußerst sich oft genug in Besserung bzw. Heilung des schon bestehenden Leidens beim Auftreten des zweiten. Nobl sah, wie früher schon Waelsch und Grube, des öfteren beim Einsetzen hochfebriler Polyarthritis spontanes Abklingen der Psoriasis erfolgen und nach Rückgang der Gelenkentzündung wieder auftreten. Dem Bestreben nach Verfolgung des örtlichen Verhaltens beider Erkrankungen zueinander, kann unseres Erachtens kein besonderer Wert beigemessen werden (Abb. 31). Wir, wie Silbeey, Crocker, Waelsch, Falk u. a. haben des öfteren die ersten Psoriasisscheiben in der Gegend erkrankter Gelenke auftreten sehen, doch ist in dieser Hinsicht keineswegs eine Gesetzmäßigkeit zu verfolgen. Man hört die Angaben über anfallsweise auftretende Schmerzen im Bereiche gewisser Gelenke, die dann von sichtbaren Veränderungen der Artikulationen gefolgt werden, um bald darauf in den ergriffenen Regionen auch die ersten Schübe der Psoriasis aufzuweisen (Waelsch, Falk, Grosz, Strauss, Pospelow, meist Psoriasis der Nägel nach Störungen der distalen Phalangealgelenke).

Wie wir vorher schon erwähnt haben, bieten die mit dem Gelenksleiden einhergehenden Psoriasisformen in bezug auf Lokalisation, Ausbreitung und Art gewisse Abweichungen von der Norm. Häufig findet man Atypien des Standortes. So sind nicht zu selten Handteller und Fußsohlen ergriffen, gelegentlich diese allein (WAELSCH, MENZEN, MZAREULOW, POSPELOW, FRANK, PANELA, FALK). Als andere seltenere Stellen, die öfters befallen sind, wären zu erwähnen die Beugeseiten der Extremitäten (WOLLENBERG, WAELSCH, FRANK, NOBL), das Genitale [vor allem der Penis (WAELSCH, FRANK]. Auffällig ist das häufige Ergriffensein der Nägel, die bei der unkomplizierten Psoriasis in etwa $9^0/_0$, hier aber in beiläufig $55^0/_0$ mitbetroffen sind (RIECKE, Lehrb., JADASSOHN, BURGENER, LIPMAN-WULF, MENZEN, STOFFEL, WAELSCH, FRANK, MZAREULOW, POSPELOW, BUSCHKE, SILBLEY, NOBL, FALK, POPLAVSKIJ, SCHUMACHER, SCHOLL, SÁINZ DE AJA, RADCLIFF, WHITEFIELD). Dabei handelt es sich fast stets um eine sekundäre Nagelpsoriasis mit Trübung, Verdickung, Quer- und Längs-

furchung, sowie Rissigwerden der Nagelplatten, Auffaserung des freien Randes, Fehlen und partielle Abhebung der Nägel, sowie Hyperkeratose des Nagelbettes. Besonders beachtenswert und bezeichnend ist es, bis zu welchen Graden die Nagelstörung gedeihen kann. In einem Falle von WAELSCH waren die Nägel zu hohen, turmartigen, geschichteten, schmutzig gelbbraunen, harten Massen angewachsen, die sich um die Zehenenden herum direkt fortsetzten in Hornverdickungen, die die Zehenbeeren allenthalben bedeckten. POSPELOW spricht von bröckelig übereinander geschichteten Hornmassen, STOFFEL von krallenartigen Nägeln, SILBLEY von Onychogryphosis der Zehen.

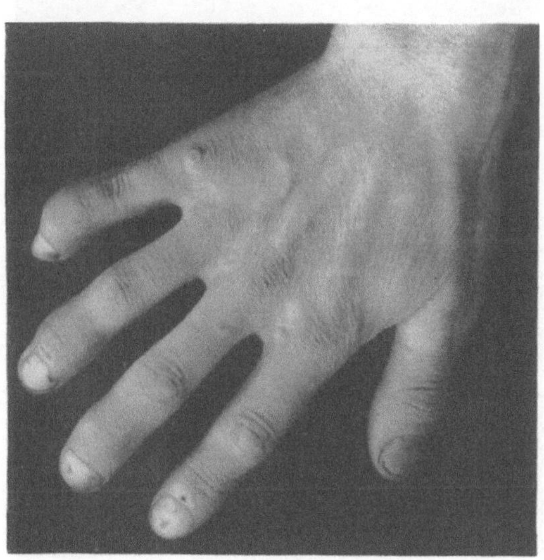

Abb. 31. Psoriasis arthropathica.

STRAUSS schildert die Nägel als dunkelgraue, walzen- und knollenförmige, steinharte, höckerige Hornmassen. Von meinen 9 Beobachtungen (5 Frauen, 4 Männer) gingen 4 bei gleichzeitiger, deformierender Arthritis der Phalangealgelenke (II und III) mit schwereren sekundären Nagelstörungen einher (Abb. 31). Bei zwei Frauen war temporärer Verlust mehrerer aufgelockerter, grubig ausgehöhlter Fingernägel zu verfolgen, deren Regeneration mit der gleichen Veränderung einherging. Die Sondernatur der Eruptionen äußert sich weiterhin in der Schwere der Ausbreitung. Nicht zu selten sind ausgebreitete Flächen der allgemeinen Decke (Brust, Bauch, Schenkelbeuge, Gesäß) von derben bis über kopfgroßen vielfach aneinander schließenden schürzen- und fellartig den Leib umgebenden Scheiben bedeckt (NOBL). Mit zu den Eigenheiten dieser Aussaaten pflegt auch die betonte Infiltration zu gehören (WAELSCH, NOBL, BUSCHKE, MZAREULOW). Hierzu kommt noch der ausgesprochen exsudative Charakter einzelner Schübe. So sieht man nicht zu selten die stärkere Durchfeuchtung und rasche Abhebung der serös imbibierten Schuppenlager den Zustand beherrschen. Ja es kann die squamöse Beschaffenheit ausgesprochen exsudativen Auflagerungen in Form von Krusten und Borken weichen. Es treten dann Verhältnisse zutage, wie sie den nässenden krustösen Ekzemen eigen sind (WAELSCH, FRANK, BERGMANN, NOBL). Daß hierin jedoch kein Übergang zu der nässenden Flechte gegeben erscheint, haben wir schon früher erwähnt. Man sieht diesen intensiven exsudativen Zustand durchaus nicht an allen Blüten eines Schubes ausgesprochen, neben völlig der Norm entsprechenden Florescenzen sind in wechselnder Zahl die veränderten Elemente anzutreffen. Allerdings habe ich gleich anderen Beobachtern Fälle in Evidenz geführt, die temporär die starke entzündliche Reaktion als dominierenden Vorgang feststellen ließen. Mit diesem Reizphänomen in Beziehung steht auch die etagenförmige Schichtung des Krustenbelages, wie sie die Morphe der Ps. rupioides oder ostracea beherrscht. Vor und nach POSPELOW tritt die Ps. rupioides arthropathica in bunten Varianten immer wieder in der Kasuistik des Leidens auf (MEINERI) (s. Seite 201). Nach den exakten

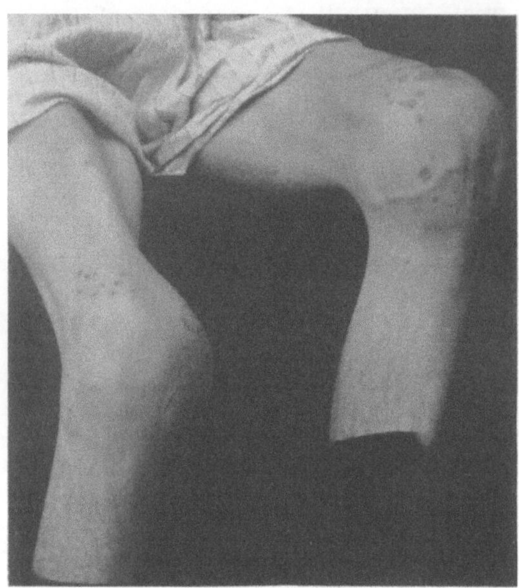

Abb. 32. Psoriasis arthropathica.

histologischen Untersuchungen von WAELSCH bieten die Efflorescenzen in der Tiefe das gewöhnliche Bild der Psoriasis, die oberflächlichen Schichten aber zeigen eigenartige, bandartige Streifung, entstanden durch den Wechsel dunklerer, kernreicher Schichten von Leukocyten mit helleren, parakeratotischen Leisten. Gegen das Zentrum zu konnte er die Entstehung dieser eigenartigen Bildung verfolgen, indem er hier unter der tiefsten parakeratotischen Schicht bereits wieder die dichte Ansammlung bandartiger Leukocytenmassen beobachtete. Diese Zentren erwiesen sich schon wieder von mäßig verhorntem Epithel unterschichtet. Es ist seiner Auslegung nur beizupflichten, daß der Entzündungsprozeß sich schubweise abspielt, indem auf ein Stadium heftiger Reizung immer wieder neuerliche Parakeratose unter Nachlassen der Entzündungserscheinungen einsetzt. Bevor es aber zu vollkommener Ausscheidung der Exsudatmassen durch die Parakeratose gekommen ist, setzen Nachschübe akuter Entzündung ein. Auf das ruckweise Exacerbieren der rupioiden Formen und die dadurch bedingte klinische Eigenart derselben hat ja schon JADASSOHN hingewiesen (s. Seite 201).

Als weitere Variante, unter welcher das Exanthem der Ps. arthropathica in Erscheinung treten kann, wäre die sogenannte pustulöse Aussaat zu nennen. Von WAELSCH, HALLOPEAU und LAMIERRE, BERGMANN, DU CASTEL, JADASSOHN, LÖHE, BUSCHKE und MATTISOHN sind Fälle mitgeteilt worden, welche in weiten Grenzen der sogenannten Ps. pustulosa entsprechen. Es kommt hierbei zu bläschenähnlichen Aufhäufungen durchfeuchteter, weißlicher degenerierter Epithelmassen. Bei stärkerer Betonung der leukocytären Durchsetzung der Ausschlagkomponenten entwickelt sich die pustelähnliche Efflorescenz — eine an und für sich recht seltene Spielart des psoriatischen Prozesses, die aber gerade in der Kasuistik der Ps. arthropathica auffallend häufig vertreten erscheint. Gelegentlich ist im Symptomenbild der Sonderform auch die generalisierte, akute und subakute, in den Begriff der Dermatitis exfoliativa eingeordnete Psoriasis beobachtet worden (GALLOWAY). Bisweilen geht der Erscheinungskomplex mit sklerodermatischen (GALLOWAY), vitiliginösen (DU CASTEL) und entzündlich atrophischen (SCHOLL) Veränderungen einher. Allenthalben wird auch auf die schwere therapeutische Beeinflußbarkeit aller zuständigen Erscheinungsformen hingewiesen.

Was die Art der Gelenkserkrankungen betrifft, so können diese kaum von einem einheitlichen Gesichtspunkte aus betrachtet werden. Die reaktiven Vorgänge im Bereiche der Gelenke bieten nach Art, Schwere und Verlauf der Erscheinungen ein recht wechselvolles Verhalten, sie schwanken zwischen den leichten, mit geringfügigen, subjektiven Störungen einhergehenden rheumatoiden Veränderungen und den schwersten, hochgradig schmerzhaften, zur Ankylose führenden, deformierenden, polyartikulären Zuständen in bunter Folge (Abb. 32). Obwohl zumeist die kleinen Gelenke (Finger, Zehen, Hand, Fuß) befallen zu werden pflegen, wäre kaum eine Artikulationsgruppe namhaft zu machen, welche nicht gelegentlich als alteriert befunden wurde. Knie- und Hüftgelenke, die Wirbelgelenke bis hinauf zum Atlanto-occipital- und Epistrophealgelenk (NOBL) können in den Prozeß einbezogen sein. Als hervorstechendes Symptom macht sich im allgemeinen hochgradige spontane Druckschmerzhaftigkeit mit dadurch bedingter Einschränkung oder völliger Aufhebung der aktiven und passiven Beweglichkeit geltend. In subacuten Stadien sind schon bedeutende Schwellungen ohne wesentlich nachweisbaren Erguß vorhanden. Die Schwellungen haben zunächst im periartikulären Gewebe ihren Sitz, wodurch die große Ähnlichkeit mit blennorrhoischem Rheumatismus bedingt wird. Nach restlos rückgängigen Ausbrüchen melden sich Nachschübe von längerem, bereits zu dauernden Veränderungen führenden Bestand. Nach wiederholtem Befallenwerden während einzelner Recidive immer wieder ergriffener Gelenke kommt es zu irreparablen schweren, deformierenden, selbst zu Subluxation führender Arthritiden, mit hochgradiger Schädigung aller Gelenkskomponeneten (Kapsel, Knorpelbezug, Knochen, Weichteile). Die Arthropathien lassen sich schwer in einem Schema unterbringen, zumal jeder Einzelfall durch individuelle Züge ausgezeichnet erscheint. Auffällig ist die weitreichende Übereinstimmung dieser Gelenksveränderungen mit jenen artikulären Störungen, die zu den blennorrhoischen Metastasen zählen. Der oft unternommene Versuch, eine besondere Charakteristik der Arthritis psoriatica zu entwerfen und ihre klinische Abgrenzung gegenüber anderen Rheumatoidstörungen festzulegen, konnte bisher kein praktisch verwertbares Ergebnis erzielen. So genau auch die klinischen Äußerungen, das gewebliche Geschehen und seine Auswirkungen durchforscht sein mögen, sind die Erhebungen bis heute doch noch nicht ausreichend, um die Arthritis psoriatica als Erkrankung sui generis ausweisen zu können. Nach den Feststellungen von NOBL, FRANK, WAELSCH, BERGMANN, BUSCHKE und MATTISSOHN, ARZT, AUDRY und ANCIAN, BALZER, DANLOS, DU CASTEL, GARROD, GERHARDT, GERMAIN, POSPELOW, SCHUMACHER und LAUTER, SILBLEY, STOFFEL, WERTHER, WOLLENBERG, JOURDANET, KUMER, HALLOPEAU und MEMIERRE, HALLOPEAU und MACÉ, HANSELME, JACQUET, JADASSOHN, MORGENSTERN, MEINERI, wechseln die Typen in bunter Folge und selbst im Einzelfalle kann im Verlaufe der gehäuften Rückfälle der konsumptive Prozeß den Charakter ändern.

Genauen Aufschluß über die Gewebsvorgänge hat in neuerer Zeit die Röntgenuntersuchung ermittelt. Die wiederholte radiologische Prüfung von 6 unserer Beobachtungen (NOBL und REMENOVSKY) hat Knochenatrophie, fleckige Spongiosaaufhellung, Verkürzung der Endphalangen (Hand), Verschmälerung der Gelenkspalten und Randexostosen ergeben. Allenthalben scheint das klassische Bild der primären chronischen progressiven Polyarthritis auf. Nur gelegentlich

sind die Beobachtungen in das Gebiet sekundärer chronischer Gelenkrheumatismen zu verlegen (Frank, Waelsch, Bergmann, Buschke und Mattissohn).
Gelegentlich entsprechen die Befunde mehr dem Begriff des Rheumatisme
fibreux-Jacoud, welcher nach der Auslegung von Pribram febril verlaufen
und ohne auf Salicylpräparate zu reagieren, unter wochenlangen, von geringen
Remissionen unterbrochenen Temperatursteigerungen zur Steifigkeit und Ankylosierung zahlreicher Gelenke der peripheren, wie der dem Rumpf näher gelegenen führen kann. Das Röntgenogramm Abb. 33 zeigt den linken Fuß einer
25 jährigen Patientin, bei welcher Psoriasisschübe mit dem schmerzhaften polyartikulären Leiden derart alternieren, daß zur Zeit des Schwundes der Hauterscheinungen die Gelenkveränderungen exacerbieren. Mittel- und Endgelenke
des Mittelfingers, im geringeren Grade die der benachbarten Finger zeigen die
Zeichen chronischer Arthritis mit beginnender oberflächlicher Knochenzerstörung,
ganz besonders an den Köpfchen, sowie mit porotischer Atrophie der gegenüberliegenden Gelenkteile; die Grundgelenke der Finger nicht verändert.

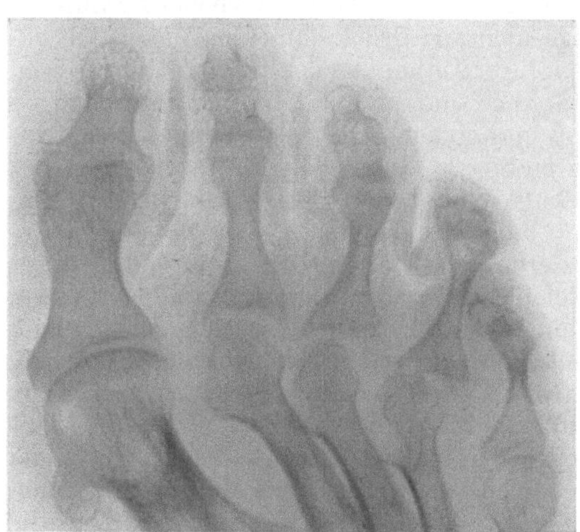

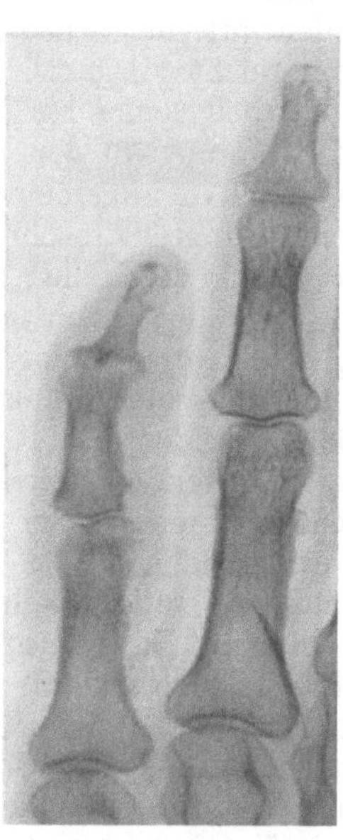

Abb. 33. Arthritis psoriatica.   Abb. 34. Arthritis psoriatica.

Am linken Fuß zahlreiche Gelenke der Zehen ähnlich verändert. Ganz besonders
die Grundgelenke, sowohl die Köpfchen, als auch die Pfanne. Die Köpfchen
durch oberflächliche Zerstörung sehr uneben, die Pfanne ebenfalls uneben,
vertieft und etwas zirkulär vergrößert. Subluxationen, diffuse porotische
Atrophie des ganzen Fußskeletes. Die hier vorliegende chronische synoviale
Polyarthritis von ulceröser Form ist aus Abb. 34 zu entnehmen, welche
sich auf eine seit Jahren an der Klinik Riehl in Evidenz geführte Kranke
bezieht (Arzt). An dem freundlichst zur Verfügung gestellten Radiogramm
der linken Hand sieht man zunächst die Sudecksche Knochenatrophie. Am
Ringfinger zeigt das Köpfchen der Grundphalange, insbesondere aber Mittel-
und Endglied sehr verdünnte Corticalis, aufgehellte Knochenschatten bei erhaltener Strukturzeichnung. Die Knochenbälkchen rarefiziert. Akuteres
Stadium des Knochenschwundes zeigt der kleine Finger, hier im Bereiche aller
drei Phalangen Aufhellung des Knochenschattens bei verschwommener Zeichnung.
Verschmälerung der Gelenkspalten (Knorpelatrophie), Stellungsanomalie des
Kleinfingergliedes ergänzen den Befund. Mehr den Charakter der destruierenden

und deformierenden Entzündung im Sinne der Periarthritis destruens gibt Abb. 35 wieder, die sich auf einen Kranken der Abteilung Prof. H. SCHLESINGERs bezieht. Beide Hände zeigten schwerste arthritische Ver- änderungen zerstörender Natur. An den Füßen sinnfällige Subluxationsstellung sämtlicher Zehen- grundgelenke mit epiphysärem Knochenschwund (Abb. 36). In einem weiteren, seit 20 Jahren die Schuppenflechte begleitenden Gelenksleiden eines 57 jährigen Patienten (Abt. Prof. O. SACHS) waren mit Ausnahme der Handwurzelgelenke nahezu alle Artikulationen befallen. Im Röntgen- bild (Abb. 37) der rechten Hand sieht man die schwersten arthritischen Veränderungen am distalen Interphalangealgelenke des 2. und 4. rechten Fingers, die Köpfchen der Mittelphalangen unförmig verbreitert, mit dichtstehenden, stachel- förmigen Randexostosen besetzt.

Bei systematischer röntgenologischer Durch- musterung von Psoriatikern findet man außer- dem häufig atrophierende und hyperplastische Gelenkprozesse (CURTH) Knochenarrosion, gering- fügige Vorsprünge, Verschmälerung der Gelenk- spalten usw. an den Phalangen, die jedoch als recht banales Vorkommnis zur Flechte kaum in ursächlicher Beziehung stehen. Solche Fest- stellungen rechtfertigen keineswegs die Definition als psoriatische Arthropathie, wie das in jüngster Zeit ROCHLIN und SCHIRMUNSKY versuchen.

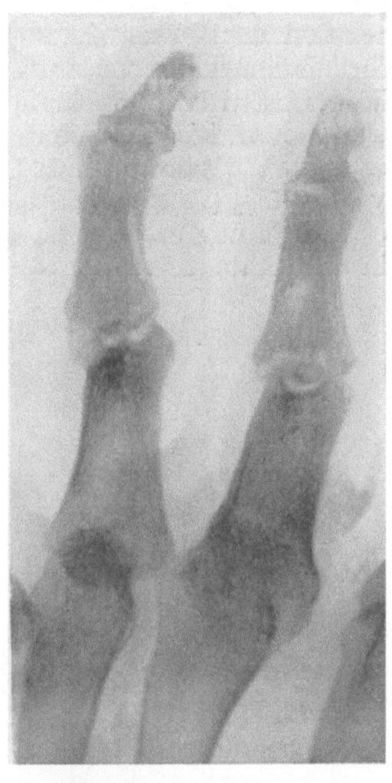

Abb. 35. Arthritis psoriatica.

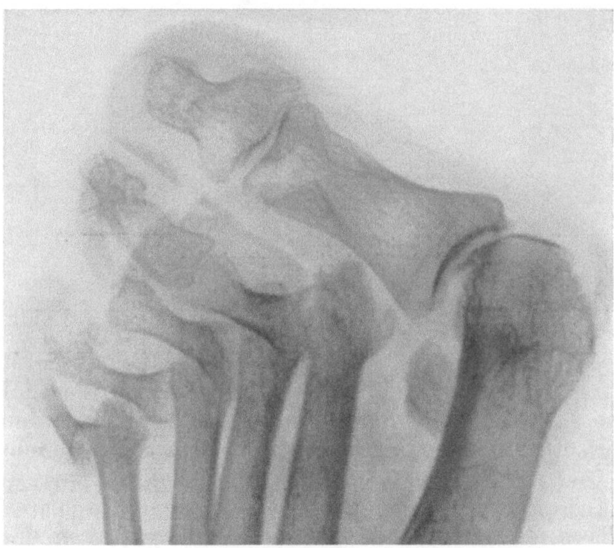

Abb. 36. Arthritis psoriatica.

Nach all dem Angeführten kann es keinem Zweifel unterliegen, daß hier meist keine Zufallsbeziehungen zwischen den Gelenkserkrankungen und dem

Hautleiden zu registrieren sind, sondern eine innige Wechselbeziehung, eine enge pathogenetische Bindung der Störungen in beiden Systemen. Es muß ohne weiteres zugestanden werden, daß sicherlich auch Arthritiker gelegentlich von psoriatischen Veränderungen befallen werden können ohne irgendwelche Relation der Dermatose zur Arthritis und auch umgekehrt. Dieses simultane Vorkommen kann vorläufig nicht numerisch erfaßt werden. Die echt psoriatische Arthritis muß im Verhältnis zur Häufigkeit der Psoriasis als recht seltenes Vorkommnis hingestellt werden. Die diesbezüglichen Angaben sprechen von 1—5% (BESNIER und DOYON, BURGENER, WOLFF, SELLEI). Wir schätzen, allerdings nur annähernd, selbst 1% als viel zu hoch bemessen. Die Zahl der in der Gesamtliteratur festgehaltenen Beobachtungen dürfte kaum 200—300

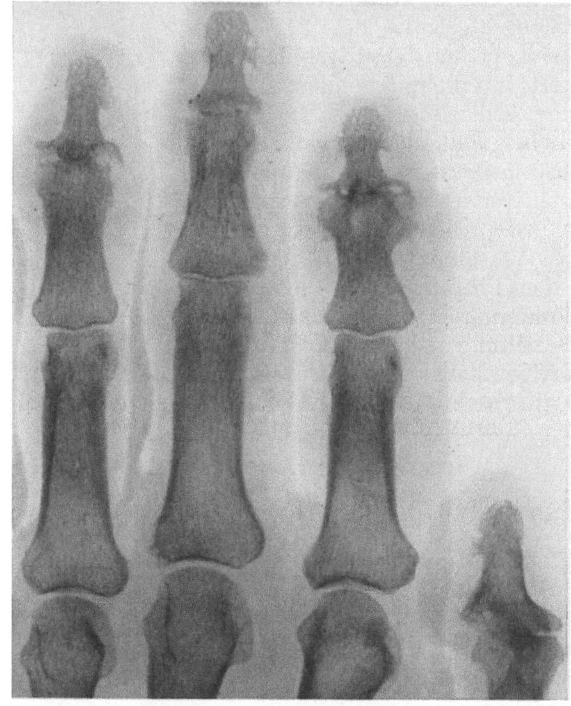

Abb. 37. Arthritis psoriatica.

übersteigen. Die Frage, wodurch der Zusammenhang der Leiden bedingt erscheint, kann bis heute nicht befriedigend beantwortet werden. Je nach der Stellungnahme der Autoren zu der Ätiologie der Psoriasis, gliedern sich auch die Meinungen bezüglich ihres Verhältnisses zur Arthritis. Allenthalben findet die alte BAZINsche Lehre von der gemeinsam ererbten konstitutionellen Diathese, dem Arthritismus, vielfach Anklang. Ebenso wird die gemeinsame neurogene Auslösung beider Zustände vertreten (BOURDILLON, KUZNITZKY, ADRIAN, STRAUSS, STOFFEL, FRANK). Mit der stärkeren Betonung des parasitären Ursprungs der Psoriasis (NEISSER, JADASSOHN, NOBL) wird auch das Wechselverhältnis zwischen den Gelenkerkrankungen und der Schuppenflechte dem Verständnis näher gebracht.

Über die *Häufigkeit* der Psoriasis können nur ganz allgemeine Angaben gemacht werden, da ein richtiges Erfassen des zahlenmäßigen Verhältnisses zu den anderen Hautkrankheiten erhebliche Schwierigkeiten bereitet. Die diesbezüglichen Vermerke beziehen sich meist auf in Anstaltsbehandlung stehende Kranke, während das Gros der in Ambulatorien Hilfesuchenden in der Regel numerisch nicht erfaßt wird und die in der Privatklientel betreuten Psoriatiker in den statistischen Übersichten überhaupt keine Berücksichtigung erfahren. Bei der Natur des Leidens ist es aber begreiflich, daß in der überwiegenden Mehrzahl der Fälle die Anstaltsaufnahme nur unter besonderen Umständen angesprochen wird. Entweder zwingen Ausbrüche ernsterer Natur und universeller Ausbreitung von den Stationsbehelfen Gebrauch zu machen, oder aber treibt Verzweiflung die Befallenen in die klinische Behandlung. Spezialstationen werden ja mit vollem Recht als die Pflegestätten der neuesten wissenschaftlich kurativen Errungenschaften betrachtet, und von diesen erhoffen sich die Heimgesuchten, die oft schon den mangelhaften Erfolg fast aller Maßnahmen an sich verfolgen konnten, die endgültige Beseitigung ihres Übels.

Die wenigen Daten, welche das Verhältnis der Dermatose zu anderen Hauterkrankungen erfassen, schwanken nach dem Gesagten in den weitesten Grenzen. Eine dänische Zusammenstellung NIELSSENs weist unter 15 576 Hautläsionen 995 Psoriasisfälle = $6^0/_0$ aus. In einer Serie von 58 617 Hautkranken WHITEs in Amerika scheinen 1924 Psoriatiker = $3,28^0/_0$ auf. HEBRA, DEVERGIE, WILSON, ANDERSON u. a. bezifferten die Häufigkeit des Leidens mit 2—$15^0/_0$. In einem Zeitraum von 20 Jahren schwankte der Prozentsatz der Psoriasis im Material meiner Station zwischen 3—$5^0/_0$. Ähnliche Verhältnisse sind den Jahrbüchern der Wiener staatlichen Krankenanstalten für die Jahre 1901—1909 zu entnehmen. Auf 98 902 Hautkranke entfielen 3064 Psoriasisfälle (2058 männliche, 1006 weibliche). Also etwa $3^0/_0$. Auch nach einer Berechnung von AUDRY (Klinik Toulouse) entfielen auf 6000 Hautkranke 160 mit Schuppenflechte Behaftete. Verschiedene Übersichten betonen das Überwiegen des männlichen Geschlechts. Nach meinen Erhebungen partizipieren Männer mit $52^0/_0$ an der Flechte. Nach BULKLEY $58^0/_0$, nach NIELSON $60^0/_0$. Diese Relation widerlegt mit einiger Beweiskraft die oft betonte provokatorische Bedeutung der Schwangerschaft und des Puerperiums für das Zustandekommen des Leidens. E. CONRADI fand in der ersten Statistik RILLEs von 2500 Hautkranken 89 von Psoriasis befallen, 59 mal handelte es sich um Männer. KAUFMANN weist für die Jahre 1898—1902 aus der Innsbrucker dermatologischen Klinik 76 Männer und 12 Frauen ($86,3^0/_0$ Männer, $13,6^0/_0$ Frauen) aus. KREKELER fand bei Durchsicht der Leipziger Krankengeschichten 1903—1910 unter 522 Psoriasiskranken 423 Männer, 81 Frauen und 18 Kinder ($81,8^0/_0$ Männer, $18,19^0/_0$ Frauen). In Fortsetzung der numerischen Übersicht revidiert F. ILLGEN die Fälle dieser Klinik von 1911 bis 1919 und findet auch ein beträchtliches Überwiegen männlicher Kranker (271 Männer, 109 Frauen = $71,31^0/_0$ Männer und $28,68^0/_0$ Frauen).

Von einer besonderen Rassendisposition kann kaum gesprochen werden. Farbige erkranken allerdings seltener als Weiße, Juden nicht häufiger als Arier. MORISSONs Behauptung von dem solitärem Vorkommnis der Veränderung bei Negern, findet in den Erfahrungen SCHAMBERGs (Philadelphia) eine Widerlegung. Vollblutneger sollen seltener befallen werden als Mischlinge (SCHAMBERG, FOX, PAROUNAGIAN, WISE). Die Bevorzugung der Juden leitete BALMANO SQUIRE aus einer recht bescheidenen Statistik ab, die zu verallgemeinerten Schlüssen kaum berechtigen kann.

Die Erst-Attacken fallen oft schon in das früheste Kindesalter. Das Vorkommen bei Kleinkindern ist keine Seltenheit und bezieht sich gelegentlich auch auf ganz junge Säuglinge. A, CANELLI fand unter 5527 hautkranken Kindern 96=$7^0/_0$ mit Psoriasis behaftet. 7 Kinder standen im Alter von 3—12 Monaten; 8 im 2.—5., 37 im 6.—9., 44 im 10.—12. Lebensjahre. KAPOSI,

Neumann, Henoch, Haldin Davis sahen Erstschübe bei Brustkindern. Rille sah einen 38 tägigen Säugling, der nach Angabe der Mutter schon in den ersten Tagen nach der Geburt den Ausschlag aufwies. Dichte Exantheme sind mir einigemal bei 2- und 3 jährigen Kindern untergekommen, darunter auch schon in diesem Alter Nagelveränderungen. W. Oberländer verfolgte das Material der Leipziger Klinik. Es konnten 78 Psoriasisfälle vor dem 15. Lebensjahre ausgewiesen werden. Das Leiden begann mit 4—10 Jahren in 42 Fällen (10 Fälle im 7. Lebensjahr). In der oben angeführten Statistik Hanses werden 25 Kinder (10 Knaben, 15 Mädchen) gezählt, 8 standen im 1.—5. Lebensjahr. Von höheren Altersstufen figurieren 54 (19 Knaben, 35 Mädchen) mit 6—10 Jahren, 48 mit 11—15 Jahren (25 Knaben, 23 Mädchen). Die Zählung bezieht sich auf 270 an Rilles Klinik 1920—1925 behandelte Psoriasisfälle (120 männliche, 150 weibliche = 72,28^0/$_0$ und 27,72^0/$_0$ aller Fälle).

F. Schamberg durchforschte die Familiengeschichte von 592 Privat-Patienten (281 Männer, 244 Frauen). Eine größere Häufigkeit der männlichen Psoriasis scheint in Amerika gegenüber den europäischen Verhältnissen vorzu-kommen. In 17^0/$_0$ aller Fälle begann das Leiden zwischen dem 11. und 30. Lebensjahr. Das familäre Vorkommen wurde numerisch nicht festgestellt, doch bewertet Schamberg die gehäuften Fälle in einer Familie mit 30^0/$_0$. In Ehen von Psoriatikern konnte nur zweimal die Erkrankung beider Ehehälften festgestellt werden, eine verschwindend geringe Zahl im Verhältnis zu fast 600 Psoriatikern, von welchen ungefähr 300 verheiratet waren. In einem der Fälle handelte es sich um einen Arzt, welchen im 56. Lebensjahre nach Grippe die erste Psoriasisattacke befiel. Es war ein schwerer universeller Ausbruch. Dann sah Schamberg einen 37 jährigen Mann, bei welchem im 35. Lebensjahre umschriebene Herde an Armen und Beinen zur Entwicklung kamen. Die Gattin des Kranken hatte eine akute Psoriasiseruption 3 Jahre vor dem Ausbruch des Leidens ihres Mannes, zur Zeit seiner Erkrankung war sie völlig erscheinungsfrei.

Eine Kombination der Psoriasis mit anderen Hautkrankheiten wird nicht zu häufig beobachtet. Wie es noch zu beleuchten sein wird, gehört es mit zu den Eigenheiten der allgemeinen Decke der an Schuppenflechte laborierenden Kranken auf die verschiedensten Noxen endo- und exogener Natur im Sinne ent-zündlich parakeratotischer Herde zu reagieren, wodurch immer wieder Zustands-bilder in die Erscheinung treten, welche psoriatische Charaktere aufweisen. Immerhin können als von dem Grundleiden unabhängige Dermatosen, wie Acne vulgaris (Hirth), Sycosis simplex, Impetigo contagiosa, Furunculose, Scabies, Herpes zoster, Lichen ruber planus (W. Gottheil, Rostenberg), Elephantiasis (Balzer), verschiedene Typen von Trichophytien, Pityriasis rosea, Acro-dermatitis (Jessner) gelegentlich neben Schüben der Flechte in Erscheinung treten. Das simultane Auftreten infektiöser Allgemeinerkrankungen (Tuber-kulose, Syphilis) und Stoffwechselstörungen (Diabetes), welche zur Psoriasis in genetischer Beziehung gebracht werden, findet bei Besprechung der all-gemeinen Ätiologie und Pathogenese bzw. der Differentialdiagnose Berück-sichtigung. Hier sei nur noch aus der Reihe maligner Neubildungen des *Krebses* gedacht, der gelegentlich auf psoriatischem Boden zur Entwicklung gelangt.

Die *Carcinomentwicklung* auf psoriatischer Basis ist ein seltenes Ereignis, die Voraussetzungen der Krebsbildungen auf dieser Grundlage sind sicherlich in mehrfacher Richtung gegeben. Meist handelt es sich um tiefgreifende ver-hornende Neubildungen vom Typus des Krompecherschen Basalzellenkrebses (Alexander, Gray, Pozzi, Whitefield, Hutchinson, Percy Sargant, Tillaux, Remenovsky, Dreyer, Schwarz und Busman), dessen enge Be-ziehungen zu vorausgegangenen Psoriasisherden meist festzustellen war. Dieser

Form der malignen Entartung stehen in nicht geringer Zahl Beobachtungen gegenüber, bei welchen die Arsentherapie als auslösendes Moment der Neoplasie zu betrachten ist (HARTZELL, POZZI, CARTAZ, WHILE, HUTCHINSON, HEBRA, ARBUTHNOT LANE). Die vermittelnde Rolle des Arsens wird, abgesehen von einer protrahierten As-Medikation, namentlich durch andere Anzeichen des Arzneischadens (Keratosen der Handteller und Fußsohlen, Arsenwarzen) nahe gelegt. Oft stellen die Keratome die einleitende Veränderung dar und bilden nicht zu selten den Ausgangspunkt der Krebsbildung. 18 von ALEXANDER gesammelte Fälle der Literatur verteilen sich auf elf maligne Degenerationen von Arsenkeratosen bei Psoriatikern, während nur 7 Fälle mit großer Wahrscheinlichkeit als „reine Psoriasiscarcinome", d. h. als Übergänge von Psoriasisherden in Epitheliome gewertet werden dürfen. Daß die Entscheidung in bezug auf die Provokation der Neubildung Schwierigkeiten begegnet, beweist die Beobachtung G. ROBBAS aus der Klinik MAJOCCHI (60 jähriger Mann). Hier handelte es sich um eine verruköse Abart der Psoriasis mit der Entartung einer jahrzehntelang persistierenden, ständig traumatischen Reizen ausgesetzten prominenten Flechtenscheibe und reichlicher kurativer Arsenzufuhr.

Dazu kommt noch seit der häufigen Anwendung der Röntgenstrahlen, daß auch bei Psoriatikern reichere Möglichkeit zur Epitheliombildung gegeben erscheint. Auf vorangegangene Exzessivbestrahlung veralteter Ellbogenherde konnte ich ein Ulcuscarcinom des rechten Ellbogens bei einem 50 jährigen Manne beziehen, der sich 2 Jahre vorher in der Provinz bestrahlen ließ. Die Abhängigkeit der Neubildung von den accidentellen Schädigungen geht schon aus dem Sitz der Epitheliome bei Psoriatikern hervor. Einzeln und multipel auftretende carcinomatöse entartete Herde werden an den Fingern, Handtellern, der Brust, den Fußsohlen, über den Malleolen, in der Interscapularregion der Schulter, der Unterbauchgegend, den Glutealfalten usw. beobachtet, die sicherlich in örtlich gesteigerten Reizen ihre Bedingungen haben.

Pathologische Anatomie.

Das Strukturbild der Schuppenflechte setzt sich aus entzündlichen Reaktionserscheinungen der Ober- und Gefäßhaut zusammen, welche, von Intensitätsschwankungen abgesehen, in weitreichender Übereinstimmung wiederkehren und in genügender Deutlichkeit die gewebliche Grundlage des Leidens kennzeichnen. Entsprechend dem klinischen Aussehen weist die ausgereifte Psoriasispapel in ihrem epidermalen Anteil die stärksten Veränderungen auf. Die Hornschicht ist beträchtlich verbreitert, lamellös geschichtet, in wechselnder Ausbreitung und Anordnung parakeratotisch. Die aufgeblätterten und erweichten Hornschichtlagen sind von herd- und streifenförmigen Leukocytenansammlungen durchsetzt. Das Stratum lucidum und die Körnchenschicht zeigen entsprechend der normwidrigen Verhornung gewisse Eigenheiten auf, welchen noch Rechnung getragen werden soll. Die Parakeratose ist stets mit Wuchervorgängen in der Stachelschicht vergesellschaftet. Die Reteleisten sind verlängert und verbreitert. Die suprapapillaren Zellagen eher verschmächtigt. Die Oberhaut in allen ihren Lagen von sero-cellulärem Exsudat durchsetzt, das intra- und intercelluläre Veränderungen zur Folge hat. Mit der Oberhautstörung gehen stets entzündliche, exsudative Veränderungen und proliferative Vorgänge im Papillarkörper einher, als deren Anzeichen Erweiterung der Capillargefäße, perivasculäre Zellinfiltration, Lockerung der Bindegewebsfibrillen und gesteigerte Ödembildungen zu deuten sind.

Serienuntersuchungen gestatten die Feststellung, daß die Hornschichtverdickung sich nicht immer auf die obersten Lagen bezieht und selbst innerhalb einer und derselben Efflorescenz nicht gleichmäßig über die Lamellen verteilt ist. Die aus dem Gefüge tretenden Schuppenblätter wechseln vielfach in ihrer Stärke, diese nimmt von der Blütenmitte gegen die Peripherie hin meist ab. Stärkere und schmächtigere Schichten wechseln miteinander in bunter Folge oder es bestreiten nur singuläre dünne Platten den Oberflächenbelag. Die aufgeschichteten Hornbänder trennen langgestreckte Hohlräume voneinander, deren Luftgehalt den Schuppen die kennzeichnende weiße Farbe verleiht. Die abwechselnd kernhaltigen und kernfreien Lamellen haften zum Teil noch der darunter gelegenen Epidermis innig an, um nach der Oberfläche zu eine gewisse Unregelmäßigkeit und Auseinanderdrängung in ihrer wellenförmigen Flucht aufzuweisen. Die Auflockerung reicht mitunter tiefer bis zu den obersten Zellverbänden des Stratum granulosum. Die einzelnen Hornzellen führen vielfach neben wohl erhaltenen Kernen dunkel färbbare, abgeplattete oder ovale Residuen solcher. Die parakeratotischen Zellen wechseln selbst innerhalb einer Lamelle vielfach mit ganz normalen Elementen ab oder bestreiten die Zusammensetzung ein- und mehrzelliger Schichten, die ihrerseits wieder mit normal verhornten Lagen alternieren. Der Stillstand in der Entwicklung zu der normalen Hornzelle, das Erhaltenbleiben meist langgestreckter Kerne auf größere Flächenbezirke verteilt, bedingt das gestreifte Aussehen der Schuppen. Ähnliche Zeichnungen sind jedoch selten innerhalb der ganzen Schuppe zu verfolgen. Man stößt mitunter auch auf Auflagerungen, die zum größten Teil aus kernfreien, also normal verhornten Lamellen aufgebaut sind und nur stellenweise kleinere, stark tingible, kernhaltige Partien führen. Langsam zur Entwicklung gelangende Schübe oder in Rückbildung sich befindende Aussaaten weisen zumeist ein ähnliches Verhalten auf. Herde mit massiger Schuppenbildung zeigen an Schnitten knotenförmige Verdickung der zusammengekrümmten Hornschichte mit Wirbelbildung der übrigen Lamellen. Solche Erscheinungen, denen man besonders in der Umgebung von Haaren begegnet, führt Haslund auf lebhafte Proliferation der unvollständig verhornten Zellen zurück, wobei die verlangsamte Austrocknung des Zellprotoplasmas die unregelmäßigen Schrumpfungen begünstigen soll.

Den gestörten Verhornungsvorgängen bei der Schuppenbildung entspricht auch das höchst variable Verhalten der Körnerschicht und des Stratum lucidum. Eine deutliche von Eleidintropfen erfüllte helle Zone kann bei fehlender Keratohyalinschicht vom parakeratotischen Hornlager bedeckt werden, oder kernreiche Schuppenlamellen lassen die granulierte Unterlage vermissen. Immerhin pflegt die Parakeratose zumeist mit Schwund von Keratohyalin und Keratoeleidin (Rabl) einherzugehen. Das Eleidin der hellen Zone ist in den Efflorescenzen nur stellenweise in unregelmäßiger, fleckiger und zusammenfließender Einstreuung anzutreffen. Das Stratum lucidum hat nicht immer eine Körnerschicht zur Voraussetzung, man kann es streckenweise finden ohne von einer Keratohyalinschicht umlagert zu werden. Ausdehnung und Dichte der Körnerzellenlage zeigt die gleichen Schwankungen. Neben keratohylinfreien Zellagen findet man massig körnerbeladene, mehrschichtige Epithelverbände.

Die Hyperplasie der Faserzellschicht — die Akanthose gehört mit zu den wesentlichen epithelialen Erscheinungen der Reaktionsformen. Die Wucherung betrifft besonders die Reteleisten, die in Cylinder-, Keil- und Kegelform, Verlängerung und Breitenzunahme erkennen lassen. Die suprapapillären Epithelschichten sind nicht zu häufig an der Hypertrophie beteiligt, sie weisen normale Lagen oder auch Verschmächtigung ihrer Zellverbände auf.

Die Hypertrophie der Reteleisten hält sich ziemlich gleichmäßig in der Flucht der Blüten und nimmt an deren Peripherie meist rasch ab. Der lebhaften Wucherung des Basalepithels entspricht eine lebhafte Zellteilung. Mitosen sind in den Zapfen, den suprapapillären Zellreihen, gelegentlich auch unter der Hornschicht anzutreffen. Die Cylinderzellen der interpapillären Fortsätze sind häufig mehrreihig aufgeschichtet und in die Länge gezogen. Daneben

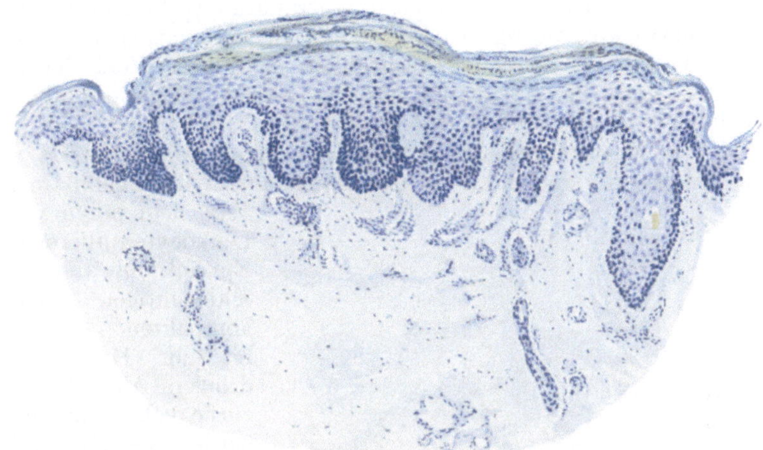

Abb. 38. Psoriasis. Frische Papel (♂, 28jähr., Kreuzbeingegend).
Parakeratose, Akanthose, geringe Papillomatose. Leukocytenhaufen in den in Lamellen abgehobenen oberen Epidermisschichten. Ödem. Mäßige perivasculare Zellinfiltration in Papillarkörper und oberer Cutis. Polychromes Methylenblau. O = 128:1; R = 96:1.
(Aus O. GANS: Histologie der Hautkrankheiten, Bd. I. Berlin: Julius Springer 1925.)

sieht man gelegentlich stark abgeflachte, spindel- oder faserförmige Zellen mit langgestreckten, intensiv gefärbten Kernen, die in zusammenhängenden Verbänden in der Längsrichtung der Retezapfen deren zentrale Bezirke einnehmen.

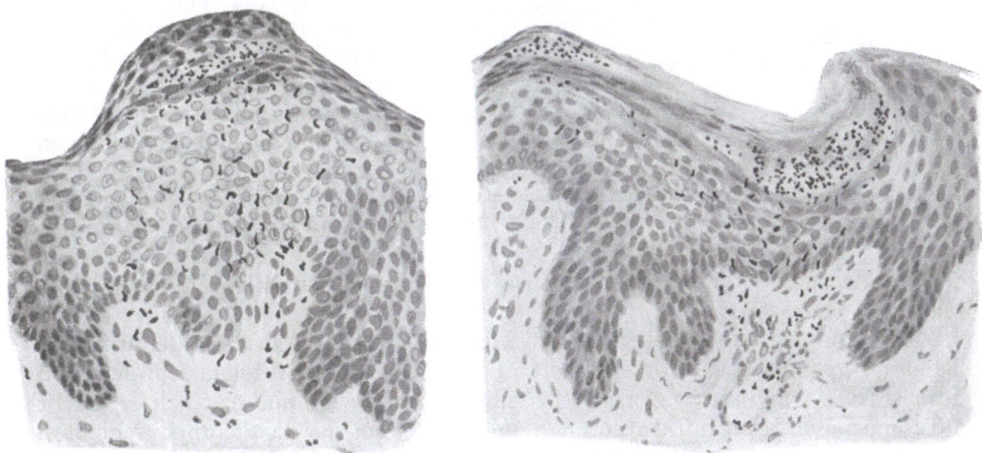

Abb. 39 und 40. Psoriasis (♂, 43jähr., Rücken).
Nach äußerem Reiz exanthemartig aufgetreten; Excision nach etwa 24 Stunden. Sog. „Mikroabscesse".
Ödem. Leukocyten auf der Wanderung durchs Epithel. O = 290:1; R = 232:1. (Nach O. GANS.)

Zu dem epithelialen Reaktionsvorgang steuern aus dem Papillarkörper aufsteigende Exsudationsprodukte bei, welche als seröses inter- und intracelluläres Ödem und Leukocyteneinschichtung in die Erscheinung treten. Die unter gewissem Druck eintretenden Serummassen bedingen Auflösung im geordneten Gefüge der Basalzellen und führen zu Erweiterung der interepithelialen Saftspalten. Bei stärkerer Entwicklung trägt das Ödem zur Unschärfe der Oberhaut-Cutisgrenze und Auseinanderweichen der Zellkomplexe auch in höheren Epithellagen bei. Die vom serösen Exsudat durchtränkten Epithelien sind gequollen, vakuolisiert, ihre Kerne flachgedrückt, atrophisch, chromatinarm. In wechselnder Intensität und Ausbreitung beschränken sich diese Veränderungen nur auf die Retezapfen, die suprapapillären Basalzonen, oder sie sind in höhere Lagen, selbst bis in die Hornschicht zu verfolgen.

Je nach der Entwicklungsphase und dem Typus wechselnd ist auch das in den verschiedensten Schichten der Oberhaut nachweisbare celluläre Exsudat. Man sieht polymorphkernige Leukocyten allerorten in das Epithel einwandern und in schmächtigen Zügen oder kompakten Ansammlungen bis zur Hornschicht vordringen. Ähnliche subcorneal zurückgehaltene Leukocytenherde, die als häufige Begleiterscheinung schon von Kromayer und Kopytowski erwähnt wurden, hat Munro willkürlich als „Mikroabscesse" bezeichnet, obwohl sie einer ähnlichen Definition nicht entsprechen. Diese sogenannten Mikroabscesse stellen rundliche und abgeflachte Häufchen von 6—8 und mehr Eiterzellen dar, die in besonderer Häufigkeit sich in der Flucht der parakeratotischen Hornlamellen ansammeln und die Decklagen emporheben. Im Stratum spinosum ist ihre Einlagerung auch ein seltenes Vorkommnis, woselbst sie bis in die Nähe

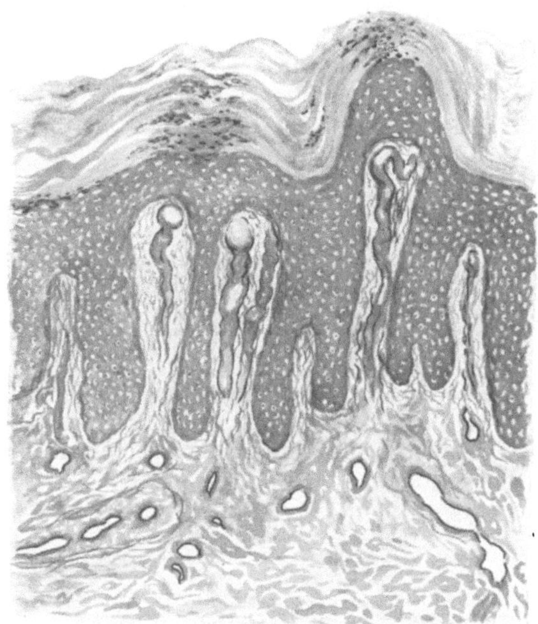

Abb. 41. Psoriasis (alter Herd) (♂, 57jähr., Unterarm, Beugeseite). Gefäßveränderungen; dargestellt nach Mallory-Färbung. O = 128 : 1; R = 128 : 1. (Nach O. Gans.)

der Papillenspitzen hinabreichen und zur Auflösung der suprapapillären Stachelzellreihen beitragen.

Neben diesen abgegrenzten herdförmigen Gruppen, die in besonderen Fällen bis zu ausgesprochenen, von erweichten, in Auflösung begriffenen Epithelzellen durchsetzten Suppurationsformen gedeihen können, kommt es auch zu mehr diffusen, zugförmigen Infiltraten. Zahl und Verteilung der die Schuppenschichten durchsetzenden Leukocytenherde ist von der Intensität der cellulären Exsudation in den unteren Epithellagen abhängig. Die Verhältnisse der abnormen Verhornung, der Akanthose und Exsudation, sind deutlich den Abb. 38—42 aus der Histologie von Gans zu entnehmen.

Der Pigmentgehalt psoriatischer Efflorescenzen unterliegt gleich allen anderen Veränderungen großer Unregelmäßigkeit. Neben normalem Farbstoffgehalt sieht man streckenweise Schwund im Bereich der Blüten. Pigmentschwund über den Papillenspitzen bei normalem Verhalten in den basalen

Reteleisten wechselt namentlich bei abheilenden Schüben mit gesteigerter Körncheneinlagerung in allen pigmentführenden Zellagen ab. Der Pigmentreichtum des Coriums sowohl in den Papillen als auch in der subpapillären Schicht zeigt sich in der Regel erhöht. Zu einer restlosen Pigmentatrophie scheint es auch dann zu kommen, wenn Ausbrüche mit Hinterlassung leukodermatischer Flecke abklingen. Die von der gesunden Umgebung deutlich unterscheidbaren hellen Scheiben führen in den Basalzellen immer noch, wenn auch verringerte, Pigmentbestände. Im Bindegewebe hat die Pigmentierung kaum gelitten.

Mit den Umbildungsvorgängen in der Epidermis gehen stets Veränderungen in den oberen Cutislagen Hand in Hand. Entsprechend der Retewucherung sieht man langgezogene, um Vielfaches verlängerte Papillen, verschmächtigte, distal kolbenförmig aufgetriebene, oder auch verkürzte, plumpe Formen. Spitzenfiederung und beträchtliche Oberflächenabflachung sind gelegentlich zu beobachten. Symptome des im Papillarkörper ausgelösten exsudativen

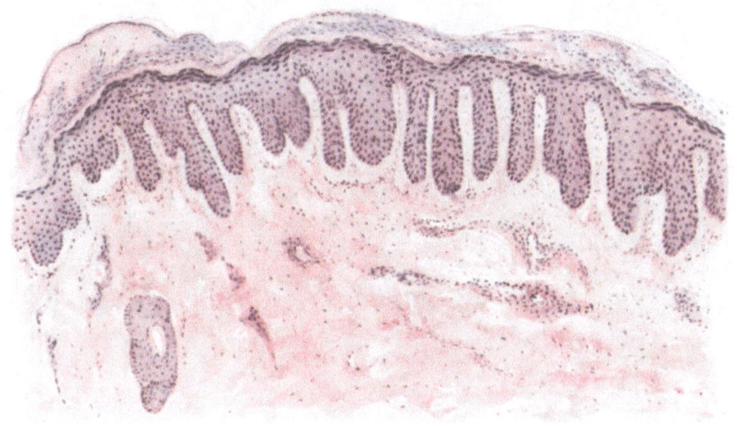

Abb. 42. Psoriasis (feuchte Form) (♂, 30jähr., Unterarm, Beugeseite). Seröses Exsudat zwischen den Lamellen der parakeratotischen Hornschicht. Wechselnde Breite des Stratum granulosum. Akanthose, Papillomatose, Ödem in Epidermis, Stratum papillare und perivasculärem Gewebe. Mäßige perivasculäre Zellinfiltration. Hämatoxylin-Eosin. O = 77 : 1; R = 65 : 1. (Nach O. Gans.)

Entzündungsvorganges sind Coriumödem, Zellinfiltration, sowie papilläre und subpapilläre Gefäßerweiterung. Capillarschlingen, kleine venöse Gefäße sind häufig mächtig gedehnt, das Endothel geschwollen, die Lichtung blutreich (Abb. 42). Lymphocyten und polymorphkernige Leukocyten begleiten in wechselnd dichten Zügen das erweiterte, endothelgeschwellte Capillarnetz. Ödem durchfeuchtet das aufgelockerte fibroblastenreiche Bindegewebe. Mäßige Mastzelldurchsetzung begleitet den Prozeß. Das elastische Fibrillennetz ist selbst in reich infiltrierten Herden normal. Das subcutane Binde- und Fettgewebe zeigen nur ausnahmsweise bis hierher reichende Gefäßstörungen. Der Follikularapparat, die Schweiß- und Talgdrüsen, ebenso die Hautnerven und glatten Muskeln erfahren keine nennenswerte Schädigung.

Je nach dem Standort der Aussaaten machen sich in dem geweblichen Umbau der Erscheinungen gewisse Sonderheiten geltend, die sich jedoch stets in den Grenzen der angedeuteten Vorgänge abspielen. Die Psoriasis der *Nägel* äußert sich durch das Auftreten von umschriebenen Erweichungsherden, die von Nagelzellen, parakeratotischen Hornmassen und eingelassenen Leukocytenherden bestritten werden. Efflorescenzen des Nagelbettes äußern sich gleich den

Hautveränderungen, als Wucherung des Hyponychiumepithels mit tiefreichender Bindegewebsdurchfurchung und epithelzerstörender Leukocyteninvasion. Die exsudativen Erscheinungen des Coriums zeigen volle Übereinstimmung mit jenen der Hautläsionen. Die Psoriasis der *Mundschleimhaut*, deren Vorkommen lange Zeit angezweifelt wurde, muß nach den neueren Untersuchungen doch als histologisch genügend gekennzeichnet anerkannt werden. Die grau- bis gelblich-weißen, feingestichelten Plaques gehen mit Papillenverlängerung, perivasculärer Zellinfiltration, Bindegewebsödem, Lymphspaltenerweiterung, interpapillärer Akanthose und Leukocyteninfiltration und kernhaltigen obersten Epithelzellagen einher, meist in einer die Sonderung von der Leukoplakie ermöglichenden Ausprägung (REIL, O. GANS).

An den Handtellern und Fußsohlen treten die exsudativen Erscheinungen mehr in den Hintergrund, auch die Wucherung des Epithels pflegt keine zu

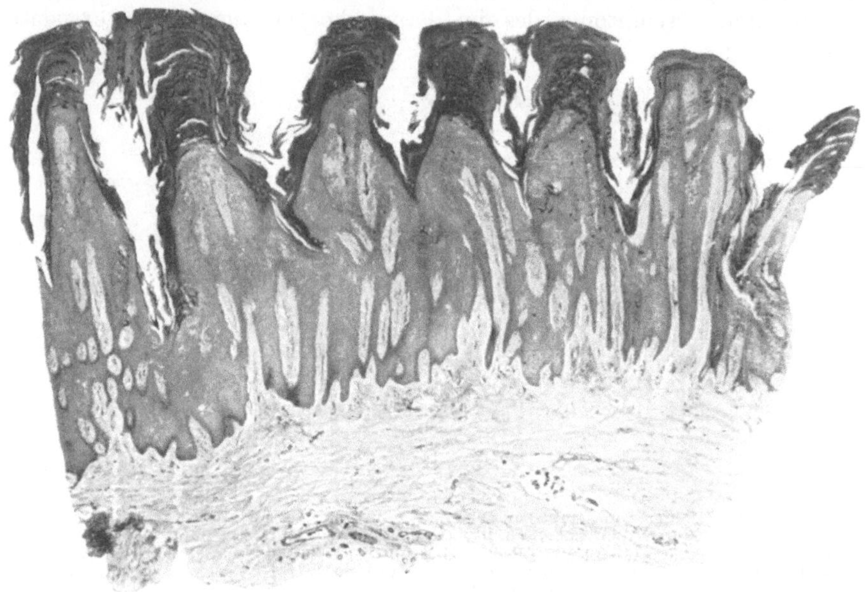

Abb. 43. Psoriasis verrucosa (♀, 50 jähr., Unterschenkel).
Hochgradige Parakeratose, Akanthose, Papillomatose. O = 15 : 1; R = 15 : 1.
(Sammlung E. HOFFMANN.) (Nach O. GANS.)

betonte zu sein. Die im Zentrum der palmaren und plantaren Psoriasispapel meist vertretene Parakeratose geht mit Schichtauflockerung der normalerweise festgefügten Decke einher. Randständig scheint die Eleidinschicht kaum verändert, das wechselnde Verhalten des Stratum granulosum ist auch in solchen Herden zu verfolgen. Die leukocytären Zellherde sind schütterer eingestreut und von spärlicheren Wanderzellen bestritten.

Hochgradig gesteigerte Exsudation, wesentliche Störung der Verhornung, sowie rege angefachte Epithelhyperplasie bilden das Gewebssubstrat jener Varianten und Atypien, welche als Psoriasis verrucosa, pustulosa und rupioides geläufig sind. Das celluläre Exsudat kann schon in der Epitheltiefe die aufgelockerten Zellreihen infiltrieren, um in massiger Zunahme in den oberen Schichten noch weit unter dem parakeratotischen Hornlager in auseinandergedrängter Textur miliäre und größere Abscesse zu formieren (Ps. pustulosa, v. ZUMBUSCH).

Im Stauungsgebiet der Unterschenkel kann der proliferative Reiz nebst der Verhornungsanomalie zu warzenähnlicher Wucherung der Oberhaut und des Papillarkörpers führen und zu dem Bilde der *Ps. verrucosa* Anlaß bieten (Abb. 43). Die rupiaähnlichen, konzentrisch geschichteten krustösen Formen (Ps. rupioides, s. ostracea) sind auf profuse zyklische seröse Exsudation im Bereiche des Papillarkörpers zu beziehen. Mächtige Epithelverbreiterung, Quellung der infiltrierten gewellten, aufgetürmten, Hornbänder, ampulläre Ektasie der Papillargefäße bedingen die gewebliche Eigenheit solcher Schübe (Abb. 44).

Die hier umrissenen allgemeinen anatomischen Züge des Leidens treffen für die vollentwickelten Efflorescenzen der einzelnen Aussaaten zu. Ver-

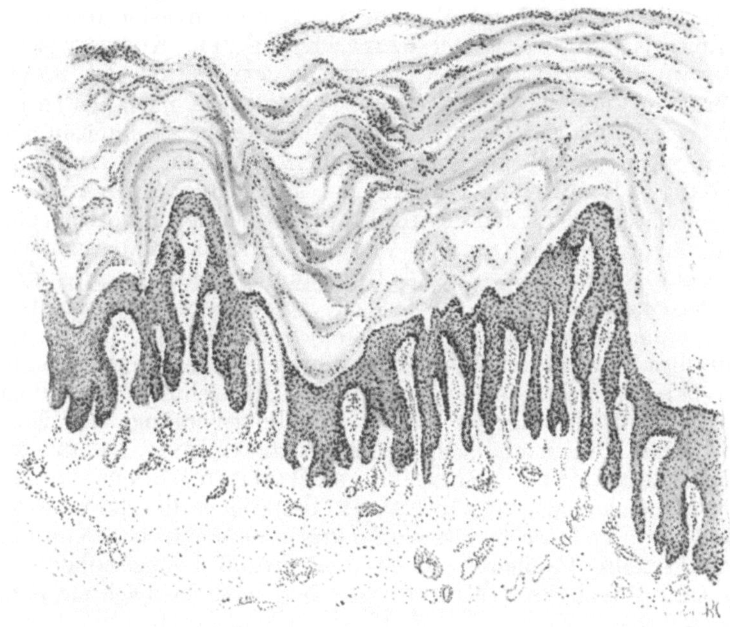

Abb. 44. Psoriasis rupioides s. ostracca (♂, 57jähr., Unterarm, Beugeseite).
Mächtige Parakeratose, Papillomatose, Verschmälerung der suprapapillaren, Verbreiterung der interpapillaren Stachelschicht. Stark erweiterte Gefäße in Papillarkörper und Cutis; geringgradiges perivasculares Infiltrat. O = 30 : 1; R = 30 : 1. (Nach O. GANS.)

gleichende Untersuchungen von Anfangstypen, mechanisch ausgelösten Reizformen (KÖBNER-Papeln) und abklingenden Läsionen, lassen die eine oder andere Veränderung minder betont hervortreten, doch immer deutlich genug, um die Einheit des geweblichen Geschehens vertreten zu können. Wenn die einzelnen Untersucher voneinander recht abweichende histologische Entwürfe verallgemeinern, so hängt das mit dem regen Wechsel der Störungen und ihrem raschen Ausgleich zusammen. Wenn über die Voraussetzungen und Auswirkungen der Parakeratose, die Beschaffenheit des Stratum lucidum, der Körnerschicht und des Wuchervorganges im basalen Epithel und den Retezapfen die Ansichten auseinandergehen, so wird dies hinlänglich aus der Durchmusterung spärlichen Materials verschiedenster Entwicklungsphasen verständlich. Die helle Schicht wird als fehlend (BROCQ, KOPYTOWSKI, VERROTTI, JOSEPH und DEVENTER, MAC LEOD), unregelmäßig entwickelt (GROSZ, MANTEGAZZA,

Kromayer), unverändert (Unna, Bosellini, Pecirka), ja sogar als verdickt (Löwe, Sellei) bezeichnet. So schwanken auch die Angaben über die Keratohyalinschicht, die in den Untersuchungsresultaten als normal (Löwe, Vidal und Leloir), hypertrophisch (Neumann, Pecirka, Kopytowski), verschmächtigt (Leloir) oder völlig fehlend (Suchard, Mac Leod, Joseph und Deventer, Friboes) ausgewiesen erscheint. Der Hypertrophie des Stratum germinativum (Malpighii) hat noch Auspitz kaum Beachtung geschenkt. Robinson, Unna, Neumann, Kopytowski, Pinkus befassen sich eingehend mit den Varianten der Retehyperplasie. Der Formenreichtum der Akanthose scheint in den Befunden von Thin, Robinson, Verotti, Radcliff Crocker, Pecirka, Kopytowski, Sellei, Bulkley, Audry auf. Größere Übereinstimmung herrscht über die exsudativen Veränderungen im Bereiche der Epidermis und dem Papillarkörper in formaler, aber nicht genetischer Beziehung. Namentlich decken sich die Ansichten weitreichend über die Leukocyteninvasion der Hornschicht und des Epithels (Munro, Mantegazza, Kromayer, Kopytowski, Sabouraud, Haslund, Kyrle, Friboes, Civatte, Beatty, Gans). Die proliferativen und exsudativen Veränderungen der Cutis werden je nach der Anschauung über die Mitbeteiligung der Gefäßhaut an dem Prozeß, als intensiv ausgeprägt oder flüchtig angedeutet ausgewiesen (Bosellini, Sellei, Mantegazza, Kopytowski, Schütz, Kromayer, Crocker, Audry, Brocq, Darier, Pinkus). Unter den cellulären Elementen der Infiltrate werden neben polymorphkernigen Leukocyten, Lymphocyten (Sellei, Verotti, Pinkus, Mac Leod, Jarisch) Mastzellen (Audry, Bosellini, Schütz) genannt. Ehrmann, Haslund, Gans vermissen Plasmazellen. Unna führt solche als seltenes Vorkommnis an. Ein Riesenzellenbefund Selleis in der Cutis steht vereinzelt da. Das im klinischen Bild so auffällige Moment der Hyperämie führen die meisten Autoren auf Blutfüllung der papillären Gefäßschlingen zurück. Die Dehnung der subpapillären Geflechte, die Einbeziehung der Venen, Quellungsvorgänge der Endothelien sind in einzelnen Untersuchungen berücksichtigt (Unna, Robinson, Kopytowski, Bossellini, Audry, Brimacombe, Haslund, Gans). Capillarmikroskopische Untersuchungen von Bettmann bestätigen die starke Erweiterung des subpapillomatösen Maschennetzes. Senkrecht emporstrebende, in der Fläche gleichmäßig verteilte Capillaren sollen den Prozeß kennzeichnen. Das von Robinson, Leloir und Vidal, Kopytowski, Neumann beobachtete Vorkommen von Bindegewebshämorrhagien konnte Haslund nicht bestätigen. Perivasculäre Blutaustritte habe ich gelegentlich beobachten können.

Die Auffassung des Leidens als exsudative Entzündung mit vorwaltender Mitbeteiligung epithelialer Veränderungen findet keineswegs restlose Zustimmung. Schon in den 60er Jahren des vorigen Jahrhunderts sind bald die exsudativen Störungen der Cutis, bald die hyperplastischen Vorgänge im Epithel als Wesenszeichen der Psoriasis gewertet worden, und bis heute noch sieht man die gegensätzlichen Meinungen kaum vermittelt einander gegenüberstehen. Ferdinand von Hebra verfocht mit der ihm eigenen geraden Argumentation den entzündlichen Ursprung des Leidens, zu dieser Deutung bekannte sich auch Kaposi bis zu seinem Lebensende. Wertheim erblickte in dem Reaktionsbild das Ergebnis einer Stase, welche auf ein nicht näher bekanntes Zirkulationshindernis zu beziehen sei, wobei ihm schon die Möglichkeit einer parasitären Ursache vorschwebte. Unna erbrachte den Beweis, daß ähnliche Wirkungen durch Stase niemals bedingt sein können. I. Neumann gelangt an der Hand der wesentlichen Charakterzüge zu dem stets vertretenen Urteil, daß die Psoriasis eine sowohl an die Papillen als auch an die oberen Coriumschichten geknüpfte Entzündung sei, die mit nachfolgender bedeutender Verdickung der Epidermis einhergehe. Alle Momente, welche in der Haut Hyperämie hervorrufen, seien noch imstande, den Ausbruch der Krankheit bei Personen mit Psoriasisbereitschaft zu begünstigen.

AUDRY verlegt die primären Veränderungen in das Epithel. Die zuerst wahrnehmbaren Störungen seien Eleidinschwund und mangelhafte Verhornung. Die Akanthose folge nach. Die bestimmende Bedeutung cutaner Entzündungsvorgänge vermag er nicht anzuerkennen. Auch ROBINSON, JAMIESON und THIN legen das Hauptgewicht auf die Zunahme des Epithels und sehen die Gefäßveränderungen sowie die Infiltration als sekunär an. Die Erklärung der Psoriasis als eines ausschließlich epithelialen Leidens, die schon auf AUSPITZ zurückreicht, findet sich später bei PECIRKA und auch UNNA wiederholt. Die Parakeratose sieht UNNA für das Primäre und Wesentliche an. In die Gruppe der „trockenen Hautkatarrhe" gehörend, gehe die Parakeratose mit Gefäßerweiterungen einher, während die Epithelzunahme, die Akanthose, dieser letzteren vorausgehen oder folgen kann. KROMAYER verlegt an der Hand eines großen Explorationsmaterials die primären Veränderungen in die Gefäßhaut und erachtet die infiltrativen Erscheinungen als Ursache der epithelialen Reaktionsformen. Die Betrachtung der Schuppenflechte als Entzündungsvorgang gewinnt in den weiteren Untersuchungen vielfache Stützen. KOPYTOWSKI betrachtet die Parakeratose als rein sekundäres Phänomen. MUNRO legt das Hauptgewicht auf die leukocytäre Epithelinvasion und definiert als Primärläsion den an die Hornschichtoberfläche gelangten Absceß. Auch nach SABOURAUDS Meinung ist der Sitz der einleitenden Läsion ausschließlich auf der Oberfläche der Epidermis und sei in der gruppierten Leukocyteneinschichtung gegeben. Diese als Exocytose bezeichnete Epidermisreaktion ziehe die Parakeratose als Abwehrerscheinung nach sich. Die pathognomonische Bedeutung der sogenannten Epithelabscesse, die schon in den Prüfungen von MANTEGAZZA, SCHÜTZ, KROMAYER, THIN, ROBINSON und früher noch als Vermerkung der Leukocyteninvasion von PAGENSTECHER, THIN u. a. erwähnt werden, bezweifelte mit Recht KOPYTOWSKI. JARISCH, AUDRY, JADASSOHN, PINKUS, JOSEPH u. a. sprechen MUNROS Primärabscessen jegliche Bedeutung für die Entwicklung des Leidens ab. Nach HASLUND setzen die Veränderungen gleichzeitig in der Oberhaut und im Corium ein. Die ersten Spuren treten an beiden Stellen schon so frühzeitig auf, daß es unmöglich ist, die eine oder die andere als die früher befallene zu bezeichnen. Wohl gilt nach seinen umfangreichen Erhebungen das Epithel als die Schichte, welche bei dem Prozeß am meisten in Mitleidenschaft gezogen erscheint. Demnach verlegt er die Hauptveränderung gleich MUNRO und SABOURAUD ins Epithel und mißt den Coriumphänomenen sekunäre Bedeutung bei. Auch er erachtet die Hornschichtabscesse als Wesenszeichen des Leidens, kann jedoch der These von der flachen „Erosion" nicht beipflichten. Solche an der Außenkante der Schuppen wahrnehmbare Vertiefungen seien nur durch graduelle Abschilferungen der Lamellen zu deuten, die an der betreffenden Stelle kleine eingetrocknete Zellhaufen entblößen. Die genauere Verfolgung der Mikroabscesse erachtet er als Voraussetzung der histopathologischen Diagnostik. Die Flüchtigkeit und oftmalige Wiederholung der Herde im Epithel sollen der Flechte zu einem histologisch kennzeichnenden Gepräge verhelfen.

FRIBOES sieht die cutane Infiltration und abnorme Verhornung als simultane Erscheinungen an. KYRLE betrachtet die Psoriasis als ein Beispiel reiner Epithelhypertrophie. Die Verfolgung der KÖBNER-Papel bestimmt ihn, die Epitheliose als einleitende Veränderung anzusprechen. Retehypertrophie, zahlreiche Mytosen bezeugen den lebhaften Ablauf der Zellenneubildung. Auffällig trete in den tiefen Retelagen Quellung und Acidophilie der Nucleoli, sowie deren häufiger Austritt in das Plasma in die Erscheinung. Allerorten

finde man Einschlüsse vom Typus der GUARNERI-Körperchen, diese Gebilde
bestimmen KYRLE, die Psoriasis den Einschlußkrankheiten zuzurechnen. Stärker
betonte Entzündungserscheinungen in dem Papillarkörper betrachtet er als
Konsequenzen der Epitheliose.

Nach wiederholten Untersuchungen von experimentell hervorgerufenen
Reizaffekten können wir die Ausgangsveränderungen nicht mit Bestimmtheit
in die Oberhaut verlegen. Wenn auch schon in den allerjüngsten Efflorescenzen
eingreifendere Epithelstörungen das Gewebsbild dominieren, so sind doch auch
stets eindeutige Anzeichen exsudativer Vorgänge im Papillarkörper zu verfolgen. Die Durchmusterung einer Reihe von KÖBNER-Papeln drei- bis vier-
tägigen Bestandes ergab: plumperes Gefüge der Retezapfen ohne Andeutung

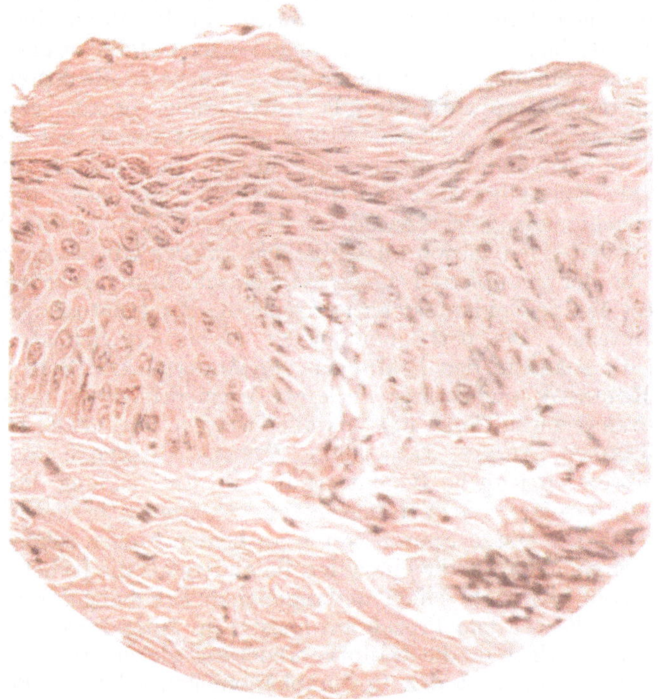

Abb. 45. 3 Tage alte Reizpapel.

von Akanthose. Deutlich ausgebildetes Stratum granulosum von einer aus
dicht aneinanderliegenden Hornlamellen bestehenden, etwa die halbe Epithel-
höhe messenden, nach beiden Seiten hin sich auffasernden Schuppe überlagert.
An zahlreichen Stellen beginnende Parakeratose. Die Elemente der basalen
und tieferen ·Stachelzellschicht zeigen geblähte Kerne, gequollene Nucleolen,
daneben Epithelien mit geschwellten, undeutlich tingiblen Kernen. Vermehrte
Mitosenbildung in der Basalreihe. Deutliche perivasculäre Rundzellinfiltration
des ödematösen Papillarkörpers. Die von KYRLE hervorgehobene Nuclear-
quellung haben wir schon an dreitägigen Reizaffekten (Abb. 45) verfolgen können.
Auf eine Deutung der Nucleargebilde möchten wir uns jedoch nicht einlassen.

Trotz der vielfachen, recht auffälligen Wesenszüge des Gewebsbildes möchten
wir doch die Psoriasisanatomie als keine so markante und jede Verwechslung
ausschließende Einheit hinstellen, als es von mancher Seite behauptet wird.

Zwischen Audry, der dem Strukturbild jede Eigentümlichkeit abspricht, und Sabouraud, der die pathologische Anatomie der Psoriasis den vollkommen abgegrenzten Krankheitstypen gleichstellt, steht die große Reihe jener, die in Kenntnis vielfacher Übergangsbilder, die strenge Absonderung von verwandten Formen nicht vertreten können. So kündigt Sabouraud selbst gleichzeitig eine Erweiterung der Grenzen der Dermatose auf Kosten der verschleierten Gruppe der „Seborrhoide" an, die sich wesentlich dadurch kennzeichnen sollen, daß die Exocytose weniger trocken und isoliert, die Exoserose stärker hervortritt. Die Abgrenzung dem seborrhoischen Ekzem, den ekzematisierten Varianten gegenüber kann sicherlich auf Schwierigkeiten stoßen. Unnas Sonderformen des Status psoriasiformis und seborrhoicus, Mac Leods „Seborrhoic Dermatitis", Dariers „Eczematide", Brimacombes „Seborrhoische Dermatose" greifen bei genauerer Betrachtung des histologischen Verhaltens stark in das Gebiet der Psoriasis über. Andererseits genügt schon die stärkere Exsudation, um die Ähnlichkeit psoriatischer Läsionen mit nässenden Ekzemen zu bedingen. Sehr sicher fühlt sich Civatte, wenn er behauptet, daß die geweblichen Anzeichen vollkommen genügen, um selbst atypische Psoriasisformen von Varianten des seborrhoischen Ekzems ungewöhnlicher Erscheinung, verläßlich unterscheiden zu können. Brüchigkeit des Rete mucosum, Polynucleose, intracelluläres Ödem, geringfügige Spongiose kämen der Psoriasis zu. Mononucleose, Vesiculation, Spongiose sowie intercellulares Ödem, dem seborrhoischen Ekzem. Die Kombination der für beide Dermatosen charakteristischen Veränderungen im selben Schnitt soll das Bild der ekzematisierten Psoriasis kennzeichnen.

Allgemeine Ätiologie und Pathogenese.

Im System der Hauterkrankungen muß die Psoriasis bis heute noch nach den feststellbaren Gewebsveränderungen den chronisch entzündlichen, schuppenden Dermatosen ohne eindeutige ursächliche Vorasusetzungen zugesellt werden, nachdem keine der bisher verbreiteten ätiologischen Theorien das Wesen, die Entstehung, die klinische Erscheinung und den Ablauf des Leidens befriedigend zu erklären vermag. Fast hat es den Anschein, daß es mehrfacher auf erblichen und konstitutionellen Faktoren beruhender, auslösender Bedingungen bedarf, um jene spezifische Hautbeschaffenheit vorzubereiten, welche der psoriatischen Reaktion als Voraussetzung dient. Parasitäre Einflüsse, neurogene Störungen, Anomalien des Stoffwechsels und manche andere, als Ursachen der Flechte angesprochene, umstimmende Vorgänge, wie Arthritismus, Minderleistung des inkretorischen Drüsenapparates, Allgemeinerkrankungen müßten dann im Sinne wechselnder Gelegenheitsursachen gedeutet werden.

Die Auffassung der Psoriasis als *parasitäres Leiden* hat an der Hand klinischer Anhaltspunkte von jeher zahlreiche Anhänger gefunden und trotz der widersprechenden mikrobiellen Befunde, des versagenden Impfergebnisses, der nicht erwiesenen Übertragbarkeit, wird an dem infektiösen Ursprung von vielen unentwegt festgehalten. In klinischer Hinsicht ergeben sich unzweifelhaft zahlreiche Analogien mit der Entwicklung, Konfiguration und Ausbreitung zahlreicher parasitärer Hautkrankheiten. Die exzentrische Vergrößerung der Einzelblüten, die bei zentraler Rückbildung häufig resultierende annuläre Form, die serpiginöse Aneinanderreihung der Efflorescenzen, plötzlich aufschießende Aussaaten, einem Seminium gleich um lange einzeln vorhandene Primärefflorescenzen, die gelegentliche hoch febril verlaufende akute, universelle Eruption, berechtigen in gewissen Grenzen zu ähnlicher Analogisierung. Das Ergriffenwerden des Haarbodens und der Nägel steuern ihrerseits zu diesem Vergleich bei. Doch schon bei der Frage der Kontagiosität läßt sich diese Parallele nicht weiter führen.

Alle aus der klinischen Beobachtung abgeleiteten Hinweise der Übertragung des Leidens von Psoriatikern auf vorher Gesunde müssen hinfällig werden, wenn man sich vor Augen hält, daß Erbanlage und familäres Vorkommen der Psoriasisanfälligkeit zu den Wesenseigenheiten der Krankheit gehören. Die Evidenz von 592 Psoriatikern setzte Schamberg in die Lage, das familiäre Auftreten an 13 Patienten zu beobachten. In $5^0/_0$ waren die Eltern erkrankt, Vater und Sohn waren 10 mal, Vater und Tochter 12 mal, Mutter und Sohn 3 mal, Mutter und Tochter 5 mal, Bruder und Bruder 16 mal, Bruder und Schwester 8 mal, Schwester und Schwester 8 mal, Mann und Frau 2 mal, Kollaterale 11 mal befallen. In einer 150 Fälle umfassenden Serie A. Jordans traf Heredität für $15^0/_0$ (24 Fälle) zu. Bei genauerer Verfolgung der Erbverhältnisse läßt sich häufig die Flechte oder ihr nahestehende Dermatosen in 3—4 Generationen verfolgen (Mac Kenna, Pogány, Kraus, Oppenheim). M. Engman teilt einen Psoriasisstammbaum mit, in welchem die Enkelin eines Psoriatikers, 6 Urenkeln, 4 Kinder der letzteren und in der nächsten Generation noch 2 Nachkommen von dem Leiden befallen waren. L. Heiner verfolgte den Stammbaum in 4 Psoriatikerfamilien, die unter 63 Mitgliedern 34 Befallene und 28 vom Leiden Verschonte aufwiesen. Die Vererbung wird in 4 Generationen nachgewiesen. Aus der Ehe von 2 Psoriatikern gehen 2 kranke und 1 gesundes Kind hervor. Die Nachkommenschaft des älteren Kranken (Sohn) bleibt erscheinungsfrei. Alle Kinder des jüngeren psoriatischen Sohnes werden von der Flechte befallen. In der Vererbungsreihe stehen 23 Männer $= 53^0/_0$, 11 Frauen $= 37^0/_0$ gegenüber. Nach Erhebungen von K. Fürst an der Frankfurter Klinik enthielten 103 Stammbäume von Psoriasisfamilien 185 Fälle von Psoriasis. Bei 37 Familien, also in $36^0/_0$ der Fälle war familiäres Auftreten zu finden. In zwei Stammbäumen, wovon einer 11, der andere 9 Psoriatiker enthält, ist dominanter Erbgang deutlich ersichtlich. Eine weitere Anzahl Stammbäume, in denen die Psoriasis in drei aufeinander folgenden Generationen aufgetreten ist, bestätigt diese Art der Vererbung. In den Familien, in denen nur ein Fall der Flechte manifest wird, spricht das Fehlen von Verwandtenehen gegen recessive Vererbung. Die regelmäßig dominante Vererbung konnte auch O. Dér an der Nachkommenschaft eines von Psoriasis befallenen Ehepaares verfolgen. Den familiären Wechsel parakeratotischer Hautzustände führt auch Bettmann auf Erbanlagen zurück. E. Hoffmann sah sogar in Familien die gleichen Typen der Psoriasis wiederkehren. Bei dieser Sachlage müssen die Angaben über konjugales Auftreten (Poor, Nielsen, Hammer, Mc Call Anderson, Aubert, Imparati, Dreyer, Cantrell, Markuse, Schamberg) der Affektion um so vorsichtiger beurteilt werden, als die diesbezüglichen Krankengeschichten Konsanguinität der Ehehälften nicht auszuschließen gestatten und Erstausbrüche in jedem Lebensalter in die Erscheinung treten können. So konnten auch die Hinweise auf gehäuftes Auftreten der Flechte in der Umgebung von Psoriatikern (Unna, Ausbruch bei drei, von einer psoriatischen Pflegerin betreuten Kindern) nicht sicherer die Möglichkeit einer Kontaktübertragung erhärten. Die Überimpfung der Herde auf nachweislich Gesunde ist bisher stets negativ (Behrend, Ducrey, De Amicis, Campana, Hammer und Block, Wützdorff) ausgefallen. Lassar, Beissel, Destot, Schamberg, Lennhoff u. a. berichten zwar über gelungene experimentelle Übertragungsversuche, doch beziehen diese sich stets auf die Provokation von Läsionsformen an Patienten, deren Neigung zu dem Leiden durch wiederholte Psoriasisausbrüche über jeden Zweifel erhaben stand. Das Phänomen der Ansprechbarkeit von Psoriatikern, die Neigung auf die verschiedensten äußeren Reize hin mit zugehörigen Reaktionsformen zu antworten, zählt seit Köbners Feststellung zu den beststudierten Eigenheiten des Leidens und läßt sich schwer mit der

Vorstellung einer spezifischen Infektion in Einklang bringen. 1909 experimentierte SCHAMBERG an 23 Psoriatikern mittels linearer Scarification, nur dreimal gelang die experimentelle Erzeugung von Blüten und das auch nur bei floriden, in Progression begriffenen Schüben. C. LENNHOFF berichtet aus der Klinik JADASSOHN über 3 positive Impfergebnisse. Stets handelte es sich jedoch um frische eruptive Psoriasisfälle. An den mit Schuppen beschickten Insertionsstellen entwickelten sich nach 14 tägiger Inkubationszeit klinisch und geweblich verifizierte Psoriasisherde. An mit feinem Epidermisgeschabe geimpften Kontrollstellen gingen keine Herde an. Geimpftes filtriertes Psoriasismaterial (Tonfilter) kam nicht zur Haftung. Ähnliche Übertragungsversuche haben wir immer wieder aufgenommen und im Einklang mit anderen Forschern an schuppenbeschickten und mechanisch irritierten Kontrollstellen nach 3—5 tägiger Latenz Psoriasisblüten angehen gesehen. Solche junge Reizpapeln bieten das beste Testmaterial für die Verfolgung der initialen Gewebsvorgänge, welche sich an den einfach scarificierten, also nur traumatisch gereizten Stellen, in völliger Übereinstimmung mit dem anatomischen Substrat der am Orte der Schuppeninsertion aufgetretenen Blüten nachweisen lassen. Auch bezüglich des zeitlichen Auftretens beider Efflorescenzarten sind keine Differenzen festzustellen. Da positive Experimente stets nur zu Zeiten des Aufflackerns und fortschreitender Generalisierung psoriatischer Ausbrüche zu erzielen sind und in dieser Irritationsphase wohl eine beosndere Anreicherung des supponierten Kontagiums angenommen werden darf, so ist es nicht von der Hand zu weisen, daß jeder örtliche Reiz zur Einimpfung oder Aktivierung an Ort und Stelle schlummernden Virus führt.

Noch verschleierter gestalten sich die ursächlichen Verhältnisse, wenn das Leiden in unmittelbarem Anschluß an verschiedene Schutzimpfungen (SPILLMANN, BLANC, NICOLAS und FAVRE, NICOLAS und RIBOLLET, DE BEURMANN und RAMOND) schwerere Verletzungen und äußere medikamentöse Einwirkung zum Ausbruch gelangt. Reich ist die Literatur der sogenannten *vaccinalen* Psoriasis. BLANC stellte schon vor 20 Jahren 19 Fälle echter vielfach auch histologisch bestimmter Eruptionen nach Schutzpockenimpfung zusammen. Das gleiche Vorkommnis wird durch Beobachtungen von JEANSELME, NICOLAS und RIBBOLET, NICOLAS und FAVRE, S. SPILLMANN, DREYER, MEIROWSKY, KYRLE, NOBL und SUKMANN u. a. beglaubigt. Man sieht entweder die Insertionsstellen zunächst sich in Psoriasisherde umwandeln und dann von ausgebreiteten Schüben gefolgt werden, oder die einsetzende Umstimmung markiert den Zeitpunkt rasch um sich greifender, mit allen Wesenszeichen (Mikroabscessen) einhergehender Krankheitsbilder. Nach Injektion verschiedener Schutzsera (FOX-Antistreptokokkensera, Tuberkulin-MENZER, SCHOENFELD), medikamentösen Einspritzungen (Ameisensäure-MALTEN), Schußverletzungen (TAMM), als sekundäre Aufpfropfung auf einleitende Dermatitiden (DITLEVSEN), nach Pflasterapplikation (ZINSER), Röntgendermatitis (STRANDBERG), Bromexanthem, sind gleichfalls Ersteruptionen beobachtet worden. Es wirft sich hierbei die noch zu ventilierende Frage auf, inwieweit bei solchen Zusammenhängen biologische Zustandsänderungen die Psoriasisanfälligkeit vorbereiten bzw. die parakeratotische Reaktionsfähigkeit der Haut in die Wege leiten. Mikrobiellen Einflüssen käme dann mit einer Reihe anderer Noxen die Rolle auslösender Faktoren zu, die in einer spezifischen Hautbeschaffenheit ihre Voraussetzung haben.

Was die bisher erhobenen Mikrobenbefunde betrifft, so kann keiner derselben der Kritik standhalten, und es ist mehr als fraglich, ob in der Tat eine spezifische Keimsorte als Krankheitserreger in Frage kommt. Das Penicillium glaucum WERTHEIMS, das Epidermophyton LANGS, der Lepocolla repens benannte Pilz EKLUNDS, die Mikrokokken DE MATEIS haben sich bei der Nachprüfung teils als Kunstprodukte, teils als banale Saphrophyten erwiesen. So auch die der in 95% der Fälle im Blut und in den Schuppen erhobenen Sarcinebefunde von M. Marcus. Das Phänomen der Mikroabscesse hat das Augenmerk auf eine ganze Reihe von Eitererregern gerichtet, auf deren leukotaktisches Vermögen die epithelialen Zelleinschichtungen zurückgeführt wurden. Doch ist weder im konstanten Erscheinen die eine oder die andere pyogene Keimart verfolgt worden, noch ist es gelungen, zugehörige Sonderarten aus den Auflagerungen in Reinkultur zu züchten. Auch fiel das Tierexperiment stets negativ aus. Die Unempfänglichkeit der Laboratoriumtiere für die Flechte (Ducrey, de Amicis, Campana, Hammer und Bloch, Wützdorff), das zweifelhafte Vorkommen einer animalen Dermatose psoriatischen Charakters (J. Heller), lassen die Möglichkeit einer experimentellen Übertragung kaum annehmen. Unna ist geneigt, die von ihm als Morokokken bezeichneten vermeintlichen Erreger des seborrhoischen Ekzems auch für die Psoriasis verantwortlich zu machen. J. Serkowski und Wisniewski bezeichnen als infektiöses Agens ultramikroskopische, Berkefeldfilter passierbare, den Paschenschen Variolakörperchen ähnelnde Mikroben. Mit der isolierten Keimart vorgenommene Inokulationen an Psoriatikern, sollen nach 10—14 Tagen Impfefflorescenzen hervorgerufen haben.

Das Studium der Psoriasis factitia (Köbner) hat zu weiteren Feststellungen geführt, welche den Parasitismus in anderer Richtung vermuten lassen. In Anlehnung an die Befunde bei Geflügelpocke konnte Lipschütz feststellen, daß durch dermotrope Erreger bedingte Reizphänomene der Haut auch für Psoriasis factitia zutreffen (künstliche Provokation innerhalb zeitlich bestimmter Intervalle; Auftreten nach Ablauf gesetzmäßiger Inkubationszeiten, klinische und pathologisch-anatomische Übereinstimmung mit den spontan auftretenden Erkrankungsformen der Haut). Auf Grund von Analogisierung des Köbnerschen Reizphänomens mit durch dermotrope Vira bedingte Hautveränderungen bei einer Reihe menschlicher und tierischer Infektionskrankheiten (Variola, Geflügelpocke usw.) deutet Lipschütz die Psoriasis vulgaris als Infektionskrankheit — als Einschlußkrankheit mit chromophaner, vorzugsweise basophiler Kernmasse —, bei welcher die Hauterscheinungen gewissermaßen nur das Ergebnis der cutanen Projektion des im Organismus latent befindlichen dermotropen Virus bzw. der Wechselwirkungen zwischen Haut und in letztere gelangte Noxe darstellen.

In Löfflers Ausstrichen fand er $^1/_4$ μ große, rote bis mattrote, scharf konturierte Körperchen, welche als Strongyloplasmen angesprochen, v. Prowazeck an 2 Patienten bestätigen konnte. Später sprach v. Prowazeck in singulären Fällen gefundene 3 μ lange Fädchen als Spirochäten an. An meiner Station gelang es S. Peller 1912 im Dunkelfeld bipolar zugespitzte, ovale Körperchen von der Länge eines einfachen bis $1^1/_2$fachen Erocytendurchmesser festzustellen (ohne Granulierung, Kern und Lichtlinie). An den Polen setzten sich lichtschwache, sich nicht bewegende, feine, ungeteilte, das Doppelte bis Dreifache der Körperchen betragende Fäden fort. Überdies durchzogen die Gesichtsfelder spirochätenähnliche, peitschenförmig sich rasch fortbewegende Gebilde. Die Einschlüsse unterscheiden sich in jeder Hinsicht von jenen Lipschüt8.

An Köbnerschen Reizefflorescenzen verfolgte Kyrle die exzessive Quellung und Acidophilie der Nucleolen, sowie ihren häufigen Austritt in das Zellplasma (Abb. 46). Die geblähten Retezellen erweisen sich reichlich von runden bis ovalen, mit Eosin rotgefärbten Körpern durchsetzt, welche er als Einschlüsse anspricht. Diese, den Guarnerikörperchen ähnlichen Gebilde betrachtet Kyrle als überzeugenden Beweis dafür, daß die Schuppenflechte den Einschlußkrankheiten, den Epitheliosen zugerechnet werden muß. Variola und Psoriasis

vulgaris sollen Schwesterkrankheiten sein, bei welchen in gleicher Weise als
Initialveränderung Retehypertrophie und Epithelhügelbildung zustande kommen.
Noch bevor andere Degenerationserscheinungen an dem gewucherten Epithel
manifest werden, soll die Nuclearreaktion mit der Bildung von Einschlüssen
(GUARNERI-Psoriasis-Körperchen) erfolgen. Als Unterschied zwischen Guarneri-
und Psoriasiskörperchen mache sich die geringere Beständigkeit der letzteren
geltend. Sie werden rasch aus dem Plasma ausgeschieden oder kommen überhaupt nur während eines relativ kurzen Abschnittes in der Entwicklung einer
Psoriasisefflorescenz hervor. Sie können in Schnitten voll entwickelter Plaques
gelegentlich überhaupt fehlen. Als Verfechter der Spezifität des Leidens, reiht
er es den Chlamydozoenerkrankungen der Haut ein.

Im zirkulierenden Blut sowohl, als in den Efflorescenzen glaubte B. RASCH
des Erregers in Gestalt spirochätenartiger Protozoen habhaft geworden zu sein

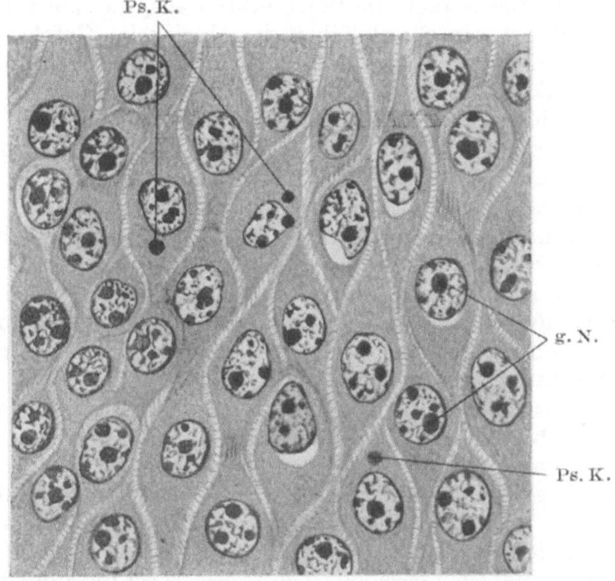

Abb. 46. Schnitt durch eine vier Tage alte Psoriasis-(Reiz-)Efflorescenz.
Darstellung der Kernverhältnisse. $^1/_{12}$ homogene Immersion, Okl. 4.
Durchwegs geblähte Kerne mit gequollenen Nucleolen (g. N.), letztere stellenweise in Austritt
begriffen. Ps. K. ausgetretene Nucleoli, Psoriasiskörperchen.
(Aus J. KYRLE: Vorlesungen über Histobiologie der menschl. Haut, Bd. I.)

und belegte ihn mit dem Namen Spirochaeta sporogona psoriasis (1920). Systematische Nachprüfungen haben mir und anderen gezeigt, daß wohl nur unge-
eignete Untersuchungseinrichtung und die irrige Deutung von Blutkörperchen-
trümmern, Fibringerinnseln, sowie Serumartefakte zu solchen Fehlschlüssn
führen konnten (FONTANA, FRÜHWALD, FUSS, OELZE, SAWNIK). Bei Durchmusterung des Geschabes verschiedenster Hautefflorescenzen, wie auch der
normalen Epidermis, können detrituale Produkte das Aussehen körperfremder
Einschlüsse annehmen (KETRON, FRÜHWALD, NOBL, L. BORY). Jüngst noch
wies auf die pathogene Bedeutung einer Moniliaart SANDERS hin, welche er
aus Schuppen, dem Sputum und Zungengeschwüren isolieren konnte. Ähnliche
Solitärbefunde durchsetzen reichlich die Literatur, doch sind dieselben kaum
geeignet, als Stützen der ektoparasitären Auslösung des Leidens zu dienen.

Über immunbiologische Reaktionen fehlt es bisher zumeist an befriedigenden
Nachrichten. H. SEMON erhielt mittels der Komplementablenkungsmethode

positive Ergebnisse, doch ist es nicht ausgeschlossen, daß die Kranken gleichzeitig luetisch infiziert waren.

Schamberg, Kolmer, Ringer und Raiziss versuchten mittels der Komplement-Fixations-Methode das serologische Verhalten der Psoriasis anzugehen. In keinem der Fälle kam es zu einer als positiv zu wertenden Ablenkungs-Reaktion. Selbst bei wiederholter Ausführung der Versuche war niemals ein Umschlagen des serologischen Phänomens zu verfolgen. Weder das Verhalten der Schuppenextrakte als Antigen, noch das Serum der Psoriatiker als Träger von Psoriasisantikörpern war für eine bakterielle Voraussetzung der Psoriasis zu verwerten. Die Komplementbindungsreaktion mit Wassermann-Antigen war unter 48 Fällen 9 mal (18,7%) positiv, dieses bemerkenswerte Resultat kann nicht dadurch erklärt werden, daß etwa unter den Psoriatikern einige latente Luesfälle waren, da hierfür der Prozentsatz zu groß ist. Eine Erklärung dafür steht vorläufig noch aus.

Im gleichen Sinne fielen auch die Blutkulturen aus, die, auf verschiedensten Nährböden durchgeführt, ein Sterilbleiben der Medien im Gefolge hatten. Die mit Schuppen und Extrakten von Schuppen bewirkten Aussaaten brachten nur gewöhnliche Bakterien zur Aufkeimung, niemals Sonderkeimgattungen, die als Erreger der Krankheit angesprochen werden können. Impfungen auf Affen mit Schuppenserum und defibriertem Blut gingen nach 1—6 monatlicher Beobachtung nicht an.

Von Infektionskrankheiten ist namentlich die *Tuberkulose* vielfach zur Schuppenflechte in genetische Beziehung gebracht worden. Obwohl die Klinik immer wieder lehrt, daß die Ausbrüche meist bei blühend aussehenden, völlig gesunden Menschen sich einstellt, und im Gewebsbild keinerlei Züge einer spezifischen tuberkulösen Hautreaktion vertreten sind, auch biologisch Herdreaktionen nie auszulösen sind, so wird die Vermutung der tuberkulösen Abstammung der Flechte immer wieder laut.

Poncet, Sabouraud und andere französische Autoren betrachteten die Psoriasis als eine tuberkulöse Erkrankung der Haut, gleich dem spezifischen Rheumatismus, entweder rein toxischer oder bacillärer Natur. In Deutschland tritt Menzer für die gleiche ursächliche Beziehung ein. Von geweblichen Untersuchungen ausgehend, gelangt er zu der Anschauung, daß die Psoriasis durch eine latente, innere, vorwiegend in Lymphdrüsen seßhafte Tuberkulose bedingt sei, wozu pyogene Infektionen sich gesellen. Die Psoriasis sei im Sinne hämatogener Hautmetastasen von diesen inneren Herden zu betrachten. Stütze fand die Auslegung der Flechte als tuberkulöses Hautleiden in Weleminskys mittels Tuberkulomucin erzielten Heilerfolgen. Das simultane Auftreten von Psoriasis und tuberkulösen Hautveränderungen ist als höchst seltenes Vorkommnis zu bezeichnen (Fischl, Psoriasis und Lupus vulgaris; Hoffmann, Psoriasis und Lupus erythematosus, Marceron und Huet: Psoriasis und Tuberkulide) und gestattet keineswegs den Rückschluß auf eine ätiologische Einheit. Milian sah zwar nach hohen Tuberkulindosen arthritische Psoriasisformen stark febril und mit Herderscheinungen in den Gelenken reagieren, doch ist gelegentlich die gleiche Ansprechbarkeit auch mit anderen Proteinkörpern bei parenteralen Einführungen zu erzielen, um so eher als Fieberzyklen diese Sonderarten häufig begleiten. H. Roisentwit fand in 35% von 53 untersuchten Fällen keinerlei tuberkulöse Symptome, in 32% waren in der Familienanamnese Anhaltspunkte für eine Belastung gegeben. O. Hoffmann fand in Psoriatikervorgeschichten in 26% Verdachtsmomente familärer Tuberkulosedisposition. Diesen Erhebungen steht die große Summe genau untersuchter Psoriatiker gegenüber, die keinerlei Anzeichen des aktiven Leidens darboten. Das öfter beobachtete Erstaufflammen der Exantheme nach Tuberkulininjektionen (B. DUGARDIN, P. VIGNE et MOUTTE, WARNECKE), wie auch nach metastasierender Phthise ist zwar auf die Tuberkulinwirkung zu beziehen, doch nicht im Sinne einer, durch dieselbe mobilisierten Ausstreuung von Bacillenbeständen in die Haut. In meinen methodisch durchgeführten Untersuchungsreihen hatten die Gewebsverhältnisse niemals auch nur annähernde Ähnlichkeiten mit tuberkulösen Strukturen ergeben, die biologischen Reaktionen fielen nicht häufiger positiv aus als bei anderen Kranken und der Rückgang der Erscheinungen auf Tuberkulinbehandlung war nicht häufiger zu verzeichnen, als bei der unspezifischen Proteinkörpereinverleibung. Die Erfolge im Sinne unspezifischer Reizwirkung finden ja heute vielfach in Nachprüfungen eine ergänzende Bestätigung. HÜBNER, SCHÖNFELD, RÜSCHER u. v. a. lehnen den Zusammenhang der Psoriasis mit Tuberkulose restlos ab, welcher Anschauung auch ich nach eingehenden klinischen und experimentellen Untersuchungen beipflichten muß. F. JUNKER belegt mit einer Beobachtung die übrigens schon vielfach betonte Möglichkeit, daß bei vorhandener Disposition gleich anderen Noxen, auch Stoffwechselprodukte der Tuberkelbacillen den Ausbruch der Psoriasis herbeiführen können (wiederholte typische Ausbrüche von Psoriasis nach Pneumothoraxeinfüllungen bei einer 27 jährigen lungenkranken Frau).

Die gestreifte ätiologische Beziehung wird kaum genauer durch die hämatologischen Befunde von SICOLI begründet. Ansteigende Eosinophilie (am Ausbruchsende bis zu 9%), gesteigerte Lymphocytenwerte und Hypoglobulie sollen bei Psoriasis sowie dem umschriebenen Haarschwund, parallel laufende Veränderungen darstellen und an die Blutformel torpider Tuberkuloseformen erinnern.

Nicht überzeugender wirkt die Summe der Hinweise, welche den *syphilitischen* Ursprung der Hauterkrankung nahezulegen bestrebt sind. Wohl am meisten stützt sich diese Vermutung auf das oft beobachtete, prompte Reagieren der Schübe auf spezifische, antiluetische Behandlung (JAUSION und PECKER). Lange Zeit hindurch ist namentlich das Kalomel (HALLOPEAU, BROCQ) den best wirkenden Antipsoriaticis an die Seite gestellt worden. Reichlich hat zu der Annahme auch die frappante Ähnlichkeit beigesteuert, die eine Trennung psoriasiformer Syphilide von banalen psoriatischen Erscheinungen auf klinischem Wege mitunter fast unmöglich macht und gelegentlich nicht einmal mit der Gewebsuntersuchung zu erreichen ist. Dazu kommt noch bei der Häufigkeit der spezifischen Allgemeinerkrankung, das Zusammentreffen dieser mit der Schuppenflechte bei dem Kranken. LEREDDE betont die dicht verfolgte Beobachtung heredosyphilitischer Stigmen in der Reihe der von ihm betreuten Psoriatiker (bei 8 von 28 Fällen). Viele der Kranken zeigten Syphilis in der Ascendenz. LÉVY-FRANCKEL, JUSTER und COTENOT fanden bei 102 Psoriatikern in 77,5% Anhaltspunkte für Heredosyphilis (zweimal Stigmen, wiederholten mütterlichen Abortus, Geschwistersterblichkeit). Mit kongenitaler und erworbener Lues belastete Psoriatiker reagierten häufig günstig auf spezifische Behandlung. L. BROCQ führt zur Beleuchtung der engeren Wechselbeziehung, den gehäuften Erstausbruch der Schuppenflechte bei Luetikern der irritativen Phase an, doch kann er der Ansicht nicht beipflichten, daß die Flechte ein mitigierter Ausdruck von Syphilis sei. Seiner Anschauung nach käme der Lues eine gewisse präparatorische Bedeutung zu. Mit den Amerikanern POLLITZER, SCHAMBERG, HOWARD-FOX stimmen die meisten deutschen Autoren überein, indem sie der Syphilis in der Psoriasisätiologie keinen Platz einräumen. Für diesen Zusammenhang haben wir gleich GJONJEVIC und SAVNIK, C. BRUCK, BOAS, H. MÜLLER, SCHAMBERG, STRICKLER, bei 34 serologisch geprüften Psoriatikern in der WASSERMANN-Reaktion keine Anhaltspunkte finden können.

An die parasitäre Auffassung lehnen sich fernerhin die Meinungen an, welche das auslösende Moment in verschiedenen Keimschädigungen erblicken, jedoch eine *spezifische Anfälligkeit* für das Leiden voraussetzen. Die Neigung, auf mikrobielle Invasionen mit den schuppenden entzündlich-exsudativen Ausbrüchen zu reagieren, wird teils auf konstitutionelle Veranlagung des Ektoderms, teils auf erworbene Umstimmung der allgemeinen Decke bezogen. Die Annahme einer Erbanlage findet in dem auffälligen familiären Vorkommen der Flechte eine sehr beachtenswerte Stütze. Die Heredität, namentlich die kollaterale, wie auch das gehäufte Zusammentreffen mit verschieden alternierenden Störungen der Keratinisation in Psoriatikergenerationen, kommen dieser Auslegung zu Hilfe. In Verfolgung dieser bekannten Beziehungen (AUDRY, BETTMANN, E. HOFFMANN, POLLITZER u. a.) wies jüngst noch BERNHARDT in einem umfangreichen Material 41,5% Keratosis pilaris, 3,45% Ichthyosis, 18,8% palmare und plantare hereditäre Keratodermie, 18,8% Nagelmißbildungen, 21% Hypertrichosis, 23% Mundhöhlen- und Zungenfehlbildungen, 16,3% Verbildungen des äußeren Ohres, 48,8% Zahn- und Skelettdeformitäten nach.

Neben der dispositionellen Veranlagung der Psoriatiker wird eine Reihe von Faktoren geltend gemacht, welche der Bereitschaft zur abnormen Verhornung Vorschub zu leisten vermögen. Zur Erklärung der parakeratotischen Reaktionsfähigkeit der Haut sind bisher vergeblich geänderte *Stoffwechselverhältnisse* herangezogen worden. Das zur Verfügung stehende Feststellungsergebnis ist so widersprechend und ungleichmäßig, daß es schwer fällt, aus den Verschiebungen des Körperhaushaltes die so einschneidend umgestellten Zellfunktionen in der Oberhaut zu erklären. Und wenn immer wieder Stimmen laut werden, welche die Schuppenflechte als Stoffwechseldermatose erklären, so fehlt dieser Annahme jede ernste Begründung. Weder die widersprechenden Harnsäure- und Zuckerbestimmungen, noch die Verfolgung der Ionenkonzentration, des Basalumsatzes, des Kalkstoffwechsels, haben bisher irgendwie verwertbare Resultate gezeitigt. Das quantitative Erfassen der Calcium - Harnstoff - Harnsäure - Cholesterin - Glucose - Werte des Blutes in singulären Fällen ist als nutzlose Arbeit zu bezeichnen, über welche kritische Anhänger der dermatologischen Stoffwechselpathologie längst zur Tagesordnung übergegangen sind.

In Serien sorgfältigst durchgeführte Stoffwechseluntersuchungen von SCHAMBERG, KOLMER, RINGER und RAIZISS zeigten, daß die Kranken zu Stickstoffrentention neigen. Bei einer milden Eiweißdiät scheiden Psoriatiker nur geringe Stickstoffmengen aus. Auf diese Art regulierte Nahrung hat auf den Ablauf der Psoriasisschübe günstigen Einfluß. Eine beträchtliche Stickstoffausscheidung erfolgt durch die Psoriasisschuppen. Die Stickstoffretention nimmt bei konzentrierter Eiweißkost bedeutend zu. Aus den Versuchen geht auch hervor, daß die Ausscheidungsstörung nicht auf beeinträchtigte Nierentätigkeit zu beziehen ist. Den Eiweißbedarf der Psoriasisschuppen deckt das Blut- und Lymphgefäßsystem. Die Bedarfsstoffe entstammen der Nahrung, doch sei auch möglich, daß die großen Ansprüche der erkrankten Haut durch Eiweißreserven des Muskelapparates zum Teil befriedigt werden. ABDERHALDEN fand in einem schweren Psoriasisfall auf 100 g wasserfreie Schuppen berechnet 4,5 g Alanin, 0,78 g Cerin, 1,85 g Cystin, 2,25 g Leucin, 6,50 g Glutaminsäure, 2,32 g Phenylalanin, 3,25 g Tyrosin und 3,05 g Pyrolin. Die histobiologischen Untersuchungen von GANS (Messung in den Gewebszellen mit Indicatoren) an allergischen Hautbezirken legen für die Psoriasis eine herabgesetzte Pufferung des Organismus gegen Säuren nahe; hierbei scheint neben einer Stoffwechselverschiebung im Gesamtorganismus, besonders auch eine örtliche Stoffwechselverlangsamung von Bedeutung zu sein. Die Änderung der Wasserstoffionenkonzentration hat auf das Zustandekommen der Morphen entscheidenden Einfluß und wirkt sich bei ätiologisch verschiedenen Hautzuständen unter den gleichen oder sehr ähnlichen Hautveränderungen aus. Die Reaktionsänderung bei der Schuppenflechte scheint von übergeordneten Bedingungen abhängig zu sein.

HÄMMERLI ging den Verhältnissen des Minerlastoffwechsels nach und stellte gesteigerte Schwefelausscheidung sowie Magnesiumretention fest. H. GÊBER fand nur eine Abhängigkeit der Schwefelausscheidung von der Stickstoffzufuhr. Stickstoffarme Kost unterstützt die Schwefelausfuhr, ein Vorgang, der jedoch für die Psoriasis nichts Typisches ist.

In einzelnen, zu keinen allgemeinen Schlüssen berechtigenden Bestimmungen fanden HAMRATH und auch GRAMATSCHIKOW in exanthemfreien Zeiten beträchtlich gesteigerte Stickstoffausscheidungen. GAUCHER und DESMOULIERE verfolgten im Stadium der Abheilung zunehmende Kochsalzausfuhr. R. JAMIESON sah in irregulärer Schwankung den N-Gehalt des Blutes im Zusammenhang mit den Jahreszeiten ansteigen und sinken (Höchstwerte Juli, September, November 25,04—46,0 mg auf 100 ccm Blut). Nach zahlreichen Einzeluntersuchungen gelangten W. PICK, RAYMOND, LACROIX und HADIDA, HUDELO und KOURILSKY konstant zu erhöhten Werten des Blutzuckerspiegels und sind geneigt, die Hyperglykämie als Symptom der Psoriasis zu halten. A. BLASI fand an der Klinik PASINI bei 19 Psoriatikern recht schwankende Blutzuckerwerte. Ähnlich verhielt sich der Cholesterinspiegel. Eine Vermehrung des Cholesterins im Blut und in den Hautprodukten konnte A. LACROIX nur gelegentlich nachweisen. BERNHARDT und ZALENSKI fanden in 70% Senkung des Cholesterinspiegels im Blut. Thymusbestrahlung führt zu Cholesterinzunahme ohne Beeinflussung der Flechte.

Die Möglichkeit eines Zusammenhanges zwischen *Psoriasis und Glycosurie* ist des öfteren in Erwägung gezogen worden. H. STRAUSS ist für einen solchen Zusammenhang wiederholt eingetreten. Rein statistisch erfaßt, scheint die Schuppenflechte nur recht selten zu einem Diabetes hinzuzutreten. WEIN-BRENNER fand unter 563 Psoriatikern nur einen Diabetiker. L. GROSS weist aus dem Material SENATORs unter 800 Diabetesfällen 5 mal Psoriasis aus und gelangt zu dem Schluß, daß Diabetiker unabhängig von ihrem konstitu-tionellen Leiden Psoriasis bekommen. Andererseits wirft sich die Frage auf, ob Psoriatiker keine größere Neigung zur Glycosurie zeigen als gesunde Menschen? Im bejahenden Sinne treten H. STRAUSS, GRUBE, POLOTEBNOFF u. a. ein. POLO-TEBNOFF nennt den Diabetes geradezu eine der objektiven Störungen von seiten des Nervensystems, die bei Psoriasis zu beobachten sind. Im Gegensatz hierzu stehen die Übersichten von NIELSEN, SCHÜTZ u. a., die unter mehreren hunderten von Fällen nur je einmal psoriasisbefallene Diabetiker beobachten konnten. GRUBE dagegen führt 9 Fälle an, in denen neben einer meist schon lange be-stehenden Psoriasis Diabetes beobachtet wurde. Doch weisen diese Patienten in der Anamnese überdies Gicht auf. Der supponierten Bereitschaft Psoria-tiker zu Glycosurie ist F. NAGELSCHMIDT mittels Prüfung der alimentären Glycosurie nähergetreten. Das Ergebnis dieser Untersuchung war, daß unter 25 Fällen von Psoriasis 8 alimentäre Glycosurie darboten. Von diesen scheiden drei Kranke mit gemischter Disposition aus, so daß die Tatsache bestehen bleibt, daß 5 = 20% Neigung zu alimentärer Glycosurie zeigten. Da ähnliche Versuche bei anderen Dermatosen [Furunculose, Prurigo, Pruritus, Ekzem, Dermatitis herpetiformis (DUHRING)] negativ ausfielen, so möchte NAGEL-SCHMIDT doch für die untersuchten Fälle eine gesteigerte Bereitschaft zur ali-mentären Glycosurie annehmen. Die kritischen Nachprüfungen von PICK, BURGENER, VEROTTI, BUSCHKE und W. CURTH haben jedoch ergeben, daß es sich hierbei nur um Zufallsbefunde handeln könne. Auch die neueren Hinweise NAGELSCHMIDTs auf die günstige therapeutische Beeinflussung der Schuppenflechte mit Pankreatintabletten, haben die Beziehungen der Dermatose zum Diabetes nicht zu erhärten vermocht. Die hypothetische Beziehung der Flechte zur Hyperglykämie findet keine festere Stütze in den mit Insulin erzielten Heilerfolgen.

In einem immerhin beachtenswerten Verhältnis konnte Lortat-Jacob in der Ascendenz von Psoriatikern (Eltern, Großeltern) Diabetes nachweisen. Viele Kranke dieser Kategorie reagierten günstig auf Insulininjektionen, wie wir noch zu erwähnen haben werden. Indes können die mit Insulin erzielten vorübergehenden Erfolge um so weniger als Stützen einer Beziehung der Flechte zu Hyperglykämie dienen, als in den Serien der französischen Autoren die beste Ansprechbarkeit Kranke darboten, bei welchen die Flechte mit verschiedenen Störungen des Leberstoffwechsels einherging (Lortat-Jacob, Bith). Dem Pankreashormon dürfte bestenfalls eine terrainumstimmende Wirkung zukommen. Das von Lortat-Jacob betonte häufige Vorkommen symmetrischer Lidxanthomatose bei Psoriatikern konnten wir nicht beobachten.

Unter den auslösenden Bedingungen der gestörten Verhornung wird auch *inkretorischen Störungen* eine Rolle zuerkannt, wobei allerdings bis heute noch exakte Beweise der genetischen Abhängigkeit der Hautveränderungen von Funktionshemmungen der Drüsen mit innerer Sekretion nicht zur Verfügung stehen. Bei der bekannten Wechselbeziehung und den vikariierenden Einsätzen der hormonbildenden Körper füreinander fällt es schwer, von Fall zu Fall die eine oder die andere Blutdrüse als diejenige anzusprechen, deren gehemmte Funktion die parakeratotische Umstimmung der Haut verursacht. Dementsprechend sind die Erfolge der in neuester Zeit stark herangezogenen Substitutionstherapie, wie noch zu erörtern sein wird, wenig ermutigend. Es ist eine klinisch und experimentell einwandfrei erhärtete Tatsache, daß die *Thyreoidea* hormonale Einflüsse auf die allgemeine Decke auszuüben vermag und ihre Hypofunktion myxödematöse, schilfernde und schuppende Veränderungen im Gefolge hat. Ichthyosiforme Erythrodermien, palmare und plantare Verhärtungen können gelegentlich auf thyreogene Sekretionshemmungen bezogen werden. Über das engere pathogenetische Verhältnis des vollentwickelten Krankheitsbildes der Schuppenflechte zum Dysthyreoidismus jedoch fehlt die verläßliche Orientierung. Der hypothyreotische Kropf zählt zwar zu einer häufigen Begleiterscheinung der Psoriasis (Lévy-Franckel, Juster, Cottenot, Buschke und W. Curth), doch genügt die Koinzidenz nicht zu weitreichenden Folgerungen. Die in den letzten Jahren statistisch erfaßte Steigerung der Kropfwelle hat zu keiner wesentlichen Zunahme der Psoriasis geführt, und auch der Zyklus ihres Aufflammens und Abklingens zeigt keine augenfällige Abhängigkeit vom Wechsel der Strumapathologie bzw. den hiermit zusammenhängenden Ausfallserscheinungen. Alle bisher zur Verfügung stehenden Prüfungsmethoden inkretorischer Störungen (Hormonalinjektionen, Pilocarpin-, Atropin-, Amylnitritversuch, Grundumsatzbestimmung) haben eine Abhängigkeit der Flechte von thyreogener Dysfunktion kaum zu stützen vermocht. Auf den Fehlschluß, vorübergehend mittels Substitutionsbehandlung erzielte Heilerfolge als Ausgleich inkretorischer Störung zu werten, wurde mit Recht des öfteren hingewiesen. Neben den spezifischen Inkreten werden Lecithin und verschiedene Eiweißkörper mit den Hormonalpräparaten dem Organismus zugeführt, die nicht nur auf den komplexen Apparat der Blutdrüsen, sondern gleichzeitig auf sonstige Gewebe aktivierend einwirken. Die übergeordnete regulierende Einwirkung des vegetativen Nervensystems, die sympathische Steuerung der Thyreoidea, Nebenniere und Hypophyse einerseits und die antagonistisch seitens des Vagus beeinflußte Funktion des Pankreas, der Parathyreoidea, der Testes und Ovarien andererseits zeigt zur Genüge, wie schwierig es ist, in der Summe der ursächlichen Voraussetzungen des Hautleidens Einzelstörungen des inkretorischen Apparates Raum zu geben (R. Bertanzi, L. Spielmann und A. Winstel, Delbanco, Radaeli, Caritlon, Carrera).

Nicht klarer liegen die Beziehungen, welche zwischen der gestörten *Keimdrüsentätigkeit* und der Anfälligkeit für Psoriasis bestehen. Was die *Ovarien* betrifft, so sieht man häufig die ersten Ausbrüche zur Zeit der Menses in die Erscheinung treten und die Nachschübe vielfach auch durch dysmenorrhoische Zustände beeinflußt werden. Das erste Aufflammen wird gelegentlich auch durch die Schwangerschaft in die Wege geleitet, um in der Folge bei wiederholten Graviditäten mit gesteigerter Intensität wieder aufzutreten (Spillmann und Parisot, Petrini, Lévy-Franckel, Juster, Cottenot). Schließlich liegen genügende Nachrichten über das späte Manifestwerden psoriatischer Aussaaten im Klimakterium vor. Neben der auslösenden und fördernden Einwirkung der physiologischen Sonderzustände, die gewissermaßen einen toxischen Niederschlag an der allgemeinen Decke bedingen, sieht man unerklärlicherweise auch mit dem Ausfall der Normalovarialfunktion den Hautprozeß restlos abklingen. Bei der mangelhaften Kenntnis der chemischen Natur der meisten, im endokrinen System produzierten Stoffe und ihrer schützenden bzw. schädigenden Wirkung fällt es schwer, in den Mechanismus hineinzuleuchten, der bei gestörter Menstruation, in der Gravidität und im Klimakterium einmal zur Aktivierung, dann wieder zur Beseitigung des Hautprozesses führt.

Minder auffällig tritt die Beeinflussung des Leidens durch die *Hodentätigkeit* in die Erscheinung. Es beginnt das Übel zwar häufig in der Pubertät, doch zeigt sich im weiteren Verlauf kaum eine dominierende Abhängigkeit der Attacken von Störungen der Hodenfunktion.

Lévy-Franckel, Juster und Cottenot fanden bei 162 Psoriasiskranken (62 Jugendliche, bei welchen das Leiden vor dem 24. Lebensjahr einsetzte) 21 mal Störungen der Behaarung (5 mal Alopecie, 11 mal Hypotrichosis (Wimpern, Brauen). Sáinz de Aja glaubt, zwischen Hypogenitalismus und der Dermatose Beziehungen auffinden zu können.

Zufallsbeobachtungen therapeutischer Natur haben weiterhin zur Annahme geführt, daß zwischen der parakeratotischen Reaktionsfähigkeit der Haut und der *Thymusdrüse* genetische Beziehungen bestehen müßten. Örtliche Röntgenbestrahlungen im Bereiche der oberen medianen Brust- und Halspartien führten bei Jugendlichen zur Verschlimmerung, bei Erwachsenen zur Besserung psoriatischer Aussaaten. Als das Organ, auf dessen Reiz diese Gewebsumstimmung beruhen soll, wurde von W. Brock die *Thymusdrüse* angesprochen.

Šamberger betrachtet das Wesen der Psoriasis in einer Dysfunktion der Haut, speziell ihrer zur Verhornung bestimmten Zellen und ist geneigt, eine parakeratotische Diathese der Psoriatiker anzunehmen. Dem Hormon der Thymus mißt er die Bestimmung zu, die Vitalität der Haut, speziell ihrer zur Verhornung bestimmten Zellen zu erhalten. Im Gegensatz zu Brock, der in der ungenügenden Absonderung des Thymushormons die Ursache der parakeratotischen Diathese erblickt, tritt Šamberger für eine Vielheit von Voraussetzungen ein, unter welchen die Störung der Thymussekretion vielleicht nur für die seltensten Fälle zutrifft, etwa für die Psoriasis des zarten Kindesalters, in welchem die Erfolge der Thymustherapie am eklatantesten seien. Dem Hormon der Thymus könne für die Entstehung der spezifischen Reaktionsfähigkeit der Psoriatiker schon deshalb keine generelle Bedeutung beigemessen werden, weil dem Leiden am häufigsten in Lebensaltern zu begegnen ist, in welchen das Organ bereits in stark fortgeschrittener Atrophie befindlich ist. In therapeutischer Hinsicht möchte Šamberger daher das Thymushormon nicht als kausales, sondern nur als symptomatisches Medikament werten — analog dem Arsen und der lokalen Röntgenisierung. Šamberger ist sich wohl bewußt, mit der Einführung des Begriffes der parakeratotischen Diathese keineswegs in das Dunkel der ätiologischen Beziehungen hineingeleuchtet zu haben, glaubt aber das Wesen des Leidens in dieser spezifischen Reaktionsfähigkeit der Haut erblicken zu dürfen. Eine Reaktionsfähigkeit, die sich in dem Auftreten typischer Psoriasisefflorescenzen auf die verschiedenen Reize hin äußert.

Im Sinne einer Störung des interkretorischen Apparates erklären Rochlin, Schirmunsky und Kotschneff bei Psoriatikern der Altersstufen 22—61 Jahre röntgenologisch festgestellten akromegaloiden Bau des Handskelettes (Sella turcica-Vergrößerung), Infantilismus (verzögertes Auftreten der Knochenkerne und der Synostosen) und Herabsetzung des Blutzuckerspiegels. Sie räumen den pluriglandulären Drüsenstörungen (Schilddrüse, Ovarien und Hypophyse) eine mitwirkende pathogenetische Rolle ein.

Über das Verhältnis der Hypophyse zur Schuppenflechte orientieren auch röntgenologische Untersuchungen von Buschke und W. Curth. Sie erhielten in 5 von 32 Fällen eine deutliche Sellavergrößerung, die im einzelnen zwischen 15 und 16,5 mm schwankte. Es ergaben sich ferner im Röntgenbild einiger Fälle Verlängerung und Verbreiterung besonders der Endphalangen.

Als Störung des Adrenalinsystems faßt A. Sommer das bei 21 Psoriatikern ausnahmslos festgestellte Ehrmannsche Froschaugenphänomen (Engbleiben der Pupille im Psoriatikerserum) auf. Das Vorhandensein adrenalinähnlicher Substanzen im Blutserum der Kranken wird von R. Fischel und P. Parma in Abrede gestellt. Von J. Roussel durchweg gefundene, niedrige Blutdruckswerte sprechen gegen eine Adrenalinanreicherung. Vorübergehend erzielte Besserungen der Flechte mit gleichzeitigem Anstieg des Blutdruckes nach Pituitrinbehandlung wäre immerhin auf Beseitigung inkretorischer Störungen zurückzuführen.

Streiflichter auf die mikrobielle Quelle werden auch aus dem Grenzverhältnis der Schuppenflechte zur *Seborrhöe* bzw. dem *seborrhoischen Ekzem* abgeleitet. Seit Unnas Vertretung der mykotischen Natur der seborrhoischen Zustände, namentlich des trockenen, schilfernden Hautkatarrhs und den vielfachen Feststellungen von Übergangsformen der Prozesse zur Psoriasis, findet die ätiologische Einheit der Zustände viele Anhänger (S. Pollitzer, Davis, Gastou, Kerl, Hallopeau, Siebert). Andererseits werden das seborrhoische Ekzem und die Schuppenflechte als Zweige desselben Stammes angesehen. Insolange über die klinische Ähnlichkeit und parasitäre Zufallsbefunde hinausreichende Feststellungen die Identität oder Verwandtschaft der Zustandsformen nicht einwandfrei zu erhärten vermögen, wäre doch an ihrer nosologischen Trennung festzuhalten, was schon in prognostischer Hinsicht von Wert erscheint. Wir möchten jenen Autoren beipflichten, welche nach Möglichkeit scharfe Grenzen zwischen den Störungen ziehen und auch nicht ihre ätiologische Einheit anerkennen.

Wilson in England, Hardy in Frankreich, sowie die ältere Schule von St. Louis verneinen zwar die Möglichkeit der Abgrenzung mäßig squamöser, blaß erythematöser Psoriasisformen von dieser Ekzemart. Brocq, der als Charakteristik des Ekzems die Vesiculation fordert, lehnt jedoch die Zugehörigkeit des seborrhoischen Krankheitsbildes zur Psoriasis und nässenden Flechte ab. Er definiert die erythrosquamösen Dermatosen als „Seborrhoide" und neuerdings, da er den Begriff einer „Seborrhöe" fallen läßt, als „mehr weniger psoriasiforme Parakeratosen. Darier behilft sich mit dem Begriff der „Ekzematide", während Sabouraud sich an den alten Namen „Pityriasis" hält. Aus der Gruppe so apostrophierter Veränderungen hebt er einen Bruchteil als „Psoriaside" hervor. Töröck verläßt den Standpunkt Unnas vollständig, um alle seborrhoischen Ekzeme zur Psoriasis zu rechnen und charakterisiert das Sonderbild als „ekzematisierte Psoriasis". Civatte tritt für die Sonderstellung des seborrhoischen Ekzems ein und will es klinisch und geweblich von der Psoriasis getrennt wissen. Die gewebliche Charakteristik des seborrhoischen Ekzems (Ekzematid) findet er in: Mononucleose, Vesiculation, Spongiose (vor allem intercelluläres Ödem) gegeben. Der Psoriasis seien Polynucleose, fehlende Vesiculation, Bersten des Rete, vorwiegend intracelluläres Ödem und fehlende Spongiose eigen. Er faßt das Ekzematid mit seiner unter der Hornschicht liegenden Initialläsion als Infektion von außen auf, während ihm als veranlassende Ursache der Psoriasis eher ein hämatogenes Virus bzw. ein Toxin wahrscheinlich ist.

Als besondere Eigenheit der Psoriatiker wird des öfteren hervorgehoben, daß sie eine auffallend geringe Neigung zu *Pyodermien* bekunden. In der Tat sieht man nicht zu häufig Folliculitiden, Furunculose oder impetiginöse Veränderungen bei Kranken dieser Kategorie auftreten und auch in Phasen der Latenz zeigt die Decke keine besondere Inokulationsbereitschaft für Eitererreger. Doch unterliegen diese Verhältnisse keineswegs einer Gesetzmäßigkeit. Gleichwie Hallopeau, E. Hoffmann, Jarisch u. a. habe ich des öfteren ausgesprochen pustulöse Scabiesformen bei Psoriatikern gesehen und auch die These Šambergers, wonach Psoriatiker auf alle Insulte und Infekte nur im Sinne ihres Übels mit Psoriasisefflorescenzen antworten, nicht restlos zutreffend gefunden. Wenn Laurent von fünf, das gleiche Bett teilenden Bergarbeitern, vier an pustulöser Scabies erkranken, einen fünften, der Psoriatiker war, verschont sah, so spricht dies noch nicht für eine spezifische Resistenz der Haut bei Psoriatikern. Auf eine in Grenzen gesteigerte Immunität gegen Staphylokokkeninfektion sprechen Bestimmungen des opsonischen Index W. Löwenfelds an meiner Abteilung, die eine Erhöhung des letzteren bei Psoriatikern ergaben. Aber auch die Feststellung, daß Psoriatiker auf äußere Reize und innere Noxen hin nie mit exsudativen Erscheinungen reagieren, hat keine restlose Gültigkeit. Schon die besprochene exsudative Variante des Leidens mit der Ekzematisation der Blütenbestände spricht für Ausnahmsmöglichkeiten. Ebenso die Beobachtungen von Pemphigus, nässendem Ekzem und anderen exsudativen Dermatosen bei Psoriatikern (Lewandowsky, Gaucher, Campreli, Milian). Die von Strickler und seinen Mitarbeitern errechneten erhöhten Lymphocytenwerte (bis $35^0/_0$) in $54^0/_0$ der untersuchten Fälle, die sie zum erhöhten numerischen Verhältnis der Lymphocyten bei Trichophytie in Parallele stellen, sind kaum geeignet, die pathogenetischen Verhältnisse zu erklären und den parasitären Ausgang des Leidens zu erhärten. Das variable Verhalten des Blutbildes, das von Fall zu Fall und im Verlauf des Prozesses weitreichenden Schwankungen unterliegt, gestattet in keiner Richtung sichere Deutungsmöglichkeiten.

Die Ansicht, daß die Schuppenflechte auf *Störungen im Bereiche des Nervensystems* zurückzuführen sei, gehört zu den ältesten Theorien über den Ursprung des Leidens. In den Studien von Bourdillon, Polotebnoff, Kuznitzky wird schon auf die Summe von Umständen hingewiesen, welche genetische Beziehungen zwischen der Flechte und Nervenstörungen vermuten lassen. Namentlich die zweifellos zutreffende Tatsache des Aufflackerns der Hautveränderung im Anschluß an psychische Traumen hat solche Zusammenhänge nahegelegt (A. Fournier, Leloir, Heulz, Eulenburg, Audry, Balzer, Barthélemy, Baudouin, Balzer, du Castel, Gaucher, Leredde). Aber auch die seltenen Typen und gelegentliche Ausbruchsformen einseitiger, linearer und metameraler, oft auch bestimmten Nervenzweigen folgender Anordnung (Clark, Kuznitzky, Christea, Stangenberg, Thibierge, Brissaud) sind auf neurogene Veränderungen bezogen worden. Dazu kommen Neuralgien, Hämikranie, Neurasthenie, Hysterie, gesteigerte Reflexerregbarkeit, Ischias (Hebra, R. Willan, Bazin, Hillairet, Besnier, Schwimmer, Eulenburg, Polotebnoff) als oft beobachtete Teilerscheinungen des Krankheitsbildes, die eine Überordnung nervöser Störungen bezeugen sollten. Über das Zusammentreffen von Vitiligo und Psoriasis berichten du Castel, Bettmann, Rasch u. a. Über motorische und sensible Störungen, angioneurotische und trophische Symptome wird häufig berichtet (Balzer-Lecornu, Cawafy, Tischnenko). Hier und da laufen Nachrichten über organische Nervenerkrankungen bei Psoriatikern ein (Léslie — Ataxie; Kuznitzky — Tabes). Als Stützen der neuropathischen Veranlassung des Leidens werden auch von den Vertretern der neurogenen Natur der Gelenkserkrankungen, die psoriatische Arthropathie, von einzelnen Beobachtern die Koinzidenz von Psoriasis und Asthma bronchiale ins Feld geführt (Gaskoin, Bulkley, Emminghaus, Hölscher). Entsprechend der losen Zusammenhänge zwischen nervösen Störungen und der Flechte, welche überdies noch vielfach nur von einer hereditären Belastung her abgeleitet werden, lauten die Ansichten über den engeren Mechanismus der Wechselbeziehung recht verschieden. Polotebnoff betrachtet die Psoriasis als eine der vielfältigen Symptome einer vasomotorischen Neurose, bei der die Störungen der Blutzirkulation, wie sie in den verschiedenen Organen vorkommen, bisweilen auch sich auf die Haut erstrecken. Die von ihm aufgezählten abnormen Erscheinungen des Nervensystems (vasomotorische und funktionelle Störungen der Herztätigkeit, der Temperatur- und Schweißregulierung; Muskelatrophien) treffen indes nur für den geringsten Bruchteil der Beobachtungen zu. Kuznitzky, der in der Psoriasis eine Angioneurose erblickt, macht für dieselbe ein abnorm reizbares Zentralnervensystem verantwortlich. Schon Weyl gab der Auffassung älterer Autoren zustimmend Ausdruck, indem er annahm, daß die Psoriasis in einer funktionellen Schwäche des die Haut ernährenden, regulierenden, nervösen Zentrums begründet sei; diese Schwäche sollte hereditär erworben sein.

Bei aufmerksamer Verfolgung der gestreiften Beziehungen muß man zu der Ansicht gelangen, daß die Ursache und Pathogenese des Leidens nur in dürftigstem Ausmaß auf neurotischen Voraussetzungen beruht. Organische Nervenveränderungen wurden in engerem Zusammenhang mit der Dermatose geweblich unseres Wissens bisher nicht nachgewiesen. Die Hautnerven wurden stets intakt befunden (Kopp, Mantegazza, Coffin). Was die zoniforme Ausbreitung der Efflorescenzen betrifft, so handelt es sich hierbei im Verhältnis zur Häufigkeit der Psoriasis um ein äußerst seltenes Vorkommnis, welches außerdem im Einzelfalle bei Nachschüben nicht regelmäßig wiederkehrt, sondern häufig von universellen Aussaaten abgelöst wird. In vielen, systemisierten Psoriasisfällen haben sich die Blütenbestände im Bereiche früherer Zostereruptionen entwickelt, die als lokales Irritament den Ausbruch provozierten. Ebenso erklären sich zwanglos lineare Schübe im Anschluß an scheinbar metameral angeordnete Pyodermien (E. Hoffmann, Wagner, Christea). Im gleichen Sinne kommt dem Nervenschok nur die Bedeutung eines auslösenden Momentes bei bestehender Psoriasisbereitschaft zu (Heulz und Leloir, Besnier, J. Neumann, Hardy, Anderson). Störungen des psychischen Gleichgewichtes, tiefreichende Verstimmung und Überreiztheit sind in der Regel eher Folgen als Ursachen des Leidens, was bei der langwierigen Dauer des oft entstellenden und immer wieder rezidivierenden Zustandes nur zu begreiflich ist.

Diagnose.

Die Erkennung des vollentwickelten Krankheitsbildes begegnet in der Regel keinerlei Schwierigkeiten. Das auffällige Symptom der mächtigen Schuppenauflagerung, deren Silberglanz, das punktförmige Bluten des Papillarkörpers bei forcierter Schuppenentfernung, die geringfügige Infiltration der Ausschlagskomponenten, die erythematöse Umsäumung der lebhaft roten Blüten sind als verläßliche Fährten für die richtige Einschätzung zu betrachten. Außerdem wird die Orientierung durch die Verteilung der Aussaaten, das Befallensein der erwähnten Vorzugsorte, dem gewöhnlichen Verschontbleiben gewisser Bezirke (Handteller, Fußsohlen, Gesicht), der Geringfügigkeit subjektiver Begleiterscheinungen wesentlich erleichtert. Weichen aber die Gewebsverhältnisse auch nur einigermaßen von der Norm ab oder werden abnorme Standorte von Solitärherden befallen (Kopfhaut, Praeputium, Labien, Palmar- und Plantarfläche), so ergeben sich vielfache Verwechslungsmöglichkeiten. Werden der Schuppenflechte nahestehende Dermatosen, wie: verschiedene Ekzemvarianten, Formen der Pityriasis lichenoides chronica, Pilzerkrankungen, Lichen ruber planus u. a. mit dieser verwechselt, so hat das keine allzugroße Bedeutung, zumal die Bekämpfung dieser Zustände mit den gleichen Mitteln angestrebt werden kann, welche im Heilplan der Psoriasis vorgesehen sind. Verhängnisvoller gestaltet sich die Verwechslung, wenn, wie das nicht allzu selten geschieht, psoriasiforme Syphilide oder prämykotische Erscheinungen des Granuloma fungoides für Äußerungen der Schuppenflechte gehalten und dementsprechend behandelt werden.

Was die *Syphilis* betrifft, so sind es namentlich stark schuppende Syphilide der irritativen Periode und auch späterer Phasen, welche vielfach an das Aussehen der Flechte gemahnen. Die Ähnlichkeit kann eine so weitreichende sein, daß es der Heranziehung aller diagnostischen Hilfsmittel bedarf (Gewebsuntersuchung, Seroreaktion, Luetinprobe, Therapie), um die Zuständigkeit der Erscheinungen richtig zu werten. Dazu kommt noch, daß gar nicht zu selten luisch infizierte Psoriatiker klinische Symptome beider Prozesse darbieten. Nach Brocq soll das von ihm methodisch ausgearbeitete *„Kratzverfahren"* bei der Unterscheidung psoriasiformer Syphilide von banalen Psoriasisherden oder auch bei der Deutung von kombinierten Veränderungen behilflich sein. Beim Curettieren von Psoriasiselementen komme zunächst der Perlmutterglanz der sich loslösenden Schuppenlamellen zustande. Bei weiterer Ablösung tritt eine glatte und glänzende Oberfläche zutage, die serös durchfeuchtet erscheint und schon punktförmige Hämorrhagien erkennen läßt. Bei weiterem Schaben zeige sich Purpura am Standort der Blutungen. Das vorsichtige Kratzen psoriasiformer Syphilide soll schon nach 10—30 maligem Schaben zu intensivem und fortschreitendem Blutaustritt im Papillarkörper führen, ehe noch die Curette die letzten Schuppenlagen abhebt. Dieses Phänomen sei auch auf luetischem Terrain aufgepropften Psoriasisschüben eigen.

Zu erwähnen wäre auch der provokatorische Einfluß der Spirochäteninfektion für den Ausbruch der Psoriasis. Es sind in der Literatur vielfach Fälle bekannt, in welchen nach Primäraffekten die ersten Psoriasiseruptionen aufschienen. Dieses Verhältnis steuert auch zu der noch unaufgeklärten Frage der Bedeutung verschiedener Reize für das Auftreten der Psoriasis bei. Andererseits kommen die Beziehungen zwischen Syphilis und Reize auch bei der Schuppenflechte insoferne zur Geltung, als gelegentlich an Stellen rückgebildeter Schübe der Dermatose Veränderungen des spezifischen Leidens zur Entwicklung gelangen. Es ergibt sich hier eine Reihe von Fragen, die bis heute noch der befriedigenden Lösung harren. Präpariert die Syphilis den Boden für latente Psoriasis? Ermöglicht die Beeinträchtigung des allgemeinen Befindens durch die Seuche die Entwicklung der Flechte? Gibt es ein Verwandtschaftsverhältnis der beiden Prozesse in ihren ursächlichen Voraussetzungen? Für all diese Möglichkeiten liegen ja mehr oder weniger überzeugende Anhaltspunkte vor, doch mangelt es an einer exakten Beweisführung. In der Erscheinung bieten namentlich die circinären schuppenden Syphilide mit der Psoriasis eine frappante Ähnlichkeit (FORDYCE, SICILIA, OPPENHEIM, DANLOS, FAVRE). Doch auch akute Schübe der Psoriasis können das Bild schuppender, frühluetischer Exantheme nachahmen (DE BEURMANN und FAY, EUDLITZ, PROPELL). Zur Mehrdeutigkeit des Zustandsbildes tragen auch, wie erwähnt, kombinierte Entstehungsformen beider Leiden bei. So nehmen Syphilide auf dem parakeratotischen Terrain Psoriatiker den Charakter der Dermatose an (AUDRY, BALZER und Mlle. CONDAT, HALLOPEAU und MACE DE LEPINAY, HALLOPEAU und ROY, RAVOGLI, RENAULT). Bei Erörterung des Leukoderma psoriaticum haben wir bereits erwähnt, daß dieses bezüglich der Lokalisation von dem luetischen und sonst auch in seiner Anordnung und Art von diesem kaum zu unterscheiden ist. Das Leukoderma psoriaticum kann an den bevorzugten Stellen des spezifischen (Nacken, Achselfalten, Stamm, Scrotum) auftreten und in bezug auf die Dichte und Größe der Flecke sowie der stärker betonten Pigmentierung der Säume sich mit dem luischen areolierten Pigmentschwund völlig decken. Selbst aus dem Gewebsbefund wird man nicht immer eine entscheidende Aufklärung erhalten. Der Spirochätennachweis in den Leukodermaherden gelingt bekanntlich nur höchst ausnahmsweise und ist die histologische Veränderung an und für sich so wenig kennzeichnend, daß eine Unterscheidung selbst auf diesem Wege kaum durchzuführen ist. So wird man sich doch meist auf die klinischen Anhaltspunkte stützen müssen, die in ihrer Gesamtbeurteilung auch meist auf die richtige ätiologische Fährte führen. In praktischer Hinsicht tritt die Notwendigkeit einer prognostischen Unterscheidung beider Leukodermaarten schon deshalb in den Hintergrund, weil die postpsoriatische Form immer nur zu den Seltenheiten gehört und meist noch genügende, typische Efflorescenzen zur Zeit seiner Entwicklung vorhanden zu sein pflegen, die mit Leichtigkeit in ihrer Natur erkannt, auf die Zugehörigkeit der Pigmentatrophie schließen lassen. Das unter der Einwirkung reizender Medikamente (Chrysarobin, Cignolin) zustande kommende Leukoderma spurium ist als solches leicht zu erkennen und wird kaum je Anlaß zu einem Zweifel über seine Natur geben.

Die schuppenden, scheibenförmigen und circinären Früherscheinungen der *Mycosis fungoides* können der Einbeziehung des lymphatischen Apparates jahrelang voraneilen und bei dem Mangel polyganglionärer Drüsenschwellung und der dichten Ausbreitung über den Stamm und die Extremitäten, Psoriasisähnlichkeit darbieten. Die parakeratotische Störung pflegt jedoch nie zu gleicher Mächtigkeit zu gedeihen und auch qualitativ von der Schuppenbildung bei der Flechte abzuweichen. Die dünnen, ziemlich transparenten Schuppenlamellen haften viel inniger an der Unterlage und ergeben auch nicht bei der Ablösung das Kratzphänomen. Die unterschichtenden erythematösen Herde erweisen sich schon dem Tastgefühl gegenüber resistenter und gestatten histologisch, wie wir das des öfteren nachweisen konnten, aus der polymorphen Zusammensetzung der perivasculären Zellherde die richtige Einschätzung. Auch wird frühzeitiges Ergriffensein des Gesichtes, sowie der Kopfhaut (mit fortschreitendem Defluvium einhergehend) bei der Unterscheidung behilflich sein. Die figurierten prämykotischen Hautveränderungen gehen überdies vielfach mit feinschilfernden, erythematösen, zu frühzeitiger Pigmentation neigenden, flächenhaft ausgebreiteten Läsionen, auch mit juckenden, urticariellen Schüben einher, die insgesamt in dem Krankheitsbilde der Psoriasis nicht vorgesehen

sind. Man wird also bei ähnlichen Zustandsbildern Erwachsener, die sich unbeeinflußt jahrelang hinziehen können und neben psoriasiformen Plaques
diffuse oder discoide, ekzemähnliche Attacken abwechselnd mit rebellischen,
urticariellen Schüben aufweisen, stets an eine beginnende Mycosis fungoides
denken müssen. Da in diesem Stadium die Erscheinungen der Arsenbehandlung
noch recht zugänglich sind, wird gelegentlich der therapeutische Erfolg die
unrichtige Auslegung als Psoriasis nicht entkräften.

Von entzündlichen Dermatosen, welche im klinischen Bilde der Psoriasis
sich angleichen können, wären Ekzem, Lichen ruber planus, Pityriasis rosea,
Parapsoriasis zu nennen.

Herdförmig angeordnete *Ekzemformen* in reichlicher Ausstreuung und nicht
zu stark betonter Exsudation können bei der Aufschichtung lamellös geglätteter,
trockener Schuppenkrusten aggregierten Psoriasisvarianten im Aussehen recht
nahekommen. Andererseits sind die exsudativen Atypien der Psoriasis bestens
geeignet, die Vermutung zur nässenden Flechte überzuleiten. Sind es doch
diese Formen, für welche der Begriff der Ekzematisation geltend gemacht
wurde. In der Produktion serös durchfeuchteter, leukocytär durchsetzter,
verschieden dichter, parakeratotischer und normaler Auflagerungen nähern
sich die beiden Formen so nahe aneinander, daß ihre Trennung kaum möglich
wird. Immerhin gehen die exsudativen Psoriasisschübe stets auch mit typisch
entwickelten Efflorescenzen einher und sind in auffallender Häufigkeit, wie
wir dies gezeigt haben, eine Begleiterscheinung der Psoriasis arthropathica.
Psoriasiforme Ekzeme zeigen doch nicht die solide Schuppenhaftung und lassen
bei Ablösung des Belages diffus nässende Flächen zutage treten. Auch im
Gewebsbilde zeigen sich die Ekzemcharaktere viel ausgeprägter als sie in den
irritativen Psoriasisplaques zu verfolgen sind.

Häufig beobachtete, feinschilfernde, trockene Hautkatarrhe, die der Definition des *seborrhoischen Ekzems* entsprechen, reichen an, mit mäßiger Desquamation verbundenen Psoriasisaussaaten, wie sie namentlich bei anämischen
Individuen auftreten, so eng heran, daß sie mit den klinischen Hilfsmitteln
kaum zu sondern sind. Fließende Übergänge haben die vorhin gestreiften
Gegensätze der Lehrmeinungen über die Stellung des seborrhoischen Ekzems
zur Schuppenflechte ausgelöst, und bis heute ist kein Ausgleich der Ansichten,
aber auch keine endgültige Umgrenzung der kennzeichnenden Äußerungen des
Leidens festzuhalten. Einige Orientierung ermöglicht der einheitliche Charakter
des seborrhoischen Ekzems an allen Orten, wo dasselbe mit Vorliebe aufzutreten
pflegt. In die Bestände analog beschaffener Psoriasschübe treten häufig voll
ausgebildete Blüten, die auf die Natur des Leidens hinweisen. Kopfhautverän-
derungen können sich völlig decken und bei isoliertem Auftreten das Auseinanderhalten unmöglich machen.

Die vielgestaltigen Gruppen des Eczema seborrhoicum papulatum und
petaloides in der Auslegung UNNAS sind im allgemeinen zwar feiner und zier-
licher gebaut (blumenblattähnliches Sternalekzem), gestatten auch eine buntere
Verfolgung der Farbennuancen, die sich zwischen rot und gelb bewegen und
sich durch stärkere Fettimbibition auszeichnen, doch sind andererseits wieder
oft genug diese Züge, namentlich an gewissen Standorten der Prozesse derart
verwischt, daß die Psoriasisgleichheit eine frappante wird. Dazu kommt noch,
daß Psoriasisausbrüche die sonst typischen, bevorzugten Orte aussparen und
gleich den petaloiden, seborrhoischen Ekzemen ihren Weg vom Kopfe abwärts
über den Rumpf nehmen. Überdies ist das begleitende Jucken seborrhoischer
Ekzeme nicht zu selten auch den Übergang anbahnenden Psoriasistypen eigen.

Mit dürftigem Schuppenbelag einhergehende aggregierte Psoriasisherde gewisser Standorte (Vorderarme, Unterschenkel) ähneln häufig auch konfluierenden

Plaques des *Lichen ruber planus.* Das violette Kolorit, die nur ganz mäßige Hornschichtaufrauhung, sowie die chagrinierte Oberfläche der immerhin sich resistenter anfühlenden Lichenscheiben sind Anhaltspunkte, welche einer Verwechslung zu steuern vermögen. Was die *Pityriasis lichenoides chronica* betrifft, so reicht dieselbe bekanntlich mit einem Teil ihrer Morphen nahe an das Bild der Psoriasis guttata et punctata heran (Dermatitis psoriasisformis nodularis — Neisser, Jadassohn, Juliusberg; Parapsoriasis lichenoides bzw. Parakeratosis variegata — Unna, Santi, Pollitzer, Crocker; Parapsoriasis en plaques, Pityriasis maculosa chronica, Erythrodermie pityriasique en plàques disséminées — Brocq, Radcliffe Crocker, Rasch). Die Übereinstimmung läßt sich auch auf die Gewebsverhältnisse übertragen. Der bunte Wechsel der stecknadelkopf- bis linsengroßen Papeln in Färbung, Verteilung und Verlauf ist jedoch in der Klinik der Psoriasis nicht vorgesehen, auch machen sich genügende Abweichungen in der Schuppung der trockenen, häufig auch juckenden Komponenten der Psoriasisvarianten geltend (Arndt, Civatte, Juliusberg, Kreibich, Almkvist, Gastou und Pontoizeau, Hudelo, Rabet et Caillian, Nathan). Dazu kommt noch, daß die rein papulöse Art nur vereinzelt zur Beobachtung gelangt, meist sieht man die psoriasiformen Aussaaten von rein makulösen, erythematosquamösen und lichenoiden Blüten durchsetzt. Abklingende Attacken können unter Umständen leukodermatische Stellen zurücklassen, die gleichwie bei der Psoriasis am Hals, so auch am Stamm lokalisiert sein können (Nathan, Oppenheim, Rusch, Nobl). Erfolgt der Ablauf mit Hinterlassung atrophischer Stellen (Rusch, Scherber, Kreibich, Oppenheim), so erübrigt sich die Notwendigkeit einer Abgrenzung der Psoriasis gegenüber, da bei dieser über den Pigmentschwund hinausgehende Gewebsbeeinträchtigung nicht zu verfolgen ist.

Von Dermatomykosen reichen bei stärkerer Schuppung und intensiverer Rötung die *Trichophytien* und das *Eczema marginatum-Hebrae* an das Aussehen mäßig schilfernder, figurierter Psoriasisformen heran. Eintrocknende marginale Bläschenbestände, abblassende Zentren weisen auf die mykotische Natur circinärer Trichophytieherde am Körper hin, der Pilzbefund wird jeden Zweifel zerstreuen. Die Kopfhautmikrosporie weicht durch das bestaubte Aussehen der von Haarstümpfen besetzten Scheiben ab. Das Epidermophyton inguinale bedingt randständig aufgerauhte erhöhte Säume seiner in unregelmäßigen Konturen fortschreitenden, intensiv juckenden Reaktionsformen, die mit besonderer Vorliebe im Gebiete der aprokrinen Drüsen (Genitocruralregion, Achselhöhle und Umgebung, Nates) lokalisiert erscheinen. Die irreguläre, zackige Umgrenzung, sowie die charakteristische Abstoßung der dünnen Hornschicht wird weiterhin eine Verwechslung mit den Aussaaten der *Pityriasis rosea* nicht aufkommen lassen, selbst dann nicht, wenn der Prozeß mit stärker betonten, umfangreicheren Initialplaques einhergeht. Zu erwähnen wären hier noch die *blennorrhoischen Exantheme,* deren Komponente gelegentlich psoriasiforme Beschaffenheit darbieten können. Die nicht zu dichten Efflorescenzen mit dem serös durchfeuchteten, mehr gelblichen und brüchigen Schuppenbelag weisen in der Regel auf ihre Herkunft hin. Sie sind oft auf die Arme, Unterschenkel und Fußsohlen beschränkt, und nässen diffus bei Abhebung der leicht loslösbaren Schuppenkruste. Als häufige Begleitphänomene spezifisch arthritischer Veränderungen, erfordern sie immerhin eine genaue Trennung von den Begleiterscheinungen psoriatischer Arthropathien.

Akute, universelle, konfluierende Psoriasisausbrüche gehen oft in dem Bilde sekunärer *exfoliativer Erythrodermien* auf und erschweren die richtige Erkennung besonders dann, wenn die rasch um sich greifende Entzündung etwa vorhanden gewesene Einzelblüten verwischt, das Gesicht und die Kopfhaut in Mitleidenschaft zieht und auch mit Haarverlust einhergeht. Trotz der stark ödematösen Beschaffenheit, der fein kleienförmigen oder dünn lamellösen Schilferung des intensiv erythematös geröteten Teguments, pflegt es nur ganz ausnahmsweise zum Nässen zu kommen, worin immerhin ein gewisses Abweichen von den toxischen Dermatitiden medikamentöser Herkunft (Quecksilber, Salvarsan, Jodoform) der Pityriasis rubra Hebrae, dem Lichen ruber und anderen gegeben erscheint. Doch wird eine eindeutige Entscheidung meist erst zu treffen sein, wenn beim Rückgang der diffusen Entzündung wieder typische Psoriasisblüten zum Vorschein kommen. Es ist die Literatur reich an Beispielen, wo derart verschleierte, universelle Ausbrüche der Psoriasis rubra nebst den angeführten Erythrodermien, auch für prämykotische Dermatosen, für Ekzeme, ja selbst für irritierte Scabiesformen angesehen wurden.

Disseminierte Ausbrüche des *Lupus vulgaris* können bei Bildung konfluierender, hellerstück- bis talergroßer Scheiben und serpiginös aneinandergereihter, leicht schuppender Infiltrate den Eindruck psoriatischer Veränderungen erwecken. Es trifft das namentlich dann zu, wenn ähnliche hämatogene Ausstreuungen an den unteren Extremitäten ihren Standort haben und außerdem noch mit verrucösen Plaques vergesellschaftet sind. Diaphanoskopische Feststellung der Knötchenaggregate im Bereiche der Herde, sowie fast stets vorhandene, glatt narbige Involutionsformen im Bereiche oder in der Umgebung der Läsionen, werden vor einer irrtümlichen Deutung bewahren. Bei mangelhafter Rarefizierung und starkem Schuppenbelag vermögen auch discoide *Lupus erythematosus-Eruptionen* zu Fehldiagnosen zu führen. Im übrigen sind auch Beobachtungen zur Kenntnis gelangt, wo Psoriasiserscheinungen das Bild der Schwindflechte vortäuschten (G. LITTLE). Zu erwähnen wäre noch die Erscheinungsähnlichkeit des *Lichen chronicus simplex* (VIDAL), dessen chagrinierte Herde bei abgeflachtem Oberflächenrelief und stärkerer Hornschichtaufrauhung, den Charakteren derber, schuppenarmer Psoriasisscheiben nahekommen (KREIBICH, NOBL).

Behandlung.

Die bis heute noch ungeklärten ätiologischen Verhältnisse des Leidens bringen es mit sich, daß die örtliche symptomatische Bekämpfung der Erscheinungen im Vordergrund des Heilplanes steht. Eine große Zahl äußerer Mittel ermöglicht die Beseitigung der Aussaaten oft in restloser Vollkommenheit. Keines derselben vermag jedoch ein neuerliches Aufflackern zu verhindern. Das gleiche muß man auch von den Heilversuchen behaupten, welche einen Ausgleich des Zustandes auf dem Wege interner oder parenteraler Medikation anstreben. Entsprechend den Anschauungen über die auslösenden Bedingungen ist die Summe der empfohlenen Mittel in stetem Anwachsen begriffen, ebenso auch die Ausgestaltung der Wege, mit deren Hilfe eine Umstimmung des Organismus angebahnt werden soll. So sind dem Heilplan in neuerer Zeit die *physikalischen Methoden* und die *Organotherapie* als wertvolle Ergänzungen zugewachsen.

Zu welcher der gangbaren Behandlungsrichtungen man sich auch bekennen mag, stets werden allgemeine Richtlinien des einleitenden Vorgehens zu beachten sein, eines Vorgehens, das für alle Methoden gleich günstige Angriffsmöglichkeiten vorbereitet. Als erste Aufgabe ist die Entfernung der angestauten Abbauprodukte des Prozesses — der Schuppen — gegeben. Dieser kann auf verschiedenerlei Art genügt werden. Am einfachsten und bequemsten werden die Aussaaten temporär des Schuppenbelages durch die erweichende, macerierende und loslösende Wirkung des warmen Wassers entledigt. Prolongierte, heiße Bäder ($^1/_2$—1 Stunde) sind fast unentbehrlich. Sie werden in ihrer Wirkung wesentlich gefördert durch vorherige Seifeneinreibungen. Die ergriffenen Körperpartien sind mit Schmierseife (Sap. kalin.) einzureiben, nach halbstündigem Verweilen im Bade wird die Haut mit weichen Bürsten abgerieben, wonach meist die Ausschlagskomponenten völlig schuppenfrei zutage treten. Nicht zu schwere Ausbrüche, namentlich akute Varianten der P. guttata, kleincircinäre Formen, wie auch diffuse, exfoliative Erythrodermien psoriatischer Herkunft, heilen mitunter durch den Bädergebrauch allein aus. Es genügt in solchen Fällen nur eine mäßige Überfettung des Körpers in den badefreien Intervallen. Die Schuppenentfernung muß naturgemäß an den Prädilektionsstellen seßhafter Scheiben (Knie, Ellbogen) mit größter Sorgfalt vorgenommen werden. Man darf selbst vor energischen Abreibungen nicht zurückschrecken, wobei es gelegentlich zur Verletzung strotzend blutgefüllter Capillaren und punktförmigen Blutungen kommen kann. Bei Ergriffensein der Kopfhaut ist auch diese mittels Heißwasser-, Seifen- und Seifenspirituswaschungen vom Belag zu befreien. Der Bäder bedienen wir uns aber auch als wertvollen Heilfaktors bei der Medikamentenzufuhr, indem sie den beigegebenen Mitteln das Eindringen in die alterierten Hautpartien bestens ermöglichen. Mit den Badezusätzen und der Erörterung ihrer Wirkung werden wir uns noch zu beschäftigen haben. Bezüglich der Verwendung medikamentöser Seifen möchten wir hier nur vorweg nehmen, daß sie hauptsächlich doch nur den Wert allgemeiner Seifenwirkung besitzen, zumal der kurzfristige Schaumkontakt mit den erkrankten Flächen Heiläußerungen der inkorporierten Mittel kaum zuläßt. Höher zu veranschlagen wäre der Nutzen, welchen der Gebrauch von Thermalbädern gewährt (Leukerbad, Baden). Schwefelbäder und indifferente Thermen, auch Schlamm- und Solbäder stehen von jeher im Ansehen brauchbarer Behelfe der Psoriasisbehandlung. Allerdings hat allmählich insoferne eine Verschiebung der Anschauungen über ihre Heilkomponenten Platz gegriffen, als man heute vielfach geneigt erscheint, an die Spitze derselben, namentlich der Schwefel- und sogenannten indifferenten Thermen, ihren Radiumgehalt zu setzen. Aber trotz Anerkennung des fördernden Einflusses dieser Hilfskraft des Wassers wäre es unvorsichtig, die Hoffnung der Patienten in weiten Grenzen zu nähren. Man hat nicht das Recht, sie vom Aufsuchen der Bäder abzuhalten, wohl aber die Pflicht, die Erfolgsmöglichkeiten der Thermalkuren objektiv zu beleuchten.

Zu den eigentlichen Heilaufgaben zählen: Das Hintanhalten der parakeratotischen Störung, die Beseitigung des entzündlich infiltrativen Zustandes, der häufig begleitenden Juckempfindung und, in Fällen stärkerer exsudativer Betonung, die Rückleitung derselben zur Norm. Diesen symptomatischen Anzeigen genügt die Skala der reduzierenden Mittel, welche mit dem *Schwefel* beginnt und mit dem *Chrysarobin* und *Cignolin* als den wirksamsten Substanzen ihren Abschluß findet. In die Reihe der Reduktionsmittel fügen sich das Salicyl, das Quecksilber, der Teer, das Pyrogallol, ihre Verbindungen sowie ihre Derivate ein. Als Vehikel werden am meisten Salben, Pasten, Schüttelmixturen, Traumaticin, Collodium, Alkohol und Aceton verwendet. Die Salbengrundlagen sollen womöglich so zusammengesetzt sein, daß die ihnen einverleibten Medikamente in die veränderten Gewebsschichten einzudringen vermögen.

Der **Schwefel** und seine Verbindungen zählen zu den milden Bekämpfungsmitteln der Flechte, die namentlich bei akuten Aussaaten, über ausgedehnte Körperpartien disseminierten Schüben der Tüpfelchenpsoriasis, sowie bei allen Varianten des Leidens ihre Anzeige finden, welche mit nur mäßiger Entwicklung des parakeratotischen Prozesses einhergehen.

In Verwendung steht namentlich die aus Calciumpolysulfid gewonnene Schwefelmilch (Sulfur. praecipitatum, feines, gelblichweißes, amorphes Pulver). In noch feinerer Verteilung, sozusagen in Lösung, präsentiert sich der Schwefel als Hydrosol. Die Verfahren zur Herstellung solchen kolloidalen Schwefels sind im wesentlichen die Darstellungsmethoden in Gegenwart eines Schutzkolloids, wie Eiweiß, Leim u. a. Auch in den natürlichen Heilquellen findet sich der Schwefel zum Teil in kolloidaler Form. In die Haut eingerieben, bilden sich mit den Alkalien der Gewebe Schwefelverbindungen, die, in der Art der Ätzalkalien, namentlich die Hornsubstanz zur Quellung und Lösung bringen. Ein anderer Teil des Schwefels gelangt, in den Hautsekreten gelöst, mit den Drüsenwandungen in direkte Berührung und wirkt von hier aus in allerdings noch nicht näher erklärter Weise gefäßverengernd. Zu gesteigerter Wirkung gelangt Schwefel, wenn er von vornherein mit Alkalien kombiniert angewendet wird. Meist von nicht zu energischem pharmako-dynamischen Vermögen, eignet sich das Mittel bei rasch aufschießenden, mit mäßiger Parakeratose einhergehenden, kleinfleckigen Ausbrüchen, wie auch bei diffusen exfoliativen Erythrodermien psoriatischer Herkunft. Anfangskonzentrationen von $5^0/_0$ Salben werden in der Regel ohne Reizsteigerung vertragen und leiten verläßlich die Rückbildung ein. Die allgemeine Decke und die Kopfhaut vertragen unter Kontrolle in allmählich erhöhter Dosierung Einreibungen mit 10, 15 und $20^0/_0$ Salben. Von kolloidalen Präparaten sind *Sulfoform* (KAUFMANN), *Sulfidal,* Sufrogel (Firma Heyden) und Sulikoll (Oderberger Werke) in Gebrauch.

Verwendet wird auch heute noch die von VLEMINGKX eingeführte Kalkschwefelleberlösung (Liq. Calc. sulfurat.). (Formel nach SCHNEIDER: Calcis viv. lib., Sulf. citr. im Verhältnis 1 : 2, mit 20 facher Wassermenge gekocht, eingeengt und filtriert.) Die Plaques werden mittels, in der Lösung getränkter Flanelllappen fest eingerieben, und dann noch die schwach blutenden Herde mit der Lösung bestrichen. Die so vorbehandelten Kranken bleiben eine Stunde im warmem Bade. Das Verfahren ist schmerzhaft und führt gelegentlich zu stärkeren Reizerscheinungen, so daß dasselbe nur bei lokalisierten Schüben zu empfehlen ist. Auch da wird abzuwarten sein, bis die durch den Kalkschwefel gebildeten schwarzbraunen Ätzschorfe zur Abstoßung gelangen, bevor man die Prozedur fortsetzt.

In jüngster Zeit wird der *Schwefel* auch *parenteral* angewendet und die Resorption desselben von intramuskulären Depôts aus angestrebt. Die Empfehlung ist von den Franzosen ausgegangen. BORY (1917) verwendet intramuskuläre Injektionen von Sulf. praecip. 1 g, Guajacol 5 g, Campher 10 g, Eukalyptol 20 g, Sesamöl ad 100 g, 6—8 ccm, 1 mal wöchentlich. Die Behandlung geht mit besonderer lokaler Schmerzhaftigkeit und mitunter recht bedeutendem Temperaturanstieg einher. Wohl schwindet das Fieber in kürzester Zeit, die Injektionen hinterlassen jedoch eine derartige Hinfälligkeit bei den Patienten, daß wir von der Methode nach kurzer Übung Abstand nehmen mußten — und dies um so leichter, als der Heileffekt meist viel zu wünschen übrig ließ oder ganz ausblieb. MOBERG sammelte Erfahrungen mit der nach BRISSONs Vorschrift hergestellten, namentlich von PAUTRIER als brauchbar angegebenen Schwefelsuspension (Sulf. 0,03, Eucalyptol. 0,20, Ol. Sesam 1,0). Die am Gesäß vorgenommenen intramuskulären Einspritzungen sollen nur geringe Schmerzen bedingen. In steigenden Dosen werden ein Drittel bis 4 ccm in 3—4 tägiger Zwischenzeit injiziert. Nach 10—12 Stunden Temperaturen bis zu 40 Grad, dann rascher Abbau. In günstig reagierenden Fällen nach 6—7 Injektionen Rückgang der Erscheinungen. Heilungsdauer der Ausbrüche unter Umständen 6—7 Wochen. CEDERCREUTZ und STRANDBERG sahen trotz heftiger Allgemeinreaktion von den als äußerst schmerzhaft bezeichneten Injektionen keinerlei Erfolg. GÉBER und BLOCH empfehlen Sulfolein-Egger, eine 1%ige colloidale Schwefcllösung 1—2 ccm pro Infektion. An meiner Station (NOBL und KANTOR) sind in ausgedehnten Versuchsreihen das HEYDENsche Präparat *Sulfidal* und ein von den Oderberger Chemischen Werken A.G. dargestelltes kolloidales Schwefelpräparat: *Sulikoll*, angewendet worden. Letzteres gibt in Wasser eine tadellose, fast als Lösung zu betrachtende Emulsion seltener Beständigkeit. Wochenlang aufgehobene Suspensionen zeigen allerdings eine verringerte kolloidale Zerteilung, doch übertrifft die sich senkende Schwefelmenge in ihrer Feinheit in unvergleichlicher Weise sowohl den präcipitierten Schwefel als auch das Sulfidal und Sufrogel. Zu intramuskulären Injektionen verwenden wir durchwegs 1 ccm der 1%igen wässerigen Emulsion. Die Einspritzungen werden in mehrtägigen Intervallen 6—10 mal wiederholt. Die große Toleranz der Gewebe für das einverleibte Präparat ermöglicht eine klaglose Durchführung der Kuren. Wie im Tierexperiment, so bedingt das Präparat auch beim Menschen keinerlei bedrohliche Vergiftungserscheinungen. Mäßiger Temperaturanstieg und gewisse Hinfälligkeit im Anschluß an die Injektion sind häufig zu beobachten, die Heilerfolge höchst ungleichmäßig, neben restlosem Ablauf der Aussaaten nach 4—5 Injektionen oft völlig refraktäres Verhalten nach ganzen Kuren. Dazu kommt noch, daß die Kranken während der Behandlung beträchtliche Gewichtsverluste zu erleiden pflegen, und Rückfälle nicht. seltener als bei anderen symptomatischen Behandlungsmethoden auftreten. Am ehesten noch wäre den intramuskulären Schwefelinjektionen die Anzeige bei der Psoriasis arthropathica einzuräumen, da gleichzeitig eine günstige Beeinflussung der Gelenkprozesse zu gewärtigen ist.

Die **Salicylsäure** hat dank ihrer keratolytischen Fähigkeit von jeher als Zusatz zu reduzierenden Salben gedient. Namentlich, wenn die Vorbehandlung die Entfernung innig haftender, dicht aufgelagerter, mörtelartiger Schuppenmassen notwendig macht, leistet die Einreibung von 5—10% Salicyl-Vaselin ausgezeichnete Dienste. Den die Kopfhaut oft rindenartig überkleidenden Hornbelag erweichen, lockern und lösen Salicylölkappen (5—10%), die zweimal täglich gewechselt, 3—4 Tage angewendet werden. Außerdem empfiehlt es sich namentlich von festen Schuppenmassen begleitete singuläre Herde hartnäckigen Bestandes der erweichenden Salicyleinwirkung auszusetzen. O. SACHS empfiehlt intravenöse Injektionen des 20%igen Natr. salicyl. Die Kranken zeigen große Toleranz selbst beträchtlichen, derart beigebrachten Salicylmengen gegenüber und reagieren mitunter mit Rückbildung der Ausbrüche (SÁINZ DE AJA, JUL. BRAVO, LUTENBACHER, E. MALONEY, TACHAU, ABE, SCHREINER, WECKESSER, SMELOW, F. ROSENTHAL, SICILIA). HÜBNER sah nach dieser intravenösen Salicylzufuhr lokale Chrysarobinbehandlung intensiver angreifen.

SACHS, der in 34 Fällen nach 6—8, in 2—3 tägigen Zwischenzeiten verabfolgten intravenösen Injektionen (10—20 ccm der 20% igen Lösung) Rückbildungen der Erscheinungen sah, hat seither sich von dem häufigen Versagen des Medikamentes überzeugen können. F. ROSENTHAL sah bei Anwendung von Natr. salic.-Injektionen gesteigerte Desquamation und schwere Venenthrombose. Einzelne Patienten JADASSOHNs klagten über Brennen in dem zur Injektion benutzten Arm und über Kongestionen nach dem Kopf. Zur Vermeidung der Komplikation bedient sich SICILIA des glykophosphorsauren Natrons. J. BRAVO empfiehlt 50%ige Lösungen des Natronsalzes der Salicylsäure (0,5—4,0 g des Salicyls in 2—3 tägigen Zwischenzeiten). Gleich dem Material DELBANCOs, waren von uns dieser Behandlung unterworfene Fälle wenig geeignet, den Erfolg der endovenösen Behandlung zu erhärten. HÜBNER bedient sich einer als

Psoriasal bezeichneten gebrauchsfertigen Natriumsalicyllösung (Dr. A. Bernhard Nachfolg., Berlin) und kombiniert die intravenöse Behandlung mit der percutanen.

Ein besonderer Platz in der Psoriasistherapie ist von jeher dem **Arsen** eingeräumt worden, und zwar schon zu einer Zeit, wo über die pharmakodynamische Wirkung des Mittels noch keine genaueren Vorstellungen herrschten. Heute rangiert es unter den oxydationshemmenden Stoffen und verfügt über die Fähigkeit, in kleinen Mengen zugeführt, den Stoffansatz, d. h. ein Überwiegen der Assimilisations- über die Dissimilisationsvorgänge zu fördern.

Die Arsenverbindungen entfalten ihre pharmakologische Wirksamkeit in letzter Linie als die Anionen AsO_3 oder AsO_4; diese gelangen zur Wirkung bei der methodischen Zufuhr kleiner Dosen der anorganischen und organischen Präparate. Die Arsenkuren werden auf innerlichem, subcutanem und intravenösem Weg durchgeführt. Innerlich verabreicht wird die Fowlersche Lösung = Liq. kal. arsenicos. (Max.-Dosis 0,5 pro dosi, 1,5 pro die) nach der Vorschrift Liq. ars. Fowleri, Aq. amygd. amar. āā 7,5. Es wird mit 3 mal täglich einem Tropfen begonnen und jeden 2.—3. Tag um 2—3 Tropfen gestiegen. Eine andere Vorschreibung lautet: Sol. Fowleri, Tinct. Nuc. vomic. āā 3,0, Tinct. Chin. compos. ad 30,0. 2 mal täglich 25—30 Tropfen nach dem Essen. JADASSOHN verordnet: Liq. Kali arsenicos 10,0, Aq. menth. pip. 20,0; täglich 3 mal 5—20 Tropfen in $^1/_2$ Glas Wasser nach dem Essen. Die Kur ist mindestens auf 2—3 Monate auszudehnen. Als roborierende Komponente kann den Lösungen Chinin beigegeben werden. Weit verbreitet ist die Medikation mit Pillen. Rp.: Acid. arsenicos. 0,1—0,25, Chinin. hydrochl. 8,0, Acid. hydrochl. gtt. nonnull. Mass. pil. q. s. ad pil. 100. Die Formel der sog. asiatischen Pillen: Acid. arsenicos 0,5, Piper. nigr. 5,0, Gummi arab. 1,0, Aq. dest. q. s. ad pil. 100. Man beginnt bei entsprechender Diät mit 3 mal täglich einer Pille und steigt in 3—4 tägigen Intervallen um eine Pille bis zu einer Tagesdosis von 10 Pillen, um dann wieder in den gleichen Zwischenzeiten die Tagesmenge um je eine Pille herabzusetzen. Im übrigen herrscht bezüglich der Dosierung keine Übereinstimmung. Nach den Erfahrungen von HEBRA und KAPOSI stehen RIECKE, JOSEPH, RILLE, JESSNER, EICHHOFF u. a. nicht an, mit den Pillen eine Tagesdosis von mehr als 7 cg Arsen zu erreichen. CEDERHOLM, MOBERG u. a. gehen über eine Tagesmenge von 2—4 cg Arsen nicht hinaus. AFZELIUS sah befriedigende Erfolge von der internen Arsenbehandlung erst, als er rasch ansteigend asiatische Pillen mit der Tagesmenge von 4—5 cg Arsen verordnete. Von 118 Fällen konnte bei 95, also in $80^0/_0$ ohne äußere Behandlung befriedigender Rückgang der Erscheinungen erzielt werden. Bei neuerlichen Kuren sank allerdings die Ansprechbarkeit auf $70^0/_0$ herab, und es machten sich vielfach toxische Begleiterscheinungen geltend. Von arsenhaltigen Mineralquellen werden Levico-, Roncegno-, Guber-, Dürkheimer-Maxquelle empfohlen. Von den Brunnenverwaltungen beigegebene Trinkschemen orientieren über die ansteigenden Tagesmengen. Im allgemeinen kann diesen Trinkkuren nur ein unterstützender Wert bei sonst noch eingeleiteten antipsoriatischen Maßnahmen zugesprochen werden. Die Möglichkeit, bei guter Toleranz die Arsenzufuhr rasch zu steigern, hat der subcutanen Einverleibung des Medikaments den Boden geebnet. Subcutane und intramuskuläre Injektionskuren werden durchgeführt mit: Acid. arsenicos. 0,5, Acid. carbol. 1,5, Aq. dest. ad 50,0. Jeden zweiten Tag $^1/_2$—1 ccm. Oder Natr. arsenicos. 0,5, Acid. carbol. 1,5, Aq. dest. ad 50,0. Täglich oder jeden zweiten Tag $^1/_2$—1 ccm intramuskulär oder subcutan. Weiters stehen in Verwendung: Natr. kakodylicum Ampullen à 0,05. Solarson 1 ccm = 0,004 Acid. arsenicos. Ampullen à 1,2 ccm Arsamon = monomethylarsins. Na 1 ccm = 0,05. Ampullen à 1 ccm, 0,5—1,0 ccm alle 1—2 Tage. Von dem früher vielfach versuchten Atoxyl (Atoxyl 4,0, Aq. dest. 20,0), das in Mengen von 0,1—1 ccm täglich oder 2mal wöchentlich (1 ccm) injiziert wurde, ist man wegen seiner unberechenbaren schweren Nebenwirkungen wieder abgekommen.

Auf intravenösem Weg einverleibt werden die verschiedenen Salvarsanpräparate, Kakodylat-, Solarsonverbindungen und auch die FOWLERsche Lösung. Nach vielfacher Erfahrung können die mit Altsalvarsan, Neosalvarsan, Salvarsannatrium, Silbersalvarsan und Neosilbersalvarsan erzielten Heilreaktionen nicht höher bewertet werden als die mit der internen oder subcutanen üblichen Arsenzufuhr erreichbaren Ergebnisse (C. DE SILVA, TRIMBLE, H. FOX, WINFILD, C. ULLMANN, LAUZI, THRONE, NOBL). Das meist verwendete Neosalvarsan kommt in der Dosierung von 0,3—0,6 in 4—6 tägigen Intervallen zur Anwendung. In einem Behandlungszyklus soll die verabfolgte Menge des Mittels 6—8 g nicht übersteigen. Machen sich nach 3—4 Injektionen keine Rückbildungserscheinungen geltend, so ist von einer Fortsetzung der Kur abzusehen.

Die Erfolge der Arsenbehandlung sind allenthalben recht verschieden. Die besten Resultate sieht man bei akuten und subakuten Erst-Ausbrüchen der Psoriasis punctata, guttata und der klein-nummulären Variante. Sowohl nach der inneren Behandlung, als auch im Laufe der Injektionskuren läßt zunächst die Schuppung nach, die Efflorescenzen flachen ab, verlieren ihr rotes Kolorit und bilden sich schließlich mit Hinterlassung normal gefärbter Stellen zurück. Handelt es sich um Nachschübe und Rezidive mit Arsen vorbehandelter Eruptionen, so pflegt in der Regel die Ansprechbarkeit auf die Therapie, selbst wenn es sich um die angeführten leichteren, mit mäßiger Schuppenbildung einhergehenden Arten der Flechte handelt, meist nicht mehr zu erfolgen. Keine nennenswerte Beeinflussung zeigen ausgebreitete, flächenhaft zusammenfließende und figurierte Schübe älteren Bestandes. Auch die auf die Prädilektionsstellen der Ellbogen und Knie beschränkten, derben, verdichteten Plaques reagieren in der Regel gar nicht auf das Arsen.

Als störende *Nebenwirkung* macht sich oft frühzeitig eine stärkere Pigmentation geltend, die bei empfindlichen Patienten schon nach der Zufuhr verhältnismäßig geringer Arsenmengen zur Entwicklung gelangt. Sowohl am Standorte der abheilenden Blüten, als auch in diffuser Verteilung, am Hals und am Stamm, gelegentlich an der Mundschleimhaut, treten in ihrer Intensität schwankende Verfärbungen auf. Die Melanose kann verschiedene Grade erreichen und meldet sich bald als gelbbräunliche, bald schwarze oder bronze- bis schiefergraue Verfärbung. Gelegentlich finden sich auch rundliche, weiße Pigmentatrophien eingesprengt. Als unliebsame Nebenwirkungen des Arsens und seiner Verbindungen treten nicht zu selten auch entzündliche Reaktionszustände der Haut auf, die von den lokalisierten exsudativen Erythemen bis zu schweren universellen Dermatitiden und Keratosen gedeihen können. Häufig meldet sich die toxische Reizwirkung durch subjektive Erscheinungen (Brennen, Jucken) an den Handtellern und Fußsohlen. Es folgt intensive Hyperämie mit Schwellung und Schmerzhaftigkeit der entzündeten Partien. Auch im Gesicht, am Stamm und den Armen sieht man rasch sich ausbreitende, mit ödematöser Schwellung, Conjunctivitis und nachfolgender, fein kleienförmiger Schilferung einhergehende Dermatitiden sich entwickeln. Ekzematöse, psoriasiforme, lichenoide Exantheme treten auf. Die Arsendermatitis kann auch exfoliativen Charakser annehmen, mit schwerer Beeinträchtigung des Allgemeinzustandes, hohem Fieber, Drüsenschwellung, Verlust der Haare, einhergehen. Prolongierte Medikation führt auch zu Magen-Darmstörungen, Lidödemen, Trockenheit im Rachen. Die Hyperkeratosen kommen auf entzündlich-hyperämischer Grundlage, in stärkster Betonung an den Handtellern und Fußsohlen zur Entwicklung. Mit periporalen, verdichteten Hornwällen beginnend, entwickeln sich in exzentrischer und konfluierender Ausbreitung proliferierende Hyperkeratosen, die bis zu mächtigen Schwielen anwachsen können. Der exzessive Wachstumsreiz, welchen das Arsen auf das Epithel ausübt, kann zur pathologischen Wucherung desselben führen und der Krebsbildung Vorschub leisten. Bei Erörterung der Beziehungen des Carcinoms zur Schuppenflechte haben wir darauf hingewiesen, daß in einem namhaften Bruchteil des Auftretens von Krebs bei Psoriatikern, diese protrahierten Arsenkuren unterzogen worden waren. Desgleichen figuriert der Herpes zoster als Begleiterscheinung der Schuppenflechte hauptsächlich in Statistiken, welche sich auf die Ergebnisse der Arsenbehandlung bei dem Leiden beziehen. So konnte AFEZLIUS bei 240 Kranken neben häufigen bullösen Erythemen und Keratosen der Handteller und Fußsohlen 9 mal Zostereruptionen ausweisen. (Vgl. hierzu die betr. Kapitel dieses Handbuchs: Toxikodermien, Zoster, Carcinom.)

Vor Einführung der energisch wirkenden Antipsoriatica war der **Teer** das meist verwendete Mittel. Schon TDEOPHRASTUS, DIOSKORIDES und PLINIUS empfahlen ihn bei schuppenden Zuständen. BERKELEY widmete dem „Eau de goudron" 1744 eine Broschüre. In Vergessenheit geraten, war es erst der neueren Zeit vorbehalten, die Vorzüge der Teerverbindungen ins wahre Licht zu setzen. BATEMAN, WILKINSON (England), RAYER, CAZENAVE, GIROUT, GAUTHIER, EMMERY, BAZIN, SERRE, GIBERT, DEVERGIE (Frankreich), HERTWIG, KRIEG, OTTO, KLESS, F. v. HEBRA, VEIEL und KAPOSI haben in großen Versuchsreihen das Mittel erprobt und zur Verbreitung der Teerbehandlung beigetragen. Die meist verwendeten Destillationsprodukte des Holzes sind: *Ol. cadini* (Wachholderteer), *Ol. rusci* (Birkenteer), *Ol. fagi* (Buchenteer), *Pix liquida* (Fichtenteer). Außerdem die *Steinkohlendestillate: Anthrasol, Ol. lithanthracis* und dessen Kompositionen, wie: *Tinct. lithanth. Leistikow* (Ol. lithanth. 30,0. Spirit. Vini 95%, 20,0, Aeth. 10,0), *Solut. lithanth. Sack.* (Ol. lithanth. 10,0, Benzol 20,0, Aceton 77,0), Liq. anthracis. simplex., *Liqu. anthrac. composit.-* FISCHL, *Liq. carbonis detergens.* (WRIGHT, JADASSOHN). Wohl am meisten verwendet wurde früher der Wachholderteer (Ol. cadin.) in Form von Einpinselungen. Die Kranken wurden in Wollkleider gehüllt, die Prozedur morgens und abends vorgenommen (GAUCHER, BESNIER). Das Ol. cadini wurde auch Salben und Pflastern zugesetzt (Emplastr. simplex 100,0 Cera alba 50,0, Ol. cadin. 30,0 [BESNIER]). Verfärbung und Geruch stehen der allgemeineren Verwendung in den genannten Formen im Wege. Auch ist auf die Resorption Bedacht zu nehmen. (Magenstörungen, Durchfall, Nierenreizung; Grünfärbung des Harns ist als Warnungssignal zu werten.) Von der großen Zahl neuerer Raffinate wären *Pittylen* und *Cadogel* zu erwähnen, welche gut verwendbare Salbenzusätze (10%) abgeben. Wirkungssteigerung ist durch höhere Konzentrationen und Salicylzusätze zu erreichen. SCHÄFFER empfiehlt für hartnäckige Herderscheinungen eine Mischung von Ol. rusc. 10,0, Sulf. praecip. 20,0, Sap. virid. 30,0, Vaselin flav. 40,0 (modifizierte Wilkinsonsalbe). Für nicht so ausgebreitete Schübe eignen sich Teertinkturen (Tinct. rusci = 10% Lösung von Ol. rusci in Äther und Alkohol). EICHHOFF empfahl für schlecht heilende Plaques eine kombinierte Teermischung (Acid. salicyl., β-Naphthol, Ol. rusci āā 5,0 Sapon virid, Ichthyol āā 10,0, Spirit. vini ad 100,0). Von mineralischen Sorten behaupten seit Jahrzehnten der Liq. carbon. deterg. nach der Formel WRIGHTs (eine Lösung in Quillajatinktur) und das *Anthrasol* (KNOLL) ihren Platz. Die störende Braunfärbung vermeidet das von HERXHEIMER empfohlene *Lithanthrol*. Für die Behandlung der Kopfhautpsoriasis

bewährt sich vorzüglich ein als *Pilithrin* bezeichnetes Steinkohlenteer-
präparat (mit Aesculintinktur extrahierter Kohlenteer der Gaswerke Neustein, Wien). In der Kombinationstherapie legt Jadassohn auf Teerzusätze
großen Wert. Für den behaarten Kopf empfiehlt er bei lichten Haaren als
Salbe eine Kombination von Hydrarg. praecip. alb. mit Liq. carb. deterg.
(Hydrarg. praecip. alb. 3,0—10,0; Liq. carb. deterg. oder Anthrasol 2,0—5,0;
Ung. lenient. ad. 300. In der gleichen Anzeige von Salicyl-Teeröl (Acid. salicyl.
10,0; Ol. lithanthracis 5,0—10,0—20,0, Ol. Ricin., Ol. olivar. āā ad 100,0).
Ferner stehen in Verwendung die Präparate: *Pitral* (geruch- und farbloser
Nadelholzteer, aus welchem das Pech, die Phenole, Säuren und sonstige Farb-
und Geruchstoffe entfernt sind), *Pittylen* (der penetrante Teergeruch ist bei
dem Kondensationsprozeß vollständig entzogen, wirkt juckstillend und kerato-
plastisch, mit flüssiger Kaliseife als *Pixavon* im Handel), *Empyroform* (ein
dem Pittylen analoges Produkt aus dem Ol. rusci), *Fagacit* [durch Oxydation
mit Luft und Ozon aus Buchenholzteer gewonnene, in Alkalien zu seifen-
artigen Alkalisalzen (Fagaten) lösliche Masse].

Als die beste Teeranwendung müssen wir in Fällen universeller Ausbrüche
Teerbäder bezeichnen. Die resorptionsfördernde Eigenschaft der pflanzlichen
Sorten kommt bei dieser einfachen Applikationsart ebenso wohltuend zur
Geltung, wie ihre durch die auflockernde Wasserwirkung unterstützende reduzierende Äußerung. Die Bäder stellen die für Kranke und Hilfspersonal ein-
fachste und angenehmste Therapie dar. Gemeint ist hierunter jedoch nicht
die früher geübte Prozedur des Ölanstriches der Kranken, welche, mit dem
klebrigen, harzreichen Firnis beschmiert, im warmem Bade liegen mußten.
Wir verfügen über dem Badewasser zuzusetzende Teeremulsionen, welche
eine reinliche Durchführung der Kuren gestatten. Gut verwendbar ist die
Mischung von 100,0 Ol. rusci mit je 75,0 Spirit. sap. kalin. und Wasser. Das
Gemenge wird nach gutem Umschütteln in dünnem Strahl in das Bad ge-
gossen, dabei ist gut umzurühren. Spiegler empfahl ein Teergelatin (Ol. rusci,
Natr. carbon., Gelatin. alb., Aq., am Wasserbad hergestellt). 200 g der Masse,
in Mullsäckchen gehüllt, genügen für ein Vollbad. Taeges Vorschrift lautet:
Ol. rusci 100,0, Liq. Kali caust. (15%) 150. Die Hälfte mit einem Liter
Spiritus versetzt in dünnem Strahl ins Bad zu gießen. Herxheimer emp-
fiehlt für Bäder Ruscinol (Fresenius, Frankfurt). Klingmüller: Balnacid
(Nördlingen, Flörsheim), ein saures Buchenholzteerpräparat, von welchem
100—200 ccm pro Bad verwendet werden. Wir bedienen uns des *Lituanols*
(Neustein, Wien). Es genügen 2—3 Eßlöffel des wohlfeilen Zusatzes für ein
Vollbad. Diskreter Geruch, der Haut nicht anhaftende Färbung, Wannen-
und Wäscheschutz bedingen die Eignung des Präparates für die Praxis.

Hier aufzuzählen wären noch die im steten Zuwachs begriffenen *Misch-
verbindungen mit Seifen*, Alkohol (flüssige Teerseife mit Spirit. sapon. kalin.),
mit starren und flüssigen Fetten [Öl, Lebertran, Glycerin (Teerlinimente)].
Von den Fraktionen wurden noch das *Naphthalin* (C_2OH_2) von Emery und
Veiel empfohlen. Das *Benzol* bzw. *Benzin* wurde von Barth und Michel,
Bonnet, Bey und Godfroy vorgeschlagen. Was die *Carbolsäure* betrifft,
so ist sie auch, allerdings mit vielfach wechselnder Beurteilung ihres Heil-
vermögens, für inneren und äußeren Gebrauch zur Verschreibung gelangt.
Die protrahierte interne Medikation hat nur ihre relative Ungiftigkeit, nicht aber
auch eine Beeinflussung des Leidens ergeben. Äußerlich angewendet vermag
die Carbolsäure als Salbenzusatz an den Teer heranreichende Reduktionswirkung
zu äußern, ohne jedoch dessen Leistungshöhe voll zu entsprechen. Auch in einer
Reihe der gebräuchlichen, kombinierten Reduktionsmittel scheinen die beigegebenen Medikamente (Ichthyol, Cehasol, Thiosept, Schwefel usw.) nur die

komplexen Kohlenwasserstoffe des Teers zu aktivieren. Dies gilt für die *Balsame* von BAISSADE und DURET (dunkelbraunes, dickflüssiges Öl aus Steinkohlenteer, Schwefel, Ol. cadin., Menthol, Guajacol, Resorcin, Campher, Borax, Glycerin, Aceton, Ricinusöl und Lanolin bestehend), das *Sulfanthren* (STEIN; Schwefel-Steinkohlenteersalbe) u. a. Bei Anwendung der Teerpräparate kann man sich immer wieder von deren epitheldichtenden, entzündungswidrigen, Aufsaugung fördernden und juckstillenden Wirkung überzeugen. Diese pharmakodynamischen Äußerungen kommen bei der symptomatischen Psoriasisbekämpfung bestens zur Entfaltung, und nur ausnahmsweise sieht man sie mit unerwünschten Reizsteigerungen einhergehen.

Nebenwirkungen äußern sich nur gelegentlich als entzündliche Reizung der Follikelmündungen (Akne), als ausgebreitete Verdickung und Wucherung der epithelialen Decke (Hyperkeratose) an zarten Hautgebieten und mitunter als lange dauernde Pigmentierung.

Die Wirkung des **Jodes** wurde vor Jahren in systematischen Behandlungsreihen verfolgt, und eine Zeit hindurch stand die Jodkaliummedikation mit großen Dosen [10—30 g pro die (HASLUND, RILLE, MRAČEK)] im Vordergrund der Rezeptur einzelner Hautabteilungen. Obwohl der Verträglichkeit des Mittels nichts im Wege stand, so kam man wegen des häufigen Versagens von der Empfehlung der Verbindung wieder ab. Bewährt hat sich das Medikament bei den mit Gelenksveränderungen einhergehenden Fällen, gegen diese wird es auch heute noch verwendet (HASLUND, GREVE, S. GROSZ, HILLEBRAND, BARDUZZI, LEVEN).

Die klinische Beobachtung lehrt, daß in den ersten Tagen der Jodmedikation gelegentlich eine Reaktion an den Psoriasisplaques in Form erhöhter Succulenz und Hyperämie wahrzunehmen ist. Es wird der Jodverbindung ein reizender Einfluß auf die Capillargefäße zugeschrieben (JARISCH, SEIPRT), worauf auch die nicht zu selten beobachtete Verschlimmerung während der Behandlung zurückgeführt wird. Anfänglich günstige Reaktionen sieht man dann in entschiedene Verschlimmerung des Zustandes umschlagen, was zum Aussetzen der Medikation nötigt. Allenthalben wird die überraschende Tatsache verzeichnet, daß Dosen bis zu 30 und 40 g in der Regel ausgezeichnet vertragen werden. In Fällen günstiger Einwirkung braucht man jedoch über Tagesmengen von 10 g Jodkalium nicht hinauszugehen.

Auf die Jodkomponente scheint es auch in der Schilddrüsentherapie der Psoriasis anzukommen, deren wir noch gedenken müssen. O. DÉR (aus der Klinik S. BECK) empfiehlt eine Jodlösung, welche unter dem Namen „Kainon" in den Handel gebracht wird. Diese soll in solchen Fällen Erfolge zeitigen, welche mit den üblichen Funktionsprüfungen herabgesetzte Schilddrüsenfunktion vermuten lassen. Empfohlen werden $10^0/_0$ Lösungen ($0,429^0/_0$ freies Jod, $9,443^0/_0$ Jodide) intravenös und intramuskulär. Fälle mit Schilddrüsenhyperfunktion vertragen schadlos große Mengen des Präparates. Kondraindiziert ist die Behandlung bei mit jodreichen Strumen einhergehenden Psoriasisfällen.

An Stelle des Jodkaliums versuchte RILLE das Jodipin (Additionsverbindung von Jod und Sesamöl von H. WINTERNITZ dargestellt). Das subcutan injizierte Jodipin gelangt von der Injektionsstelle in den Kreislauf, wo es zum großen Teil oxydiert wird. Es scheidet sich erst nach längerer Zeit im Harn aus. Es werden von einer $25^0/_0$ Lösung täglich 2 mal 10 ccm in die Nates, in die Lendengegend oder unter die Bauchhaut injiziert. In günstig reagierenden Fällen ist Infiltrationsrückgang sowie verminderte Parakeratose schon nach kurzer Zeit zu verfolgen. Jodismus pflegt nicht aufzutreten.

Nach dem *Andriolprinzip* werden von Truttwin dauernd Jod und Uran abspaltende Salben hergestellt, welche radioaktive und Jodwirkungen erwarten lassen. Schubert sah nach Jod-Andriol Schuppenablösung. Die Urankomponente scheint jedoch viel zu schwach zu sein, um Heilreaktionen auszulösen (Scherber, Kundratitz).

Das Quecksilber ist in seinen verschiedenen Verbindungen seit langem in dem Heilplane der Schuppenflechte aufgenommen. Sublimatbäder, Kalomelsalben und -Injektionskuren mit Kalomel-Enesol sind des öfteren empfohlen worden (Bertarelli, Brault, van Dommellen, Hallopeau, Darier, Voss). Die als besonders wirksam betonten Einreibungen mit grauer Salbe dürften nach ihrem Einfluß auf psoriasiforme Syphilide beurteilt worden sein. Andererseits bietet die von Zeit zu Zeit immer wieder auftauchende Annahme einer spezifischen Abstammung der Flechte Anlaß zur Empfehlung der Quecksilberpräparate. Namentlich französische Autoren rühmen den Wert spezifischer Injektionskuren bei der Psoriasis arthropathica. Viel verwendet wurde früher die Rocharsche Salbe (Jodi puri 0,50, Calomel 1,50, Leni igni fusis, adde Ung. rosat. 70,0). Ein altbewährtes Antipsoriaticum vorzüglicher Verwendbarkeit stellt das *Hydrargyrum praecipitatum album* dar. Flechtenschübe der Kopfhaut, des Gesichtes, der Ohrmuscheln und des Genitales werden durch Präcipitatsalben aufs beste beeinflußt. Das Präparat bedingt im allgemeinen keinerlei Reizerscheinungen, kann in rasch ansteigender Konzentration verwendet werden und gestattet auch häufige Seifenwaschungen der behandelten Gebiete. In Konzentrationen von $2-5-10-20^0/_0$ Salbengrundlagen (Ung. leniens, Ung. simpl.) einverleibt, wird es mittels Borstenpinsel in die von Schuppen befreiten Herde fest eingerieben. Bei Behandlung der Kopfhaut können die Reste der abends aufgetragenen Salbe morgens mit $3^0/_0$ Salicylalkohol wieder entfernt werden.

Eine milde und reinliche Behandlung sichert die Kombination von Präcipitat mit Teerpräparaten. Rp.: Liq. carbon. detergent. $2,0-20,0$, Hydrarg. praecipitat. alb. $5,0-10,0$, Adip. lanae 50,0, Ol. Oliv. 20,0, Aq. destill. ad 100,0 (farblose Psoriasissalbe nach Jadassohn). J. Schäffer empfiehlt: Rp. Anthrasol, Hydrarg. praecipitat. alb. āā $5,0-10,0$ (Resorcin alb. $0,5-1,0$), Ung. leniens, Ung. simpl. āā ad 50,0. Quecksilberüberempfindlichkeit schließt nur höchst ausnahmsweise den Gebrauch des weißen Präcipitats aus. Lennhoff empfiehlt das Hydrargyrum jodatum intern: Pillen von $1-1,5$ cg dreimal täglich eine, viele Wochen hindurch.

Zu den verläßlichen Beseitigungsmitteln über nicht zu ausgebreitete Körperpartien auftretender Aussaaten zählt die **Pyrogallussäure.**

Das Pyrogallol ($C_6H_3(OH)_3$) bildet weiße, perlmutterglänzende, bitter schmeckende Blättchen oder Nadeln, schmilzt bei $131-132^0$ und sublimiert bei vorsichtigem Erhitzen. Es löst sich in 1,7 Teilen Wasser, in einem Teil Alkohol und 1,2 Teilen Äther. Durch die verdienstvollen Arbeiten von Jarisch, Engert, Neisser u. a. eingeführt, findet es in der Dermatotherapie weit verbreitete Anwendung. Seine kräftige Reduktionswirkung zeigt sich zunächst an der Hornschicht. Es kommt zu gelbbrauner bis schwärzlicher Verfärbung, welche durch Alkalien begünstigt und durch Säuren vermindert wird. Unter der Einwirkung wird das Hornlager verdichtet und trocknet zu pergamentähnlicher Membran ein. Die Stachelschicht wird nicht mehr der Verhornung zugeführt, im Bereiche des kollagenen Gewebes machen sich Erweichungsvorgänge geltend.

Das Pyrogallol kommt zweckmäßig in Form einer $2-5$ bis $10^0/_0$igen Salbe (Vaselin, Ung. spl., Ung. leniens) zur Verwendung. Die sorgfältigst vom Schuppenbelag befreiten Stellen werden ein- bis zweimal täglich mit einem Borstenpinsel eingerieben und hierauf eingepudert. Häufige Bäder sind zu vermeiden. Besonders wirksam erweist sich die Kombination von Pyrogallol und weißem Präcipitat in 5—10%igen Salben. Isolierte Scheiben können bequemerweise mit 10% Pyrogallusspiritus oder 10% Pyrogallusaceton behandelt werden. Bei hartnäckiger Psoriasis der Kopfhaut leistet das Pyrogallol ausgezeichnete Dienste. Nachdem mit Salicylölkappen und energischen Waschungen mit Seifenspiritus die festhaftenden Schuppenmassen entfernt sind, wird 5—10%iges Pyrogallusvaselin aufgetragen und mittels Borstenpinsel fest ins Capillitium eingerieben. Durch Salicyl- und Teerzusätze kann die Wirkung verstärkt werden. Rp.: Acid. pyrogallic. 5,0, Acid. salicyl, Ol. rusci āā 2,5, Ol. ricin. 10,0, Vaselin. flav. ad 50,0. Die entstehende braunrote Verfärbung verbietet die Anwendung des Mittels bei hellblonden Haaren. HERXHEIMER empfiehlt das Psorigallol (Firma Casella), eine Kombination von Pyorgallus und Lithantrol. Durch Abdestillieren des Lösungsmittels des flüssigen Psorigallols im Vacuum und Ersatz der abdestillierten Gewichtsteile durch Lanolinum anhydric. entsteht das Psorigallolum spissum, das ohne besondere Reizwirkung rasche Rückbildung der Aussaaten unterstützt. Da das Pyrogallol ein ausgesprochenes Blutgift darstellt, welches in größeren Mengen resorbiert, unter den Erscheinungen von Kollaps und Hämoglubinurie zu rapid verlaufenden Intoxikationen führen kann (NEISSER, BESNIER u. a.), so ist es wegen der bestehenden Resorptionsgefahr nicht empfehlenswert, ausgedehnte Körperstellen der Einwirkung des Mittels auszusetzen. Im allgemeinen empfiehlt es sich, die in 24 Stunden verwendete Pyrogallolmenge 5 g nicht übersteigen zu lassen.

Als störende *Nebenwirkung* des Pyrogallols macht sich nicht zu selten eine gelbe bis braune Verfärbung der gesunden wie psoriatischen Hautstellen geltend, die oft von stärkeren Reizerscheinungen in Form von Erythemen und Dermatitiden gefolgt wird. Namentlich bei Behandlung der Kopfhaut kommt es leicht zu erythematöser Verfärbung und Schwellung des Gesichts, Ödem der Augenlider und erst nach längerem Bestand der Irritation zum Abklingen unter feinkleienförmiger Schilferung. Aber auch am Stamm und an den Extremitäten zwingt die hinzugetretene Dermatitis oft zur Unterbrechung der Kur. Es kommt zu intensiver Rötung, ödematöser Schwellung, Temperatursteigerung, brennender Schmerzempfindung. Die ursprünglich nur auf einzelne Behandlungsgebiete beschränkte Reizung kann rasch auf die Umgebung übergreifen und vorher gesunde Hautregionen in die toxische Reaktion einbeziehen. Geweblich findet die Pyrogalloldermatitis in parenchymatösem Ödem der Stachelschicht, colliquativer Bläschenbildung im Epithel, Ödem und Leukocytenauswanderung in der Cutis, sowie perivasculärer Rundzellenansammlung ihren Ausdruck (E. BUCK).

Von der Vorstellung ausgehend, daß die irritative Wirkung des Pyrogallols zu vermeiden wäre, wenn es in Form unlöslicher Verbindung, die erst bei Berührung mit der Haut die wirksame Ursubstanz frei werden läßt, appliziert wird, versuchte KROMAYER Substitutionsprodukte derselben mit Essigsäure darzustellen. Werden in dem Mittel die 3 Hydroxylgruppen durch Säureradikale ersetzt, so entstehen (je nach dem alle 3 oder 2 oder 1 Hydroxylgruppe substituiert wird) Mono-, Diacet-, resp. Triacet-Pyrogallol. Unter diesen entfaltet namentlich das *Lenigallol* ziemlich reizfreie Wirkung. Doch läßt seine Anwendung bei Psoriasisplaques jede Rückbildungstendenz vermissen. Das Monoacetat, das sog. *Eugallol* jedoch ruft gleich der Pyrogallussäure mitunter recht intensive Dermatitiden hervor (POTTSTEIN, GRÜNEBERG). Nach den Erfahrungen JADASSOHNs führen Bepinselungen mit Eugallol-Aceton manchmal zu rascher Rückbildung der Herde.

In der Intensität der reduzierenden Wirkung weit übertroffen werden alle bisher genannten Mittel durch das **Chrysarobin.** Das aus dem Goapulver (Rinde

von Andira araroba) hergestellte geruch- und geschmacklose Mittel schmilzt
bei 170⁰ und 178⁰. Es ist löslich in Benzol, Chloroform, Eisessig und schwer
in Alkohol (1 : 150). Von BALMANNO SQUIRE 1878 in die Therapie eingeführt,
hat das Chrysarobin seither den herrschenden Platz in der Psoriasisbehandlung
behauptet. In Salbenformen zur Anwendung gebracht, vermag es oft in kürzester
Zeit ein Abblassen der Efflorescenzen und Abfallen der Schuppenmassen herbei-
zuführen. Die Blüten treten alsbald in das Hautniveau zurück und schwinden
mit Hinterlassung blendend weißer, normaler Flecke. Selbst veraltete, allen
sonstigen Maßnahmen trotzende Herde gewisser Vorzugsorte, werden unter
der Chrysarobineinwirkung nach einleitenden, gesteigerten Reizvorgängen verläßlich der Rückbildung zugeführt. Die Wirkung des ursprünglich von Indianern
gegen Pilzerkrankungen der Haut verwendeten Mittels, ist zum Teil sicher eine
antiparasitäre. Hierzu kommt der hyperämisierende und desquamative, ent-
zündungsauslösende Effekt. An Kaninchen- und Menschenhaut angestellte
Untersuchungen der Chrysarobindermatitis (M. HODARA, RACINOWSKI) ergaben
mit Ödem gepaarte intensive Entzündung, seroleukocytäre Epithelbläschen-
bildung unterhalb nekrotisierter Oberhautzellagen, dann raschen Leukocyten-
schwund, Rückbildung der Mikroabscesse, Rotfärbung der unteren Hornschicht
und inneren Wurzelscheiden. Nach den Feststellungen von UNNA und GOLODETZ
bildet das alkalifreie Chrysarobin auf der Normalhaut unter Einwirkung von
Ölsäure das Oxychrysarobin. Als Oxydationsprodukte des Mittels entstehen
Chrysophansäure, Oxychrysarobin und Chrysarobin. Bei weitverbreiteten
Aussaaten kommen zweckmäßig 1—10⁰/₀ige Chrysarobin-, Vaselinsalben zur
Verwendung. Tritt keine Reizung ein, so kann die Konzentration bis 20⁰/₀ erhöht
werden. Zusätze von 5—10⁰/₀ Salicyl, Ichthyol und Ol. rusci erhöhen die Wirkung.
Die mit Salben behandelten Körperpartien sind mit Verbänden zu decken.
Guten Erfolg sichert auch die verhältnismäßig wenig reizende, von DREUW
angegebene Zusammensetzung: Rp.: Acid. salicylic. 10,0 Chrysarobin, Ol. rusci
āā 20,0, Sapon. virid., Adip. lan. āā 25,0. Mit dieser Salbe werden die Psoriasisstellen 5—6 Tage lang morgens und abends eingerieben, dann einige Tage warme
Bäder und Vaselineinfettungen. Nach Bedarf Wiederholung des Turnus. Oft
gelingt es auch nach der Empfehlung JADASSOHNs mit ganz schwachen Chrysarobinsalben die Schuppenbildung zum Stillstand zu bringen und die restlose Involution der Herde in die Wege zu leiten. ¹/₁₀—0,5—1⁰/₀ Zusätze zu
Zinkpasten bedingen meist nur geringfügige, rasch vorübergehende Reizerscheinungen. Während der Chrysarobinkuren sollen nicht so häufig (einmal
wöchentlich) Bäder genommen werden. Bei isolierten Herden finden tägliche
Pinselungen mit 10⁰/₀igem Chrysarobin-Traumaticin, 10⁰/₀igem Chrysarobin-
collodium oder -Chloroform ihre Anzeige. Für veraltete Plaques eignen sich
besonders die in verschiedenen Konzentrationen hergestellten Chrysarobingutta-
plaste. Die besondere Tiefenwirkung entfaltenden Pflaster können mehrere
Tage liegen bleiben.

Für die Behandlung exponierter kleiner Herde eignen sich auch 30⁰/₀ige
Chrysarobinsalbenstifte (Chrysarobin 30,0, Cera flav. 20,0, Adeps lan. 50,0).
Sobald sich im Laufe der Behandlung Anzeichen stärkerer Dermatitis geltend
machen, hat man temporär zu milderen Mitteln überzugehen. Leider geht
die Anwendung des Mittels mit der höchst unangenehmen Nebenerscheinung
langdauernder Verfärbung der Haut, Haare und Nägel einher. Es kommt
zu purpurbraunroter Veränderung der Hornschicht, die erst mit der Abstoßung
der chemisch alterierten Zellagen der Norm weicht.

Als äußerst häufige *Nebenwirkung* tritt im Bereiche der angegangenen Aussaaten und auch in weiter Umgebung ihrer Einstreuung entzündliche Reizung
auf, die sich von der einfachen erstgradigen erythematösen Entzündung bis

zur schweren exsudativen Dermatitis steigern kann. Zunächst sieht man die als hellere Stellen ausgepaarten Efflorescenzen von violettbrauenen Höfen umgeben, die in exzentrischem Wachstum rasch zunehmen und mit nachbarlichen Reizarealen konfluieren. Es tritt dann rasch düsterrote, entzündliche Rötung und ödematöse Schwellung hinzu. Bei gleichmäßiger Ausdehnung der gesteigerten Dermatitis über den Körper bleiben die Stellen, welche bisher den Sitz der Herde gebildet haben, als weiße Inseln aufgespart. Allgemeinerscheinungen, Fieber, hochgradige Unruhe, Schmerzhaftigkeit, können den Zustand zu einem sehr ernsten stempeln. Nicht zu selten bildet die entzündliche Reizung nur mäßiger Psoriasisschübe nach der Chrysarobinbehandlung den Aufakt zu universellen, akuten Ausbrüchen. Außer zu dem schweren Inflammationsbild der allgemeinen Decke pflegt das unvorsichtige Hantieren mit Chrysarobinpräparaten zu intensiven Conjunctivitiden zu führen. Es kommt zu Lichtscheu, profuser Sekretion, Ciliarinjektion und auch häufiger Einbeziehung der Hornhaut in den Entzündungsprozeß. Als besonderer Nachteil steht der allgemeineren Verwendung des Chrysarobins auch der Umstand im Wege, daß es durch violette Verfärbung die Wäsche dauernd unbrauchbar macht. Die irritative Nebenwirkung kommt in verringertem Maße den von KROMAYER eingeführten Acetatverbindungen: Lenirobin (Tetraacetat) und Eurobin (Chrysarobintriacetat) zu. In Verwendung stehen $1-20\%$ ige Aceton- und Chloroformlösungen.

Im Heilvermögen nahe an das Chrysarobin reicht das von GALEWSKY eingeführte *Cignolin* heran. Ohne die komplexe Zusammensetzung des Chrysarobins zu besitzen, hat es die Fähigkeit, schon in geringen Konzentrationen die gleichen Heiläußerungen auszulösen. Das Cignolin ist ein Dioxyanthranol und unterscheidet sich vom Chrysarobin nur durch den Mindergehalt einer CH_3-Gruppe. Die wesentlich stärkere pharmakologische Wirkung ist auf den Austritt der Methylgruppe zurückzuführen. UNNA empfiehlt einen wasserlöslichen Firnis (Cignolin 1,0—2,0, Eucerin anhydr. 10,0, Gelanth ad 100,0). Als wasserlösliches Vehikel für Cignolin ist auch eine liantralhaltige Caseinsalbe verwendbar (Cignolin 1—3, Liantral 5,0, Eucerin anhydr. 10,0, Ung. Caseini 84,0). Bei hartnäckigen Psoriasisresten cignolinhaltiges Schälcollodium (Cign. 1,0, Cycloform 10,0, Acid. salicyl. 10,0, Collod. ad 100,0). GALEWSKI gibt das Cignolin als Zusatz zur Zinktrockenpinselung (1:1—2000). Empfehlenswert als Salbenzusatz nach der Formel: Liq. carbon. deterg. 5,0, Acid. salycil. 0,5, Cignolin 0,05—0,1, Vaselin alb. 100,0). Rasches Abheilen, selbst veralteter Herde, ist mit Salbenkonzentrationen bis zu 5% zu erzielen. Freilich haftet auch dem Cignolin der Nachteil der dauernden Wäschebeschädigung an. Ganz vorzüglich bewährt sich Benzol als Lösungsmittel des Cignolins. Ein $^1/_8-^1/_2\%$ige Lösung führt selbst bei wiederholter Aufpinselung zu keiner nennenswerten Reizung (MEIROWSKY und STIEBEL). Allmählich bequemte man sich zur Anwendung von cignolinhaltigen Salben und erweiterte vielfach das Anzeigegebiet des Merckschen Präparates (R. POLLAND, W. KRETSCHMER, H. LUDWIG, R. PIOWATI, F. POLLITZER, K. ULLMANN). Für die Bewertung der Cignolinwirkung sind die Untersuchungen UNNAs von besonderem Interesse, mit denen der Autor die mächtige Einwirkung des Präparates auf die obersten Hautschichten im histologischen Bilde erwiesen hat. Zu diesem Zwecke bediente er sich nicht der percutanen, sondern der cutanen Applikation des Mittels, indem er es in flüssigem Paraffin suspendiert injizierte. Schon in geringer Konzentration verursachte es starke Reizung, späterhin Bräunung der Haut, wobei es fraglich schien, ob das Cignolin selbst oder sein Reduktionsprodukt die Reaktion bedingt. Cignolinaufschwemmungen, mit flüssigem Paraffin bereitet, rufen bei weißen Ratten, intracutan injiziert, Ödem, Krustenbildung,

Proliferation der Bindegewebszellen sowie zellige Periarteriitis und -phlebitis hervor.

Unserer Erfahrung nach kann mit den Konzentrationen des Mittels bei der Psoriasis unbeschadet rasch in die Höhe gegangen worden. Schwach dosierte Salben sind besonders für die Behandlung der behaarten Kopfhaut und nicht zu konzentrierte Trockenpinselungen für das Gesicht geeignet. Als Vorzug des Cignolins zu buchen wäre auch, daß es die Haarfarbe blonder Individuen nicht verändert. Infolge der Zersetzlichkeit $1^0/_0$iger Cignolintinkturen (in Aceton, Äther oder Alkohol gelöstes Cignolin) empfahl C. Bruck $^1/_2{}^0/_0$igen Salicylzusatz zu den Lösungen und Salben. Bezüglich zulässiger Höchstkonzentrationen wäre noch zu erwähnen, daß solche bis zu $5^0/_0$ und mehr herangezogen werden können. Freilich geht mit solchen eine recht beträchtliche Haut- und Wäscheverfärbung einher. In allen seitherigen Nachprüfungen erscheint die intensive Wirkung hochdosierter Salben auf chronische Herde betont und der rasche therapeutische Effekt des chemisch gut definierten Körpers hervorgehoben.

Obwohl die bisherigen Stoffwechseluntersuchungen nach keiner Richtung hin verläßlich orientierende Einblicke in den gestörten Haushalt beim psoriatischen Prozeß geliefert haben, besteht doch vielfach die Neigung durch **diätetische Maßnahmen** das Leiden zu beeinflussen. Einzelne Forscher haben Psoriatiker unter besondere diätetische Verhältnisse gestellt und rühmen die entscheidende Einwirkung der Ernährung auf den Ablauf der Erscheinungen. Brocq behauptet, daß der strenge Vegetarismus auf viele äußerst rebellische Psoriasisfälle von heilender Wirkung sei, und betont die Überlegenheit des diätetischen Regimes gegenüber lokaler Maßnahmen für eine Gruppe von Psoriatikern.

Bulkley setzte sich von jeher für strenge diätetische Kost ein und verfolgte bei totaler Fleischabstinenz durch Monate und Jahre hindurch Rezidivfreiheit. Andererseits verhält sich Unna in dieser Frage völlig ablehnend. Im Laufe einer 30jährigen Praxis sammelte er Berichte von Kranken, die verschiedensten Nahrungseinwirkungen unterzogen wurden, ohne daß hierdurch eine wesentliche Beeinflussung des Krankheitsprozesses zu erzielen gewesen wäre. Viele Autoren gingen auf diese Frage überhaupt nicht ein, da ihnen diätetische Stoffwechselbeeinflussung ganz aussichtslos erscheint. Beachtung verdient eine Beobachtung von Bloch, der bei einem 40jährigen Psoriatiker mit exzessiver Nagelbeteiligung nach lacto-vegetarischer Kost schon nach 14 Tagen einen Rückgang der Hauterscheinungen und bei Fortsetzung dieser Lebensweise nach 3 Monaten restlose Rückbildung der Herde am Stamm und den Extremitäten und gleichzeitig an sämtlichen Fingernägeln, und zwar in absolut paralleler Weise, eine Veränderung im Sinne der Restitution feststellen konnte. Nur mehr die vordere Hälfte der Nägel wies die charakteristischen Veränderungen auf, die hintere Hälfte, und zwar immer in der gleichen Höhe einsetzend, wurde vollkommen glatt, der Norm entsprechend. Wachstumsmessungen der Nägel zeigten, daß tatsächlich mit dem Momente der Koständerung auch eine Änderung in der Art und Weise des Nagelwachstums einsetzte. Den Einfluß der Kostart auf die Nagelbildung beobachtete auch Jadassohn, allerdings im entgegengesetzten Sinne. Jadassohn sah bei einem gesunden Arzt mit dem Übergang zur vegetarischen Lebensweise Querfurchen auf den Nägeln auftreten.

Den unterstützenden Wert roher grüner Gemüse im Rahmen der Ernährung hebt Lortat-Jacob namentlich für die wirksame Insulinbehandlung hervor. Die diätetischen Maßnahmen pflegen im allgemeinen die psoriasischen Arthropathien günstig zu beeinflussen.

Die Strahlenbehandlung bei Psoriasis wird mit den Strahlen der *Röntgenröhre, des Radiums,* des *Mesothoriums* und seiner Derivate, des *Sonnenlichtes,* der *Höhensonne,* der *Quarzlampe* u. a. geübt.

Die *Röntgenbehandlung* der Psoriasis ist schon zu Beginn der Feststellung des kurativen Vermögens der X-Strahlen in weitestem Ausmaße geübt worden. Nicht in letzter Linie war es dieses Heilverfahren der Dermatose, welche anfangs Kranke und Ärzte zu schwerem Schaden gebracht hat. Bei der sorglosen Heranziehung dieser Energien ist es nicht nur zu rasch aufflammenden generalisierten exsudativen Entzündungen und Steigerung des oft nur lokalisiert aufgetretenen Prozesses gekommen, sondern auch die berüchtigten allen Heilversuchen trotzenden Röntgengeschwüre sind in erschreckender Häufigkeit am Standort von Psoriasisplaques (Knie, Ellbogen, Rücken) aufgetreten. Heute, wo die Röntgenstrahlenmessung, die Wirkungsdosis, die Einstelltechnik, der Strahlenschutz und die spezifischen Gewebsdosen mit wissenschaftlicher Exaktheit festgestellt erscheinen, ist den X-Strahlen auf diesem dermatotherapeutischen Gebiet ein nicht zu breiter, überdies noch umstrittener Platz eingeräumt. Zur Erklärung übler Zufälle ist immer wieder eine besondere Idiosynkrasie gegen Röntgenstrahlen herangezogen worden. Nach den Erhebungen von HALL, GOCHT, KIENBÖCK, HESS, HOLFELDER, H. E. SCHMIDT muß es als erwiesen betrachtet werden, daß es eine Idiosynkrasie gegen Röntgenstrahlen nicht gibt. Alle in der Literatur als Röntgenverbrennungen gewerteten Fälle sind auf Überdosierung zurückzuführen. H. E. SCHMIDT hat ein einfaches Verfahren angegeben, um die Behauptung einer vorliegenden Idiosynkrasie zu entkräften. Man braucht nur eine kleine Hautstelle der Patienten, die angeblich gegen Röntgenstrahlen überempfindlich sein sollen, mit einer geeichten Röhre und mit einer genau abgemessenen Erythemvolldosis zu bestrahlen, um die irrige Behauptung zu widerlegen. Derart entstandene Röntgengeschwüre sind in der Literatur bisher nicht nachgewiesen. Erfahrene Röntgenologen warnen aber immerhin, die Tatsache einer Röntgenverbrennung stets als Kunstfehler zu erachten (STRAUSS), zumal man vor allen Dingen es der Verbrennung selbst niemals ansehen kann, wen das Verschulden in diesem Falle trifft. Auch bei ganz sachgemäß ärztlicher Dosierung sind technische Fehlerquellen in mancher Beziehung möglich, und unglückliche Zufälle (hinzutretende Noxen) können überdies noch sekundär Röntgenschäden herbeiführen. Die ungewollte biologische Wirkung äußert sich hierbei erfreulicherweise in den verschiedensten abgestuften Graden, wobei die Gewebsschädigung häufig noch dem restlosen Ausgleich zugänglich ist.

Dabei aber muß immerhin zugestanden werden, daß gerade die Psoriasis zu jenen Prozessen gehört, welche eine ganz aus den Rahmen der Mittelwerte herausfallende Überempfindlichkeit aufweist. Nach Erhebungen von HAAS, HERXHEIMER u. a. kann die Haut von Psoriatikern um $30-40^0/_0$ strahlenempfindlicher geschätzt werden als die Gesunder. Es ergibt sich also die besondere Notwendigkeit der individuellen Erfassung des Krankheitsvorganges und der aufs bestmöglichste darauf abgestimmten Behandlung. ROST empfiehlt bei typischen Formen als Einzeldosis 3 X dreimal in 10tägigen Abständen, Total- oder Partialbestrahlung je nach Umfang und Ausdehnung. Wiederholung nach 6—8 Wochen. Isolierte, stark infiltrierte Herde sind gefiltert (0,5 mm) mit 5 X zu behandeln.

Die Versuche, die Überempfindlichkeit herabzusetzen, haben bisher zu keinen verwendbaren Ergebnissen geführt. Es seien in dieser Hinsicht nur an die von H. RITTER und TAMM mit *Cholin* und dem weniger giftigen Ersatzpräparat *Enzytol* unternommenen Experimente erinnert. Das Enzytol wurde Psoriatikern intravenös infundiert (5,0—10,0 in 20—100 ccm NaCl-Lösung), die Schuppenbildung ließ zwar nach wenigen Injektionen (4—6) nach, doch trat alsbald ein Stillstand in der Rückbildung ein, ohne daß weitere Injektionen des Mittels eine Zustandsänderung anzuregen vermochten. Dazu kamen Nebenwirkungen (angioneurotischer Komplex, beängstigende Kollapszustände), sowie die von den Tierversuchen Werners und seiner Mitarbeiter her bekannten Funktionsstörungen der Geschlechtsdrüsen (temporäre Azoospermie).

Arzt und Fuhs nehmen dem Röntgenverfahren gegenüber in gewissen Grenzen ein befürwortendes Verhalten ein. Sie rechtfertigen ihren Standpunkt mit dem Hinweis auf die häufig geübte Bestrahlungstechnik mit harten gefilterten Strahlen, welche in entsprechend langen Intervallen selbst leichte Schädigungen mühelos vermeiden lassen sollen. Sie wehren sich aber gleichzeitig mit vollem Recht gegen die Einschätzung der Röntgenbehandlung als souveränen Verfahrens bei Psoriasis. Das von H. E. Schmidt allzuweit gefaßte Anzeigegebiet wird an der Klinik Riehl wesentlich eingeengt und die Röntgenbestrahlung vor allem nur angewendet „wo entweder aus äußeren Gründen eine Salbenbehandlung nicht gut durchführbar ist, oder wo bei sonst resistenten Herden in mehrwöchiger Behandlung die üblichen Mittel versagen" (Arzt und Fuhs, Röntgen-Hauttherapie). Die Gefahr einer Reizung der akanthotischen Deckzellen, sowie der Papillarinfiltrate, verbietet selbst vorsichtigst dosierte Bestrahlung bei akuten Schüben (Neuaussaat von Efflorescenzen, Blumenthal, Holzknecht, Porcelli, Packer, Metschanski, Arzt und Fuhs). Nach den Erfahrungen von Arzt und Fuhs sprechen inveterierte, chronische Plaques der Prädilektionsorte mitunter erst auf hoch dosierte, stark gefilterte Strahlen an (4—6 H durch 1—2 mm Al). Die von L. Freund empfohlene präparatorische Auskratzung und die von Stein geübte, kombinierte Pyrogallusröntgenbehandlung lehnen sie ab. Jadassohn schätzt die Röntgenbehandlung als das beste und bequemste Verfahren zur Beseitigung resistenter infiltrierter Psoriasisherde. Er benutzt $^1/_3$ Erythemdosen und filtriert mit $^1/_2$ mm Aluminium. Die Bestrahlungen in der angegebenen Dosis werden etwa alle 10 Tage wiederholt, keinesfalls aber sollen mehr als drei solche Bestrahlungen an der gleichen Stelle in dieser Weise in einer Serie gegeben werden. Danach soll eine Pause von mindestens vier Wochen eintreten. Sicherer sei es, zwischen die einzelnen Serien Intervalle von mehreren Monaten einzuschalten und nach zwei, höchstens drei Behandlunlungszyklen diese Behandlung aufzugeben. Bei besonders stark infiltrierten chronischen Herden empfiehlt Jadassohn statt der kleinen Dosen schwach filtrierter Strahlen, stärkere Dosen stark gefilterter anzuwenden (z. B. $^1/_2$—1 E.D. mit 1—3 Aluminium). Auch bei der hartnäckigen Psoriasis der Nägel seien nur starke, harte Strahlen (1—2 E.D., bei 3—4 mm Aluminium) angezeigt. Zwischen die Bestrahlungsserien kann zweckmäßig die medikamentöse Behandlung mit milden Mitteln und schwachen Konzentrationen eingeschaltet werden. Erleichtert wird die Strahlenpenetration durch vorausgehende Entfernung des Schuppenbelages [Seifenbäder, macerierende Salben (Salicyl)].

Es ist eine oft gemachte Erfahrung, daß die Psoriasis auf die erste Bestrahlung sehr gut reagiert, während späterhin die X-Strahlen nicht die gleiche Wirksamkeit entfalten. Die Erklärung hierfür liegt in der biologischen Wirkungsweise der Strahlen, sie geht mit der Intensität der Zellpoliferation des Gewebes Hand in Hand. Mit der strahlengeschädigten Heilungstendenz und gehemmten Zellproliferation läßt die Wirksamkeit der angewandten Energien nach, und es bedarf der Anwendung höchster Dosen, um die Restbestände des unempfindlichen Gewebes zu vernichten. Wiederholte Bestrahlungen können zu dauernder Hautschädigung führen, welche als Endausgang der Röntgendermatitis in atrophischen und hyperplastischen Veränderungen ihren geweblichen Ausdruck findet. Es kommt oft erst nach lange dauernden Latenzperioden zur Entwicklung der sogenannten chronischen Röntgenhaut mit der bekannten dichten Einstreuung neugebildeter Teleangiektasien, Pigmentstauung und Pigmentschwund, Epithelwucherung, Cutisrarefizierung und Kollagenverdichtung.

Die im Bestrahlungsbezirk proliferierenden Keratome werden häufig zum Ausgangspunkt der Röntgencarcinome.

Geleitet von diesen Erwägungen möchten wir die Verwendung der X-Strahlen nur für hartnäckige, sonstigen Methoden trotzende nicht zu ausgebreitete Herde bekannter Standorte (Knie, Ellbogen) empfehlen, wo wir den Effekt der Intensivbestrahlung im Sinne einer tiefer reichenden Zellschädigung nicht zu sehr zu fürchten haben.

Die bei der örtlichen Röntgenbestrahlung einzelner Psoriasisherde festgestellte Verschlechterung (bzw. günstigere Heilung), wenn sie im Bestrahlungsbereich der oberen, medianen Brust- und Halspartien gelegen waren, führte zu der Annahme einer röntgenologischen Beeinflussung der Blutdrüsen. Als das Organ, dessen gestörte Funktion eine grundlegende konstitutionelle Umstimmung des Gewebes auslösen sollte, wurde von W. Brock die *Thymus* angesprochen. Wie wir bei Erörterung der Pathogenese schon erwähnt haben, führt Šamberger das Wesen der Psoriasis auf eine Dysfunktion der Haut, speziell ihrer zur Verhornung bestimmten Zellen zurück. Diese parakeratotische Diathese der Psoriatiker trachtet nun Brock dem Verständnis dadurch näher zu führen, daß er sie zur hormonalen Tätigkeit der Thymus in ursächliche Beziehung bringt. Das Hormon der Thymus habe den Zweck, die Vitalität der Haut, speziell ihrer zur Verhornung bestimmten Zellen zu erhalten. Während aber Šamberger zur Schlußfolgerung gelangt, daß alle recht verschiedentlichen auslösenden Momente über die parakeratotische Diathese zur Schuppenflechte führen können, vertritt Brock die Meinung, daß in der ungenügenden Absonderung des Thymushormons allein die Ursache der Bereitschaft zu der abnormen Verhornung gegeben sei. Es ist klar, daß man diesem Organ in der Pathogenese der Psoriasis der Erwachsenen — und diese liefern ja das größte Kontingent zu den Ausbrüchen des Leidens — kaum einen bestimmenden Rang zuweisen kann. Auch bedarf es wohl nicht des besonderen Hinweises, daß eine persistierende Thymus jenseits der Pubertät sehr selten anzutreffen ist, und hauptsächlich als Teilerscheinung des Status thymico-lymphaticus beobachtet wird. Dennoch steht Brock auf dem Standpunkt, daß einzig und allein die herabgesetzte Funktion, die Hypoaktivität dieses Organs schuld an dem Aufschießen der parakeratotischen Herde trage. Diese Anschauung fußt auf der Beobachtung wesentlicher Verschlimmerung der Schuppenflechte bei Bestrahlung jugendlicher Psoriatiker an den oberen, medianen Brust- und Halspartien mit Röntgenlicht. Erwachsene sollen bei der gleichen Einwirkung einen Rückgang der Erscheinungen zeigen. Röntgenologische Versuchsanordnungen, wobei womöglich Einzelbestrahlungen der Schilddrüse, der Thymus, der Parathyreoidea, vorgenommen wurden, sollen gezeigt haben, daß nur die Thymusbestrahlung psoriatische Schübe kurativ zu beeinflussen vermag. Bestrahlung der Thymus mit halben oder noch kleineren Epilationsdosen bei Erwachsenen und höchstens $^1/_4$ Epilationsdosen bei Kindern über 4 Jahren, bei Filterung von 2—4 mm, führe zur Psoriasisheilung. Genügt die erste Dose nicht zur völligen Ausheilung, müsse nach frühestens 2 Monaten eine Nachbehandlung im selben oder besser geringeren Umfange erfolgen. Zu früh wiederholte Bestrahlungen üben durch Kumulation Verschlimmerung aus. Aus der Dosengröße soll ersichtlich sein, daß man es mit Reizwirkungen zu tun habe. Wird die Reizquantität überschritten, erzielt man Verschlimmerung. Eine isolierte Einzelbestrahlung anderer Drüsen innerer Sekretion, wie Schild- und Nebenschilddrüse oder des Marks der langen Röhrenknochen, sind ohne jeden Einfluß auf das Krankheitsbild geblieben. Die Dosenänderungen in höheren Lebensaltern bewiesen, daß die Radiosensibilität der Thymus und wohl überhaupt der Drüsen innerer Sekretion mit zunehmendem Alter abnimmt. Diese Art einer radiologischen Organotherapie sollte auch bezeugen, daß nur durch Reizwirkung der Thymus mittels Röntgenstrahlen, d. h. nur durch den Einfluß elektromagnetischer Schwingungen auf die Wachstumskomponente der vitalen Zelltätigkeit dieser einen Drüse, eine Beeinflussung der Psoriasis stattfinde. Bei ausgebildeter Thymus und deren hypertrophischen Zuständen will Brock Psoriasis nicht beobachtet haben. Im Gegensatz dazu sollen bei bestehender Schuppenflechte immer Thymusinvolution oder sonstige Rückbildungserscheinungen dieser Drüse nachweisbar sein.

K. Gawalowski (Klinik Šamberger-Prag) behandelte mittels Thymusbestrahlung 82 Fälle: davon waren geheilt 14 (17%), gebessert 40 (48,8%), ohne Erfolg 5 (6,1%), verschlechtert 2 (2,4%), kamen nicht mehr 21 (25,7%). Also 65,8% Erfolge gegen 66% in der Behandlungsserie von Brock, wobei aber aus der Kategorie der nicht kontrollierbaren sicher noch welche gebessert wurden, so daß seine Erfolge trotz der höheren Dosis sehr gute waren. Die meisten geheilten und gebesserten Fälle hatten zwei Bestrahlungen. Die Pause war sechs Wochen; bei Einhaltung dieser Erholungszeit hatte er keinen Mißerfolg; dagegen sah er Verschlechterung bei einem Fall mit einer Behandlungspause von vier Wochen, bei einem zweiten Fall nach 3 Bestrahlungen mit 2 und 4 Monaten Pause. Dieser Fall wurde dann mit Thymusine *„Byla"* injiziert und geheilt, sowie auch 5 andere, die ohne Erfolg bestrahlt worden waren. In einzelnen Behandlungsserien erfolgte Verschlechterungen bestimmten später Brock, die Dosen bei Erwachsenen auf $^1/_4$—$^1/_3$ Epilationsdosis herabzusetzen und schwächere Filterung zu empfehlen.

Der klinische Heilungsvorgang war ähnlich demjenigen nach Lokalbestrahlung: nach 10—14 Tagen wurden die Papeln intensiver rot (hellrot statt rotbraun) und flachten ab unter starker Abschilferung der Schuppen. Oft wurden die Schuppen dicker (bessere Kohärenz) und fielen auf einmal ab. An den abgeheilten Stellen wurden meistens braune Flecken, seltener Depigmentationen beobachtet.

Der Hauptunterschied gegenüber der Lokalbestrahlung war subjektiver Natur: nach 7—8 Tagen klagten die meisten Patienten über starken Juckreiz, der erst nach 3—4 Wochen verschwand, meistens dann, wenn die Abschuppung aufhörte. Bei manchen war das Jucken unerträglich, wie Kratzeffekte zeigten. In einigen Fällen wurde das Jucken allerdings nicht beobachtet, obzwar die Besserung auch bei diesen Kranken auffallend war.

Bei weiterer Beobachtung nach dieser regionären Bestrahlung sieht man den gebesserten Fällen völlig refraktäre die Wagschale halten (P. Schneider, Matsumoto, Sehrens, Guarini, R. Rummo, Werther, Lévy-Franckel, Juster, Cottenot-Jean, A. Fischmann, Metschanski, E. Stern). Über die Thymusreizung durch Diathermie nach dem Vorgang von Leszezynski liegen noch zu wenig Erfahrungen vor.

Unserer Erfahrung nach können wir die der Thymusbestrahlung zuerkannte keratinisierende Wirkung nicht vertreten. Nach sorgfältiger Abschätzung des Heilverlaufes läßt sich nur so viel sagen, daß sich mit der Partialbestrahlung der Thymusgegend gelegentlich mehr erzielen läßt, als mit der unmittelbaren Belichtung der Hautveränderungen. Eine augenfällige prompte Rückbildung von Schüben älteren Bestandes im Anschluß an die Bestrahlung der oberen Brustappertur, ist nur ausnahmsweise zu verzeichnen.

Aber auch sonst können die Aussichten und Ergebnisse einer Organotherapie der Psoriasis bis heute noch nicht befriedigende genannt werden. Es fragt sich, ob die wiederholt angenommenen Beziehungen des Leidens zur inkretorischen Störung einzelner Blutdrüsen wirklich in pathogenetischer Abhängigkeit zu Recht besteht. Nicht von der Hand zu weisen ist es, daß an der Entstehung der

Flechte gleichzeitig mehrere dieser Organe beteiligt sein können und erst wechsel-
seitige hormonale Störungen das Krankheitsbild beeinflussen.

Die *Radiumbehandlung* wird vielfach auch bei Psoriasis empfohlen. Die
Grenzen ihrer Leistungsfähigkeit sind hier eng gesteckt. Sie kann nur für die
Beeinflussung kleiner hartnäckiger Herde in Frage kommen, die sonst anderen
Heilversuchen trotzen. Die Dosierungsfrage der oberflächlichen und tiefen
Strahlen ist sehr ernst zu beachten. Die physikalische Dosis wird bedingt durch die
Radiumquantität, die Art der Strahlen, sowie die Größe des Bestrahlungsfeldes.

Durch Änderung eines oder mehrerer dieser Komponenten kann die Dosis
sowohl an der Oberfläche als in der Tiefe je nach dem Strahlungsbedarf verändert werden. Alle diese Faktoren sind der genauen Bestimmung zugänglich,
so daß Schäden nur durch mangelhaftes Verständnis und Fehler seitens der
Behandelten entstehen können. Komplettiert wird die physikalische durch die
biologische und individuelle Dosierung. Hierdurch wird es erst möglich werden,
genauer die Zeit zu bestimmen, die für jede Kombination von Radiummmenge,
Filter, Distanz und Bestrahlungsfeld für das Zustandekommen der gewünschten
Gewebsveränderung nötig ist. Reiche klinische Erfahrung und reifes kritisches
Urteil werden auch auf diesem Gebiete vor Fehlanordnungen und üblen Zufällen
bewahren. Gleichwie für die Röntgenstrahlen, so gilt es auch für die von den
Radiumverbindungen ausgehenden Strahlungsenergien, daß dieselben die
Gewebsproliferation nicht zu fördern imstande sind, d. h. dem ARNDT-SCHÜLZE-
schen Gesetz nicht entsprechen. Die Radiosensibilität psoriatischer Erscheinungen ist keine allzugroße, und dementsprechend sind auch Heilreaktionen
nur sehr langsam zu erzielen. In Frage kommt nur die ungefilterte Oberflächen-
behandlung bei Heranziehung aller Strahlenarten. Im übrigen wird man selbst
bei Anwendung von Radiumträgern mit einiger Vorsicht hantieren müssen,
da sogar inveterierte Psoriasisscheiben bei allzu langer Exposition der Nekrose
anheimfallen können und an Stelle des unschuldigen Krankheitsherdes schlecht-
heilende Geschwüre entstehen. Aber auch bei Anwendung von Dosen, die zu
kaum merklichen Reaktionen führen, können noch Spätveränderungen in Form
von Atrophien mit entstellenden Teleangiektasien sowie Depigmentierung
und Pigmentanhäufung entstehen. G. RIEHL und L. KUMER beschränken die
Radiumtherapie auf Handrücken- und Gesichtsherde, sowie auf die sonst außerordentlich hartnäckige Psoriasis der Nägel, in welchem Falle die Matrixgegend
zu bestrahlen ist. Stark entzündliche, fortschreitende Herde sind von der
Strahlenbehandlung auszuschließen. Eine Kombination von Bestrahlung und
reizenden Medikamenten (Chrysarobin) könnte zu unerwünschten Reaktionen
Anlaß geben und ist daher zu vermeiden. L. FREUND trachtet den penetrierenden
Strahlen des Radiums durch Excochleation der Herde mit der Längsseite eines
ovalen Löffels in zwei aufeinander senkrechten Feldern den Weg zu ebnen.

Die gleiche Bequemlichkeit und technisch einfache Anwendungsweise wie
dem Radium kommt auch dem *Mesothorium* zu. Gleichwie bei anderen oberflächlichen im Epithel- und Papillarkörper sich abspielenden Krankheitszuständen kann das Thorium X auch bei seßhaften Psoriasisscheiben gute
Dienste leisten (NOBL, JADASSOHN, NAGELSCHMIDT, SCHOLTZ u. a.) Radium-
präparate in Salbenform oder als Pinselung sind seinerzeit von SCHOLTZ
empfohlen worden. Verwandt wurde hierzu der stark radioaktive Sinter der
Kreuznacher Quellen in 20%igen Salben- und Gelatingemischen. Die „Chemischen Werke, vormals Auergesellschaft, Berlin" haben unter dem Namen
„Doramad" eine Thorium X-haltige Salbe (Thorium X-Degea) und eine
gleiche alkoholische Pinselung in den Handel gebracht. Da das zur Verwendung kommende Thorium X aus den Abfallsprodukten der Glühstrumpf-
fabrikation gewonnen wird, kann das Präparat verhältnismäßig preiswert

geliefert werden. Nach übereinstimmender Erfahrung (Naegeli und Jessner, Jadassohn, Nagelschmidt, Kuznitzki, Blaschko-Sluczewski, Scholtz und Fischer, Nobl, Mittenzweig, Lomholt, Stein, Bindermann, Bruhns) entfaltet das Doramad recht befriedigende therapeutische Wirkungen, die den mit Röntgenstrahlen erzielten nicht zu sehr nachstehen. Bei dem raschen Zerfall des Thorium X verlieren die Präparate bereits nach wenigen Tagen ihre Wirksamkeit, müssen daher rasch ausgenützt werden (am 4. Tage nur noch 70% der Herstellungsaktivität). Meist verwendet werden Salben, welche 1000 elektrostatische Einheiten im Gramm enthalten. Nach gründlicher Beseitigung der auflagernden Schuppenmassen und Entfettung der Haut mit Äther, wird die Doramadsalbe messerrückendick auf die Herde aufgestrichen, mit impermeablen Stoff (Mosetigbattist) bedeckt und ein Verband gemacht. Schon nach 24stündiger Applikation derartiger Salben sind an den Herden deutliche Rückbildungserscheinungen zu verfolgen. Um ein vollständiges Verschwinden der Plaques zu erzielen, genügt meist eine 2—3tägige, alle 24 Stunden erneuerte Salbenanwendung. Nach 8—10 Tagen sieht man die abgeheilten Herde gleichwie bei der Chrysarobinbehandlung, als weißliche Flecke und Scheiben von anfangs hyperämischen, später stärker pigmentierten Höfen umgeben. Die mitunter immerhin länger andauernde Verfärbung schließt die Doramadbehandlung von Gesichtsherden aus. An Stellen, wo keine Verbände angelegt werden können, benutzt man die alkoholische Lösung (in Propylalkohol). Die Plaques werden 4—6mal hintereinander mit dem Alkohol bepinselt und mit einem Mastisolanstrich überdeckt. Der Mastisolüberzug wird nach 24 Stunden entfernt und die Bepinselung nach Bedarf 2—3mal erneuert. Auch bei dieser Anwendung tritt zunächst erythematöse Reizung im Behandlungsfelde auf, die bald von einer Rückbildung der Psoriasisstellen gefolgt wird.

Zwecks lokaler Wirkung und allgemeiner Umstimmung wird vielfach auch das ultraviolette Licht der *Quarz-Quecksilberdampflampe* verwendet. In die Reihe der häufig zu wechselnden Behandlungsmethoden reiht sich dieser Behelf brauchbar ein. Nur dürfen die Erwartungen nicht zu hoch gespannt werden. Da Leichtbestrahlungen nur dürftige Heilreaktionen auslösen, so hat die Belichtung eine intensive zu sein (Bizard und Marceron, Justr). Es sind leicht entzündliche Reaktionen erforderlich, so daß die Herde seröse Auflockerung erfahren. Man begegnet häufig genug refraktären Fällen, und die Rückfälle sind nicht seltener als bei anderen Methoden. Eine Verlängerung der erscheinungsfreien Intervalle nach Höhensonnenbelichtung findet unserer Erfahrung nach auch nicht häufiger als nach anderen Therapien statt. Promptere Wirkung sieht man nach vorheriger Sensibilisierung mit intravenösen Injektionen von Trypaflavin (5—10 ccm einer 1%igen Lösung). Gute Anwendbarkeit muß dem ultravioletten Licht bei hartnäckigen Handteller- und Fußsohlenerscheinungen zugesprochen werden, es erübrigt schlecht applikable und belästigende Salbenverbände. Röhrenabstand und Belichtungszeit sind von Fall zu Fall auszuwerten (W. J. Heimann, Breiger, Linser, Swjartz, Ballico, Radaeli, Castle).

Ein recht wechselndes Verhalten bieten mit *Sonnenstrahlen* belichtete Aussaaten. Während selbst voll entwickelte, gewöhnlichen Prozeduren trotzende Schübe unter der aktinischen Wirkung des Sonnenspektrums mitunter zur Sommerzeit rasch abklingen, sieht man oft genug den gegenteiligen Effekt eintreten, namentlich wenn die Belichtung seitens der Patienten in übertriebener Weise geübt wird. So sieht man mäßig ausgebreitete Blütenbestände von universellen Ausbrüchen gefolgt werden und mit gesteigerter Exsudation einhergehen. Nach Rückbildung sonnenbestrahlter Eruptionen stellt das Leucoderma verum eine häufig beobachtete Residualerscheinung dar.

Die bei Erörterung der auslösenden Bedingungen und bei der Thymusbestrahlung gestreiften Beziehungen der Hautstörung zu gehemmten Funktionen der Drüsen mit innerer Sekretion haben der **Substitutionstherapie** auch bei Psoriasis ein Anzeigegebiet erschlossen. Die durch innere Umstimmung bedingte Veränderung im Hautgebiet sollte durch Zufuhr von Hormonalpräparaten ausgeglichen werden. Am weitesten zurück reicht in dieser Hinsicht die *Schilddrüsentherapie,* die in der Annahme verminderter Schilddrüsentätigkeit begründet erscheint. Die anfangs geübte Darreichung frischer tierischer Schilddrüsensubstanz hat sich in der Praxis nicht bewährt und mußte der Medikation mit Extrakten, bzw. der getrockneten Substanz der Thyroidea in Tablettenform, weichen. Für diese bietet weder das *Jodothyrin* (BAUMANN) noch das *Thyroxin* (KENDALL) einen Ersatz. Die Tabletten enthalten 0,1—0,5 frische Schilddrüsensubstanz, und es sollten nur biologisch ausgewertete Präparate verwendet werden. E. NOBL konnte bei Kindern deutliche Beziehungen zwischen der optimalen Thyreoidinmenge und der Sitzhöhe der Kranken feststellen. W. STRAUB dosiert die *Thyreoid-Dispert-Tabletten* nach der Resistenz von thyreoidingefütterten Mäusen gegen Acetonitril (eine Einheit ist die Schilddrüsensubstanzmenge, die bei einmaliger innerlicher Verabreichung eine $100^0/_0$ige Resistenz gegen Acetonitril bewirkt). Von gebräuchlichen Schilddrüsenpräparaten wären zu erwähnen: *Thyreosan ,,Sanabo''* (Tbl. 0,03—0,05), *Thyreoid-Organolettes ,,Chemosan''* (0,5), *Thyreoidintabletten ,,Merck''* (0,1—0,3). Ein wasserlösliches Präparat stellen die *Novothyraltabletten* von MERCK dar (1 g frischer Schilddrüsensubstanz entsprechend). Die *Thyreoid-Disperttabletten* (*Krause-medico-Ges.-München*) enthalten 5—10 Einheiten. Ferner stehen in Verwendung die Tabletten und flüssigen Präparate (*Liquoid Thyroideae*) von Richter-Budapest, die Präparate der Firmen Freund & Redlich, Berlin, Hofmann, Laroche & Co., Basel, Bourroughs, Wellcome & Co., London, Parke, Davis & Co., Detroit.

Aus den verschiedenen Untersuchungen über das wirksame Prinzip in den Schilddrüsenpräparaten geht hervor, daß der Jodkomponente eine besondere Bedeutung zukommt. Aus exakten Bestimmungen von LIBESNY und T. FUKUI (Abt. FÜRTH) im Wiener physiologischen Institut geht jedoch hervor, daß der Jodgehalt nicht nur in den Erzeugnissen der einzelnen pharmazeutischen Fabriken ein recht variabler ist, sondern auch in den Packungen der gleichen Bezugsquelle vielfach variiert, so daß die unverläßliche Dosierung den hormontherapeutischen Effekt beeinträchtigt und gleichzeitig auch schädigende Nebeneinflüsse zu bedingen vermag. Intoxikationserscheinungen im Sinne eines Hyperthyreoidismus werden bei dieser Medikation jedoch im Zuge der Psoriasisbehandlung nur ausnahmsweise beobachtet, wohl hauptsächlich weil die Dermatose höchst selten mit glandulärer Hyperplasie des Organs einhergeht. Was die Erfolge der Schilddrüsenmedikation betrifft, so vermögen dieselben kaum die thyreogene Pathogenese der Flechte zu stützen. Selbst nach protrahierten Kuren mit ausgewerteten Präparaten konnten wir keine Beschleunigung der Aussaatenrückbildung verfolgen oder eine wesentliche Änderung in der Intensität der Erscheinung beobachten.

L. SPIELMANN und A. WINSTEL haben der Feststellung der Beziehungen einer Reihe von Dermatosen zu inkretorischen Störungen mittels Prüfungen klinischer und experimenteller Art (Pilocarpin, Atropin, Adrenalin, Amylnitrit, Schilddrüsen-, Hypophysen-, Ovarialextrakt) sowie Bestimmung des Grundumsatzes näher zu treten getrachtet. Von 8 im Alter von 17—35 Jahren stehenden Psoriatikern boten nur 2 Anhaltspunkte für die Abhängigkeit des Hautprozesses von endokrinen Störungen. Bei diesen war Hyperfunktion der Schilddrüse festzustellen. In einem 3. Falle handelte es sich um fragliche Dysfunktion der Thymus. In diesen Fällen brachte die Injektion der entsprechenden Drüsenextrakte Abklingen der Erscheinungen. Es wird auf den Fehlschluß hingewiesen, aus dem Heileffekt den Ausgleich der inkretorischen Störung zu folgern. Kommen doch neben spezifischem

Inkret Lecithin und verschiedene Eiweißkörper in Frage, welche auf den komplexen Apparat der Drüsen mit innerer Sekretion aktivierend wirken.

Die Versuche von Clande Wilson, A. S. Hendrie u. a., mit *Parathyreoideaextrakt* Psoriasis zu heilen, schlugen alle fehl. Lévy-Franckel sah von der Opotherapie keine nennenswerten Erfolge. Röntgenbestrahlung der Schilddrüse blieb viermal (6 F.) erfolglos. Nebennierenbestrahlung (22 F.), Thymus- sowie kombinierte Nebennieren- und Thymusbestrahlung bewirkten gelegentliche Besserung. Die Bestrahlung der Wirbelsäule nach Zimmern änderte nichts an den Ausbrüchen. Stets waren alle Heilerscheinungen nur von vorübergehender Dauer.

M. P. Ravaut glaubt, die hier und da zu verzeichnenden radiotherapeutischen Resultate nicht auf die Beeinflussung bestimmter Organe mit innerer Sekretion, sondern auf die unspezifische Wirkung der Bestrahlung des Gesamtkörpers beziehen zu müssen.

Als kaum verläßlicher muß die Wirkung der *Keimdrüsenpräparate* bewertet werden. Obwohl es keinem Zweifel unterliegt, daß die Ausbrüche der Flechte vielfach unter dem Einfluß mangelhafter Eierstockfunktion stehen und daß die physiologischen Sonderzustände (Menstruation, Gravidität, Klimakterium) die Auslösung, den Verlauf und das Abklingen des Übels zu beeinflussen vermögen, so pflegt bei Verabreichung des Ovarialhormons der erhoffte kurative Einfluß zumeist doch auszubleiben. Die durch Ovarialinsuffizienz bedingten Ausfallserscheinungen weichen mitunter auffällig auf die Therapie, nicht aber die dermalen Veränderungen (R. Bertanzi). Die Nachrichten über die mit den verschiedenen Eierstockpräparaten erzielten Erfolge lauten recht widersprechend. Verwendet werden: Ovosantabletten *Sanabo* (Schweineovarien, 0,3 g frischer Drüsen entsprechend), *Ovosan* in Ampullen zu 1,01, *Ovarial-Organolettes-Chemosan* (0,3), *Ovarial-Novarial-Ferrovarialtabletten*, Merck (0,5), *Ovaraden* und *Ovaradentriferrintabletten*-Knoll (0,3), sowie das *Luteoglandol*-Hoffmann, Laroche & Co. (in Ampullen).

Noch dürftiger stützt die Substitutionstherapie mit *männlichen Keimdrüsen* die hypothetische Beziehung des Leidens zur Funktionsstörungen der Hoden. Es würde uns schwer fallen, bei systematischer Verabreichung von Hodentabletten wahrgenommene Fluktuationen des Krankheitsbildes als organotherapeutische Wirkung einzuschätzen. Nach dem Vorgange Brown-Séquards trachtete Hallopeau mit subcutanen Hodenpreßsaftinjektionen Psoriasisausbrüche zu beeinflussen. Den verschiedenen herangezogenen Präparaten, wie *Testosan*-Johimbin-[Gemisch von Hodenextrakt und Johimbin (0,3)] *Tabletten, Sanabo-Testestabletten, Merck* (0,25), *Polyhormon masculinum, Spermin Poehl* (2,0 subcutan) kommt bestenfalls eine tonisierende Wirkung zu.

Zu einer Erweiterung der organotherapeutischen Betätigung auf psoriatischem Gebiet hat die These vom thymogenen Ursprung der Flechte beigesteuert (Brock u. Klingmüller). Die Ableitung der parakeratotischen Hautstörung von Dysfunktionen der *Thymus* (Šamberger, Gawalowski) legte es nahe, mittels Leistungssteigerung dieses Organs dem Hautübel beizukommen. Inwieweit die mittels der radiologischen Organotherapie Brocks erzielten Ergebnisse diese Voraussetzung rechtfertigen, haben wir im vorhergehenden bei Besprechung der Röntgenbehandlung ausgeführt. Ergänzend wäre noch hinzuzufügen, daß zur Anregung der erlahmenden Thymusfunktion auch Injektionen von *Thymusopton* Merck (sterile Lösung, 0,06 in 1 ccm), *Thymusin Byla*, *Thymosan*, *Thymusextrakt* Kahlbaum gemacht werden (Schönhof, Waelsch, Comaroda, Leszczynski, Spillmann und Carillon, B. Gross). Durch Fermentierung oder Säureabhaltung hergestellte Abbauprodukte ermöglichen bei ihrer leichten Wasserlöslichkeit und Sterilisierbarkeit die subcutane Anwendung der als „*Optone*" bezeichneten Präparate.

Die eingangs gestreiften, öfter festgestellten Beziehungen der Schuppenflechte zu der Zuckerkrankheit haben auch der *Insulinbehandlung* bei dieser Dermatose ein Anzeigegebiet erschlossen. Es sei an die Untersuchungen von DARIER, RAVAUT und seinen Mitarbeitern u. a. erinnert, die in Untersuchungsreihen den Blutzuckerspiegel bei Psoriatikern erhöht fanden. Auch fehlt es nicht an Hinweisen von gestörter Leber- und Pankreasfunktion bei dem Leiden. Häufig tritt das Verhältnis zwischen Diabetes und Psoriasis derart in Erscheinung, daß Zuckerkranke psoriatische Kinder haben und auch umgekehrt. Die Insulintherapie der Psoriasis steht in ihren Anfängen und gestattet bis heute keine Umgrenzung ihrer Anzeige. RAVAUT, PAUL, BITH und DUCOURTIOUX berichten über Fälle, die mit Insuliininjektionen prompt zur Rückbildung gebracht wurden. Rezidive nach dieser Behandlung waren mit neuerlichen Kuren leicht zu beeinflussen. CLÉMENT-SIMON glaubt den Heileffekt nicht allein auf das glycolytische, sondern auch auf das antiseptische Vermögen des Insulins beziehen zu müssen (Insulin tötet in vitro Nagana-Trypanosomen der Maus und immobilisiert die Hühnerspirochäte in saurem Milieu). LORTAT-JACOB, der auch bei Psoriasis Hyperlipämie feststellte, empfiehlt zwecks Steigerung der Insulinwirkung vegetarische Diät (rohe Gemüse). Nach den bisherigen Erfahrungen bewährt sich Insulin besonders bei der Psoriasis arthritica, indem es den Gelenkprozeß günstig beeinflußt (LÉVY-FRANCKEL, JUSTER, LACROIX-SABOURAUD). Zu Erzielung von Heilreaktionen sollen nicht zu kleine Dosen (3—10 Einheiten) verwendet werden.

Bei gehäufter Heranziehung der Insulinbehandlung (RAVAUT, LORTAT-JACOB, GOUGEROT, LÉVY-FRANCKEL) zeigt es sich, daß am ehesten solche Kranke günstig beeinflußt werden, welche Anhaltspunkte eines gestörten Leberstoffwechsels bieten. Oft beobachtete Insulin-Intoxikationserscheinungen [asthenische Beschwerden, Schweißausbrüche, Schüttelfrost (LORTAT-JACOB)] mahnen jedoch zu größter Vorsicht. Bei Psoriatikern mit normalem Blutzuckerspiegel müßten die Injektionen stets mit zuckerreicher Nahrung verbunden werden.

Als Unterstützung der äußeren Behandlung wird vielfach auch der heilende Einfluß *artfremden* und *arteigenen Serums* herangezogen. B. SPIETHOFF bezeichnet an der Hand seiner vieljährigen Erfahrung (seit 1913) die intravenöse Eigenseruminjektionen als wertvolles Unterstützungsverfahren. Rückfälle werden weder durch Autoserum, noch durch Eigenblutinjektionen verhütet. Von der umstimmenden Einwirkung bei den exsudativen Formen haben wir uns nicht überzeugen können, wohl aber von dem Nachlassen des Juckgefühls bei pruriginösen Varianten. H. FOX, J. WILLOCK-SCOTT, GOTTHEIL, KINGSBURY, FORDYCE, WINFIELD, TRIMBLE, SCOTT, H. AHLSWEDE, L. CHEINISSE, R. SUTTON, B. CEDERQUIST u. a. gelangen zu recht abweichenden Ansichten über die Methode. Geteilt sind auch die Meinungen über den Wert des *Aderlasses*. Mit stärkeren Reizerscheinungen einhergehende Ausbrüche hartnäckigen Bestandes pflegen mitunter nach 2—3maliger Entnahme mittlerer Blutmenge (50 ccm) der Lokalbehandlung besser zugänglich zu sein.

Terrainumstimmender Wert wird auch der *Vaccine-* und *Proteinkörpertherapie* zugesprochen. Intramuskuläre und intravenöse Injektionen von *Staphylokokken-, Streptokokken-, Mikrococcus catharrhalis-, Gonokokken- und anderen Vaccins,* von Temperaturanstieg begleitet, vermögen gelegentlich bessernd auf Schübe einzuwirken, ohne jedoch deren völligen Rückgang zu sichern. Daneben beobachtet man oft genug völlig refraktäres Verhalten (E. D. HOLLAND, B. CEDERQUIST, LASUEUR). Das gleiche läßt sich bezüglich der Injektionen mit *Typhusvaccine* (FR. SCULLY) und *Tuberculomucin* (A. CEMACH) behaupten. Mehr in das Gebiet der unspezifischen Proteinkörperbehandlung greift die Empfehlung DANYSZ über: die Schuppenflechte mit einem aus Fäkalkulturen hergestellten Protein anzugehen (H. W. Barber, Lasueur, H. C. Semon, R. L. Sutton).

Milch-, Aolan-, Caseosan-, Deuteroalbumose-Injektionen (intramuskulär und intravenös) sind gelegentlich mit Heilreaktionen verbunden (Ch. Streber, J. Fex, Ambrosoli, F. Marcus, Hoff, G. Scherber, Widal). Einen neuen Weg schlugen G. Stümpke und Vercellino ein. Letzterer machte bis 20 subcutane Einspritzungen mit verschieden zubereiteten wässerigen Schuppenextrakten. Besonders augenfällig waren die Resultate nicht. Stümpke benutzte das gleiche Ausgangsmaterial. Die Auszüge waren wässeriger und alkoholischer Art mit Glycerinzusätzen. Die Einspritzungen wurden teils intravenös, teils intramuskulär vorgenommen. Je nach Stärke der hergestellten Extrakte schwankten die Einzeldosen zwischen 0,2—2,0 ccm. Die Anzahl der Einspritzungen betrug bis zu 5, dieselben wurden fast durchweg ohne Störung vertragen, auch Temperatursteigerungen wurden kaum beobachtet. Eigentliche Heilwirkungen konnten nicht festgestellt werden, gelegentlich Lokalreaktionen in Form roter Höfe um die Psoriasisefflorescenzen. Nicht günstiger lauten die Erfolge von Hushimoto. Aus Häuten verschiedene Tiere hergestellte Extrakte bewährten sich nicht besser.

Aus den fast unübersehbaren Reihen sonst noch empfohlener äußerer Mittel, welche als Salbenzusätze, in Form von Pinselungen, Umschlägen usw. in Verwendung stehen, seien nur einige angeführt. In größeren Explorationsreihen hat Kaposi die Wirksamkeit des *β-Naphthols* in seinen dermato-therapeutischen Anzeigen erschlossen und dessen reduzierendes Vermögen auch bei der Schuppenflechte erprobt (5—10$^0/_0$ige Salben). Unnas Empfehlung von *Ichthargansalben* (5—10$^0/_0$), Hallopeaus Versuche mit *Kaliumpermanganat*, Fabrys Behandlung mit *Hydroxylamin* (ein dem Ammoniak verwandter Körper), das in spirituöser Lösung (Hydroxylamin. muriat. 0,2—0,5, Spirit. vin. 100,0, Calc. carb. q. s. ad neutralis.) verwendet wird, wären zu erwähnen. Versuche mit *Anthrarobin* (Berend) *Rufigallussäure* (Neumann und Lang), *Aristol* (Messinger und Wortmann, Schirren), Epicarin sind in der Rezeptur ebenso kurzfristig festgehalten worden, als die Injektionen *kolloidalen Mangans* (Moor) und des *Emetin* (Paravicini, Sáinz de Aja, erfolglos in Jadassohns Versuchen). Brocq und Hudelo empfahlen nach dem Vorschlage Brissons eine als *Procutin* bezeichnete 1—2$^0/_0$ige Salbe (Chrysophansäure und Schwefel). Oudins Versuche mit dem Hochfrequenzstrom wurden nur selten nachgeprüft. Ravaut trachtet durch Elektrocoagulation einzelner Herde allgemeine Gewebsumstimmung zu erzielen. Achmanns Kälteapplikation mit Kohlensäureschnee vermag rebellische Einzelherde der rascheren Rückbildung zuzuführen. Bei den arthritischen Typen, namentlich, wenn solche mit gesteigerten Harnsäurewerten einhergehen, ist interne Verabreichung von *Atophan* und dem ihm nahe stehenden *Atochinol* (O. Schirmer) von symptomatischem Einfluß.

Von dem Nutzen der verschiedentlich geübten Behandlung mit intramuskulären *Bismutinjektionen* (A. Versari, Haller, Debusquet, Jansson und Pecker) haben wir uns niemals überzeugen können. Das gleiche müssen wir an der Hand systematisch durchgeführter Behandlungsreihen von der intravenösen Zufuhr der *Goldpräparate* behaupten. Für die Wahl der Goldverbindungen war die Vorstellung bestimmend, daß dem Golde als Katalysator die Fähigkeit zukommen müße, im erkrankten Gewebe Oxydations- und Reduktionsvorgänge anzuregen. Von dieser Erwägung ausgehend injizierten H. Ritter und K. Skutezky *Triphal* (Höchst; aurothiobenzimidalolcarbons. Na) in ansteigenden Dosen (0,025—0,2) in 4—6tägigen Intervallen. Unter 18 Fällen Richters waren 7 völlige Versager. Bei einem Kranken entwickelte sich eine schwere universelle erythemato-exsudative Golddermatitis

unter Einbeziehung des Gesichtes und der Kopfhaut. Während des sechs-
monatigen hochfebrilen Krankheitszustandes kam es zu Haarverlust. Nach
Abklingen der Entzündung entwickelte sich ausgebreitete follikuläre Keratose.
Der Triphaltherapie unterzogen wir 15 Psoriatiker, die sich dem Mittel
gegenüber refraktär verhielten. Über Versager und unangenehme Nebenwirkungen berichten: Schwartz, Kraus, Gent, Kloeppel, Mierzecki u. a.
In einer anderen Serie vermochten wir mit der organischen Goldverbindung
Krysolgan (Schering) [intravenös 0,0001—0,05], keine besseren Resultate zu
erzielen. Immerhin scheint doch durch präparatorische Goldinjektion die
Reaktionsfähigkeit der Aussaaten bei nachfolgender Chrysarobinbehandlung
eine erhöhte zu sein. Über sehr vereinzelte günstige Ergebnisse der Krysolgan-
behandlung berichtet Martenstein (Klinik Jadassohn).

Literatur.

Geschichte.

Alibert: Vorlesungen über die Krankheiten der Haut. Dtsch. Bearb. v. M. Bloest.
Leipzig 1837. — Bärensprung, F. v.: Die Hautkrankheiten. 1859. — Batema, Th.: Dtsch.
Ausgabe. 1815. — Bloch. I.: Geschichte der Hautkrankheiten in der neueren Zeit. Handb.
d. Geschichte d. Med. Bd. 3, S. 393. 1905. — Dorl: Inaug.-Dissert. Jena 1794. — Fuchs, Ch.:
Handb. d. Krankh. d. Haut. Dresden 1841. — Gruner: Morborum antiquitates. Breslau
1774. — Hebra-Kaposi: Handb. d. Hautkrankh. 1876. — Idzerda: Doctrine d. Morb.
cut. sec. Hypprokratem Groningen 1838. — Janowsky, V.: Beiträge zur Geschichte der
Dermatol. Dtsch. Arch. f. Gesch. d. Med. v. H. Rohlfs. Leipzig 1885. — Jarisch: Handb.
d. Hautkrankh. 1900. — Neisser, A.: Rückschau und Ausblick. Arch. f. Dermatol. u.
Syphilis. 1902. — Nebel, E. L. W.: Antiqu. morb. cut. Gießen 1793. — Rayer: Handb.
d. Hautkrankh. 1839.

Klinik.

Abraham, P. S.: Psoriasis or seborrhoea? Med. Press. London 1903. — Adams: (a) Med.
Presse. London 1881. (b) Thèse de Paris. 1888. Nr. 328. — Alibert: Précis théoriq. et
pratique d. la. peau. Paris 1822. (b) Clinique de l'hôpital. Saint-Louis. Traité complet d.
m. d. l. peau. Paris 1833. — Allen, Charles W.: Psoriasis. Journ. of cutan. a. gen.-
urinary diss. 1888. Nr. 10. — Angle, E. J.: Psoriasis. West. m. rev. Lincoln 1901. —
Ashmead: Antirheumatische Behandlung der Schuppenflechte der Fingernägel. Journ.
of cut. dis. 1923. H. 2. — Baird, T. M.: Psoriasis. Memphis m. Moun. 1896. — Balzer:
Etiologie et traitement du psoriasis. Rev. de thér.-méd.-chirurg. Paris 1902. — Balzer, F. et
V. Griffon: Erythroderm. exfol. au cours d. traitm. de psoriasis p. l'acide cacodyl.
Bull. de la soc. franç. de dermatol. 1897. — Balzer, F. et Michaux: Elephant. d. membr.
inférieurs. Ps. Bull. de la soc. franç. de dermatol. 1897. — Barend, F. H.: Psoriasis. Prov.
m. J. St. Louis 1896. — Baruchello: Le manifestazione della sepsi nella psoriasis.
Zentralbl. f. Bakteriol., Parasitenk. u. Infektionskrankh. 1902. — Bateman: Praktische
Darstellung von Hautkrankheiten. Übersetzt von Calmann, herausgeg. von Blasius, Leipzig
1835. (b) Abbildungen von Hautkrankheiten nach dem Englischen. Weimar 1830.
Taf. VI, Abb. 3 und Text dazu. — Baumes: Nouvelle dermatologie ou précis théorique
et pratique sur les maladies de la peau. Paris: Baillière 1842. — Behrend, Fr. J.: Ikono-
graphische Darstellung der nichtsyphilitischen Hautkrankheiten. Leipzig (F. A. Brockhaus)
1839. — Behrens, G.: Lehrbuch der Hautkrankheiten. 2. Aufl. Berlin 1883. — Benassi, P.:
(a) Nota clinica s. cause che possono determinare le ferme umide nella ps. Giorn. ital. d.
malatt. vener. e. d. pelle. Milano 1901. (b) Ps. fruste. Ibid. 1904. p. 93—115. 1 pl. —
Bennati, A.: Dermite esfoliativa terminale cachettica secondaria a ps. Atti d. accad.
d. scienze med. e nat. in Ferrara. Vol. 75 i, fasc. 1—2. 1901—1902. — Besnier et Doyon:
Pathologie et traitement des maladies d. l. peau. Traduction de Kaposi. Second. édition
Paris (Masson) 1891. — de Beurmann et Gougerot: Ps. ichthyose. Bull. de la soc. franç.
de dermatol. 1905. — de Beurmann et Fage: Sur un cas de ps. aigu très difficile à distinguer
avec une syphilis secondaire. Bull. de la soc. franç. de dermatol. Paris. 1908. 99—102. —
Blaschko: Psoriasis. Ergebn. d. allg. Pathol. u. pathol. Anat. Bd. Jg. 1897. Wiesbaden:
Bergmann 1899. — Bloch: Ps. pustulosa. 5. Kongr. d. Schweiz. dermatol. Ges. Basel.
9. 7. 1921. Schweiz. med. Wochenschr. Bd. 52, Nr. 22, S. 572. 1922. — Bloon, J. N.: Ex-
cessive case of ps. Louisville: M. Pract. a. News 1894. — Bonnet, L. M.: Dermatite exfoliatrice secondaire à un ps. Lyon méd. 1907. p. 172—177. — Bowen, J. T.: Ps. followed
by dermatitis exfoliativa. Journ. cut. dis. incl. syph. New York. Vol. 25, p. 314. 1907. —

Bradley, M. S.: The diagnosis and treatm. of ps. Jale M. J. N. Haven 1907—1908. — Broeg et Jacquet: Précis élémentaire de dermatologie. Paris: G. Masson 1899. — Brooke, H. G.: Psoriasis. Srpt. med. (Allbutt) London 1899. — Brown, W. B.: Psoriasis. Med. Brief. St. Louis 1904. — Bruck, C.: Z. B. der Kriegsdermatosen. Münch. med. Wochenschr. 1914. — Bulkley, L. D.: Clinical notes on ps. with especial reference to its prognosis and treatment. Journ. of the Americ. med. assoc. Chicago 1895. — Bunch: Ps. mit Thrombose der Ven. cav. inf. Royal soc. of. med. 1914. Ref.: Arch. f. Dermatol. u. Syphilis. Bd. 22. — Bureau, M. and G. Bureau: Un cas de ps. figure. Gaz. méd. Nantes 1907. — Burgener, P.: Beitrag zur Kenntnis der Ps. (Bern). Berlin 1903. — Butler: Ps. of the nails. Arch. of dermatol. a. syphilol. Vol. 2. 1925. — Campana e Bignono: Studi sulla ps. Atti d. cong. d. ass. med. ital. 1887. Pavia 1889. — Canelli, A. S.: La p. nell' eta infantile. Pediatria. 33. 1925. — du Castel: (a) Ps. arthropatique et vitiligo. Bull. de la soc. franç. de dermatol. 1899. 10. (b) Les variétés cliniques du ps. (diagnostic). Journ. de méd. int. par. 1903. p. 221—223. (c) Le psoriasis. Rev. gén. de clin. et de thér. Paris 1903. — Cazenave: (a) Des affections sqam. d. l. peau. Ann. des maladies d. l. peau et d. l. syph. L'année. Nr. 1. 1844. (b) Leçons sur les malad. d. l. peau. Paris 1856. (Labé éditeur.). — Cazenave et Schedel: Abrégé pratique de maladies d. l. peau. IV. Ed. 1847. — Christea, Wasile und P. Capàccann: Angeordnete einseitige Ps. Spt. 42, Nr. 10. — Colon, A.: Des symptômes et du diagnostic du ps. Paris 1868. — Combelaran: Ps. papillomateux. Journ. des maladies cutan. et syphil. Paris 1906. p. 408—413. — Conradi, E.: Klinische Analyse und therapeutische Beeinflussung über 2500 Fälle aus der dermatologischen Abteilung der Wiener allgemeinen Poliklinik (Prof. J. Rille) 1897/98. Diss. Leipzig 1906. — Corson: Psoriasis. Arch. f. Dermatol. u. Syphilis. Bd. 9. 1924. — Crocker, H. R.: Diss. of the skin. VI. Ed. 1910. A lecture of ps. Clin. J. London 1906 bis 1907. — Danlos, H.: (a) Ps. avec arthropathie. Bull. de la soc. franç. de dermatol. 1896. (b) Ps. avec localis. s. l. extrém. et chute des ongles. Soc. dermatol. Paris 1900. — Davis, Haldin: Ps. in an infant. Proc. of the roy soc. of med. 5. 7. Sect. of dermatol. 29. 1922. — Desmouts, N. T.: Du ps. au point de vue clinique. Montpellier 1865. — Deutsch: Atypische Ps. (Ps. ostracea). Wien. Klinik. 1898. Nr. 6. — Devergie: Traité pratique des maladies de la peau. 2. Ed. 1857. — Dohi, Lh. und J. Morita: Ps. pustulosa. Japan. Zeitschr. f. Dermatol. u. Urol. 22. 10. 1917. 1922. — Dubois: Un cas de ps. atypique. Presse méd. belge. Bruxelles 1906. p. 461. — Durier: (a) Le ps. séborrhéique. Rev. gén. de clin. et de thér. Paris 1905. (b) Ps. et parakératose. Journ. de méd. int. Paris 1906. — Ehrmann, S.: Ps. rupioides und Lues. Wien. dermatol. Ges. 1921. Zentralbl. f. Dermatol. — Faivre: Ps. atypique. Poitou méd. Poitiers. 1904. 151. — Feulard, H.: Psoriasis. Mus. de l'hôp. St. Louis. Iconogr. d. mal. cut. et syph. Paris 1896. — Fouquet und P. Kleinhaus: Ps. atrophica. Allg. med. Zentral-Zeitg. 1864. — Fox, Howard: (a) Mycosis fungoides im Anschluß an Ps. Journ. of the Americ. med. assoc. 1913. (b) Psoriasis. Internat. clin. Philad. 1891. Americ. journ. obstetr. N. J. 1896. — Freudenthal, W.: Eruptionspsoriasis. Schles. dermatol. Ges. Breslau. Sitzung 5. 7. 1924. — Frick, W.: Psoriasis. Kansas City M. Index. 1897. — Galloway, J.: Case of extensive ps. with. suppurating lesions. Proc. of the roy soc. of London 1907—1908 i. dermatol. sect. 41. — Gassmann, A.: Kasuistische Beiträge zur Ps. Arch. f. Dermatol. u. Syphilis. 1897. — Gaston et Gimeno: Ps. avec collerette de Biett chez une séborrhéique et diagnostic histologique des éruptions psoriasiformes. Bull. de la soc. franç. de dermatol. Paris 1905. 50—52. Ann. de dermatol. et de syphiligr. Paris 1905. 4. s. vi. 162—164. — Gaucher: Diagnostic et traitement du ps. Rev. internat. de méd. et de chirurg. Paris 1903. — Gaucher et Desmouliere: Des troubles de nutrition et de l'élimination urinaire dans les ps. Journ. de physiol. et de pathol. gén. Paris 1905. p. 316—331. — Geiger, C. G.: Psoriasis. Med. Herald St. Joseph. 1896. — Gibert: Traîté pratique des maladies spec. de la peau et de la syph. Paris 1860. — Godinko, B.: Ps. clinical aetiolog. and therapeutical. Tr. Grant Coll. med. soc. Bombay 1895. — Gothe: Die Fälle von Psoriasis, welche in der medizinischen Klinik zu Göttingen in den Jahren 1875—1888 beobachtet wurden. Inaug.-Diss. Göttingen 1889. — Gottheil: Generalized lichen planus and ps. Journ. cutan. dis. incl. syph. New York 1908. p. 182. — Grossmann: Leucokeratose linguale chez un psoriasique. Rev. prat. des maladies cutan. Paris 1906. p. 230. — Grünbaum: Zur Pathologie, Klinik und Therapie der Ps. Med. Bl. Wien 1902. — Gyorgjevic: Koinzidenz von Herpes zoster und Ps. Wien. klin. Wochenschr. 1911. — Hallé, J. et Decourt: Ps. d. ongles chez un jeune enfant. Bull. de la soc. de pédiatr. de Paris. 1924. — Hallopeau, H.: Sur la production consecutivement à des plaques psoriatiques d'achromies persistantes. Bull. de la soc. franç. de dermatol. 1892/11. — Hallopeau et Bouchot: Sur une erythrodermie generalisée post eczémateuse et ses rapports avec le ps. Bull. de la soc. franç. de dermatol. Paris 1902. p. 3. Ann. de dermatol. et de syphiligr. Paris 1904. 4. 4. 6. — Hallopeau et François-Dainville: Juckende Ps. Bull. de la soc. franç. de dermatol. 1911. 9. 11. — Hallopeau, H. et E. Gasne: Sur un cas d. ps. avec achromies persistantes et localisations suivant des sphères de distribution nerveuse. Bull. de la soc. franç. de dermatol. 1898. p. 327. — Hallopeau et Lemierre:

Sur une forme d'apparence bulleuse et rupoide d. ps. Bull. de la soc. franç. de dermatol.
10. Janv. 1901. — HALLOPEAU, H. et TEISSEIRE: (a) Gale et Ps. Bull. de la soc. franç. de
dermatol. Tome 194. (b) Bull. de la soc. franç. de dermatol. Paris 1904. — HALLOPEAU, H.
et TRASTOUR: Contribution à l'étude des troubles de la pigmentation chez les ps. Ibid.
1900. 4. s. i. 851. — HANSE, W.: Statistik der Ps. Inaug.-Diss. Leipzig 1926. — HARDY:
(a) Leçons sur les maladies de la peau. 1860. (b) Traité pratique et description des maladies
de la peau. 1886. — HARTZELL, M. B.: Epithelioma as a sequel of ps. and the probabil.
of its arsenical orig. Tr. Americ. dermatol. assoc. 1899. Concord 1900. — HELLER, J.:
Dieses Handbuch, Bd. XIII/2. — HINRICHS, H. TH.: Ps. corymbiformis. Schles. d. Ges.
9. 2. 1923. Ref. Zentralbl. f. Haut- u. Geschlechtskrankh. Bd. 9, 1/2. — HIRSCH, P.:
Zur Statistik der Ps. v. Dermatol. Zentralbl. Berlin 1904. — HOBSON, L. J.: Psoriasis.
London 1894. — HOFMANN, E.: Bandförmige Ps. am rechten Arm im Verlauf einer pyogenen
Lymphangitis. Niederrhein. Ges. f. Natur- u. Heilk. Bonn. 9. 5. 1921. Dtsch. med. Wochenschrift. Bd. 47, S. 36, 1079. 1921. — HULBARD, D.: Ps. in a negro. Journ. of cut. dis. New York
1908. — HUTCHINSON, J.: (a) A peculiar form. of ps. attendet by papill growth (papilloma
ps.) remarkable example of it. Arch. surg. London. 1899—1900. (b) A. form of ps. which
was not attendet by desquamatation, and which left scars, easily cured for a time by arsenic,
but persistently relapsing for forty years. Ibid. 1892. (c) Acute erythematous derm.
in a ps. patient. Polycl. London 1905. i. 6. — ILLGEN: Statistik der Ps. Inaug.-Diss. Leipzig
1920. — IRVING and TURNACLIFF: Ps. of the nails. Arch. f. Dermatol. u. Syphilis. Bd. 2.
1925. — JACKET, L.: Ps. figurata. Pict. Atlas skin. dis. a. syph. St. Louis hosp. London-
Philadelphia 1895—1897. — JACKSON. G. T.: Psoriasis. Internat. clin. Philadelphia 1896. —
JADASSOHN: (a) Über Atypien bei Ps. vulgaris. Berl. klin. Samml. klin. Vortr. 1897. H. 113.
(b) Über Ps. Med. Klinik. 1915. September. (c) Ps. und verwandte Krankheiten. Med.
Klinik. 1915. (d) Serpiginöse Ps. mit kleincircinären zentralen Rezidiven. Schles. dermatol.
Ges. Breslau. Sitzung 5. 7. 1924. (e) Ein Fall von Ps. vulg. Korresp.-Blatt f. schweiz. Ärzte.
Basel 1903. — JAMIESON, A. W.: A case of ps. Tr. med. chirurg. soc. Edinburgh 1904
bis 1905. — JARISCH: (a) Über die Koinzidenz von Erkrankungen der Haut und der grauen
Achse des Rückenmarks. Vierteljahrsschr. f. Dermatol. Jg. 7. 1880. (b) Die Hautkrankheiten. NOTHNAGELS Handb. d. spez. Pathol. u. Therapie. Bd. 24. 1900. (c) Ätiologie
der Ps. Dtsch. med. Wochenschr. 1914. — JEANSELME, E.: (a) Le psoriasis. Bull. méd.
Paris 1905. Rev. gén. de clin. et de thérap. Paris 1905. (b) Du rôle des irritations cutanées
dans la topographie du ps. Bull. de la soc. franç. de dermatol. Paris 1903. Ann. de dermatol. et de syphiligr. Paris 1913. — JESSNER, S.: Die Schuppenflechte. Vortr. f. Praktiker.
1924. H. 13. — JORDAN, A.: (a) Psoriasisfälle. Dermatol. Wochenschr. 1922. (b) Ps. with
a case in illustr. Tr. med. soc. Virg. Richmond 1897. Virg. Sem. 1897—1898. — KAGEL-
MANN: Ps. corymbiformis. Arch. f. Dermatol. u. Syphilis. Bd. 146, p. 1. — KASPARI, G. A.:
Ps. vulg. diffusa. Prot. Mosk. ven. derm. Obos. 1891—1892. — KAUFMANN, A.: Beitrag
zur Kenntnis der Ps. vulg. Inaug.-Diss. Leipzig 1904. — KESTELL, J. R.: Ps. Med. Age
Detroit. 1895. — KISHETE, F.: A case of ps. Fukuiken igaku Kwai Zasshi. 1898. — KISZ-
MAYER, CH.: Ps. bullosa. Dermatol. Zeitschr. 1917. — KREKELER, O.: (a) Beitrag zur
Statistik d. Ps. Inaug.-Diss. Leipzig 1912. (b) Atyp. Ps. Wien. dermatol. Ges. 12. 6. 1912.
Ref.: Arch. f. Dermatol. u. Syphilis. Bd. 115. 1913. — KREN: Ps. mit pustulösen Attacken.
Wien. dermatol. Ges. 3. 5. 1911. Arch. f. Dermatol. u. Syphilis. Bd. 109. — KROPH:
Ges. d. Ärzte Wien. 1907. Wien. klin. Wochenschr. 1907. — KUZNITZKY: (a) Cas de ps.
nummulaire à la localisation strictement unilaterale. Ann. de dermatol. et de syphiligr. Paris
1897. (b) Arch. f. Dermatol. u. Syphilis. Bd. 38. — LANG, E.: (a) Bemerkungen über Ps. Wien.
med. Bl. 1890. (b) Versuch einer Betrachtung der Schuppenflechte nach ihrem klinischen
Charakter. Vierteljahrsschr. f. Dermatol. 1878. — LAURENT, CH.: Psoriasis. Bull. de la
soc. franç. de dermatol. 1923. — LAWRENCE, G. H.: Psoriasis. Wisconsin med. journ.
Milwaukee 1906—1907. — LEBERT: Handb. d. allg. Pathol. u. Therapie. Tübingen
1865. — LEBIR: Leçons nouv. sur les affect. cut. d'orig. nerveuse, des dermatoses par choc
moral. Ann. de dermatol. et de syphiligr. Tome 8. 1887. — LE ROY SATTERLI: Über
Psoriasis. Ref.: Arch. f. Dermatol. u. Syphilis. Jg. 5. 1873. — LESLIE, F. E.: Ps. with
ataxia. Tr. Maine med. assoc. Portland 1901—1903. Vol. 14, p. 599. — LEWANDOWSKY:
Pemphigus bei einem Psoriatiker. Schweiz. med. Wochenschr. 1921. — LEWIN, O.: Ps.
complic. by tumorlike formations. Arch. of dermatol. a. syphilol. Vol. 12. 1925. —
LITTLE, G.: Ps. simulating lupus erythematosus. Tr. med. soc. London. Vol. 30, p. 384.
1906—1907. — LONGO, P.: Dermatit. exfol. chron. nach Ps. Giorn. ital. d. malatt. vener.
e d. pelle. Vol. 3. — LÖWENFELD, W.: Opson Index bei Derm. Wien. klin. Wochenschr.
1922. — MAC KENNA, R.: Psoriasis. Lancet. Vol. 212., Nr. 15. 1927. — MARTIN, S. C.:
Psoriasis. Americ. journ. dermatol. a. genito-urin. Dis. St. Louis 1900. — MEACHEN:
Systematische Studien der Nagelaffektionen. Brit. med. journ. Vol. 192. — MJLIAN:
Erythroderm. ps. Bull. de la soc. franç. de dermatol. 1922. — MENDES DA COSTA: (a) Ring-
kreise bei Ps. Dermatol. Wochenschr. Bd. 68, Nr. 17. (b) Enkele opmerkingen over
ps. Nederlandsch tijdschr. v. geneesk. Amsterdam 1906. — MÉNEAU, J.: Contribution

à l'étude d. ps. ungucal. Bull. de la soc. franç. de dermatol. 1893. — MÖLER: Ett fall af acrodermatitis chronica atrophicans u. ps. Hygiea. Stockholm 1907. 2. f., 164. — MRAČEK: Atlas der Hautkrankheiten. (Ps. rupioides s. ostracea). Lehmanns med. Handatlanten. — NEISSER: Psoriasis. Handb. d. prakt. Med. EBSTEIN-SCHWALBE. Bd. 3. 1901. — NEUMANN, J.: (a) Vorstellung von Psoriasisfällen. Wien. dermatol. Ges. 24. 3. 1897. Ref.: Arch. f. Dermatol. Bd. 39. 1897. (b) Lehrb. d. Hautkrankh. 1876. Psoriasis. Ärztl. Ber. d. priv. Heilanst. d. Dr. A. ADER. Wien 1887. — NIELSEN: Klinische und ätiologische Untersuchungen über Ps. Monatsh. f. prakt. Dermatol. 1892. 15. — OBERLÄNDER, W.: Über Ps. v. des Kindesalters. Inaug.-Diss. Leipzig 1923. — OCHS: Ps. of the penis. Arch. of dermatol. a. syphilol. Vol. 3, 6. p. 877. 1921. — OKAUMURA, T.: Ps. vulg. Hifubyog kin Hiniokibyog Zasshi Tokyo 1906. — OPPENHEIM, M.: Ps. der Finger- und Zehennägel. Wien. dermatol. Ges. 22. 6. 1922. Zentralbl. f. Haut- u. Geschlechtskrankh. 1923. — ORO, M. e L. MOSCA: Contributo all. stud. della ps. Giorn. int. d. sc. med. Napoli 1901. — PAUTRIER, L. M.: Erythrod. exfol. consec. au traitm. et ps. d. inj. d'acetylarsan. Bull. de la soc. franç. de dermatol. Jg. 32. 1925. — PERGENS, E.: Schrumpfung der Bindehaut bei Ps. Zeitschr. f. Augenheilk. Berlin 1900. S. 14—18. — PETTERS, V.: Lupenka (Ps.). Časopis lékařův českých. Prare 1870. — PINKUS, F.: Psoriasis. Dtsch. Klinik. Berlin 1906. PODESTA, G.: Contrib. d. Ps. végétante. Pathologica. Jg. 16. 1924. Arch. f. Dermatol. u. Syphilis. Bd. 122. 1918. — POSPELOW: Zur Kasuistik der Ps. gen. Allwöchentl. klin. Zeitg. 1887. (Russisch.) — RASCH, C.: (a) Psoriasis. Hosp. Tid. Kjöbnh. 1898. (b) Ps. in Voigtschen Grenzlinien der unteren Extremitäten. Dän. dermatol. Ges. 7. 2. 1899. H. 1. 1899. (c) Ps. atypica. Dän. dermatol. Ges. 7. 2. 1900. H. 1. 1900. (d) Ps. impetiginoides. Dän. dermatol. Ges. 5. 12. 1906. H. 1. 1907. (e) Ps. und exfoliative Erythrodermie. Dän. dermatol. Ges. 4. 5. 1914. H. 1. 1915. (f) Ps. und Vitiligo. Dän. dermatol. Ges. 3. 3. 1809. H. 5. 1909. — RAYER: Traité théorique et pratique des maladies de la peau. Paris 1835. — RENAULT: Le ps. diagnostic, évolution. etiologie, traitem. Rev. de méd. et de chirurg. Paris 1903. — REYNOLDS, H. J.: Psoriasis. Med. News. Philadelphia 1890. — RIECKE: Lehrbuch der Haut- und Geschlechtskrankheiten. 1924. — RIEHL, G.: Ps. acuta auch an den Lidern. Wien. dermatol. Ges. 17. Januar 1912. Arch. f. Dermatol. u. Syphilis. Bd. 112. — ROBINSON, T.: Notes on ps. Med. press. a. circ. London 1906. — RÖDERER: Erythrodermie exfol. s. Ps. Bull. de la soc. franç. de dermatol. 1923. — RONA: Dermatitis exfoliativa universalis esete ps. kapcsán. Orvosi Hetilap. Budapest 1901. p. 135. — ROSENTHAL: (a) Über typische und atypische Ps. Arch. f. Dermatol. u. Syphilis. Bd. 25, Erg.-H. 1. 1893. (b) Bericht über die Verhandl. d. 2. internat. dermatol. Kongr. 1892. — ROSTENBERG: Ps. und Lichen planus. Arch. of dermatol. a. syphilol. 1922. — SACHS, O.: Ps. des Penis. Wien. dermatol. Ges. 28. Febr. 1912. Arch. f. Dermatol. u. Syphilis. Bd. 112. — SCHAEFER, ROBERT: Über die Ps. pustulosa. (v. ZUMBUSCH). Dermatol. Zeitschr. Bd. 33, 1—2, 49. 1921. — SCHAMBERG: Ps. in a negro. Arch. f. Dermatol. u. Syphilis. Bd. 9. 1923. — SCHIELDS, E. H.: Notes on ps. Cincin. Lancet Clinic. 1894. — SHOEMAKER, J. V.: (a) Psoriasis. Med. bull. Philadelphia. 1895—1906. (b) Psoriasis. Journ. of the Americ. med. assoc. Chicago 1898. (c) Psoriasis. Journ. med. chirurg. Coll. Philadelphia 1902. (d) Psoriasis. Med. Brief. St. Louis 1907. (e) Psoriasis. Med. Rev. of N. Y. 1908. — SCHUPPENHAUER: Gonorrhoische Gelenkerkrankungen und deren Behandlung mit lokalen Fangoapplikationen. Therapie d. Gegenw. 1903. Nr. 10. — SCHWONNER: Ps. mit multiplen Atheromen der Kopfhaut. Wien. dermatol. Ges. 1918. Ref.: Arch. f. Dermatol. u. Syphilis. Bd. 125. — SELLEI, J.: (a) Pathologische und klinische Beiträge zur Ps. v. Wien. med. Wochenschr. 1899. (b) Studien über Ps. Arch. f. Dermatol. u. Syphilis. Wien u. Leipzig 1899. (c) Pathologie und Therapie der Ps. v. Samml. klin. Vorträge. N. F. Nr. 327. Leipzig 1902. — SEMON, H. C.: Ps. and Dermatitis exfoliativa. Brit. med. journ. of dermatol. 1914. — SICILIA: Rationelle Behandlung der Psoriasis. Rev. méd. de Sevilla. 1921. Ref. Zentralbl. f. Haut- u. Geschlechtskrankh. Bd. 2. 500. 1921. — SIEMENS: Nagelpsoriasis. Münch. dermatol. Ges. 5. 2. 1923. Zentralbl. f. Haut- u. Geschlechtskrankh. 1923. — SOWADE: Ps. der Glans penis, isolierte Ps. efflor. 3. Tag. mitteldtsch. Dermatol. Beitr. v. 22. 1. 1922. Ref.: Zentralbl. f. Haut- u. Geschlechtskrankh. Bd. 5. 1922. — STANGBERG, J.: Ein Fall einseitiger Ps. Dermatol. Wochenschr. Bd. 74, Nr. 9. 1922. — STELWAGON, H. W.: Psoriasis. Internat. M. Mag. Philadelphia 1892. — THIBIERGE, G.: (a) Un cas de Ps. avec loc. prédom. du nerf saphène interne gauche. Bull. de la soc. franç. de dermatol. 1893. (b) Le psoriasis. Ann. de méd. scient. et prat. Paris 1891. (c) Du psoriasis. Ibid. 1895. — TILING v. JOHANNES, H. M.: The treatment of gonorrheal arthritis by hyperemia. Journ. of the Americ. med. assoc. Vol. 44, p. 1357. 29. April 1905. — TOMMASOLI: Di due casi interess. p. 1. storia et per la pathol. della ps. Rif. med. 1891. — TÖRÖK, L.: Das Verhältnis der Seborrhoea corpor. Dühring zur Ps. vulg. und zum Ekzem. Pest. med. chirurg. Presse. Budapest 1899. — TURNACLIFF: Ps. of the penis. Arch. of dermatol. a. syphilol. 7. 6. 1923. — ULLMANN: Ps. vulgaris neben urticariellem Exanthem. Wien. dermatol. Ges. Sitzung 12. 7. 1924. — UNNA: (a) Pariser Briefe. Monatsh. f. prakt. Dermatol. Bd. 7. 1888. 2. (b) Psoriasis. Wien.

klin. Wochenschr. 34, 23, S. 275. 1921. (c) Neuere Erfahrungen und Anschauungen über Ps. Arb. a. UNNAS Klinik f. Hautkrankh. 1903—1907. — VEROTTI, G. e E. ARMANN: Ps. Pathogenes. e cure. Giorn. ital. d. malatt. vener. e d. pelle. Milano 1908. — WALLHAUS, R. L.: Psoriasis. Tr. Luzerne Co. med. soc. Wilkestarre 1905. — WEINBRENNER: Über Psoriasisfälle. Inaug.-Diss. Bonn 1894. — WELFELD, J : Psoriasis. Amer. journ. dermatol. a. genitourin dis. St. Louis 1906. — WEYL: Psoriasis. Handb. d. Hautkrankh. in v. ZIEMSSENS Handb. d. spez. Pathol. u. Therapie. Bd. 14. 1883. — WHITFIELD: A case of ps. associated with rodent ulcer. Brit. journ. of dermatol. London 1906. 40. — WICKHAM, L.: Ps. Poussée aigue sim. d. plaquards d'eczema. Bull. de la soc. franç. de dermatol. 1893. — ZUMBUSCH: Psoriasis und pustulöses Exanthem. Arch. f. Dermatol. u. Syphilis. 1910. — ZÜRN, C.: Postpsor. Atrophie. Dermatol. Zeitschr. Bd. 21.

Nachtrag zu dem Abschnitt „Klinik".

BAER: Ps. pustulosa. Schles. dermalol. Ges. 20. 6. 1925. — CHARGIN: Dermatitis exfoliativa. Arch. of dermatol. a. syphilol. Vol. 13. 1926. — DREYER: Ps. der Augenlider. Kölner dermatol. Ges. 28. 5. 1926. — FUKAY: Ps. pustulosa. Acta-dermato-venereol. Bd. 9. 1927. — GOLLNER: Über atypische Ps. Dermatol. Wochenschr. Bd. 84. — HIRTH: Ps. mit Acne vulgaris. Czechoslowak. dermatol. Ges. Brünn 22. 5. 1926. — HUDELO, CARNIER et CAILLIAU: Ps. hyperkeratosique avec Papillomatose. Bull. de la soc. franç. de dermatol. 1927. — JADASSOHN: Refraktäre Hautstellen bei Ps. Schles. dermatol. Ges. Breslau. 14. 2. 1926. — JESSNER: Akrodermatitis atrophicans und Ps. Schles. dermatol. Ges. 3. 3. 1926. — KREIBICH: Ps. exsudativa. Dtsch. dermatol. Ges. in d. Tschechoslowak. Republik. 19. 4. 1925. — LANE: Ps. des Penis. Arch. of dermalol. a. syphilol. Vol. 10. — LEHNER: Exfoliierende Erythrodermie bei Ps. Dermatol. Ges. Budapest. 1. 4. 1926. — LUTZ: Ps. exsudativa. Vers. südwestdeutsch. Dermatol. Freiburg. 24. 4. 1926. — PAROUNAGIAN: Ps. in full-blooded negro. Arch. of dermatol. a. syphilol. Vol. 11 u. Vol. 13. — PAUTRIER: Erythrodermie exfoliant. Bull. de la soc. franç. de dermatol. Jg. 32. 1925. — PODESTA: Contrib. allo studio delle p. vegetante. Pathologica. Jg. 16. 1924. — REGELMANN: Ps. mit Vitiligo. Warschauer dermatol. Ges. 19. 2. 1925. — RIEHL: Ps. und Vitiligo. Wien. dermatol. Ges. 19. 2. 1925. — ROSTENBERG: Dermatitis exfoliativa. Arch. of dermatol. a. syphilol. Vol. 10. — SÁINZ DE AJA: Ps. und Erythrodermie. Actas dermo-sifiliogr. Jg. 19. 1927. — SCHMIDT: Ps. pustulosa. Vers. südwestdtsch. Dermatol. Frankfurt 3. 3. 1925. — WERTHEIMER: Dermatitis exfoliativa. Arch. of dermatol. a. syphilol. Vol. 14. — WEIL: Ps. der Augenlider. Vers. südwestdtsch. Dermatol. Frankfurt. 14. 2. 1926. — WIESE: Ps. bei Negerknaben. Arch. of dermatol. a. syphilol. Vol. 13. — WOLF: Ps. follicularis. Arch. of dermatol. a. syphilol. Vol. 14. 1926. — WORONOFF: Die peripheren Veränderungen der Haut um die Efflorescenzen der Ps. vulgaris. Dermatol. Wochenschr. Bd. 82.

Atypien (Handteller-Fußsohlen).

ARZT, L.: Ps. der Handteller. Wien. dermatol. Ges. 13. 1. 1921. — BEYER: Über atypische Ps. Wien. klin. Wochenschr. 1901. Nr. 34—35. — BIDENKAP: Über typische und atypische Ps. Arch. f. Dermatol. u. Syphilis. Bd. 25, Erg.-H. 1. 1893. — DARIER, J.: Du ps. palmaire, à propos de trois cas de ps. atypique localisé à la main. Bull. de la soc. franç. de dermatol. 1896. p. 315. — DAVIS: Ps. of anomalous type. Proc. of the roy. soc. of med. 16. 8. 1923. — ERCOLI: Esposizione di due casi atipici di psor. Giorn. ital. d. malatt. vener. e d. pelle. 1920. fasc. 2. — GAUCHER, E. et HOMARY: Ps. p. atyp. keratosique. Bull. de la soc. franç. de dermatol. 1897. p. 32. — GOLLNER, H.: Über einen Fall von atypischer Psoriasis. Dermatol. Wochenschr. Bd. 84, Nr. 22. 1927. — HALLOPEAU, H. et SALMON: Sur un nouveau cas de ps. palmaire avec souslevements d'apparence bulleuse. Bull. de la soc. franç. de dermatol. 1908. p. 243. — HASLUND, P.: Beitrag zur Ps. der Handflächen. Arch. f. Dermatol. u. Syphilis. Bd. 110. S. 239. — JADASSOHN: Über Atypien bei Psoriasis. Berlin. Klinik. 1897. — KRÜGER: Ps. plantaris mit keratomähnlichen Veränderungen. Wien. dermatol. Ges. 9. XI. 1922. Ref. Zentralbl. f. Haut- u. Geschlechtskrankh. 7. S. 369. — MILIAN, G.: (a) Ps. palmaire et plantaire. Bull. de la soc. franç. de dermatol. 1902. S. 307. (b) Ps. palmaire et plantaire, deux. presentation. Bull. de la soc. franç. de dermatol. 1902. S. 335. — MZAREULOW: Ein atypischer Fall von Ps. vulg. Russ. Monatsschr. f. Hautkrankh. 1914. 3. Ref.: Arch. f. Dermatol. u. Syphilis. Bd. 119. 1915. — PICCARDI: Ps. vulgare d. palme delle mani. Giorn. ital. d. malatt. vener. e d. pelle. 1909. fasc. 2. — PLANNER: Ps. vulg. mit ausschließlicher Lokalisation an Palmae und Plantae. Wien. dermatol. Ges. 7. 12. 1922. Zentralbl. f. Haut u. Geschlechtskrankh. Bd. 8, Nr. 9, 1/2. — PROKOPČUK: Ps. palmaris et plantaris. Venerologija i derm. 1926. — ROSENTHAL: Über typische und atypische Ps. Arch. f. Dermatol. u. Syphilis. 1893. Erg.-H. — WILLIAMS: Ps. with unusual keratosis of the palms. Arch. of dermatol. and syphilol. Vol. 8, 4, p. 565. 1923.

Leucoderma psoriaticum.

Allen: Ps. assoc. w. leucoderm. New York dermatol. soc. 1906. — Almkvist, Joh.: Sur un cas leucoderm. post-parapsoriatique. Acta dermato-venereol. 2. 4. 468. 1922. — Assmy, H.: Med. Klinik. 1906. — Averdung: Über besondere Endausgänge der Ps. Inaug.-Diss. Heidelberg 1924. — Bettmann: Über Vitiligo und Ps. Arch. f. Dermatol. u. Syphilis. 1912. — Blumenfeld: Zur Kenntnis des Leukoderma psoriatic. Arch. f. Dermatol. u. Syphilis. 1909. — Buschke, A.: Über Einfluß des Lichtes auf das Leukoderma ps. Dermatol. Wochenschr. Bd. 60, Nr. 21. — du Castel: Ps. arthropath. et Vitiligo. Bull. de la soc. franç. de dermatol. 1899. — Csillag: Verhandl. d. dermatol. Sekt. d. Ärzte-Ver. Budapest 1903. — Ehrmann: Verhandl. d. Wien. dermatol. Ges. Arch. f. Dermatol. u. Syphilis. Bd. 72. — Hallopeau, H.: Sur la product. consécutiv. à des plaques ps., d'achromies persistantes. Bull. de la soc. franç. de dermatol. 1892. 14. Jan. — Hallopeau, H. et Trastour: Contribution à l'étude des troubles de la pigmentation chez les psoriasiques. Bull. de la soc. franç. de dermatol. 1900. p. 266. — Harttung: Verhandl. d. Bresl. Ver. 1902. Arch. f. Dermatol. u. Syphilis. Bd. 67. — Jesionek: Über Leukodermie bei Ps. Münch. med. Wochenschr. 1906. — Jordan: Dermatol. Wochenschr. 1919. — Kaposi: Dermatol. Ges. Wien. 1909. Arch. f. Dermatol u. Syphilis. Bd. 52. — Kunze: Über Leukoderma Ps. Inaug.-Diss. Leipzig 1921. — Langer: Ausgedehntes diffuses Leukoderma psoriaticum. Zentralbl. f. Derm. Bd. 8, Nr. 8. Dermatol. Ges. 2. 1. 1923. — Ledermann: Über Leukoderma psoriaticum. Arch. f. Dermatol. u. Syphilis. Bd. 84. 1907. — Lier: Leukoderma psoriaticum. Wien. dermatol. Ges. 29. 1. 1913. Arch. f. Dermatol. u. Syphilis. Bd. 115. 1913. — Löwenheim: 71. Versamml. d. Naturf. München 1899. Dermatol. Zeitschr. Bd. 4. — Meirowsky: Monatsschr. f. prakt. Dermatol. 1907. — Michelson, Henri E.: Leukoderma in Pityriasis lichenoides chronica. Arch. f. Dermatol. a. syphilol. Vol. 6, 3, p. 288. 1922. — Morison: Journ. of the Americ. med. assoc. 1885. — Nielson: Klinische Untersuchungen über Ps. Monatsschr. f. prakt. Dermatol. 1892. — Nobl, G.: Leukoderma psoriaticum verum. Wien. dermatol. Ges. 14. 12. 1918. Arch. f. Dermatol. u. Syphilis. Bd. 125. 1918. — Perkel, J. D.: Ein Fall von Leukoderma colli psoriaticum. Russ. Monatsh. f. Haut- u. vener. Krankh. Bd. 2, H. 11. 1913. Nov. — Petrini: Klinische Angaben zum Leukoderma psoriaticum. Ann. de dermatol. et de syphiligr. 1911. Petrini de Galatz: Contribution à l'étude de la leucodermie psoriatique. Ann. de dermatol. et de syphiligr. 1911. — Pinkus: Berlin. dermatol. Ges. 1900. Arch. f. Dermatol. u. Syphilis. Bd. 55 u. 76. — Rasch, C.: Leukoderma psoriaticum. Dän. dermatol. Ges. 6. 2. 1907. H. 1. 1907. — Riehl: Über das Leukoderma syphilit. Wien. med. Jahrb. 1884. — Rille: (a) Verhandl. d. Ges. dtsch. Naturforscher. Kongr. 1899. (b) Lehrbuch d. Hautkrankh. Jena 1902. (c) Ärzte-Ges. Innsbruck 1899. Wien. klin. Wochenschr. 1899, 1901, 1902. (d) Über Leukoderma der behaarten Kopfhaut. Dermatol. Wochenschr. Bd. 54. (e) Arch. f. Dermatol. u. Syphilis. 1905. Bd. 73. — Rosenthal: Berlin. dermatol. Ges. 1900. Februar. — Sato, K.: Über Leukoderma bei Parapsoriasis. Dermatol. Wochenschr. 73. 36. S. 909. 1921. — Schuch: (a) Bresl. dermatol. Verhandl. 1905, 1906. Arch. f. Dermatol. u. Syphilis. Bd. 82. (b) 74. Versamml. dtsch. Naturf. Karlsbad 1902. — Truffi: Leucoderma psoriatico. Livorno 1911. — Westberg: Ärztl. Ver. Hamburg 1905. Dtsch. med. Wochenschr. 1905. — Yoshida: Leukoderma psoriaticum. Inaug.-Diss. Rostock 1907.

Psoriasis der Schleimhaut.

Balzer, F. et Deshayes: Ps. atypique au cours d'une infection blennorrhagique. Bull. de la soc. franç. de dermatol. Tome 22. 1906. — Balzer, F. et Merle: Ps. atyp. loc. s. l. muqueuse d. lèvres et sur la muqueuses linguale. Bull. de la soc. franç. de dermatol. 1907. — Bénard: Le ps. bucc. (de Bazin) observé et traité aux minerales d. Saint-Christcen. Journ. de méd. de Bordeaux. 1885—1886. — Darier, J.: Grundriß der Dermatologie. Dtsch. Übers. 1913. — Debove, G. M.: Le ps. buccal. Paris 1873. — Dore: Ps. affecting mucos. membrane. Proc. of the roy. soc. of med. Vol. 17. 1924. — Hallopeau et Leredde: Traité pratique de dermatol. 1900. — Heller: Ps. der Lippenschleimhaut. Berlin. dermatol. Ges. 15. 1. 1918. Arch. f. Dermatol. u. Syphilis. Bd. 175, H. 4. — Heller, Phil.: Über Ps. der Mundschleimhaut. Dermatol. Wochenschr. 75. 37. S. 917. 1922. — Hertzka, E.: Über Leukoplakia (Ps.) der Zungen- und Mundschleimhaut, und über den Einfluß einer Karlsbader Kur auf dieselbe. Dtsch. med. Wochenschr. Berlin 1880. — Jadassohn: Ps. und verwandte Krankheiten. Med. Klinik. 1915. Nr. 39 u. 40. — Jarisch: Lehrbuch d. Hautkrankh. 1900. — Jordan, Arthur: Ps. vulg. muc. oris. Arch. f. Dermatol. u. Syphilis. Bd. 140, H. 1. 1922. — Kaposi: Lehrbuch d. Hautkrankh. 1900. — Krassnow: Sitzungsber. d. Moskauer venereol.-dermatol. Ges. 1902. Russisch. — Kreibich: (a) Über einen Fall von Ps. Wien. dermatol. Ges. Sitzung v. 18. 10. 1900. Arch. f. Dermatol. u. Syphilis. Bd. 56. 1901. (b) Demonstration. Wien. dermatol. Ges. 28. 10. 1901. Arch. f. Dermatol. u. Syphilis. 1901. (c) Lehrbuch d. Hautkrankh. Wien 1904. — Lang, Eduard:

Vorlesungen über Pathologie und Therapie der Syphilis. 1884—1886. (b) Lehrbuch d. Hautkrankh. 1902. — LELOIR, HENRI: (a) Traité de dermatologie. (b) Note sur l'anatomie pathologique et la nature du ps. lingual. Bull. et mém. de la soc. anat. de Paris 1883. — LISSAUER: Über das Verhältnis von Leukoplacia oris und Ps. vulg. Dtsch. med. Wochenschr. 1899. Nr. 31. — LUPO, P.: Della cosi detta ps. leucoplacia boccale. Giorn. internat. d. sc. med. Napoli 1885. — MATZENAUER und JARISCH: Die Hautkrankheiten. Wien u. Leipzig 1908. — NEUMANN: Lehrbuch d. Hautkrankh. 1880. — OPPENHEIM, M.: Ps. vulg. der Mundschleimhaut. Monatsschr. f. prakt. Dermatol. Bd. 37. 1903. — PICK: Über Ps. der Schleimhäute. Ärztl. Korresp.-Blatt f. Böhmen. Prag 1875. — POLOTEBNOFF, A. G.: Über die Ätiologie, den Verlauf und die Behandlung der Ps. Arch. f. Dermatol. u. Syphilis. Bd. 19. 1887. — POSPELOW: (a) Zur Kasuistik d. Ps. genuina.• Allwöchentl. klin. Zeitg. 1887. (Russisch.). (b) Ein Fall von Ps. acuta der Haut und Schleimhäute. St. Petersb. med. Wochenschr. Bd. 7. — REIL, HANS: Über Veränderungen der Mundschleimhaut bei Ps. vulg. Dermatol. Zeitschr. Bd. 32, H. 4. 1921. — RASCH, C.: Mundaffektion bei Ps. Dän. dermatol. Ges. 6. 12. 1899. Hospitalstidende. 1900. — RUGANI, LIUGI: Ps. della larynghe in soggetto con Ps. della pelle. Boll. d. malatt. dell' òrecchio, della gola e del naso. Vol. 39, 8, p. 97. 1924. — RUSCH, C.: Ps. der Mundschleimhaut. Wien. dermatol. Ges. 26. 3. 1925. — SACK: Ps. conjunctivae palpebrarum (Ps. ophthalmica). Internat. Atlas selt. Hautkrankheiten. Liefg. 9, Taf. XXVII, Nr. 2. — SCHECH, P.: Über Leukoplakia oris. Ärztl. Int.-Bl. München 1885. — SCHEER, MAX: Ps. of the mucous membran of the lips. Arch. of dermatol. a. syphilol. Vol. 9. 1924. — SCHÜTZ: Über Leukoplacia oris bei Ps. u. a. Dermatosen. Arch. f. Dermatol. u. Syphilis. Bd. 46, S. 437. 1898. — SCHWIMMER, E.: (a) Die idiopathischen Schleimhautplaques der Mundhöhle. Vierteljahrsschr. f. Dermatol. u. Syphilis. Jg. 9 u. 10. 1877 u. 1878. (b) Leukoplacia buccalis. Arch. f. Dermatol. u. Syphilis. 1877, 1878. — SÉE, M.: Ps. et lésions buccales. Bull. de la soc. franç. de dermatol. 1903. 85. — SIMON, L.: Étude sur le ps. buccal. Paris 1878. — THIMM: Ps. der Haut, Schleimhaut, ihre pathologische Stellung und Ätiologie. Monatsschr. f. prakt. Dermatol. Bd. 39. — TRAUTMANN, F.: (a) Die Krankheiten der Mundhöhle und der oberen Luftwege bei Dermatosen. Wiesbaden 1911. (b) Zur Differentialdiagnose von Dermatosen und Lues bei den Schleimhauterkrankungen der Mundhöhle und oberen Luftwege. Wiesbaden 1903. — UNNA: Histopathologie der Hautkrankheiten. — VIDAL, E.: De la leucoplacie buccale (ps. bucc., plaques blanches, plaques opalines de la langue). Union méd. Paris 1883. — WAGNER, E.: Erkrankungen der Mundhöhle. In ZIEMSSENs Handb. d. spez. Pathol. u. Therapie. — ZAPPALÀ: Zwei Fälle von Ps. mit anschließender Derm. desquam. Giorn. ital. d. malatt. vener. e d. pelle. 1914. H. 6. — ZINSSER: Ps. der Mundschleimhaut. Köln. dermatol. Ges. 2. 6. 1926.

Psoriasis arthropathica.

Zusammenfassende Übersicht der älteren Literatur s. bei ADRIAN. Historisch geordneter Literaturnachweis s. u. a. bei WAELSCH und BERGMANN. Literatur über blennorhoische „hyperkeratotische Exantheme" s. bei BAERMANN, SOBOTKA und JADASSOHN (1915).

ADRIAN: Über Arthropathia psoriatica. Mitt. a. d. Grenzgeb. d. Med. u.Chirurg. Bd. 11, S. 237. 1903. — AJA et BRAVO: Ps. arthropathica. Actas dermo-sifiliogr. Vol. 14, 4, p. 335. 1922. Ref.: Zentralbl. f. Haut- u. Geschlechtskrankh. Bd. 7, 8—9, S. 479. 1923. — ARZT: Arthrit. psoriatica. Wien. dermatol. Ges. 26. 3. 1925. — AUDRY, CH. et ANCIAN: Luxation pathologique du genou au cours d'un ps. arthropathique. Bull. de la soc. franç. de dermatol. 1903. p. 362. — BAERMANN: Über hyperkeratotische Exantheme bei schweren gonorrhoischen Infektionen. Arch. f. Dermatol. u. Syphilis. Bd. 69, S. 363. 1904. — BALZER, F. et BURNIER: Ps. et arthropathie. Bull. de la soc. franç. de dermatol. 1911. — BALZER et DESHAYES: Bull. de la soc. franç. de dermatol. 1906. — BAQUERO, S. TRESARIOS: Polyarthritis psoriatica. Rev. ibero. Americ. d. ciencias med. 1901. Nr. 10. — BAUMGARTEN, E.: Arthritis cricoarytaenoidea rheumatica et gonorrhoica. Wien. med. Wochenschrift. 1903. Nr. 42. — BAZIN: Leçons, théoriques et cliniques sur les affections cutanées de nature arthritique et dartreuse. Paris. Adrien Delahaye. Deuxième édition. 1868. — BELLINI: Natura e patogenesi della psoriasi; un caso di psoriasi arthropathica. Bull. clin.-scient. d. Poliambre di Milano. 1901. — BELOT et CHAPERON: Radiographies des lésions et déformations articulaires dans le ps. arthropathique. Bull. et mém. de la soc. de radiol. méd. de Paris. Tome 1, 1909. — BERGMANN: Über Ps. und Gelenkerkrankungen. Inaug.-Diss. Berlin 1913. — BESNIER: (a) „Rhumatisme". Dictionnaire encyclopèdique d. sciences méd. par A. Dechambre. Paris 1876. (b) Ps. arthrop.; oedème angio-nerv.; erythème noueux chronique des membre inférieurs. Journ. de méd. et chirurg. prat. Paris 1889. — BOURDILLON: Ps. et arthropathies. Thèse de Paris. 1888. — BREAKEY: Fälle von Ps. mit ungewöhnlichen Symptomen und Anamnesen. Journ. of cut. a. genito-urin. dis. Vol. 28, Nr. 5. Ref.: Arch. f. Dermatol. u. Syphilis. Bd. 105, S. 311. 1910. — BREGMANN: Zur chronischen ankylosierenden Entzündung der Wirbelsäule. Dtsch. Zeitschr. f. Nervenheilk. Bd. 15. 1899. — BROCQ, L.: Ps. intense avec arthropathie. Méd. d'alsace et de Lorr.

1921. — BRUCK, CARL: Über spezifische Immunkörper gegen Gonokokken. Dtsch. med. Wochenschr. 1906. Nr. 34. — BRUGSCH: (a) Diagnose, Wesen und Behandlung der Gicht. Berlin. klin. Wochenschr. 1912. (b) Diagnose und Therapie chronischer Gelenkerkrankungen. Therapie d. Gegenw. 1915. — BURGENER: Beiträge zur Kenntnis der Psoriasis. Dtsch. med. Zeitg. 1903. — BUSCHKE und MATTISOHN: Zwei Fälle von symmetrischer Lipomatosis, kombiniert mit Ps. und Arthritis. Arch. f. Dermatol. u. Syphilis. Bd. 114, S. 537. — COUTEAUD: Hyperostose blennorrhagique du membre inférieur. Gaz. des hôp. civ. et milit. 1904. — CROCKER, R.: Diseas. of the skin. 6 edit. London. Lewis. — DANLOS: (a) Ps. avec arthropathies. Bull. de la soc. franç. de dermatol. Paris 1896. 9. Janv. (b) Ps. et synovite fongueuse. Bull. de la soc. franç. de dermatol. Paris 1904. p. 105. Ann. de dermatol. et de syphiligr. Paris 1904. — DARIER: Le ps. arthropathique. Rev. gén. de clin. et de thérap. Paris 1903. — DEUTSCH: Atypische Ps. Wien. klin. Wochenschr. 1898. — DITTLEVSEN: Ein Fall von Ps. Hospitalstidende. 1913. Ref.: Arch. f. Dermatol. u. Syphilis. Bd. 105. 1913. — DU CASTEL: Ps. arthropathique et vitiligo. Bull. de la soc. franç. de dermatol. 12. Janv. 1899. (b) Dermatite pustuleuse généralisée avec arthropathies d'origine infectieuse. Bull. de la soc. franç. de dermatol. 3. Juillet 1900. — DURON: Quelques considérations sur les rapports du psor. et du rhumatisme. Thèse de Paris. 1886. — DYCE DUCKWORTH: A case of ps. associated with rheumatisme. Lancet. Vol. 1. 1887. — EBSTEIN: Die Natur und Behandlung der Gicht. Wiesbaden: J. F. Bergmann 1906. — EGER: Über das Verhältnis von Schuppenflechte zu Gelenkerkrankungen. Berlin. klin. Wochenschr. 1895. Nr. 27, S. 587. — ELLIS, L. und H. D. ROLLESTON: Arthritis mit Ps. Royal soc. of med. clin. sect. 1914. Lancet. 1914. 8.—16. Mai. — FALK, A.: Ps. arthropathica (einschließlich der sog. hyperkeratotischen Exantheme bei gonorrhoischen Gelenkerkrankungen). Arch. f. Dermatol. u. Syphilis. Bd. 129, S. 299. 1921. — FRANK, A.: Über universelle Ps. mit multipler Arthritis (psoriatica). Inaug.-Diss. Erlangen 1910. — FRAUENTHAL, HENRY W.: Gonorrheal Arthritis. Med. News. Vol. 86, p. 883. 1905. — FRIEDJUNG: Einwirkung von Masern auf Ps. vulg. Dtsch. med. Wochenschr. 1910. Nr. 8. — GALLOWAY, JAMES and HANNAY: Desquamative erythem, associated with arthritic changes. Proc. of the roy. soc. of med. Sect. of dermatol. 16. 1. 1922. — GARROD, ARCHIBALDE and GEOFFREY EVANS: Arthropathia psoriatica Quart. journ. of med. Vol. 17. 1924. — GASKOON: On some sequelae of rheumatic. gout. Med. Press. a. Circular. 1874. GAUCHER, E. et ROSTAINE: Ps. et arthropathies. Bull. de la soc. franç. de dermatol. 1903. p. 217. — GAUCHER, SALIN et MEAUX SAINT MARC. Bull. de la soc. franç. de dermatol. 4. April 1912. — GERHARDT: (a) Über das Verhältnis von Schuppenflechte zu Gelenkerkrankungen. Berlin. klin. Wochenschr. 1894. Nr. 38. (b) Über Rheumatoiderkrankungen. Verhandl. d. 14. Kongr. f. inn. Med. Wiesbaden 1896. — GERMAIN: Ps. généralisé avec déformations articulaires multiples. Lyon méd. Tome 53, Nr. 49. p. 18. — GROSZ: Über Beziehungen einiger Dermatosen zum Gesamtorganismus. Wien. klin. Wochenschrift. 1899. — GRUBE: Über Ps. in Zusammenhang mit Gicht und Diabetes. Berlin. klin. Wochenschr. 1897. Nr. 52. — HALLOPEAU, H. et LEMIERRE: Sur une forme d'apparence bulleuse et rupioide de psoriasis (avec arthropathies). Bull. de la soc. franç. de dermatol. 1901. p. 14. — HALLOPEAU, H. et MACÉ DE LÉPINAY: Sur une arthropathie psoriasique aiguë blennorragiforme (variée nouvelle). Bull. de la soc. franç. de dermatol. 1906. — HERZ: Über das gleichzeitige Vorkommen von chronischen Haut- und Gelenkerkrankungen. Wien. med. Wochenschr. 1896. Nr. 39. — D'HOTEL: Etude clin. sur les troubles trophique de la peau et de ses dependances dans le rhumatisme articulaire chronique. Thèse de Paris. 1890. Nr. 321. — HÜBNER: Ist die Ps. ein Hautsymptom konstitutionell bakterieller Erkrankung oder echte Hautkrankheit. Dtsch. med. Wochenschr. 1913. — JADASSOHN: Über Atypien bei Ps. vulg. Berlin. Klinik. 1897. H. 113. — JAQUET: (a) Un cas de psoriasis généralisé avec arthropathies déformantes. Bull. de la soc. franç. de dermatol. 9. Janv. 1896. (b) Psoriasis avec arthropathies. Diskussion zu DANLOS. Bull. de la soc. franç. de dermatol. Ibidem. — JEANSELME: Ps. et arthropathies. Bull. de la soc. franç. de dermatol. 1911. — JOURDANET: (a) Coexistence du rhumatisme chronique déformant et du psoriasis. Lyon méd. Tome 93. 1900. (b) Psoriasis et rhumatisme déformant. Province méd. 20. Janv. 1900. — KUMER: Ps. mit schweren Allgemeinerscheinungen. Wien. D. G. 18. 5. 1922. Ref.: Zentralbl. f. Haut- u. Geschlechtskrankh. Bd. 6, 7—8, S. 336. 1922. — KUZNITZKY: Ätiologie und Pathologie der Ps. Arch. f. Dermatol. u. Syphilis. Bd. 38. 1897. — LANCEREAUX: (a) Les troubles trophiques des extrém. dans le rhumatisme chron. Union méd. 44. année. Nr. 65. (b) Leçons de clin. méd. 1879—1891. — LAUDE: De l'arthropathie nerveuse vraie et des troubles trophiques artic. d'apparence rheumatoide. Nouv. iconogr. de la salpétr. Tome 10. 1987. — LE ROY SATTERLEE: Americ. journ. of dermatol. Vol. 4. — LIPMAN-WULF: Zur Frage der Beziehungen zwischen Ps. und Gelenkaffektionen. Dermatol. Zeitschr. 1903. S. 597. — MEINERI, P. A.: Sopra un caso di psoriasi acuta, rupioide, artropatica. A. ital. di dermatol, siphilogr. e venereol. Vol. 2, H. 1. 1926. — MENZEN: Über Gelenkerkrankungen bei Psoriasis. Arch. f. Dermatol. u. Syphilis. Bd. 70, 1904. — MENZER: Bakterienbefunde bei Psoriasis. Dtsch. med. Wochenschr. 1912.

Nr. 45. — MORGENSTERN: Arthritis psoriatica und Psoriasis bei Gelenkerkrankungen. Wien. Arch. f. inn. Med. Bd. 12, 1926. — MZAREULOW: Atypische Fälle von Ps. Bull. Russ. Monatshefte f. Hautkrankheiten 1914. — NOBL, G.: (a) Zur Kenntnis der Ps. arthropathica. Arch. f. Dermatol. u. Syphilis. Bd. 123, H. 4. (b) Arthritis psoriatica im Röntgenbild. Wien. dermatol. Ges. 26. 3. 1925. — NOBL, G. und REMENOVSKY: Die Arthropathia psoriatica im Röntgenbild. Fortschr. a. d. Geb. d. Röntgenstr. Bd. 34. — PANELLA: Merkwürdiger Beginn einer Ps. bei einer arthritischen Patientin. Giorn. ital. d. malatt. vener. e d. pelle. 1909. Ref.: Arch. f. Dermatol. u. Syphilis. 1910. — PESCHEL: Psoriasis und Gelenkrheumatismus. Inaug.-Diss. Berlin 1897. — PIOGEY: Ps. arthritique. Bull. et mém. de la soc. anat. de Paris. 1878. — PONEYDEBAT: Essai sur les manifestations cutanées du rhumatisme chronic. Thèse de Paris. 1901. — POOR: Beitrag zur Ätiologie und Therapie der Ps. vulg. Prag. Vierteljahrsschr. f. d. prakt. Heilk. 1878. — POSPELOW, jun.: Ps. vulg. rupioides arthropathica. Moskau. dermatol. Ges. 28/15. 1912. — POSPELOW: Ein Fall von Ps. rupioides arthropathica. Russ. Zeitschr. f. Haut- u. Geschlechtskrankh. Jan. 1914. — PREDTETSCHENSKY: Akuter und chronischer Gelenkrheumatismus. Zentralbl. f. d. Grenzgebiete d. Med. u. Chirurg. Bd. 5, Nr. 17. 1902. — PŘIBRAM: Chronischer Gelenkrheumatismus und Osteoarthritis deformans. NOTHNAGELs Handb. d. spez. Pathol. u. Therap. Bd. 17, 1902. — RADCLIFF, A.: Ps. with extensive arthritis. Med. journ. et rec. Vol. 121, 1925. — RENAULT: De l'état constitutionel des rhumatisants blennorrhagique. Ann. de dermatol. et de syphiligr. 1904. — ROCHLIN, G. und K. SCHIRMUNSKY: Arthropathia psoriatica. Fortschr. a. d. Geb. d. Röntgenstr. Bd. 33. — ROCHLIN, G., K. SCHIRMUNSKY und N. KOTSCHNEFF: Über einige Eigentümlichkeiten der konstitutionellen Beschaffenheit der mit Schuppenflechte behafteten Kranken. Fortschr. a. d. Geb. d. Röntgenstr. Bd. 33. ROSENTHAL: Über typische und atypische Ps. Arch. f. Dermatol. u. Syphilis. 1893. Erg.-H. — ŠAMBERGER, F.: Muskelerkrankung infolge gonorrhoischer Infektion. Wien. med. Wochenschr. 1903. Nr. 38 u. 39. — SCHOLL, K.: Ps. arthropathica compl. der Akroderm. atrophicans. — SCHUMACHER und LAUTER: Beiträge zur Frage d. Ps. arthropathica. Arch. f. Dermatol. u. Syphilis. Bd. 147. 1924. — SERGENT: Dégénérescence calcaire du lobe gauche du corps thyroide et atrophie du reste de la glande dans un cas de psoriasis arthrop. Bull. et mém. de la soc. anat. de Paris. 1894. — SILBLEY, A.: A case of psoriasis, onychogryphosis and rheumatoid arthritis. Proc. of the roy. soc. of med. 1914. Ref.: Arch. f. Dermatol. u. Syphilis. Bd. 122. 1918. — STERN, M. A.: Ein Fall von gonorrhoischer Allgemeininfektion. Wratschebnaja Gaseta. Nr. 9. 1903. — STILLIANS: Ps. inveterat. A. of derm. Vol. 70. 1924. — STOFFEL: Plattfuß und arthropathische Ps. Münch. med. Wochenschr. 1909. — STRAUSS: Ps. mit Arthropathien. Berlin. klin. Wochenschr. 1898. Nr. 28. — STRÖM, S.: A case of arthrop. psoriatica. Acta radiol. I. I. 21. 1921. — SUDEK, P.: Fortschr. a. d. Geb. d. Röntgenstr. Allg. Krankenhaus Hamburg. Bd. 5. — THALMANN: Zentralbl. f. Bakteriol., Parasitenk. u. Infektionskrankh., Abt. 2. Bd. 31, 26. 1900. — VAQUERO Y TRESARIES: Poliarthritis psoriatica. Rev. Hero. Ann. de cien. méd. Madrid 1901. — WAELSCH, L.: Über die Beziehungen zwischen Psoriasis und Gelenkerkrankungen. Arch. f. Dermatol. u. Syphilis. Bd. 104, H. 3, 1910. — WERTHER: Atypische Ps. mit Arthritis. Ver. Dresdener Dermatol. u. Urol. Sitzg. 4. 4. 1923. — WHITEHEAD: Bartholom. hosp. journ. 96, 79. 1916. — WOLLENBERG: Kasuistischer Beitrag zur sog. Arthropathia psoriatica. Berlin. klin. Wochenschr. 1909.

Nachtrag.

BELACHOV: Ps. arthropathica. Moskauer dermatol. Ges. 5. 2. 1925. Zentralbl. f. Haut- u. Geschlechtskrankh. Bd. 21. 1927. — LÖHE: Ps. pustulosa arthropathica. Berlin. dermatol. Ges. 10. 5. 1927. Zentralb. f. Haut- u. Geschlechtskrankh. Bd. 24. — MEINERI: Sopra un caso d. Ps. acuta, rupioide, arthropathica. Arch. ital. di dermatol. Vol. 2. 1926. — MIERZECKI: Ps. arthropathica dolorosa. Lemberg. Dermatol. Ges. 2. 1. 1927. Zentralbl. f. Haut- u. Geschlechtskrankh. Bd. 23. — POPLAVSKIJ und BOGDANOVIC: Arthropathie bei Ps. Ukrainski med. 1926. Zentralbl. f. Haut- u. Geschlechtskrankh. Bd. 21, 1927. — RADCLIFFE: Ps. diffusa and extensiv arthritis. New York med. journ. a. med. record. Vol. 121. 1925. — SÁINZ DE AJA: Ps. arthropath. Actas dermo-sifiliogr. Vol. 16. 1924. — SCHOLL: Über Ps. arthropath., kompliziert durch Akrodermatitis atrophicans. Dermatol. Wochenschr. Bd. 81. — SCHUMACHER: Arthritis psoriatica. Vers. norddtsch. Dermatol. Königsberg. 17. 5. 1925. Zentralbl. f. Haut- u. Geschlechtskrankh. Bd. 18, 1926.

Psoriasis und Carcinom.

ALEXANDER, A.: Carcinomentwicklung auf psoriatischer Basis. Arch. f. Dermatol. u. Syphilis. Bd. 129. 1921. — ALIFERAS: Zur Frage der Arsencarcinome. Arch. f. Dermatol. u. Syphilis. 1924. — BRANITZER und BOLLESTEAN: Dermatol. Wochenschr. 1917. — CARTAZ, A.: Bull. et mém. de la soc. anat. de Paris 1877. 4. Serie. — CROCKER and PERNET: Brit. med. journ. 1901. — DREYER: Carcinom bei Ps. Verein. rheinisch-westphäl. Dermatol.

Köln. 6. 3. 1927. Zentralbl. f. Haut- u. Geschlechtskrankh. Bd. 23. 1927. — Ducrey: Roma. 1923. — Fordyce: Ps. and Epithelioma. Arch. of dermatol. a. syphilol. Vol. 10. 1925. — Gray: Brit. journ. of dermatol. 1912. — Hartzell: Americ. journ. of the med. sciences. 1899. — Hebra, Hans v.: Monatsschr. f. prakt. Dermatol. — Hutchinson: Brit. med. journ. 1887. — Lane: Brit. med. journ. 1894. — Lane, Arbuthnot: Transact. of the clin. soc. of London. 1894. — Majocchi: Lez. klin. 1922—1923. 23—24. — Masotti: Thes. d. Lib. Doz. 1977. — Pozzi, S.: Bull. et mém. de la soc. anat. de Paris. 1874. 3. Serie. — Remenovsky: Über einen seltenen Fall von Carcinom auf Ps. vulg. Arch. f. Dermatol. u. Syphilis. Bd. 131. 1921. — Robba, G.: D. Epithelioma s. s. base psoriatica. Boll. d. scienze med., Bologna. 1924. — Roth: Wien. klin. Wochenschr. 1918. — Sandell, J.: Dermatol. Wochenschr. 1917. — Sargent: Brit. journ. of dermatol. 1906. — Schamberg: Journ. of cut. dis. 1907. — Schwarz and Busman: Epithelioma and Ps. Arch. of dermatol. a. syphilol. Vol. 10. 1924. — Tillaux: Bull. et mém. de la soc. de chirurg. de Paris 1877. — Ullmann, K.: Arch. f. Dermatol. u. Syphilis. Bd. 138. 1922. — While, James C.: Americ. journ. of the med. sciences. 1885.

Pathologische Anatomie.

Audry, Ch.: (a) Critique d. quelqu. kératoses. Bull. de la soc. franç. de dermatol. 1893. 6/4. (b) Psoriasis. Pratique dermatol. Tome 4. Paris 1904. — Beatty, J.: Psoriasis. Brit. med. journ. 1923. — Bettmann: Capillarmikroskopische Untersuchungen bei Ps. Dermatol. Wochenschr. Bd. 83. 1926. — Bossellini: Über den psoriatischen Prozeß. Monatsschr. f. prakt. Dermatol. 1901. — Brimacombe: The histopathology of psor. Lancet. 1905. — Civatte, A.: Ps. and seborrhoic. Eczema. Pathol.-anat. Brit. journ. of dermatol. 1924. — Curth, W.: Über Knochenveränderungen bei Ps. Dermatol. Wochenschr. Bd. 84. 1927. — Darier: Précis d. Derm. 1909. — Friboes, W.: Histopathologie der Hautkrankheiten. 2. Aufl. 1924. — Gans: Histopathologie der Hautkrankheiten. Bd. 1. Berlin: Julius Springer 1925. — Gastou, P. et Gimono: Diagnostique histol. d. érupt. psoriasiformes. Bull. de la soc. franç. de dermatol. 1905. — Haslund, P.: Histogenese und Pathogenese der Ps. Arch. f. Dermatol. u. Syphilis. Bd. 114, S. 425. — Kissmeyer: Ps. bullosa. Dermatol. Zeitschrift. 24. 1917. — Kopytowsky: Contrib. à l'anat.-pathol. d. ps. Ann. de dermatol. et de syphiligr. 1899. 10. — Kromayer: Zur patholog. Anatomie der Ps. Arch. f. Dermatol. u. Syphilis. Bd. 22. 1890. — Kyrle, J.: Histo-Biologie der menschlichen Haut und ihrer Erkrankungen. Bd. 1 u. 2. Berlin: Julius Springer. 1925 u. 1927. — Lipschütz, B.: Untersuchungen über Ps. Arch. f. Dermatol. u. Syphilis. Bd. 127. 1919. — Lipschütz: Über cytologische Befunde bei Ps. Arch. f. Dermatol. u. Syphilis. Bd. 150. — Macleod: Pract. handbook of the pathol. of the skin. 1903. — Mantegazza: Note istologiche sopra alcun. c. di ps. Giorn. ital. d. malatt. vener. e d. pelle. fasc. 28. — Munro: Note s. l'histopathol. d. Ps. Ann. de dermatol. et de syphiligr. Tome 9, fasc. 28. 1898. — Neumann, J.: Über Ps. vulg. Wien. Klinik. 1881. H. 2. — Reil: Über Veränderungen der Mundschleimhaut bei Ps. vulg. Dermatol. Zeitschr. Bd. 32. 1921. — Riesz: Die pathologische Anatomie der Ps. Vierteljahrsschrift f. Dermatol. 1888. — Sabouraud: Mal. desquamatives. Paris 1904. — Schäfer: Über Ps. pustulosa. Dermatol. Zeitschr. Bd. 33. 1921. — Vidal et Leloir: Note sur l'histol. d. Ps. Cpt. rend. des séances de la soc. de biol. Tome 4, p. 7. 1882.

Allgemeine Ätiologie und Pathogenese.

Abderhalden, E. u. B. Zorn: Über die Zusammensetzung der Schuppen bei Ps. Hoppe-Seylers Zeitschr. f. physiol. Chem. Bd. 120, 6, 6. 1922. — Aronheim: Ein Fall von traumatischer Ps. Monatsschr. f. Unfallheilk. u. Invalidenw. Leipzig 1906. — Artom, S.: Ps. atip. in indiv. affetto da intossicaz. cron. ars. Giorn. ital. d. mal. cut. e syph. 1900. — Audry, C. (a) Ps. gén. après choc moral. Bull. de la soc. franç. de dermatol. Paris 1900. (b) Examen histologique d'un ps. rup. Ibid. 1901. — Augagneur, V.: S. l. nat. parasit. d. ps. Province méd. Lyon 1900. — Balzer et Deshages: Ps. atyp. au cours d'une infect. blennorr. Bull. de la soc. franç. de dermatol. Paris 1906. — Balzer et Faure-Beaulieu: Ps. consécut. à un choc émotif. Bull. de la soc. franç. de dermatol. Paris 1902. — Beatty, J.: Psoriasis. Brit. med. journ. 1923. — Beissel: Zur Ätiologie der Ps. Monatsschrift f. prakt. Dermatol. Hamburg 1886. — Benassi, P.: Ps. e maternita. Gazz. int. di med. Napoli 1907. — Bernhardt, R.: Ätiol. und Pathol. d. Ps. Ann. de dermatol. et de syphiligr. 1926. — Bertanzi, R.: Squilibrino endocrin. nel Ps. Giorn ital. d. malatt. vener. e d. pelle Vol. 65. — Bettmann: (a) Zur Ätiologie der Ps. Dtsch. med. Wochenschr. 48, Nr. 23, S. 762. 1922. (b) Auftreten von Ps. im Anschluß an Tätowierung. Münch. med. Wochenschr. 1901. — Beurmann, de et Ramond: Ps. consécutif a une inject. de sérum antidiphtérique. Bull. de la soc. franç. de dermatol. 1903. — Blasi, A. C.: Glicemia e colesterinemia nella psoriasi e cura insulinica. Giorn. ital. d. dermato. Vol. 68, H. 2. 1927. — Blazhevski, S. S.: Ätiologie der Ps. (Russisch.) Russkij Journal koznich i veneritscheskich Boliezniej. Kharkow

1903. — Boesl, C.: Ein Beitrag zur Ätiologie der Ps. Wien. klin. Rundschau 1906. — Bonnet, L. M.: Note zur l'anatomie pathol. du ps. Lyon méd. 1907. — Bory, Louis: (a) Les théories étiol. et pathog. du ps. Paris méd. 11, Nr. 10. 1921. (b) Ätiol. und Pathol. der Ps. Paris méd. 1921. — Bosellini, P.: Über den psoriat. Prozeß. Histol.-pathog. Beitrag. Monatsschr. f. prakt. Dermatol. Hamburg 1899. — Bouffe: Pathol. du ps.; son traitement. Journ. de méd. de Paris. 1903. — Brissaud: Theor. nerv. du ps. Gaz. hébd. de méd. Paris. 1889. — Brock, W.: (a) Thymusbestrahlung der Ps. Strahlentherapie. 1920. (b) Beziehung des inneren Sekrets zur Ps. Strahlentherapie. 1920. (c) Zusammenhang von Ps. und innerem Sekret. Dtsch. med. Wochenschr. 1921. — Brocq, L.: (a) Quelques reflex. sur l'étiol. du ps. Ann. de dermatol. et de syphiligr. 1910. Nr. 3. (b) Klinische Studien über die Ps. mit Hilfe des methodischen Abkratzens der Efflorescenz. Ann. de dermatol. et de syphiligr. 1916—1917. Nr. 5. — Brodier, L.: Ps. cons. à une inj. d. serum. antidiqueterique. Arch. gén. de méd. Paris 1906. — Bruck, C.: Wassermannreaktion und Ps. Wien. klin. Wochenschr. 1910. — Bulkley, D. L.: Über die Beziehungen von Krankheiten der Haut zu inneren Störungen. Übersetzt von K. Ullmann. 1907. — Campana, R.: (a) Patog. e patol. della ps. Boll. d. R. accad. med. di Roma. 1904—1905. (b) Il parasita della ps., ulteriori studi. Boll. d. R. accad. med. di Roma. 1904—1905. (c) Clin. dermosifilopat. d. r. Univ. di Roma. 1906. — Cavalli, G.: S. etiol. della Ps. Giorn. d. R. accad. d. med. Torino. 1874. — Cavrelli, G.: Sulla etiologia della ps. Giorn. d. R. accad. di med. d. Torino. 1874. — Coffin: Etude sur la pathogén. du ps. Gaz. hebd. de méd. et de chirurg. 2. Serie. Tome 30. 1893. — Delbanco: Ps. und Myxödem. Wien. med. Wochenschr. 1904. — Dér, O.: Beitrag zur Frage der vererbten Psoriasis. Börgyogyászati urol. es venerol. szemle. Jg. 5, Nr. 6. 1927. Destot: Une Inoc. positiv. d. ps. Prov. méd. 1881. — Dore, S. R.: Three cases of ps. following vaccination. Brit. journ. of dermatol. London 1902. — Dreyer, N.: (a) Fälle von P s. beider Ehegatten. Köln. dermatol. Ges. 26. 1. 1893. Ref.: Dermatol. Zeitschr. Bd. 39, H. 3. 1923. — English (Evelyn, A. W.): Ps. inherited (?) from myxoedematous parent. Brit. med. journ. London 1902. — Engman, M.: Ps. Familienstammbaum. Journ. of cut. a. gen.-urin. dis. Vol. 21. 1913. — Fawalowski, R.: Experim. stud. v. Ps. Zolast. otisk. Česk. derm. 5. — Fayard, J.: Paratisme et ps. Prov. méd. Lyon 1889. — Fischel, R. und P. Parma: Verminderung adrenalinartiger Substanzen im Serum von Psoriasiskranken. Berlin. med. Wochenschr. 1913. — Fontana, Arturo: Reperti spirocheti simili nella Ps. vulgare. Pathologica. 13. 301, 259. 1921. — Friedman, E. F.: Materiali k patologii cheshuichatavo lishaya. Bolnitschnaja Gazeta Botkina. St. Petersburg 1900. — Frühwald: Spirochaete sporogona Ps. 2. Tag. mitteldtsch. Dermatol. Leipzig. 20. 3. 1921. Fürst, K.: Zur Vererbung der Psoriasis. Arch. f. Dermatol. u. Syphilis. Bd. 153, H. 1. 1927. — Fuhs: Ps. vulg. genarum. Wien. dermatol. Ges. 9. 6. 1921. Ref.: Zentralbl. f. Haut- u. Geschlechtskrankh. Bd. 2. — Gans, O.: Histobiologische Studien allerg. Hautbezirke. Dermatol. Kongr. Dresden 1925. — Gaucher: (a) Métastase du ps. Journ. de méd. et chirurg. prat. Paris 1907. (b) Etiol. et symptomes du ps. Gaz. des hôp. civ. et milit. Tome 85. 1912. — Gefter, A. A.: Ps. u. Nervensystem. Russkij Journal koznich i veneritscheskich Bolezniej. Kharkow 1908. — Gyorgevic und Savnik: Wassermannreaktion und Ps. Wien. klin. Wochenschr. 1910. — Grosz, S.: Beziehung einiger Dermatosen zum Gesamtorganismus. Wien. klin. Wochenschr. 1899. — Hallopeau, H.: Sur la nature parasitaire du ps. Bull. de la soc. franç. de dermatol. 1901. 48. — Hamel, A.: Etude étiologique sur le ps. Paris 1907. — Haslund, P.: Beiträge zur Ätiologie der Ps. Arch. f. Dermatol. u. Syphilis. Bd. 110. — Heiner, L.: Beiträge zur Vererbung der Ps. Börgyogy. urol. es venerol. szemle. 1926. — Hilbing, R.: Beitrag zur Ätiologie und Pathogenese der Ps. München 1905. — Hoffmann, E.: (a) Familiäre Ps. Arch. f. Dermatol. u. Syphilis. 1921. (b) Pyodermie und Ps. Dtsch. med. Wochenschr. 1921. — Hübner: Ist die Ps. ein Hautsymptom konstitutioneller bakterieller Erkrankung oder eine echte Hautkrankheit. Dtsch. med. Wochenschr. 1913. Nr. 11. — Hyde, J. N.: The influence of light-hunger in the production of ps. Brit. med. journ. London 1906. — Imparati, E.: Ps. bei Ehegatten. Giorn. ital. d. malatt. vener. e d. pelle. 1912. — Jadassohn: Ps. und verwandte Krankheiten. Med. Klinik. 1915. Nr. 39 u. 40. — Jalkowski, J.: Zur Pathologie der Ps. Tübingen 1896. — Jamieson, R.: (a) Blood nitrogen in Ps. Arch. of dermatol. a. syphilol. 1921. (b) Experiment. work on blood nitrogen in ps. Arch. of dermatol. a. syphilol. Vol. 4, Nr. 5. p. 622. 1921. — Jarisch: Zur Ätiologie der Ps. Dtsch. med. Wochenschr. 1914. Nr. 19. — Jordan, A.: 150 Psoriasisfälle. Dermatol. Wochenschr. 1922. - Ketron, Lloyd, Warren: Einige Untersuchungen mit Dunkelfeldbeleuchtung in gewöhnlichen Hautkrankheiten besonders Ps. und in normalem Blut. Journ. of cut. dis. incl. syph. Vol. 32, Nr. 3. 1914. — Klamane: Ps. vulg. nach der Impfung. Jahrb. f. Kinderheilk. Leipzig 1879—1880. — Klaveness, E.: Trauma-Ps. St. Paul med. journ. St. Paul, Minn. 1904. — Köbner: (a) Zur Ätiologie der Ps. Vierteljahrsschr. f. Dermatol. 1876. (b) Zur Ätiologie der Ps. Berlin. klin. Wochenschrift. 1878. — Kreibich, C.: Zur Pathogenese der Ps. Arch. f. Dermatol. u. Syphilis. Bd. 124. 1890. — Kromayer, E.: Zur Pathogenese der Ps., nebst einigen Bemerkungen über den normalen Verhornungsprozeß. Wien 1890. — Kuznitzki: Ätiologie und Pathogenese der

Ps. Arch. f. Dermatol. u. Syphilis. Bd. 22. 1890 u. Bd. 38. 1897. — Kyrle, J.: Histo-Biologie der Haut. Bd. 1 u. 2. Berlin: Julius Springer 1925 u. 1927. — Lang, E.: Vorläufige Mitteilung von einem neuen Untersuchungsergebnis bei Ps. Vierteljahrsschr. f. Dermatol. 1879. — Lacroix, A.: De la cholestérinémie et de la cholestérinie de la psoriasis. Bull. de la soc. d. dermatol. et d. syph. Jg. 33, Nr. 7. 1926. — Lassar, O.: Inoc. bei Ps. Berlin. klin. Wochenschr. 1885. — Ledermann, R.: Hautkrankheiten und Ehe. Noorden-Kamina 2. Aufl. Lennhoff, C.: Inoc. bei Ps. Berlin. klin. Wochenschr. 1920. — Leredde, E.: (a) Étude du sang des ps. au point de vue des éosinophiles. Bull. de la soc. franç. de dermatol. 1897. p. 86. (b) Syphilis et ps. Bull. de la soc. franç. de dermatol. 1923. — Leszczynski, R.: Zur Pathogenese der ps. (Polnisch.) Przegląd dermatol. Bd. 18. 1923. — Lévy-Franckel, Juster et Cottenot: Recherches s. l. ps. Bull. de la soc. franç. de dermatol. 1923. — Lipschütz, B.: (a) Untersuchungen über Ps. vulg., über Dermotropismus. Theorie der Pathogenese der Ps. vulg. Wien. klin. Wochenschr. 1910. Nr. 26. (b) Untersuchungen über Ps. vulg. Arch. f. Dermatol. u. Syphilis. Bd. 127, H. 4. — Löwenfeld, W.: Opsonischer Index für Staphylokokken bei Dermatosen. Wien. klin. Wochenschr. 1922. — Lortat-Jacob: L. Psoriasis et hérédité diabétique. Bull. de la soc. franç. d. dermatol. et d. syphiligr. Jg. 33, Nr. 2. 1926. — Markuse: Erblichkeit der Ps. Dermatol. Zeitschr. 1911. — Menzer, A.: Ps. als Konstitutionskrankheiten. Dtsch. med. Wochenschr. 1913. — Nagelschmidt: Ps. und Pankreas. Berlin. klin. Wochenschr. 1908. — Neumann, S.: Beitrag zur Ätiologie der Ps. Allg. Wien. med. Zeitg. 1874. — Nielsen: Klinische und ätiologische Untersuchungen über Ps. Monatsh. f. prakt. Dermatol. 1892. — Notthaft, A. v.: Ein Fall von familiärer Ps. Dtsch. med. Wochenschr. Leipzig u. Berlin 1908. — Oelze, W.: Über den von Rasch aufgefundenen angeblichen Psoriasis-erreger. Spirochaeta sporogona ps. Berlin. klin. Wochenschr. 58, 22, S. 573. 1921. — Orlipski: Ein Fall von traumatischer Ps. vulg.; kasuistischer Beitrag zur Ätiologie der trockenen Schuppenflechte. Med. Woche. Berlin 1902. — Peller, S.: Ultramikro-skopische Befunde bei Ps. vulg. Dermatol. Wochenschr. Bd. 67. — Perrol, H.: De la nature paras. du ps. Lyon 1900. — Petrini: Ps. und Gravidität. Bull. de la soc. franç. de dermatol. 1912. — Pollitzer: The Etiologie of ps. Journ. of cut. dis. 1909. (b) Réflexions sur l'étiol. du ps. Ann. de dermatol. et de syphiligr. 1910. Nr. 7. — Polo-tebnow: Über die Ätiologie, den Verlauf und die Behandlung der Psoriasis. Arch. f. Der-matol. u. Syphilis. Bd. 19, S. 1193. 1887. — Poor: Beitrag zur Ätiologie und Therapie der Psoriasis vulg. Prag. Vierteljahrsschr. f. d. prakt. Heilk. Bd. 1. 1875. — Provazek, S. v.: Notizen zur Ätiologie der Ps. Zentralbl. f. Bakteriol., Parasitenk. u. Infektionskrankh., Abt. 2, Bd. 62, H. 1—2. — Rasck: Spirochaeta sporogon. psor. Kristiania 1920. — Rhee, George van: Ps. some points concerning its etiology and treatment. Journ. of the Michigan state med. soc. 20. 9. 1921. p. 348. — Ricker, W.: Ein Beitrag zur Ätiologie der Ps. Würzburg 1887. — Rochlin, D., K. Schirmunsky und N. Kotschneff: Eigen-tümliche konstitutionelle Beschaffenheit bei Ps. Fortschr. a. d. Geb. d. Röntgenstr. Bd. 33, 1925. — Roussel, J. N.: Blood pressure observations in ps., liclen planus and erythematous lupus. New Orleans med. a. surg. journ. Vol. 78, Nr. 5. 1922. — Roy, le B.: On the aetio-logy of ps. New York med. journ. a. med. record. 1908. — Rusnitzky: Über die Spirochäten-funde Prowazeks bei Ps. vulg. Russ. Zeitschr. f. Haut- u. Geschlechtskrankh. Januar 1914. — Sáinz de Aja: Ps. et hypogenitalismus. Acta derm. 1922. — Šamberger, F.: (a) Über das Wesen der Ps. Acta dermato-venereol. 1924. und Vol. 2, fasc. 3. (b) Nicht-beschriebene Symptome der Ps. Dermatol. Wochenschr. 1918. — Sanders: Isol. of monilia from Ps. Lancet 1925. — Saterlee, F. L. R.: Ps.; its etiol. etc. Americ. journ. syphil. a. dermatol. New York 1873. — Savnik, P.: Können Sporotrichosen Ps. vulg. hervorrufen? Česka Dermatologie. Jg. 2, H. 7. 1921. — Schamberg, J. F., John Rohner, A. Ch. Ringer and G. Raiziss: Journ. of cut. dis. Vol. 31, Nr. 10/11, Nov. 1913. Dermatol. Wochenschr. Nr. 44—57 u. 58, S. 1. — Schebunow: Zur Pathogenese der Schuppenflechte. Russ. Zeit-schrift f. Haut- u. Gesicht. 1911. — Schoenfeld: Ist Ps. ein Symptom chronischer Infek-tionskrankheit? Dtsch. med. Wochenschr. 1913. — Schütz: Beitrag zur Pathologie der Ps. Arch. f. Dermatol. u. Syphilis. Bd. 24. 1892. — Sellei, J.: Zur Ätiologie der Ps. Wien. klin. Wochenschr. 1910. Nr. 29. — Semon, H.: Ps. m. positiver Wassermannreak-tion. Lancet. 1923. — Serkowski, S. und J. Wisniewski: Über das infektiöse Agens bei Ps. vulg. Nowing bk. Bd. 25, H. 3. 1913. — Sherwell, S.: Remarks on a moot point in the etiol. of ps. Journ. of cut. dis. New York 1885. — Shtserbakoff, A. S.: Sluchai ps. universalis na nervnoi pochvie. Russkij Journal koznich i veneritscheskich Boliezniej. Kharkov 1906. — Sicoli, A.: Modif. sangu. chez ps. Ann. de dermatol. et de syphiligr. 1924. — Small: The infl. of trauma on the ps. Edinburgh med. journ. 1921. — Sommer, A.: Phänomen im Blutserum von Psoriasis. Berlin. klin. Wochenschr. 1913. — Spillmann, L. et A. Winstel: Ps. opothérap. Bull. de la soc. franç. de dermatol. Jg. 32, 1922. — Spillmann, L., Parisot et Simonin: Ps. et gross. Bull. de la soc. franç. de dermatol. 1923. — Strickler, A. and E. Asnis: Blood stud. in Ps. Arch. of dermatol. a. syphilol. 1923. — Teske, H.: Die traumatische Ps. mit Rücksicht auf die Unfallheilkunde. Monatsschr. f. Unfallheilk. u. Invalidenw. Leipzig 1905. — TORTELLIER, R.: Contribution à l'étude de l'étiologie de ps. Paris 1894. — UNNA, P. G.: (a) Neuere Erfahrungen und Anschauungen über Ps. Med. Klinik. 1906. (b) Arbeiten aus Dr. UNNAS Klinik für Hautkrankheiten. 1908. — VEROTTI, H.: (a) La pathogenesi d. l. ps. Congr. naz. d. dermatol. e siph. Roma 1907. (b) La patogenesi della ps. (ricerche urologiche). Giorn. internaz. d. sc. med. Napoli 1902. (c) L'histo-pathogénie du ps. Ann. de dermatol. et de syphiligr. Paris 1903. (d) L'influenza della irritazioni cutanee nella produzione della efflorescenze ps. Giorn. internaz. d. sc. med. Napoli 1904. (e) Nuovo contributo urologica alla patogenesi della ps. Ibid. p. 1009—1024. (f) La patogenesi della ps. Ibid. 1908. — WEIDEN-FELD, ST.: Zur Pathogenese der Ps. Arch. f. Dermatol. u. Syphilis. Bd. 114. 1903. — WEINHARDT, Bedeutung der inneren Sekretion bei Psoriasis. 1922. — WEINSTEIN, E.: Über Psoriasis nach Impfung. Wien. med. Wochenschr. 1902. — WOLFF, A.: Zur Ätiologie der Psoriasis. Vierteljahrsschr. f. Dermatol. Wien 1884. — WÜTZDORF: Beitrag zur Ätiologie der Psoriasis. Vierteljahrsschr. f. Dermatol. 1876. — YEVDEKIMOFF, V. N.: Nasliedstvenniy ps. (Hereditary). Russkij Journal koznich i veneritscheskich Boliezniej. Kharkow 1907.

Nachtrag.

BERNHARDT und ZALEWSKI: Cholesterinämie bei Hautleiden. Przegląd dermatol. Jg. 10. 1925. — BUSCHKE und CURTH: Ps. und endocrines System. Dtsch. med. Wochenschrift. Jg. 53. 1927. — CARITLON: De l'étiol. endocrino-sympathique du Ps. Rev. franç. d'endocrinol. Jg. 4. 1926. — CARRERA: Endokrine Sekretion u. Ps. Prensa méd. Argentin. Jg. 12. 1925. — HEINER: Beitrag zur Erblichkeit der Ps. Dermatol. Zeitschr. Bd. 48. 1926. — HUDELO et KOURILSKY: L'hyperglycémie des dermatoses. Presse méd. Jg. 34. 1926. — JERSILD: Durch Sonnenstrahlen provozierte Ps. Dän. dermatol. Ges. 6. 10. 1926. Zentralblatt f. Haut- u. Geschlechtskrankh. Bd. 22. — KRAUS, A.: Dtsch. dermatol. Ges. d. Tschechoslowak. Republik. 25. 10. 1925. Zentralbl. f. Haut- u. Geschlechtskrankh. Bd. 19. — KRONE and MC CAW: Indicanuria in Dermatology. Brit. journ. of dermatol. Vol. 36. 1924. — LACROIX: De la cholésterin dans le Ps. Bull. de la soc. franç. de dermatol. Jg. 33. — LINSER: Durch Röntgenstrahlen provozierte Ps. Vers. Dresdner Dermatol. 3. 11. 1926. — MC. KENNA: Psoriasis. Lancet. Vol. 212. 1927. — MARCUS, M.: Sarcinae in Ps. Journ. of laborat. a. clin. med. Vol. 11. 1926. — OPPENHEIM: Ps. bei Geschwistern. Wien. dermatol. Ges. 26. 10. 1926. — POGANY: Familiäres Auftreten der Ps. Budapest. dermatol. Ges. 6. 10. 1924. — RADAELI: Alterazioni endocrine et Psoriasi. Journ. ital. d. dermatol. Vol. 67, 1926. — REJSEK: Ursachen der Schuppenflechte. Časopis lékařův českých. Zentralbl. f. Haut- u. Geschlechtskrankh. Bd. 22. 1927. — ROCHLIN, ZIRMUNSKAJA und KOČNEVA: Konstitutionseigentümlichkeiten der Ps.-Kranken. Vestnik rentgenol. Bd. 4. Zentralbl. f. Haut- u. Geschlechtskrankh. Bd. 21. 1927. — STRASZYNSKI: Die Disposition zu bestimmten Hautleiden bei Individuen verschiedener serologischer Gruppen. Przeglad dermatol. Jg. 20. Zentralbl. f. Haut- u. Geschlechtskrankh. Bd. 20. 1926.

Vaccinale Psoriasis.

BETTMANN: (a) Über Lokalisation von Psoriasis auf Impfnarben. Münch. med. Wochenschrift. 1899. (b) Auftreten von Psoriasis im Anschluß an Tätowierung. Münch. med. Wochenschr. 1901. — DE BEURMANN: Ps. vaccinale secondaire. Bull. de la soc. franç. de dermatol. 1904. 22. — DE BEURMANN et RAMOND: Ps. consécutif à une injection de sérum antidiphthérique. Bull. de la soc. franç. de dermatol. 1903. 48. — BLANC: Ps. vaccinale. Thèse de Lyon. 1907. — GROBELNY: Über Ps. nach Impfung. Inaug.-Diss. Rostock 1904. — HALLOPEAU, H. et P. GASTON: Sur un nouvel cas d. ps. consécutiv à une vaccination et sa signification. Bull. de la soc. franç de dermatol. 1904. 103. — DITLEVSEN, CH.: Ein Fall von Ps. Hospitalstidende. 1913. Nr. 2. — FIMMEN: Über einen Fall von Ps. vulg. auf furunkulösen Incisionsnarben. Dermatol. Zeitschr. 1911. H. 10. — FOX-HOWARD: Acute genalised ps. following injection of antistreptococcic serum. Dermatol. soc. New York 22. 2. 1921. Arch. f. Dermatol. a. syphilol. Vol. 3, 6. p. 857. 1921. — HALBRON, BARTHÉLEMY et BRIGARD: Deux cas de ps. avec éruption psoriasiforme apparue au niveau de région badigeonée à la teinture de iode. Bull. de la soc. franç. de dermatol. 1923. Nr. 5. — HALLOPEAU, H. et GARDNER: Sur une localisation du psoriasis au niveau de macules consécutives à l'application de pointes de feu. Bull. de la soc. franç. de dermatol. 1899. p. 216. — JEANSELME, J.: (a) Du rôle des irritations cutanées dans la topographie du ps. Ann. d. Derm. 1903. p. 337. (b) Journ. de méd. de Paris. 1912. Nr. 21. — LÖWENFELD, W.: Provokation von Ps. durch Bisse tierischer Parasiten. Med. Klinik. 1924. Jg. 20. — MALTEN, H.: Ein Fall von gen. Ps. nach Ameisensäureinjektion. Münch. med. Wochenschr. 70, Nr. 11. 1923. — NICOLAS et FAVRE: Deux cas de ps. vaccinal. Lyon. méd. Mai 1907. — NICOLAS, S. et N. RIBOLLET: Ps. vaccinal. Bull. de la soc. franç. de dermatol. 1909. p. 306. — RUBENS:

Ein Fall von Masern auf Ps. Dtsch. med. Wochenschr. 1910. — SMALL, WILLIAM D.: Cases illustrating the influence of trauma in the distribution of ps. Edinburgh med. journ. Vol. 26, Nr. 1. 1921. — SPILLMANN, S.: Un cas de ps. vaccinal. Bull. de la soc. franç. de dermatol. 4. Mars 1909. — STRANDBERG, JAMES: Ein Fall von ausgebreitetem Bromexanthem bei einem Psoriatiker. Arch. f. Dermatol. u. Syphilis. Bd. 123, H. 5. — SUKMAN, L. und G. NOBL: Psoriasis. Erstausbruch nach Vaccination. Wien. dermatol. Ges. Sitzung 13. 2. 1924. — TAMM: Auftreten von Ps. und Lichen ruber planus nach Schußverletzungen. Dermatol. Wochenschr. 1916. 62. — WEINSTEIN: Über Ps. nach Impfung. Wien. med. Wochenschr. 1902. — ZINSSER: Fall von ac. gen. Ps. im Anschluß an lokale Bestrahlung eines Knies entstanden. Dermatol. Ges. Köln. 24. 2. 1922. Ref.: Zentralbl. f. Haut- und Geschlechtskrankh. Bd. 6, H. 10—11. p. 497.

Tuberkulose und Psoriasis.

AUDRY: Ps. et tuberculose. Ann. de dermatol. et de syphiligr. 1913. Nr. 2. — BELOT, M. et CHAPERON: Les lésions osseuses du ps. Bull. et mém. de la soc. de radiol. méd. de Paris. Dez. 1909. Janv. 1910. — CEMACH: Behandlung der Ps. mit Tuberkulomucin. Wien. dermatol. Ges. 1913. — DUJARDIN, B.: Gehört die Ps. zu den Tuberkuliden? Progr. méd. belge. 1. Janv. 1914. — FISCHL: Kombination von Lupus vulg. und Ps. Wien. dermatol. Ges. 1921. — HOFFMANN, O.: Über das Zusammenvorkommen von Lupus erythematodes und Tuberkulose. Inaug.-Diss. Leipzig 1912. — HÜBNER: Dtsch. med. Wochenschr. 1913. Nr. 11. — JUNKER, F.: Zur Frage des Zusammenhangs von Psoriasis und Tuberkulose. Beitr. z. Klin. d. Tuberkul. Bd. 57. — KLOTZ: Kleine Mitteilungen. Monatsschr. f. Kinderheilk. Bd. 12. 1913. — MARCERON et HUET: Ps. et tuberculides. Bull. de la soc. franç. de dermatol. 1928. — MENZER, A.: Bakterienbefunde bei Ps. Dtsch. med. Wochenschr. 1912. Nr. 45. — MILIAN: Bull. de la soc. franç. 1911. 4. Mai. — PETGES et DESQUEYROUX: Tuberculose inflammatoire et ps. Ann. de dermatol. et de syphiligr. 1913. Nr. 3. — PONCET: La tuberculeuse inflammatoire. Paris 1912. — PONCET, A. et LERICHE: (a) Le rhumatisme tuberculeux. O. Doin. édit. Paris 1909. (b) Tuberculose inflammatoire du squellette. L'ostéomalacie d'origine tuberculeuse. Bull. de l'acad. de méd. 1911. Séance d. 3. Janv. — ROISENZTWIT, H.: Zur Frage nach dem tuberkulösen Ursprung der Schuppenflechte. Ber. d. Ufeinsch. Abt. d. Komm. d. öffentl. Gesundheitspflege. 1922. Nr. 3. — RÜSCHER: Zeitschrift f. Tuberkul. Bd. 37, H. 4. 1923. — SABOURAUD: Presse méd. 2. Januar 1917. — SCHÖNFELD: Dtsch. med. Wochenschr. 1913. Nr. 30. — SÉBLILOT, A.: Du rôle de la tuberculose dans l'étiologie du psor. Thèse de Lyon. 1912. — SICOLI, A.: Analog. d. l. modif. sanguin. entre l. Ps. et l. pélade en dehors d. l. syph. Ann. de dermatol. et de syphiligr. 1924. — VIGNE, PAUL et MOUTTE: Ps. et tuberculose. Marseille méd. Tome 59, 21, p. 1009. 1922. — WARNECKE: Beitrag zur Frage der Beziehung der Tuberkulose zur Ps. Dtsch. med. Wochenschr. 1914. Nr. 1. — WELEMINSKY: Wien. klin. Wochenschr. 1917. Nr. 56.

Seborrhoe und Psoriasis.

BERNHARDT, R.: L'étiol. et pathol. d. ps. Ann. de dermatol. et de syphiligr. 1926. — CIVATTE, A.: Ps. and eczema. Brit. journ. of dermatol. 1924. — DAVIS, HALDIN: Royal. soc. of med. dermatol. sect. 1913. 20. Nov. — GASTOU et GIMENO: Ps. avec collerette d. Biett. Ann. de dermatol. et desyphiligr. 1905. — HALLOPEAU, H.: (a) Troisième note sur une dermatose séborrhéique aboutissant au psor. Bull. de la soc. franç. de dermatol. 1899. p. 313. (b) Troisième note sur une nouvelle form de séborrhoide. Bull. de la soc. franç. de dermatol. 1898. p. 301. — HALLOPEAU, H. et MICHAUX: (a) Sur une nouvelle forme de dermatose séborrhéique. Bull. de la soc. franç. de dermatol. 1898. p. 168. (b) Deuxième note sur une nouvelle forme de dermatose suppurative d'origine probablement séborrhéique. Bull. de la soc. franç. de dermatol. 1898. p. 197. — KERL: Seborrhoe und Ps. Wien. dermatol. Ges. 17. Jan. 1912. Arch. f. Dermatol. u. Syphilis Bd. 112. — POLLITZER, S.: Ätiologie der Ps. Americ. dermatol. assoc. 1909. — SIEBERT, HUBERT: Eczema seb. und Ps. Dtsch. med. Wochenschr. 1922. Nr. 11.

Stoffwechselstörungen bei Psoriasis.

ABDERHALDEN, E. und B. ZORN: Zusammensetzung der Schuppen bei Ps. Hoppe-Seylers Zeitschr. f. physiol. Chem. 1922. — BURGENER: Dtsch. med. Zeitg. 1903. — FALCHI, G.: Primi risultati sulla ricerca dell calcio nel sangue di alcune dermatosi. Giorn. ital. d. malatt. vener. e d. pelle. Vol. 65. 1924. — GANS, O.: Histobiologie der Haut. Bd. I. Berlin: Julius Springer 1925. — GAUCHER et DESMOULIAIRES: Des troubles nutrit. et d. l'élimination urinaires et d. ps. Journ. de physiol. et de pathol. gén. Paris 1905. p. 316—331. — GEBER, J.: Stickstoff und Schwefel-Stoffwechseluntersuchungen bei Ps. vulg. Bud. Orvosi Uyság. 1913. Nr. 4. — GROSS: Hautaffektion bei Diabetes mellitus. Inaug.-Diss. Erlangen 1897. — GRUBE: Über Ps. im Zusammenhang mit Gicht und mit Diabetes. Berlin. klin.

Wochenschr. 1897/52. — Hämmerli: Monatsh. f. prakt. Dermatol. Bd. 53. — Hamrath: Zur Frage der Veränderung des N-Stoffwechsels bei Psoriatikern. Journ. russe des maladies cut. et vén. 1910. — Jamieson, Robert C.: Experimental work on blood nitrog. in Ps. Arch. of dermatol. a. syphilol. Vol. 4, Nr. 5, p. 622. 1921. — Lévy-Franckel: Ps. et diabet. — Lortat-Jacob, L.: Ps. et hérédité diabétique. Bull. de la soc. franç. de dermatol. Jg. 33. 1926. — Nagelschmidt: Berlin. klin. Wochenschr. 1900. — Nielsen: Beitr. z. Kenntnis der Ps. London 1893. — Pick, W.: (a) Berlin. klin. Wochenschr. 1901. (b) Blutzucker-bestimmungen bei Psoriasis, Furunkulose und Lues. Dermatol. Wochenschr. Bd. 72, Nr. 15. 1921. — Polotebnoff: Dermatol. Studien. 2. R. H. 5. 1891. — Ravaut, P.: Ps. et Insuline. Bull. de la soc. franç. de dermatol. Jg. 33. 1926. — Schamberg, F. and Brown: A study of some of the inorganic salts in the blood in ps. and in certain other dermatoses. Arch. of dermatol. a. syphilol. Vol. 9. 1924. — Schamberg, A. Kolmer and J. Ringer: Research studies in Ps. Journ. of cut. dis. 1913. — Strauss, H.: (a) Leber und Glykosurie. Berlin. klin. Wochenschr. 1898. Bd. 51. (b) Über neurogene und thyreogene Glykosurie. Dtsch. med. Wochenschr. 1897. 18 u. 20. — Towle, H. and J. Swartz: A study of the blood in some common diseases of the skin. Arch. of dermatol. a. syphil. Vol. 9. 1924. — Weinbrenner: Psoriasisfälle d. Univ.-Klinik. 1879/94. Inaug.-Diss. Bonn 1894.

Neurogene Auslösung.

Audry: Ps. généralisé après un choc moral. Ann. de dermatol. et de syphiligr. 4. série. Tome 1. 1900. — Balzer, F. et Faure-Beaulieu: Ps. consécutiv a un choc émotiv. Bull. de la soc. franç. de dermatol. 1902. p. 322. — Bettmann: Ps. und Vitiligo. Arch. f. Dermatol. u. Syphilis. Bd. 112. p. 121. — Bourdillon: Ps. et arthropath. Thèse de Paris. 1888. — Brissand: Théorie nerveuse du ps. Gaz. hebdom. d. méd. et de chirurg. 1889. — Clark: Linear ps. Arch. of dermatol. a. syphilol. 1923. — Christea, Wasile und Copaceanu: Zosterartig angeordnete Ps. Spitalul. Bd. 42. — Cunningham, W. P.: Ps. eine Neurose. Med. Record. 1912. — Eulenburg: Lehrbuch der Nervenkrankheiten. 1878. — Heulz: Ps. survenu à la suite de frayeur et d'émotion morale. Ann. de dermatol. et de syphiligr. 2. série. Tome 7. 1886. — Hoffmann, E.: Bandförmige Ps. am rechten Arm. Dtsch. med. Wochenschr. 1921. — Kopp: Die Trophoneurosen der Haut. Wien 1886. — Kuznitzky: (a) Ätiologie und Pathogenese der Ps. Arch. f. Dermatol. u. Syphilis. Bd. 38. 1897. (b) Ps. unilateralis und die Theorien über Ätiologie der Ps. Monatsh. f. prakt. Dermatol. Bd. 23, 2. 1896. (c) Ps. unilateralis nach peripherem Trauma. Verhandl. d. Ges. deutsch. Naturf. u. Ärzte. 68. Vers. Frankfurt a. M. 1896. — Leslie, F.: Ps. with ataxia. Transact. med. assoc. Portland 1901—1903. — Polotebnoff: Ätiologie der Ps. 1887. — Stangenberg, J.: Lineare Ps. Dermatol. Wochenschr. Bd. 74. 1922. — Thibierge, G.: Ps. sur le territ. d. nerv saphéne int. gauche. Bull. de la soc. franç. de dermatol. 1893. — Tischnenko, A.: Bedeutung des Nervensystems für die Ätiologie der Ps. vulg. Ref.: Med. journ. Vol. 4—5. p. 324. 1921. — Wagner, R.: Zur Pathologie der Ps. Dermatol. Wochenschr. 1921. 72. Nr. 10.

Psoriasis und Syphilis.

Audry, Ch.: Aspect psoriasiforme des syphilides développées sur un psoriasique. Bull. de la soc. franç. de dermatol. 1902. p. 215. — Balzer et Mlle Condat: Syphilis et psoriasis. Bull. de la soc. franç. de dermatol. 7. Mars 1912. — de Beurmann et A. Fay, A.: Sur un cas de ps. aigu très difficile a distinguer d'avec une syphilis secondaire. Bull. de la soc. franç. de dermatol. 1900. p. 99. — Brocq, L.: Reflex. s. l'ét. d. Ps. Ann. de dermatol. et de syphiligr. 1910. März. — Brünauer: Psoriasiforme Lues. Zentralbl. f. Dermatol. 1922. — Danlos: Ps. ou syphilide psoriasiforme. Bull. de la soc. franç. dermatol. 1900. p. 83. — Eudlitz: Ps. en gouttes d'aspect syphiloide. Bull. de la soc. franç. de dermatol. Tome 47. p. 260. 1898. — Favre: Ps. et syphilis. Bull. de la soc. franç. de dermatol. 1899. p. 203. — Fordyce: Syphilis resembling. ps. Journ. of cut. a. gen.-urin. dis. 1911. — Fuhs: Luetisches Rezidivexanthem und Ps. vulg. Wien. dermatol. Ges. 9. 6. 1921. — Hallopeau, H. et Mace de Lepinay: Localisation psoriasique sur des syphilid. Bull. de Ja soc. franç de dermatol. 1906. — Hallopeau, H. et Roy: Plaques multiples de ps. circiné autour de cicatrices syphilitiques. Bull. de la soc. franç. de dermatol. 1905. p. 213. — Jausion et Pecker: Simple remarque en faveur de l'origine syphilitique du Ps. Bull. de la soc. franç de dermatol. 1928. — Kiroly, Phil.: The problem of psor. Arch. of dermatol. a. syphilol. Vol. 4. 5. p. 636. 1921. — Kingsbury: Ps., Vitiligo and Syphilis. Dem. New York. dermatol. Ges. 23. 1. 1912. — Oppenheim: Psoriasis und Syphilis. Wien. dermatol. Ges. 22. Nov. 1911. Arch. f. Dermatol. Bd. 112. — Pied: Ann. de dermatol. et de syphiligr. 1912. — Propell: Ps. guttate. Arch. of dermatol. a. syphil. Vol. 10, Nr. 2. 1924. — Ravogli, A.: On some papulo-squamous syphilides and their relation to psor. a. parapsor. Arch. f. Dermatol. u. Syphilis. Bd. 111. 1912. — Renault, A.: Ps. et syphilide papuleuse. Particularités morphologiques. Bull. de la soc. franç. de dermatol. 1894. p. 511. — Renault, A. et

P. Salmon: Ps. et syphilis, valeur diagnostic du tréponéma. Bull. de la soc. franç. de dermatol. 1908. p. 319. — Sicilia: Ps. in großen Flecken von circinärer Form in peripherer Ausbreitung bei einem Luetiker. Arch. dermo-sifiliogr. y rev. de la especialidad. Jg. 1921. Nr. 5. Ref.: Zentralbl. f. Haut- u. Geschlechtskrankh. Bd. 4, H. 3—4. 1922. Ssirsky: Ps. als ein Symptom der Tabes dorsalis. Petersburg. med. Wochenschr. 1888.

Behandlung.

Adams: Über eine neue Behandlung der Ps. Edinburgh med. journ. 1878. — Axmann: Die Behandlung der Ps. mittels Kälteanwendung. Dermatol. Wochenschr. 1912. — Bader: Ps. und deren Behandlung. Inaug.-Diss. Leipzig 1897. — Baudot, E.: Traitement des affections de la peau. Lary. Paris 1869. — Bellan, J.: Contributions à l'étude de traitement de Ps. (Traumaticines medic.) Paris 1884. — Besnier, E.. Contribution à l'étude des traitement topique des Ps. France Méd. Paris 1879. — Besnier: Modif. d. Auspitz B. der Ps. Brit. med. journ. 1884. — Bloon, J. N.: Treatment of Ps. vulg. Am. Pract. and News Louisville 1886. — Boulay: Nature et Traitement des Ps. Gaz. des hôp. civ. et milit. 1889. — Bruhns, C.: Unsere heutige Psoriasisbehandlung. Therapie d. Gegenw. 1927. — Caspari: Behandlung der Ps. Dtsch. Arch. f. klin. Med. Berlin 1873. — Chaire, X. J.: Du Ps. et de son traitement. Paris 1859. — Charel, H. A.: Du traitement du Ps. Paris 1855. — Cranston, L. R.: The treatment of Ps. Lancet 1924. — Cottle, W.: The local treatment of Ps. Lancet 1876. — Dreveuse: Traitement des Ps. par le Trinitroxoluol. Presse méd. 1923. — Duhring, L. A.: Pract. treat. on dis. of the skin. 1881. — Dupuy, S. P.: Traitement des Ps. par le baume de copahu. Paris 1857. — Evertse, H.: Beiträge zur Therapie der Ps. Geneesk. Tijdschr. v. de Zeemagt Gravenh. 1888. — Fabry, J.: Zur Behandlung der Ps., insbesondere mit Hydroxylamin muriat. Arch. f. Dermatol. Wien 1889. — Funk: Zur Behandlung der Ps. Gazeta Lekarska 1886. — Gerstle: Beiträge zur Kasuistik und Therapie der Ps. Dermatol. Centralbl. 1901. — Gougerot et Blamoutier: Intol. anaphylact. avec. applic. médic. externes. Bull. et mém. de la soc. méd. des hôp. de Paris. 1922. — Grellety: Behandlung der Ps. Journ. de méd. de Bordeaux. 1887. — Hallopeau, H.: Traitement des Ps. par le permang. de potasse. Bull. de la soc. franç. de dermatol. 1902. — Hallopeau et Leredde: Traité pratique de derm. 1900. — Harlingen, S. van: The treatment of Ps. Proc. Philadelph. med. soc. 1883. — Hauck: Therapie der Ps. Arch. f. Dermatol. Bd. 135. 1921. — Herxheimer, K.: Ps.-Therapie. Klin. Wochenschr. 1923. — Hudelo, L.: Traitement des Ps. Paris méd. 1922. — Jadassohn: Emetin bei Ps. Verhandl. Schweiz. Ärzte 1917. — Jungmann, A.: Die Behandlung der Ps. Dtsch. med. Wochenschr. 1912. — Kaposi, M.: (a) Über ein neues Heilmittel β-Napht. gegen Hautkrankheiten Wien. med. Wochenschr. 1881. (b) Symptomatologie und Behandlung der Ps. Wien. med. Wochenschr. 1877. — Lang, E.: Über Behandlung der Ps. Vierteljahrschr. f. Dermatol. 1880. — Ludwig, H.: Behandlung der Ps. Münch. med. Wochenschr. 1920. — Moore, J.: Treatment of Ps. by manganese. Brit. med. journ. 1922. — Oudin: De l'action de courants de haute fréquence sur quelques dermatoses. Bull de la soc. franç. de dermatol. 1894. — Paravicini: Emetin bei Ps. Schweiz. Korresp.-Blatt 1917. — Podwyssozkaja, O. N.: Zur Frage der Therapie bei Ps. Wratschebnaja Gaseta Nr. 10. 1917. — Polzin, F.: Behandlung der Ps. Dermatol. Wochenschrift 1920. — Pranter, V.: Kasuistische Mitteilungen zur Behandlung der Ps. Klin. Wochenschr. 1921. — Preismann: Ein Beitrag zur Therapie der Ps. Wien. med. Presse. 1879. — Purdon, H. S.: On the treat. of Ps. by bals. of copaiva. London 1878. — Ringer: Goa Powder as a. remed. in Ps. Indiawell Gaz. Calcutta 1877. — Schell, M.: Die Behandlung der Ps. Wien. allg. med. Ztg. 1857. — Schultz: Ps. und deren Behandlung Arch. f. Dermatol. Bd. 14. — Semon, H.: Treat. of Ps. Proc. of the r. s. of med. 1924. — Sicilia: (a) Rationelle Behandlung der Ps. Rev. méd. de Sevilla. 1921. (b) Behandlung der ac. gen. Ps. mit kongestiven Umschlägen. Ref. d. M. d. Malaga. 1921. — Soemacker: Behandlung der Ps. Med. journ. Philadelphia. 1888. — Squire, B.: On the treatm. of Ps. Med. Times. 1868. — Startin: Rat. Behandlung der Ps. Lancet 1879. — Thin, G.: Treatm. of Ps. b. Pyrogallic. acid. Lancet 1881. — Uncini: Über die Wirkung einiger Essenzen auf die Psoriatikerhaut. Clin. dermatol. Roma. 1914. — Unna, P. G.: Anwendung des Ichthargans in der Dermatologie. Med. Klinik 1914. — Versan, A.: Versuch einer Wismutbehandlung bei Ps. Rif. med. 1924.

Arsen.

Afzelius, A.: (a) Behandlung der Ps. mit Arsen. Acta dermato-venereol. 1922. (b) Förhandl. Nords. Derm. 1923. — Cebrian: Ps. mit Enesol. geheilt. Acta dermatovenereol. 1914. — Danlos, H.: (a) Ps. trait. p. l'acid. cacodylique. Bull. de la soc. franç. de dermatol. 1897. (b) Ps. invet. trait. p. l'acid cac. Bull. de la soc. franç. de dermatol. 1897. — Davis: Ps. und Arsenkeratose. Philadelphia Dermatol. Ges. 1911. — Duchenne, Dupare:

De l'ars. d. fer d. l. traitm. d. Ps. Gaz. hebd. d. méd. Paris 1857. — EYRAUD: (a) Ps. und Arsenmelanose. Ann. de dermatol. et de syphiligr. 1911. (b) Ps. trait. p. l'as., Keratose praecancereuse. Ann. de dermatol. et de syphiligr. 1911. — GRIFFIN, E.: Ac. Ps. treat. w. As. Brit. journ. of dermatol. 1910. — LAUZI: Cas. d. Ps. cur. c. l'atoxyl. Giorn. ital. d. malatt. vener. e d. pelle. 1910. — LUITHLEN: Vorlesungen über Pharmakologie der Haut. Berlin: Julius Springer 1921. — MAJER: Über die Wirkung der As. bei invet. Ps. Med. Korresp.-Blatt f. Württ. ä. Ver. 1860. — MALTEN, H.: Fall von Ps. gen. nach Ameisen-säure-Injektion. Münch. med. Wochenschr. 1923. — SHAPTER: Treatm. of Ps. b. As. Lancet 178. — SILVA, C.: Traitm. d. Ps. Soc. d. dermatol. 112. 1920. — THRONE: Ps. and arsenical dermatitis. Arch. of dermatol. a. syphilol. Vol. 15. 1927. — TRIMBLE, H. W.: Treatm. of Ps. New York. dermatol. Ges. 1913. — ULLMANN, K.: (a) Mißerfolge der Ps.-Behandlung mit intravenösen As.-Injektionen. Wien. dermatol. Ges. 1914. (b) Intra-venöse Fowler-Lösungen bei Ps. Wien. dermatol. Ges. 1914.

Salicyl.

ABE, S.: Über Behandlung der Ps. mit Natr.-salicyl.-Injektionen. Acta dermatol. Vol. 4. (Japanisch.) — BRAVO, J.: Note on the treatment of Ps. by intraven. Inj. of sod. salic. Brit. journ. of dermatol. 1922. — HÜBNER: (a) Behandlung der Ps. Ges. d. dtsch. Naturf. u. Ärzte 1922. (b) Die Indikationen der kombinierten externen und intravenösen Ps.-Therapie. Dtsch. med. Wochenschr. 1925. — LUTEMBACHER: Inj. intraven. de soude salic. Ann. de dermatol. et de syphiligr. 1922. — MALONEY, E.: Treatment of Ps. by intraven. Inj. of sod. salic. Ann. dermatol. a. syphilol. 1924. — ROSENTHAL, F.: Behandlung der Ps. mit intravenösen Injektionen von Natr. salic. Berlin. dermatol. Ges. 1923. — SACHS, O.: Behandlung der Ps. mit intravenösen Injektionen von 20% Natr. salic. Wien. klin. Wochenschr. 1921. — SÁINZ DE AJA.: Behandlung der Ps. mit intravenösen Injektionen von Natr. salic. Acta dermato-venereol. 1922. — SCHREINER: Differente Beurteilung der Salicylbehandlung der Ps. Dermatol. Wochenschr.· Bd. 80. 1925. — SICILIA: Behandlung der Ps. mit intravenösen Injektionen von Natr. salic. Med. Ibera. 1922. — SMELOW: Behandlung der Ps. mit Natr.-salicyl.-Injektionen. Venerol. u. Dermatol. 1924. (Russisch.) Zentralbl. f. Haut- u. Geschlechtskrankh. Bd. 18. 1926. — TACHAU: Dermatol. Ges. Hamburg. 14. 12. 1924. Zentralbl. f. Haut- u. Geschlechtskrankh. Bd. 16. 1926. — TACHAU und STERNTHAL: Dermatol. Wochenschr. Bd. 80. 1925. — WECKESSER: Zur Behandlung der Ps. mit intravenösen Injektionen von Natr.-salicyl. Dermatol. Zeitschrift Bd. 44.

Schwefel.

BORY, L.: (a) Traitement d. Ps. par le souffre. Presse med. 1918. (b) La science méd. 1921. (c) Pathologie der Ps. Paris méd. 1921. — CEDERCREUTZ: Förhandl. d. nord. Dermatol. 1922. — HEBRA-KAPOSI: Hautkrankheiten. 1874. — 'GÊBER und BLOCH: Behandlung der Ps. mit intramuskulären Schwefelinjektionen. Börgyogyászati szemli. Jg. 2. 1924. Dermatol. Wochenschr. Bd. 79. — MOBERG, L.: L'emploi de l'huilesoufr. d. l. Ps. För-handl. d. nord. Dermatol. 1922. — NOBL und KANTOR: Zur parenteralen und percutanen Schwefelbehandlung. Med. Klinik 1925. — OPPENHEIM, M.: Zur Therapie mit Schwefel-Injektionen. Wien. dermatol. Ges. 1924. — PAUTRIER: Schwefelinjektionen. Presse méd. 1921. — STRANDBERG: Schwefelinjektionen. Förhandl. v. nord. Dermatol. 1922.

Teer.

BRUCK, C.: Behandlung der Hautkrankheiten. 1925. — FREUDENBERG, K.: Chemie der natürlichen Gerbstoffe. Berlin: Julius Springer 1921. — HERXHEIMER, K.: Teerpräparate. Therapie d. Gegenw. 1924. — LUITHLEN: Therapie der Hautkrankheiten. 1918. — MEYER-GOTTLIEB: Experimentelle Pharmakologie. 1925. — NOBL: (a) Zur Kenntnis der Teer-präparate. Zentralbl. d. ges. Ther. 1910. (b) Behandlung juckender Dermatosen. Wien. klin. Wochenschr. 1925. — STEIN, O.: Schwefel-Teerverbindungen. Wien. klin. Wochen-schrift 1925. — TAPPEINER, H. v.: Lehrbuch der Heilmittellehre. 1916. — WASICKY, R.: Handbuch der kosmetischen Chemie. 1924.

Jod.

BARDUZZI: Del effic. d. jodurod. potassion. per. Ps. invet. Gaz. d. osped.· 1889. — DÉR, O.: Kainon in der dermatolog. Praxis. Orvosi Hetilap. 1924. — GREVE: Jodkalium-therapie bei Ps. Tides. v. prakt. med. 1881. — HASLUND, A.: Jodkaliumbehandlung der Ps. Vierteljahrschr. f. Dermatol. Wien. 1887. S. 677. — HILLEBRAND: Behandlung der Ps. mit Jodkali. Arch. f. Dermatol. u. Syphilis. 1892. — KUNDRATITZ: Andriol in der Kinder-praxis. Wien. med. Wochenschr. 1925. — LEVEN: Jodwirkung bei Ps. Dermatol. Wochen-schrift 1923. — LUCAS, H.: Behandlung der Ps. mit Jodipin. Inaug.-Diss. Leipzig. 1921. —

Rille: Behandlung der Ps. mit Jodipin und großen Jodkaliumdosen. Wien. klin. Wochenschrift 1899; 1901. — Rille, I. H.: Ärzte-Ges. Innsbruck 1901. — Scherber, G.: Wien. med. Wochenschrift 1923. — Schubert, J.: Verwendung der Andriolpräparate. Dermatol. Wochenschr. 1923. — Truttwin: Chemische Grundlagen des Andriolprinzips. Münch. med. Wochenschr. 1925. — Winternitz: Verhalten des Jodipins im Organismus. Münch. med. Wochenschr. 1903.

Chrysarobin.

Bachoff, O.: Behandlung der Ps. mit Chrysarobin. Inaug.-Diss. Würzburg. 1880. — Balzer, Godlewski et Condat: Teerchrysarobin. Bull. de la soc. franç. de dermatol. 1912.— Boutonnier: Traitement des Ps. par l'acide chrysophanic. Arch. de méd. et de pharm. milit. 1885. — Dreuw: Pyrogallol- und Chrysarobinsalben mit Alkalizusatz. Monatsschr. f. prakt. Dermatol. 1909. — Hodara, M.: Histologische Untersuchungen über die Chrysarobin-Dermatitis. Monatsschr. f. prakt. Dermatol. 30/31. — Jadassohn: Dermatotherapeutische Notizen. Zeitschr. f. prakt. Ärzte. 1897. — Kaposi, Chrysophansäure bei Ps. Wien. med. Wochenschr. 1878. — Mandinaud, A.: Contribution à l'étiologie du Ps. et son traitement par l'acide chrysophanic. Bordeau 1881. — Nappier: Innere Anwendung von Chrysophansäure bei Ps. Lancet 1882. — Neisser, A.: Zur Behandlung der Ps. mit Chrysarobin. Bresl. ärztl. Zeitschr. 1879. — Racinowski: Das mikroskopische Bild der mit Chrysarobin behandelten Ps. Przeglad dermatol. Jg. 22. Zentralbl. f. Haut- u. Geschlechtskrankh. Bd. 23. 1927. — Stansbury: Behandlung der Ps. mit Chrysophansäure. Arch. of dermatol. a. syphilol. 1878. — Squire, B.: Essays on the treatm. of skin. diseases. London 1878. — Unna und Golodetz: Oxydation des Chrysarobins auf der menschlichen Haut. Dermatol. Wochenschr. Bd. 51. 1910. — Winkler, M.: Toxische Wirkung des Chrysarobins auf die Nieren. Korresp.-Blatt d. Schweiz. Ärzte 1907.

Quecksilber.

Bertarelli, A.: Note sur le traitement du ps. par les injections de calomel. Bull. de la soc. franç. de dermatol. 1896. — Brault, J.: (a) Deux cas de ps. traité par les injections mercurielles. Bull. de la soc franç. de dermatol. 1895. p. 332. (b) Traitement du ps. par les injections mercurielles. Bull. de la soc. franç. de dermatol. 1896. — Cebrian: Ps. mit Enesol geheilt. Acta dermo-syf. 1914. — Debusquet, Jausion et Pecker: Blanchement d. Ps. par émétique arsenicale de pyridin. Bull. de la soc. franç. de dermatol. 1928. Hebra-Kaposi: Hautkrankheiten. 1874. — Lennhoff: Behandlung der Ps. mit Hg. jodat. flav. Vers. mitteldeutsch. Dermatol. Magdeburg. 5. 12. 1925. Zentralbl. f. Haut- u. Geschlechtskrankh. Bd. 22. 1927. — Schäffer, J.: Therapie der Haut- und venerischen Krankheiten. 1924. 5. Aufl. — Van Dommelen: Observation de ps. inveterata guéri par le deutoiodure de mercure. Journ. de méd., chir. et pharm. Brux. 1859. — Voss: Behandlung der Ps. mit Sublimatbädern. St. Petersb. med. Wochenschr. 1880.

Pyrogallus.

Besnier, E.: Sur l'empoisonnement p. l'acide pyrogallique. Ann. de dermatol. et de syphiligr. 1922. — Buck, E.: Histologie der Hautentzündungen durch Pyrogallol. Dermatol. Wochenschr. 1895. Bd. 21. — Clemm, W. N.: Pyrogalloltriacetatbehandlung. Therap. Monatsschr. 1902. — Dreuw: Pyrogallussalben mit Alkalizusatz. Dermatol. Wochenschr. 1909. — Dubreuilh: Onychomykosebehandlung mit Pyrogallol. Trav. d. l. clin. derm. Bordeaux. 1894. — Grüneberg: Experimentelle Untersuchungen über reduzierende Wirkungen des Pyrogallols. Dermatol. Zeitschr. 1899. — Herxheimer: Psorigallol zur Behandlung der Ps. Münch. med. Wochenschr. 1927. — Hoffmann: Pyrogallolerythem. Dermatol. Centralbl. 1910. — Jarisch: Verwendung der Pyrogallussäure gegen Hautkrankheiten. Wien. med. Jahrb. 1878. — Jamieson, Allan: Über den Gebrauch des oxydierten Pyrogallols. Edinburgh med. journ. 1906. — Kopytowski: Veränderungen der gesamten Haut durch Pyrogallol. Arch. f. Dermatol. u. Syphilis. 1909. — Kromayer: Derivate des Pyrogallols. VI. Kongr. d. Dtsch. dermatol. Ges. 1898. — Leistikow: Zur Anwendung der Pyrogallussäure im Gesicht. Dermatol. Wochenschr. 1900. — Neisser, E.: Klinisches und Experimentelles zur Wirkung der Pyrogallussäure. Zeitschr. f. klin. Med. 1879. — Poor, F.: Dermatotherapeutische Brauchbarkeit der Pyrogallolderivate. Dermatol. Wochenschr. 1906. — Rille: Pyrogallusvergiftung bei einem Psoriatiker. Ärzte-Ges. Innsbruck 17. 5. 1901. — Rusch, P.: Ein Fall von schwerer Pyrogallusvergiftung. Wien. klin. Wochenschr. 1901. — Semon, H.: Brit. med. journ. 1913. — Unna, P.: (a) Pyrogallol und dessen antipsoriatischer Effekt. Wien. klin. Wochenschr. 1922. (b) Überhäutung und Überhornung. Berl. klin. Wochenschr. 1883. Nr. 35. (c) Neue Tatsachen über reduzierende Heilmittel. Arbeiten aus Unnas Klinik 1897. — Veiel: Über Behandlung mit Pyrogallol. Arch. f. Dermatol. u. Syphilis. 1898. — Vollmer, E.: Ein Fall von

Pyrogallolintoxikation. Dtsch. med. Wochenschr. 1896. — WITTNACK: Behandlung mit Pyrogallussäure. Münch. med. Wochenschr. 1903.

Cignolin.

BRUCK, C.: Cignolinbehandlung. Dermatol. Zeitschr. 1916. Bd. 23. — GALEWSKY: Über Cignolin. Dermatol. Wochenschr. Bd. 62. — KRETSCHMER: Zur Anwendung des Cignolin. Wien. med. Wochenschr. 1918. — MEIROWSKY-STIEBEL: Zur Cignolinbehandlung. Münch. med. Wochenschr. 1916. — PIOWATI: Über Cignolinbehandlung. Wien. med. Wochenschr. 1920. — POLLAND, R.: Über Cignolin. Wien. med. Wochenschr. 1919. — ULLMANN, C.: Über Cignolin. Wien. med. Wochenschr. 1920. — UNNA, P. G.: (a) Über Cignolin. Dermatol. Wochenschr. 1916. (b) Cignolininjektionen ins Hautgewebe. Dermatol. Wochenschr. 1919.

Diätetische Behandlung.

ADAMS, J. E.: Ps. cured. by vegetable diet. Med. Press. London. 1881. — BLOCH, B.: (a) Hautkrankheiten und Stoffwechsel. Ergebn. d. inn. Med. Bd. 2. (b) Vegetar. Diät, Ps. und pathologisches Nagelwachstum. Med. Klinik 1910.. — BULKLEY, D.: 140 Fälle von Ps. mit vegetar. Diät behandelt. Klin.-therapeut. Wochenschr. 1911. — DOUGLAS, J.: Journ. of the Americ. med. assoc. 1921. — HELLER, J.: Die Krankheiten der Nägel. 2. Aufl. Handb. der Haut- u. Geschlechtskrankh. Bd. XIII/2. Berlin: Julius Springer 1927. — STAEHELIN, R.: Über vegetar. Diät. Inaug.-Diss. 1918. — UNNA, P. G.: Arbeiten aus UNNAS Klinik. 1908. — WINFIELD, S. a. MAC FARLANE: Journ. of the Americ. med. assoc. 1912.

Strahlenbehandlung.

ALDERSON: Heliotherapie in Ps. Arch. of dermatol. a. syphilol. 1923. — ARZT, L. und FUHS: Röntgen-Hauttherapie. 1925. — BAER: Über Höhensonnenwirkung nach Röntgenbestrahlung bei Ps. Arch. f. Dermatol. u. Syphilis. 1921. — BALLICO, I.: La Ps. cur. c. rag. ultrav. Rag. ultrav. 1925. — BERTANZI, R.: Squi endocrine e Ps. Giorn. ital. d. malatt. vener. e d. pelle. Vol. 65. — BERVEN: Irrtümer der Radiotherapie. R. GRASHEY: Röntgendiagnostik. — BLASCHKO-SLUCZEWSKI: Zur Thorium-X-Behandlung. Dermatol. Wochenschr. 1919. — BREIGER: Die Behandlung der Ps. mit ultraviol. Strahlen. Dermatol. Wochenschr. 1919. — BROCK, W.: Behandlung der Ps. mit Thymusbestrahlung Strahlentherapie. 1920. Bd. 11. — CASTLE, W.: The treatm. of Ps. by mercury Vapour lamp, Prakt. Vol. 114. 1925. — O'DONOVAN, W. J.: Ps. treatment by mercur. Vap. light. Proc. of the roy. soc of med. Vol. 17. — FERNAU, A. und SCHRAMEK: (a) Wirkung von Polonium. Strahlentherapie. 1913. (b) Chemische Wirkung der Becquerelstrahlen. Wien. klin. Wochenschr. 1913. — FISCHMANN: Zur Röntgentherapie der Psoriasistherapie. 1927. (Ungarisch.) — FÖRSTER, O. H.: New Methods of Röntgenraytherapy. Arch. of dermatol. a. syphilol. 1921. — FREUND, L.: (a) Strahlenbehandlung der Ps. Wien. klin. Wochenschr. 1913. (b) Röntgenbehandlung der Ps. Strahlentherapie. Bd. 6. 1915. — GAWALOWSKI, K.: Thymusbestrahlung bei Ps. Acta dermato-venereol. 1923. — GOCHT: Idiosynkrasie gegen Röntgenstrahlen. Berl. klin. Wochenschr. 1909. — GÖRL und VOIGT: Soll universelle Ps. mit Röntgenstrahlen behandelt werden? Münch. med. Wochenschr. 1921. — GRASHEY, R.: Irrtümer der Röntgendiagnostik. 1924. — GUARINI, C.: Röntgen- und Radiumtherapie bei Ps. Giorn. ital. d. malatt. vener. e d. pelle. Vol. 64. 1923. — GUDZENT, F. und WINKLER: Behandlung der Ps. mit Thorium X. Dtsch. med. Wochenschr. 1913. — HALL, E. I.: Observations on the existence of idiosyncrasy of Röntgenrays. Brit. med. journ. 1909. — HECHT, V.: Heliotherapie. 1924. — HEIMANN, W. J.: Journ. of cut. dis. 1911. — HESS, P.: Idiosynkrasie gegen Röntgenstrahlen. Dermatol. Zeitschr. 1921. — HOLFELDER, H.: (a) Ursache der Röntgenschäden. Med. Klinik 1921. (b) Idiosynkrasie gegen Röntgenstrahlen. GRASHEY: Irrtümer der Röntgendiagnostik. 1924. — HÜBNER: Dtsch. med. Wochenschr. 1925. — JADASSOHN: Behandlung von Hautkrankheiten mit Thorium X. Therapeut. Monatsschr. 1915. — JADASSOHN: Über die Behandlung der Psoriasis. Fortschr. der Therapie. 1926. — JESIONEK, A. und ST. ROTHMAN: Irrtümer der Lichttherapie. GRASHEY: Röntgendiagnostik. 1924. — KIENBÖCK, R.: Ref. über Röntgentherapie. Dtsch. Naturforschervers. Köln. 1908. — KLINGMÜLLER: Nordwestd. Dermatol.-Vers. Kiel. 1921. — KUZNITZKY: Thor. X-Bestrahlung bei Dermatosen. Dtsch. med. Wochenschr. 1916. — LÉVY-FRANCKEL, JUSTER, COTTENOT: Bestrahlung der Blutdrüsen. Bull. de la soc. franç. de dermatol. 1923. — LINSER, K.: Behandlung der Ps. mit ultraviolettem Licht. Med. Klinik. 1915. — LOMHOLT, S.: Radioactive matter in solution. Act. radiol. Stockholm 1924. — MATSUMOTO: Thymusbestrahlung der Ps. Japan. Zeitschr. f. Dermatol. u. Urol. 1922. — MITTENZWEIG: Behandlung der Ps. mit Radium-Emanation. Zeitschr. f. physikal. u. diät. Therapie. 1921. — NAGELSCHMIDT, O.: Behandlung der Ps. mit Thorium X. Dtsch. med. Wochenschr. 1916. — NÄGELI, O. E. und M. JESSNER: Mesothorium und Thorium - X in der Dermatologie.

Therap. Monatsschr. 1913. — Radaeli: Arch. ital. d. dermatol. Vol. 2, H. 5. 1927. — Riehl, G. und L. Kumer: Radium- und Mesothoriumbehandlung der Hautkrankheiten. 1924. — Riehl, G. und Schramek: Radium in der Dermatologie. Braumüller 1913. — Ritter, H. und Tham: Beiträge zur Chinolinwirkung. Strahlentherapie. 1914. — Rost, G. A.: Irrtümer der Röntgentherapie. Grashey 1924. — Rummo, R.: Röntgentherapie der Ps. Giorn. ital. d. malatt. vener. e d. pelle. 1924. — Šamberger: Wesen der Ps. Acta dermato-venereol. 1921. — Schmidt, H. E.: Idiosynkrasie gegen Röntgenstrahlen. Berl. klin. Wochenschr. 1911. — Schneider, P.: Zur Thymusröntgenbestrahlung bei Ps. Wien. klin. Wochenschr. 1922. — Schoenhof: Thymusbestrahlung der Ps. Berl. klin. Wochenschr. 1924. — Scholz, W.: Inhalation von Radium-Emanation. Norddtsch. dermatol. Vereinigung. 1913. — Scholz, W. und B. W. Fischer: Doramadanwendung. Klin. Wochenschr. 1921. — Schreus: Thymusbestrahlung bei Ps. — Spillmann, I. und Winstel: Ps. and opotherapy. Bull. de la soc. franç. de dermatol. 1925. — Stein, E.: Thymustherapie der Ps. Dermatol. Wochenschr. Bd. 78. — Strauss, O.: (a) Idiosynkrasie gegen Röntgenstrahlen. Münch. med. Wochenschr. 1920. (b) Röntgenschädigungen. Dtsch. med. Wochenschr. 1922. — Swjartz, P.: Treatment with ultraviolet light. Arch. of dermatol. a. syphilol. 1923. — Weinhardt: Bedeutung der inneren Sekretion bei Hautkrankheiten, speziell bei Ps. Med. Korresp.-Blatt f. Württ. 1922. — Werther: Thymus-Röntgenbestrahlung der Ps. Dresden. Dermatol. Verhandl. 1921.

Nachtrag.

Bindermann: Doramadbehandlung der Ps. Wien. dermatol. Ges. 19. 5. 1927. — Bizard et Marceron: Ps. trait. p. les rayons ultraviolets. Bull. de la soc. franç. de dermatol. 1928. — Kriser: Segmentäre Röntgenbestrahlung der Medulla oblongata und M. spinalis bei ausgedehnten Hautkrankheiten. Wien. med. Wochenschr. 1925. — Metschanski: Behandlung der Psoriasis mit Röntgenstrahlen. Norddeutsch. dermatol. Ver. Königsberg. 17. 5. 1925. Zentralbl. f. Haut- u. Geschlechtskrankh. Bd. 18. 1926. — Parker: Ps. treated roentgenolog. Journ. of radiol. Vol. 6. 1925. — Porcelli: La roentgenterapia delle Ps. Radiol. med. Vol. 13. 1926.

Organotherapie.

Audry, Ch.: Ps. et Tuberculose. Ann. de dermatol. et de syphiligr. 1913. — Bertanzi, R.: Squilibr. indocrin e Ps. Giorn. ital. d. malatt. vener. e d. pelle. 1922. — Biedel, A.: Innere Sekretion. 1925. 5. Aufl. — Birk: Beitrag zur Klinik der Thymushyperplasie. Monatsschr. f. Kinderheilk. Orig. 1918. — Blasi: Cura insulinica. Giorn. ital. d. dermatol. e sifilol. Vol. 63. 1927. — Bordet et Aubertin: Wirkungen der X-Strahlen, Zentralbl. f. inn. Med. 1909. — Branweill, B.: Ps. result of thyroid treatm. Klin. stud. Edinburgh 1907. — Camrada, J.: Thymusine-Byla-Behandlung der Ps. Česka Dermatologie. 1922. — Cedercreutz, A.: Einfluß der inneren Sekretion auf die Haut. Prakt. Ergebn. auf d. Geb. d. Hautkrankh. 3. Jg. — Crémieu et Régaud: Fondation expérimentelle de la Röntgenthérapie. Ann. d. l'ectr. Med. 1912. — Epstein, J.: Thyreoidinbehandlung der Ps. New York. med. journ. Vol. 98. — Gross, B.: Behandlung der Ps. mit Thymusextrakt. Dtsch. med. Wochenschr. 1922. — Gougerot: Ps. et insuline. Bull. de la soc. franç. de dermatol. Tom. II/2. 1926. — Grzybowski: Zur Behandlung der Ps. mit Insulin. Przeglad dermatol. Jg. 21. Zentralbl. f. Haut- u. Geschlechtskrankh. Bd. 23. 1927. — Hallopeau, H.: Traitm. d. Ps. p. inj. d. liquid testiculaire. Bull. de la soc. franç. de dermatol. 1898. — Hendric, A.: Treatment of ps. by parathyreoid extract. Brit. med. journ. 1925. — Hoffmann, E.: Über Esophylaxie. Dtsch. med. Wochenschr. 1919. — Klose: Chirurgie der Thymusdrüsen. N. D. Chirurg. 1912. — Kölle, W.: Therapeutisches zur Sklerodermie. Münch. med. Wochenschr. 1912. — Lange: Röntgenbehandlung der Thymus. Strahlentherapie. V. H. I. — Leszczynski: Opotherapie d. Ps. mittels Diathermie. Dermatol. Wochenschr. Bd. 83. 1926. — Lévy-Franckel: Ps. et insuline. Bull. de la soc. franç. de dermatol. Tome II/2. 1926. — Libesny: Jodgehalt der Thyreoidin-Tabletten. Wien. Ges. d. Ärzte. 28. 5. 1926. Wien. klin. Wochenschr. Nr. 23. — Lortat-Jacob, Legrain et Pelissier: Quelques resultats d'insuline thérapie chez Ps. Bull. de la soc. franç. de dermatol. 1926, Jg. 33. — Nagelschmidt: Ps. und Pankreas. Berl. klin. Wochenschr. 1908. — Nobl, E.: Myxödem und Myxödemtherapie. Wien. klin. Wochenschr. Jg. 38, H. 32. — Patges, G.: Tuberculose et Ps. Ann. de dermatol. et de syphiligr. 1913. — Petrini: Influence de la grossesse sur la Ps. Bull. de la Soc. franç. de dermatol. 1912. — Pinneles, F.: (a) Praktische Organotherapie. Wien. klin. Wochenschr. Jg. 38. (b) Endokrine Erkrankungen und Verdauungsapparat. Wien. klin. Wochenschr. Jg. 38, H. 21. — Poor, F.: Beziehungen einiger Hautkrankheiten zur inneren Sekretion. Monatsschr. f. prakt. Dermatol. 1913. — Ravaut, Bith et Ducourtioux: (a) L'action de l'insulines l'évolut. d. Ps. Bull. de la soc. franç. de dermatol. 1925. (b) Ps. et insuline. Bull. de la soc. franç. de dermatol. 1926. — Rochlin und Žirmumskaya: Röntgenbestrahlung der Hypophyse der Ps. Vestnik rentgenol. Bd. 4. Zentralbl. f. Haut- u.

Geschlechtskrankh. 1927. — SABOURAUD, R.: Maladies du cuir chevelu. Paris Masson: 1902. — ŠAMBERGER: Unbeschriebene Symptome der Ps. Dermatol. Wochenschr. 918. — SÄNGER, A.: Hypothyreoidismus. Dermatol. Wochenschr. 1913. — SOMMER, A.: Das EHRMANNsche Froschaugenphänomen im Serum von Psoriatikern. Berl. klin. Wochenschr. 1913. — SPILLMANN, L. et A. WINSTEL: Ps. and opotherapy. Bull. de la soc. franç. de dermatol. 1925. — STEPHAN: Reticulo-endothelialer Zellapparat. Münch. med. Wochenschr. Jg. 67. — STRAUB, W.: Schilddrüsenauswertung. Dtsch. med. Wochenschr. 1925. Nr. 1. ZUMBUSCH L., v.: (a) Beziehung der Hautkrankheiten zu inneren Organen. Ergebn. d. Hyg., Bakteriol., Immunitätsforsch. u. exp. Therapie, JESIONEK. 1910. (b) Psoriasis. Ergebn. d. Hyg., Bakteriol., Immunitätsforsch. u. exp. Therapie, JESIONEK. Bd. 2. 1912.

Serum-, Eigenblut-, Vaccine- und Proteinkörper-Behandlung.

AHLSWEDE, H. and W. BUSCH: Contribution to the question of the treatment of Ps. Urol. a. cut. review. 1923. — BARBER, H. W.: Two cases of Ps. treated by DANYSZ' Method. Proc. of the roy. soc. of med. 1921. Nr. 14. — CEDERQUIST, BERIL: Sur le traitement d. Ps. par la Sérotherapie non specifique. Acta dermato-venereol. 1922. S. 2, 4, 522. — CEMACH, ALEX.: Tuberkulomucin-Behandlung der Ps. Wien. dermatol. Ges. 1916. Arch. f. Dermatol. u. Syphilis. Bd. 125. 1918. — CHEINISSE, L.: L'auto-sérothérapie et l'auto-hématothérapie des dermatoses. Press. med. 1921. — FEX, I.: Behandlung der Ps. mit Milchinjektionen. Vörhandling Nordisk Dermatolog. 1923. — FOX, HOWARD: Autoserum-behandlung der Ps. New York derm. soc. 1915. Arch. f. Dermatol. u. Syphilis. 1918. — GOTTHEIL, W. and D. SATENSTEIN: Autoseruminjektion bei hartnäckigen Dermatosen. Med. Record. 1914. — HOFF: Unspezifische Intracutantherapie (Aolan). Münch. med. Wochenschr. 1923. — HOLLAND, E. D.: Behandlung der Ps. mit Vaccinen. Journ. of the Americ. med. assoc. 1915. — HASHIMOTO: Schuppenextraktinjektion bei Ps. Japan. journ. of dermatol. 1926. — LASSUEUR: Antianaphylaxie et Psoriasis. 5. Kongr. d. Schweiz. Dermatol. Ges. Basel. 9. 10. 1921. Schweiz. med. Wochenschr. 1922. Nr. 22. — ROSSI-JANSKI: Unspezifische Behandlung (Terpentin) der Ps. Dermatol a. Venerol. 1927. Zentralbl. f. Haut- u. Geschlechtskrankh. Bd. 16. 1925. — SCULLY, FRANCS: Intravenöses Typhusvaccin gegen Ps. Arch. of dermatol. a. syphilol. 1917. — SEMON, H. C.: Some Cases of Ps. treated by Danysz method. Proc. of the roy. soc. of med. 15. 2. Sect. of Dermatol. 1921. — SPIETHOFF, BODO: Wesen und Behandlung der Schuppenflechte. Med. Klinik 1914. — STREBER, CH.: Zur Caseosanbehandlung von Hautkrankheiten. Dtsch. med. Wochenschr. 1921. Nr. 47. — STÜMPKE, E.: Behandlung der Ps. mit Schuppen-extrakt. Verhandl. d. dtsch. dermatol. Ges. 12. Kongreß Hamburg 1921. Arch. f. Der-matol. u. Syphilis. Bd. 138. — SUTTON, RICHARD L.: The treatment of Ps. Arch. of der-matol. a. syphilol. 1921. — VERCELLINO: Esp. di cura della Ps. con iniezioni ipoderm. d'estratto di cute. Giorn. ital. d. malatt. vener. e d. pelle. Vol. 65. 1924. — WIDAL, F., PIERRE ABRAMI et E. BRISSAUD: Considérations générales sur la protéinothérapie et le traitement par le choc. colloidiclasique. Press. med. 1921. — WILLOCK, J. SCOTT: Auto-serotherapy of Ps. Journ. of the Americ. med. assoc. 1915.

Verschiedene Behandlungen.

AXMANN: Die Behandlung der Ps. mittels Kälteanwendung. Dtsch. med. Wochenschr. 1912. — DUROEUX: Traitement de Ps. par la Trinitrotoluol. Presse méd. 1923. — HUDELO: Le Traitement de Ps. Paris méd. 1922. — KAPOSI, M.: Behandlung der Ps. mit Naphthol. Wien. med. Wochenschr. 1882. — MARTENSTEIN, H.: Die Behandlung des Lup. eryth. mit Krysolgan. Klin. Wochenschr. 1922. — MOOR, J.: Treatment of Ps. by manganese. Brit. med. journ. 1922. — OUDIN: De l'action des Courants de Haute fréquence. Bull. de la soc. franç. de dermatol. 1894. — RITTER, H.: Über die Goldbehandlung der Ps. Dermatol. Zeitschr. 1925. — SCHIRMER, O.: Behandlung der Ps. mit Atochinol. Schweiz. med. Wochenschr. 1925. — SCHIRREN: Aristol bei Ps. Berl. klin. Wochenschr. 1890. — SICILIA: Behandlung der Ps. Rev. med. d. Sevilla. 1921. — SKUTEZKY, K.: Beitrag zur Behandlung der Ps. Dermatol. Wochenschr. Bd. 80. 1925. — SPILLMANN: Inj. de sulfates de terres rares. Rev. méd. de l'est. 1921.

Nachtrag.

GENT: Über die Wirkung des Triphals bei Ps. Münch. med. Wochenschr. 1926. — HALLER: Modenolbehandlung bei Ps. Dermatol. Ges. Budapest 28. 1. 1926. Zentralbl. f. Haut- u. Geschlechtskrankh. Bd. 21. — KLÖPPEL: Erfahrungen mit Triphal. Verein. Dresdener Dermatol. 6. 1. 1926. Zentralbl. f. Haut- u. Geschlechtskrankh. Bd. 19. 1926. KRAUS: Triphalbehandlung bei Ps. Dtsch. dermatol. Ges. in d. Tschechoslowak. Republik. LESZCZYNSKI: Thymosanbehandlung der Ps. (per oral). Lemberg. dermatol. Ges. 26. 5. 1926. Zentralbl. f. Haut- u. Geschlechtskrankh. Bd. 21. — LIEBNER: Ps.-Behandlung mit hypertonischer Kochsalzlösung. Dermatol. Ges. Budapest. 28. 1. 1926. Zentralbl. f. Haut- u. Geschlechtskrankh. Bd. 21. — Maukowski: Intravenöse Injektion von Bromsalzen bei Hautkrankheiten. Polska gazeta lekarska. Jg. 4. 1925. — Michailow: Über die Behandlung der Schuppenflechte mit Wismutinjektion. Dermatol. Wochenschr. Bd. 81. — Mierzecki: Ps. mit Triphal behandelt. Lemberg. Dermatol. Ges. 22. 4. 1926. Zentralbl. f. Haut- u. Geschlechtskrankh. Bd. 21. 1927. — Rasch: The use of potassium permanganate in the treatment of skin disease. Forhandlingar ved nordisk dermatologisk forenings. 1925. — Ravaut: Autodermothérapie par l'électrocoagulation. Bull. de la soc. franç. de dermatol. Jg. 34. 1927. — Sáinz de Aja: Emetinbehandlung bei Ps. Rev. espagn. d. dermatol. Jg. 28. 1926. Zentralbl. f. Haut- u. Geschlechtskrankh. Bd. 23. 1927. — Spillmann et Carillon: Dermatoses et opothérapie (Thymusextraktbehandlung.) Bull. de la soc. franç. de dermatol. Jg. 32. 1925. — Schwartz: Erfahrungen mit Triphal. Dtsch. med. Wochenschr. Jg. 52. 1926. — Versari: La terapia della p. con inicioni di tartro-bismutato di sodio e potassio. Rif. med. Jg. 42. — Young, Hill and Denny: The use of merkurochrome in the treat. of Ps. Arch. of dermatol. a. syphilol. Vol. 12.

Die psoriasiformen, pityriasiformen, exfoliativen Erythrodermien.

Von

FRITZ JULIUSBERG - Braunschweig.

Mit 8 Abbildungen.

I. Die Parapsoriasis.

Einleitung.

Gewisse in einzelnen Herden auftretende Erythrodermien haben unter dem Sammelbegriffe der *„Parapsoriasis"* eine einheitliche Auffassung gefunden. Diese Bezeichnung (im Plural) gab BROCQ 1902 einigen schon früher beschriebenen Krankheitsbildern, bei denen nach seiner Ansicht eine Reihe gemeinsamer klinischer und histologischer Charaktere die Zusammenfassung rechtfertigten.

Die drei Grundformen der BROCQschen Parapsoriasis finden in folgenden drei Krankheitsbildern ihren Ausgangspunkt und ihre typischen Vertreter:

1. In UNNAs, SANTIs, POLLITZERs Parakeratosis variegata.
2. In JADASSOHNs psoriasiformen und lichenoidem Exanthem.
3. In BROCQs Erythrodermie pityriasique en plaques disséminées.

Schon vor BROCQ faßten COLCOTT FOX und MAC LEOD die Formen der späteren Parapsoriasis als „resistant maculo-papular scaly erythrodermias" zusammen und TÖRÖK bezeichnete sie als „in zerstreuten Flecken auftretende schuppende Erythrodermien". BROCQ hat aber durch Aufstellung des Begriffes der Parapsoriasis der vermeintlichen Zusammengehörigkeit dieser Krankheitsbilder den schärfsten Ausdruck gegeben.

Klinisch sind die Parapsoriasiformen nach BROCQ gekennzeichnet: „durch ihren langsamen Verlauf, die fehlende Beeinflussung des Allgemeinbefindens, das fast gänzliche oder völlige Fehlen des Juckreizes, die Oberflächlichkeit des Prozesses, der sich bei sehr geringer oder mangelnder Infiltration der Gewebe in einer Rötung der Haut und in einer mehr oder weniger ausgesprochenen, manchmal auch fehlenden, kleienförmigen Abschuppung äußert, und durch ihre außerordentliche Resistenz gegen die örtliche Behandlung; die Einzelherde können in der Größe sehr variieren; sie sind stecknadelkopf- bis linsengroß bis handtellergroß und noch ausgedehnter". Die *histologischen* Kennzeichen sind: „eine Rundzelleninfiltration um die erweiterten Capillargefäße, eine Abflachung der Papillen und die Tendenz zu ihrem Schwunde, ein sehr ausgesprochenes Ödem der obersten Cutisschichten und de Epidermis, ein fast völliger Schwund des Stratum germinativum, eine Erweiterung der Intercellularspalten des Stratum spinosum, ein Ödem des Stratum granulosum, welches streckenweise fehlen kann; an diesen Stellen finden sich Kerne in den Zellen der Hornschicht".

Brocq unterscheidet drei Varietäten: 1. die Parapsoriasis en gouttes (entspricht dem Typus des Jadassohnschen Falles), 2. die Parapsoriasis lichénoide (entspricht der Parakeratosis variegata Unna, Santi und Pollitzers, dem Lichen variegatus Crockers), 3. die Parapsoriasis en plaques = Erythrodermie pityriasique en plaques disséminées Brocq. Diesen drei Varietäten hat Brocq unter eingehender Begründung seiner Auffassung mittels seiner graphischen Methode (siehe Annal. de dermatol. et de syphiligr., p. 183, 289. 1904) einen Platz in seinem System der Hautkrankheiten eingeräumt, welcher der vermeintlichen Verwandtschaft der drei Abarten zueinander und ihren Beziehungen zur Psoriasis, zum Lichen ruber und zu den Seborrhoiden Rechnung trägt. „Übergangsfälle" („faits de passage") stellen Bindeglieder zwischen den einzelnen Gruppen resp. Untergruppen dar.

Brocqs Schüler Civatte modifizierte in seiner ausführlichen Monographie die graphische Darstellung Brocqs, indem er die zweite Varietät, die Parapsoriasis lichénoide, aus der Parapsoriasisgruppe herausnimmt und in nahe Beziehungen zur idiopathischen Hautatrophie stellt. Pautrier nähert sich später anläßlich der Vorstellung eines Falles von Parapsoriasis lichénoide dieser Auffassung Civattes. Wie Brocq und Civatte, stellte Sutton eine graphische Darstellung der Parapsoriasis auf. Er trennt auch Krankheitsbilder, deren Zusammengehörigkeit so gut wie sicher gilt, und löst die Parapsoriasis in sechs Untergruppen auf: 1. Parapsoriasis variegata (Unna, Santi, Pollitzer); 2. Psoriasis lichenodes (Neisser, Jadassohn, Juliusberg); 3. Parapsoriasis lichenoides (Brocq); 4. Parapsoriasis en gouttes (Brocq); 5. Erythrodermie pityriasique en plaques disséminées (Brocq); 6. Xanthoerythrodermia perstans (Crocker). Die Trennung der zweiten und vierten Untergruppe ist wohl nicht berechtigt; auch die fünfte und sechste gehören nach Ansicht der meisten Autoren zusammen.. Sutton irrt ferner, wenn er seinen eigenen zweiten Fall mit Jadassohns psoriasisformer und lichenoider Dermatose (seiner zweiten Untergruppe) identifiziert; der Beschreibung nach erinnert der Fall an die Parapsoriasis en plaques; ein Herd der Achselhöhle sieht der Abbildung nach wie eine atrophische Hautstelle aus; jedenfalls besteht das Exanthem ausschließlich aus relativ großen Plaques. Der Vorschlag, die Jadassohnsche Dermatose als Psoriasis lichenodes zu bezeichnen, scheint mir nicht zweckmäßig.

Während Civatte die Parapsoriasis lichénoide Brocq in Beziehungen zu den idiopathischen Hautatrophien setzen will, nehmen Rille und Rusch die Zugehörigkeit der Parapsoriasis en plaques zu den idiopathischen Hautatrophien an.

Während die Mehrzahl der Autoren sich bei ihren vielfach kasuistischen Mitteilungen eng an die Auffassung und Einteilung Brocqs anlehnt, z. T. der nahen Verwandtschaft der drei Parapsoriasisvarietäten durch Mitteilung weiterer „Übergangsfälle" Rechnung zu tragen sucht, manche auch den Begriff „Parapsoriasis" wie den eines einheitlichen, feststehenden Krankheitsbildes anwenden und ihre Fälle ohne weiteren Zusatz unter dieser Bezeichnung bekannt geben (ein Verfahren, welches bei der skizzenhaften Wiedergabe vieler Krankheitsvorstellungen die Bewertung mancher Fälle erschwert, z. T. unmöglich macht), finden sich andererseits auch Stimmen, welche Beziehungen zwischen den drei Varietäten in Frage stellen oder ganz ablehnen und die Beweiskraft der sog. „Übergangsfälle" bezweifeln. Eine Erörterung dieser Fragen kann erst weiter unten erfolgen, nachdem das Krankheitsbild und die Histologie der einzelnen Parapsoriasisformen eine Darstellung gefunden hat. Eine getrennte Darstellung ist schon mit Rücksicht auf die Autoren erforderlich, welche einen Zusammenhang der einzelnen Varietäten nicht anerkennen. Sie ist auch aus folgenden Erwägungen nicht zu umgehen: Die meisten Fälle der ersten Parapsoriasisvarietät, der Parapsoriasis en gouttes, entsprechen dem relativ einfachen und eindeutigen Bilde des ersten Falles dieser Erkrankung, wie es JADASSOHN beschrieb. Die Tatsache, daß es gerade bei dieser Parapsoriasisvarietät nicht selten zur Ausbildung eines Leukoderms kommt, hat für den Ausbau des Krankheitsbildes geringere Bedeutung, als die noch nicht ganz gesicherte Einbeziehung verschiedener eigenartiger Varietäten, besonders der Fälle aus Wien, Köln usw. mit varizellenartigem Vorstadium und teilweise subakuten Verlauf; aber eine Erweiterung des Krankheitsbildes durch diese Varietäten würde den Parapsoriasischarakter dieser Krankheit noch mehr in den Hintergrund treten lassen und die Abgrenzung von der Parapsoriasis en plaques noch deutlicher machen. Diese dritte Varietät, von welcher gleichfalls ein reichliches Material in der Literatur vorliegt, scheint ebenfalls ein gut charakterisiertes Krankheitsbild darzustellen.

Schwierigkeit macht vorderhand noch die Deutung, Auffassung und Abgrenzung der Fälle, welche BROCQ in seine Parapsoriasis lichénoide eingereiht hat. Aber gerade diese Schwierigkeit zwingt uns, Fälle, die diese oder eine identische Bezeichnung tragen, gesondert zu betrachten, um zu erwägen, ob diesen Bezeichnungen ein von anderen Formen abtrennbares Krankheitsbild entspricht. Erst dann ist uns die Grundlage für die Betrachtung der „Übergangsfälle" gegeben, und erst dann können wir die Frage der Parapsoriasis, d. h. der Berechtigung dieser zusammenfassenden Benennung, einer Erörterung unterziehen.

Als Überschrift für die drei nächsten Abschnitte wählte ich die in der Literatur am häufigsten gebrauchte Bezeichnung. Den Ausdruck Parapsoriasis vermied ich, abgesehen von der Rücksichtnahme auf die von JADASSOHN erhobenen Bedenken, daß die Verbindung mit „Para" mit Bezug auf den von FOURNIER geschaffenen, ätiologisch bedeutsamen Begriff der Parasyphilis zu mißdeutlichen Auffassungen Anlaß geben könnte, auch aus dem Grunde, weil diese Bezeichnung die vermeintliche Zusammengehörigkeit der drei Formen schon in sich schließt. Die Literatur der drei Krankheitsformen habe ich gesondert aufgeführt, weil das meiner Ansicht nach die Verwertung der Angaben für spätere Arbeiten erleichtert. Dabei war es nicht zu umgehen, daß solche Mitteilungen, die sich wesentlich mit der einen Form beschäftigen, aber auch wichtigere Bemerkungen über die anderen Formen enthalten, mehrere Male genannt werden mußten. Bei manchen zu skizzenhaften Mitteilungen, besonders solchen anläßlich von Krankenvorstellungen, genügen die Angaben nicht, um mit einiger Sicherheit zu entscheiden, welche Form vorgelegen hat; es ist also möglich, daß der eine oder andere dieser Fälle an der unrichtigen Stelle im Literaturanhang zur Erwähnung kam.

Um auf einen in der Literatur häufig vorkommenden Irrtum schon hier hinzuweisen, sei bemerkt, daß die Bezeichnungen: Pityriasis lichenoides und Parapsoriasis lichenoides sich *nicht* decken. Die Pityriasis lichenoides entspricht der Parapsoriasis en gouttes, die Parapsoriasis lichenoides der Parakeratosis variegata. Diese Benennung geschieht im Einklang mit den Äußerungen BROCQs, wenn auch dieser Autor an einer Stelle, die sicher zusammengehörigen Fälle JADASSOHNs und JULIUSBERGs zu trennen sucht. Aber diese Frage hat für BROCQ, der Zusammenhänge zwischen den einzelnen Varietäten annimmt, kaum die Bedeutung, als für die Autoren, welche in den drei Formen verschiedene Krankheitsbilder sehen.

Die Pityriasis lichenoides chronica.

Synonyma: Psoriasiformes und lichenoides Exanthem (Jadassohn, Neisser);
Dermatitis psoriasiformis nodularis (Jadassohn); Parapsoriasis en gouttes
(Brocq) = Parapsoriasis guttata; Jadassohnsche Krankheit (Rona).

Historische Bemerkungen: Den ersten Fall dieser Krankheit zeigte 1894 Jadassohn
auf dem 4. Kongresse der Deutschen Dermatologischen Gesellschaft in *Breslau* als eigenartiges *psoriasiformes und lichenoides Exanthem* und schlug die Bezeichnung *Dermatitis
psoriasiformis nodularis* vor; auf demselben Kongresse stellte Neisser einen Fall vor,
der sich als Analogon zu Jadassohns Fall erwies. Es folgten kasuistische Beiträge von
Pinkus, Rona und Juliusberg; die Arbeit von Pinkus enthält eine besonders eingehende
Darstellung der Histologie und Histogenese der Erkrankung. 1899 schlug Juliusberg
unter Zusammenfassung der bisher beschriebenen und Mitteilung zweier neuen Fälle die
Bezeichnung *Pityriasis lichenoides chronica* vor. 1902 reihte Brocq diese Fälle als erste
Varietät seiner Parapsoriasis unter der Benennung *Parapsoriasis en gouttes* in die von ihm
geschaffene Parapsoriasisgruppe ein. 1906 eingehende monographische Darstellung der
Pityriasis lichenoides chronica durch Riecke und durch Civatte, durch letzteren im Rahmen
der Brocqschen Parapsoriasis. Vor und nach diesen Arbeiten zahlreiche kasuistische Bei-
träge, besonders reichlich von seiten *Wiener* Dermatologen. 1910 stellte Arndt als der
erste das Vorkommen eines Leukoderms bei der Pityriasis lichenoides chronica fest; weitere
Kasuistik zeigte, daß es bei der Pityriasis lichenoides chronica häufig zur Ausbildung eines
Leukoderms kommt. 1916 gaben eine Arbeit von Mucha und Krankenvorstellungen von
Rusch, Oppenheim u. a. Anlaß, der chronischen Form der Pityriasis lichenoides chron.
unter Vorbehalt eine eigenartige akute Form gegenüberzustellen.

Um die Nomenklaturfrage nicht noch einmal aufzurollen, sei auf die diesbezüglichen
Bemerkungen von Jadassohn, Kaposi, Juliusberg und Himmel hingewiesen.

Krankheitsverlauf: Die Angaben über die Ausgangspunkte und die Schnelligkeit der Ausbreitung des die Pityriasis lich. chron. darstellenden Exanthems
schwanken und sind unsicher, weil bei den meisten Fällen erst das völlig entwickelte Exanthem, oft erst nach langem Bestande, zur Beobachtung kam.
Nach den vorliegenden anamnestischen Angaben kann die Krankheit sowohl
von den Extremitäten, besonders häufig den Armen, aber auch von dem Stamme
seinen Ausgang nehmen, um sich relativ schnell zu verallgemeinern; doch wird
manchmal auch eine allmähliche Ausbreitung des Exanthems angegeben. *Die
das Exanthem zusammensetzenden Einzelelemente machen eine regelmäßige Entwicklung durch*, derart, daß sich an die beginnende Efflorescenz mit Sicherheit
die weiteren Stadien anschließen. Das Einzelelement tritt in der Form eines
stecknadelkopfgroßen, hochroten oder hellroten, meist spitzkegeligen oder etwas
flacheren Knötchens von etwas derber Konsistenz (Jadassohn) auf, welches vorübergehend von einem hyperämischen Hofe umgeben sein kann; das Einzelelement ist nicht an die Follikel gebunden. Die Oberfläche der frischen Herde
ist glatt, etwas glänzend, so daß durch den Glanz, aber nur durch diesen, eine
gewisse Ähnlichkeit mit dem wächsernen Aussehen der Lichen planus-Papel
vorhanden sein kann; seltener wird die Oberfläche als glanzlos und matt bezeichnet. *Durch die bloße Besichtigung ist an der frischen Efflorescenz eine Schuppe
nicht wahrnehmbar, jedoch läßt sich durch eine mechanische Reizung der Oberfläche
eine Epithelabhebung resp. -lockerung schon an den frischesten Herden* nachweisen. Im Laufe der weiteren Entwicklung wird das Knötchen ausgedehnter
und flacher. Es erreicht im Durchschnitt Linsen- bis Erbsengröße, kann aber
auch fingernagelgroß werden. Hand in Hand mit dieser Ausbreitung erfolgt
die Abflachung, die schließlich die Papel in einen Fleck übergehen läßt. Die
erwähnten formlichen Vorgänge werden von Farbenveränderungen begleitet;
das helle Rot der frischen Herde wird blässer und nimmt durch Hinzutreten
gelber, brauner und violetter Farbentöne verschieden bezeichnete Farbennuancen an: mattrot, mattgelblich, braungelb, gelblichrosa, rotgelb, orange-
gelb, lachsfarben, braunrot, dunkelrot, weinrot resp. bordeauxrot, livide. Kreibich bezeichnet die Farbe der frischen Efflorescenz als meist mattgelbrot,

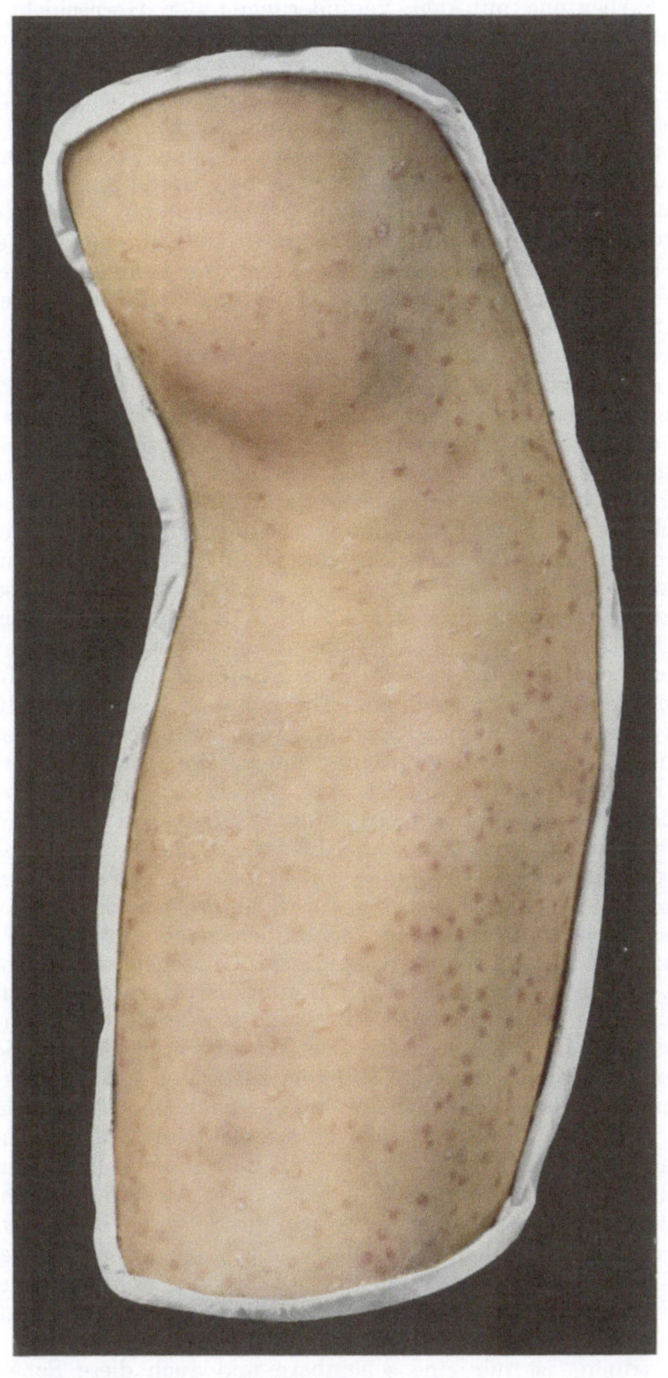

Abb. 1. Pityriasis lichenoides chronica.
(Moulage der Breslauer Hautklinik, Geh.-Rat Jadassohn.)

manchmal mehr orangefarben oder dem gelben Wachse nicht unähnlich und bringt diese Farbentöne mit den Veränderungen der Hornschicht über der Efflorescenz in Zusammenhang. Bei den Fällen Jadassohns war die Färbung in Orange und Gelb nicht so ausgesprochen, wie bei denen Kreibichs. Im allgemeinen sind den Herden an den unteren Körperpartien düstere lividere Töne beigemischt. Mit der weiteren Entwicklung der Einzelelemente gehen die erwähnten Farbentöne immer mehr und mehr in den Ton der umgebenden gesunden Haut über. Die Begrenzung der frischen Herde ist meist eine regelmäßig rundliche oder ovale, nur selten und an bestimmten Körperstellen wird das Vorkommen eckig resp. polygonal begrenzter Knötchen bemerkt. Die Oberflächenfelderung entspricht meist der Norm; sie kann aber auch stärker ausgeprägt sein, so daß man sogar von einem leichten Grade von Lichenifikation sprechen kann (Pinkus).

Die klinisch bei Beginn nur durch den Kratzversuch feststellbare *Schuppenbildung* wird sehr bald so deutlich, daß dann schon bei der Besichtigung die Schuppe einen klinisch wesentlichen Bestandteil der Efflorescenz darstellt. Während an der frischen Efflorescenz, also zu einer Zeit, wo die Schuppung noch nicht klinisch sichtbar ist, sich nach Kreibich durch energisches Kratzen die gesamte Hornschicht in Form eines Deckels abheben läßt, eine auch nach Jadassohn charakteristische Erscheinung, ist die klinisch sichtbare Schuppe beim Fortschreiten der Efflorescenz am Rande silberweiß, im Zentrum bräunlich, glänzend, sehr dünn und aus feinen Lamellen zusammengesetzt. Die Schuppen sind in der Mitte dichter und dicker wie am Rande und haften zunächst fest an der Unterlage. Die vom Rande her immer weiter vordringende weißliche Verfärbung der Schuppe kommt nach Kreibich durch den Eintritt von Luft zwischen die Hornzellen zustande. Die Schuppe bekommt dadurch nach Kreibich ein kleien- oder marienglasartiges Aussehen. Löst man die Schuppe, so entsteht, nicht immer, wohl aber manchmal, eine ganz geringe Blutung, welche aber nie so ausgesprochen ist, wie die siebartige Basisblutung nach Entfernung der Psoriasisschuppe (Jadassohn). Meist hat man nach Lösung der Schuppe eine lebhaft rote, glänzende, bisweilen feucht schimmernde Fläche vor sich; Pinkus beobachtete bei seinem Falle eine deutliche seröse Exsudation. Nach Jadassohn ist nach Entfernung der Schuppe bei allen Efflorescenzen eine Infiltration nicht mehr zu fühlen. Schon bei seinem ersten Falle bemerkte Jadassohn an dem in Abflachung begriffenen Knötchen eine *leichte zentrale Dellenbildung.* Auch Kreibich sah nach Lösung der Hornschuppe stecknadelkopfgroße Dellen; sie kommen, wie er auf Grund seiner mikroskopischen Untersuchungen feststellen konnte, durch den Druck der Hornschicht und die dadurch bewirkte Verschmächtigung des Rete Malpighi zustande. Im späteren Verlaufe, wenn die Schuppe deutlich ein festhaftendes Zentrum und einen weißen Rand unterscheiden läßt, übt die festhaftende Hornschicht im Zentrum einen Druck auf die zentralen Teile der Efflorescenz aus, so daß dieselben unter das Niveau der Haut zu liegen kommen und der Eindruck einer Atrophie entsteht. Durch weiteren Lufteintritt vom Rande her wird die Schuppe immer weißer, sie lockert sich und fällt schließlich ab, nachdem die unter ihr befindliche Efflorescenz schon abgeheilt ist, so daß man nach Abfall der Schuppe eine normale Haut vor sich hat. *In der Regel heilen die Einzelelemente ohne* Hinterlassung von *Atrophie oder* gar *Narbenbildung und ohne Pigmentierung ab.* Die oben angedeutete Atrophie ist nur eine scheinbare und auch diese Scheinatrophie ist ein bald vorübergehender Zustand; nach Lösung der Schuppe sind im allgemeinen atrophische Veränderungen nicht festzustellen; einwandfreie und unkomplizierte Fälle von Pityriasis lich. chron. hinterlassen keine Narben. Einen abweichenden Fall teilt Wisniewski mit: Die Erkrankung des 23 jährigen

Patienten besteht 16 Jahre; die schuppenden Knötchen und Scheibchen sitzen auf geröteter, gefalteter, verdünnter, stark atrophischer Haut. MIENICKIs Fall wies neben den typischen Herden der Pityriasis lich. chron. Plaques von rötlich-bläulicher Farbe mit seidenpapierähnlicher Atrophie, die teilweise konfluiert, ein mosaikähnliches Aussehen der Haut veranlaßten, auf. Daß bei hämorrhagisch-nekrotischem Verlauf (siehe später) einzelner Herde an diesen narbige Abheilung erfolgen muß, sei hier erwähnt. Die Abheilung ohne Pigmenthinterlassung ist die Regel, denn jahrelang bestehende Fälle mit fortwährend entstehenden neuen Herden lassen bei wiederholten Untersuchungen keine Pigmentreste erkennen; demgegenüber geben aber manche Autoren bei ihren Fällen eine vorübergehende, leicht bräunliche Pigmentierung nach Abheilung der Herde an.

Wie JADASSOHN und KREIBICH besonders hervorheben, macht das Exanthem durch das gleichzeitige Nebeneinandervorkommen der verschiedenen Entwicklungsstadien der Einzelelemente einen ausgesprochen *polymorphen* Eindruck. Die neuen Elemente treten gewöhnlich unmerklich für den Patienten — einerseits wegen der großen Zahl der Herde, die eine Kontrolle der neuen Efflorescenzen erschwert und andererseits, weil der Patient sich nur an das Gesamtbild hält — zwischen den alten auf, ohne daß man von ausgesprochenen Schüben sprechen kann, vielmehr mit anscheinender Unregelmäßigkeit. Die Dichte des Exanthems bei den verschiedenen Fällen bedingt den manchmal recht verschiedenartigen Eindruck. Es gibt Fälle mit einer dauernd relativ geringen Zahl von Herden und solche, bei denen die Einzelelemente außerordentlich dicht stehen; es scheint, als ob manche Fälle lange Zeiten hindurch diese Durchschnittszahl der Herde bewahren; demgegenüber wurde bei anderen Fällen eine auffallende Schwankung der Intensität des Exanthems zum Teil in Abhängigkeit von der Jahreszeit beobachtet. Der erste Patient JADASSOHNs erfuhr durch die stärkere Transpiration im Sommer eine Zunahme des Leidens; PINKUS stellte bei seinem Falle eine deutliche Verschlimmerung in der kalten Jahreszeit fest; FINGER beobachtete einen Typus annuus: im Sommer vergeht die Affektion, die Haut verändert sich bläulich; im Winter tritt ein Schub neuer Knötchen auf. SCHWARTZ und BUSMANN stellten bei ihrem Falle leichte Besserung bei heißem trockenem Wetter fest; TANIMURA gibt an, daß bei seinen Fällen das Leiden im Winter im allgemeinen heftiger auftrat. ARNDT bemerkt, daß es bei der Pityriasis lich. chron. sehr häufig zu Exazerbationen und teilweisen oder vollkommenen Remissionen kommt. KREIBICH beobachtete bei einem Fall nach vierjährigem Bestande eine Remission von ein Halbjahr beobachteter Dauer, vielleicht den Beginn einer Selbstheilung.

Die Einzelherde zeigen *im allgemeinen keine Neigung zu konfluieren*; jedoch ist die früher von mir vertretene Anschauung, zu der mich die Kenntnis der ersten Fälle von Pityriasis lich. chron. veranlaßte, daß es bei der Pityriasis lich. chron. überhaupt nicht zu einer Konfluenz der Einzelelemente käme, in dieser starren Form nicht haltbar. Es sind in der Folge nicht so selten ganz sichere Fälle von Pityriasis lich. chron. mitgeteilt worden (WISE, STOKES, MICHELSON, KERL u. a.), die ganz deutliche Konfluenzerscheinungen in Form ringartiger Bildungen, streifenförmiger und plaqueartiger Herde aufwiesen. Auch ich kenne jetzt Fälle mit sehr dicht stehendem Exanthem, bei denen an einzelnen Körpergegenden nur isolierte Herde saßen, während an anderen die Einzelelemente zu größeren Herden konfluiert waren. Derartige Fälle werden mehrfach als „Übergangsfälle" zur Parapsoriasis lichénoide oder zur Parapsoriasis en plaques bezeichnet. Ich komme auf diesen Punkt noch später zurück, bemerke hier nur, daß es wohl nicht berechtigt ist, Fälle, die sich im übrigen ganz in den Rahmen der Pityriasis lich. chron. fügen, bei denen der charakteristische Entwicklungsgang der Einzelherde sich durch wiederholte Untersuchung verfolgen läßt, auf Grund derartiger Befunde zu „Übergangs- fällen" zu stempeln, zumal, wie die Angaben der Autoren ergeben, diese Kon- fluenzerscheinungen vielfach nur hier und da sich bemerkbar machen, ohne dem Gesamtbilde des betreffenden Falles eine wesentlich abweichende Note zu geben.

Die Anordnung der Knötchen und Flecken ist an den befallenen Hautstellen — abgesehen von der meist vorhandenen ungefähren Symmetrie des Exan- thems — eine durchaus regellose; nur an den Seitenteilen des Stammes folgen sie bisweilen den Langerschen Spaltlinien und weisen dann mehr ovale Formen auf. Die Elemente stehen im allgemeinen disseminiert, können aber auch kleinere und größere Gruppen bilden.

Lokalisation: Das Exanthem befällt hauptsächlich den Stamm und die Extremitäten; mehrfach wird angegeben, daß die mittleren Teile der Brust und des Rückens verschont geblieben sind, doch ist das sicherlich nicht die Regel. Es wurde insbesondere darauf geachtet, ob an den Armen eine Prä- dilektion für die Beuge- oder Streckseite bestände. Jadassohns erster Patient wies bei deutlichem Befallensein der Ellenbeugen ein Freibleiben der Ellen- bogen auf; so verhielten sich auch einige andere Fälle aus der Literatur, min- destens zeigten sie ein stärkeres Befallensein der Ellenbeugen, während bei wieder anderen eine Bevorzugung der Streck- oder Beugeseite nicht erkennbar war. Relativ häufig wurden Herde an den männlichen Genitalien — Praeputium, Penis, Scrotum — festgestellt; hier haben die lebhaft roten, bräunlichen oder livideroten Knötchen manchmal einen sehr ausgesprochenen wachsähnlichen Glanz und sind zum Teil deutlich polygonal. Bei dem Falle Himmels fanden sich Herde am Mons veneris. Mehrfach werden Herde in den Achselhöhlen angegeben.

Während die meisten Fälle *Handteller* und *Fußsohlen* frei lassen, ist auch diese Lokalisation bei einer ganzen Reihe von Fällen sichergestellt: Rille und Riecke beschrieben an den Handtellern zahlreiche durch periphere Hyperämie ausgezeichnete, von harten und festen, schmutzig gelben, schwer abkratzbaren Hornmassen bedeckte Knötchen; Juliusberg fand rundliche, ganz ober- flächliche Epitheldefekte, die von einem weißlichen, überhängenden, sich in die gesunde Umgebung fortsetzenden Epithelsaume begrenzt waren; Freund sah auf den Handtellern kleinlinsengroße braunrote Knötchen, die auf Glas- druck nicht völlig schwanden und den Palmarsyphiliden glichen; auch Kreibich und Neumann betonen die Syphilisähnlichkeit der braunen, im Zentrum ein- gesunkenen Efflorescenzen. Ihre Rückbildung erfolgt nach Kreibich sehr lang- sam; Blum fand auf den Handtellern stecknadelkopfgroße, weinrote Herde, die auf Druck nicht verschwanden; ähnliche Herde auf dem Fußrücken. Bei einem Falle Bernhardts (Pityriasis lich. chron. varietas verrucosa) fanden sich auf Fuß- und Handrücken hyperkeratotische, an Ichthyosis hystrix erinnernde Papeln.

Nicht allzuhäufig wird das *Gesicht* befallen; diesbezügliche Beobachtungen von Rille, Michelson, Kruppnikoff, Randak, Bernhardt. Noch seltener wird *der behaarte Kopf* ergriffen. Rilles Fall zeigte auf dem Kopfe „blaßrote, leicht schuppende, mäßig scharf begrenzte Efflorescenzen" und zwei Jahre später (Riecke) „disseminiert auf der ganzen Kopfhaut lentikuläre, blaß- bräunlichrote, ziemlich scharf umschriebene, ganz flache Erhebungen in mäßiger Zahl". Auch ein Patient Zulegers wies diese Lokalisation auf.

Einige Angaben betreffen die Beteiligung der *Schleimhaut*: Riecke sah „in der Mitte des harten Gaumens sechs hirsekorngroße, bräunlichrote, scharf um- schriebene, ganz flache Herde, von denen die meisten im Zentrum dunkelrot und etwas eingesunken sind, die Randpartien ödematös und leicht opaleszierend erscheinen". KRUPPNIKOFF gibt das Befallensein der Zunge und Lippen-schleimhaut an; SCHWARTZ und BUSMANN sahen zerstreute rötliche Papeln auf der bläulich verfärbten Wangenschleimhaut; KREIBICH läßt es offen, ob die bei einem seiner Fälle beobachtete hellergroße graugetrübte Stelle mit zen-tralen Grübchen auf der einen Tonsille und graugetrübte, vielleicht etwas deprimierte, scharf umschriebene Herde auf der hinteren Pharynxwand zu dem vorliegenden Bilde der Pityriasis lich. chron. gehören oder einen zufälligen Nebenbefund darstellen. Ein Befallensein des vaginalen Teiles des Uterus beschrieben LANDESMANN und EINOCH[1].

Leukoderm bei der Pityriasis lichenoides chronica: Bei einer immer mehr wachsenden Zahl von Fällen wird Abheilung mit Hinterlassung eines Leuko-derms angegeben. Die erste derartige Beobachtung machte ARNDT. Es folgten ähnliche Mitteilungen von RUSCH, OPPENHEIM, KREN, SATO, ALM-KVIST, ZURHELLE usw. Es scheint, als ob keine Hautkrankheit so häufig zur Bildung eines Leukoderms führt, wie die Pityriasis lich. chron. Das Leuko-derm entstand bald nach spontanem Rückgang der Krankheitsherde, bald unter der Wirkung einer örtlichen Beeinflussung; bei einem Falle ALMKVISTS trat die Leukodermbildung im Anschluß an tägliche, lange Sonnenbäder auf. Meist ist das Leukoderm besonders ausgesprochen am Halse und kann an das Leukoderma colli syphiliticum erinnern; vielfach besteht daneben noch eine Leukodermbildung an anderen Körperstellen, an den Schulterblättern, an den Seitenteilen des Rumpfes, in den Achselhöhlen und Ellenbeugen und weist auch bei einer derartigen Ausdehnung eine gewisse Ähnlichkeit mit sehr ver-breiteten syphilitischen Leukodermen auf. Mehrfach wurde die Entstehung der Leukodermflecken aus den Efflorescenzen des Exanthems festgestellt. ALMKVIST bemerkt, daß ihm früher das Leukoderm bei der Pityriasis lich. chron. als ganz syphilisähnlich erschien, während es bei einem nach Sonnen-bestrahlungen aufgetretenen Falle mehr dem Leukoderma psoriaticum ähnelte; er weist auf die verschiedene Größe der weißen Flecke hin, ebenso OPPENHEIM. MICHELSON gibt an, daß beim syphilitischen Leukoderm die weißen Flecke ziemlich regelmäßig geformt sind und auf einem nicht hyperpigmentierten Grunde stehen; bei der Pityriasis lich. chron. sind die weißen Flecke weniger regelmäßig und sitzen in hyperpigmentierter Umgebung. Auch LORTAT-JACOB und FERNET weisen auf die geringere Regelmäßigkeit in der Form der weißen Flecke bei der Pityriasis lich. chron. hin. Die Ränder sind nicht so scharf wie beim syphilitischen Leukoderm, sondern unscharfer und verwischter; sie sahen bei ihrem Fall ein noch deutlich schuppendes Krankheitselement mit depigmentiertem Hof. RENAULT schließt sich in der Debatte den Angaben LORTAT-JACOBS und FERNETS bezüglich der Differenzen zwischen dem Leuko-derma syphiliticum und dem Leukoderm bei Pityriasis lich. chron. an.

Alter, Häufigkeit: Riecke bemerkt, daß das Leiden sich meist zwischen dem 15. und 25. Jahre entwickelt. Das Alter der ersten 30 von RIECKE gesammelten Fälle schwankte zwischen dem 5. und 30. Jahre. Es sind aber einige Fälle schon vor dem 5. Lebensjahre aufgetreten, und andererseits kamen auch Fälle in viel höherem Lebensalter zur Beobachtung und entstanden auch erst im höheren Alter, bei CSILLAGS Patientin trat die Erkrankung erst im 64. Lebens-jahre auf. Eine Prädilektion für ein Geschlecht ist, wie es scheint, nicht vor-handen. In RIECKES Statistik stehen 20 männliche Patienten 10 weiblichen gegenüber, in der TANIMURAS (in der allerdings unter dem Sammelnamen Parapsoriasis auch die Fälle von P. lichenoides und P. en plaques enthalten sind) trat die Erkrankung zu 37,8% bei Männern, zu 62,2% bei Frauen auf.

---

[1] Über einen Fall von Parapsoriasis mit Lokalisation an der Schleimhaut der Portio vaginalis uteri. Dermatol. Wochenschr. Bd. 86, Nr. 19, S. 621. 1928.

Beziehung zu anderen Krankheiten: Meist entwickelt sich das Exanthem bei vorher und im übrigen ganz gesunden Menschen. Bei zwei Fällen, wo es nach Masern auftrat, kann nur von zufälliger Aufeinanderfolge gesprochen werden. Dasselbe gilt offenbar für hier und da in der Anamnese angegebene sonstige Erkrankungen (Grippe usw.). Recht häufig wurden Fälle von Pityriasis lich. chron. unter der Fehldiagnose eines syphilitischen Exanthems ohne Einfluß antisyphilitisch behandelt. Daß eine syphilitische Infektion nichts mit der Pityriasis lich. chron. zu tun hat, ist ohne Zweifel. Ebensowenig sind ätiologische Beziehungen zur Tuberkulose vorhanden, wenn auch nicht so selten ein positiver Ausfall der Pirquetreaktion angegeben wird, wohl aber gibt es Tuberkulosen, die der Pityriasis lich. chron. weitgehend ähneln (siehe Differentialdiagnose, dort auch Besprechung der von CIVATTE ausgesprochenen tuberkulösen Ätiologie der Pityriasis lich. chron.). Wir müssen heute noch feststellen, daß wir über die Ätiologie der Pityriasis lich. chron. (und dasselbe gilt auch für die beiden anderen Formen der sog. Parapsoriasis) nichts wissen.

Auf das *Allgemeinbefinden* hat das Exanthem keinen Einfluß. In der Mehrzahl der Fälle gibt es auch zu *subjektiven Beschwerden,* insbesondere zu *Juckreiz,* keinen Anlaß. Immerhin wird bei einer Zahl von Fällen durch das Exanthem verursachter, meist nicht erheblicher, Juckreiz angegeben; nur selten ist schwererer, manchmal recht störender Juckreiz vorhanden (MATZENAUER, HERXHEIMER, WISE). SPIEGLER und KAPOSI sprechen von unerträglichem Jucken nach dem Schwitzen.

Komplikationen und Abarten: Auffallend häufig wurde bei Fällen von Pityriasis lich. chron. eine *gesteigerte vasomotorische Erregbarkeit der Hautblutgefäße* gefunden, die sich in starkem Erythema pudoris, Urticaria factitia oder Dermographismus, spontanen urticariellen Eruptionen äußerte. WISE hält den Dermographismus geradezu für ein charakteristisches Symptom der Pityriasis lich. chron. RIECKE beobachtete bei jedem seiner Fälle, daß bei einer Irritation der Efflorescenzen eine lebhafte, peripher sich ausbreitende, helle Rötung entstand. PAWLOW bemerkte bei drei Fällen nervöse Beschwerden, die sich in Reizbarkeit, Kopfschmerzen, Dermographismus usw. äußerten; bei einem der Fälle nahm die elektrische Hautempfindlichkeit mit dem Abklingen der Hauterscheinungen ab, um mit ihrem Wiederauftreten wieder anzusteigen. ZUMBUSCH sah bei einem Falle kleine quaddelartige Efflorescenzen, zum Teil mit weißen Schuppen bedeckt, an den Extremitäten. LÖWENSTEIN nimmt an, daß bei der Pilocarpinbehandlung der Pityriasis lich. chron. (siehe später) sich die dem Wesen der Erkrankung zugehörige Erregungskomponente zu der durch das Pilocarpin hervorgerufenen Gefäßerweiterung und Durchblutung der Haut hinzugeselle und dadurch die Wirkung erhöhe. HELLER gibt ebenfalls eine vasomotorische Reizbarkeit für die meisten Fälle zu, hat aber auch Fälle mit vollkommen normalen vasomotorischen Verhältnissen beobachtet. Die von manchen Seiten als konstant angenommene erhöhte Reizbarkeit der Vasomotoren gab die Veranlassung, das Krankheitsbild als eine chronische Vasomotorenstörung durch toxische Einflüsse aufzufassen. RIECKE nimmt Beziehungen zwischen der Pityriasis lich. chron. und den Angioneurosen an; auch BUCEK äußert sich in diesem Sinne. Aber solchen Vermutungen gegenüber ist doch darauf hinzuweisen, daß sich bei der Pityriasis lich. chron. durchaus nicht immer eine derartige gesteigerte vasomotorische Erregbarkeit nachweisen läßt. Ich fand bei meinen Fällen eine Urticaria factitia weder konstant, noch hochgradig genug, um aus ihrem Vorhandensein irgendwelche Schlüsse zu ziehen.

Eine gewisse Bedeutung hat in den letzten Jahren die Frage bekommen, wie weit gewisse *Abarten* von dem oben beschriebenen Bilde der Pityriasis lich. chron. uns das Recht geben, das Bild dieser Krankheit nach manchen

Richtungen hin zu erweitern. Eine besondere Gruppe dieser abweichenden Krankheitsformen soll später im Zusammenhange gesondert betrachtet werden, es ist dies die zuerst von Mucha beschriebene sog. akute Form der Pityriasis lichenoides, die Pityriasis lich. mit varicellenartigem Vorstadium. Dagegen sollen hier Variationen von dem typischen Bilde ihre Erwähnung finden, bei denen, da im allgemeinen der Gesamtcharakter des Exanthems nicht eingreifend geändert ist, eine Zugehörigkeit zu der Pityriasis lich. chron. nicht zweifelhaft erscheint.

Schon Jadassohn und Rille haben auf das Vorkommen kleiner Blutungen an den Efflorescenzen hingewiesen, eine Beobachtung, die später auch von anderen Seiten bestätigt wurde, und zu den deutlicher *hämorrhagischen Exanthemen* bei der Pityriasis lich. chron. überleitet. Solche zum Teil hämorrhagische Exantheme wurden mehrfach demonstriert: Heyn stellte einen Fall von Pityriasis lich. chron. bei einem Kinde mit Leukoderm und einer hämorrhagischen Form des Exanthems an den Beinen vor; in *Wien* wurden solche teilweise hämorrhagischen Fälle des öfteren gezeigt (Kumer, Rusch, Kren). Gleiche Beobachtungen machten Arndt und Gottron. Bei einem Falle Scherbers waren die Knötchen wie die Flecken auf Handtellern und Fußsohlen und auch die Herde an den Kniekehlen und Ellenbeugen von punktförmigen Teleangiektasien oder Blutungen mehr oder weniger reichlich durchsetzt. Neben dieser hämorrhagischen Form des Exanthems, bei der sich die Hämorrhagien z. T. nur auf einzelne Elemente, z. T. auf die Krankheitsherde ganzer Körpergegenden erstrecken, kommen auch Fälle vor, bei denen zu den Hämorrhagien auch *hämorrhagischen Nekrosen* hinzutreten. Arndt hat solche Fälle gesehen und Spiethoff zeigte einen Fall, bei dem neben Papeln ohne Blutung solche mit Hämorrhagien und hämorrhagischer Nekrose vorhanden waren. Bei diesen Fällen handelte es sich um sonst einwandfreie Fälle von Pityriasis lich. chron. Gelegentliche rein nekrotische Vorgänge an einzelnen Elementen werden mehrfach ebenfalls bei sicheren Fällen angegeben. Noch etwas weiter von dem typischen Bilde der Krankheit entfernt sich ein Fall von Möller und Afzelius: neben den typischen Herden traten Pusteln auf, so daß das Exanthem wenigstens zeitweise einem pustulösen Syphilide sehr ähnelte. Die Autoren sprechen von einem varicellenähnlichen Typus der Krankheit, die aber chronisch verlief. Das Exanthem bestand z. Zt. der Demonstration zwei Jahre und entsprach zeitweise dem Bilde der Pityriasis lich. chron., erinnerte aber zu anderen Zeiten an das der Parakeratosis variegata. Eigenartig verlief ein von Gierlaczek aus der *Breslauer* Klinik vorgestellter Fall: Totale Erythrodermie mit starker Schwellung und Schuppung der Haut, hohem Fieber und Abmagerung nach einem Sodabade; aus dieser Erythrodermie entstand ein Exanthem, welches als Pityriasis lich. chron. diagnostiziert wurde. Starke positive Tuberkulinreaktion; ein differentialdiagnostisch in Betracht kommender Lichen scrofulosorum wurde durch die histologische Untersuchung ausgeschlossen. Touton sah auch *akute* Fälle von einfacher Pityriasis lichenoides ohne Nekrose, einen derselben in 6—8 Wochen entstehen und spontan abheilen. Beginn an der Beugeseite der Handgelenke, dort bei Beginn von Lichen planus nicht zu unterscheiden, dann psoriasisähnliche Eruption auf Armen und Beinen, weniger auf dem Rumpf; nur gelegentlich sehr geringes Jucken. Die hinterbleibenden gelbbraunen Pigmentflecke schwanden nach einem weiteren Monat. Derartige akute Fälle erwähnt auch Gottron; bei einem dieser Fälle fanden sich den Hautefflorescenzen entsprechende Erscheinungen auf der Mundschleimhaut.

Nach den vorliegenden Beobachtungen kann es keinem Zweifel unterliegen, daß auch einwandfreie Fälle von Pityriasis lich. chron. durch hämorrhagische und nekrotische Vorgänge an einzelnen Herden ein abweichendes und ungewöhnlich erscheinendes Bild bieten können. Ein prinzipielles Novum bedeutet allerdings die Tatsache, daß die bisher immer als chronisch aufgefaßte Krankheit einen ausgesprochen akuten Verlauf nehmen kann, wie die Fälle von Touton zeigen.

Histologie: Schon die ersten Fälle der Pityriasis lich. chron. gaben bei der Neuheit des Krankheitsbildes Anlaß zu mikroskopischen Untersuchungen. Jadassohn fand beim beginnenden Knötchen ein Rundzelleninfiltrat mit Proliferation der Epidermis, welches sich in einem späteren Stadium augenscheinlich flächenhaft ausbreitet, in der Mitte verschwindet, am Rande aber noch weiter besteht, während sich im Zentrum die klinisch nicht bemerkbare Schuppendecke mikroskopisch als eine dichte abnorme Hornlamellenauflagerung in einer flachen Delle manifestiert. Während am frischen Knötchen die Papillenzeichnung eher noch ausgeprägter war, als in der Umgebung, sind in einem späteren Stadium, an einem größeren und flacheren Knötchen, die Papillen flach, doch noch deutlich erhalten; das Rete ist in den zentralen Partien —

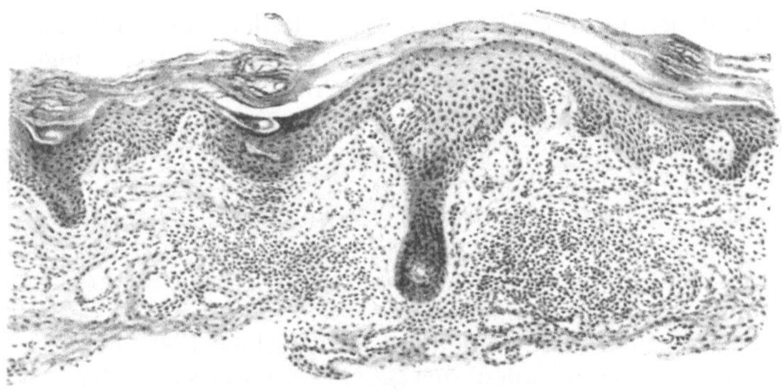

Abb. 2. Pityriasis lichenoides chronica.
Parakeratotische Hornschicht; ein Teil der Hornhautlamellen abgestoßen, andere gelockert. Stratum granulosum nur streckenweise erkennbar. Die Zellen des Rete Malpighi auseinandergedrängt, besonders in den obersten Zellschichten. In der Cutis: Ödem, Erweiterung der Gefäße und starke Rundzelleninfiltrate. (Präparat der Breslauer Hautklinik.)

im Gebiete der flachen Delle — schmäler, als in den benachbarten Teilen. Die Hornlamellen, welche die flache Delle ausfüllen, sind von gleichmäßig angeordneten gut gefärbten Kernen gefüllt. An beiden untersuchten Knötchen nur spärliche Mitosen. Pinkus hat an der Hand mehrerer Einzelelemente in prinzipieller Übereinstimmung mit den Befunden Jadassohns die Entwicklung der Efflorescenz besonders anschaulich beschrieben; er hat eine klare Deutung der histologischen Vorgänge gegeben, welche die klinisch sichtbaren Veränderungen am einzelnen Herd in befriedigender Weise erklärt. Pinkus legt das Hauptgewicht auf die *„Bildung eines hornähnlichen Epithelskutulums, das durch vermehrte Wucherung der Retezellen in die Höhe gehoben und durch eine unter ihm neugebildete normale Zelllage aus dem organischen Zusammenhange gelöst wird. Der Prozeß kann sich an der ersten Stelle wiederholen; es liegen dann zwei bis auf Alterunterschiede völlig gleichende Hornschuppen untereinander, getrennt durch die normale Hornschicht unter der ersten Schuppe und die Leukocytenschicht über der zweiten Schuppe."*

Das die Efflorescenz charakterisierende Scutulum wird bei Beginn von einer dünnen kernlosen Hornlamelle, am Rande noch eine Strecke weit vom Stratum lucidum bedeckt. Das darunter befindliche „Scutulum" setzt sich am Rande in die Übergangsschichten fort; seine Zellen färben sich mit Kern-

farben stärker, als die Retezellen und berühren einander direkt, wie die Zellen
der Hornschicht. Die Kerne, kleiner als die des Rete Malpighi und stark abgeflacht, färben sich ganz dunkel, wie die Kerne der kernhaltigen Hornschicht
und weisen nirgends körnige, dem Keratohyalin entsprechende Massen auf;
das Scutulum stellt demnach einen Herd abnormer Verhornung, eine *Parakeratose* dar, die tief in die Epidermis hineinreicht, stellenweise bis in die untersten Retelagen. Das Scutulum hat, wie die Abbildung bei PINKUS zeigt, die
Form einer Bikonkavlinse. Die Zellen des Rete unter und neben dem Scutulum
bilden an der Grenze allmähliche Übergänge in die veränderten Scutulum-
zellen; ihr Aussehen ist in größerer Tiefe, abgesehen von vermehrter Mitosenbildung, normal. In der *Cutis*, entsprechend dem Zentrum des Scutulums,
sind die *Gefäße dicht gefüllt und umgeben von reichlichen polynucleären Leukocyten*, die sich in dichten Reihen durch die Papillen zur Epidermis erstrecken,

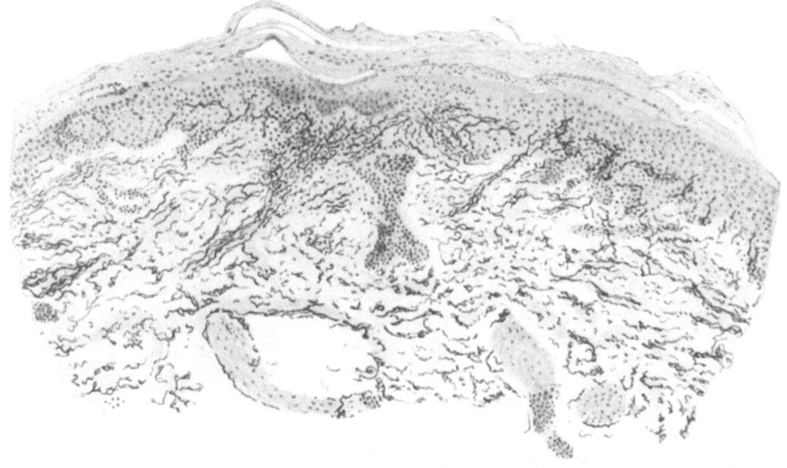

Abb. 3. Pityriasis lichenoides chronica.
Teilweise parakeratotische Hornschicht. Zwischen den sich lockernden Hornschichten streifenförmige Reste von Zelltrümmern. Sehr ausgesprochenes Ödem des Rete Malpighi, in welches stellenweise Infiltratzellen eingedrungen sind. In der Cutis mäßige Zellinfiltrationen. Das elastische Faser-
netz gut erhalten. (Präparat der Breslauer Klinik, stammt von einem nicht ganz typischen, mehr
akut verlaufenem Falle, entspricht aber dem mikroskopischen Bilde der Pityriasis lichenoides chronica.)

sich im Scutulum nach allen Seiten ausbreiten und dieses vollständig durchsetzen. In älteren Herden liegen die Leukocyten zu Trümmern zerfallen auf
der Oberfläche. Geringer erscheinen gegenüber diesen Leukocytenansammlungen kleine perivasculäre Rundzelleninfiltrate in der Cutis. Ein späteres
Stadium ergibt eine Art flacher Schuppe mit stellenweise verdickten Rändern;
eine Abgrenzung gegen das normal gebliebene Rete wird dadurch eingeleitet,
daß sich zwischen Rete und parakeratotischem Bezirk eine 3—4 schichtige
Zellage entwickelt, die nach oben allmählich in die Schuppenzellen übergeht,
nach den Seiten sich in das Stratum granulosum fortsetzt, gegen das Rete
aber so scharf abgesetzt ist, wie normalerweise die Hornschicht gegen das
Rete. Zwischen den Zellen der Schuppe und auf ihrer Oberfläche liegen die
Reste der untergegangenen Leukocyten. Namentlich im Zentrum des Herdes
findet eine üppige Neubildung von Epithelzellen statt. In der Cutis mäßige
Rundzelleninfiltration; Leukocytenansammlungen nur noch in wenigen Pa-
pillenbezirken. Ein noch späteres Stadium zeigt eine dicke, aus kernhaltigen
Hornschichten bestehende Schuppe, darunter eine fast normale Hornschicht.
Die Verdichtung der das parakeratotische Scutulum bildenden Hornzellen

kann sich in loco wiederholen, so daß es zur Bildung einer zweiten kernhaltigen Hornschuppe kommen kann. Ich habe mich bei vorstehender Darstellung des histologischen Bildes eng an die Darstellung von Pinkus gehalten, nicht nur, weil die zahlreichen histologischen Untersuchungen von anderer Seite diese Vorgänge niemals so gründlich dargestellt haben, sondern auch, weil es scheint, als ob das im Mittelpunkte der Pinkusschen Beschreibung stehende „parakeratotische Scutulum" eine besondere histologische Eigenart der Pityriasis lich. chron. darstellt.

Dieses „parakeratotische Scutulum" ist, wie die weiteren histologischen Untersuchungen ergeben, niemals so scharf und präzise beschrieben worden, wie in der Arbeit von Pinkus; nur bei Riecke ergibt die Untersuchung eines linsengroßen Knötchens annähernd ähnliche Verhältnisse. Doch sind die parakeratotischen Veränderungen in den sonstigen Arbeiten über die Histologie der Pityriasis lich. chron. überall wiedergefunden worden, siehe die Arbeiten

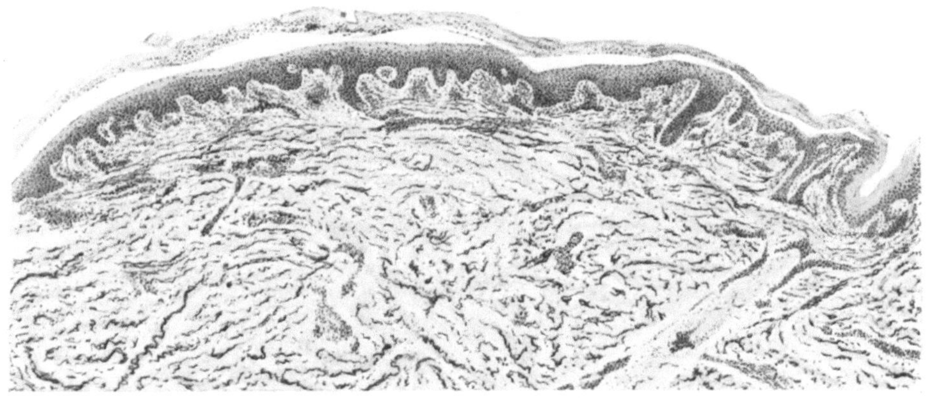

Abb. 4. Pityriasis lichenoides chronica.
Die Veränderungen des von einem typischen Falle stammenden Präparates sind relativ geringfügig: Fast in toto gelöste parakeratotische Hornschuppe mit einigen Zelltrümmern in den mittleren Partien. Die unter der losgelösten Lamelle noch restierende Hornschicht ebenfalls kernhaltig. Stratum granulosum nicht erkennbar. Rete Malpighi anscheinend nicht verändert. Sehr unbedeutende Infiltrate in den obersten Cutisschichten. Die elastischen Fasern durch Infiltrate teilweise auseinandergedrängt und spärlich in der Pars papillaris. (Präparat der Breslauer Klinik.)

von Kreibich, Martinotti, Wise, Stokes, Himmel, Riecke, Hodara, Gans, Juliusberg. Die Untersuchungen von Heimann sind kaum verwertbar, weil hier die Parapsoriasis als einheitliche Gruppe histologisch geschildert wird und sich die histologischen Befunde offenbar auf einen Fall von Parapsoriasis en plaques beziehen. Aus der Mehrzahl der Untersuchungen geht hervor, daß die parakeratotischen Veränderungen mit Regelmäßigkeit vorhanden sind, und, wie es scheint, in einem sehr frühen Stadium. Daß deutliche ödematöse Veränderungen, sowohl in der Epidermis als inter- und intracelluläres Ödem, wie in der Cutis, und zwar in den obersten Schichten, insbesondere im Papillarkörper mit ihren Folgeerscheinungen auf die Bindegewebsfasern und elastischen Fasern ebenfalls, allerdings dem Grade nach sehr verschieden ausgeprägt, das histologische Bild kennzeichnen, auch darüber herrscht im allgemeinen Übereinstimmung. Graduell sehr verschieden sind die Infiltrationserscheinungen in der Cutis und im Papillarkörper. Die Infiltrate sind besonders perivasculär angeordnet; sie bestehen größtenteils aus Lymphocyten, aber nicht ausschließlich; auch bei relativ frischen Herden, oder besser gesagt gerade bei diesen, nehmen polynucleäre Leukocyten an der Infiltratbildung Anteil oder bilden die Hauptmasse der Infiltration. Plasma- und Mastzellen wurden meist nicht oder nur spärlich gefunden; bei den von mir untersuchten Efflorescenzen waren sie keineswegs in so geringer Zahl vorhanden. Verschiedentlich wird eine Hyperplasie der Gefäßwandperithelien und auch der Endothelien angegeben. HODARA beschreibt besonders hochgradige Veränderungen als Folge des Ödems der Stachelzellen: Umwandlung der Stachelzellen in hyaline homogene Schollen oder in zusammengebackene nicht mehr färbbare Massen, als Folge des Ödems in der Cutis: nicht bloß Verdrängung der elastischen und Bindegewebsfasern, sondern auch Zerfall des elastischen Gewebes zu dicken und kurzen Brocken, Verwaschensein der Struktur der kollagenen Fasern.

Es ist noch nicht entschieden, ob die ersten Veränderungen an den jüngsten noch nicht schuppenden Knötchen die Cutis betreffen oder die Epidermis. Nach der Beschreibung von PINKUS scheint es, als ob die besonders charakteristischen primären Veränderungen an der Epidermis vor sich gehen, begleitet von Entzündungserscheinungen in Cutis und Papillarkörper: reichlicher Leukocytenaustritt aus den Gefäßen der Papillen und Einwanderung derselben in die Epidermis und das Scutulum. Eine entgegengesetzte Ansicht vertritt GANS; nach GANS finden die ersten Veränderungen bei jungen, noch nicht schuppenden Herden als Zellenansammlungen in der Cutis statt, während die Störungen der Epidermis völlig zurücktreten. Es scheint mir noch nicht sicher zu stehen, ob wir als primäre *wesentlichste* Veränderungen die Vorgänge in der Epidermis oder Cutis anzusprechen haben. Wahrscheinlich geht der Prozeß primär von der Cutis aus, aber die pathologischen Bildungen in der Epidermis scheinen charakteristischer für die Pityriasis lich. chron. zu sein, als die doch mehr banalen Erscheinungen in der Cutis. Wenn auch vielfach die histologischen Befunde hochgradigere Veränderungen ergaben, als der klinische Befund hätte erwarten lassen, so wurden doch auch manchmal nur sehr geringfügige Veränderungen histologisch festgestellt. Wir sind noch nicht in der Lage, die Pityriasis lich. chron. alleine nach dem histologischen Bilde zu diagnostizieren, wohl aber wird meist die histologische Untersuchung es ermöglichen, die Krankheit bei *bekanntem* klinischen Befund gegen ähnlich aussehende Exantheme tuberkulöser oder syphilitischer Ätiologie oder gegen die Psoriasis abzugrenzen (s. Differentialdiagnose).

Eigenartig sind die Befunde von CORLETT und SCHULTZ. Die erste sichtbare Veränderung ist in ihren Präparaten eine Vermehrung und Größenzunahme der Endothelien der Blutgefäße. Die endotheliale Hypertrophie und Hyperplasie ist auf die weiten dünnwandigen Venen des Coriums beschränkt, obwohl auch die Arteriolen einen gewissen Grad von Endothelschwellung aufweisen. Zu den Endothelveränderungen an den Venen treten dann die perivasculären entzündlichen Veränderungen. Die endotheliale Hypertrophie und Hyperplasie mit der perivasculären Proliferation und Infiltration führt zum völligen *Verschluß der Venenlumina*. Die Gefäßveränderungen sind nach CORLETT und SCHULTZ die Ursache aller weiteren Veränderungen in den Papillen und in der Epidermis. Das Befallensein der tiefen Venen des Coriums erklärt vielleicht, wie CORLETT und SCHULTZ bemerken, die Resistenz der Herde gegen die Behandlung. STOKES konnte eine ausgesprochene Endarteriitis, wie sie CORLETT und SCHULTZ sahen (der von diesen Autoren zitierte Fall von C. J. WHITE betrifft eine Parapsoriasis en plaques) nicht finden, doch stellte er auch in den tieferen Schichten des Coriums eine ausgesprochene perivasculäre Randzelleninfiltration und Fibroblastenproliferation bei anscheinend normalem Endothel fest und bezeichnet diese Prozesse mit Recht als periphlebitische. TANIMURAs Angaben sind schwer verwertbar, weil — wenigstens in dem mir zugänglichen Referat — seine Angaben die Parapsoriasis in toto betreffen und sich nicht entscheiden läßt, welche Bemerkungen die Pityriasis lich. chron. angehen. Bei kleinen

Papeln und Flecken, offenbar Herden der Pityriasis lich. chron. fand er die bekannten Veränderungen: Parakeratose, Akanthose, Verdünnung der Körnerschicht, leichtes Ödem in der Stachelschicht und im Papillarkörper, Zellinfiltration in der oberen Cutis, ferner aber — und hier ist es nicht sicher, ob es sich um Herde der Pityriasis lich. chron. handelt — bei zwei Fällen Veränderungen an den Nervenfasern, vermehrte Varikositäten der Nervenendigungen und unregelmäßige Hypertrophie der Achsencylinder der marklosen Nervenfasern, festgestellt mit der vitalen Methylenblaufärbung nach Ehrlich. Covisa und Bejarano erwähnen neben den bekannten Veränderungen eine vollkommene architektonische Unordnung des Rete Malpighi und intensive morphologische und nucleäre Veränderungen der Epithelzellen. Sie bezeichnen das Gesamtbild dieser Erscheinungen als „dysmorpho-epidermite". An den Kernen ist Pyknose und Schrumpfung mit folgender Atrophie vorhanden, später färbt sich der Kern nicht mehr; im Stratum basale heterotopische Mitosen, z. T. auch in den höheren Schichten der Epidermis, also eine Art Verlagerung der Zellen nach oben, vielleicht eine Folge des Ödems der Cutis.

Diagnose und Differentialdiagnose: Die Diagnose der Pityriasis lich. chron. erfolgt auf Grund des für die Krankheit charakteristischen Exanthems, welches es in der Regel gestattet, zu gleicher Zeit die ganze Stufenleiter der Einzelelemente nebeneinander wahrzunehmen, der in gewissen Grenzen typischen Lokalisation oder richtiger, des meist feststellbaren Verschontseins gewisser Körpergegenden, des Fehlen jeglicher Allgemeinerscheinungen, des Mangels, resp. des nur geringen Vorhandenseins subjektiver Beschwerden (Juckreiz); hierzu kommt eventuell der schon lange Bestand des Leidens und das refraktäre Verhalten gegen die örtliche Behandlung. Der Juckreiz kann aber auch bei einzelnen Fällen mehr in die Erscheinung treten — manchmal in deutlichen Beziehungen zu klimatischen Einflüssen (Transpiration, kaltes Wetter); auch stärkerer Juckreiz schließt die Diagnose Pityriasis lich. chron. nicht aus. Das Vorhandensein eines Leukoderms mit den erwähnten Abweichungen vom syphilitischen Leukoderm ist geeignet, die Diagnose der Krankheit zu stützen.

Differentialdiagnostisch dürfte am häufigsten die *Syphilis* in Betracht zu ziehen sein, vor allem die makulo-papulösen Formen, aber auch, da des öfteren neben den typischen Elementen der Pityriasis lich. chron. auch pustulöse, nekrotische, krustöse Herde beobachtet wurden, diese Erscheinungsformen der Syphilis; die Schwierigkeiten können noch dadurch eine Erhöhung erfahren, daß bei der Pityriasis lich. chron. eventuelle Erscheinungen an Handtellern und Fußsohlen denen der Syphilis sehr ähneln. Für die Abtrennung des Exanthems von dem der Syphilis ist vor allem das Ergebnis der Feststellung der verschiedenen Stufen der Einzelelemente von Bedeutung, ferner das Fehlen der für Lues in gewissem Grade typischen Schleimhauterscheinungen (Schleimhauterscheinungen sind bei der Pityriasis lich. chron. nur unter Vorbehalt festzustellen) und der Lymphdrüsenschwellungen, natürlich das Fehlen aller sonstigen für die Lues charakteristischen Erscheinungen, einschließlich der positiven Wa.R. Wir können ferner in Betracht ziehen, daß eine geringe capilläre Blutung nach dem Kratzversuch eher für Pityriasis lich. chron. spricht, aber auch gänzlich fehlen kann, daß eine gewisse Infiltration auch bei den frischesten Herden der Pityriasis lich. chron. manchmal etwas deutlicher vorhanden sein kann. Kreibich legt besonderen Wert auf die Ablösbarkeit der Hornschicht in Form eines Deckels und das Bluten der Capillargefäße nach Entfernung der Schuppe. Die mehr dunkelbraune Farbe der Syphilis wird sich nach Kreibich von der mehr orangeroten Efflorescenz der Pityriasis lich. chron. nur bei guter Empfindung für Farbennuancen unterscheiden lassen und, wie ich hinzufügen möchte, es wird manchmal auch bei der Pityriasis lich. chron.,

die ja sehr verschiedene Farbentöne aufweisen kann, auf Farbennuancen der
Elemente hingewiesen, die von denen der Syphilis nicht so wesentlich verschieden sind. Histologisch dürfte sich die Pityriasis lich. chron. relativ leicht
von der Lues unterscheiden lassen [durch die bei letzterer stärkere Infiltration
und Plasmazellenhäufung (GANS)], aber im allgemeinen wird sich die Differentialdiagnose der Pityriasis lich. chron. gegen die Syphilis allein durch die klinische
Betrachtung ohne Biopsie und auch ohne eine probatorische antisyphilitische
Behandlung entscheiden lassen.

Dagegen kommen Exantheme der *Tuberkulose* vor, welche der Pityriasis
lich. chron. nicht bloß sehr gleichen, sondern sich auch, wie es scheint, in der
Entwicklung der Einzelelemente ähnlich verhalten, wie die Herde der Pityriasis
lich. chron. Nur so ist es zu erklären, wenn ein so guter Kenner der Parapsoriasisformen, wie CIVATTE, auf Grund histologisch tuberkuloseähnlicher Veränderungen (auch auf Grund anderweitiger tuberkulöser Erscheinungen), die
Pityriasis lich. chron. zu den Tuberkuliden rechnen will. Darüber, daß insbesondere der erste Fall CIVATTEs von „Parapsoriasis en gouttes" histologisch einen
absolut tuberkuloseähnlichen Bau aufwies, kann kein Zweifel bestehen; auf der
anderen Seite aber wissen wir aus zahlreichen histologischen Beschreibungen
jüngerer und älterer Herde, daß die Pityriasis lich. chron. in ihrem geweblichen
Aufbau nicht tuberkuloseähnlich ist (und daß ihr gegenüber die anderen *sicheren*
Kriterien der örtlichen Tuberkulose versagen). Die klinische Beschreibung von
CIVATTEs erstem eigenen Fall, der histologisch die deutlich tuberkuloseähnlichen Bilder ergab, erinnert allerdings sehr an das Bild der Pityriasis lich.
chron.; auffallend ist immerhin die von CIVATTE bemerkte Neigung der Einzelelemente zur Gruppierung, wie sie aber auch gelegentlich bei der Pityriasis
lich. chron. vorkommen kann, vor allem aber das öftere Abheilen mit atrophischen Närbchen. Bei einem zweiten Falle, den CIVATTE für die Tuberkulose-
ätiologie der Pityriasis lich. chron. heranzieht, fand sich als histologisch für
Tuberkulose verwertbar, einzig und allein ein erweiterter lymphatischer Hohl-
raum, der von einer anscheinend käsigen Masse erfüllt war. Solche im klinischen
Sinne der Pityriasis lich. chron. ähnliche Tuberkulide kennen wir aus den Mitteilungen von PICK, MILIAN, MILIAN und PINARD sowie VERROTTI. JADASSOHN
bemerkt anläßlich der Demonstration eines Falles von LANGNER, bei dem sämtliche Tuberkulinreaktionen deutlich positiv ausfielen, das histologische Präparat
jedoch keinen Anhaltspunkt für Tuberkulose ergab, daß es der Parapsoriasis
guttata ähnliche Tuberkulide, namentlich auch disseminierte subakute miliare
Tuberkulosen gäbe, daß aber die eigentliche Parapsoriasis guttata nicht zu den
Tuberkuliden, wie CIVATTE wolle, gerechnet werden könnte. Bei manchen
derartigen Fällen dürften gewisse atypische Abweichungen vom bekannten
Bilde der Pityriasis lich. chron.: Gruppierung der Herde, Abheilung mit Narbenbildung, den Verdacht auf Tuberkulose erwecken. Die allgemeinen Tuberkulinreaktionen genügen nicht zur Lösung differentialdiagnostischer Schwierigkeiten, wie vielfache Anwendung dieser Hilfsmittel bei Fällen von Pityriasis
lich. chron. gezeigt hat; nur lokale Reaktionen an den Herden sprechen für
Tuberkulose. Der endgültige Entscheid erfolgt vor allem durch die Tierimpfung
und — am leichtesten — durch die histologische Untersuchung.

Differentialdiagnostisch kommt nächst der Syphilis wohl am ehesten die
Psoriasis in Betracht. Einzelne Herde der Pityriasis lich. chron. können in der
Tat — wenigstens zeitweise — den Elementen der Psoriasis guttata sehr ähneln
und wenn sie grade in überwiegender Zahl vorhanden sind, kann das ganze
Exanthem der Stempel einer Psoriasisähnlichkeit tragen. Im allgemeinen
sind die Herde der Pityriasis lich. chron. in *dem* Stadium, in dem sie denen
der Psoriasis ähneln, lebhafter gerötet — ein allerdings ganz inkonstantes

Symptom — und weniger scharf umschrieben; aber wesentlicher ist die Tatsache, daß die Schuppung bei der Pityriasis lich. chron. viel zarter ist; nach Ablösen der Schuppe tritt keine oder nur eine geringe Blutung auf, ganz im Gegensatz zu der bekannten siebartigen Blutung nach Entfernung der viel dickeren Psoriasisschuppe. Schon JADASSOHN stellte bei seinem ersten Falle fest, daß die für Psoriasis so charakteristische weiße Schuppenbildung vollständig und dauernd fehlte, und KREIBICH hebt dieses Moment mit ebenso starker Betonung hervor; er weist insbesondere auf die in der Mitte der Herde gelbbraune festhaftende Hornschicht bei der Pityriasis lich. chron. hin. Dazu kommt die Verschiedenheit der Lokalisation: bei der Pityriasis lich. chron. eventuell stärkeres Befallensein der Beuge-, wie der Streckseiten, manchmal gänzliches Freibleiben der Streckseiten, aber keine Bevorzugung der Streckseiten, wie bei der Psoriasis; bei der Pityriasis lich. chron. nur selten und in spärlichem Grade Herde auf der Kopfhaut und dem Gesicht, demgegenüber bei der Psoriasis häufig ein starkes Befallensein des behaarten Kopfes. Psoriasis der Handteller selten; Pityriasis lich. chron. der Handteller öfters beschrieben; die Nägel bleiben bei der Pityriasis lich. chron., soweit die bisherige Kasuistik zeigt, frei im Gegensatze zu dem häufigen Vorkommen der Nagelpsoriasis. Im allgemeinen scheint die Pityriasis lich. chron. die Stellen zu bevorzugen, welche die Psoriasis verschont, abgesehen von der Lokalisation am Stamme und den Genitalien, an welchen Stellen sich deutliche Unterschiede nicht feststellen lassen. Da eine Konfluenz der Elemente der Pityriasis lich. chron. nicht mehr angezweifelt werden kann, dürften Konfluenzerscheinungen nur mit Vorbehalt als für Psoriasis sprechend zu verwerten sein, immerhin ist im allgemeinen der Psoriasis eher die Neigung zur Konfluenz, zu Bildung annulärer und serpiginöser Bildungen eigen. Die histologische Differentialdiagnose zwischen der Pityriasis lich. chron. und der Psoriasis ist viel schwieriger zu stellen, da gewisse histologische Charaktere beiden Krankheiten gemeinsam sind und nur der Grad ein verschiedener sein kann. PINKUS wertet die histologische und klinische Diagnose der beiden Krankheiten sehr vorsichtig ab, er weist darauf hin, daß die Schuppenbildung bei der Psoriasis ähnlich verlaufe, wie bei der Pityriasis lich. chron., „doch gehe alles bei der Psoriasis schneller und in größeren Maßstabe vor sich." „Schon bei der kleinfleckigen Form der Psoriasis imponiert der Prozeß *klinisch* durch die Lockerheit und Massenhaftigkeit der Schuppen, *histologisch* durch die Größe der ganz gleichmäßig über die ganze Plaque ausgebreitete Schuppenbildung; demgegenüber bei der Pityriasis lich. chron. ganz langsame Entwicklung und geringe Schuppung, außerordentliche Kleinheit der primären Veränderungen des Scutulums. Auch GANS hebt die stärkeren Entzündungserscheinungen bei der Psoriasis hervor: in der Epidermis zahlreichere Mitosen, ausgedehnte Parakeratose; er betont die Verdünnung der suprapapillären Stachelzellenschicht, welche bei der Psoriasis die punktförmige Blutung ermöglicht, während sich die Hyperplasie der interpapillären Stachelschicht allerdings auch bei den allerjüngsten Herden der Pityriasis lich. chron. findet. Die für die Psoriasis als charakteristisch angesehenen leukocytären „Mikroabscesse" werden nach GANS bei der Pityriasis lich. chron. niemals angetroffen. Wertvoll ist für die Scheidung beider Krankheiten die Beobachtung der Einwirkung der Behandlung. Allerdings haben starke Pyrogallussalben konsequent verwendet — wenigstens häufig — einen gewissen vorübergehenden Einfluß auf die Pityriasis lich. chron., aber bei der Psoriasis ist doch im allgemeinen der Einfluß einer örtlichen Behandlung mit Pyrogallus- und Chrysarobinpräparaten — auch wenn die Resultate nur vorübergehender Natur sind — doch in die Augen springender und schneller erreichbar. Es scheint ferner, daß Röntgenbestrahlungen auch in kleinen Dosen bei der Psoriasis ungleich wirksamer sind, als bei der Pityriasis lich. chron.

Die Differentialdiagnose gegenüber dem *Lichen ruber* wurde schon von JADASSOHN eingehend berücksichtigt. Er sah bei seinem Falle während der langen Beobachtungszeit nie typische Lichen ruber-Knötchen. Die Knötchen sind nicht polygonal — wie sich später zeigte, höchstens vereinzelt und an bestimmten Lokalisationen, — sie vergrößern sich nicht zu ausgedehnten Plaques, sie konfluieren. nicht, sie heilen ohne Pigmentierung ab; auch diese letzten Differenzpunkte sind noch heute als die Regel aufzufassen, wenn auch gelegentlich Konfluenzerscheinungen vorkommen und hie und da eine leichte Pigmentierung nach der Abheilung, aber wohl nur sehr vorübergehend und schwach ausgeprägt, festgestellt wurde. Ferner zeigen die Knötchen, resp. Einzelelemente, auch bei langem Bestande nicht die für Lichen ruber charakteristische grauviolette resp. blauviolette Verfärbung (JADASSOHN, KREIBICH). JADASSOHN weist ferner auf das Freibleiben der Schleimhäute und das Versagen der Arsenikbehandlung bei der Pityriasis lich. chron. hin. Auch diese Punkte haben noch heute ihre Geltung; denn die wenigen Mitteilungen über Schleimhautbeteiligung bei der Pityriasis lich. chron. sind einerseits nicht sicher, wenigstens was ihre Beziehungen zur Pityriasis lich. chron. betrifft, und die beschriebenen Veränderungen, auch wenn sie zum Bilde der Pityriasis lich. chron. gehören sollten, sind leicht von den Schleimhauterscheinungen beim Lichen ruber zu unterscheiden; ebenso wie JADASSOHN haben auch spätere Beobachter bei der Pityriasis lich. chron. die Unwirksamkeit selbst einer energischen Arsenbehandlung festgestellt und nur vereinzelt wird ein Einfluß des Arsens bei dieser Krankheit angegeben. Auch EHRMANNs Heilerfolge durch Arsen und Licht sprechen nicht dagegen; denn bei dieser Behandlung spielt das Arsen lediglich die Rolle eines Sensibilisators für die befallene Haut, die erst nach Arsenikbehandlung auf Licht reagiert, aber für sich alleine ist das Arsenik meist unwirksam im Gegensatze zu der bekannten guten Wirkung beim Lichen ruber. *Histologisch* ist die Pityriasis lich. chron. vom Lichen ruber wohl zu unterscheiden und zwar auf Grund des bei Lichen ruber charakteristischen Befundes: Scharf nach unten abgesetztes Zellinfiltrat in Papillarkörper und oberer Cutis, stark entwickeltes subepitheliales Ödem, dadurch Zerstörung der unteren Epidermisschichten mit Bildung feinster und gröberer Lücken, Fehlen einer Parakeratose und Vorherrschen einer Hyperkeratose (GANS).

Beim Lichen ruber aber können, wie JADASSOHN mitteilte, umgekehrt Efflorescenzen vorhanden sein, die in vielen Punkten denen der Pityriasis lich. chron. ähneln. JADASSOHN sah dies bei einem von ihm beschriebenen Falle und bei einem von CHOTZEN (Verhandl. d. Dtsch. Dermatol. Ges. 4. Kongreß Breslau, S. 521) vorgestellten Patienten. Bei beiden Fällen waren aber schon sehr früh nekrotisierende Prozesse vorhanden; bei beiden Fällen wurden sichere Lichen planus-Knötchen und die Schleimhauterscheinungen des Lichen ruber festgestellt. Von den Knötchen der Pityriasis lich. chron. erwies sich JADASSOHNs „Borkenknötchen" bei Lichen ruber unterschieden durch ein viel dichteres, massigeres und schärfer abgesetztes Infiltrat; die Auflagerungen bestanden vorzugsweise aus Leukocyten, hinter denen im Zentrum die parakeratotischen Lamellen weit zurücktraten. Die Ähnlichkeit bestand nach JADASSOHN in der skutulumähnlichen Form der Schuppenborke und der Möglichkeit, das ganze Gebilde vom Rande her abzuheben.

Gelegentlich kann das Exanthem der Pityriasis lich. chron. eine gewisse Ähnlichkeit mit der *Pityriasis rosea* aufweisen; jedoch gestattet schon sorgfältige Betrachtung den Entscheid; bei der Pityriasis rosea fehlt die Uniformität der nur beschränkt ausgedehnten Herde der Pityriasis lich. chron. Die Ränder sind bei der letzteren Erkrankung weniger scharf markiert; es fehlen die für Pityriasis rosea charakteristischen zentralen Abheilungsvorgänge.

Andere Hautkrankheiten kommen differentialdiagnostisch kaum in Frage. Erst weiter unten ist zu erörtern, ob eine Abtrennung der Pityriasis lich. chron. von der Parakeratosis variegata berechtigt ist.

Prognose und Behandlung: Wie für die anderen Formen der Parapsoriasis, so ist auch für die Pityriasis lich. chron. die Prognose insofern eine günstige, als die Hautkrankheit auf das Allgemeinbefinden — bis auf nur gelegentlich vorhandene subjektive Beschwerden — gar keinen Einfluß ausübt. Dagegen ist es recht schwer und nur durch besonders gestaltete Kuren möglich, das Leiden dauernd zu beseitigen. Spontane Heilungen sind mindestens außerordentlich selten und, was die Dauer anbetrifft, mehr als zweifelhaft. Erst die letzten Jahre haben uns wirksamere Behandlungsmethoden für die Pityriasis lich. chron. gelehrt. Die meisten Autoren stellten fest, daß Einfettungen mit indifferenten oder milden Salben, Bäder aller Art lediglich eine schnellere Beseitigung der Schuppen und eine größere Geschmeidigkeit der Haut herbeiführten, daß auch eingreifendere örtliche Mittel (reduzierende und keratolytische Therapeutica) höchstens vorübergehende Erfolge auslösten. Ich nenne als mit negativem Erfolge angewendet: Teerpräparate verschiedener Art in Salben- und Bäderform, Ichthyol in Salben, Naphtholsalben, Quecksilberpräparate, Anthrarobin, Schwefelpräparate als Salben und Bäder, Eugallol. Dagegen wird mehrfach erwähnt, daß Chrysarobin und Pyrogallussäure, wenigstens vorübergehend, Besserungen ermöglichten. So hatte Jadassohn bei seinem ersten Falle durch 10%iges Chrysarobin-Chloroform mit folgender Bedeckung durch Zinkoxydpflaster und in noch höherem Grade durch 5%igen Pyrogallusspiritus wenigstens vorübergehend für Monate an den behandelten Stellen ein Freibleiben erzielt. Neisser sah vorübergehende Besserung durch Chrysarobin-Traumaticin. Nach Brocq ist das beste örtliche Behandlungsmittel eine 10%ige Pyrogallussalbe mit $2^1/_2\%$ Salicylsäure. Die Salbe wird morgens und abends angewendet, bis die Verfärbung des Urins, der sorgfältig zu überwachen ist, anzeigt, daß der Kranke die Grenze der Verträglichkeit erreicht hat; dann indifferente Behandlung; nach Beruhigung der Haut Wiederanwendung der Salicyl-Pyrogallussalbe usf., bis zum Schwinden der Affektion. Die Heilung erfolgt auch bei dieser energischen Behandlung sehr langsam. Aber es scheint — auch ein Fall Civattes spricht in diesem Sinne, daß sich auch auf diesem Wege Dauerheilungen nicht erzielen lassen. Neumann gibt an, durch Seifengeist, Schmierseife mit nachfolgender Einfettung oder Applikation feuchter Umschläge eine Beseitigung des Exanthems erreicht zu haben; aber auch diese Angaben finden in gegenteiligen Erfahrungen anderer Autoren eine Abschwächung. Nicht mehrversprechender sind die Angaben über eine innerliche oder Injektionsbehandlung. Antipyrin erwies sich Pinkus als wirkungslos; Neisser hatte vorübergehenden Erfolg durch Jodkali intern und gleichzeitige Anwendung von Vlemingkxbädern mit folgender Teerbehandlung; Rille sah vorübergehende Besserung nach Injektionen von 25%igem Jodipin. Quecksilberapplikationen in Form von Schmierkuren und Quecksilberinjektionen hatten sich bei mehreren Fällen, die anfänglich für Lues gehalten wurden und auch bei Fällen mit gleichzeitiger Lues, als unwirksam erwiesen.

Besonders eingehende Erfahrungen liegen über den Gebrauch des *Arseniks* bei der Pityriasis lich. chron. vor. Bei Jadassohns erstem Falle hatte eine längere Zeit hindurch geführte innerliche Arsenbehandlung keinen Einfluß; die Erfahrungen Kreibichs sind dieselben; auch eine energische intravenöse Arsenbehandlung war ohne Erfolg (Juliusberg); in demselben Sinne lauten die Angaben der meisten Autoren. Dagegen heilte Ehrmann einen Fall durch Arseninjektionen, Gruss beseitigte bei einem Falle, bei dem eine Pilokarpinbehandlung (s. später) versagte, durch intravenöse Injektionen von Solutio

Fowleri das Exanthem. Brocq sah bei einem Falle eine eklatante Wirkung
von Natriumkakodylat. Im Gegensatze zu diesen vereinzelten günstigen Beobachtungen lautet das übereinstimmende Urteil der meisten Autoren dahin,
daß eine energische und lange durchgeführte Arsenbehandlung — in den verschiedensten Formen ausgeführt — bei der Pityriasis lich. chron. ganz wirkungslos bleibt, höchstens ganz geringe Besserungen veranlaßt; nach Finger kann
das Leiden sich sogar durch Arsen verschlechtern.

Senear erreichte bei einer Patientin mit Pityriasis lich. chron. und gleichzeitiger Fettleibigkeit und Pulsverlangsamung durch zweimonatliche Behandlung mit Thyroid-, sowie Zirbeldrüsenextrakt (3 mal täglich 0,02 Thyroidextrakt,
nach Kombination mit Zirbeldrüse nur 2 mal täglich) erhebliche Besserung.

Dagegen scheinen die folgenden Behandlungsmethoden aussichtsvoller zu sein.
Herxheimer und Köster erreichten durch intramuskuläre Injektionen von *Pilokarpin* den Schwund des Exanthems. Die Pilokarpinbehandlung der Pityriasis
lich. chron. wurde in der Frankfurter Universitätshautklinik mehrfach angewendet, sie wurde auch an anderen Stellen nachgeprüft. Gegenüber den
aus Frankfurt und auch anderwärts mitgeteilten günstigen Erfolgen versagte
die Behandlung bei einigen Fällen vollständig. Auch nach einer erfolgreichen
Pilokarpinbehandlung — auch noch während der Behandlung — können sich
Rezidive zeigen (Nathan). Herxheimer gibt an, daß bei fast allen mit Pilokarpin behandelten Fällen Pilokarpinreaktionen auftraten. Eine besonders
eigenartige Reaktion beschreibt Nathan: 1 Stunde nach Injektion von 0,01,
der nach 20 Minuten Speichelfluß, Schweißabsonderung, Übelkeit und Hitz-
gefühl im Kopfe gefolgt war, trat über den ganzen Körper verstreut — verschont blieben nur Gesicht, obere und mittlere Brustregionen, Handteller
und Fußsohlen — ein kleinlinsengroßes, hochrotes, makulöses Exanthem auf;
frei blieben dabei die Stellen, die von der Krankheit wenig oder nicht befallen
waren. Besonders ausgeprägt war das Exanthem an den mechanischer Reizung
besonders ausgesetzten Stellen, nämlich dem Rücken und der Beugeseite der
Extremitäten. Die frischesten Herde der Pityriasis lich. chron. waren dunkelrot gefärbt und stärker erhaben, als vor der Injektion. Nach 20 Minuten Abblassung des Exanthems. Deutsch versucht es zu erklären, warum die Pilokarpinbehandlung bei einem Falle zum Erfolg führt, bei anderen nicht; folgende
zwei Bedingungen sind nach ihm für das Erzielen eines Erfolges von Bedeutung:
1. Der Fall muß der Unterform Parapsoriasis en gouttes bzw. lichénoide angehören (nb. Deutsch versuchte Pilokarpin bei den verschiedenen Formen der
Parapsoriasis). 2. Die Reaktion auf Pilokarpin muß so sein, daß einerseits
genügend Schweißsekretion stattfindet, andererseits der Schwellenwert für den
Eintritt toxischer Nebenwirkungen möglichst hoch gelegen ist. Deutsch, dessen
Arbeit unter Pinkus erfolgte, sieht in der Pilokarpinbehandlung eine Bereicherung der bisher so erfolglosen Therapie der Pityriasis lich. chron. und empfiehlt
ihre Anwendung für geeignete Fälle. Im allgemeinen wurde die Pilokarpinbehandlung mit der Dosis von 0,005 begonnen; weitere Injektionen alle zwei
bis drei Tage mit allmählicher Steigerung bis zu 0,01. Diese Dosis wurde während
der Behandlung beibehalten; nur Muschter ging bis auf 0,1 pro die, mußte
allerdings nach 10tägiger Pilokarpinbehandlung die Behandlung wegen Intoxikationserscheinungen (allgemeines Unbehagen, Erbrechen, Magen- und Darmstörungen, Kollapserscheinungen) abbrechen. Andererseits scheinen bei Anwendung sehr geringer Dosen — Beginn mit 0,002 und Steigerung nur bis zu
0,005 — die Erfolge wesentlich geringer, resp. gleich Null zu sein, wenn auch
bei einigen Fällen diese kleinen Dosen einen deutlichen Einfluß ausübten
(Weinmann), Die erforderliche Anzahl von Injektionen zur Erzielung einer
restlosen rezidivfreien Heilung ist nicht festgestellt; bei einigen Fällen scheinen

7—9 Einspritzungen von 0,01 genügt zu haben. Die Pilokarpinbehandlung erfordert Rücksichtnahme auf etwaige Intoxikationserscheinungen; Dreyer stellte Akkommodationsstörungen fest, Veiel sen. außerordentlich starken Speichelfluß; Bettmann Darmstörungen. — Auch per os gegeben (3 mal täglich 0,05) konnte Pilokarpin einen Rückgang des Ausschlags bewirken, allerdings kam es zu einem Rezidiv (H. Hoffmann). Warum das Pilokarpin bei der Pityriasis lich. chron. manchmal so eklatante Heilerfolge zeitigt, ist nicht entschieden. Herxheimer und Köster, Cohen, Weinmann, Löwenstein führen die Erfolge teils auf die bessere Durchblutung und Ernährung der Haut, teils auf die erhöhte Erregbarkeit derselben, teils auf die Steigerung der Schweißsekretion zurück; ob die durch die Milzkontraktion erzeugte Leukocytose auch eine Rolle spielt, läßt Löwenstein offen, aber er nimmt an, daß die der Krankheit eigentümliche Erregungskomponente (s. o. Reizphänomene) sich zu den genannten Faktoren hinzugeselle, so daß die Gefäßerweiterung und Hautdurchblutung bei der Pityriasis lich. chron. besonders ausgiebig erfolgen und für diese Krankheit als spezifisch gelten dürften. Deutsch legt besonderes Gewicht auf den Vorgang der Schweißsekretion an sich, dessen Berücksichtigung ihn zu den erwähnten Indikationen für die Pilokarpinbehandlung der Pityriasis lich. chron. veranlaßt.

Mehrere Autoren sahen gute Wirkung durch eine *Lichtbehandlung*, sei es in Form natürlicher Sonnenbestrahlungen, sei es durch Anwendung künstlicher Lichtquellen (Almkvist, Touton, Klausner, Jungmann, Blumenthal). Almkvist brauchte bei seinen Fällen bei ausgedehnten langen Sonnenbädern 14 Tage, bei Quarzlicht zwei Monate zur Beseitigung des Exanthems; die Stellen, wo ein starkes Erythem auftrat, waren bereits in 5 Tagen geheilt. Finkenrath erzielte Heilerfolge durch Quarzlichtbehandlung mit Anwendung sehr hoher Dosen. Die Bestimmung der Strahlenmenge erfolgte durch den von ihm eingeführten Rötungsmesser und Fürstenaus Aktinimeter (Technik: Dtsch. med. Wochenschr., S. 280, 1924; Klin. Wochenschr. S. 1358, 1923; Blumenthal). Die Heilung der Pityriasis lich. chron. durch künstliches oder natürliches Licht scheint oft mit Leukodermbildung vor sich zu gehen (Ehrmann, Almkvist, Finkenrath).

Ehrmann empfiehlt für die Behandlung der Pityriasis lich. chron. seine *kombinierte Licht-Arsentherapie.* Nach seiner Auffassung wird durch die Einwirkung des Arsens auf die Capillaren in den Papillen eine Steigerung ihrer Empfindlichkeit, also eine Sensibilisierung der Hautstellen gegenüber der Lichtwirkung erzielt; demgemäß müssen der Lichtanwendung einige Arseninjektionen vorausgehen; die Dosis und Menge (Ehrmann nahm entweder kakodylsaures Natron oder Solarson) richtet sich nach dem Gewicht und der sonstigen Körperbeschaffenheit. Nach der sechsten Arseneinspritzung beginnen die Bestrahlungen (Quarzlampenbestrahlungen, Höhensonne) bei fortgesetzter Arsendarreichung in den üblichen, nicht zu starken Mengen. Die Bestrahlung soll immer ein ausgesprochenes Lichterythem erzeugen, denn ganz leichte Erytheme führen nicht so rasch zum Ziele. Jede Stelle muß ein-, zwei-, dreimal, eventuell noch öfter bestrahlt werden. Diese Angaben Ehrmanns entsprechen auch im allgemeinen der Forderung Finkenraths nach Verwendung möglichst hoher Lichtdosen bei der Behandlung der Pityriasis lich. chron.

Dreyer erzielte nach Sensibilisierung durch intravenöse Trypaflavininjektionen mit natürlicher Sonnenbestrahlung eine wesentliche Besserung. Hagen sah bei zwei Fällen vorübergehende Besserung durch Thorium X—Degea.

Rasch behandelt die Pityriasis lich. chron. nur intern mit Solutio calcii chloratii 20,0: 300,0; fünfmal täglich ein Eßlöffel. Nach seinen Erfahrungen verschlimmert die örtliche Behandlung das Leiden.

Von dem typischen Bilde der Pityriasis lichenoides chronica wesentlich abweichende, aber dieser Krankheit von einigen Seiten angegliederte Krankheitsformen.

Schon im vorstehenden hatte ich Gelegenheit, insbesondere bei Krankenvorstellungen angeführte, Abweichungen von dem bekannten Bilde der Pityriasis lich. chron. zu erwähnen. Bedeutungsvoller scheint das Vorkommen einer besonders von Touton beobachteten, aber auch an anderer Stelle erwähnten, Pityriasis lichenoides mit akutem Verlaufe zu sein; über diese Form wissen wir noch relativ wenig, so daß ich mich oben begnügen mußte, sie auf Grund der kurzen Angaben Toutons zur Kenntnisnahme zu bringen; dagegen liegen über die folgende, in mancher Beziehung eigenartige Form schon jetzt eine Reihe von Beobachtungen teilweise ausführlicherer Natur vor:

1. Die exsudative, hämorrhagische, nekrotisierende Form der Pityriasis lichenoides, die Pityriasis lichenoides mit varicellaartigem Vorstadium, die Pityriasis lichenoides acuta, die Pityriasis lichenoides et varioliformis acuta.

Die erste Beschreibung des Krankheitsbildes erfolgte durch Mucha; es folgten — meist als Krankenvorstellungen und nicht sehr ausführlich mitgeteilt die Fälle von Rusch, Oppenheim, Sachs, Krüger, Kumer, Goldschlag, Ullmann, Leszyński. Eingehender beschrieben wurden zwei Fälle von Habermann aus Bonn und ein aus Wien stammender Fall von Almkvist. Bei dem Falle Krügers, Goldschlags und dem dritten Falle von Rusch handelt es sich möglicherweise nur um eine durch eine Anzahl krustöser Herde komplizierte, sonst typische Pityriasis lich. chron., während die beiden ersten Fälle von Rusch sichere Analoga zu Muchas Fall darstellen. Jüngst teilten noch Oppenheim, Gray, Silbermann und Rossyansky, Biliński und Bruhns weitere Fälle dieser Form mit. Leszczyński sah bei dieser Form gute Erfolge durch die Röntgenbestrahlung der Wirbelsäule nach der Methode Gouins.

Muchas 19jähriger Patient wies leicht druckempfindliche Schwellung einer linken Leistendrüse, sonst keine Drüsenschwellungen auf; kein Fieber. An Stamm und Extremitäten, die Beugeseiten der letzteren merklich bevorzugend, ein recht polymorphes Exanthem, zusammengesetzt aus makulösen, leicht abschuppenden, papulösen und papulo-nekrotischen Elementen, die geringe entzündliche, aber deutlich infiltrative Veränderungen zeigen und spontan, teils mit Hinterlassung variolaartiger Narben, abheilen. Am reichlichsten sind gut linsengroße, im Zentrum blaugraue, an der Peripherie gelblichgrau bis weißlich gefärbte Elemente mit hellroter Entzündungszone, häufig leicht eingesunkenem Zentrum, das sich ganz oder zum Teil in braunrote Borken umgewandelt hat, daneben kleine Herde, die ebenfalls die drei Zonen der größeren Herde deutlich erkennen lassen; neben diesen Elementen leicht papulöse oder lichenoide gelb- bis braunrote Efflorescenzen fast ohne entzündliche Veränderungen an der Peripherie, teilweise mit spärlichen festhaftenden Schüppchen an der Kuppe. Die Krankheit heilte mit dem ersten größeren Schub und etwa 14 Tage dauernden Nachschüben vollständig ab. Das Vorhandensein verwaschener abschilfernder Herde (auf der Brust und dem Rücken zwischen den oben beschriebenen Elementen zahlreiche stecknadelkopfgroße bis über linsengroße Krankheitsherde, die im Niveau der Haut gelegen, von einem zarten hell- oder mehr lachsroten Hofe umgeben sind, im Zentrum leichte Schuppung mit manchmal deutlich ausgebildeter, kragenförmiger Abhebung der Hornschichten gegen die Peripherie), der kleinpapulösen, braunroten, an der Kuppe abschuppenden Krankheitsherde entsprach wohl dem Bilde der Pityriasis lichenoides; dagegen sprachen die Nekrose und die zahlreichen papulösen Efflorescenzen. *Histologisch* zeigten die frischen Herde hochgradiges Ödem der obersten Cutis- und Epidermisschichten mit sehr ausgesprochener Epithelschädigung, mäßig reichliche perivasculäre Infiltrate in den obersten Cutisschichten. Bei älteren Herden geringes Ödem, doch Zunahme der in die Epidermis einbrechenden und diese stark schädigenden perivasculären Infiltrate; in den zentralen Partien regressive Veränderungen: zunehmende Verhornung und beginnende Borkenbildung. „Trotzdem sich unter den bisher beschriebenen Fällen keiner findet, in dem das Vorhandensein papulo-nekrotischer Efflorescenzen beobachtet wurde, auch die Chronizität des Krankheitsbildes fehlt, hält sich Mucha auf Grund der weitgehenden Übereinstimmung sowohl des klinischen, als auch besonders des histologischen Bildes für berechtigt, den Fall als der Parakeratosis variegata bzw. Pityriasis lichenoides nahestehend aufzufassen". Die zwei ersten Fälle von Rusch glichen ganz dem Falle von Mucha; der zweite Fall gab Rusch Gelegenheit, die Erkrankung als eine „Pityriasis lichenoides acuta" zu bezeichnen. Oppenheims erster Fall ist durch eine besondere Intensität des Exanthems ausgezeichnet; die Hauterkrankung begann unter ausgesprochenen Allgemeinerscheinungen: Abgeschlagenheit, Kopfschmerzen. Der zweite Fall begann wie Varicellen. 14 Tage später war das Bild der Pityriasis lichenoides viel ähnlicher. Die *histologische* Untersuchung einer Pustel ergab der Varicella ähnliche Verhältnisse, eine intraepitheliale, unilokulare Blase mit retikulierender Degeneration der Retezellen und Rundzellenanhäufungen im Papillarkörper und Stratum subpapillare. Bei dem

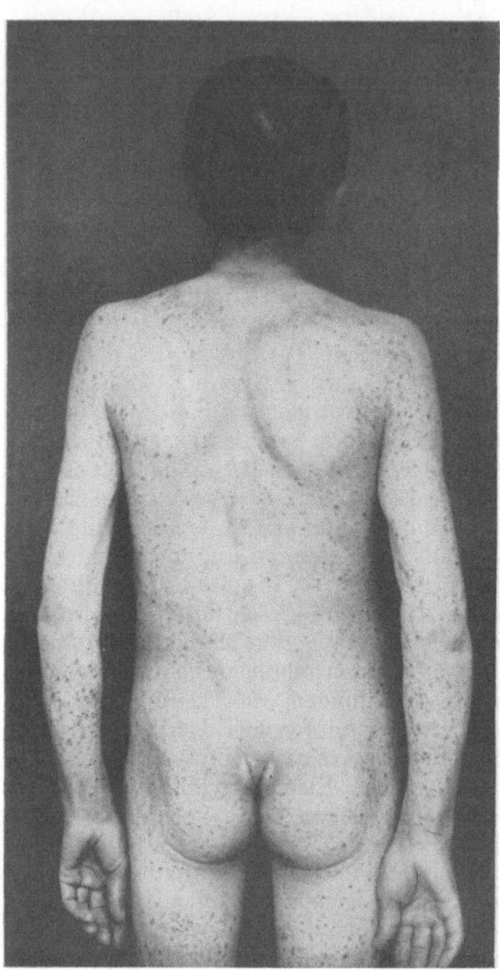

Abb. 5. Pityriasis lichenoides et varioliformis acuta. (Fall von Prof. Oppenheim-Wien.)

Falle von Sachs fiel die Wa.R. schwach positiv aus; Abheilung des 4 Wochen bestehenden Exanthems nach 3 Neosalvarsaninjektionen von 0,3 mit Zurücklassung von Pigmentierungen. Almkvist hält den Fall nicht für ganz sicher. Habermanns zwei Fälle sind ausführlicher mitgeteilt: Bei Fall I verbreitete sich das Exanthem in etwa 10 Tagen ohne subjektive Beschwerden über den ganzen Körper. Der ziemlich bunte Ausschlag besteht aus zahlreichen linsen- bis pfenniggroßen, teils erhabenen, leicht infiltrierten, teils etwas schuppenden, blaßroten bis bräunlichen oder mehr lividen, teils mit festhaftender brauner Kruste bedeckten Elementen; Lymphdrüsen multipel tastbar, wenig hart, meist nur erbsengroß. Bei der weiteren Beobachtung treten noch einige frische schuppenlose Papeln auf, einige ältere verfärbten sich blaurot und bedeckten sich

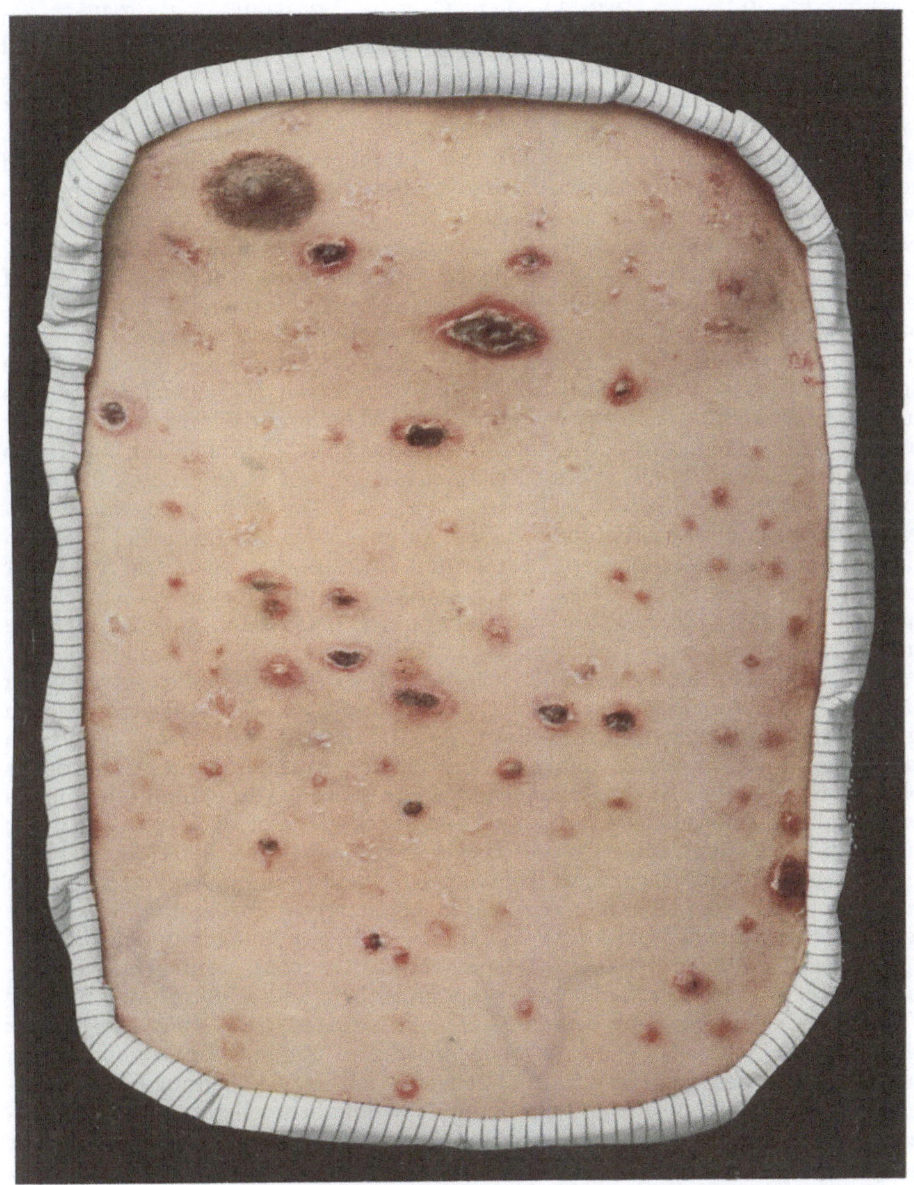

Abb. 6. Pityriasis lichenoides et varioliformis acuta.
(Moulage der Hautklinik des Wiener Allgemeinen Krankenhauses [Hofrat FINGER] von dem ersten von Prof. MUCHA beschriebenen Fall.)

mit Krusten. Abheilung des ganzen Exanthems unter Zurücklassung etwas eingesunkener, dunkelpigmentierter Flecke in etwa 4 Wochen. Bei Fall II, dessen Befund und Verlauf sonst dem ersten gleichen, sind die Herde weniger zahlreich und nicht über linsengroß; ferner fand sich ein aphthenartiger Schleimhautherd an der Unterlippe. Die *histologische* Untersuchung des zweiten Falles ergab: Hornschicht verdickt mit durchweg scharf färbbaren Kernen, von Rundzellen durchsetzt; in der Mitte sind die Lamellen durch bröckelige Massen auseinandergedrängt; Eleidin- und Körnerschicht kaum angedeutet. Reteschicht durch unregelmäßige Bildung und Färbbarkeit der Kerne, Entstellung der Zellform im ganzen, glasige Quellung, wabige Auflockerung, Hohlräume im Protoplasma und Eindringen lockerer Infiltrationsherde, so hochgradig verändert, daß die Unterscheidung der einzelnen Schichten zum Teil nicht mehr möglich ist; in der Papillar- und Subpapillarschicht erweiterte Capillaren und lockere ödematöse, dabei zahlreiche Infiltrate aus rundlichen und spindeligen Elementen, die auch in die unteren Cutisschichten tiefer eindringen. Bei dem 20 jährigen Patienten ALMKVISTS — er stammt aus der RIEHL schen Klinik in *Wien* — hat sich das Exanthem mehr allmählich entwickelt. Besonders stark befallen sind die Achselhöhlen, die Schenkelbeugen und die Seitenteile des Stammes. Die Knötchen sind scharf begrenzt, mäßig erhaben, derb und zeigen hellrote, braungelbe oder braunrote Farbe, die auf Druck einem transparenten Gelb Platz macht. Zahlreiche Elemente, besonders die größeren haben an der Spitze eine braunschwarze Kruste; einige zeigen nekrotischen Zerfall; die exanthematische Ausbreitung des Ausschlags entstand genau symmetrisch. Die Abheilung der Herde erfolgt mit ganz oberflächlichen Narben. Leichte Schwellung der Lymphdrüsen am Halse und in den Leisten (vielleicht im Zusammenhange mit einer Tuberkulininjektion?). Rückbildung nach ungefähr drei Monaten. Die sehr eingehend geschilderten mikroskopischen Befunde dieses Falles zeigen weitgehende Übereinstimmung mit den Befunden von MUCHA und HABERMANN, auch, wie ALMKVIST bemerkt, mit denen von COVISA und BEJARANO bei der Pityriasis lich. chron. Auch die Fälle aus jüngster Zeit von OPPENHEIM, GRAY, BRUHNS und mehrere andere entsprechen dem Krankheitsbilde MUCHAS.

Im Anschluß an die Fälle von Typus des MUCHA schen Kranken erwähne ich GOTTRONs Fall von akut *verlaufender Pityriasis lichenoides vesiculosa*, der an einen früher von BUSCHKE vorgestellten ·Fall erinnert. Bei dem 16 jährigen Patienten ist es innerhalb weniger Tage zu der Ausbildung des Exanthems gekommen. Befallen ist der Stamm in seiner ganzen Ausdehnung; besonders stark sind die Achselhöhlen und die Beugeseiten der Extremitäten ergriffen; auch Fuß- und Handrücken weisen Herde auf, ebenso Gesicht, Hals, Nacken, Scrotum und Penis. Die scharf begrenzten, rundlichen bis ovalen Knötchen haben anfangs eine lebhaft rote, später bläulichrote Farbe und ödematöse Beschaffenheit; sie bedecken sich im Laufe der Entwicklung mit einer schuppig-krustösen Auflagerung. Ein Teil der Knötchen weist zentral stecknadelkopf- bis reiskorngroße Bläschen auf. Das Exanthem heilte im Verlaufe weniger Wochen mit Hinterlassung brauner Pigmentierungen ab. Von den *Wiener* Fällen unterschied sich der vorliegende durch den Mangel von Hämorrhagien und das Fehlen der Nekrose mit anschließender narbiger Abheilung. Ein besonderes Interesse verdient der Fall durch die Schleimhautbeteiligung: Die Schleimhaut der Unterlippe, der Wange und des Zäpfchens ist der Sitz einzelstehender stecknadelkopf- bis senfkorngroßer Bläschen, die sich entweder auf einer etwa linsengroßen, lebhaft roten Macula oder einem flachen Knötchen erheben; nach Riß der Blasendecke entstehen runde Erosionen mit scharf begrenzter, lebhaft roter Randzone.

Daß die oben erwähnten Fälle — den GOTTRON schen Fall will ich seiner Besonderheit wegen zunächst noch bei Seite stellen —, wie HABERMANN und ALMKVIST annehmen, zusammengehören, scheint nicht zweifelhaft. Einige dieser Fälle erkrankten unter ganz deutlichen, wenn auch nicht schweren Allgemeinerscheinungen: Abgeschlagenheit, Kopfschmerzen; mehrfach wurden

Lymphdrüsenschwellungen festgestellt. Die meisten der Fälle reagierten stark auf Tuberkulin. Das Auftreten der Erkrankung in der Form eines akuten Exanthems veranlaßte RUSCH an eine Hauterkrankung hämatogenen, möglicherweise infektiösen, Ursprungs zu denken; in dieser Beziehung nähert sich der Fall GOTTRONS mit seiner akuten Entwicklung den *Wiener* Fällen. Die Herde werden als hämorrhagisch-pustulös, papulo-nekrotisch, bzw. papulo-ulcerös bezeichnet; besonders im Beginn erinnert das Exanthem an die Varicellen, während es später mehr dem bekannten Bilde der Pityriasis lich. chron. gleicht. Die Gründe, welche MUCHA veranlaßten, seinen Fall zu der Pityriasis lich. chron. in Beziehung zu setzen, fanden oben Erwähnung. KYRLE, RIEHL und OPPENHEIM schlugen vor, diese Fälle bis zur Aufklärung der Ätiologie als eigene Erkrankung aufzufassen. Auch BRUHNS und BUSCHKE haben Bedenken, die Fälle unbedingt der Pityriasis lichenoides anzureihen. HABERMANN bemerkt mit Recht, daß die histologischen Befunde von MUCHA und seine eigenen durchaus nicht denen entsprechen, wie sie frühere Autoren bei der Pityriasis lich. chron. beschrieben haben; er weist auf die markanten Unterschiede im histologischen Bilde hin, die hinter der weitgehenden Diskrepanz der klinischen Symptome der akuten und der chronischen Form nicht zurückstehen und trotzdem schließt er sich den Autoren an, welche diese Fälle der Pityriasis lichenoides zurechnen; es handelt sich nach seiner Ansicht vielleicht nur um eine quantitative Steigerung der Einwirkung ein und derselben unbekannten Noxe. ALMKVIST weist auf die große Ähnlichkeit der Pityriasis lich. chron. mit dem papulösen Syphilid hin und rechnet — „als Arbeitshypothese ohne jede sichere Grundlage" — mit der Möglichkeit, daß man, wie bei den Hautsyphiliden, auch bei der Pityriasis lichenoides mit verschiedenen Typen rechnen kann. Er zweifelt, wie seine Schlußbemerkungen ergeben, nicht daran, daß es sich bei diesen Fällen um eine Pityriasis lichenoides mit einem besonders akuten und zur Nekrose neigenden Verlauf handelt, wobei die mikroskopisch sichtbare Gefäßdilatation mit dem besonders stark ausgeprägten Ödem und den starken perivasculären Zellmänteln dem akuten klinischen Verlaufe entsprechen.

Die Kasuistik liefert uns folgende Beobachtungen zur Bewertung der erwähnten Varietäten: Wir kennen Fälle von sonst typischer Pityriasis lich. chron. mit dem üblichen chronischen Verlauf, bei denen eine Anzahl von Krankheitsherden nicht den bekannten torpiden Verlauf zeigt, sondern hämorrhagische, nekrotische, vesiculäre Formen aufweist, ohne daß der Grundcharakter des Gesamtexanthems wesentlich abweicht. Es sind — wohl als große Seltenheiten — Fälle bekannt, bei denen die Pityriasis lichenoides akut verläuft, in wenigen Wochen abklingt, wobei das Exanthem trotz des subakuten resp. akuten Verlaufes, mit dem Bilde der Pityriasis lich. chron. übereinstimmt. Die meisten der *Wiener* Fälle verlaufen subakut, heilen in einigen Wochen ab und haben nur teilweise Ähnlichkeiten mit dem Bilde der Pityriasis lich. chron., einige Fälle dieser Art aber gehen, wie es scheint — die dahin gehenden Äußerungen sind nicht ganz eindeutig — in das Bild der Pityriasis lich. chron. über und bleiben in dieser Krankheitsform bestehen. Sicherlich ist das vorliegende Material noch zu spärlich, um eine abwartende Haltung gegenüber einer ganz einschneidenden Erweiterung des Krankheitsbegriffes der Pityriasis lichenoides, für die die Bezeichnung chronica dann nicht mehr berechtigt wäre, ganz aufzugeben; aber die genannten Beobachtungen lassen doch mit der Möglichkeit rechnen, daß vielleicht der Begriff der Pityriasis lichenoides umfassendere Bedeutung gewinnen kann. Zur Entscheidung der Frage erscheint es mir erforderlich, sich nicht zu sehr von der Ähnlichkeit einzelner Krankheitsherde mit denen der Pityriasis lichenoides chronica leiten zu lassen, auch weniger eine grobe Überstimmung des ganzen Bildes mit dem der Pityriasis lichenoides chronica in Rechnung zu ziehen,

vielmehr auch bei diesen strittigen Fällen zu prüfen, ob der Entwicklungsgang
der Einzelelemente wenigstens zum Teil dem der Pityriasis lichenoides chronica
entspricht und durch längere Beobachtung Fälle festzustellen, die in der eigenartigen Form beginnen, aber dann in das bekannte Bild der Pityriasis lichenoides
chronica übergehen und in dieser Form weiter bestehen.

Die eventuell notwendige Erweiterung des Umfanges der Pityriasis lichenoides würde natürlich nicht ohne Einfluß auf differentialdiagnostische Erwägungen bleiben. Gerade das Vorkommen einer Pityriasis lichenoides mit vari-
cellartigem Vorstadium wird uns in jedem Falle die Verpflichtung auferlegen,
die Momente ins Auge zu fassen, die gegen resp. für Varicellen sprechen. Habermann weist in dieser Beziehung wohl mit Recht darauf hin, daß umgekehrt wie
bei den Varicellen bei der nekrotisierenden Form der Pityriasis lichenoides
das lichenoide Stadium die erste Phase der Entwicklung der Einzelherde darstellt, aus der sich dann bei einem Teile der Fälle die pustulös-krustöse Phase
entwickelt. Die Tatsache, daß nur an einem Teile des Exanthems varicellen-
ähnliche Efflorescenzen entstehen und die Polymorphie des Exanthems sprechen
in Zweifelsfällen eher für eine Pityriasis lichenoides, deren mehr subakuter Verlauf sie auch von den Varicellen unterscheidet.

2. Die Parapsoriasis atrophicans Kreibich.

Auf zwei Beobachtungen baut Kreibich ein Krankheitsbild auf, welches er
als „Parapsoriasis atrophicans" bezeichnet und als Varietät der Pityriasis lichenoides auffaßt.

Bei Fall I, einem 27 jährigen Mädchen, trat die Krankheit im Anschluß an starkes
Schwitzen auf, und zwar zunächst in Form roter Flecke. Die Krankheit besteht bisher
ein Jahr, um nach vorübergehendem Rückgang von neuem aufzutreten. Das Grundelement
des Exanthems ist ein opakweißes Bläschen, welches nicht eitrig gelb wird, trotzdem sein
Inhalt aus Leukocyten besteht, umgeben von einem hyperämischen Hof; unter Zutritt
neuer Bläschen Verbreiterung der Hyperämie. Die zu Börkchen eintrocknenden Bläschen
sitzen *anatomisch* direkt unter der Hornschicht, die Blasenbasis besteht aus den obersten
aufgelockerten Reteschichten, zwischen welche die Leukocyten durchtreten. Sehr bald
schiebt sich von den Rändern eine neue Hornschicht über die Bläschenbasis, so daß jetzt
die Leukocytenansammlung in der Hornschicht liegt; geringe Leukocyteninfiltration in
der Cutis. Es folgt Parakeratose. An Brust und Rücken kehrt die Haut zur Norm zurück;
an den Armen hinterließ eine starke Bläscheneruption Cyanose; an Lenden-, Glutäalgegend
und Kreuzbein hat die Haut nach zahlreichen Bläscheneruptionen eine bleibende cyanotische
düsterrote Beschaffenheit angenommen, die an die idiopathische Hautatrophie erinnert.
Noch stärker ist die hier schon angedeutete Atrophie am linken Unterschenkel und am
stärksten am rechten Unterschenkel, wo die Haut zum Teil papierdünn atrophisch erscheint.
Histologisch: Glutäalgegend: In der Cutis schwere destruktive Veränderungen; auffallende
Verbreiterung der Gefäßwände, weniger durch Zellvermehrung, als durch einen kompakten
Fasermantel; abnormer Verlauf der Gefäße durch quer und horizontal verlaufende Äste;
größerer Gefäßreichtum der Cutis media, abnorm verdickte Gefäße in der Pars subpapil-
laris, auffallende Verdickung der Mm. arrectores.

Fall II: Der 30 jährige Patient leidet seit Jahren an der Hautkrankheit, bei der die
Atrophie vorherrscht. Die Haut ist blaucyanotisch, verdünnt, so daß die Venen deutlich
hindurchschimmern; als Folge der Atrophie ein eigenartiger Prozeß an den Follikeln, der
mit stachelartigen follikulären Keratosen beginnt und mit follikulären Cysten bis zu Apfel-
größe endet. Die Erkrankung läßt, wie bei Fall I, die Knie frei, sitzt an den Ober-
und Unterschenkeln und der Glutäalgegend, endet am Rücken in zwei annähernd hori-
zontalen Linien, rechts und links in verschiedener Höhe. Ähnliche Begrenzung an der
Vorderseite; hier überall bereits atrophischer Zustand; um den Nabel Atrophie und per-
sistierendes Ödem; gleiche Veränderungen an den Armbeugen, blaurote Atrophie mit follikulären Keratosen in der Mitte und Cysten von verschiedener Größe. „Entscheidend
für die Diagnose war der Rand der alten und die Form der neuaufgetretenen Herde. Der
peripherste Teil der alten Herde zeigt eine persistierende lebhafte Röte noch ohne Cyanose,
auf welche nach innen eine Zone mit Parakeratose folgt. Die frischen Herde an der Streckseite der Oberarme waren von gelblichroter Farbe, bedeckten sich mit parakeratotischen
Schuppen, die an manchen Stellen durch ihren Druck jene Atrophie vortäuschen, wie sie
sich bei der Pityriasis lichenoides findet."

Ich habe mit Absicht die obigen Bemerkungen wörtlich nach KREIBICHs Angaben angeführt. Er begründet seine Auffassung nach Ausschaltung der Psoriasis weiter folgendermaßen: „Der Beginn mit lebhaft roten Flecken, mit Pusteln oder parakeratotischen Schuppen, die Reizbarkeit der Haut, derzufolge neue Efflorescenzen nach Bädern, Höhensonne usw. auftreten, die vor der Atrophie eingeschaltete Akanthose unterscheidet beide Fälle von der idiopathischen Hautatrophie, so daß obige Auffassung als Parapsoriasis *atrophicans* vorderhand als die zweckmäßigste erscheint."

Es wäre meines Erachtens zwecklos, über die Zugehörigkeit dieser zwei Fälle, die mir ja nur nach der Literatur bekannt sind, zur Pityriasis lich. chron. zu diskutieren; aber ich muß gestehen, daß die Beweisführung KREIBICHs mir nicht überzeugend genug erscheint. Neben einigen Einzelheiten, die wir bei der Pityriasis lich. chron. finden, finden sich viele Differenzpunkte, deren Erörterung kaum fruchtbar wäre, zumal die Klarstellung des von KREIBICH beschriebenen Krankheitsbildes weiteres kasuistisches Material erfordert.

Die Parakeratosis variegata.

Synonyma: Lichen variegatus (RADCLIFFE CROCKER); Parapsoriasis lichenoides (BROCQ); Dermatitis variegata (BOECK).

Historische Vorbemerkungen: Die ersten Fälle dieser Erkrankung wurden unter der Bezeichnung „*Parakeratosis variegata*" 1890 von UNNA, SANTI und POLLITZER beschrieben. JAMIESON stellte 1898 auf der Tagung der British Medical Association zu *Edinburg* drei Fälle zur Diagnose vor, welche UNNA mit seiner Parakeratosis variegata identifizierte; BOECK hat, wie er erklärt, mehrere Fälle dieser Art gesehen und als „Dermatitis variegata" bezeichnet; JAMIESON und MC CALL ANDERSON halten sie für anormale Fälle von Lichen ruber planus; MORRIS und RADCLIFFE CROCKER ziehen die Möglichkeit eines prämykotischen Stadiums in Betracht. Einer dieser Fälle hat sich später nach Mitteilung von JAMIESON als eine sichere Mycosis fungoides erwiesen. 1901 teilt RADCLIFFE CROCKER zwei weitere Fälle mit, für die er die Bezeichnung „*Lichen variegatus*" vorschlägt. In demselben Jahre ausführliche Beschreibung eines weiteren Falles durch COLCOTT FOX und MAC LEOD. 1902 faßt BROCQ die erwähnten Fälle unter Hinzufügung zweier eigenen Beobachtungen als zweite Varietät seiner Parapsoriasis, als „*Parapsoriasis lichenoides*", zusammen. CIVATTE schlägt 1906 vor, die Parapsoriasis lichénoide aus der Parapsoriasisgruppe herauszunehmen und in nahe Beziehungen zu den idiopathischen Hautatrophien zu stellen. Mehrere Veröffentlichungen betonen die nahe Verwandtschaft der Parakeratosis variegata zur Pityriasis lich. chron. resp. identifizieren beide Formen.

Krankheitsverlauf: Der Beschreibung des Krankheitsverlaufs der Parakeratosis variegata sind einige Bemerkungen vorauszuschicken. Während wir bei der Pityriasis lich. chron. und bei der später zu betrachtenden Parapsoriasis en plaques auf eine größere Zahl gut beschriebener Fälle gestützt, in ihren wesentlichen Charakteren feststehende Krankheitsbilder zu betrachten haben, stellen sich einer Darstellung der Parakeratosis variegata eine Reihe von Schwierigkeiten entgegen: Über das Krankheitsbild der Parakeratosis variegata gehen die Meinungen der Autoren erheblich auseinander; die Meinungsverschiedenheiten betreffen einerseits die klinischen Charaktere der Krankheit, andererseits die Stellung der Krankheit den beiden anderen Parapsoriasisformen gegenüber. Die mangelnde Klärung des ersten Punktes — der zweite kommt erst später zur Sprache — beruht auf einer noch sehr spärlichen und unsicheren Kasuistik; nur wenige Fälle sind ausführlich genug beschrieben, um als Unterlagen für die Aufstellung des Krankheitsbildes dienen zu können, und auch von diesen zunächst anscheinend als typisch angesehenen Fällen haben einzelne auszuscheiden, die spätere Beobachtung als Vorstadien der Mycosis fungoides erkennen ließ. Andere Fälle sind nur mit wenigen Worten als Krankheitsdemonstrationen in der Literatur mitgeteilt. Andere Fälle wieder wurden der Parakeratosis variegata zugerechnet, obwohl sie ohne Zwang als Pityriasis lich chron. hätten aufgefaßt werden können. Wie wenig das Krankheitsbild der Parakeratosis variegata geklärt ist, erhellt aus der Tatsache, daß, als Wise 1923 in Gegenwart von Pollitzer und Mac Leod, also zweier klassischer Zeugen der Parakeratosis variegata, einen Fall als „Poikilodermia atrophicans vascularis" vorstellte, Mac Leod den Fall als Parakeratosis variegata erklärte, während er nach Pollitzer *seiner* Parakeratosis variegata nicht entsprach. Jadassohn weist auf eine verwirrende Stelle in Brocqs Parapsoriasisarbeit hin, in der Brocq bezüglich der Charaktere der Parapsoriasis lich. auf die Arbeiten Unnas, Juliusbergs, Radcliffe Crockers und Colcott Fox hinweist, während doch zweifellos die Fälle Juliusbergs dem psoriasiformen und lichenoiden Exanthem Jadassohns und Neissers, also der Parapsoriasis en gouttes, entsprechen.

Die noch lückenhafte Kasuistik der Parakeratosis variegata gestattet nur, ohne daß damit entschieden ist, daß die Fälle auch sicher Unna, Santi und Pollitzers Dermatose entsprechen, bei folgenden Fällen eine Verwertung: 2 Fälle von Unna, Santi und Pollitzer, von denen der eine nach Brocqs späteren Angaben nicht ganz sicher ist, 2 Fälle von Radcliffe Crocker; 2 Fälle von Brocq; je 1 Fall von Colcott Fox und MacLeod, von Anthony, von Arndt als nicht sicher erklärt, von Klausner, von Lewtschenkow, von Martinotti, von Pautrier. Unsichere Fälle stammen von Jamieson (ein Fall eine sichere Mycosis fungoides), von Civatte (histologisch Mycosis fungoidesähnlich), Hodara (wohl sichere Pityriasis lich. chron.) Csillag, Gastou, Hudelo und Gastou (von Brocq angezweifelt), Hudelo, Rabut, Cailliau (von Civatte angezweifelt), Jessner (als fraglich von Jessner selbst hingestellt), von Louste und Thibaut (von Civatte angezweifelt), von Pautrier. Dazu kommen die wegen der Kürze der Angaben nur schwer verwertbaren Fälle von Abraham, Amster, Galloway, Freemann, Perry, Eddowes, Morris und Dore, Barber, Bechet, Howard Fox, Williams, Wilfrid Fox, Little, Klauder, Lane, Michelson, Savatard, Ormsby und Mitchell, Karschin.

Zwecks objektiver Beurteilung des Krankheitsbildes scheint mir der einzig gangbare Weg, zunächst auf Grund der ersten Fälle der Krankheit die Hauptcharaktere festzulegen und dann aus der weiteren Literatur die Momente anzugeben, welche die Angaben der ersten Beobachter erhärten, und die, welche auf Grund dieser weiteren Beobachtungen noch hinzutreten, um nach diesem Verfahren nach Möglichkeit das Bild festzustellen, welches dem Begriffe der Parakeratosis variegata entspricht.

Die Begründer des Krankheitsbegriffes der Parakeratosis variegata resp. des Lichen variegatus (Unna mit Santi und Pollitzer, Radcliffe Crocker, Colcott Fox und Mac Leod) betonen ausdrücklich folgende zwei Charaktere des ausgebildeten Krankheitsbildes: *Die Zusammensetzung aus Einzelelementen, die in mancher Beziehung an die Papeln des Lichen ruber planus erinnern und die Konfluenz dieser Elemente zu einem Netzwerk, welches als Maschen gesunde Hautpartien umgibt.* Die durch dieses Netzwerk hervorgerufene Buntscheckigkeit wird noch dadurch erhöht, daß die Krankheitsherde an den oberen Körperpartien mehr gelblich und rosa, an den abhängigen Teilen mehr blaurot gefärbt sind. Spätere Beobachter bezeichnen die Farbe der Einzelelemente teils als deutlich rot, teils als weinrot und violett. Aber immer wieder wird auf die *Ähnlichkeit mit den Papeln des Lichen ruber planus* hingewiesen. Besnier, der Unnas ersten Fall längere Zeit beobachtete, nahm zuerst einen Lichen planus an und kam erst allmählich von dieser Diagnose zurück; Crocker wählte den Ausdruck Lichen als Hauptbezeichnung; auch Unna und seine Mitarbeiter sprechen von Papeln mit einem wachsartigen Glanz und einer gewissen Lichen-Ähnlichkeit. Ebenso wie Crocker, geben Colcott Fox und Mac Leod an, an einzelnen Stellen flache Papeln gesehen zu haben, die durch ihren Glanz und ihr milchartiges Aussehen an die Papeln des Lichen planus erinnern. ARNDT, der sich zwar nicht eingehender über die Parakeratosis variegata äußert, aber diese Krankheit aus differentialdiagnostischen Gründen in Betracht zieht, spricht von „scharf begrenzten, rundlichen oder mehr polygonalen, flachen, bei schräg auffallendem Lichte glänzenden, an die Veränderungen des Lichen ruber planus erinnernden Knötchen oder leicht schuppenden oder mehr fleckförmigen Efflorescenzen". Auch KLAUSNERS Fall, der bei Beginn einer Pityriasis lich. chron. ähnelte, zeigte zu Ringen und Bogen angeordnete Efflorescenzen von „stellenweise polygonaler Gestalt, die entfernt an Lichen planus-Efflorescenzen erinnern". LEWTSCHENKOW spricht von Knötchen von runder oder ovaler, seltener polygonaler Form. Auch ANTHONY, dessen Fall allerdings von ARNDT angezweifelt wird, und JESSNER erwähnen die Lichen planus-Ähnlichkeit der Knötchen. BROCQ beschreibt die Primärefflorescenzen eines Falles seiner „Parapsoriasis lichénoide" als rot mit einem etwas gelblichen Ton gefärbte, auf Glasdruck teilweise ganz schwindende, scharf begrenzte, abgeplattete, etwas glänzende, polygonale, 1—2 mm im Durchmesser große, Papeln, mit kleinen Purpuraflecken an der Peripherie und im Zentrum; deutliche Tendenz zur Konfluenz. Alle diese Angaben lassen keinen Zweifel darüber, daß mindestens bei einem Teil der Krankheitsherde eine weitgehende Ähnlichkeit mit den Efflorescenzen des Lichen ruber planus vorhanden war. Daneben weisen die Fälle allerdings auch Partien auf, die nicht aus Papeln, sondern aus *konfluierten Flecken* zusammengesetzt sind. Und damit komme ich zu der zweiten Eigenart des Exanthems, zu der *Konfluenz der Einzelelemente zu einem Netzwerk*. Diese Konfluenz tritt bei den ersten Beispielen der Krankheit neben dem Lichen ruber planus-Charakter der Elemente durchaus in den Vordergrund. Man kann sich nach der Beschreibung UNNAS und seiner Mitarbeiter, COLCOTT FOX und MAC LEODS nur vorstellen, daß zunächst nicht die Einzelelemente dem Beschauer in die Augen gefallen sind, sondern das den Körper überziehende Netzwerk aus geröteter Haut, welches gesunde Hautinseln einschließt, und daß sich erst bei weiterer Betrachtung das Netzwerk in die einzelnen Elemente aufgelöst hat. Die Maschen haben nach FOX und MAC LEOD 2—3 mm Breite und sind unregelmäßig und polygonal gestaltet. Das Netzwerk erinnert an einem Erythema ab igne, an ein Leukoderma colli. Allerdings ist das Netzwerk nicht am ganzen Körper so deutlich ausgeprägt, aber es tritt in den Beschreibungen derart in den Vordergrund, daß in ihm ein Hauptcharakter des Krankheitsbildes zu liegen scheint.

Zu dem Bilde der Krankheit können, wie weitere Kasuistik gezeigt hat, noch *atrophische Zustände* hinzutreten. Bei UNNAS Fällen und den von FOX und MAC LEOD war noch nicht die Rede von solchen Veränderungen; bei den allerdings fraglichen Fällen JAMIESONS wird auf deutlich atrophische Streifen hingewiesen; CROCKERS Fälle zeigten atrophische Veränderungen. CIVATTE weist ausdrücklich auf diese Zustände hin, um auf Grund der Literatur das Krankheitsbild der Parakeratosis variegata folgendermaßen anschaulich zu skizzieren: „Ein feines, mehr oder weniger dichtes Netzwerk aus dünnen Zügen bestehend, bläulich- oder gelblichrot, je nach den Körpergegenden. Das Netzwerk wird durch nebeneinandergereihte schuppende Elemente, Papeln oder einfache Flecke gebildet; in dem ersteren Falle ist es reliefartig erhaben, im zweiten nicht. Dies ist die häufigste Form. Manchmal kommt es unter Bestehenbleiben der entzündlichen Erscheinungen zu einer Atrophie der Elemente, und das Netzwerk zeichnet sich vertieft aus. Es kann schließlich zu vollständiger narbiger Umbildung kommen; das Netzwerk besteht dann aus einfachen Streifen atrophischer Haut. Hie und da unterbrechen mehr oder weniger breite Streifen oder Flecke von demselben Charakter die Regelmäßigkeit des Netzes. Sie müssen einer Steigerung des Prozesses entsprechen, denn besonders an ihnen zeigen sich die Erscheinungen der Atrophie". MARTINOTTI ist sicher nicht im Recht, wenn er angibt, daß die Parakeratosis variegata wohl zu Pigmentierungen, aber fast nie zu Atrophien Anlaß gibt. Pautrier konnte bei seinem ausführlich mitgeteilten Fall atrophische und sogar narbige Stadien beobachten. Er stellte neben den erwähnten Charakteren noch capilläre Varikositäten und netzartig angeordnete purpurrote Streifungen fest.

Einige Mitteilungen versuchen Licht auf *die ersten Stadien* der Erkrankung zu werfen: Nach Martinotti sind die Anfangsstadien der Dermatose sehr kleine punktförmige, höchstens reisgroße Flecke, viele mit einem hämorrhagischen Zentrum; diese werden größer, infiltrierter und verwandeln sich in Papeln, die am ehesten den Papeln der Syphilis ähneln; dann erst kommt es zur Schuppenbildung. Die Schuppen sitzen manchmal im Zentrum, manchmal in Form eines Schuppenkragens an der Peripherie. Aus diesem Papelstadium (erste Periode) entsteht das Netzstadium durch Konfluenz der Papeln zu dem für die Parakeratosis variegata charakteristischen Netze. Die Infiltration nimmt dann noch zu; die Schuppen werden deutlich psoriasiform; manchmal kommt es zur Bildung von Krusten. Die Dermatose kann mit Pigmentierung sich zurückbilden, aber niemals mit Atrophien (?). Der Rückgang ist aber nur partiell und vorübergehend. Darier läßt die Parakeratosis variegata sich aus lebhaft roten, hemisphärischen oder abgeplatteten, glänzenden, nicht schuppenden und nicht (!). polygonalen Papeln sich entwickeln; später werden diese bläulich und es tritt Schuppenbildung auf. Die Schuppe scheint wie eingelassen in eine Depression der Papel; dann bleiben gelbliche Papeln mit leichter Atrophie der Epidermis zurück. Die Affektion ist erst disseminiert, dann bukettartig gruppiert und netzartig angeordnet. Lewtschenkow erwähnt als primäre Elemente flache Erhabenheiten, die beim Betasten keine Infiltration zeigen und nicht schuppen; erst die aus ihnen sich entwickelnden sehr flachen Knötchen mit sehr schwach feststellbarer Infiltration zeigen Schuppenbildung. Die Efflorescenzen verschiedenen Stadiums ordnen sich zu einem dichten Netzwerk an, welches mit seinen verschiedenen Farbennuancen — zartrosa, rotbraun, rotviolett — der Haut das eigenartige marmorierte Aussehen verleiht. Wenn die Ansicht Martinottis sich bestätigen sollte, daß die Parakeratosis variegata im Beginn zu Verwechslungen mit der Pityriasis lich. chron. Anlaß geben kann, um erst später die ihr eigenen Charaktere zu entfalten, so wird es verständlich, daß derartige Fälle im Beginn als Pityriasis lich. chron. aufgefaßt werden konnten. Ein Widerspruch für eine derartige Vermutung liegt vielleicht darin, daß nach Martinotti die Parakeratosis variegata schon nach 15—20 Tagen meist das ihr eigentümliche Aussehen erlangt, wobei er freilich hinzufügt, daß diese Stadien auch manchmal langsamer zum Ausdruck kommen, — während gerade bei einigen Fällen aus der Literatur ein Stadium, welches der Pityriasis lich. chron. glich, sehr lange Zeiten hindurch beobachtet wurde. Ich füge die folgende Beobachtung Rilles ein: Ein etwa 18 jähriger Patient hatte mit 11 Jahren eine typische Pityriasis lich. chron., 7 Jahre später weist er „eine die Extremitäten und besonders den Stamm gleichmäßig überziehende, hin und wieder aus dichtgedrängten, dunkelroten, runzeligen und abschilfernden, etwa 4 mm breiten Streifen bestehende Erythrodermie auf, welche, da zwischen hindurch pigmentierte und damit kontrastierende normale Hautstellen sich finden, an die sog. Poikilodermia vascularis atrophicans erinnert". In den Angaben steht kein Wort von Parakeratosis variegata, aber das Bild erinnert doch sehr an die Krankengeschichten dieser Affektion, während demgegenüber die Beschreibungen von Martinotti und Lewschtenkow — bis auf die Netzbildung — in vieler Hinsicht an die Darstellungen der Pityriasis lich. erinnern.

Ich habe im obigen die Hauptcharaktere des Krankheitsbildes, soweit dies nach den wenigen ausführlich mitgeteilten Fällen möglich war — auch mit

Angabe mancher widersprechender Befunde — darzustellen versucht. Ich erinnere an die zusammenfassenden Worte Arndts, die ich oben zu zitieren begonnen habe, als ich mich über die Einzelelemente des Exanthems äußerte. Arndt spricht weiter von den Einzelelementen — „die eine große Neigung haben, sich zu Halbkreisen, geraden Streifen oder mehr weniger krummen Linien anzuordnen, die sich in den verschiedensten Richtungen und Winkeln kreuzen und schneiden und in jahrelangem Verlaufe den größten Teil der Körperoberfläche mit einem mehr weniger feinen Netzwerk überziehen, dessen rundliche oder unregelmäßig begrenzte Maschen durch die gesunde, vollkommen normale oder leicht gerötete, bzw. pigmentierte, manchmal auch mäßig diffus verdickte Haut gebildet werden. Neben diesen Netzen kommt es allerdings auch zu mehr flächenhaft veränderten Plaques von bisweilen deutlich atrophischer Beschaffenheit, die aber wohl stets aus einem Zusammenfließen der kleinen lichenoiden Herdchen resultieren". Auch in dieser Beschreibung kommt zum Ausdruck, daß es bei der Parakeratosis variegata zu Atrophien kommen kann. Diese atrophischen und narbigen Veränderungen waren sehr stark ausgesprochen bei dem Falle von Pautrier; die Dermatose erinnerte an einzelnen Stellen an die Folgen einer Röntgenverbrennung und bot der Poikilodermia vascularis atrophicans gegenüber differentialdiagnostische Schwierigkeiten. Auch bei Gelegenheit anderer Krankenvorstellungen, deren Kürze ein Urteil nicht gestattet, wurde die Differentialdiagnose: Parakeratosis variegata und Poikilodermie in Frage gezogen.

Ob die hyperkeratotischen Verdickungen der Handteller, wie sie Fox und Mac Leod, Hudelo und Gastou und Werther erwähnen, mit der Krankheit in Beziehung stehen, werden spätere Beobachtungen entscheiden müssen.

Histologie: Unna, Santi und Pollitzer fanden geringe Verdickung der Hornschicht, geringe Verdickung der Stachelschicht, teils interepitheliales, teils intraepitheliales Ödem, im Papillarkörper mäßige Gefäßerweiterung und Ödem, dabei nur minimale und äußerst chronische Entzündung, lediglich charakterisiert durch Zunahme der Zellen entlang den Gefäßen und sehr geringe Emigration weißer Blutkörperchen. Fox und Mac Leod fassen die histologischen Veränderungen folgendermaßen zusammen: Abflachung des Papillarkörpers, Ödem des bindegewebigen Stromas um die dilatierten Gefäße, Ödem und Rarefikation des Kollagens, herabgesetzte Färbbarkeit des elastischen Gewebes, Infiltration aus kleinen Lymphocyten mit wenig polynucleären Zellen, keine Plasma- oder Mastzellen, Verdünnung der Epidermis, interepitheliales Ödem und Leukocyten im Epithel, Dilatation der nucleären Spalten, Ödem des Stratum granulosum, teilweise Fehlen desselben, Fehlen des Stratum lucidum, Stratum corneum mit Tendenz zur Desquamation, hie und da unvollständig verhornte Zellen mit Kernresten, an diesen Stellen Fehlen des Stratum granulosum. Hodaras Fall (der wohl eher eine Pityriasis lich. chron. gewesen zu sein scheint) und der Klausners zeigen ähnliche Veränderungen; doch sind die Veränderungen bei Klausner geringer ausgesprochen, als bei Hodara. Sehr ausführlich und ins einzelne gehend ist der histologische Befund von Lewtschenkow; doch ergeben auch seine an verschiedenen Stadien ausgeführten Untersuchungen keine neuen Momente; hinzu tritt bei seinen Untersuchungen die des atrophischen Stadiums, in dem er noch eine relativ reichliche Lymphocyteninfiltration in der Pars papillaris corii besonders um die stark erweiterten Gefäße und ein nicht wesentlich gelichtetes elastisches Netz findet; Verdünnung aller Schichten der Epidermis, noch deutlich intercelluläres und intracelluläres Ödem im Stratum spinosum; dabei merkliche Atrophie, die Retezapfen sind ausgeglichen. Civatte findet bei seinem Fall in einer Efflorescenz eine ganz eigenartige Zusammensetzung des Infiltrats, die typische Struktur eines Lymphoms, so daß er auf Grund des histologischen Befundes sich die Frage vorlegt, ob diese Veränderungen der Parakeratosis variegata entsprechen, ob sie nicht vielmehr auf eine Mycosis fungoides hindeuten. Dieser Befund ist also für die Histologie der Parakeratosis variegata kaum verwertbar. Hudelo und Gastou stellten mikroskopisch sehr geringe Veränderungen fest: zahlreiche Gefäßerweiterungen an den Spitzen der Papillen und eine Lymphocyteninfiltration in einer Art von Netzwerk; keine tiefen Gefäßveränderungen; das elastische Gewebe ist verdickt. Die Epidermis ist eher atrophisch. Die Eleidinschicht ist verschwunden. Es besteht eine Abschuppung in der Hornschicht, in der keine Kerne vorhanden sind (bei diesem Falle hält es Brocq nicht für ausgeschlossen, daß eine Mycosis fungoides vorlag). Auch die Angaben von Hudelo, Rabut und Cailliau betreffen einen angezweifelten Fall; sie fanden: Verdickung der Hornschicht, Fehlen der Keratohyalinschicht, Verdünnung des Stratum germinativum. Papillarkörper ödematös; Gefäße erweitert und von einem Infiltrat umgeben; Bindegewebe hyalin entartet. Pautrier zweiter, offenbar sicherer Fall, ergab: Stratum corneum im ganzen verdickt mit Inseln von Parakeratose, in deren Niveau sie sich leicht von den unteren Schichten löst. Stratum granulosum normal in 2—3 Schichten, nur eine Schicht dort, wo Parakeratose besteht. Stratum mucosum in toto verdünnt. Nur wenige Papillen und interpapilläre Zapfen, die an den Stellen geschwunden sind, wo das Cutisinfiltrat stärker ist und die Epidermis erreicht. Keine bemerkenswerten Veränderungen an den Zellen des Rete Malpighi, keine Spongiose. In der Cutis: Infiltration im Corpus papillare und in der oberflächlichen Cutis, ungleich verteilt, bald in langen Zügen, bald in dichteren Knötchen, meist nur Züge parallel der Hautoberfläche, bestehend aus Bindegewebszellen, Lymphocyten und sehr wenig Plasmazellen. An einzelnen Stellen dichtere Infiltrationsknoten. Diese Infiltrate entsprechen den oberflächlichen kleinen Papelchen. An diesen Stellen Ödem des Bindegewebes. Mittlere und untere Cutis ohne Besonderheiten. An einer atrophischen Stelle sind die Papillen und interpapillären Zapfen völlig ausgeglichen. Das Stratum corneum stellenweise geschwunden, an anderen Stellen parakeratotische Inseln; das Stratum granulosum besteht nur aus einer Zellreihe; Stratum Malpighi verdünnt; Depression, die dem Maximum der Atrophie entspricht; kein Stratum basale, fast keine Cutisinfiltrate; elastische Fasern im Corpus papillare fast geschwunden. Jessner bemerkt bei seinem fraglichen Fall, daß die Histologie sehr lichenähnlich war, aber ausgesprochene Parakeratose. Anthonys angezweifelter, sicher eigenartiger, Fall ergab: Im Stratum corneum unvollkommene Verhornung, Neigung zu Schuppenbildung, nur ganz vereinzelte Kerne. Rete Malpighi verdünnt, Stratum granulosum nur stellenweise sichtbar. Um die erweiterten Gefäße der obersten Cutisschichten meist aus gelapptkernigen Leukocyten bestehende Infiltrate. Papillarkörper größtenteils verstrichen; die Korium-Epidermisgrenze bildet eine gerade Linie; nur stellenweise erhaltener Papillarkörper.

Wenn wir versuchen, aus diesen mikroskopischen Untersuchungen ein Ergebnis zu ziehen, dabei auch nicht außer Betracht lassen, daß nicht überall anerkannte Fälle vorliegen — auch ein Unnascher Fall wurde von Brocq in den Diskussionsbemerkungen zum Falle Hudelo - Gastou angezweifelt —, so werden wir auf der einen Seite zugeben müssen, daß das Bild der Parakeratosis variegata histologisch keineswegs genügend erforscht ist, um von einigermaßen sicheren konstanten Veränderungen zu sprechen; andererseits — und darin stimme ich mit Himmel überein — scheinen die Untersuchungen dafür zu sprechen, daß die Entzündung und die Parakeratose bei der Parakeratosis variegata anscheinend nicht die Grade erreicht, wie wir sie bei der Pityriasis lich. chron. wenigstens vielfach, finden. Himmel schließt sich Fox und Mac Leod an, welche die Bezeichnung Parakeratose gerade für die Parakeratosis variegata für wenig geeignet halten, während dagegen bei der Pityriasis lich. chron. die Zeichen der Parakeratose: Schwund des Keratohyalins und Erhaltenbleiben der färbbaren Kerne in der Hornschicht, ausgesprochener vorhanden sind.

Über die *therapeutische Beeinflußbarkeit* der Parakeratosis variegata besteht insofern eine weitgehende Einigkeit, als die Schwierigkeit derselben allgemein betont wird. UNNA und seine Mitarbeiter erzielten auch durch hohe Dosen reduzierender Mittel nur langsame Besserung. FOX und MAC LEOD gaben Thyreoidextrakt, Teerbäder und andere lokale Maßnahmen ohne dauernde Beeinflussung. JESSNER hatte mit Arseninjektionen keinen Erfolg. Bei LEWTSCHENKOWs Patienten versagten Quecksilberinjektionen, Arsen innerlich und Einspritzungen von Natrium arsenicosum. BUTLER und MICHELSON geben an, durch Höhensonne Erfolge erzielt zu haben. Bei einwandfreien Fällen von Parakeratosis variegata, d. h. Fällen, die ganz dem Krankheitsbilde UNNA, SANTI und POLLITZERs entsprechen, ist HERXHEIMERs Pilokarpinbehandlung und EHRMANNs kombinierte Licht-Arsenbehandlung noch nicht versucht worden. Die Prognose quoad sanationem ist zur Zeit also noch keine günstige. Auf das Allgemeinbefinden scheint die seltene Dermatose keinen Einfluß zu haben. Gelegentlich veranlaßt sie geringen Juckreiz.

Diagnose und Differentialdiagnose: Nach dem vorliegenden Materiale kann sich die Diagnose der Parakeratotis variegata nur auf die oben angegebenen Merkmale stützen, die hier nicht wiederholt werden sollen. Die spärliche Kasuistik anscheinend gesicherter Fälle legt uns auch für differentialdiagnostische Erwägungen eine besondere Zurückhaltung auf. Wir können bei einem Krankheitsbild mit so unsicheren und dabei verschiedenartig in die Erscheinung tretenden Symptomen nur ganz allgemeine Wahrscheinlichkeitsgründe anführen dafür, ob ein Fall die Bezeichnung Parakeratosis variegata tragen darf.

Relativ leicht läßt sich wohl die Parakeratosis variegata von der *Psoriasis* scheiden. Bei der Psoriasis uniforme, scharf umschriebene, mit dicken Schuppen bedeckte Herde; nach Lösung der Schuppe basale Blutung, gelegentliche Anordnung in Bögen und Kreisformen, gute, mindestens vorübergehende Beeinflussung durch die bekannten örtlichen Maßnahmen. Bei der Parakeratosis variegata nur hie und da ein Element, welches als psoriasiform zu bezeichnen ist, vielmehr Papeln und Flecke, teils überhaupt nicht schuppend, teils sehr fein schuppend; keine ausgesprochene basale Blutung; Anordnung zu einem feinen Netzwerk; eventuell atrophische und narbige Veränderungen; schwer durch örtliche Maßnahmen beeinflußbar.

Größere Schwierigkeiten macht die Trennung des *Lichen ruber planus* und der Parakeratosis variegata. Wir wissen, daß bei der Parakeratotis variegata vielfach Efflorescenzen vorkommen, die denen des Lichen ruber sehr ähneln. Während einige Autoren ausdrücklich die Polygonalität der Knötchen bei der Parakeratotis variegata betonen oder mindestens bemerken, daß auch solche abgeplattete polygonale Knötchen vorkommen, bezeichnen andere wieder die gefundenen Knötchen als halbkugelig. Die für Lichen ruber als charakteristisch geltende Farbe wird allerdings bei der Parakeratosis variegata nicht so ausgesprochen angegeben. Wo, wie einige Autoren verfolgen konnten, die Knötchen als Flecke begannen, dann aber aus ihnen sich die Papeln entwickelten, da wird dieses Moment zugunsten einer Parakeratosis verwertbar sein. Aber eine solche Beobachtung wurde nur selten gemacht. Gegen Lichen planus sprechen die geringe Infiltration, das Fehlen verruköser Veränderungen und der Munderscheinungen (die letzten beiden Momente natürlich nicht unbedingt), der nur geringe, öfter fehlende, Juckreiz, der aber auch beim Lichen ruber manchmal kaum zutage treten kann, vor allem die mangelnde Wirkung des Arsens. Die Anordnung des Exanthems zu Netzen ist in dieser auffälligen Form beim Lichen planus sicher ungewöhnlich, Übergänge in atrophische und narbige Zustände kommen auch bei manchen Lichenformen vor. Bei schon jahrelange bestehenden Fällen wird ein Entscheid leichter sein. Natürlich wird die histologische Untersuchung eine wichtige Rolle spielen. Der meist geringfügige Befund bei der Parakeratosis variegata läßt einen Lichen ruber ausschließen; nur mahnt eine Angabe Jessners, auch bei der histologischen Differentialdiagnose dem Lichen ruber gegenüber vorsichtig zu sein.

Vor allem kommt in differentialdiagnostischer Hinsicht die *Mycosis fungoides* in Betracht. Die Literatur zeigt, daß einzelne Fälle als typische Beispiele der Parakeratosis variegata beschrieben und von kompetentester Seite anerkannt worden sind, bis später der Fall sichere Zeichen einer Mycosis fungoides aufwies. Das gilt mindestens für einen der Fälle Jamiesons und vielleicht für einen der Fälle Unnas. Es wurden kaum Fälle als Parakeratosis variegata demonstriert, bei denen nicht der eine oder andere der Diskussionsredner die Möglichkeit eines prämykotischen Stadiums in Frage zog. Die Frage, ob man sich gegen differentialdiagnostische Irrtümer der Mycosis fungoides gegenüber schützen kann, ist offenbar noch ungelöst. Die Betonung der klinischen Eigenarten des Exanthems gegenüber denen prämykotischer Stadien scheint fruchtlos, nachdem gerade vermeintliche Schulbeispiele der Parakeratosis variegata sich später als Mycosis fungoides erwiesen haben. Selbst der mangelnde Juckreiz genügt nicht, um eine Mycosis fungoides auszuschließen. Ob gerade die Fälle, bei denen diese Fehldiagnose vorkam, den Prüfstein einer energischen Arsenbehandlung erfahren haben, ist nicht ersichtlich; aber der Erfolg einer Arsenbehandlung würde wesentlich zugunsten einer prämykotischen Affektion sprechen. Vielleicht wird in Zukunft auch der Einfluß einer Röntgenbehandlung in demselben Sinne zu deuten sein. Aber hier ist wieder der Zweifel vorhanden, ob diese Vorstadien der Mycosis fungoides so sicher auf Arsen und Röntgen reagieren. Leider schützt auch die Histologie nicht vor Fehldiagnosen bei diesen Fällen. Wo sich freilich histologische Veränderungen finden, die offensichtlich für eine Mycosis fungoides sprechen — Civatte —, da scheint es möglich, daß ein sich ganz in den Rahmen der Parakeratosis variegata einfügender Fall schon frühzeitig als Mycosis fungoides entlarvt wird. Aber das wird nicht immer möglich sein, denn Darier stellte fest, daß die klinisch banalen lichenoiden Vorstadien der Mycosis fungoides keineswegs einen für Mycosis fungoides typischen Bau aufweisen; nur die schon klinisch mit Wahrscheinlichkeit feststellbaren und hier differentialdiagnostisch nicht in Betracht kommenden prämykotischen Erythrodermien zeigen typische histologische Veränderungen.

Ist die Parakeratosis variegata in atrophische Stadien eingetreten, so können, wie Pautrier hervorhebt, einzelne Stellen einer abgelaufenen *Röntgendermatitis* ähneln. In differentialdiagnostischer Hinsicht wird eine Röntgendermatitis schwerlich in Frage kommen, denn — abgesehen von der anamnestisch nicht nachgewiesenen Röntgenbehandlung — so ausgedehnte Flächen, wie dies bei allen Fällen von Parakeratosis variegata der Fall war, werden kaum Folgen einer Röntgenverbrennung darstellen. Viel bedeutungsvoller ist Pautriers Hinweis auf die eventuelle Ähnlichkeit solcher atrophische Stadien aufweisenden Fälle von Parakeratosis variegata mit der *Poikilodermia atrophicans vasculosa* Jakobi. Ich erinnere wiederum an den oben zitierten Fall Wises. Pautrier zieht bei seinem Falle die Poikilodermie mit folgenden Bemerkungen in Betracht: Beiden Krankheiten ist es gemeinsam, zu einer oberflächlichen Atrophie zu führen, die von Pigmentierungen und Varikositäten begleitet ist, und netzartige Figuren zu bilden, aber die Poikilodermie entwickelt sich nicht in rotgelben, schuppenden Plaques und Streifen, nicht in einer Aussaat lichenoider Papeln; sie befällt vor allem Gesicht und Hals; sie ist oft von einem entzündlichen Ödem begleitet; sie ist ferner juckend.

Was die Frage einer Differentialdiagnose zwischen der Parakeratosis variegata und der *Pityriasis lichenoides chronica* betrifft, so ist es ja bekannt, daß viele Autoren, wenn man gelegentliche Äußerungen anläßlich von Krankenvorstellungen hinzunimmt, wohl die meisten, die Parakeratosis variegata und die Pityriasis lich. chron. überhaupt nicht trennen, sondern entweder, wie BROCQ, fließende Übergänge zwischen den nach ihrer Ansicht nahe verwandten Varietäten der Parapsoriasis annehmen oder meinen, daß sich aus einer Pityriasis lich. chron. eine Parakeratosis variegata entwickeln kann oder beide Krankheiten schlechthin identifizieren. Ich trete dieser Frage näher, wenn ich auf die sog. „Übergangsfälle" eingegangen bin, hier sei nur erörtert, ob die Parakeratosis variegata, so, wie man sie sich nach den vorstehenden Ausführungen zu denken hat, wesentliche Verschiedenheiten vom Bilde der Pityriasis lich. chron. aufweist. Als die ersten Fälle der Pityriasis lich. chron. von JADASSOHN und NEISSER beschrieben wurden, haben diese Autoren, denen ja die UNNAsche Arbeit bekannt war, die Parakeratosis variegata nicht in den Bereich ihrer differentialdiagnostischen Erwägungen gezogen. Ich habe später die Parakeratosis variegata zwar erwähnt, aber sie doch als verschieden von der Pityriasis lich. chron. hingestellt. Erst die Autoren, welche die spätere Parapsoriasisgruppe zusammenfaßten, TÖRÖK und FOX und MAC LEOD, und dann BROCQ haben auf die Zusammengehörigkeit der beiden Krankheiten hingewiesen. Wenn wir das so vielfach beschriebene Bild der Pityriasis lich. chron. und das seltene der Parakeratosis variegata, so wie wir sie uns nach den Angaben UNNA, SANTI und POLLITZERs und FOX und MACLEODs vorzustellen haben, vergleichen, so stehen einigen Ähnlichkeiten doch eine Reihe von Differenzen gegenüber. Die Ähnlichkeit beruht auf der im allgemeinen ähnlichen Lokalisation; aber dieses Moment ist wohl für beide Krankheiten kein besonders eigenartiges und zeigt auch manchmal so wesentliche Abweichungen, daß es schwerlich als beiden Formen gemeinsames Charakteristikum anzusehen ist; gleich ist beiden Formen eine außerordentliche Resistenz gegen die verschiedensten örtlichen Maßnahmen und auch gegen Arsenik. Aber auch dieses Zeichen darf nicht zu hoch bewertet werden. Wenn wir weiter die Efflorescenzen beider Krankheiten vergleichen, so ist zuzugeben, daß gewisse Ähnlichkeiten zwischen den Einzelelementen der Pityriasis lich. chron. und der Parakeratosis variegata vorhanden sind; aber diese Ähnlichkeiten fallen durchaus nicht mit den gleichen Entwicklungsstadien bei beiden Krankheiten zusammen; der Entwicklungsgang scheint bei der Parakeratosis variegata doch ein anderer zu sein, wie er bei der Pityriasis lich. chron. sicher gestellt ist. Bei der Pityriasis lich. chron. wissen wir, daß die Einzelherde unter unseren Augen immer einen ganz bestimmten Entwicklungsgang ablaufen; bei der Parakeratosis variegata handelt es sich um einen mehr stabilen Zustand des Einzelelementes, welches zum Unterschiede von dem vorübergehenden Knötchen bei der Pityriasis lich. chron. zeitweise dem Lichen planus-Knötchen ähnelt. Ich habe seinerzeit das Beiwort „lichenoides" nicht gebraucht, um dem beginnenden Knötchen eine Ähnlichkeit mit denen des Lichen ruber planus zuzuschreiben, sondern lediglich zur Bezeichnung des Knötchencharakters. Ich habe im Gegenteil ausdrücklich hervorgehoben, daß das Knötchen der Pityriasis lich. chron. sich ganz erheblich von denen des Lichen planus unterscheidet. Bei der Parakeratosis variegata weisen aber die besten Kenner ausdrücklich auf die Ähnlichkeit mit den Lichen ruber-Knötchen hin. Über den Entwicklungsgang der Herde der Parakeratosis variegata wissen wir noch wenig; aber die wenigen Angaben, die sich mit diesem Punkte befassen (MARTINOTTI, LEWTSCHENKOW), ergeben doch Vorgänge, die sich ganz anders abspielen, als wie dies bei der Pityriasis lich. chron. so und so oft schon gesehen worden ist. Wenn wir schließlich den Eindruck des voll entwickelten Exanthems bei beiden Krankheiten in Augenschein nehmen, so ergeben sich eigentlich nur Differenzen: bei der Pityriasis lich. chron. meist einzelstehende Efflorescenzen, mit ihnen bekannten Entwicklungsstadien, bei der Parakeratosis variegata ein Netzwerk aus dichtkonfluierten Herden, die ihren Zustand beibehalten. Ich schweige ganz von den atrophischen Stadien der Parakeratosis variegata, die wir bei der Pityriasis lich. chron. überhaupt nicht kennen und sich auch von den kleinen Atrophien bei der nekrotisierenden subakuten Pityriasis lich. unterscheiden. Daß der Gesamteindruck der beiden Exantheme ein ganz verschiedener ist, dafür spricht die Tatsache, daß bei der Pityriasis lich. chron. noch niemals die Mycosis fungoides oder die Poikilodermia vascularis atrophicans in Frage gezogen wurde, während die Parakeratosis variegata doch den Vorstadien der Mycosis fungoides und im atrophischen Stadium der zweitgenannten Krankheit so ähnlich sein muß, daß nach beiden Richtungen hin auch für den Erfahrenen Irrtümer nicht ausgeschlossen sind.

Es kam hier nur darauf an, festzustellen, daß zwischen der Pityriasis lich. chron. und der Parakeratosis variegata, bei der letzteren auf Grund der wenigen sicheren Zeugnisse, die wir besitzen, doch ganz erhebliche Differenzen bestehen. Die weitere Frage, ob trotzdem Beziehungen zwischen diesen beiden Krankheiten vorhanden sind, soll erst weiter unten erörtert werden.

Die Brocqsche Krankheit.

Synonyma: Erythrodermie pityriasique en plaques disséminées (Brocq); Parapsoriasis en plaques (Brocq); Pityriasis maculosa chronica (Rasch); Erythrodermia maculosa perstans chronica (Riecke); Erythroatrophodermia perstans en plaques (Pernet); Erythrodermia maculo-squamosa persistent (Galloway); Erythroderma squamosum (Ravogli); Xanthoerythrodermia perstans (Radcliffe Crocker); Brocqsche Krankheit (Rasch, Arndt).

Ich habe für diesen Abschnitt die von Rasch eingeführte Bezeichnung Brocqsche Krankheit gewählt, weil die Arbeiten, die das größte eigene Material bringen, die von Arndt und Kissmeyer, diese Bezeichnung tragen. Die erste Benennung durch Brocq beschreibt allerdings in ganz vorzüglicher Weise das Krankheitsbild; ich habe wegen der fortwährend notwendigen Wiederholung diese etwas lange Bezeichnung vermieden; den Ausdruck „Parapsoriasis en plaques" habe ich nicht angewendet, weil der Ausdruck „Parapsoriasis" die Zusammengehörigkeit der Krankheit mit den vorher behandelten schon involviert; die Berechtigung dieser Zusammenfassung soll aber erst später behandelt werden und wird, wie bekannt, von verschiedenen Seiten ausdrücklich bestritten.

Historische Bemerkungen: Den ersten Fall der Erkrankung beschrieb 1897 Brocq als „Erythrodermie pityriasique en plaques disséminées". Drei weitere Fälle teilt 1900 J. C. White mit. Den vierten Fall beschreibt 1901 Ravogli. 1902 vereint Brocq die erwähnten Fälle unter Mitteilung einiger neuer Beobachtungen unter dem Namen „Parapsoriasis en plaques" als dritte Varietät seiner Parapsoriasis. 1905 beschreibt Radcliffe-Crocker 9 Fälle von „Xantho-Erythrodermia perstans"; ursprünglich schienen ihm diese Fälle identisch mit der Brocqschen Krankheit; aber auf Grund 'des Urteils einiger französischen Dermatologen, die einen der Fälle sahen, nahm er von einer völligen Angliederung an die Brocqsche Krankheit Abstand. Brocq selbst meint, daß die Crockerschen Fälle seiner Parapsoriasis en plaques sehr nahe ständen. 1910 ausführliche monographische Darstellung der Brocqschen Krankheit durch Arndt. Kritische Zusammenstellung der bisher beobachteten Fälle und Mitteilung einiger neuer Fälle. Arndt spricht sich für die völlige Identität der Xantho-Erythrodermia perstans und der Brocqschen Krankheit aus.

Ich habe im folgenden entsprechend der Auffassung der meisten Autoren von einer Trennung der Crockerschen Xantho-Erythrodermie und der Brocqschen Krankheit Abstand genommen und werde erst weiter unten diesen Standpunkt zu begründen versuchen.

Krankheitsverlauf: Das *Grundelement* der Brocqschen Krankheit ist ein im Niveau der Haut liegender Herd (Plaque), dessen *Grenzen* teils als scharf,

teils als verwaschen bezeichnet werden. Brocq bemerkt anläßlich seines ersten
Falles, daß die immerhin deutlichen Grenzen nicht so scharf geschnitten sind,
wie die Herde der Psoriasis, nur von weitem sind sie scharf umschrieben; bei

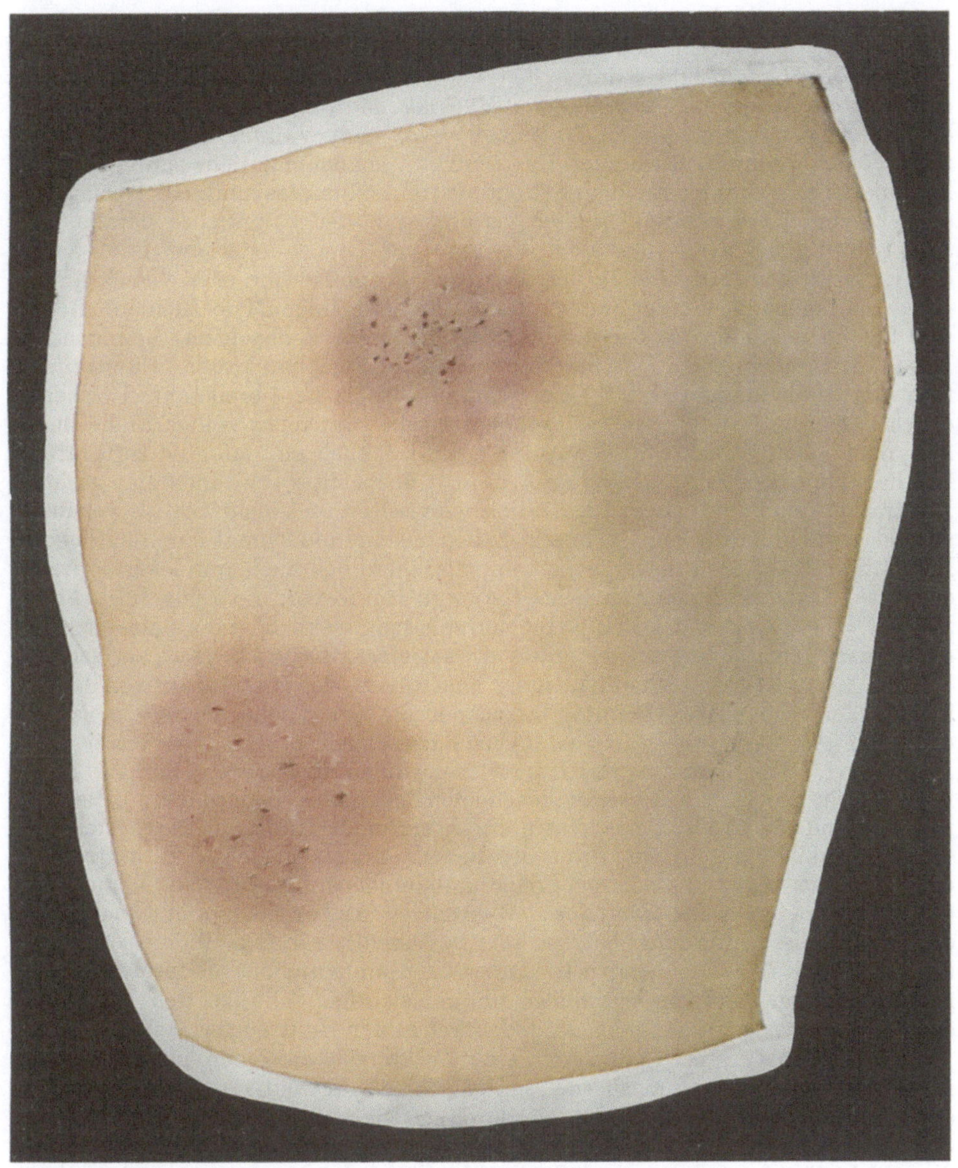

Abb. 7. Brocqsche Krankheit.
(Moulage der Kieler Universitätshautklinik, Professor Klingmüller.)

näherem Zusehen ist es sehr schwierig, sie mit einer präzisen und regulären
Linie abzugrenzen. Ähnlich äußert sich Arndt, nach dessen Urteil die Herde
bei genauerer Betrachtung allmählich in die gesunde Umgebung übergehen.
Die Herde haben eine verschieden angegebene Färbung: gelblich, lichtbraun,

rosa, blaß- bis tiefrot, bläulich und bläulich rot. Vielfach werden Übergänge zwischen den genannten Farben angegeben: gelbbraunrot, gelbbräunlich usw. Die bläulichen und dunkleren Töne kommen besonders an den unteren Extremitäten zum Ausdruck. Je nach der Körpergegend differiert die Farbe der Einzelherde. Wenn auch meist die einzelnen Herde gleich gefärbt sind, so wird doch auch bei größeren Herden manchmal angegeben, daß man etwas blässere zentrale Inseln unterscheiden kann. Brocq gibt der Buntheit des Gesamtbildes durch den Vergleich mit einer Leopardenhaut am deutlichsten Ausdruck. Die *Form und Größe der Herde* schwankt innerhalb der weitesten Grenzen; sie sind rundlich, oval, polycyklisch durch Confluenz, medaillonartig durch Rückgang im Zentrum, manchmal ganz unregelmäßig konfluiert, sehr häufig an den Seitenteilen des Rumpfes und Rückens, aber auch an den Extremitäten länglich geformt, mit der Längsachse parallel der Spaltrichtung der Haut und dem Verlaufe der Rippen oder der Längsachse der Extremitäten. Die Größe der Herde ist ebenfalls eine sehr verschiedene. In der Umgebung der größeren Herde wurden einige Male kleinere Herde von Stecknadelkopfgröße festgestellt. Die meist zur Beobachtung kommenden Herde variieren von 1 cm Durchmesser bis zu über Flachhandgröße. Die streifenförmigen Herde können über 7—8 cm lang und $^1/_2$ bis 3 cm breit sein. Über eine durch Palpation feststellbare *Infiltration* herrscht zwar nicht völlige Einheitlichkeit, doch gibt die Mehrzahl der Autoren ausdrücklich an, daß eine Infiltration überhaupt nicht festzustellen ist; nur wenige Beobachter erwähnen eine geringe Infiltration; eine deutlichere Infiltration wird selten und mehrfach als vorübergehend erwähnt. Nur bei Crockers Fällen scheint manchmal eine deutlichere Infiltration vorhanden gewesen zu sein, die allerdings auch nur leichte Grade erreichte. Daneben kamen auch bei Crocker Herde vor, die keine Infiltration zeigten. Die *Hautoberfläche* kann eine normale sein, vielfach wird sie als spiegelnd und glänzend bezeichnet; sie weist meist etwas tiefere Hautfurchen auf, also scheinbar den Zustand einer Lichenifikation. Kissmeyer, der eine Anzahl von Fällen längere Zeit beobachten konnte, bezeichnet die Oberfläche als fein runzelig, ein wenig glänzend, wie mit feinen lichenoiden Papeln besetzt oder besser, wie „fazettiert." Bei Spannung der Haut verschwinden aber die Papeln; die Haut ist also nicht der Sitz eines wahren lichenoiden Zustandes, sondern diese „Pseudopapeln" sind ein Produkt der feinen, sich kreuzenden Runzeln. Die eigenartige Oberflächenbildung gibt der Haut den Schein einer sehr feinen Hautatrophie oder das Aussehen eines feinen Collodiumhäutchens. Kissmeyer kommt zu dieser Beschreibung, die in anderen Worten der Arndts entspricht, ohne auf eine eventuelle Schuppung Rücksicht zu nehmen, während andere Autoren, auch Arndt, sich den Eindruck eines Collodiumhäutchens dadurch hervorgerufen denken, daß eine weißliche undurchsichtige Schuppe den Herd bedeckt, die entweder intakt oder an den Furchen der Haut eingerissen erscheint.

Während die ersten Beobachter eine *Schuppung* als einen integrierenden Bestandteil der Erkrankungsherde ansahen, haben die weiteren Beobachtungen ergeben, daß es auch Fälle resp. Herde ohne jede Schuppenbildung gibt. Die Schuppung ist dort, wo sie angegeben wird, meist eine feine kleienförmige; diese kleienförmige Schuppung läßt die Oberfläche der Herde rauh und trocken erscheinen. Die Schuppen lassen sich nach der Ansicht der einen Autoren leicht entfernen, während wieder andere sie als sehr festhaftend bezeichnen; nach ihrer Lösung kommt die trockene, verschiedenartig gefärbte Oberfläche der Haut zutage, niemals die feuchte punktförmig blutende der Psoriasis. Neben den glatten und kleienförmig schuppenden Herden kommen auch Herde vor, deren Oberfläche mit viereckigen oder polygonalen dünnen Schuppen bedeckt ist, die in ihrer Gesamtheit s. o. zuerst Civatte den Vergleich mit einem eingerissenen Collodiumhäutchen machen ließen. GUDEMANN erinnert das Aussehen der Oberfläche an das „einer gerissenen Porzellanglasur".

BLASCHKO, ARNDT u. a. bemerken, daß es häufig gelingt, durch stärkeres Kratzen zahlreiche, meist rundliche, bis stecknadelkopfgroße, Blutungen unter der intakten Oberfläche hervorzurufen, aber nur im Bereiche der Krankeitsherde. KISSMEYER konnte diese *Purpura factitia* bei seinen Fällen nie deutlich hervorrufen. GROSS legt der Neigung der Krankheitsherde, auf stärkere Insulte mit punktförmigen Hämorrhagien zu reagieren, größere Bedeutung zu; sie finde sich auch bei anderen Dermatosen, sei aber für die BROCQ sche Krankheit bis zu einem gewissen Grade charakteristisch.

Vielfach diskutiert ist die Frage, ob es den Herden der BROCQ schen Krankheit eigen ist, in *Atrophie* überzugehen; einige Autoren sind geneigt, auf Grund von ihnen beobachteter atrophischer Zustände die BROCQ sche Krankheit den idiopathischen Hautatrophien anzugliedern. RILLE und RUSCH vertreten diesen letzten Standpunkt in entschiedenster Weise und sehen in der BROCQ schen Krankheit lediglich einen besonderen Typus der genuinen Hautatrophie; BECK äußert sich in gleicher Weise. RIECKE schließt sich zunächst dieser Auffassung an, um aber später einen wesentlich anderen Standpunkt einzunehmen. BROCQ selbst, in dessen früheren Mitteilungen nicht von einer Atrophie die Rede war, bemerkt in seiner Traité de dermat., daß bei der Parapsoriasis en plaques „ganz kleine glänzende atrophische Streifchen" vorkommen und daß wahrscheinlich manchmal „ein sehr oberflächlicher atrophischer Prozeß der Haut" besteht. Dazu kommt eine Abbildung ebendort Abb. 323, S. 368, welche allerdings eine sehr augenfällige Atrophie der Haut demonstriert. RIECKE nimmt an, daß bei der Darstellung dieses Falles ein Irrtum vorkam und eine Dermatitis atrophicans abgebildet wurde.

ARNDT leugnet zwar nicht, daß es gelegentlich bei einem lange bestehenden Fall zu einer echten Atrophie kommen kann, in der Mehrzahl der Fälle handelt es sich bei den Herden mit gerunzelter, wie atrophischer, Oberfläche um eine vorübergehende Erscheinung. RIECKE nimmt in seiner letzten Veröffentlichung einen ganz gleichen Standpunkt ein. Bei der BROCQ schen Krankheit bedeutet nach seinen Angaben die oberflächliche Atrophie einen temporären, allmählich sich wieder ausgleichenden Zustand, während bei der Dermatitis atrophicans der Hautschwund ein definitiver und irreparabler wäre; die Oberflächenfältelung bei der BROCQ schen Krankheit ist nur ganz seicht und betrifft nur die obersten Epidermisschichten. KISSMEYER stellt fest, daß man den Eindruck hat, als ob die Epidermis wie eine feine Membran auf dem Corium liegt und in sehr lockerem Zusammenhange mit diesem; dieser Umstand verursacht öfter das Empfinden, daß die Herde eine kleine Einsenkung in der Haut darstellen; eine wahre Atrophie konnte er nie beobachten. Auch JADASSOHN, der bei seinem Falle weder klinisch noch histologisch atrophische Veränderungen feststellen konnte, äußert nach Diskussion über die Fälle von RILLE und RUSCH und der von ihnen angeführten WHITE schen Fälle, daß in späteren Stadien dieser Erkrankung vielleicht atrophische Stadien vorkommen könnten und wird in dieser Auffassung bestärkt durch die oben angeführten Zitate aus BROCQ (Traité etc., p. 369). Aber er lehnt es ab, den Prozeß auf Grund solcher gelegentlicher Endstadien zu den Atrophien zu rechnen. Jedenfalls sind die angeführten Bemerkungen in dem Sinne zu deuten, daß wohl manchmal wahre atrophische Stadien bei der BROCQ schen Krankheit zur Beobachtung kommen, offenbar nicht allzuhäufig — denn auch jahrzehntelang beobachtete Fälle ließen diese gänzlich missen —, daß die Herde bei typischen Fällen einen Zustand der Oberflächenveränderungen zeigen, der nur anscheinend eine Atrophie darstellt, aber einen vorübergehenden Zustand bedeutet, also sicher nicht der wahren Atrophie entspricht.

Neben den großen Herden kommen manchmal in der Umgebung derselben ganz kleine isolierte, nicht infiltrierte, bald schuppende, bald glatte Elemente vor. Schon Brocq erwähnt anläßlich eines Falles, den er als Übergangfall zur Parapsoriasis en gouttes auffaßt, dieses Vorkommnis; aber auch andere Fälle zeigten die gleiche Erscheinung (White, Arndt).

Lokalisation und Zahl der Herde: Offenbar hat die Brocqsche Krankheit keine Prädilektionsstellen; sie kann an jeder Körperstelle ihren Anfang nehmen, besonders häufig, wie es scheint, an den Extremitäten, vor allem an den unteren; sie kann in der Folge fast alle Körpergegenden befallen; die Handteller und Fußsohlen werden nie, Gesicht, Handrücken und Fußrücken werden nur selten betroffen. Nagelbeteiligung scheint nicht vorzukommen. Die Schleimhäute bleiben stets frei. Die Zahl der Herde ist bei den vollentwickelten Fällen meist eine relativ große. Manchmal wurde anfangs ein primärer Herd beobachtet, dem später eine Aussaat weiterer Herde folgte. Manche Fälle zeigen auch im Laufe der Jahre nur einige wenige Herde, aber die meisten weisen doch recht zahlreiche Plaques auf. Häufig ist die Verteilung der Herde eine annähernd symmetrische. Die einmal vorhandenen Herde pflegen ziemlich stabil zu bleiben, können sich aber auch spontan zurückbilden. Wie Civatte, Arndt, Méneau u. a. konnte auch Kissmeyer verschiedene Entwicklungsstadien der Eruption nicht unterscheiden; die Farbe und die Größe der Herde sei zwar variabel, aber eine Entwicklung von einer Phase in eine andere ließ sich nie feststellen. Schon White und später Civatte beobachteten mit den Jahreszeiten zusammenfallende Remissionen und Exacerbationen, und der erste Fall Brocqs zeigte im Sommer deutliche Remissionen, im Winter Verschlechterungen. Demgegenüber bemerkt Arndt, daß die Herde jahrelang ohne jede Veränderung bestehen bleiben können.

Die Hauterkrankung hat auf das Allgemeinbefinden sicherlich gar keinen Einfluß. Etwaige subjektive Beschwerden fehlen in der Mehrzahl der Fälle gänzlich. In der Minderzahl der Fälle wird ein mäßiger Juckreiz angegeben, nur bei ganz wenigen Fällen wurde dieser als störend empfunden. Ein vorhandener Dermographismus wird manchmal bemerkt, aber offenbar kommt er bei der Brocqschen Krankheit nicht so häufig zur Beobachtung, wie bei der Pityriasis lich. chron. Dagegen zeigten eine Anzahl Fälle eine ausgesprochene Purpura factitia, die allerdings (s. o.) durchaus nicht eine konstante Begleiterscheinung der Krankheitsherde zu sein braucht.

Die Xantho-Erythrodermia perstans Crockers und die Brocqsche *Krankheit:* Crocker identifizierte ursprünglich seine Erkrankung mit der Brocqs. Erst das Urteil einiger französischer Dermatologen über einen seiner Fälle veranlaßte ihn, von einer völligen Identifizierung Abstand zu nehmen und folgende Eigenarten der Xanthoerythrodermie gegenüber der Brocqschen Krankheit aufzustellen: 1. Die Herde sind häufig größer, als die der Brocqschen Krankheit, 2. der Rand der Herde ist nicht scharf, 3. die Farbe ist eher blaßrot oder deutlich gelb, 4. die kleienförmige Schuppung ist deutlicher, 5. es sind Papeln festzustellen. Die Krankengeschichten Crockers geben von der Existenz der Papeln nur eine wenig deutliche Vorstellung. Sie sind überdies konfluiert, um größere Herde zu bilden; es könnte sich auch um die erwähnten „Pseudopapeln" handeln. Der einzige Autor, der den Crockerschen Fällen jeden Zusammenhang mit der Brocqschen Krankheit abspricht, ist Civatte. Er mißt der mäßigen Infiltration der Crockerschen Fälle eine größere Bedeutung zu und spricht die Vermutung aus, daß es sich um Vorstadium einer Mycosis fungoides handelte. Nach den Äußerungen von Crocker selbst, Brocq, Arndt und Jadassohn sind tiefgreifende Unterschiede zwischen der Xantho-Erythrodermie und der BROCQschen Krankheit nicht vorhanden. Auch die Infiltration mäßigen Grades, die CROCKER öfter bemerkt, bedeutet nur eine relative Differenz, denn auch bei sicheren Fällen von BROCQscher Krankheit wird ein solcher Zustand manchmal angegeben. Auch DARIER erkennt die öfter hervorgehobene ockergelbe Farbe, die mehr streifenförmige Anordnung der Herde und die anderen angeblichen Unterscheidungsmerkmale der Xantho-Erythrodermie nicht als genügend an, um in dieser Krankheit einen besonderen Typus zu sehen (s. Diskussionsbemerkungen zu LORTAT-JACOB, FERNET, HAYE).

An dieser Stelle sei auf einige eigenartige Beobachtungen, zunächst zwei Fälle von MILIAN und PÉRIN, hingewiesen:

Als Xantho-Erythrodermie (Erythrodermie prémycosique probable) en plaques avec hyperkératose bezeichnen diese Autoren folgende Beobachtung. Der 18jährige Patient weist seit etwa $3^1/_2$ Jahren etwa 15 runde und ovale, regelmäßig konturierte, leicht infiltrierte, nicht juckende Herde von dunkelgelber oder düsterroter Farbe an Hinterbacken, Oberschenkeln und Armen auf. In ihrem Bereich ist die Haut, verdickt und mit feinen Schuppen bedeckt; stellenweise deutliche Lichenifikation. An einem Herde deutliche streifenförmige Hyperkeratose, welche die Oberfläche verrukös gestaltet. Am Praeputium und Scrotum rotviolette Herde von ekzemähnlichem Aussehen mit Bläschen und Krusten; Akrocyanose der Hände, Cyanose an Knien und Ellenbogen; disseminierte Livedo annularis. Sehr ausgesprochene, besonders in der Leistengegend vorhandene Lymphdrüsenschwellungen. Die mikroskopische Untersuchung zeigt Veränderungen, die denen der BROCQschen Krankheit entsprechen, daneben an den hyperkeratotischen Gebieten eine beträchtliche Verdickung der Hornschicht. Die Blutuntersuchung ergibt bis auf eine geringe Vermehrung der weißen Blutkörperchen und eine Eosinophilie keine Besonderheiten. Die Diagnose schwankt zwischen einer „Erythrodermie prémycosique à forme anormale", wozu die Autoren eher neigen, und einer „Xanthoerythrodermie en plaques avec hyperkératose".

Der zweite Fall wird als *„Erythrodermie pityriasique en plaques à tendence atrophique"* bezeichnet. Der 28jährige Patient weist seit 10 Jahren ein Hautleiden auf, welches im wesentlichen der Parapsoriasis en plaques entspricht; auffallend ist die leichte Verdünnung und feine Fältelung der befallenen Haut; ein Herd zeigt deutliche Atrophie mit zentraler Depression. Die Herde vergrößerten sich exzentrisch. *Histologisch* finden sich *Infiltrate* stellenweise zu Knoten verdickt, welche an *tuberkulöse Rundzelleninfiltrate* um die Follikel erinnern. *Die Herde reagierten* ausgesprochen *lokal auf Tuberkulin*. Unter dem Einfluß der Cutisreaktion entstand ein neuer Herd. Später gingen die verschiedenen Herde zurück, zur Zeit der Krankenvorstellung sind manche kaum noch sichtbar.

Der Fall ist trotz der weitgehenden Übereinstimmung mit der BROCQschen Krankheit eigenartig und von Interesse.

Einen ganz ähnlichen Fall teilten PAVLOFF und GAVILOFF mit. Bei diesem Falle traten nach einer Alttuberkulininjektion zahlreiche neue Herde auf; die alte Eruption wurde deutlicher sichtbar, später klang das Exanthem ab. *Histologisch* keine typischen tuberkulösen Veränderungen. Trotzdem scheint mir bei dem auch sonst tuberkulösen Patienten die Annahme einer tuberkulösen Hauterkrankung sehr nahe zu liegen.

Es drängt sich der naheliegende Gedanke auf, ob vielleicht tuberkulöse Exantheme vorkommen, welche dem Bilde der BROCQschen Krankheit zum Verwechseln ähnlich sehen.

RAMEL stellt als Fall zur Diagnose: dermatose lichénoide pigmentée et récidivante, sur bas d'érythrodermie pityriasique héréditaire, einen 31jährigen Mann mit einer im Winter jeweilen erscheinenden, im Sommer wieder verschwindenden Dermatose vor, die an Parapsoriasis en plaques erinnert, doch durch das jeweilige Verschwinden der Affektion und deren starken Juckreiz sich von dieser unterscheidet und außerdem hereditär ist.

Histologie: Das Stratum corneum wird meist als normal angegeben, manchmal wird eine mäßige Verdickung festgestellt, eventuell von einer adhärenten Schuppe gesprochen, die bei CIVATTE ihre Kerne bewahrt hat; bei den meisten Fällen von ARNDT, auch bei denen KISSMEYERs, war die Hornschicht kernlos, doch finden andere Untersucher zum Teil kernhaltige Hornzellen, aber meist nur in wenig umfangreichen circumscripten Gebieten. Das Stratum lucidum kann fehlen; das Stratum granulosum ist offenbar selten verdickt, häufiger schwächer entwickelt, es kann aber auch ganz fehlen. Das Stratum Malpighi ist vielfach als kaum verändert angegeben; doch kann es auch durch ein offenbar graduell sehr verschiedenes intercelluläres und intracelluläres Ödem zu deutlichen Veränderungen kommen; es kann sich sogar dieses Ödem zur Ausbildung eines Status spongoides und der Bildung vereinzelter intraepithelialer Bläschen steigern (Callomon, Arndt, Riecke). Bei anderen Fällen wieder wurde das Rete als atrophisch verdünnt und abgeflacht gefunden. Die Mitosen sind eher spärlich (Arndt, Jadassohn). Wenn überhaupt Veränderungen am Rete deutlicher sich zeigen, so ist es besonders die unterste Lage, deren Zellen aus ihrer Lage gedrängt, häufig runzelig sind und vielfach deutliche Vakuolenbildung aufweisen. Die Mitosenvermehrung bei einem Falle Civattes möchte

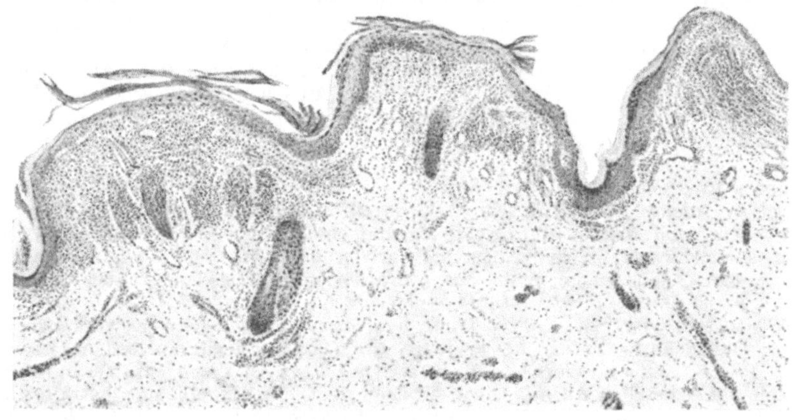

Abb. 8. Brocqsche Krankheit.
Parakeratose der Hornschicht, nicht sehr ausgesprochen und nur streckenweise vollständig. Anscheinend keine Veränderungen im Stratum granulosum und Rete Malpighi. Dagegen in der Cutis, und zwar den obersten Schichten, starkes Ödem, Erweiterung der Gefäße und vor allem ein dichtes starkes Infiltrat, welches nach unten zu, wie beim Lichen ruber, scharf abgeschnitten ist. In der tieferen Cutis, bis auf geringe Rundzelleninfiltration keine Veränderungen. Das Präparat stellt die manchmal beschriebenen, besonders hochgradigen Veränderungen dar.
(Präparat der Breslauer Universitätshautklinik, Geh.-Rat Jadassohn.)

ich deswegen nicht verwerten, weil Civatte selbst diesen Fall als atypisch bezeichnet. Bei stärkerer Infiltration der oberen Cutisschichten finden sich manchmal zahlreiche leukocytäre Elemente zwischen den untersten Epithelzellen. Stellenweise ist die Grenze zwischen Epithel und Papillarkörper durch Quellung und ödematöse Zerstörung des Epithels verwischt. Trotzdem nach dem eben Gesagten manchmal etwa stärkere Epithelveränderungen mitgeteilt werden, spricht sich doch die Mehrzahl der Untersucher für die Geringfügigkeit der Epithelveränderungen aus, unter denen besonders ein mäßiges Ödem im Vordergrund steht.

Die wesentlichsten Veränderungen spielen sich *in den obersten Schichten der Cutis* ab. Starkes Ödem und manchmal recht ausgesprochene Zellinfiltration stehen im Vordergrunde der Erscheinungen. Das Ödem findet seinen Ausdruck in der Abflachung und Verbreiterung einzelner Papillen, in der Ausdehnung des Bindegewebes zu einem lockeren weitmaschigen Gewebe, in der Erweiterung der Lymphspalten und Lymphgefäße. Die Infiltrate sind bei mäßiger Entwicklung streifenförmig um die Gefäße angeordnet; an manchen Stellen auch mehr rundliche Infiltrationsherde. Vielfach findet sich eine ganz dichte und häufig recht starke Infiltration, die in den Schnitten unter dem Epithel als breites Infiltrationsband verläuft und nach unten zu scharf begrenzt ist, ähnlich wie beim Lichen planus. Die Infiltrationszellen sind in der Mehrzahl lymphoide, einkernige Rundzellen, dazwischen reichlich gewucherte Bindegewebszellen in mäßiger Menge, polynucleäre Leukocyten in geringerer Zahl und vereinzelte Mastzellen, letztere von einigen Untersuchern nicht gefunden; Plasmazellen sind nie vorhanden. Die Blutgefäße der obersten Cutisschichten werden als erweitert angegeben; ihr Endothel ist normal, hie und da etwas gequollen. Wie verschiedene Untersucher hervorheben, wechselt die Dichte der Infiltrate nicht bloß bei den verschiedenen Fällen, auch in demselben Herd kommen deutliche Differenzen vor. Trotzdem spricht sich die Mehrzahl für eine Stärke und Dichte des Infiltrates aus, die zu der palpatorisch meist fehlenden Infiltration in gewissem Widerspruche steht. KISSMEYER bemerkt, daß das Ödem und die reiche Zellinfiltration die für die BROCQ sche Krankheit typischen Veränderungen darstellen; sie sind nicht immer vorhanden; wo sie aber feststellbar sind, gestatten sie auf histologischem Wege die Diagnose der BROCQ schen Krankheit. Im ödematösen Corpus papillare fand KISSMEYER das Elastin spärlich und an demselben Degenerationszeichen, wie Elastorrhexis. Eine wahre Atrophie konnte er, wie andere, nicht feststellen.

Der anatomische Befund erklärt nach KISSMEYER sehr gut den klinisch eigenartigen Zustand der Hautoberfläche. Das lockere Ödem veranlaßt einen wenig festen Konnex zwischen Epidermis und Bindegewebe. Die palpatorisch manchmal wahrnehmbare leichte Einsenkung der erkrankten Haut entspricht dieser ödematösen Auflockerung des Corpus papillare. Die Facettierung der Oberfläche kommt nicht durch eine Infiltration zustande, wie beim Lichen planus, sondern durch die sich kreuzenden Runzeln der feinen auf dem Corium locker aufliegenden Epidermisschicht. ARNDT teilt nicht ganz den Standpunkt KISSMEYERs bezüglich der Charakteristik des histologischen Bildes. Ohne Zuhilfenahme des klinischen Befundes, meint ARNDT, könne man sich kaum zu einer Diagnose der BROCQ schen Krankheit entschließen, wenn auch die histologische Untersuchung bei zweifelhaften Fällen namentlich zum Ausschluß besser gekennzeichneter Erkrankungen von Wert sein könnte. Auch nach GANS entspricht der BROCQ schen Krankheit mikroskopisch kein unbedingt kennzeichnender Befund. Es scheint auch, als ob die immerhin recht schwankenden mikroskopischen Befunde das klinische Verhalten der Krankheit nicht mit der Selbstverständlichkeit erklären, wie dies KISSMEYER annimmt. Es fehlt immer noch eine Erklärung für die manchmal so ausgesprochene — Lichen ruber-ähnliche — Zellinfiltration bei kaum nachweisbarer klinischer Infiltration, und es scheint mir doch nicht ganz ausgeschlossen, daß die stärkere Felderung und Facettierung der Hautoberfläche mindestens zum Teil mit diesen Infiltrationserscheinungen in Beziehung zu setzen sind.

KREIBICH fand bei zwei Fällen von BROCQ scher Krankheit mittels der Methylgrünpyroninfärbung (Technik: Dermatol. Wochenschr. Bd. 71, S. 539, 1920) eine mucinöse Bindegewebsdegeneration; er behauptet nicht, daß die BROCQsche Krankheit immer ein Myxerythem ist, hält es aber für möglich, daß manche Fälle dieser Krankheit auf Grund des Zugrundegehens der Follikel und des Bindegewebes als Folgen der mucinösen Degeneration mit Atrophien abheilen.

Therapie: Auch heute noch besteht BROCQs Behauptung zu Recht, daß diese Krankheit ein meist schwer beeinflußbares Leiden darstellt. Vielfach ist die Anwendung von Pyrogallussäure, Chrysarobin und Teer versucht worden, aber meist nur mit vorübergehendem, mäßigen Erfolge; am wirksamsten erwiesen sich hochprozentuierte Pyrogallussalben. CROCKER hatte manchmal gute Erfolge, aber auch nicht immer, durch Salicin und Jodvasogen. ARNDT lobt die Wirksamkeit des Schwefels besonders in Form von Schwefelbädern; bei einem Falle kam es zu einer lange beobachteten also wahrscheinlichen Heilung, andere Male konnte er eine Besserung feststellen. Chinin und Arsen, auch verschiedene Arsenpräparate als Injektionen gegeben, beeinflußten die Dermatose meist überhaupt nicht. Die von Herxheimer empfohlene Pilokarpinbehandlung, von ihm und seinen Schülern ganz allgemein für die Parapsoriasisgruppe empfohlen, hat bei Fällen von Brocqscher Krankheit vielfach versagt, im Gegensatz zu den häufigen augenfälligen Erfolgen bei der Pityriasis lich. chron. (Sáinz de Aja). Jüngst gute Erfolge aus der Frankfurter Klinik (Fürst).

Quarzlampenbehandlung führte bei Gray eine Rückbildung der Herde, bei Bering ein spurloses Verschwinden herbei; Wise und Rosen sahen durch diese Behandlung vorübergehende Besserung, ebenso Bechet und Mac Kee.

Callomon konnte durch Röntgenbestrahlungen ebenfalls vorübergehende Besserungen erzielen; Kuznitzky empfiehlt die Kombination von Chrysarobin und Röntgenbehandlung.

Rasch und Kissmeyer treten warm für die Anwendung des Calcium chloratum ein. Mindestens beseitigt es dort, wo Juckreiz vorhanden ist, dieses lästige Symptom. Kissmeyer, der mehrere Fälle spontan heilen sah, wagt nicht zu entscheiden, ob ein offensichtlicher Einfluß auf die Krankheit vorhanden war, rät aber, gestützt auf die Ansicht von Rasch, diese Therapie einzuschlagen. Haxthausen sah Abblassung der Herde nach dieser Behandlung.

Diagnose und Differentialdiagnose: Die Brocq sche Krankheit setzt sich aus nur einem Typus von Einzelelementen zusammen, die, ohne daß irgendwelche anders gestaltete Entwicklungsphasen vorkommen, das zwar buntscheckig erscheinende, aber doch trotzdem in seinen klinischen Eigenheiten höchst einfach gebildete Krankheitsbild darstellen. Die Form und Größe der Herde schwanken innerhalb der weitesten Grenzen, an den Seitenteilen des Rumpfes erscheinen die Herde häufig in mehr länglich gestalteter, streifenförmiger Ausbildung. Die Diagnose baut sich auf dem Vorhandensein dieser Herde, ihren eventuell viele Jahre lang unverändertem Bestand, dem Fehlen oder geringem Vorhandensein subjektiver Störungen — Juckreiz —, der mangelnden Beeinflussung des Allgemeinbefindens, und schließlich der Erfolglosigkeit der bisherigen Therapie auf.

Die folgenden Krankheiten kommen in mehr oder minder hohem Grade differentialdiagnostisch in Betracht:

Die *Psoriasis* soll zuerst Erwähnung finden, weil der Ausdruck „Parapsoriasis" eine gewisse, recht entfernte, Ähnlichkeit der Brocqschen Krankheit mit der Psoriasis andeutet. Die Brocqsche Krankheit kennt nicht die Prädilektionsstellen der Psoriasis, ein Befallensein des Kopfes ist bei ihr, wie es scheint, sehr selten und selbst dort, wo dieses angegeben wird, ist die Deutung dieser Herde, was ihre Zusammengehörigkeit zu dem Krankheitsbilde betrifft, durchaus zweifelhaft; auch zu Nagelveränderungen scheint sie nicht zu führen. Vor allem weisen die Psoriasisplaque und der Herd der Brocq schen Krankheit ganz wesentliche Verschiedenheiten auf: Die der Psoriasis eigenen, mehr satten Farbentöne möchte ich nicht als so wesentlich ins Gewicht fallen lassen, da bei der Brocq schen Krankheit die Farbentöne sehr verschieden abgestuft beschrieben werden, wenn sie auch im allgemeinen meist nicht so vollgefärbt erscheinen, wie bei der Psoriasis. Während der Psoriasisherd scharfe Grenzen auch bei genauerer Besichtigung zeigt, ergibt sorgfältigere Betrachtung bei der Plaque der Brocq schen Krankheit eine mehr verschwommene Abgrenzung. Ausschlaggebend ist aber die Oberflächenbetrachtung: Bei der Psoriasis stets eine lamellöse Schuppe, nach der Lösung eine feuchte spiegelnde, punktförmig blutende Fläche, bei der Brocq schen Krankheit entweder eine Oberfläche ohne jede Schuppung, dabei die eigenartige facettierte Fläche, die manchmal eine eigenartige Runzelung, die an Atrophie erinnert, manchmal eine Art von Lichenifikation ohne palpable Infiltration zeigt, oder eine spärliche, mehr kleienartige Schuppung, allenfalls eine feine lamellöse Schuppung, die an ein Kollodiumhäutchen erinnert; nach Entfernung der Schuppen keine siebartige Blutung, manchmal durch stärkeres Kratzen eine Purpura factitia auslösbar. Auch bei den Fällen von Brocqscher Krankheit, wo kleine Herde die großen Plaque umgeben, zeigen diese Herde alle die Eigenarten der Brocqschen Krankheit, ebenso wie die Aussaat kleiner Psoriasisefflorescenzen um größere Herde die Charaktere der Psoriasisherde nicht missen läßt. Dazu kommt die Sicherheit, bei der Psoriasis durch Chrysarobin- und Pyrogalluspräparate wenigstens vorübergehend die Krankheitserscheinungen zum Schwinden zu bringen, bei der Brocqschen Krankheit, höchstens eine beschränkte, jedenfalls schwierigere und unvollständigere Beeinflussung. *Histologisch* haben wir bei der Psoriasis eine ausgesprochen parakeratotische Hornschicht mit Leukocytenansammlungen, Fehlen des Stratum granulosum an den parakeratotischen Gebieten, starke Wucherungen der Retezapfen, bei der Brocqschen Krankheit höchstens eine auf kleine Gebiete beschränkte Parakeratose, Rete nur selten gewuchert. Bei Psoriasis starke Vermehrung der Mitosen im Gegensatz zur Brocqschen Krankheit. Das Ödem des Rete kann bei beiden Affektionen vorhanden sein; auch die Veränderungen in der Cutis. Den bisherigen Beschreibungen nach können manchmal die Infiltrationsverhältnisse in scharfer Begrenzung nach unten bei der Brocqschen Krankheit viel stärker ausgeprägt sein, als dies bei der Psoriasis je der Fall ist; aber diese Befunde sind nicht konstant.

Schwieriger kann sich unter Umständen die Differentialdiagnose gegenüber gewissen flächenhaften Krankheitsformen gestalten, die dem *seborrhoischen Ekzem* zugerechnet werden. Schon Brocq bemerkt, daß die Krankheit auf den ersten Blick mit einem psoriasiformen Seborrheid Ähnlichkeit haben kann und daß es oft schwer ist, zu entscheiden, ob Fälle der Parapsoriasis en plaques oder den blaßroten „Séborrhéides pityriasiques" des Rumpfes, den wenig infiltrierten, trockenen, durch Ekzem nicht komplizierten, psoriasiformen Seborrheiden angehören. Auch Arndt hat die Differentialdiagnose gegenüber diesen Formen des Eczema seborrhoicum, „Fällen, die zur Bildung mehr wenig umfangreicher, meist scharf begrenzter Herde, in deren Bereich die Haut gelblich, gelbbräunlich, gelblichrötlich, blaß- oder intensivrot verfärbt ist und kleienförmig schuppt, führen", als schwierig bezeichnet. Die Differenzpunkte sind die viel schärfere Begrenzung der Herde beim seborrhoischen Ekzem, ihre stärkere Infiltration, die viel reichlichere Schuppung (eventuell Schuppenkrusten), nach deren Entfernung kleinste, etwas deprimierte Stellen, in deren Bereich das feuchte Rete frei zutage liegt (nach Arndt). Die Entwicklung der Herde verläuft beim seborrhoischen Ekzem, wie Brocq bemerkt, nicht in so langsamen Tempo, wie bei der Brocqschen Krankheit. Dazu kommt, daß die Herde des seborrhoischen Ekzems, auch dieser Formen, die man als atypisch bezeichnen kann, auf die verschiedensten medikamentösen lokalen Beeinflussungen schnell und sicher zu reagieren pflegen. Nach Arndt lassen sich beide Krankheiten *histologisch* leichter, wie klinisch, scheiden: Er betont die mindestens größtenteils, wenn nicht ganz parakeratotische Schuppe des seborrhoischen Ekzems, dementsprechend nur schwach entwickeltes oder ganz fehlendes Stratum granulosum, gewöhnlich viel stärker ausgeprägtes inter- und intracelluläres Ödem mit ausgeprägtem Status spongoides und bisweilen umfangreicher Bläschenbildung, sehr ausgesprochene Retewucherung, reichliche Vermehrung der Mitosen, intensivere Durchwanderung von Leukocyten durch das Epithel, alles im Gegensatze und in größerem Maßstabe, als bei der Brocqschen Krankheit.

Arndt bemerkt ganz richtig, daß beim seborrhoischen Ekzem, wie bei der Psoriasis, die Epithelveränderungen im Vordergrunde stehen, bei der Brocq- schen Krankheit entweder die Epithel- und Cutisveränderungen gleich gering- gradig sind oder die dichte Cutisinfiltration den wesentlichen Befund darstellt.

Gegenüber lange bestehenden Herden des *Lichen chronicus* ist die starke und stets deutliche Infiltration dieser Herde, ihre ganz ausgesprochene Lichenifikation, die beschränkte Anzahl, die Lokalisation, die gute Reaktion auf Röntgenstrahlen, auch der manchmal sehr intensive Juckreiz von Bedeutung. Aber diese Krank- heit zeigt im allgemeinen doch viel zu geringe Ähnlichkeit mit der Brocqschen Krankheit, um zu ernstlichen Schwierigkeiten Anlaß zu geben. In stärkerem Maße kann das aber für die *Pityriasis rosea* gelten. Kissmeyer bemerkt, daß die Brocq sche Krankheit die größte Ähnlichkeit mit der Pityriasis rosea haben kann, aber bei dieser ist die Färbung eine rötere, die Schuppung deutlicher, es fehlt der „pseudoatrophische Zustand". Arndt betont, daß es Fälle von Pityriasis rosea im Rückgang gibt, die durch die Anordnung der Herde, ihre Färbung, die Art der Schuppung, die sehr gering sein oder ganz fehlen kann. die Runzelung und Fältelung der Oberfläche sehr an die Brocq sche Krankheit erinnern. Hier wird der Verlauf der Krankheit zu entscheiden haben. Arndt gibt den Rat mit der Diagnose der Brocq schen Krankheit auf den ersten Blick vorsichtig zu sein, denn bei mehreren Fällen von Brocq scher Krankheit wurde anfangs an eine atypische Pityriasis rosea gedacht (Hutchinson nach Arndt, Civatte).

Arndt und auch Bogrow ziehen Herde bei *Lepra anaesthetica* in Betracht. Die Lepraflecke sind im allgemeinen schärfer begrenzt, sie zeigen eine ausge- gesprochen bräunliche Verfärbung, Neigung zu zentraler Involution, vor allem aber eine Abnahme der Sensibilität. Dazu kommen eventuell noch weitere auf Lepra deutende Erscheinungen des Falles.

Von mehreren Seiten wird darauf hingewiesen, daß die Brocq sche Krank- heit der *Purpura annularis teleangiectodes Majocchi* sehr ähnlich aussehen kann, wenn das oben erwähnte Vorkommnis der traumatischen Hautblutungen vor- kommt. Arndt, Gross und Back machen auf diese Schwierigkeit in differential- diagnostischer Hinsicht aufmerksam. Arndt bemerkt, daß die Purpura annularis teleangiectodes Majocchi nicht immer zur Bildung von Ringen führt, sondern häufig mehr oder weniger umfangreiche, im allgemeinen rundlich begrenzte Herde bildet. Innerhalb dieser Herde ist „die Haut nicht im geringsten infiltriert und Sitz einer diffusen gelbbräunlichen Verfärbung, auf deren Grund sich zahl- lose, bis stecknadelkopfgroße, rundliche, manchmal auch mehr streifenförmige, dunkelrote, nicht wegdrückbare Stippchen abheben. Bei leicht lichenifizierter Oberfläche und Sitz einer mäßigen, kleienförmigen Abhebung kann die Ähnlich- keit mit einem punktförmige Petechien aufweisenden Herde von Brocq scher Krankheit frappant sein." Einen Fall von Brocq scher Krankheit, bei dem das Phänomen der punktförmigen Blutungen unter der intakten Oberfläche sehr ausgeprägt war, teilte Gross mit. Bei diesem Falle waren einige Herde am Oberarm durch Farbe, Ausbildung des Oberflächenreliefs und deutliche Aus- bildung der capillaren punktförmigen Hämorrhagien den Herden der Purpura annularis teleangiectodes Majocchi ähnlich; Arndt beobachtete solche Herde vor allem an den Unterschenkeln. Arndt weist darauf hin, daß bei beiden Krank- heiten neben diesen schwieriger zu deutenden Herden sich meist charakteristische Herde an anderen Körperstellen finden lassen, die einen Entscheid gestatten. Er fügt hinzu, daß zentrale Involution und dadurch Ringbildung bei der Majocchischen Krankheit häufig, bei der Brocqschen selten ist.

Von größerer Bedeutung ist die Differentialdiagnose zwischen der Brocq- schen Krankheit und der *Mycosis fungoides*; hier kann oft der Entscheid ein recht schwieriger sein. Nicht bloß einzelne Herde der BROCQ schen Krankheit können denen mancher Stadien der Mycosis fungoides zum Verwechseln ähneln, auch das ganze Exanthem kann bei beiden Krankheiten — mindestens vorübergehend — weite Übereinstimmung zeigen.

Besonders eingehend haben ARNDT, WISE und ROSEN die Differentialdiagnose der BROCQ schen Krankheit gegenüber der Mykosis fungoides behandelt; aber schon BROCQ, J. C. WHITE, CH. J. WHITE, ORMSBY betonen die Schwierigkeit der Differentialdiagnose und BROCQ rät bei Fällen, bei denen eine Infiltration festzustellen ist, die Diagnose erst nach der Vornahme der mikroskopischen Untersuchung zu stellen. Außerordentlich instruktiv sind die Abbildungen von WISE und ROSEN von einem Fall von Mycosis fungoides im Frühstadium und einem der BROCQ schen Krankheit, die zusammen mit der klinischen Beschreibung die Schwierigkeit der Entscheidung verdeutlichen.

Bei der Mycosis fungoides sind die Grenzen der Krankheitsherde im allgemeinen bei Beginn schon schärfer, wie bei der BROCQ schen Krankheit — eine Angabe ARNDTs, der auch WISE und ROSEN zustimmen, wobei sie aber hinzufügen, daß die Herde der BROCQ schen Krankheit nicht immer unscharfe Grenzen aufweisen; aber, möchte ich bemerken, auch bei der Erythrodermie prémycosique kommen neben scharf abgesetzten Herden auch solche mit undeutlichen Kontouren vor, und das sind oft gerade die Herde, die so weitgehend denen der BROCQ schen Krankheit ähneln. ARNDT betont die größere Buntheit des klinischen Bildes der Mycosis fungoides in den ersten Stadien; er weist darauf hin, daß neben Herden, die an ein Eczema seborrhoicum oder an eine BROCQ sche Krankheit erinnern, früher oder später urtikarielle, lichenoide, psoriasiforme Herde, auch ekzemähnliche Veränderungen auftreten, während bei der BROCQ schen Krankheit immer dasselbe einförmige Bild der glatten oder leicht schuppenden Flecke besteht. WISE und ROSEN geben an, daß bei beiden Krankheiten eine sehr ausgesprochene Buntheit vorhanden sein kann, aber bei der Mycosis fungoides — jedenfalls bei dem Falle, über den sie berichten — ist das Bild viel mehr „variegated" als bei dem der BROCQ schen Krankheit. Von größerer Bedeutung ist aber — und darin stimmen ARNDT und die beiden amerikanischen Forscher überein — die Tatsache, daß die Herde bei der BROCQ schen Krankheit Jahre hindurch stabil bleiben, während bei der Mycosis fungoides ein fortwährendes Vergehen alter und Auftreten neuer Herde stattfindet; von Monat zu Monat wechselt das Aussehen der Kranken; das Abklingen der alten Herde, das Hinterbleiben von Pigmentierungen, das Auftreten neuer Herde macht eben das Bild so auffallend buntscheckig. Ganz besonderen Wert legen die meisten Autoren auf den starken, oft unerträglichen Juckreiz bei der Mycosis fungoides, besonders in den ersten Stadien, auf den meist fehlenden und in anderen Fällen sehr gering ausgesprochenen Juckreiz bei der BROCQ schen Krankheit. WISE und ROSEN raten jedoch, diesem Symptom, welches vielleicht allgemein sich so verhält, nicht als ausschlaggebend zu verwerten, denn es gibt Frühstadien der Mycosis fungoides, welche überhaupt nicht jucken, und Fälle von BROCQ scher Krankheit mit recht störendem Juckreiz. Wenn KISSMEYER im Gegensatz zu den genannten Autoren erklärt, daß die BROCQ sche Krankheit mit der Mycosis fungoides selbst in ihren Formes frustes sich nicht verwechseln lasse, denn ihre Farbe ist eine ganz andere, man finde bei der Mycosis fungoides eine feste und ein wenig infiltrierte Hautbeschaffenheit, aber kein atrophisches Aussehen, wie bei der BROCQ schen Krankheit, so muß ich dem widersprechen. Es gibt bei der Mycosis fungoides im Stadium der Erythrodermie Herde, die palpatorisch kein deutliches Zeichen von Infiltration aufweisen, die nicht scharf begrenzt sind, deren Farbe ganz der der BROCQ schen Krankheit entspricht, es gibt Fälle solcher Erythrodermie prémycosique, die jahrelang keine Juckbeschwerden

machen und die schließlich in das Tumorstadium treten, Fälle, die differentialdiagnostisch schwierig von der Brocq schen Krankheit zu trennen sind und bei
denen nur der fortwährende Wechsel des Bildes und das Auftreten anders-
gestalteter Herde, ganz wie Arndt, Wise und Rosen behaupten, eine klinische
Entscheidung gestattet. Ausschlaggebend ist nach Wise und Rosen die Wirkung
der Therapie. Die Brocq sche Krankheit ist durch äußere und innere Mittel
der verschiedensten Art nur schwer oder gar nicht beeinflußbar, bei der Mycosis
fungoides rufen Röntgenbestrahlungen mit Sicherheit und schnell ein Verschwinden der gerade vorhandenen Erscheinungen und des eventuell bestehenden
Juckreizes hervor. Aber auch hier möchte ich hinzufügen, daß, nach meinen
bescheidenen Erfahrungen die prämykotische Erythrodermie nicht immer so
regelmäßig und schnell auf Röntgenbestrahlung und auch auf Arsenik reagiert,
wie die Tumoren der Mycosis fungoides. Die oft recht schwierige Differentialdiagnose zwischen der Brocq schen Krankheit und der Mycosis fungoides läßt
es, wie Brocq und Arndt vorschlugen, ratsam erscheinen, bei derartigen klinisch
schwer entscheidbaren Fällen zu versuchen, mikroskopisch zur Lösung der
Schwierigkeiten zu kommen, auch, wie ich hinzufügen möchte, bei Fällen, bei
denen keine Infiltration nachweisbar ist. Arndt bemerkt, daß für die Verwertung
des histologischen Bildes weniger die Dicke und Masse des bei beiden Erkrankungen auf die obersten Cutisschichten beschränkten Infiltrates den Ausschlag
gibt, als die Zusammensetzung des Infiltrates: Bei der Brocq schen Krankheit
vorwiegend einkernige protoplasmaarme Rundzellen, mäßig reichliche gewucherte
fixe Bindegewebszellen, vereinzelte gelapptkernige Leukocyten, sehr spärliche
Mastzellen, keine Plasmazellen, Mitosen sehr vereinzelt. Bei der Mycosis
fungoides neben Rundzellen und gelapptkernigen Leukocyten sehr reichliche
große, helle, gewucherte, vielfach in Kernteilung begriffene Bindegewebszellen
und manchmal sehr viele, manchmal weniger zahlreiche ein- und zweikernige
Plasmazellen; die Zahl der Mitosen im Infiltrat ist eine sehr große. Eosinophile
Zellen finden sich nicht selten im Infiltrat der Mycosis fungoides, bei der Brocqschen Krankheit konnte sie Arndt nicht finden.

In der Papillarschicht ist bei Mycosis fungoides nach Arndt das Ödem viel
beträchtlicher als bei der Brocq schen Krankheit; die Lymphspalten sind oft
enorm verbreitert. Auch die Epithelveränderungen, speziell die Epithelwucherung, sind bei der Mycosis fungoides viel ausgesprochener.

Differentialdiagnostische Erwägungen gegenüber der *idiopathischen Hautatrophie* kommen meines Erachtens nach nicht in Betracht. Die Fragestellung
auf Grund der Angaben von Rille und Rusch bewegt sich vielmehr in der
Richtung, ob die Brocq sche Krankheit als eine cirkumscripte Form der idiopathischen Hautatrophie aufzufassen wäre. Diese Frage habe ich oben berührt
und mich der Mehrzahl der Autoren anschließen müssen, die diese Frage nicht
im Sinne von Rille und Rusch beantworten, vielmehr in der Brocq schen
Krankheit eine Erkrankung sehen, die den idiopathischen Hautatrophien nicht
anzugliedern ist, wenn auch die Oberfläche der Herde vielfach vorübergehend
ein atrophisches Aussehen hat und wenn auch gelegentlich einer oder ein anderer
Herd — sicher kein regelmäßiges Vorkommen — in eine wahre Atrophie übergehen kann.

Die Beziehungen der drei Parapsoriasisvarietäten zueinander.
Übergangsfälle.

Die Gründe, welche Brocq veranlaßten, die verschiedenen Krankheitsformen in der Gruppe der „Parapsoriasis" zusammenzufassen, haben schon
in der Einleitung Erwähnung gefunden. Nach Brocqs Auffassung sind gewisse

Fälle, welche die Merkmale zweier oder aller drei Varietäten gleichzeitig aufweisen, als sogenannte „Übergangsfälle" geeignet, der Einheitlichkeit der Gruppe eine noch gesichertere Grundlage zu verleihen.

Bei einer Reihe solcher sogenannter Übergangsfälle ist allerdings durchaus die Möglichkeit vorhanden, diese Fälle zwanglos einer der drei Varietäten unterzuordnen und zwar ohne, daß diese Fälle dadurch den Beigeschmack abweichender atypischer Beobachtungen bekommen. Das gilt meiner Ansicht nach für zwei der Fälle Brocqs; der erste derselben, von Brocq als Übergangsfall der Parapsoriasis en gouttes und der Parapsoriasis en plaques bezeichnet, wird von Arndt wohl mit Recht ohne Einschränkung als Brocqsche Krankheit bezeichnet, der zweite könnte ohne Bedenken als Parapsoriasis en gouttes gelten. Der Fall von Dubreuilh und Méneau läßt sich ohne Schwierigkeiten als Brocqsche Krankheit auffassen. Eher der Parapsoriasis en gouttes entsprechen die Fälle von Bucek, Pautrier, Hodara. Die Fälle von Klausner und Lewtschenkow lassen sich mit all dem Vorbehalt, den die Einreihung in ein noch umstrittenes Krankheitsbild erfordert, wohl als Parakeratosis variegata auffassen. Einige Fälle scheinen mir bezüglich ihrer Rubrizierung zweifelhaft, so der Fall von Csillag, der eigenartige Fall Werthers, den ich nach den Abbildungen und nach der Beschreibung als zweifelhafte Parakeratosis variegata auffassen würde, und der Fall Muschters, der vielleicht, von den sogenannten Übergangsfällen der beweisendste sein könnte; allerdings fehlen Angaben über die Entwicklungsstadien der der Parapsoriasis guttata zugeschriebenen Herde.

Daß gegenüber der schon jetzt recht großen Anzahl bekannter typischer Fälle wenigstens der ersten und dritten Varietät einige wenige Fälle diagnostische Schwierigkeiten machen können, ist eine nicht auffallende Tatsache und würde allein die Beweiskraft der Übergangsfälle nicht stützen. Für die bedingungslosen Anhänger der Brocqschen Auffassung — ich denke an Török, Gastou und Nicolau, Little, Bonnet und viele andere, namentlich die Beschreiber der oben erwähnten Fälle, ist an dieser Stelle kaum etwas hinzuzufügen. Für diese Autoren ist das Vorhandensein solcher „faits de passage" etwas Selbstverständliches und Natürliches, und Abweichungen von den einzelnen Formen mit einem Hinüberspielen in das Gebiet einer anderen Form müssen notwendigerweise vorhanden sein. Demgegenüber erkennen einige Autoren die Parapsoriasisgruppe im allgemeinen an, machen aber bezüglich der einen oder anderen Form ihre Ausstellungen. Rille und Rusch trennen die Parapsoriasis en plaques von den beiden anderen Varietäten und wollen sie der idiopathischen Hautatrophie angliedern. Arndt und auch Riecke, der früher Rille beipflichtete, widersprechen dieser Auffassung — siehe die Erörterung dieser Frage bei den Ausführungen über die Brocqsche Krankheit. Civatte nimmt die Parapsoriasis lichenoides aus der Parapsoriasisgruppe heraus und stellte diese Form wieder nahe an die idiopathischen Hautatrophien. Ch. J. White befürwortet die Trennung der Brocqschen Krankheit und des Lichen variegatus. Arndt spricht sich, ebenso wie Bogrow, scharf für eine Trennung der drei Formen aus. Am häufigsten wird die Parapsoriasis en plaques als besondere Krankheit hingestellt, und die beiden ersten Formen der Parapsoriasis werden identifiziert. Jadassohn äußerte sich 1903 in der Arbeit Himmels (s. Nachtrag) nach Hinweis auf die mangelnde Beweiskraft der sogenannten Übergangsfälle, daß ihm die Unterschiede zwischen den drei Formen Brocqs zu groß, die von Brocq hervorgehobenen Übereinstimmungen zu banal erscheinen, um vorerst auf Grund des bisherigen Materiales an eine Identifizierung zu denken; auch 1907 warnt er vor einer allzuschnellen Zusammenfassung der Krankheitsbilder. Die Brocqsche Krankheit ist auf jeden Fall gesondert zu stellen. Er sah auch keinen Fall von Dermatitis psoriasiformis nodularis, der Übergänge zu einer anderen

Dermatose dargeboten hatte, aber der Fall Csillags läßt ihn an die Möglichkeit denken, daß die Parakeratosis variegata und die Dermatitis psoriasiformis nodularis zusammengehören.

Nun sind vielfach Fälle, die der Pityriasis lichenoides chronica angehören, als Parapsoriasis lichenoides oder als Parapsoriasis guttata und lichenoides bezeichnet worden — auch einer der sogenannten Übergangsfälle Brocqs gehört hierher; aber das würde meiner Ansicht nach nur bedeuten, daß in die Gruppe Parapsoriasis lichenoides sowohl Fälle eingereiht wurden, die der Parapsoriasis guttata, also der Pityriasis lich. chron. zugehören, und ferner die Fälle, die der Parakeratosis variegata entsprechen. Mir schien es vorderhand noch zweckmäßig, die Parapsoriasis lichenoides ganz mit der Parakeratosis variegata zu identifizieren und in dieser Gruppe nur die Fälle zu belassen, die in der Tat nichts mit der Pityriasis lichenoides chronica zu tun haben, und an diese Auffassung habe ich mich im vorstehenden gehalten.

Auffallend ist es, daß sich die differentialdiagnostischen Erwägungen bei den drei geschilderten Krankheitsformen — und in dieser Hinsicht besteht in der Literatur eine recht weitgehende Übereinstimmung — in ganz verschiedener Richtung bewegen. Bei der Pityriasis lich. chron. kommt differentialdiagnostisch in erster Linie das makulopapulöse Syphilid in Betracht, in zweiter Linie eine abortive kleinfleckige Psoriasis und vielleicht noch der Lichen ruber, *nie* die Mycosis fungoides. Die Parakeratosis variegata macht in erster Linie oft recht große Schwierigkeiten gegenüber der Mycosis fungoides und sie ist wohl auch von eigenartigen Formen des Lichen ruber offenbar schwierig zu trennen; sie hat keine Ähnlichkeit mit Syphiliden und mit der Psoriasis. Die Fälle mit Atrophie und Narbenbildung erinnern wieder an Krankheiten, die bei keiner der anderen Parapsoriasisvarietäten zu differentialdiagnostischen Erwägungen Anlaß geben, vor allem an die Poikilodermie. Die Brocq sche Krankheit macht auch vor allem der Mycosis fungoides gegenüber Schwierigkeiten, aber nicht gegenüber den lichenoiden Formen, sondern gegenüber der prämykotischen Erythrodermie. Ich will diese differentialdiagnostischen Betrachtungen nicht weiter fortsetzen. Sie zeigen, daß bei den drei Varietäten sich das klinische Bild, das ja neben der Histologie vorderhand alleine die nahe Verwandschaft begründen soll, sich in den typischen Fällen sehr verschieden darstellt. Die Verschiedenheiten der Histologie ziehe ich nicht heran. Die Ergebnisse der mikroskopischen Untersuchung sind zu wenig charakteristisch, ·um hier gewisse Überstimmungen als beweiskräftig zu verwerten.

Wenn wir an der Hand der Brocq schen Kriterien die einzelnen Parapsoriasis-Varietäten betrachten, so sehen wir, daß nach den heute vorliegenden Erfahrungen eigentlich nur die dritte Varietät, die Parapsoriasis en plaques, einschränkungslos die Kennzeichen trägt, die Brocq als Charaktere der ganzen Krankheitsgruppe aufgestellt hat. Bei der ersten Varietät, der Brocqschen Parapsoriasis guttata, zeigen nur die bekannten chronischen Fälle die von Brocq festgelegten Eigenheiten; die akuten Formen einschließlich vor allem der mehr subakuten hämorrhagisch-nekrotisierenden Fälle, und vor allem diese letzteren, lassen doch alle die Eigenschaften vermissen, die dem Parapsoriasischarakter entsprechen. Aber auch die chronische Pityriasis lichenoides weist durch den Entwicklungsgang der Einzelefflorescenzen eine nicht zu übersehende Differenz gegenüber den stabilen Herden der Parapsoriasis en plaques auf. Was die zweite Varietät, die Parapsoriasis lichénoide, betrifft, so enthält diese Untergruppe erstens Fälle, welche sich überhaupt nicht von der Pityriasis lich. chron. unterscheiden (wenigstens sind unter dieser Benennung solche Fälle vielfach demonstriert), zweitens aber die seltenen Fälle, die der Unnaschen Parakeratosis variegata entsprechen. Daß die Fälle dieser Art heute noch mit besonderer Vorsicht zu bewerten sind, fand schon oben Erwähnung; jedenfalls entfernt sich die Parakeratosis variegata mit ihren zu Atrophiebildung neigenden Fällen in ganz augenscheinlicher Weise von den anderen Parapsoriasisformen. Schließlich finden als Parapsoriasis lich. vielfach Fälle eine Veröffentlichung, bei denen eine Rubrizierung überhaupt nicht möglich ist. Wenn man von diesen unklaren Fällen absieht, weiter von den als Pityriasis lich. chron. aufzufassenden Fällen, so bleibt nur die Parakeratosis variegata als Bestand dieser Varietät und als der Parapsoriasis lichenoides dann in der Tat identische Krankheit übrig. Ich habe mich oben bemüht, das Krankheitsbild darzustellen, welches wohl der Parakeratosis variegata der Autoren entspricht, verhehle mir aber nicht, daß die Charaktere dieser Krankheit noch weiterer Kasuistik zu ihrer Klarstellung bedürfen.

Die vorstehenden Erwägungen zeigen, daß ich gegen eine einheitliche Auffassung der drei beschriebenen Krankheitsbilder ganz erhebliche Bedenken habe. Dieselben genügen natürlich nicht, um den Gründen, welche dem großen französischen Dermatologen zur Aufstellung der Parapsoriasisgruppe Veranlassung gaben, die Berechtigung hierzu abzusprechen; Brocqs Standpunkt findet ja auch bei einer großen Zahl von Dermatologen Anerkennung und Beistimmung. Die Entscheidung, ob tatsächlich zwischen den von Brocq zusammengefaßten Krankheitsformen eine Wesensverwandtschaft besteht, ist von der Feststellung ihrer Ätiologie abhängig und bleibt daher der Zukunft überlassen.

II. Die generalisierten exfoliativen Erythrodermien.
(Psoriasiforme, pityriasiforme Erythrodermien.)
Einleitung.

Der Ausdruck generalisierte exfoliative Erythrodermie oder eine ähnliche gleichsinnige Bezeichnung kennzeichnet lediglich einen bestimmten Symptomenkomplex und besagt nichts anderes, als daß eine zur Verallgemeinerung neigende Röte der Haut mit Schuppenbildung vorliegt und daß anderweitige Hautveränderungen, wie Blasen- und Bläschenbildung, Nässen usw. das Krankheitsbild nicht komplizieren oder höchstens in nicht hervortretendem Grade als den Gesamteindruck nicht beeinflussender Nebenbefund vorhanden sind. Das sind in kurzen Worten die Charaktere, wie sie Vidal und Leloir für ihre „Dermatites exfoliantes", Brocq für seine „Erythrodermies exfoliantes généralisées" aufgestellt haben. Der erwähnte Symptomenkomplex ist einer ganzen Anzahl sehr verschiedener Krankheitsbilder eigen; eine Forscherarbeit von mehreren Jahrzehnten hob aus dieser ganz heterogenen Krankheitsgruppe einige Krankheitsbilder heraus, die neben dem obigen Symptomenkomplex noch durch andere Eigenarten mehr oder weniger gut gekennzeichnet waren. Typen der Krankheiten, bei denen der Symptomenkomplex der exfoliativen Erythrodermie im Vordergrund steht, stellen für die akuten Formen die Scarlatina und die scarlatiniformen Exantheme nach der Anwendung gewisser Medikamente dar. Das erste Krankheitsbild, welches aus der Gruppe der chronischen Formen isoliert wurde, ist die Pityriasis rubra in der von Hebra beschriebenen Form. Eine besondere Erkrankung aus der Reihe der akuten exfoliativen Erythrodermien beschrieb besonders eingehend Besnier in seinem „Erythème scarlatiniforme desquamatif récidivant".

Der erste Autor, der eine durchgreifende Klassifizierung der Erythrodermien und zwar *auf klinischer Grundlage* versuchte, war Brocq. In mehreren Arbeiten, zuerst und grundlegend in seiner 1882 erschienenen These, unterschied er, nachdem er als Frucht einer ungeheuren Arbeit das in der Literatur vorliegende Material gesichtet und eine eingehende geschichtliche Darstellung des Erythrodermiebegriffes, d. h. der durch dieses Symptom gekennzeichneten Krankheitsbilder, gegeben hatte, mehrere Gruppen der generalisierten exfoliativen Erythrodermien, betonte mit Nachdruck den Unterschied zwischen den als selbständigen Krankheiten auftretenden primären Formen und den sekundären Erythrodermien, welche als Folgeerscheinungen anderer Hautkrankheiten vorkommen und schied aus dem bisher nie so gründlich und scharfsinnig gesichteten Material als klinisch gut charakterisierte neue Form die „dermatite exfoliative généralisée proprement dite ou subaigue". Brocqs Arbeiten bedeuten nicht nur den ersten erfolgreichen Klassifikationsversuch der Erythrodermien auf klinischer Grundlage; sie sind auch der Höhepunkt dieser klinisch-kritischen Forschung, die in den Arbeiten von Jadassohn und Oro eine weitere Vervollständigung findet. Die spätere Kasuistik schließt sich nicht so streng, wie es sich Brocq für die von ihm verwerteten Fälle zur Richtschnur gemacht hatte, an die Forderungen Brocqs für die Beurteilung der einzelnen Fälle an, konnte dies auch nicht in dem Maße tun, denn die inzwischen einsetzende Betrachtung der Erythrodermien *vom ätiologischen Standpunkte aus* verwischte zum Teil die vom klinischen Gesichtspunkte aus vorhandenen Grenzen und lehrte, daß Krankheitsbilder derselben Ätiologie — hier nur für die Erythrodermien von Geltung – in klinisch gesonderten Formen auftraten und daß umgekehrt klinisch anscheinend zusammengehörigen Bildern eine ganz verschiedene Ätiologie zugrunde lag.

Der *ätiologische* Standpunkt für die Sichtung der Erythrodermien kam zum ersten Male in der eben erwähnten Arbeit Jadassohns zum Ausdruck, in welcher dieser Autor sowohl auf Grund der früher beschriebenen Fälle, wie auf Grund eigener Beobachtungen die Beziehungen der Tuberkulose zu der Pityriasis rubra Hebrae, wenigstens für einen großen Teil der unter dieses Krankheitsbild gehörenden Fälle, sicher stellte. Den zweiten ätiologischen Faktor für die Erythrodermien — und zwar hier in höherem Grade für die von Brocq abgesonderte subakute Form — stellt nach den Arbeiten von Peter, Wassermann, v. Nott-haft, Elsenberg und Nicolau die Pseudoleukämie dar. Nicolau unterscheidet aus Jadassohns Klinik nach Betrachtungen über die Beziehungen der Tuberkulose und der Pseudoleukämie zur Pityriasis rubra Hebrae folgenden drei Klassen der Hebraschen Erkrankung: 1. Fälle mit engen Beziehungen zur Tuberkulose, als „Exantheme der Tuberkulose" aufzufassen; 2. Fälle, die klinisch teils der Pityriasis rubra Hebrae, teils mehr den subakuten generalisierten exfoliativen Erythrodermien entsprechen und den Blutbefund der Pseudoleukämie aufweisen, „Exantheme der Pseudoleukämie"; 3. Fälle, die sich in keine der beiden Gruppen einreihen lassen. Wie Nicolau bemerkt, genügen die klinischen Charaktere nicht, um den einzelnen Fällen von generalisierter exfoliativer Erythrodermie den ihnen gebührenden Platz anzuweisen; jeder Fall erfordert mit Rücksicht auf die erwähnten ätiologisch in Betracht kommenden Faktoren die für diese maßgebenden Untersuchungsmethoden.

Die Fortschritte in der ätiologischen Forschung der universellen exfoliativen Erythrodermien gestalteten die Klassifikation der einzelnen Formen erheblich schwieriger. Wenn zwar auf rein klinischer Grundlage die Typen der Pityriasis rubra Hebrae und die der Wilson-Brocqschen subakuten Erythrodermie für die Mehrzahl der Fälle eine reine Scheidung gestatten, wenn aber andererseits bei beiden Formen Fälle auf tuberkulöser und solche auf pseudoleukämischer Grundlage und Fälle mit noch unbekannter Ätiologie vorkommen, so muß man sich die Frage vorlegen, ob diese klinische Trennung nach der gewonnenen Erkenntnis der doch fraglos übergeordneten ätiologischen Faktoren überhaupt berechtigt ist. Ohne diese Frage im Sinne mehrerer Autoren mit einem glatten Nein zu beantworten, soll vorderhand noch für diesen Abschnitt eine Trennung auf rein klinischer Grundlage für die Fälle beider Formen vorgenommen werden, bei denen die Ätiologie noch unbekannt ist, und zwar lediglich aus dem Grunde, weil diese Fälle unbekannter Ätiologie so noch am besten eine Rubrizierung ermöglichen, also zunächst in durchaus provisorischer Auffassung. Eine zweite Frage ist aber noch die: Wie haben wir uns den älteren Fällen gegenüber zu verhalten, bei denen eine Prüfung der Ätiologie im obigen Sinne noch nicht erfolgte? Das gilt natürlich auch für die Fälle, die Brocq als Unterlage zu der Aufstellung der Form der subakuten Erythrodermie Wilson-Brocq dienten. Aber es scheint mir auch heute trotz dieser fraglosen Lücke nicht berechtigt, an der Einheitlichkeit dieser Untergruppe zu rütteln. Die Mehrzahl der Fälle dieser Art sind durch ihren meist gutartigen Verlauf und die weitgehende Übereinstimmung der Symptome einerseits besonders gut gekennzeichnet und sie gehören andererseits wohl mit Wahrscheinlichkeit nicht zu den Exanthemen der Tuberkulose und Pseudoleukämie. Ob freilich später einmal an der Einheitlichkeit dieser Gruppe — von der natürlich alle die klinisch ähnlichen Fälle abzutrennen sind, bei denen sich eine tuberkulöse oder pseudoeukämische Grundlage ergeben hat — weitere ätiologische Forschungen Zweifel entstehen lassen werden, ist heute noch nicht festzustellen.

Wenn wir nach den obigen Bemerkungen eine Aufzählung der einzelnen Formen der Erythrodermien zu geben versuchen, so sind wir vorderhand noch gezwungen, klinische und ätiologische Momente nebeneinander zu verwenden, ein Verfahren, welches natürlich unbefriedigend sein muß. Ein Aufzählung ließ sich aber nicht vermeiden, weil nach der Einteilung dieses Handbuches nur einzelne Formen hier eine genauere Betrachtung finden werden, während der größte Teil der generalisierten Erythrodermien an anderen Abschnitten auf Grund ihrer bekannten oder wahrscheinlichen Ätiologie behandelt werden soll.

An anderer Stelle betrachtet werden:

1. Die scarlatiniformen Exantheme infektiösen, toxischen, einschließlich medikamentösen Ursprungs; sie sind dort zu finden, wohin sie ihre Ätiologie

hinweist, also bei den Pyodermien, den Pyämien, den Dermatitiden, den Toxidermien. Die eigentliche Scarlatina — das Modell dieser Exantheme — fällt nicht in den Rahmen dieses Handbuches und findet aus Gründen der Differentialdiagnose im 14. Bande Erwähnung. Abgetrennt wurde — siehe später — auf Grund klinischer Merkmale das Erythema scarlatiniforme desquamativum recidivans.

2. und 3. Die Dermatitis exfoliativa RITTER VON RITTERSHAIN und die Erythrodermia desquamativa LEINER werden in dem Abschnitt „Haut- und Säuglingskrankheiten" behandelt.

4. Die angeborenen, in Form universeller exfoliativer Erythrodermien auftretenden Erkrankungen gehören teils als Formen der Ichthyosis zu den Keratosen, teils zu den Naevis.

5. Die sekundären exfoliativen Erythrodermien. Hierher gehören sowohl die im Anschluß an ein Ekzem, an ein Seborrhoid, an eine Psoriasis, an eine Pityriasis rubra pilaris, an einen Lichen ruber, an einen Pemphigus usw. auftretenden Formen: BAZINs „herpétides exfoliatrices malignes", BESNIERs „érythrodermies exfoliantes secondaires terminales ou cachectiques, pernicieuses malignes", für die BAZIN annahm, daß die exfoliative Erythrodermie gleichsam auf die Grundkrankheit aufgepfropft wäre, und die von BROCQ von diesen unterschiedenen akuten, fast generalisierten Schübe bei denselben Krankheiten, welche gegenüber der ersten Gruppe durch eine kurze Dauer, eine nicht absolute Generalisierung gekennzeichnet sind und bei denen die Verallgemeinerung fast immer durch ein Medikament verursacht wird. Die sekundären Erythrodermien werden bei den verschiedenen Grundkrankheiten, z. T. bei den Toxidermien zu finden sein.

6. und 7. Die Fälle von Pityriasis rubra HEBRAE und die vom Typus der subakuten generalisierten exfoliativen Erythrodermie WILSON-BROCQ, bei denen als ätiologische Faktoren die Tuberkulose oder Krankheiten der blutbildenden Organe sichergestellt sind, werden in den Abschnitten „Tuberkulose" und „leukämische und pseudoleukämische Dermatosen" behandelt werden.

8. Die Erythrodermien bei der Mycosis fungoides und Lymphogranulomatosis finden in den entsprechenden Kapiteln ihre Erwähnung.

Nach Ausschluß der genannten Formen bleibt nur ein kleiner Rest von Formen zurück, eben denen, die noch nicht an anderer Stelle Platz finden können. Diese kommen hier zur Betrachtung. Es handelt sich um:

1. Das Erythema scarlatiniforme desquamativum recidivans.

2. Die von SAVILL beschriebene, in Form einer generalisierten exfoliativen Erythrodermie epidemisch aufgetretenen Erkrankung.

3. Die Dermatitis exfoliativa generalisata subacuta WILSON-BROCQ, unter Berücksichtigung der von BROCQ aufgestellten chronischen Form vom gleichen Typus.

4. Die Pityriasis rubra HEBRAE.

Von der Betrachtung unter 3. und 4. sind die Fälle ausgeschlossen, bei denen eine tuberkulöse oder pseudoleukämische Grundlage angenommen werden muß.

Das Erythema scarlatiniforme desquamativum recidivans.

Synonyma: Erythème scarlatiniforme desquamatif (BROCQ, RICHARDIÈRE u. a.). Rezidivierendes, scharlachähnliches Exanthem (BURCKHARDT-MERIAN); Exanthema scarlatinoides recidivum (BERNOUILLI); Erythème scarlatiniforme récidivant (FÉRÉOL, BESNIER, VIDAL); Dermatite exfoliative aigue bénigne (BROCQ); Erythrodermies exfoliantes érythémateuses, Dermites érythémateuses exfoliatrices, aigues, récidivantes (BESNIER, DOYON); Dermatite scarlatiniforme

généralisée récidivante (Vidal und Leloir, Oro); recurrent desquamative
scarlatiniform erythema (Crocker); relapsing desquamative erythema (Elliot);
Erythema exfoliativum recurrens (Blanc).

Historische Bemerkungen: Wenn auch erst der 1876 von Féréol vorgestellte Fall und
die sich anschließende Aussprache Anlaß zu einer eingehenderen Darstellung des Krankheitsbildes zuerst durch Besnier und später durch Brocq gab, so wissen wir doch aus
Besniers und Brocqs Arbeiten, daß schon viel früher ganz sicher hierher gehörige Fälle
veröffentlicht wurden (Gooch-Latham, Newell, Tilbury Fox). Besniers Darstellung
läßt keine Zweifel darüber, daß es sich nach seiner Anschauung im wesentlichen um eine
Reaktion der Haut bei besonders prädisponierten Individuen handelt, die auf Reize verschiedener, *auch medikamentöser,* Art scharlachartige Exantheme bekommen; es ist also
eigentlich nicht berechtigt, wie dies vielfach in der Literatur geschieht, von dem Krankheitsbilde *im Sinne* Besniers, die Fälle abzusondern, die medikamentösen, meist merkuriellen,
Ursprungs sind und die obige Bezeichnung für Fälle zu reservieren, bei denen medikamentöse
Einwirkungen ausgeschlossen erscheinen. Nächst Besnier hat sich besonders eingehend
Brocq mit der Krankheit beschäftigt und die in seiner These nur kurz berührte Krankheit
um so ausführlicher in seiner Arbeit in den Archives générales de médecine und in La Pratique
Dermatologique dargestellt. Eine weitere genauere Schilderung des Krankheitsbildes ent-
hält die Arbeit von Oro. Der folgenden Darstellung liegen in erster Linie die Beschreibungen
von Besnier, Brocq, Leloir-Vidal und Oro zugrunde.

Krankheitsverlauf: Wie der Name besagt, handelt es sich bei dieser Form
der akuten Erythrodermien um in einzelnen durch Zeiträume getrennten Schüben
auftretenden Eruptionen, von denen wir zunächst den einzelnen Schub berücksichtigen.

Eingeleitet wird derselbe durch in der Regel nicht sehr ausgesprochene
Prodromalerscheinungen: Leichtes Übelbefinden, Frösteln, manchmal bis
zu ausgesprochenem Schüttelfrost gesteigert, Glieder- und Kopfschmerzen,
Schlaflosigkeit, manchmal gastrische Störungen, Erbrechen. Diese Prodromalerscheinungen schwanken innerhalb weiter Grenzen; sie können so leicht sein,
daß sie übersehen werden; sie sind im Durchschnitt nicht sehr heftig ausgesprochen; immerhin können aber Kranke, die schon mehrere Schübe durchgemacht haben, aus der Art der Prodromalerscheinungen manchmal den
kommenden Schub voraussagen. Die Prodromalerscheinungen gehen den Hauterscheinungen im allgemeinen 2—3 Tage voraus, um mit dem Auftreten der
Hauterscheinungen meist schnell gänzlich zu verschwinden.

Die *Hauterscheinungen* beginnen meist als kleine, rote Erhabenheiten —
manchmal an die Follikel gebunden —, nach Besnier ist der perifollikuläre
Gefäßring ein Prädilektionssitz für den Beginn des Prozesses — manchmal
als ein ausgedehnter roter Fleck, manchmal als scharlachartige Verfärbung
eines größeren Hautbezirkes. Diese Flecke, resp. Erhabenheiten verursachen
bei manchen Patienten intensiven Juckreiz, bei anderen das Gefühl brennender
Wärme, bei wieder anderen Fällen sind die subjektiven Beschwerden gleich
null. Wo auch immer ihr Sitz ist, charakteristisch für die Krankheit — bei
dem größten Teil der Fälle — ist die ausgesprochene *Tendenz zur schnellen Verallgemeinerung.* Diese erfolgt meist im Laufe eines Tages, doch kann es —
seltener — auch bis 4—6 Tage dauern, bis der ganze Körper befallen ist. Zuletzt
werden Kopf, Hände und Füsse ergriffen; gelegentlich bleibt der Kopf frei.
Nach der Verallgemeinerung der Eruption weist der ganze Körper eine gleichmäßige Röte auf, deren Töne an einigen Körperstellen lebhafter, an anderen
mehr düster erscheinen: besonders intensive Röte am Rücken, am Bauch, an
den Genitalien und an den Streckseiten der Extremitäten. An Handtellern
und Fußsohlen ist die Röte erst nach Eintritt der Desquamation erkennbar
Bei Fingerdruck macht der rote Farbenton einer mehr gelblichen Färbung Platz.
Meist ist die Haut in den ersten Tagen leicht geschwellt — seichte Dellenbildung
nach Fingerdruck; es kommen auch stärkere, schnell verschwindende Schwellungen vor.

Die Krankheit beginnt bald an der oberen, bald an der unteren Körperhälfte; manchmal auch an mehreren Stellen zu gleicher Zeit. Während bei einigen Fällen der Ausschlag partiell bleibt und dieses Verhalten auch bei den Rezidiven bewahrt, wird bei der Mehrzahl der Fälle fast die ganze Körperoberfläche befallen; in letzterem Falle nehmen auch die zunächst von der Rötung verschonten Teile später an der Abschuppung Teil. BESNIER unterscheidet Erythèmes scarlatiniformes partiels und généralisés. Sehr selten, teils primär, teils erst sekundär, kommt es zur Bildung kleiner oberflächlicher Bläschen.

Drei bis vier Tage nach Beginn der Hauterscheinungen läßt sich mit dem bloßen Auge der Eintritt der *Schuppenbildung* konstatieren; Lupenuntersuchung gestattet dies an den Genito-Crural-Falten, den Achselhöhlen, den Ellenbeugen schon am 2. Tage. BESNIER betont mit Nachdruck — und er mißt dieser Beobachtung besondere diagnostische Bedeutung bei —, daß die *Schuppenbildung schon vor dem Verschwinden der Röte, ja sogar vor der Allgemeinerung des Exanthems* einsetzt; sie begleitet also die Entwicklung des Exanthems, während sie beim Scharlach eine Folgeerscheinung des Exanthems darstellt. Bei den schweren Fällen scheint die Schuppung langsamer einzusetzen, ist aber auch hier bei sorgfältiger Prüfung sehr frühzeitig an den erwähnten, von ihr bevorzugten Stellen festzustellen. Fast ebenso charakteristisch, wie das schnelle Einsetzen der Schuppung, ist ihre Reichlichkeit. Die Schuppung ist nur an einzelnen Körperstellen mehr kleienartig (Kopf, Gesicht), der größte Teil der Körperoberfläche weist eine deutlich lamellöse Schuppung auf. Die meist trockenen Schuppen sind weiß, sehr dünn, durchscheinend, nur selten dicker, gelb-opak; sie haben unregelmäßige Gestalt, sind oft am freien Rande umgebogen und sitzen entweder im Zentrum oder an einem Teile des Randes fest. Die Form der Schuppen variiert je nach den Körperregionen: feine Schuppung auf dem Kopfe, der Bartgegend, der Stirn, den Augenlidern, größere Schuppen am Halse und in der Schultergegend; besonders große Schuppen am Stamm; an Händen und Füßen kolloidumhautähnliche Lamellen, die sich wie Handschuhfinger oder Sandalen abziehen lassen (ORO, DARIER, ELLIOT). Nach Abstoßung der Schuppen hat man eine glatte, rosa gefärbte Haut vor sich, die bald wieder leicht zu schuppen beginnt; die nach Entfernung der Schuppen frei liegende glänzende Haut ist trocken, auch in den Gelenkbeugen; nur selten findet man unter den Schuppen ein ekzematöses Exsudat oder die Schuppen weisen als Zeichen einer geringen Exsudation einen mehr gelblichen Ton auf.

Die *Haare und Nägel* werden oft, nach BROCQ so gut wie immer, in den Prozeß mithineingezogen. Die Kopf- und Körperhaare fallen aus, aber nicht mit der Schnelligkeit und Vollständigkeit, wie dies für die „dermatite exfoliative généralisée subaiguë" in gewissem Grade charakteristisch ist; nur bei ganz wenigen Fällen von besonders langer Dauer der ersten Schübe entstand fast völliger Haarverlust. Die Nägel bekommen transversale Furchen; schon FÉRÉOL bemerkte, daß jedem neuen Schube eine transversale Furche am Nagel entsprach; kommt es zu mehreren Rückschlägen, so legen parallele transversale Furchen Zeugnis von der Zahl dieser Rückschläge ab. Besonders ausgesprochen sind die Nagelveränderungen am Daumen und Zeigefinger. Bei sehr starker Desquamation der Haut und entsprechend tiefer Furchenbildung ·am Nagel kann es zu Nagelabtrennung kommen.

Die *Schleimhäute* bleiben bei einzelnen Fällen ganz unbeteiligt oder es kommt nur zu einer sehr geringen Röte der Mundschleimhaut, wobei einige Autoren ausdrücklich darauf hinweisen, daß eine Schwellung des Racheneingangs wie bei Scharlach fehlte. Bei anderen Fällen wird eine meist geringe Schwellung der Mundschleimhaut mit späterer Abstoßung von maceriertem Epithel bemerkt. Oft wird die Schleimhaut der Nase und der Augenbindehäute mitbefallen.

Mehrfach wird eine Rötung der Pharynxschleimhaut angegeben. Die meisten Patienten empfinden sehr geringe Schlingbeschwerden. Die Zunge ist in der Mehrzahl der Fälle anfänglich weiß belegt, dann erfolgt Desquamation und die Zunge wird glatt, lebhaft rot. Einige Autoren bemerkten ein Hervortreten kleiner Papillen an der Spitze und an den Rändern, aber ausdrücklich wird darauf hingewiesen, daß die rote Himbeerzunge der Scharlachkranken nicht vorhanden war.

Allgemeinerscheinungen: Das Auftreten des Exanthems ist im allgemeinen von Fieber begleitet, welches in der Regel zwischen 38° und 38,5° schwankt, nur selten höhere Temperaturen; das Fieber geht dem Erscheinen des Exanthems voraus, um nach einigen Tagen abzuklingen. Häufig wird als die Regel leichter Kopfschmerz in den ersten Tagen angegeben; nur wenige Fälle wiesen schwerere Allgemeinerscheinungen auf, wie starken Kopfschmerz, Erbrechen, allgemeine körperliche und psychische Depression.

Von Bedeutung ist die Tatsache, daß das Leiden mehr oder weniger häufig *rezidiviert*. Diese Eigenschaft hat Besnier den Anlaß gegeben, dieses Krankheitsbild von den sonstigen scarlatiniformen Exanthemen zu trennen. Die Krankheit tritt einerseits in einzelnen Schüben auf, die direkt aufeinander folgend als Rückschläge zu bezeichnen sind, im Gegensatz zu dem nach größeren oder kleineren Zeiträumen Neuwiederauftreten der Erkrankung, den eigentlichen Rückfällen. Die Autoren legen mit Recht ein Gewicht auf diese Differenzen, wenn es auch manchmal nicht leicht zu entscheiden ist, ob es sich um einen Rückfall oder einen Rückschlag handelt. Nach der vorliegenden Literatur sind die ausgesprochenen Rückfälle, die wahren Rezidive, für diese Krankheit in höherem Maße charakteristisch, als die Rückschläge, wenn auch diese letzteren recht oft bemerkt wurden (im Gegensatze zu der Wilson-Brocqschen Erythrodermie, bei welcher die Rückschläge recht charakteristisch sind, die Rückfälle große Seltenheiten darstellen). Der einzelne Schub nimmt nach Brocq eine Woche bis zu einem Monat in Anspruch, durchschnittlich 15—18 Tage; es gibt aber gegenüber diesen schnell verlaufenden Fällen (Besniers: formes aiguës benignes), langsamer verlaufende (Besniers: formes subaiguës), welche nach Brocq Übergänge zur Wilson-Brocqschen Erkrankung darstellen, Fälle von 6 Wochen und noch längerer Dauer. Verlängert wird die Dauer vor allem durch die mehr oder weniger schnelle Folge von Rückschlägen, die noch vor der Beendigung der Desquamation einsetzen. Das Maximum dieser Rückschläge wurde bei einem Falle von Rotillon und Gougelet erreicht: 7 Rückschläge in fünf Monaten. Bei einem Falle von Afzelius erfolgten 10 Rückfälle in $2^1/_2$ Jahren; bei einem anderen Fall seit 2 Jahren gehäufte Rückfälle mit Intervallen von höchstens 2 Monaten. Zwei bis drei Rückschläge wurden öfter beobachtet. Es gibt aber Fälle, bei denen sowohl die Rückschläge, wie die Rückfälle, sich derartig häufen, daß eine Trennung dieser beiden Erscheinungsformen schwierig ist. Was die eigentlichen Rückfälle betrifft, die wahren Rezidive, so finden sich über ihre Häufigkeit, über die Zeiträume, durch die sie getrennt werden, die allergrößten Verschiedenheiten. Das Höchstmaß der Rückfälle zeigte einen Fall von Tilbury Fox: etwa 100 Rückfälle. Zum Teil erscheinen diese Rückfälle ganz regellos, teils durch mehrere Monate, teils durch mehrere Jahre getrennt; das ist nicht so wunderbar, weil ein Teil der Schübe direkt auf medikamentöse Einwirkungen zurückgeführt wird, deren Anwendung in solchen Fällen natürlich den Schub bestimmt; ich erinnere an einen Teil der Fälle Besniers, bei denen die regellose Anwendung von Hg-Präparaten natürlich auch das regellose Auftreten der Rezidive bestimmte. Demgegenüber stehen eine ganze Reihe von Beobachtungen, bei denen die Rezidive systematisch in bestimmten Zeitintervallen auftraten, besonders häufig scheint ein Typus annuus vorzukommen, d. h. ein regelmäßig einmal im Jahre auftretendes Rezidiv. Aber auch dieses System wird manchmal durchbrochen: nach mehreren Jahren Pause treten wieder Rezidive ein, und zwar wieder in durch einzelne Jahre getrennten Intervallen. Zwei Fälle verhielten sich bezüglich der Rezidive ganz eigenartig. Ein Fall von SLIGH rezidivierte jedes Jahr am 24. Juli seit der Kindheit; ein Fall FRANKs rezidivierte ebenfalls jedes Jahr im Alter von 7—25 Jahren an demselben Tage. FRANK und GRINDON werfen bei Erwähnung der Fälle die Frage auf, ob diese Eruptionen nicht zu blühenden Pflanzen in Beziehung stehen könnten, gegen deren Pollenstaub die Patienten empfindlich waren. Nach BESNIER soll die Rezidivfähigkeit allmählich abklingen, und die Rezidive verlaufen immer milder als die früheren Schübe; die Krankheit, im Kindesalter häufig, wird seltener beim Erwachsenen und tritt im vorgerückteren Alter nicht mehr auf. Aber auf der anderen Seite sind auch Fälle bekannt, bei denen die Rückfälle sich im Laufe der Krankheit immer mehr häuften. Während anfangs die Anfälle alljährlich und zu bestimmten Jahreszeiten auftreten, läßt das Auftreten der späteren Rezidive nach ELLIOT eine solche Regelmäßigkeit nicht mehr erkennen.

Bei zwei Fällen von BULKLEY und ELLIOT war der erste Ausbruch ein universeller; die späteren Schübe beschränkten sich auf die Hände und Füße. Bei ELLIOTs Fall betrafen einige der Rückfälle die Hände allein. Auch diesen beschränkten Attacken gingen Allgemeinerscheinungen: Kopfschmerzen, Temperaturerhöhung und Kältegefühl voraus. Der Ablauf der Erkrankung an den Händen und Füßen erfolgte ganz so, wie bei den generalisierten Anfällen. Bei ELLIOTs Fall trat die Röte unter starkem Juckreiz und Gefühl des Brennens auf; drei Tage später begann die Desquamation, die eine Woche oder länger anhielt; dann ließ sich die abgestoßene Epidermis, wie ein Handschuh, in toto abziehen.

Histologie: PETRINI DE GALATZ fand eine Verdickung und stellenweise Abblätterung des Stratum corneum; die untere Hälfte der Hornschicht färbte sich mit Pikrocarmin gleichmäßig rot, so daß einzelne Zellen nicht zu unterscheiden waren. Es folgt eine reichlich Eleidin haltende Schicht, welche ohne scharfe Grenze in das stark verdickte Rete Malpighi übergeht. In diese dringen eleidinhaltige Zellen ein, so daß man hier und da Inseln solcher Zellen im Rete findet. An der unteren Grenze des Rete Anhäufung mononucleärer embryonaler Zellen, welche sich auch um die Gefäße der Papillen finden. Im oberen Teile der Cutis, insbesondere in den interpapillären Zapfen, Rundzelleninfiltrate um die Gefäße. Ödematöse Durchtränkung der obersten Cutisschichten. Nach BROCQ stellte SUCHARD einen Schwund des Stratum granulosum und das Vorhandensein kernhaltiger Zellen im Stratum corneum fest. LEREDDE und DOMINICI fanden in der Epidermis teils kernhaltige Zellen, teils Kerne, die von einem hellen Hofe umgeben waren. Keine Wanderzellen in der Epidermis. Stratum granulosum völlig geschwunden; Stratum corneum verdickt ohne kernhaltige Zellen. Während im Stratum papillare das Bindegewebe dichter erscheint als in der Norm, sind in den tieferen Schichten der Cutis die Bindegewebsfasern auseinandergedrängt. Die Blutgefäße sind erweitert, ihre Wandungen sind verdickt und durch starkes Ödem vom Nachbargewebe getrennt. Die Endothelzellen sind geschwellt und an Zahl vermehrt. Um die Gefäße Rundzelleninfiltration. Während der letzten Attake ergab die Blutuntersuchung eine Hyperglobulie, eine leichte Leukocytose und Hypochromie.

Komplikationen und Prognose: Im allgemeinen, das heißt bei der Mehrzahl der Fälle, handelt es sich um eine leichte Erkrankung, bei der keine ernstlichen Komplikationen auftreten und die daher eine günstige Prognose gestattet. Nicht ganz selten werden vorübergehende Albuminurien festgestellt (GAUCHER,

Perret, Vidal, Oro, Rossigneux, Elliot), in einem Falle von White-house) folgte jeder Attacke eine schwere Hämaturie. Bei dem Falle von Hallopeau und Tuffier „érythème scarlatiniforme, survenu dans le cours d'un rhumatisme articulaire aigu" ist es fraglich, ob die festgestellte Perikarditis und Albuminurie mit dem scarlatiniformen Erythem in Beziehungen stand. Die überwiegende Mehrzahl der Autoren, die auf das Verhalten der Nieren achteten, betont ausdrücklich das Fehlen von Nierensymptomen und das Nicht-vorhandensein von Eiweiß. Bei einem Falle von Arnozan, der seit Jahren eine Nierenerkrankung mit durchschnittlich 30 ctg Eiweiß aufwies, sank während der Rezidive der Eiweißgehalt auf 10 cg. Brocq berichtet bei einem Fall über Polyurie; Leloir, Vidal und Besnier beobachteten häufig Harnstoffver-minderung.

Von seltenen und vorübergehenden Komplikationen erwähnt Besnier: Epistaxis, Metrorrhagie, Otitis externa, Herpes facialis und genitalis, Darm-katarrh, außerdem Arthralgien und Arthropathien, Rotillon und Gougelot: Endokarditis.

Die Literatur enthält folgende Fälle mit schwerem Ausgang: Den oben erwähnten Fall von Hallopeau und Tuffier; den Fall Devics und Gardères, bei dem der Tod offenbar durch eine mit dem Erythem nicht in Zusammenhang stehende zufällige Erkrankung erfolgte, eine arterielle Thrombose durch Infek-tion, als Folge einer Lungentuberkulose; den nach Typhus aufgetretenen Fall von Le Gendre, der ungeheilte Darmtuberkulose und eine eitrige Lungen-tuberkulose aufwies, einen Fall von Afzelius, bei dem beim 10. Anfall der Tod eintrat (die Sektion ergab bei dem 82 jährigen Manne einen Tumor der Cöcalgegend und Perforationsperitonitis) und schließlich den Fall Grindons:

17 jähriger Student. Erste Attacke Mitte November 1919, als Scharlach diagnostiziert; zweite Attacke am 18. Januar 1920; am 29. Januar, als noch Schuppung bestand, Rück-schlag. Starke Schwellung und Rötung der Mund- und Rachenschleimhaut; der Zustand der Zunge war wie bei Scharlach! Durch einen dicken weißen Belag schimmerten die Papilli fungiformes rot hindurch; Halslymphdrüsen stark vergrößert. Am 3. Februar Ikterus, Empfindlichkeit der Leber- und Gallenblase, am 4. Februar schwere Dyspnoe, stärkere Schwellung der Halsschleimhaut; der Patient wurde schwach und septisch; Larynxödem; Exitus.

Es ist dies der einzige Fall von rezidivierendem skarlatiniformen Exanthem mit tödlichem Ausgang, und auch hier ist es nicht ganz ausgeschlossen, daß ein Scharlachrezidiv vorlag. Stellt man ihm gegenüber die relativ zahlreichen Fälle, die so gut wie frei von jeder Komplikation verliefen, so kann man an der Günstig-keit der Prognose festhalten, mit dem Vorbehalt, daß die Krankheit, was die Rezidive betrifft, nur eine unsichere Vorhersage gestattet und daß auch nach jahrelangem Freibleiben doch wieder ein Rezidiv auftreten kann.

Ätiologie: Besnier, der das Krankheitsbild in meisterhafter Weise ge-schildert hat, versuchte es auch, die Frage nach der Ätiologie zu beantworten. In der Literatur bringen die Autoren ihre Fälle bald mit Erkältungen, bald mit psychischen und nervösen Erregungen, bald mit vorausgegangenen Infek-tionskrankheiten in Zusammenhang, viel seltener werden Fälle sicher medika-mentösen Ursprungs erwähnt; ja manche Autoren scheuen sich, Fälle vom hier geschildertem Typus, die nach Medikamenten auftreten, der hier in Frage stehenden Krankheit anzugliedern; sie neigen vielmehr der Ansicht zu, daß das Erythema scarlatiniforme desquamativum recidivans eine Krankheit sui generis und besonderer Ätiologie, vielleicht eine besondere Infektionskrank-heit sei, deren Ursache wir noch nicht kennen. Der Standpunkt Besniers ist ein anderer: Die für das Zustandekommen der Krankheit haftbar gemachten Ursachen, in erster Linie Erkältungen *und auch medikamentöse Einflüsse* haben als Gelegenheitsursachen eine rein sekundäre Bedeutung; sie stellen nur auslösende Faktoren dar, die bei besonders prädisponierten Personen die scharlachartigen Exantheme in die Erscheinung treten lassen. Die auslösenden Reize können sehr verschiedener Art sein, es kann sich um „von innen und von außen toxisch wirkende Agentien" handeln; das Wesen der Erkrankung liegt darin, daß sie nur bei bestimmten Individuen, die Träger einer besonders gearteten Empfindlichkeit sind, zu scharlachartigen Exanthemen führt. Die eigenartige Empfindlichkeit des Individuums als primäre Ursache und die Bedeutung des auslösenden Reizes als mehr sekundärer Faktor wird dadurch erhärtet, daß bei denselben Fällen die einzelnen Schübe durch verschiedenartige Reize ausgelöst werden. Eine besondere Rolle spielen bei den Fällen BESNIERs medikamentöse Ursachen, vor allem die Einwirkung von Quecksilberpräparaten. BESNIER hat bei dem Versuche, die Ätiologie der rezidivierenden, scharlachartigen Exantheme zu deuten, einen Erklärungsversuch eingeschlagen, der heute für andere Formen der Hautentzündung mit Erfolg weiter ausgebaut ist. BROCQ, der sich BESNIERs Anschauungen völlig anschließt, hat insbesondere darauf geachtet, ob vielleicht alle Fälle des Erythema scarlatiniforme desquamativum recidivans auf medikamentöse Ursachen zurückzuführen sind, vor allem auf Quecksilberpräparate (denn andere Medikamente als das Hg. führen nach BROCQs Erfahrungen zu schneller vorübergehenden Eruptionen, die er als „érythèmes scarlatinoides" bezeichnen möchte) und er erklärt, daß er Fälle kennt, bei denen eine medikamentöse Einwirkung unwahrscheinlich ist. Daß die BESNIERsche und BROCQsche Auffassung den Keim zu Fragestellungen der verschiedensten Art enthält, ist selbstverständlich: z. B. besteht eine scharfe Grenze zwischen den einmal im Leben auftretenden scharlachartigen Exanthemen und dieser ausgesprochen rezidivierenden Form? warum rezidivieren einige Fälle so regellos, andere so ausgesprochen periodisch? Theoretisch lassen sich die Fragen auch ohne beweiskräftige Beobachtungen beantworten, aber solche Vermutungen würden das Studium der Ätiologie und Pathogenese der Krankheit kaum fördern; nur die experimentelle Prüfung und sehr eingehende Beobachtung jedes einzelnen Falles können in dieser Beziehung verwertbares Material liefern. Allerdings müssen wir uns bei Annahme der BESNIERschen Auffassung fragen, ob ein prinzipieller Gegensatz zwischen den rezidivierenden skarlatiniformen Exanthemen und den scharlachartigen Exanthemen überhaupt besteht. PECORI, welcher die Schwierigkeit der klinischen Unterscheidung der Scharlachrezidive und der Schübe des Erythema desquamativum scarlatiniforme recidivans hervorhebt, faßt die Scarlatina als Anaphylaxiesymptom auf, wobei es bei bestimmter Disposition zur Ausbildung einer Hypersensibilität gegen bestimmte Streptokokken und deren Toxine kommt. Die Scharlachrezidive sind Überempfindlichkeitserscheinungen der disponierten Individuen gegen teils nach Ablauf der Scarlatina im Rachen noch zurückgebliebene, teils aufs neue von außen eingedrungene Streptokokken; das Erythema scarlat. desquam. rec. faßt PECORI als Überempfindlichkeitsreaktion gegen bestimmte Proteine auf. Ob die Beschränkung der Überempfindlichkeit auf bestimmte Proteine die Lösung des Rätsels darstellt, ist freilich noch nicht erwiesen; sie würde immerhin eine Abgrenzung gegen die mercuriellen scharlachartigen Exantheme bedeuten.

Die *Behandlung* hat dem allgemeinen Zustand und den Veränderungen der Haut Rechnung zu tragen. Die Allgemeinbehandlung entspricht den Regeln der allgemeinen Therapie; CROCKER empfiehlt mit Rücksicht auf ein etwa vorhandenes Toxin Eisenperchlorid zu geben; bei einem seiner Fälle glaubt er durch Salicindarreichung einen Rückfall verhindert zu haben. Nach GOLAY und den Erfahrungen anderer sind Eigenblutbehandlung resp. Milchinjektionen zu versuchen. Gegen die Hautveränderungen und die bei einem Teile der

Fälle bemerkten subjektiven Beschwerden, wie Juckreiz und Brennen, kommen Einfettungen mit indifferenten Salben und Ölen, Kühlsalben, evt. vorsichtige Anwendungen juckstillender Mittel in Betracht.

Die *Differentialdiagnose* hat vor allem den *Scharlach* zu berücksichtigen. Folgende differentialdiagnostischen Merkmale kommen nach Oro, der diesen Punkt am besten durchgearbeitet hat, in Betracht: Bei Scharlach konstante Inkubationszeit (4—5 Tage oder mehr), beim Erythema scarlatiniforme recidivans brüskes Auftreten. Bei Scharlach diffuse Röte auf den Wangen mit Aussparung der Nachbarschaft der Nase, der Lippen und des Kinnes, die während der desquamativen Periode verschwindet, beim Erythema scarlatiniforme recidivans: Lebhafte, sich schnell ausbreitende Röte, keine Gebiete im Gesicht aussparend, die auch während der Desquamationsperiode bestehen bleibt. Bei Scharlach immer trockene, lamellöse, nicht sehr reichliche Desquamation, die 4—5 Tage nach Auftreten der Röte einsetzt, beim Erythema scarlatiniforme recidivans lamellöse, sehr frühzeitige, immer sehr reichliche Schuppenbildung, häufig leichte Exsudation an den Kontaktflächen. Bei Scharlach schwere Allgemeinerscheinungen (starker Kopfschmerz, schwere Prostration, comatöser Zustand, Delirien). Beim Erythema scarlatiniforme recidivans keine oder leichte Allgemeinerscheinungen. Bei Scharlach: hohes Fieber, meist 40 bis 40,5°, welches in der desquamativen Periode abfällt. Beim Erythema scarlatiniforme recidivans: leichtes Fieber, im Mittel 38—38,5°, welches im desquamativen Stadium bestehen bleibt und häufig den ganzen Krankheitsverlauf begleitet. Bei Scharlach: Puls 140—180, beim Erythema scarlatiniforme recidivans 80—100. Bei Scharlach: Angina scarlatinosa (bemerkenswerte Schwellung und Röte der Zunge, des Schlundes und der Tonsillen), stark Schlingbeschwerden, beim Erythema scarlatiniforme recidivans: leichte Röte und Schwellung der Mundschleimhaut, der Tonsillen und der Zunge; oder gänzliches Fehlen von Mund- und Rachenveränderungen. Der Scharlach ist hochkontagiös; das Kontagium wird leicht durch die Schuppen verbreitet, gewöhnlich werden Kinder befallen; das Erythema scarlatiniforme recidivans ist nicht kontagiös, es befällt mehr Erwachsene. Bei Scharlach keine Nagelveränderungen, beim Erythema scarlatiniforme recidivans kommen häufig Transversalfurchen an den Nägeln zur Ausbildung, selten Nagelabfall. Der Scharlach dauert im Mittel 3 Wochen, das Erythema scarlatiniforme recidivans 3 Wochen oder länger. Der Scharlach rezidiviert meist nicht; wenn Rezidive stattfinden, sind diese immer schwerer, als die erste Attacke. Bei Erythema scarlatiniforme recidivans kommen gewöhnlich Rezidive vor, die immer kürzer und gutartiger verlaufen. Die von Oro zusammengestellten Merkmale, die alles das zusammenfassen, was bisher über die Differentialdiagnose zwischen Scarlatina und dem Erythema scarlatiniforme desquamativum recidivans beschrieben wurde, haben allerdings — das betont auch Brocq — nur einen relativen Wert; am bedeutungsvollsten scheint der frühzeitige Eintritt der Desquamation und die meist — aber nicht immer — vorhandene Geringfügigkeit der Schleimhauterscheinungen zu sein; aber wir sahen, daß auch diese Momente nichts absolut Entscheidendes besagen, auch bei schwerer Scarlatina kann nach Rona sehr frühzeitige Desquamation auftreten. Von Einfluß auf die Diagnose ist auch der Umstand, ob in der Umgebung des Kranken in letzter Zeit Scharlachfälle vorgekommen sind, ob z. Zt. eine Scharlachepidemie am Orte herrscht; aber da die Diagnose, wenn es sich um einen ersten Anfall handelt, immer eine Zeitlang in Schwebe bleiben wird, so müssen wenigstens zunächst alle die Maßnahmen ergriffen werden, die der Scharlach erfordert. Sind schon Anfälle vorausgegangen, so wird der Ausschluß des Scharlachs ganz wesentlich erleichtert, ebenso natürlich, wenn der Kranke schon Scharlach durchgemacht hat, obwohl

auch Scharlachrezidive vorkommen. Für die Zukunft werden vielleicht für
den Scharlach spezifische Untersuchungsmethoden für diese Fälle Bedeutung
gewinnen.

Von geringerer differentialdiagnostischer Bedeutung, prinzipiell vielleicht von
gar keiner Bedeutung, sind die medikamentös bedingt scharlachartigen Exantheme und die ähnlichen Eruptionen nach den verschiedensten Infektionskrankheiten. Alle diese Formen sind — bis auf die merkuriell bedingten Exantheme,
nach Brocq, auch nach Leloir und Vidal — im allgemeinen flüchtigerer
Natur.

Wie Brocq wiederholt betont, kommen schleichend verlaufende Fälle des
Erythema scarlatiniforme desquamativum recidivans vor, die er als Übergänge zu der subakuten Wilson-Brocqschen Erkrankung aufzufassen geneigt
ist. Obwohl diese letztere Krankheit erst später betrachtet werden soll, sei
hier folgendes bemerkt: Die Angabe Brocqs, daß manchmal die Differentialdiagnose zwischen den beiden Krankheiten schwierig ist, ist ganz sicher richtig.
Aber die Mehrzahl der Fälle des einen und die des anderen Typus weisen deutliche Verschiedenheiten auf und lassen sich unterscheiden; vor allem wissen
wir auf Grund der Besnier- und Brocqschen Schilderungen, daß die hier
betrachtete Erkrankung so regelmäßig rezidiviert, daß diese Eigenschaft geradezu einen ihrer Hauptcharaktere ausmacht, während die Wilson-Brocqsche Krankheit nur ganz selten zu rezidivieren scheint; daß der einzelne Schub
(der erste) des rezidivierenden scharlachartigen Exanthems vorübergehend
gegenüber der Wilson-Brocqschen Krankheit Schwierigkeiten machen kann,
ist nicht so auffallend, denn es handelt sich ja um Krankheiten mit z. T. ähnlichen
klinischen Erscheinungen und nur die kritische Bewertung jedes einzelnen
Symptoms im Laufe weiterer Beobachtung wird den Entscheid gestatten.

Von den *Erythrodermien der Mycosis fungoides* unterscheiden sich die
scarlatiniformen Exantheme nach Hallopeau durch das akute Auftreten, den
Mangel einer Hautverdickung, das Fehlen von Drüsenschwellungen, vor allem
durch die Reichlichkeit der Schuppung.

Savills epidemische an Ekzem und Pityriasis rubra erinnernde Hauterkrankung (exfoliative epidemische Dermatitis).

Savill bezeichnet die Krankheit in einigen späteren Mitteilungen als „general exfoliative
epidemic dermatitis". Er erklärt aber dann diese Benennung nicht als eine glückliche,
denn die Affektion führt fast immer zur Schuppenbildung, hat aber nur manchmal eine
universelle Ausbreitung. Sie tritt unter bestimmten Verhältnissen epidemisch auf; aber
die milden Fälle verdienen kaum den Namen Dermatitis; die anfangs gewählte Bezeichnung „epidemic skin disease" ist daher vorzuziehen.

Die Krankheit wurde zuerst im Sommer und Herbst 1891 in mehreren Altersasylen Lon-
dons festgestellt. Savills erste ausführliche Beschreibung stützte sich auf 165 in der Paddington Infirmery 1891 beobachtete Fälle. Er sah später noch weitere Fälle und andere
wurden ihm zur Veröffentlichung zur Verfügung gestellt. Neben den gehäuft auftretenden
Fällen kamen auch einige sporadische Fälle zur Beobachtung (Cock, Evans, Turner).
Im ganzen sah und hörte Savill von etwa 600 Fällen. Die zuerst beobachteten Fälle aus
dem Jahre 1891 verliefen offenbar schwerer, als die aus den Jahren 1892 und 1893, zeigten
auch nicht eine so auffallende Häufung. Ergriffen wurden hauptsächlich ältere Leute,
doch kamen auch Erkrankungen bei Männern von 30—40 Jahren vor, sogar vereinzelte
im Kindesalter. Fast alle Fälle traten im Mai bis November auf. Hutchinson und Elkins
haben 5 Jahre früher eine ähnliche Epidemie, bei der etwa 50 Menschen befallen wurden,
beobachtet.

Die in dem Vordergrunde des Krankheitsbildes stehenden Hautveränderungen beginnen mit einem *papulo-erythematösen Stadium.* Meist an den oberen
Teilen des Körpers (Hände, Arme, Kopf, Gesicht), weniger häufig an anderen
Körperstellen, treten papulöse und erythematöse Herde auf, von denen sich
die Krankheit über den übrigen Körper — bei etwa 50% der ersten Fälle wurde

der ganze Körper befallen — ausbreitet. Selten wurde als Beginn ein ringförmiger Ausschlag wie beim Herpes tonsurans beobachtet. Bei einem Teile der Fälle kommt es zur Bildung von Bläschen. An das 3—8 Tage dauernde papulo-erythematöse Stadium schließt sich das *Stadium der Exsudation oder Desquamation* an, welches 3—8 Wochen anhält. Je nachdem es zu Bläschenbildung gekommen ist oder nicht, entsteht eine mehr ekzemartige „*feuchte*" oder eine mehr der Pityriasis rubra ähnliche „*trockne*" Form. Bei dieser letzteren ist die Haut verdickt und induriert und weist beständige Schuppung auf; diese ist entweder mehr kleienförmig oder mehr lamellös mit Bildung von Schuppen verschiedener Größe, die Handtellergröße erreichen können. Nach und nach läßt die Entzündung nach, die Schuppung verringert sich, und die Haut nimmt wieder den normalen Charakter an. In den späteren Stadien kommt es zu Haarausfall und Nagelverlust.

Während bei der feuchten Form durch das Auftreten zahlreicher Bläschen, welche platzen und eine nässende Oberfläche hinterlassen, ein Aussehen der Haut zustande kommt, welches an das akute Ekzem erinnert, läßt sich der Hautzustand bei der trockenen Form mit der bei der Pityriasis rubra vergleichen.

Fast alle Fälle wiesen mehr oder weniger schwere *Allgemeinerscheinungen* auf: Appetitlosigkeit, allgemeine Schwäche, die bei den schweren Fällen besonders ausgesprochen ist und unter Benommenheit und komatösen Erscheinungen zum Tode führen kann — Exitus letalis bei 23 der zuerst beobachteten 165 Kranken also bei 12,8%. Aber die späteren Epidemien wiesen in der Mehrzahl mildere und leicht verlaufende, zum Teil ganz rudimentär erscheinende Fälle auf. Fast alle Fälle der ersten Epidemie hatten im fortgeschritteneren Stadium geringe abendliche Temperatursteigerungen, doch kam es kaum zu anhaltendem hohen Fieber. Die Zunge ist meist dick belegt, um dann nach Desquamation eine rote, wie erodierte, schmerzhafte Oberfläche zu zeigen. Häufig zeitweise Diarrhöe und Erbrechen. In etwa der Hälfte der Fälle der ersten Epidemie wurde Albuminurie festgestellt. Sehr häufig Conjunctivitis; auch Iridocyklitis kam vor.

Recht oft kamen *Rückfälle* zur Beobachtung: 50 Fälle der ersten Epidemie wiesen Rückfälle auf; 28 Patienten hatten einen Rückfall, 12 zwei und 10 Fälle drei und mehr Rückfälle. Daß die Krankheit auch abgesehen von diesen Rückfällen den Menschen ein zweites Mal befallen kann, geht daraus hervor, daß bei der Epidemie in der Paddington Infirmery 1892 unter den 12 in der Anstalt entstandenen Fällen sich fünf befanden, welche schon vorher im Jahre 1891 die Krankheit durchgemacht hatten.

Echeverria untersuchte die Krankheit *histologisch*. Er fand bei der Savillschen Krankheit eine auffallende Veränderung an den Zellen der Stachelschicht, welche nach seiner Ansicht das spezifische histologische Kennzeichen der Krankheit darstellt. Die Entartung der Kerne der Stachelschicht beginnt in den obersten Schichten, nachdem sich eine deutliche Hypertrophie der Kerne in den tieferen Schichten vollzogen hat. Der Prozeß beginnt am äußersten Rande jedes Kernes und wandelt die äußeren Lagen in eine homogene, kaum färbbare Masse um. Ein etwa auf die Hälfte verkleinerter Kern bleibt innerhalb der glasigen Peripherie zurück. Dieser Kernrest wird, je höher man in der Epidermis steigt, immer blasser, zuletzt ganz unsichtbar, ohne sich aber der glasigen Entartung anzuschließen. Nach den färberischen Reaktionen handelt es sich nicht um eine hyaline Degeneration. sondern um eine neue eigenartige Entartung, welche Echeverria als „*Peridiaphanie der Kerne*" bezeichnet. Das Schwinden des Keratohyalins ist der Krankheit Savills mit dem chronischen Ekzem gemeinsam, die Krankheit gehört auch zu der Unterabteilung der Parakeratosen; sie unterscheidet sich vom chronischen Ekzem durch gewisse unbedeutende Eigenschaften, namentlich aber durch die erwähnte *Peridia-phanie der Kerne.*

Eingehende *bakteriologische Untersuchungen* ergaben Savill und Russell das Vorkommen eines Diplokokkus in den Hautveränderungen und im Blute. Russell fand ihn konstant, so daß er annimmt, daß es sich um keinen zufälligen Befund handelt; die Kokken treten im Gegensatz zum Staphylococcus pyogenes albus immer in Diplokokkenform auf, verflüssigen Gelatine nicht und wirken auf Tiere im Gegensatz zum Staphylokokkus nicht pathogen. Die Tierimpfungen fielen bis auf eine zufällige Infektion beim Hunde und eine experimentelle beim Kaninchen negativ auf. Spätere Untersuchungen Savills gestatteten keinen absolut charakteristischen Mikroorganismus zu isolieren; Savill schreibt diesen Umstand der häufigen Verunreinigung mit Staphylokokken zu, die er von den Diplokokken nicht trennen konnte.

Therapie: Die beste Behandlungsform stellen nach Savill Kreolinbäder dar: 70 Liter auf 35⁰ erwärmtes Wasser, dazu $1^1/_4$ Liter $1^0/_0$ige Kreolinlösung; tägliche, bei schweren Fällen zweimal tägliche Bäder von 20 Minuten Dauer. Weiter ist Kreolinsalbe zu empfehlen: $1^1/_2$ bis $2^0/_0$ mit Lanolin und Wasser zu gleichen Teilen. Bei einigen Fällen erwies sich Liquor carbonis detergens, 4 : 500, als wirkungsvoll. Stillung des Juckreizes durch Ung. leniens und durch Zink- und Galmeisalben. Sublimat wirkte schädlich. Karbollösung war bei akuten Fällen und bei der feuchten Form nicht zu verwenden; bei trockenen chronischen Fällen erwies sie sich zuweilen als nützlich.

Wie Savill in seiner ersten großen Arbeit hervorhebt, ist das *Hauptcharakteristikum dieser Erythrodermieform das epidemische gehäufte Auftreten,* ein so hervortretendes Kennzeichen, daß auch die vereinzelten sporadisch beobachteten Fälle seine Bedeutung nicht vermindern dürften. Ein Teil der Fälle erinnert in seinem Verlaufe und in seinem Aussehen an die universellen Ekzeme, der andere Teil — die trockene Form — an die mehr subakuten Erythrodermieformen, doch erfolgt die Generalisierung nicht in dem Maße, und auch nicht mit Regelmäßigkeit, wie dies bei der subakuten Wilson-Brocqschen Erythrodermie und bei den scarlatiniformen rezidivierenden Exanthemen der Fall ist. Brocq äußert sich bezüglich der Pathogenese der Savillschen Erkrankung, daß diese auf Grund seiner Anschauungen sich leicht verstehen ließe. Wenn die Kranken der Wirkung der Toxine eines bestimmten Mikroben ausgesetzt wären, so können sie in Form einer generalisierten exfoliativen Dermatitis reagieren, und dann hat man eine epidemische exfoliative Dermatitis vor sich. Es scheint aber doch, daß wir bei diesem gehäuften epidemischen Auftreten in dem wohl lebenden Erreger oder dessen Toxinen die Hauptursache für die Erkrankung zu sehen haben, wenn auch prädisponierende Ursachen, wie bei allen Infektionen, eine mehr nebensächliche Rolle spielen. Daß besonders alte Leute ergriffen wurden, ist bei der Art der Epidemie — Ausbreitung in Altersasylen — keineswegs wunderbar; es scheint, als ob bei den Fällen Savills die prädisponierenden Momente mehr für den *Verlauf* der Infektion maßgebend gewesen sind. Ich glaube, man ist bezüglich der Savillschen Krankheit keineswegs auf irgend eine Hypothese bezüglich der Pathogenese hingewiesen; es handelt sich — im Gegensatz zu den anderen Erythrodermieformen — zweifelsohne um eine eigenartige Infektionskrankheit, auch wenn über den Infektionserreger noch nicht völlige Sicherheit gewonnen ist.

Unter dem Einfluß der Arbeiten Savills wurden später einzelne Fälle seiner Krankheitsform zugezählt. Zwei solche Beobachtungen, die genauer mitgeteilt sind, stammen von Walkington und Winfield. Der erste Fall dieser Autoren ist ohne Schwierigkeiten als papulo-vesikuläres Ekzem aufzufassen, der zweite Fall erinnerte an eine „Pityriasis maculata et circinata." Ich glaube, daß es sehr schwierig ist, bei der doch nur in beschränktem Maße genügenden klinischen Charakteristik der Savillschen Krankheit isolierte Fälle ohne die größten Vorbehalte in diese Gruppe einzureihen.

Die Dermatitis exfoliativa generalisata subacuta (Wilson-Brocq).

Bezeichnung: Die verschiedenen Bezeichnungen für die von Brocq gesammelten Fälle finden sich in der Arbeit von Oro und in Brocqs Artikel in La Pratique Dermatologique. Sie haben heute nur noch historisches Interesse und bringen im wesentlichen nur das Vorhandensein einer verallgemeinerten exfoliativen Dermatitis zum Ausdruck; erst durch die Betonung des subakuten Charakters durch Brocq wird diesem Typus ein besonderes Kennzeichen auch in der Benennung verliehen. Die neueren Arbeiten tragen die in der Überschrift angeführte Benennung, die von Brocq stammt, oder sprechen kurz von Wilson-Brocqscher Erythrodermie. In der älteren und teilweise auch in der neueren Literatur wird vielfach eine scharfe Trennung dieser Krankheit und der Pityriasis rubra Hebrae nicht vorgenommen, und insbesondere in der englischen und amerikanischen Literatur finden. sich hierher gehörige Fälle als Pityriasis rubra bezeichnet.

Einleitung: Die Geschichte der vorliegenden Erkrankung beginnt mit der Bearbeitung der generalisierten exfoliativen Erythrodermien durch Brocq. In Brocqs These 1882 wird die vorliegende Form zum ersten Male ausführlich beschrieben und in ihren eigenen Charakteren den anderen exfoliativen Erythrodermien gegenüber gestellt. Nach Brocq hat den ersten Fall der Erkrankung Erasmus Wilson 1867 beschrieben. Brocqs Beschreibung stützt sich auf fünf seiner Ansicht nach sicher zusammengehörige Fälle aus der Literatur und vier eigene Beobachtungen; einige weitere Fälle aus der Literatur werden als fraglich mitgeteilt; einer dieser letzteren Fälle veranlaßt Brocq, neben der subakuten Form noch eine chronische, offenbar sehr seltene, Form anzunehmen.

Die Arbeiten Brocqs enthalten die eingehendste Darstellung der nicht gerade häufigen Erkrankung. Eine Beschreibung des Krankheitsbildes kann sich nur auf die Brocqschen Angaben stützen, wie sie sich in der erwähnten These und in dem Artikel „Erythrodermies exfoliantes généralisées" in La Pratique Dermatologique finden, denn nur diese Fälle entsprechen zweifellos den Forderungen, die Brocq für die Diagnose des Krankheitsbildes aufgestellt hat. Von den späteren Fällen, die diese Bezeichnung tragen, hält der größte Teil sicher nicht den Brocqschen Kriterien stand. Nur ganz vereinzelte Fälle — s. später — sind mit mehr oder weniger Vorbehalten der von Brocq beschriebenen Form anzugliedern; diese wenigen Fälle haben die Symptomatologie des Krankheitsbildes in keiner Weise erweitert. Eine Reihe von Fällen, die im großen ganzen diesem Krankheitsbilde entsprechen, sind hier auszuschalten, weil sie, durch Tuberkulose oder Krankheiten der blutbildenden Organe bedingt, an anderer Stelle Erwähnung finden werden und es fraglich ist, ob diese Fälle bekannter Ätiologie überhaupt in die Wilson-Brocqsche Form einzureihen sind.

Brocq schlug für die Krankheit die Bezeichnung Erasmus-Wilsonsche Krankheit vor. Es hat sich immer mehr der Brauch eingebürgert, sie als Dermatite oder Erythrodermie exfoliative Wilson-Brocq zu bezeichnen, um wenigstens einigermaßen den großen Verdiensten, die sich Brocq um die Abgrenzung des Krankheitsbildes erworben hat, gerecht zu werden.

Brocqs Beschreibung stützt sich auf im ganzen 12, größtenteils von ihm für sicher gehaltene Fälle, von denen 11 im Alter von 20—50 Jahren standen und zwar handelte es sich um 10 Männer, 2 Frauen. Die Krankheit tritt ohne vorangehende anderweitige Hauterkrankung auf; es handelte sich also um eine *primäre* Erythrodermie.

Beginn: Die Krankheit beginnt meist mit leichtem Jucken oder Brennen an einer Körperstelle; dort bemerkt man eine Rötung der Haut meist in Form eines erythematösen (primären) Herdes, manchmal auch in Form kleiner Flecke oder kleiner roter Erhabenheiten. Diesen ersten Erscheinungen gehen in der Regel keine Prodromalerscheinungen voraus, die sich überhaupt nur selten als geringe Übelkeit, Frösteln, Schweißausbruch vor den Hauterscheinungen äußern. Die ersten Herde sitzen an den Gelenkfalten oder an Stellen, die dem Kleiderdruck ausgesetzt sind. Bei der Verbreiterung werden zuerst die oberen Glieder und der Rumpf, dann die unteren Extremitäten und dann das Gesicht befallen, viel später erst Hände und Füße, manchmal erst nach 1—2 Monaten. Die Verallgemeinerung erfolgte relativ schnell, meist in 8—10 Tagen, doch manchmal auch noch viel schneller, bei einem Fall in 2 Tagen. Die Rötung verbreitet sich ähnlich wie beim Erysipel; der fortschreitende Rand ist von der gesunden Haut durch einen kleinen deutlichen Wall getrennt. Meist geht die Verallgemeinerung von *einem* primären Herd aus, aber auch mehrere primäre Herde wurden beobachtet. Nach der Verallgemeinerung ist die Haut völlig trocken; nirgends treten Blasen oder Bläschen auf; nur bei starkem Juckreiz und Reizung der Haut durch intensives Kratzen findet sich an den Gelenkbeugen leichtes Nässen. Die glatte uniforme verallgemeinerte Röte der Haut besteht nur vorübergehend; denn sehr bald kommt es zur Schuppung. Die Schuppung beginnt durchschnittlich am 6.—12. Tage nach dem Beginn der Rötung; tritt die Verallgemeinerung mehr zögernd auf, so setzt die Schuppung schon vor dem Abschluß der Verallgemeinerung ein. Mit der Verallgemeinerung der Schuppung, durchschnittlich am 10.—12. Tage, ist die Krankheit auf ihrem Höhepunkt angelangt.

Zustand der Haut auf dem Höhepunkte der Erkankung: Die Haut hat einen roten Farbenton, wie bei Scharlach oder beim Erysipel. Die meisten Fälle wiesen ein intensives Rot auf, andere ein mehr düsteres Rot. Bei Fingerdruck macht die rote Farbe einer ausgesprochen gelblichen Färbung Platz. Fast alle Fälle zeigten in den ersten Wochen eine Verdickung und Rigidität der Haut und die Patienten empfanden ein deutliches Spannungsgefühl; die Haut erschien ihnen zu enge und auf dem Punkte, bei der geringsten Bewegung zu platzen; doch treten im Gegensatz zu diesen Empfindungen nur selten Fissuren in den Gelenkbeugen auf. Die Haut zeigt je nach den verschiedenen Körpergegenden ein verschiedenes Verhalten: Die Kopfhaut, welche meist zuletzt befallen wird, an der aber die Eruption am längsten persistiert, weist meist ein nicht sehr intensives Rot auf; der Nacken ist im allgemeinen düsterrot; die Gesichtshaut ist manchmal stark verdickt und rigide, so daß die Gesichtszüge unbeweglich erscheinen, die unteren Augenlider ektropioniert, die Lippen stark gewulstet sind; die Ohren sind violettrot verfärbt, verdickt, schmerzhaft, oft in den Falten ein wenig nässend; das Befallensein des äußeren Gehörganges verursacht Schwerhörigkeit. Der Rumpf und die Außenseite der Extremitäten zeigen meist eine lebhafte uniforme Röte; der Rücken, der Bauch, die Genitalgegend, die Innenseite der Arme und besonders die innere und vordere Seite der Oberschenkel sind düsterer rot.

Häufig beobachtet man von der dritten Woche an, besonders in den Gelenkfalten und an den Seitenteilen des Rumpfes, Nässen; es kann auch zu Krustenund Fissurenbildung kommen; sonst aber ist die Haut trocken und bleibt es auch während der Dauer der Krankheit.

Die *Schuppenbildung:* Ungefähr eine Woche nach dem Auftreten der Röte wird die Oberfläche runzelig; die Epidermis scheint einzutrocknen und spaltet sich; die Schuppung setzt ein. In kurzem wird die Schuppung eine allgemeine und zeigt ihre besonderen Charaktere. Besonders auffallend ist ihre außerordentliche Reichlichkeit; wenige Stunden nach einem Bade ist der Körper von neuem mit Schuppen bedeckt. Die Schuppen sind im Mittel 2—3 cm lang und $1^{1}/_{2}$ cm breit; doch kommen je nach den Fällen und je nach den Körpergegenden Schuppen von 4—8 cm Länge und 4—5 cm Breite vor. Die Schuppen sind dünn, weiß, transparent, am oberen Rande festhaftend; ihre Insertionslinien stehen parallel, manchmal erscheinen sie dachziegelartig, fischschuppenähnlich angeordnet. Dieses ist der Haupttypus der Schuppung, der in gewissen Grenzen für die Krankheit charakteristisch ist; an der Außenseite der Arme ist dieser Typus besonders deutlich ausgesprochen. Bei einem zweiten Typus sind die

Schuppen nicht rechtwinklig, sondern mehr kreisförmig von 1—3 cm Durchmesser; sie haften mit dem bräunlich gefärbten Zentrum an. Dieser Typus tritt besonders in den Endstadien der Erkrankung hervor oder am behaarten Kopfe, wo die Insertionen der Schuppen sich schwerer parallel stellen können. *Die Schuppung weist je nach den Körpergegenden verschiedene Variationen auf:* Am behaarten Kopfe sind die Schuppen klein und kleienförmig und häufen sich dort, so lange die Haare bestehen, zu unregelmäßigen Schichten an, unter denen die Haut etwas feucht ist. Dasselbe gilt für die Bartgegend und die Ohren; Anhäufung der Schuppen im äußeren Gehörgang. Im Gesicht und am oberen Teile der Brust sind die Schuppen weniger groß, als am übrigen Körper. An Füßen und Händen tritt oft sehr spät erst die Schuppung auf; sie beginnt dort kleienförmig, um manchmal auch so zu bleiben; aber meist hebt sich die verdickte Epidermis der Handteller und Fußsohlen im ganzen ab, nachdem sich unter ihr ein geringes Exsudat ausgebildet hat. Doch ist dieses nicht sehr reichlich, wird schnell resorbiert und die abgestorbene Epidermis löst sich in großen Stücken, wie beim Erythema scarlatiniforme desquamativum rezidivans. Diese letzteren Erscheinungen kommen aber erst etwa 2 Monate nach Beginn der Erkrankung zur Beobachtung.

Besonderen Nachdruck legt BROCQ *auf die Veränderungen der Haare und Nägel.* Diese Veränderungen schienen ihm schon bei Abfassung seiner These so wichtig, daß er bei einem Fall, der sonst zwanglos in dieses Krankheitsbild einzureihen war, die Zugehörigkeit mit einem Fragezeichen versieht, weil über das Verhalten der Haare und Nägel keine Angaben vorlagen. Alle von BROCQ als typisch angeführten Fälle wiesen Veränderungen an Haaren und Nägeln auf. *Der Haarausfall ist ein konstantes Symptom;* er entwickelt sich schrittweise und braucht bis zu seinem Höhepunkte im allgemeinen 2—3 Monate; doch kommen auch Fälle vor, bei denen er schon in den ersten Tagen der Erkrankung fast vollständig ist. Bei dem Eintritt ins Krankenhaus, also meist schon bei längerem Bestande des Leidens, persistieren gewöhnlich noch einige trockene dünne, spärliche Haare, welche sich leicht ausziehen lassen oder von selbst ausfallen, so daß nur ein leichtes Flaumhaar übrigt bleibt; aber dieses Flaumhaar und neue längere Haare können weiteren Rückfällen zum Opfer fallen. Begleitet ist dieser Haarausfall von keinen Entzündungserscheinungen, weder von einer Schwellung der Haut, noch von einer Rötung um die Follikel, vielmehr findet man eine Atrophie des Haarbulbus, ähnlich, wie bei der Pelade décalvante. Der Haarausfall betrifft auch die Körperhaare; bei den nicht ganz vollständigen Fällen von Alopecie bleibt eventuell das Barthaar an wenigsten beteiligt.

Wie der Haarausfall, so sind auch die *Nagelveränderungen konstant* und für die Affektion charakteristisch. Etwa in der Hälfte der Fälle BROCQs kam es zu vollständigem Nagelverlust; bei den übrigen Fällen trat nur particlle Zerstörung der Nägel auf. Man kann nach BROCQ je nach der Intensität drei Formen unterscheiden: 1. *Totaler und schneller Nagelverlust.* Die Matrix ist von einer Atrophie befallen, ähnlich wie die Haarbulbi. Der Ausfall beginnt in der 5.—6. Woche. Der Nagel ist nicht verdickt, sondern trocken und ein wenig opak. Er löst sich im ganzen. Bei in dieser Weise verlaufenden Fällen findet man nach weniger wie drei Monaten weder an den Händen noch an den Füssen Nägel. 2. *Totaler, weniger schneller Nagelverlust.* Der Nagelabfall erfolgt erst, nachdem die Nägel mehrere Monate verändert waren. Die Nägel werden zuerst runzelig, entfärbt und oft verdickt. Der primäre Nagel wird durch neue von der Nagelmatrix ausgehende Hornprodukte nach vorne geschoben, bleibt aber von diesen getrennt. Alle diese Veränderungen brauchen oft viele Monate (8—10) zu ihrer Entwicklung. 3. *Leichte Veränderungen.* Bei diesen Fällen wird der Nagel weich, verdickt, gelb verfärbt; er löst sich teilweise, es kommen Depressionen, transversale Furchen, longitudinale Striae vor. Bei allen diesen Veränderungen ist der Daumennagel am regelmäßigsten und stärksten beteiligt.

Von *Anomalien der Hauteruption* erwähnt BROCQ: Verstärkung der Ekzematisation an den Gelenken, Auftreten von Furunkeln und schließlich isolierte pemphigusähnliche Blasen, die nach mehreren Tagen unter Hinterlassung von geringer Infiltration verschwinden. BROCQ betont ausdrücklich, daß bei diesen Beobachtungen nicht etwa Verwechslungen mit Pemphigus foliaceus vorliegen; die Blasen zeigen sich erst, wenn das Krankheitsbild völlig ausgebildet ist.

Veränderungen an den Schleimhäuten können auftreten, sie können aber auch ganz fehlen. Manchmal findet man entzündliche Schwellungen an den Conjunctiven, die die subjektiven Störungen einer Conjunctivitis verursachen können, Krusten und hämorrhagische Erscheinungen an der Nasenschleimhaut. Oft werden an den Lippen Schwellungen, oberflächliche Geschwürsbildungen und weißgraue Pseudomembranen beobachtet, unter denen eine granulöse, leicht blutende Oberfläche liegt. An der Zunge, die gewöhnlich während des ganzen Verlaufes rot und ein wenig rissig ist, kommen Pseudomembranen, oberflächliche Exkoriationen und Fissuren vor. Auch die Nasenschleimhaut kann Entzündungserscheinungen darbieten. Möglicherweise sind die gastrointestinalen Störungen, das manchmal sehr hartnäckige Erbrechen und Durchfälle, auf Veränderungen der Magen-Darmschleimhaut zurückzuführen.

Subjektive Störungen: Die Entwicklung ist häufig von sehr starkem Juckreiz begleitet; doch kann der Juckreiz auch sehr leicht sein. Er nimmt im Verlaufe des Leidens ab, um bei neuen Schüben wieder stärker hervorzutreten. Die Juckempfindung ist am stärksten während der Nacht und bei brüsken Temperaturveränderungen. Manchmal werden die Patienten durch brennende Empfindungen mehr belästigt als durch das Juckgefühl. Die Patienten sind zeitweise sehr empfindlich gegen Kälte und frösteln bei Luftzutritt.

Allgemeinerscheinungen: Bei den einigermaßen ernsten Fällen tritt schneller Kräftezerfall und Gewichtsverlust ein. Manchmal kommt Schlaflosigkeit vor. Der Appetit ist meist nur in den ersten Tagen vermindert, um sich dann wieder zu heben. Die Verdauung ist gewöhnlich eine recht gute; in der Hälfte der Fälle Diarrhöe, die dann einer hartnäckigen Obstipation Platz macht; bei den ganz schweren Fällen kolliquative Diarrhöe und schweres Erbrechen. Oft sind die Lymphdrüsen als harte, vergrößerte, indolente Knoten zu fühlen. Der Urin ist in der Regel frei von Eiweiß und Zucker; doch wurden auch Fälle von anscheinend hierher gehöriger generalisierter Erythrodermie bei Nephritikern beobachtet, die an der Nephritis zugrunde gingen. BROCQ betont ausdrücklich, daß des öfteren eine Harnstoffverminderung einer Verschlechterung vorausgeht. Bei Beginn der Erkrankung Temperaturerhöhungen; bei den leichteren Fällen besteht 1—2 Monate ein mittlerer Fieberzustand mit 38—39° Morgen- und 39—40° Grad Abendtemperatur; dann allmählicher Abfall, wobei die Morgentemperaturen vor den Abendtemperaturen normal werden. Im allgemeinen ist aber der Fieberverlauf ein sehr unregelmäßiger. Bei ausgebildeter Krankheit kann es zu fieberfreien Perioden kommen, wobei etwaige Temperaturerhöhungen den Ausbruch von Komplikationen begleiten.

Von eigentlichen bisher beobachteten *Komplikationen* erwähnt BROCQ: Furunkel, schwere und leichte Abszeßbildungen, besonders Achselhöhlenfurunkel, Phlegmonen, bei schweren Fällen oberflächliche Erosionen bis tiefere Gangränbildungen, häufig Schwerhörigkeit, die nicht nur auf Schuppenansammlungen des äußeren Gehörganges zu beziehen sind, sondern auch eine nervöse Ursache haben kann, vorübergehende Amaurosen, Iritis, Lichtscheu, teilweise Paralysien und Paraplegien, psychische Störungen, Krankheitserscheinungen von seiten des Herzens, der Lungen, der Gelenke, des Darmes und der Nieren.

Verlauf und Dauer: Bei den als leicht zu bezeichnenden Fällen erfolgt ein erster febriler Schub von 8—13 Wochen, dann zwei bis drei weitere Schübe. Die Krankheit heilt in etwa $3^1/_2$ Monat ab. Demgegenüber steht eine schwerere Form mit stärkerer Beteiligung des Allgemeinzustandes, aber ohne schwere Komplikationen, die erst in 5—6 Monaten abheilt. Eine dritte noch schwerere Form ist von Komplikationen und häufigen Rückfällen begleitet. Die Krankheit läuft dann in 6—8 Monaten, manchmal auch erst in 12 Monaten ab.

Etwa bei einem Falle auf 6, also in etwa $16^0/_0$ tritt im 3.—4. Monat als Folge irgendeiner Komplikation oder durch ein Schwererwerden der Krankheitserscheinungen der Tod ein. Man findet bei derartigen Fällen als schwere Begleiterscheinungen: Fieber, Albuminurie, Erbrechen, Diarrhöe, Lungenerscheinungen, Koma.

Durchschnittlich dauert die subakute Form der Wilson-Brocq-Erythrodermie 3—8 Monate. Bei einsetzender Heilung werden — abgesehen von dem Schwinden der Allgemeinerscheinungen — die Schuppen kleiner und spärlicher, die Infiltration nimmt nach und nach ab, die Haut wird zart und weich, man könnte sagen verdünnt, die Haare wachsen wieder; sie sind zuerst fein und trocken; lange besteht noch eine leichtbräunliche Verfärbung der Haut. Während des Abklingens der Krankheit kommt es gewöhnlich noch zu einem bis mehreren Nachschüben. Ein wahres Rezidiv wies nur der Fall Mac Ghie-Gairdner auf.

Ich lasse dieser Darstellung der subakuten Form der Wilson-Brocqschen Erkrankung, wie sie sich in den Arbeiten Brocqs findet, eine Übersicht über die später mitgeteilten Fälle folgen. Die von Brocq verwerteten Fälle sind ausführlich in der bekannten These dargestellt. Ein Teil der späteren Fälle ist nur ganz kurz anlässlich von Krankenvorstellungen mitgeteilt, so daß eine Bewertung und Verwertung derselben ganz ausgeschlossen ist.

In die Wilson-Brocqsche Krankheit sind mit wahrscheinlicher Sicherheit einzureihen:

1. Minassians erster Fall (der zweite Fall wird bei der Betrachtung der chronischen Form der Wilson-Brocqschen Krankheit Erwähnung finden). Gegen den Fall sind auf Grund der Brocqschen Kriterien Einwände nicht zu erheben. Die Patientin starb nach 7 monatlicher Krankheitsdauer an einer Nephritis.

2. Der Fall Kreftings „dermatite exfoliatrice généralisée (maladie de Wilson-Brocq), compliquée d'une sarcomatose cutanée multiple." Dieser, was die Auffassung als Wilson-Brocqsche Krankheit betrifft, ebenfalls einwandsfreie Fall, bot eine eigenartige Komplikation dar: vier Monate nach erfolgter Generalisierung traten zahlreiche rotviolette Tumoren, die zum Teil Bohnengröße erreichten, am ganzen Körper auf; diese Tumoren erwiesen sich histologisch als Angiosarkome und verschwanden nach einigen Monaten spontan mit Pigmenthinterlassung.

3. Der Fall Hoffmanns. Auch gegen diesen Fall können Bedenken nicht erhoben werden. Im Laufe des Leidens stellten sich allmählich Drüsenschwellungen ein. Der Blutbefund ergab keine Pseudoleukämie, dagegen eine geringe Anämie.

4. Ein Fall Bowens.

Diesen vier meiner Ansicht nach sicheren Fällen von Wilson-Brocqscher Krankheit sind folgende anzureihen. Sie gehören wahrscheinlich diesem Typus an, aber zu kurze Angaben, resp. zu kurze Beobachtung oder Verdacht auf Tuberkulose erlauben keine völlige Identifizierung.

1. Der Fall Niepels. Der schnelle Verlauf, Abheilung in 11 Wochen, und die Angaben, daß die Patientin mehrere allerdings nicht universelle Schübe ähnlicher Natur durchgemacht hatte, lassen an die Möglichkeit denken, daß ein Erythema scarlatiniforme desquamativum recidivans vorlag.

2. Der Fall von Soulagne (mir nur aus der Niepelschen Arbeit zugänglich).

3. Ein Fall Bowens (der 6. Fall). Es fehlen Angaben über Veränderungen der Haare und Nägel, sonst gleicht der Verlauf dem hier vorliegenden Typus.

4. Ein Fall von Bruce, beschrieben als akuter Fall von Pityriasis rubra. Sehr kurze Angaben gestatten keine völlige Beurteilung.

5. Ein Fall Oros. Der Patient, dessen Krankheitsverlauf der Wilson-Brocqschen Krankheit entsprach, starb an einer Pleuritis. Die Sektion ergab alte Käseherde in Lungen und Leber. Diese Tatsache und das Vorhandensein multipler Lymphdrüsenschwellungen lassen es wahrscheinlich annehmen, daß hier eine Erythrodermie tuberkulöser Ätiologie vorgelegen hat.

6. Ein Fall von Gilchrist, bezeichnet als Pityriasis rubra, entsprach im Verlaufe wohl der Wilson-Brocqschen Krankheit, dagegen spricht, daß der Patient 12 Monate nach Beginn noch denselben Zustand aufweist, wie auf der Höhe der Erkrankung (zitiert im Abschnitt über Pityriasis rubra Hebrae).

7. Von den zwei Fällen, die Petrini de Galatz auf dem dritten internationalen Dermatologenkongreß zu London beschrieb, kommt nur der erste Fall hier in Betracht (der zweite ist eine sekundäre Erythrodermie im Anschluß an ein Ekzem). Der Fall starb schon nach 18 tägiger Beobachtung; Beginn 4 Wochen vorher. Tod an Lungenentzündung, gleichzeitig Phlebitis und Lymphangitis mit partieller Gangrän des 1. Unterschenkels. Haarausfall und Nagelveränderungen sind bei der kurzen Beobachtung noch nicht aufgetreten, sonst entspricht der Zustand der Haut der Wilson-Brocqschen Dermatose. Die Untersuchung ergab in den rechten Lumbalganglien nekrobiotische Veränderungen, die zu einer Cystenbildung im Zentrum des Ganglions geführt hatten; die Blutgefäße dieser Ganglien weisen eine Sklerose ihrer Wandungen und eine Endarteriitis auf. Auch die Gefäße der Capillaren zeigen Entzündungserscheinungen, ferner sind Corpora amylacea vorhanden. An den unteren Dorsalganglien ähnliche Veränderungen von geringerer Intensität. In den Cervikalganglien Corpora amylacea. Im Rückenmark finden sich an der Oberfläche und an der Peripherie der weißen Substanz zahlreiche Corpora amylacea; die Gefäßwände weisen keine amyloide Degeneration auf; die Gefäßwände der Rückenmarkshüllen haben verdickte und sklerosierte Wandungen. Sehr deutliche Atrophie der Nervenzellen der Vorderhörner; dabei kongestionierte und sklerosierte Gefäße. Die Gefäße der vorderen und hinteren Wurzeln sind ebenfalls sklerosiert, ihr bindegewebiges Stroma ist sehr reichlich.

8. Der Fall Emas würde nach dem Verlaufe und der Art der Veränderungen ohne Vorbehalt in die Wilson-Brocqsche Krankheit eingereiht werden können; auch Haarverlust und Nagelstörungen waren in dem für diesen Typus anscheinend charakteristischem Grade vorhanden. Aber die Sektion des tödlich verlaufenden Falles ergab schwere tuberkulöse Veränderungen der Lungen und Lymphdrüsentuberkulose. Dasselbe gilt für den Fall Kiharas.

9. Von den zwei Februar 1908 in der Wiener Dermatologischen Gesellschaft von Ehrmann und Weidenfeld vorgestellten Fällen sind die Angaben im Gesellschaftsberichte zu kurz, um ein Urteil zu ermöglichen.

10. Dasselbe gilt für die Fälle von Lipmann-Wulf, Little, Oppenheim, Caspary, Saalfeld, Dyce Duckworth, Mendes da Costa, Sachs, Lewin und noch verschiedene fast ohne weitere Bemerkungen vorgestellte Fälle. Von

den zwei Fällen von MEYNERT und RIBOLETT ist der zweite wahrscheinlich eine Erythema scarlatiniforme desqu. rec.; nur der erste Fall ist vielleicht ein Fall von WILSON-BROCQscher Erkrankung; keine Angaben über Haare und Nägel. Bei einem Fall von BASCH handelte es sich möglicherweise um eine sehr schnell gutartig verlaufende WILSON-BROCQsche Erkrankung.

Wie diese Übersicht zeigt, hat das Studium der WILSON-BROCQschen Erkrankung nach den umfassenden Arbeiten BROCQs kaum eine Bereicherung erfahren. Mehrere Fälle dieses Typus mit sicherer tuberkulöser Ätiologie oder gleichzeitigem pseudoleukämischen Befund sind unerwähnt geblieben. Es handelt sich demnach, wenn man Fälle bekannter Ätiologie von dieser Gruppe ausschließt, um eine ganz besonders seltene Erkrankung.

Über einen eigenartigen Fall berichten PAUTRIER und FAGE „un nouveau type d'Erythrodermie exfoliante généralisée, à mode urticarien."

49 jähriger Patient, hat im Alter von 32 Jahren eine nur auf die Extremitäten beschränkte Hauterkrankung durchgemacht, später an Lungen- und Nierenerkrankungen gelitten. Die jetzige Hauterkrankung begann unter starkem Juckreiz, der offenbar den Hauterscheinungen vorausging, und führte in einem Monat zur Verallgemeinerung. Der starke Juckreiz blieb auch während der Entwicklung und bei entwickelter Krankheit bestehen. Die Erythrodermie ist ganz universell; kein Körperteil blieb verschont. Die Farbe der Haut ist eine lebhaft rote; die ebenfalls verallgemeinerte Desquamation erfolgt in 3—4 mm breiten, fast kleienförmigen Schuppen und ist besonders reichlich. An einigen Stellen leichtes Nässen und geringere Schuppung. Bemerkenswert ist eine stellenweise sehr deutliche Infiltration, besonders an der Innenseite der Oberschenkel und Arme; Die Haut ist verdickt und succulent. Die Haare sind wenig reichlich, aber fallen nicht aus; die Nägel zeigen keine Veränderungen. Es bestehen allgemeine, aber nicht hochgradige Drüsenschwellungen. Geringe Albuminurie, aber gute Nierenfunktion. Interessant ist an dem Falle im Laufe der Beobachtung das Alternieren von Hauterscheinungen und Störungen der inneren Organe. Eine durch die Behandlung (Kautschukumhüllungen) hervorgerufene Besserung des Hautzustandes führt zu schweren Lungen- und Nierenstörungen und umgekehrt tritt nach Weglassen der Kautschukumhüllungen eine Wiederkehr der Hauterkrankung unter Besserung der Störungen der inneren Organe ein. Man stellt bei dem Kranken einen deutlichen Dermographismus fest. Nach 2 Monaten Exitus. Die Sektion ergibt: Vollständige Hepatisation der Lungen, leichte Sklerose des Myokards, Muskatnußleber, leichte degenerative Veränderungen an den Nieren und Endarteriitis der großen Arterien. Die Autoren räumen dem Fall eine Sonderstellung ein; bisher sei nur ein ähnlicher Fall von JACQUET (Ann. de dermatol. 1890 p. 487) bekannt.

Ein Fall von MATUSSIS und STARK: „Erythrodermia chronica universalis" zeigt nur entfernte Ähnlichkeit mit der WILSON-BROCQschen Erythrodermie.

Der 15 jährige Patient weist eine universelle kleienförmig-schuppende Erythrodermie auf, die sich bei näherem Zusehen als nicht kontinuierliche, sondern mehr netzartig angeordnete Röte erweist. Die Autoren bringen die Hautaffektion auch auf Grund der Histologie mit Störungen im Gefäßsystem in Zusammenhang und fügen dem Falle die Bezeichnung „vom Typus RAYNAUD" hinzu.

Histologie der WILSON - BROCQ*schen Erythrodermie:* Das Stratum corneum kann eine erhebliche Verdickung aufweisen (ORO); LELOIR und VIDAL geben im allgemeinen eine deutliche Hypertrophie der interpapillären Epidermiszapfen an, aber an einzelnen Stellen sind auch atrophische Zapfen vorhanden; BROCQ fand ein sehr ungleichmäßig entwickeltes Stratum corneum, welches je nach den Erscheinungen der Abschuppung an einzelnen Stellen verdickt, an anderen verdünnt war. Im unteren Drittel des Stratum corneum sind die Zellen und ihre Kerne deutlich färbbar, in den oberen zwei Dritteln lassen sie sich durch Carmin nicht darstellen (LELOIR-VIDAL). MINASSIAN fand ein stark verdicktes Stratum corneum mit der Oberfläche parallel verlaufenden Hohlräumen, welche die Hornschichten in Lamellen teilen; in den sich abschilfernden Hornlamellen und auch in den tieferen Schichten des Stratum corneum finden sich Kerne, welche sich aber nur mäßig färben. Das Stratum granulosum und Stratum lucidum können gänzlich fehlen (LELOIR-VIDAL, BROCQ); aber diese Schichten können auch unverändert vorhanden sein (GIRODE,

Oro). Minassian fand ein teilweises Fehlen des Stratum granulosum, verursacht durch Ablösung der Lamellen, an anderen Stellen ein noch vorhandenes Stratum granulosum mit vielfach verzogenen und winkligen Kernen. Das Stratum Malpighi ist nach den Untersuchungen von Girode, Audry, Petrini und Oro über den Gipfeln der Papillen stark verdünnt, es kann dort auch gänzlich fehlen; in gleicher Weise äußern sich Leloir-Vidal: das Rete ist eher verdünnt, als hypertrophisch und weist an den subpapillären Teilen nur fünf, vier oder sogar nur drei Zellagen auf. Die Kerne des Rete sind sehr chromatinarm; die Filamente treten nach Audry sehr deutlich hervor, während sie nach Leloir-Vidal sich weniger scharf hervorheben, als an der normalen Haut. Einige Zellen weisen vakuoläre Degeneration auf. Minassian betont starkes Ödem in den oberflächlichen und tieferen Schichten des Rete; durch dieses Ödem sind die Zellen auseinandergedrängt; ihre Stacheln sind verkürzt oder nicht sichtbar; die Zellen haben eher eine rundliche, als eine polyedrische Gestalt. Auch Minassian findet an einzelnen Zellen vakuoläre Degeneration, die durch Anhäufung in benachbarten Zellen zur Bildung von Bläschen geführt hat. Einwanderung von Leukocyten stellen Audry und Minassian fest; der letztgenannte Autor spricht von einer wahren Infiltration durch polynucleäre Leukocyten und auch mononucleäre Zellen; Leloir-Vidal stellen diesen Vorgang als geringfügig dar. Oro und Minassian fanden in den Zellen der Keimschicht relativ große Mengen gelbbräunlichen Pigments, welches nach Minassian an einzelnen Stellen durch seine Häufung die Zellen selbst verdeckt. Im Stratum germinativum reichliche Mitosen.

Die Pars papillaris und die subpapillären Schichten der Cutis sind nach Leloir-Vidal und Brocq der Sitz einer beträchtlichen Zellinfiltration; die massige Anhäufung embryonaler Zellen führt zu einer Schwellung der Papillen, welche das Zwei- bis Dreifache der normalen Größe erreichen; die Zellanhäufung, allgemein sehr stark, ist noch dichter um die Gefäße; nach Leloir-Vidal entspricht die nach unten scharf begrenzte Infiltrationszone, als breites Band subepithelial verlaufend (sehr drastisch in der Abbildung!), dem subpapillären Gefäßnetz. Oro bemerkt Anhäufung von Pigment in den Infiltraten; nach Minassian sind die Papillen verkürzt und durch das Ödem verbreitert. Das starke Ödem hat in der Pars papillaris und auch in der übrigen Cutis zu einer Auseinanderdrängung der Bestandteile der Cutis geführt. Die aus kleinen Lymphocyten bestehende Infiltration war in Minassians Präparaten nicht so stark, wie bei denen der übrigen Untersucher und nur auf die Umgebung der Gefäße und Follikel beschränkt; Minassian führt dieses abweichende Verhalten auf den Umstand zurück, daß seine Untersuchungen in einem sehr fortgeschrittenen Stadium erfolgten; einen Monat vor dem Tode ergab die Untersuchung immerhin eine größere Zellinfiltration, als in den post exitum entnommenen Hautstücken. In der eigentlichen Cutis nur Ödem und leichte Infiltrationserscheinungen. Nach Leloir-Vidal bleiben die Bindegewebsbündel intakt [während sie bei Bazins Herpétide exfoliatrice stark destruktive Veränderungen aufweisen (nach Leloir-Vidal charakteristische Differenz gegenüber der akuteren Wilsonschen Form)]; Minassian stellt eine atrophische Verdünnung der Bindegewebsfasern fest; die Fasern sind teilweise in ganz kleine Fäserchen aufgefasert; zum Teil sind geschwellte Fasern miteinander verklebt; die Zellen sind an Zahl spärlich; das Chromatin ist spärlich differenziert, geschrumpft und auch in Krümel zerfallen. Noch stärker von der Atrophie betroffen ist das elastische Gewebe, welches bis auf wenige Fibrillen von ungleicher Dicke verschwunden ist; demgegenüber fand Girode eine Verdickung der Bindegewebsfasern, und Oro stellte weder an den elastischen, noch an den Bindegewebsfasern Proliferationsvorgänge fest.

Die Gefäße sind nach Leloir-Vidal und Brocq erweitert — nach Leloir-Vidal auch die Lymphräume —, zeigen nach Girode Infiltration der Wandung, weisen nach Oro entzündliche Veränderungen auf, die zu Thrombose führen; Minassian fand bemerkenswerte Wandverdickungen, besonders an der Adventitia, an der Intima degenerative Vorgänge.

Die Talgdrüsen sind nach Girode atrophisch, nach Oro umgeben von einer starken Zellinfiltration, während ihr Epithel Degenerationsvorgänge aufweist; auch Minassian betont die fortgeschrittene Atrophie der Talgdrüsen; die Haarfollikel sind größtenteils stark atrophisch, die Haarbulbi ganz geschwunden. Die Schweißdrüsen werden nach allgemeiner Ansicht weniger betroffen. Girode fand keine Veränderungen an ihnen, Oro stellte ihre Infiltration durch Rundzellen, eine Trübung ihres Protoplasmas, eine Runzelung der Kerne fest; Minassian weist überdies auf eine Verdünnung der Schläuche hin.

Einige tödlich verlaufende Fälle gaben Anlaß zu einer Untersuchung der inneren Organe. Von drei Autoren wurden auffallende Veränderungen am Nervensystem festgestellt, über deren Bedeutung die Ansichten geteilt sind. Quinquaud fand bei seinem Fall, dessen Zugehörigkeit zu Wilson-Brocq scher Erkrankung von Leloir-Vidal angezweifelt wird, eine parenchymatöse Neuritis, charakterisiert durch Reduktion des Myelins zu miliaren Tropfen und durch eine Vermehrung der Kerne, eine diffuse Myelitis, gekennzeichnet durch Fettinfiltration, durch Zunahme der Neuroglia und Gefäßneubildung. Oro faßt die bei seinem Fall im Nervensystem gefundenen Veränderungen in folgender Weise zusammen: Atrophie der Ganglienzellen des Ganglion Gasseri und der sympathischen Ganglien (coeliacum, fusiforme,) mit bindegewebiger Proliferation und embryonaler Infiltration. Beginnende Atrophie der Nervenzellen und frische umschriebene Hämorrhagien auf dem Wege der Organisation in der Medulla oblongata an den Oliven, Myelitis cervicalis inferior und thoracica, besonders an den Vorderhörnern; parenchymatöse Neuritis an den spinalen Wurzeln und peripheren Nerven. Während Brocq in seiner These die Möglichkeit diskutiert hatte, daß die Wilson sche Krankheit auf Grund der Quinquaudschen Befunde eine Trophoneurose darstelle, geht Oro weiter und erklärt die Wilson-Brocq sche Krankheit erwiesenermaßen für eine trophische Dermatoneurose. Der dritte Autor, der bei der Wilson Brocqschen Erkrankung im Zentralnervensystem Veränderungen konstatierte, ist Petrini. Seine Befunde sind schon oben angegeben. Dass diese Befunde schon genügen, die Wilson-Brocq sche Krankheit als ätiologisch sicher erklärt zu betrachten, ist kaum anzunehmen. Minassian diskutiert eingehend die Frage einer eventuellen nervösen Ätiologie der Wilson-Brocq schen Krankheit, ohne sich Oro anzuschließen. Er wirft die Frage auf, ob diese nervösen Veränderungen nicht rein sekundärer Natur sein könnten.

Die *Ätiologie* und *Pathogenese* der Wilson-Brocq schen Erkrankung: Die Auffassung der Krankheit als einer Dermatoneurose stützt sich auf die wenigen erwähnten Obduktionsbefunde, dann aber auch auf andere gelegentlich beobachtete nervöse Nebenerscheinungen und auf den Haarausfall und die Nagelveränderungen. Der Haarverlust ist eine Erscheinung, die auch bei anderen Infektionskrankheiten gelegentlich in ebenso hohem Grade in die Erscheinung tritt, wie bei der subakuten Erythrodermie; die Nagelveränderungen sind allerdings recht oft viel stärker und schwerer, als die Nagelerkrankungen bei Infektionskrankheiten. Sonstige nervöse Komplikationen sind auch nicht die Regel, sondern nur hie und da beobachtet; demnach liegt kein Recht vor, summarisch die Krankheit als Folge einer primären Nervenerkrankung aufzufassen. Auch der Befund einer deutlichen Atrophie der Hypophyse bei einem Falle von universeller exfoliierender Erythrodermie durch Kyrle und die Vermutung, daß wir es bei den exfoliierenden Erythrodermien möglicherweise mit einer innersekretorischen Störung zu tun haben, die ja klinisch auch durch den Haarausfall gestützt würde, hat von anderen Seiten keine Bestätigung gefunden. In der Tat wissen wir nichts über die Ätiologie der Wilson-Brocqschen Erkrankung und bezüglich der Pathogenese stehen wir dieser Erkrankung ebenso unwissend gegenüber, wie den in ihrer Ätiologie besser bekannten Erythrodermien.

Prognose: Bei einer seltenen Krankheit, wie es die Wilson-Brocq-Erythrodermie darstellt, sind Äußerungen über die Prognose nur mit größter Vorsicht aufzustellen. Wenn wir von den Fällen absehen, die nach den klinischen Charakteren in diese Gruppe gehören, bei denen aber eine gesicherte Ätiologie (Tuberkulose, Pseudoleukämie) ihre Hineinbeziehung in diese Krankheit zweifelhaft macht (s. die späteren Bemerkungen), so werden wir annehmen können, daß die Fälle, falls keine lebensbedrohenden Komplikationen hinzutreten, im allgemeinen — das lehren uns die von Brocq zusammengestellten Fälle — nach einigen Monaten in definitive Heilung übergehen, daß aber einzelne Fälle durch Komplikationen, über deren Beziehungen zur Erythrodermie keine Sicherheit besteht, zugrunde gehen; wir werden günstigenfalls also die Prognose von vornherein als zweifelhaft bezeichnen müssen, immer mit dem Vorbehalte, daß auch bei günstigem Verlaufe eine schwere, das Allgemeinbefinden mindestens vorübergehend schwer beeinflussende Affektion vorliegt.

Behandlung: Einer inneren Behandlung, d. h. der deutlich günstigen Wirkung irgendwelcher inneren Mittel, steht Brocq skeptisch gegenüber. Er sah gelegentliche Erfolge von Chinin, Ergotin und dem alkoholischen Extrakt der Aconitwurzel; alle anderen Mittel erwiesen sich ihm als wirkungslos. In der amerikanischen Literatur wird das Chinin allgemein bei primären und sekundären Erythrodermien als zweckmäßig empfohlen. Mook, der es zuerst anriet, gab zuerst Chininum hydrochloricum, später Chininum sulfuricum, 5 grain = 0,3 g, vier- bis fünfmal täglich. Der Gebrauch der verschiedenen inneren Mittel, wie der Diuretica, der Cardiotonica, der Tonica usw. wird sich natürlich nach dem Allgemeinzustande des Patienten, resp. nach dem Auftreten etwaiger Komplikationen richten. Brocq legt vor allem Wert darauf, durch Wahl geeigneter innerer Mittel die Kräfte des Patienten zu erhalten; er empfiehlt für diese Aufgabe alle die Tonica, die für solche Zwecke überhaupt in Betracht kommen, dazu vor allem eine kräftigende Ernährung, reichliche Milchkost usw. Auch die äußere Behandlung kann sich nicht auf bestimmte Normen stützen. Die dahin gehenden Vorschläge der verschiedenen Autoren bieten dermatologisch kaum neues. Meist werden indifferente Salben und Öle oder auch prolongierte Bäder mit reizlosen Zuständen befürwortet.

Betrachtungen zur *Diagnose* und *Differentialdiagnose* der Wilson-Brocqschen Erythrodermie erfordern einige Bemerkungen über die Abgrenzung des Krankheitsbildes. Als Brocq diesen Typus schilderte, waren klinisch ähnliche Fälle, die durch Tuberkulose und Pseudoleukämie bedingt waren, noch unbekannt. Brocq hat sich zur Ätiologie der Wilson-Brocqschen Krankheit nur relativ kurz geäußert, aber wiederholt angegeben, daß auch bei diesem Krankheitstypus die Prädisposition des Individuums eine ausschlaggebende Rolle spielt, daß aber daneben auch gewisse Schädlichkeiten teils äußerer, teils innerer Einwirkung zu berücksichtigen sind. Brocq hat zweifellos bei der Abfassung seiner These neben der Klassifizierung und Auseinanderhaltung der verschiedenen Erythrodermieformen für die uns hier interessierende subakute Erythrodermie sich die Aufgabe gestellt, einen ganz bestimmten Typus auf seine klinische Symptomatologie hin klar und überzeugend darzustellen, einen Typus, der in seinen Eigenheiten bisher noch nie eingehend geschildert wurde;

daß Brocq diese schwierige Aufgabe glänzend gelöst hat, darüber dürfte
kein Zweifel bestehen. Vor Brocq kannte man — wenn man von den akuten
Erythrodermien und den sekundären Formen und einigen ganz bestimmten
Krankheiten des Kindesalters absieht — nur den Typus der Pityriasis rubra
Hebrae; neben diesen Typus stellte Brocq als gleichfalls klinisch wohlcharakte-
risierte klinische Krankheitseinheit die subakute Erythrodermie. Beide Typen
haben neben dem gemeinsamen Auftreten einer universellen schuppenden
Erythrodermie eine ganze Reihe verschiedenartiger Merkmale, die natürlich
bei den einzelnen Fällen mehr oder weniger scharf zum Ausdruck kommen,
und sich zum Teile erst im Krankheitsverlaufe bei längerer Beobachtung deutlich erkennen lassen. Daß auch Fälle vorkommen, bei denen eine
Zeitlang die Entscheidung, ob eine Krankheit vom Typus Hebras oder vom
Typus Wilson-Brocqs vorliegt, in der Schwebe bleiben muß, ist nicht ver-
wunderlich und ändert nichts an der Tatsache, daß diese Typen deutliche
Unterschiede besitzen. Lewandowsky regt an, die akuten und rezidivierenden
scharlachartigen Erytheme abseits zu stellen, hält es aber für nicht berechtigt,
die subakuten und chronischen Formen voneinander zu trennen. Soweit es sich
um die Fälle handelt, bei denen eine Tuberkulose in offenbarem Zusammenhange mit der Erythrodermie steht, ist vom ätiologischen Standpunkte Lewandowsky durchaus Recht zu geben, obwohl auch da der verschiedene Typus,
in dem die Erythrodermie zum klinischen Ausdruck kommt, wohl mit gewissen
pathogenetischen Verschiedenheiten in Zusammenhang stehen muß; ganz allgemein aber halte ich es verfrüht, die beiden Typen — ganz besonders die
Fälle, bei denen wir ätiologisch und pathogenetisch noch im Dunkelen tappen —
nicht nach Möglichkeit auseinanderzuhalten. Es ist natürlich nur von formeller
Bedeutung, ob wir von verschiedenen Krankheiten oder von verschiedenen
Typen bei den uns hier beschäftigenden Fällen sprechen; vorderhand steht uns
für die Scheidung dieser Formen allein die klinische Beobachtung zu Gebote,
und darum ist zunächst zu fragen, ob die klinische Beobachtung, die Symptomatologie uns ermöglicht, zwischen den einzelnen Typen eine Scheidung zu
treffen.

Das ist ohne Zweifel der Fall. Jadassohn bemerkt in seiner Arbeit über
die Pityriasis rubra Hebrae, daß das von Brocq gezeichnete Krankheitsbild
in sehr wesentlichen Zügen von der Pityriasis rubra Hebrae abweicht. Nach
Jadassohns Meinungsäußerung hat sich allerdings die Sachlage insofern geändert,
als auch Fälle, die diesem Typus durchaus entsprechen, von bekannter Ätiologie
beobachtet wurden, und doch möchte ich aus den oben erwähnten Gründen
auch heute noch nicht darauf verzichten, die beiden Typen auseinanderzuhalten.
Auch wenn wir Fälle von *Pityriasis* rubra und solche der Wilson-Brocqschen
Erythrodermie kennen, die beide mit der Tuberkulose in Beziehung stehen,
auch Fälle der subakuten Erythrodermie als Exantheme der Pseudoleukämie
gelten müssen, so sind diese wertvollen Errungenschaften lediglich vorderhand
ein Grund, bei allen künftigen Fällen mit besonderer Sorgfalt nach einer uns
schon nahegelegten Ätiologie zu fahnden; der Typus des Krankheitsbildes
bleibt immer noch ein anderer und spielt prognostisch für die Fälle, bei denen
die ätiologischen Untersuchungen versagen, eine gewisse Rolle. Darum behält
auch meiner Ansicht nach auch heute noch die Differentialdiagnose zwischen
der Erythrodermie vom Typus Wilson-Brocq und der Pityriasis rubra Hebrae
ihre Bedeutung und soll später nach Beschreibung der Pityriasis rubra Hebrae
Erwähnung finden.

Eine besondere Schwierigkeit sieht Brocq und sicherlich mit Recht in der
Differentialdiagnose mancher Fälle gegenüber den Erythema scarlatiniforme
desquamativum recidivans. Meist werden für die Differentialdiagnose folgende

klinischen Momente ausschlaggebend sein: die Wilson-Brocq sche Krankheit: im allgemeinen nicht rezidivierend, wohl aber zu Rückschlägen neigend, etwas langsamere Entwicklung, Haarausfall und Nagelstörungen; das Erythema scarlatiniforme desquamativum recidivans: Einsetzen in Form einer milden Infektionskrankheit, schon in den ersten Tagen, noch vor beendeter Generalisierung, schnell sich verbreitende Schuppung, typisch rezidivierend, in geringem Grade auch zu Rückschlägen neigend. Natürlich werden gerade bei den Fällen, die nach Brocq als Übergangsfälle zwischen der akuten und der subakuten Erythrodermie gelten, diese nur relativen Unterscheidungsmomente manchmal nicht genügen und es werden — wohl selten — Fälle vorkommen, bei denen der Entscheid erst nach längerer Beobachtung gefällt werden kann.

Leichter lassen sich von den eigentlichen Fällen der Wilson-Brocq schen Erythrodermie, also den Fällen ohne bekannte Ätiologie, die seltenen Fälle von Dermatitis exfoliativa abgrenzen, welche als Pyodermien nicht bloß ätiologisch, sondern auch in ihrem klinischen Verhalten, eine Sonderstellung einnehmen. Schon Oro fand bei seinem Falle von subakuter generalisierter exfoliativer Dermatitis im Blute und Eiter der Abscesse, auch im übrigen Hautgewebe, in Milz und Lymphdrüsen den Staphylococcus pyogenes aureus und albus und Streptokokken durch Kultur, glaubt aber diesem Befund keine ätiologische Bedeutung zumessen zu dürfen; er bezweifelt auch die Bedeutung der von Haushalter bei seinem Falle gefundenen Kokken. Immerhin bot der Fall Haushalters durch das Vorhandensein von Blasen, aus denen gerade die Züchtung des Staphylokokkus gelang, Besonderheiten dar und könnte eventuell eine Pyodermie unter dem Bilde der Wilson-Brocq schen Erkrankung dargestellt haben. Ganz unzweifelhaft ist das der Fall bei einem Falle von Bruusgaard, der auch klinisch unter dem Bilde einer schweren Pyodermie verlief und sich durch die Bildung von Vesico-Pusteln auf hyperämischen Hautgebieten, durch hohes Fieber, schwere Beeinflussung des Allgemeinbefindens — status typhosus — ganz wesentlich von dem Bilde und torpidem Verlaufe der typischen Fälle der Wilson-Brocqschen Krankheit unterschied. Die Untersuchungen Bruusgaards lassen keine Zweifel, daß hier eine wahrscheinlich durch Streptokokken bedingte Allgemeinerkrankung vorlag und daß die universelle Erythrodermie nur *ein* Symptom dieser allgemeinen Krankheit darstellte, keineswegs in dem Vordergrund stand, wie dies bei der eigentlichen Wilson-Brocq schen Dermatose der Fall ist.

Die chronische Form der Wilson-Brocq schen Erkrankung.

Brocq unterscheidet von der subakuten Form der Dermatite exfoliatrice généralisée eine chronische Form. Alle Stadien, die Entwicklung, der Verlauf auf der Höhe der Entwicklung, die Heilungsvorgänge spielen sich viel langsamer ab, als bei der subakuten Form, so daß sich die Krankheit über Jahre ausdehnt. In der Entwicklung kann diese chronische Form ein Ekzem vortäuschen, welches die Krankheit aber auch komplizieren kann. Schon bei Abfassung seiner These hat Brocq einen Fall aus der Literatur, den Duhrings, in diese chronische Form eingereiht.

Ein weiteres Beispiel dieser Form teilt Brocq auf dem I. internationalen Dermatologenkongreß zu *Paris* (S. 75) mit: der 30 jährige Patient, seit 3 Jahren erkrankt, weist eine universelle desquamative Erythrodermie auf, die in ihrem Gesamtstatus der subakuten Form entspricht; dabei Verlust sämtlicher Haare, auch der Körperhaare, starke Nagelveränderungen. Nach vorübergehender Besserung Wiederaufflackern der Erkrankung. Fünf Jahre nach Beginn der Affektion völlige Wiederherstellung. Die Haare sind wieder gewachsen, guter Allgemeinzustand. Anläßlich dieses Falles stellt Brocq die oben erwähnten Kennzeichen der chronischen Form der Wilson-Brocqschen Krankheit auf. Der Fall Brocqs hatte ein ekzemartiges Vorstadium, aber Brocq weist die Annahme zurück, daß es sich um ein primäres Ekzem handelte und daß eine sekundäre Erythrodermie vorgelegen hätte, denn verschiedene Dermatosen können lange ein Ekzem vortäuschen, ehe sie die eigentlichen typischen Charaktere annehmen, so die Mycosis fungoides. Der Fall zeigt, wie Brocq nochmals hervorhebt: eine sehr lange Entwicklungsperiode, während der die Krankheit ein Ekzem vortäuscht, und eine progressive Ausdehnung, eine sehr lange Periode auf der Höhe der Erkrankung, bei der die prinzipiellen objektiven Charaktere der typischen exfoliativen Dermatitis vorhanden sind: völlig generalisierte Rötung und Infiltration der Haut, fortwährende sehr reichliche Schuppung in großen Lamellen, Ausfall der Haare, Veränderungen und Verlust der Nägel, Drüsenschwellungen, Komplikationen, wie Abszesse, Amblyopie, Taubheit usw., schließlich eine Periode des Abklingens, während der die Schuppung und Röte nach und nach unter Hinterlassung einer sehr langsam vorübergehenden Pigmentierung verschwinden.

Bis auf einige Einzelheiten ist Minassians Fall dem Brocqs sehr ähnlich:

Der 56 jährige Patient kam $3^{1}/_{2}$ Monate nach Beginn der Erkrankung in die Beobachtung. Die Entwicklung der Krankheit erfolgte sehr langsam, ohne Fieber; Verallgemeinerung in etwa 6 Monaten. Es handelt sich zweifellos um eine primäre Erythrodermie. Auf der Höhe der Erkrankung glich das Bild völlig dem der subakuten Form der Wilson-Brocqschen Erkrankung, nur blieb das Stadium der Erythrodermie mehrere Jahre bestehen. Völliger Ausfall der Körper- und Kopfhaare; nur die Barthaare blieben teilweise erhalten. An den Nägeln keine schweren Veränderungen, nur Striae und eine besondere Trockenheit. Vorübergehend sehr geringe Albuminurie; vorübergehende Vergrößerung der Leber; vorübergehende Bronchopneumonie und Pleuritis mit spärlichem sero-fibrinösen Exsudat. Etwa nach vierjährigem Bestande begannen Heilungsvorgänge: Die Haare fingen wieder zu wachsen an; der Allgemeinzustand hob sich; der Appetit kehrte wieder, und die Lebervergrößerung ging erheblich zurück.

Minassian fügt hinzu, daß der Patient seit 30 Jahren mit Quecksilberpräparaten, besonders mit Sublimat in Pulverform hantierte; er ist geneigt, die lange Aufnahme kleiner Quecksilbermengen in ätiologische Beziehungen zur Dermatose zu setzen.

Auch Jordan glaubt bei einem Fall ein Beispiel der Dermatitis exfoliativa chronica vor sich zu haben. Nach den Angaben im Referat bestand bei dem 37 jährigen Patienten die Krankheit seit zwei Jahren. Eine während der Erkrankung aufgetretene Absceßbildung, die monatelang durch Influenza und katarrhalische Pneumonie bedingte Temperaturerhöhung, die Vergrößerung der Lymphdrüsen, das ständige Jucken lassen nach Jordans Ansicht eine Pityriasis rubra Hebrae ausschließen und sprechen für eine Dermatitis exfoliativa chronica. Veränderungen der Nägel fehlen. Die Schuppung der Haut ist lamellös, nicht kleienartig. Neigung zur Atrophie besteht nicht. Die Angaben im Referat gestatten meiner Ansicht nach nicht die Bewertung des Falles im Sinne der hier uns beschäftigenden Erkrankung.

Die chronische Form der Wilson-Brocqschen Erkrankung hat bis auf die eben erwähnten Fälle in der Literatur nur geringe Berücksichtigung gefunden. Jadassohn kann sich mit der Aufstellung der chronischen Form nicht einverstanden erklären; für den Fall Duhrings ist nach Jadassohn die Auffasung Duhrings, daß eine Pityriasis rubra Hebrae vorlag, ebenso wahrscheinlich, als die Brocqs; auch gegen den Fall Brocqs ließen sich Einwände erheben; es könnte ein besonders hartnäckiges chronisches Ekzem oder eine zur Heilung gekommene Pityriasis rubra Hebrae vorliegen. Tschlenow schließt sich Jadassohn an: die Kasuistik dieser Form genüge noch nicht, um die Existenz der chronischen Form anzuerkennen. Minassian spricht sich auf Grund des von ihm beobachteten Falles für die Berechtigung der Annahme einer chronischen Form aus, wobei bei seinem Falle die jahrzehntelange Hantierung mit Quecksilber ätiologische Bedeutung besitze (vgl. S. 366).

Die Pityriasis rubra Hebrae.
(Mit Ausschluß der zur Tuberkulose oder zu Krankheiten der blutbildenden Organe in Beziehung stehenden Fälle.)

Vorbemerkungen: Eine geschichtliche Darstellung des Krankheitsbildes der Pityriasis rubrae Hebrae findet sich in ausführlicher Weise in den Arbeiten Jadassohns und Brocqs. In beiden Arbeiten wird zum ersten Male festgestellt, daß es auch Fälle vom Typus der Hebraschen Pityriasis rubra gibt, welche gutartig verlaufen — im Gegensatz zu der vorher herrschenden Meinung, daß die Diagnose einer Pityriasis rubra Hebrae unbedingt einen letalen Ausgang in sich schließt; der Unterschied in der Auffassung der günstig verlaufenden Fälle ist bei den beiden Autoren ein rein formeller; Brocq beschreibt eine besondere Gruppe als „Pityriasis rubra subaigu bénin", während Jadassohn keinen Grund sieht, die gutartigen Fälle von den schweren letalen als eine besondere Gruppe abzutrennen. Jadassohn stellt zum ersten Male in entschiedener Weise fest, daß ein großer Teil der Fälle von Pityriasis rubra Hebrae Beziehungen zur Tuberkulose aufweist, er erweitert fernerhin das Bild dieser Krankheit in verschiedenen Charakteren, die später zur Darstellung kommen sollen, resp. modifiziert er manche Angaben über Eigenheiten des Krankheitsbildes; er erkennt aber dennoch — auch trotz der Anerkennung gutartiger Fälle von Pityriasis rubra Hebrae — in der Wilson-Brocqschen Erkrankung einen besonderen Typus der Erythrodermien an, der ganz, wie dies Brocq schilderte, in seinem klinischen Verlaufe wesentlichen Unterschiede gegenüber der Pityriasis rubra Hebrae aufweist. Unter dem Einfluß der Jadassohnschen Arbeit wurde auch in der Folge auf die Beziehungen der Pityriasis rubra Hebrae zur Tuberkulose geachtet; ein Teil der nach der Jadassohnschen Arbeit bekannt gegebenen Fälle gehört zu den Exanthemen der Tuberkulose; bei einem weiteren Teile, die aber im allgemeinen mehr dem Typus der Erythrodermie Wilson-Brocq entsprachen, wurden Beziehungen zur Pseudoleukämie festgestellt. Die dann noch übrig bleibenden Fälle sind der Gegenstand der folgenden Ausführungen.

Wenn wir die nach der Jadassohnschen Arbeit beschriebenen Fälle von Pityriasis rubra Hebrae einer kurzen Übersicht unterziehen und dabei die Fälle ganz außer acht lassen, bei denen von den Autoren die Beziehungen zur Tuberkulose und zur Pseudoleukämie in unzweifelhafter Weise festgestellt werden, so haben wir auch von den übrig bleibenden Fällen einige zu streichen oder mindestens als fraglich hinzustellen, weil erheblich Verdachtsgründe bestehen, daß doch eine Tuberkulose ätiologisch in Betracht kam. Diese Bemerkungen gelten für folgende Fälle: Von den gutartig verlaufenden Fällen ist der zweite Fall Barthelmés, ein unzweifelhafter Fall von Pityriasis rubra Hebrae, mindestens verdächtig auf Tuberkulose wegen der ausgesprochenen Lymphdrüsenschwellungen und wegen der Belastung bezüglich Tuberkulose (ein Bruder starb an Lungentuberkulose). Trotz der gegenteiligen Versicherungen der Autoren ist der Fall von Kopytowski und Wielowiecki auf Tuberkulose mindestens hochgradig verdächtig — ich komme später noch auf diesen Fall zurück. Bei dem Falle von Sellei ist bloß die Möglichkeit einer Tuberkulose vorhanden; die lange klinische Beobachtung ergab keine sicheren Zeichen von Tuberkulose, auch keine Lymphdrüsenschwellungen; nur die kurz vor dem Tode nach dreijähriger Krankheitsdauer auftretenden schweren Diarrhöen lassen den Autor an eine Tuberkulose des Darmtractus denken — keine Autopsie. Von mehreren, im Literaturverzeichnis angeführten Fällen gestatten die nur spärlichen Angaben keine Beurteilung und Verwertung, oder es bestanden erhebliche Bedenken gegen die Annahme einer Pityriasis rubra Hebrae (oder es war eine Tuberkulose oder Pseudoleukämie vorhanden, und die Fälle kamen nur für die Gesamtdarstellung des Krankheitsbildes in Betracht) Bedenken habe ich ferner gegen den Fall Gilchrist, der mehr dem Typus der Wilson-Brocqschen Krankheit entspricht, wenn auch der Fall nach 12 monatlicher Krankheitsdauer denselben Hautzustand aufwies, wie auf der Höhe der Erkrankung. Der Fall von Morris und Dore ist wohl ein Fall von sekundärer Erythrodermie nach Psoriasis. Der Fall von Degola ist auch nicht mit völliger Sicherheit als Pityriasis rubra Hebrae zu bezeichnen; Der Autor spricht von einer papulo-squamösen Eruption.

Dagegen handelte es sich bei den folgenden Fällen um sichere Beispiele der Pityriasis rubra Hebrae ohne Beziehungen zur Tuberkulose oder Pseudoleukämie. Erstens die beiden Fälle von Doutrelepont, zwei längere Zeit beobachtete, gutartig verlaufenden Fälle. Ferner kommen von schweren Fällen in Betracht: Ein Fall von Bowen, einer von Jourdault, der Fall von Petrini und Babes, die drei Fälle von Tschlenow, von denen einer seziert wurde, der Fall Metscherskis, der Fall Nobls mit Sektionsbefund, der Fall Wallhausers, ebenfalls seziert. Der Fall von Montgomery und Bassoe ist nur mit Vorbehalt anzureihen; eine Schwester starb an Lungentuberkulose; die Sektion ergab eine nicht ausgedehnte abgeheilte Tuberkulose in der Lunge, sonst keine für Tuberkulose sprechenden Veränderungen.

In der Literatur wird öfters der zweite Fall von Wolters als Pityriasis rubra geführt; Wolters hat diesen Fall, der eine sekundäre Erythrodermie nach Ekzem gewesen zu sein scheint, nicht als Pityriasis rubra bezeichnet.

Zu den hier erwähnten Fällen kommen noch auf Grund der Jadassohnschen Zusammenstellung die Fälle 2, 5, 6 der Tabelle II und Jadassohns dritter gutartig verlaufender Fall.

Krankheitsbild und Krankheitsverlauf: Während nach F. Hebra die Pityriasis rubra neben ihrem chronischen Verlaufe dadurch charakterisiert ist, daß anderweitige Eruptionsformen, wie Knötchen oder Bläschen oder Pusteln nicht vorkommen, sondern einzig und alleine von Beginn an, wie während des ganzen Verlaufes, nur Rötung und Schuppung der Haut vorhanden ist (zit. nach Kaposi), kommt in Arbeit von H. v. Hebra ein drittes wichtiges positives Symptom des Krankheitsbildes zum Ausdruck, die atrophischen Erscheinungen, die erst nach längerem Krankheitsbestande auftreten; es kommt zu einer Atrophie der Haut, die dünn und glänzend wird und durch Retraktion zu Ektropium und Beugestellung der Gelenke Anlaß gibt. Jadassohn stellt folgende Hauptsymptome der Pityriasis rubra auf: 1. Rötung, 2. Schuppung, 3. allmähliche Schrumpfung der Haut (und ihre Folgezustände: Rhagaden, Druckgeschwüre usw.), 4. eine allmählich sich ausbildende tiefe Ernährungsstörung, 5. subjektive Symptome (Jucken, Kältegefühl, Spannung) und baut das Krankheitsbild durch Analyse der Einzelsymptome, Modifikationen und Erweiterungen der Erscheinungen, soweit es ihm die Literatur und die eigenen Beobachtungen gestatten, weiter aus.

Es sollen zunächst einige Punkte, die Jadassohn dem Symptomenkomplex der Pityriasis rubra hinzufügt, eine Erörterung finden und dabei auch schon die Differenzen gegenüber der Wilson-Brocqschen Erkrankung möglichst hervorgehoben werden.

1. Während Hebra die Schuppung als ganz unbedeutend bezeichnet hat, weist Jadassohn darauf hin, daß auch einige *Wiener* Autoren Fälle mit reichlicher lamellöser Schuppung anführten. Auch in der Folge wurden Fälle von Pityriasis rubra beschrieben, die nicht eine feine pityriasiforme Schuppung aufwiesen, sondern mindestens zeitweise reichliche lamellöse Schuppung zeigten. Es ist nicht allein der Charakter der lamellösen Schuppung, den eine Reihe von Fällen zweifellos darboten, auch die Menge der Schuppung wird mehrere Male mit Nachdruck hervorgehoben. Damit verliert einer der Kardinalunterschiede der Pityriasis rubra gegenüber der Wilson-Brocqschen Erkrankung, bei der Brocq den lamellösen Charakter der Abschuppung und ihre außerordentliche Reichlichkeit hervorhebt, an ausschlaggebender Bedeutung, mindestens eine erhebliche Einschränkung. Wir können heute nur sagen, daß die Fälle vom Typus Wilson-Brocq ganz besonders durch reichliche lamellöse Schuppung ausgezeichnet sind, daß aber bei dem Hebra-Typus die Schuppung auch lamellös sein kann, wenn auch die Reichlichkeit der Schuppung vielfach eine nicht so bedeutende zu sein scheint, wie bei dem Wilson-Brocqschen Typus. 2. Jadassohn bemerkt weiter, daß bei der im Wesen durch die Trockenheit der Haut ausgezeichneten Hauterkrankung gelegentlich in unbedeutendem Maße Nässen und Krustenbildung vorhanden sein kann, wie dies ja auch bei anderen dem Wesen nach trockenen Hautkrankheiten vorkommt. Wir finden diese das Krankheitsbild kaum komplizierenden Nebenbefunde sowohl bei dem Hebra-, wie bei dem Wilson-Brocq-Typus. 3. Auch die von F. Hebra als unbedeutend oder fehlend bezeichneten Infiltrationserscheinungen können, wie schon Kaposi bemerkte, recht beträchtliche werden. 4. Jadassohn weist ferner auf die Schwellungen oberflächlicher Lymphdrüsen hin, wie sie weder Hebra noch

seine Nachfolger erwähnt haben. Bei zwei seiner Fälle gelang es ihm, eine Tuberkulose dieser Lymphdrüsen nachzuweisen. Dieser Punkt soll später noch Erwähnung finden. Wir können hier schon erwähnen, daß es Fälle vom Typus der Pityriasis rubra HEBRAE gibt, bei denen derartige oberflächliche Lymphdrüsenschwellungen absolut fehlen können; dort, wo sich Bemerkungen hierüber finden, wurden meist nicht zu bedeutende Schwellungen beobachtet; derartige Lymphdrüsenschwellungen erwecken, wie die JADASSOHNschen Fälle zeigen, einen gewissen Verdacht auf eine tuberkulöse Erkrankung der Lymphdrüsen; aber sie sind nicht immer durch Tuberkulose bedingt. 5. Die Frage der Prognose wurde schon oben gestreift. Die Angabe BROCQs und JADASSOHNs, daß auch Fälle vom sicheren HEBRA-Typus zur Abheilung kommen können, findet in den Fällen DOUTRELEPONTs eine Bestätigung. Der Fall METSCHERSKIs — 26 Jahre bestehende Pityriasis rubra ohne jede Beeinflussung des Allgemeinbefindens — zeigt, daß ein sehr langer Bestand der Krankheit bei gutem Allgemeinzustand möglich ist. Aber von vereinzelten Fällen abgesehen, sprechen doch alle Beobachtungen dafür, daß die Pityriasis rubra HEBRAE (auch die Fälle, bei denen eine tuberkulöse Ätiologie ausgeschlossen erscheint), eine besonders schwere Krankheit mit meist ungünstiger Prognose darstellt, während bei der Erythrodermie vom WILSON-BROCQschen Typus in der Mehrzahl der Fälle ein günstiger Ausgang eintritt. 6. Einige Bemerkungen erfordert der eventuelle Übergang der Pityriasis rubra in das atrophische Stadium. *Länger* dauernde Fälle von Pityriasis rubra HEBRAE gehen, wie die Literatur zeigt, immer in das Stadium der Atrophie über. Es scheint fruchtlos, Erörterungen darüber anzustellen, ob diese Atrophie bei der WILSON-BROCQschen Erkrankung vielleicht nur deswegen nicht zum Ausdruck kommt, weil diese Fälle abheilen oder seltener zum Exitus kommen, bevor es zu einer Atrophie kommen konnte. Es genügt festzustellen, daß die Atrophie der Haut mit ihren Folgezuständen ein integrierendes Symptom einer länger bestehenden Pityriasis rubra HEBRAE ist. Diese Atrophie tritt meist erst nach jahrelangem Bestande des Leidens auf, sie muß also bei den Fällen von Pityriasis rubra HEBRAE fehlen, bei denen es nach Monaten schon zur Abheilung kommt.

Wenn wir nach diesen Vorbemerkungen auf den Verlauf der Krankheit eingehen, und zwar unter möglichster Berücksichtigung der in der Überschrift schon erwähnten Einschränkung (eine Begrenzung, die natürlich nur eine gekünstelte sein kann), so müssen wir bezüglich des *Beginnes* der Krankheit auch heute noch gestehen, daß wir hierüber allein durch die anamnestischen Angaben der Patienten recht unsicher unterrichtet sind. Der Beginn der Krankheit verläuft sehr verschiedenartig, auch bezüglich der Lokalisation der ersten Erscheinungen. Die Krankheit kann vom behaarten Kopf ihren Ausgang nehmen, um von dort per contiguitatem weiter fortzuschreiten (DOUTRELEPONTs erster Fall); sie kann am Gesicht, gleichzeitig am Rumpf und an den Beinen beginnen, wie bei einem Fall BROCQs, sie kann zuerst ausschließlich im Gesicht erscheinen (Fall BOWEN), um dann auf Kopf und Brust überzugehen. Bei BARTHELMÉs zweiten Fall war zuerst Brust und Rücken befallen. JOUDAULTs Patientin bekam eine brüske Rötung der Haut, die von den Gelenkfalten ausgehend schnell den ganzen Körper befiel. Bei dem Patienten von MONT-GOMERY und BASSOE traten zuerst erythematöse und vesiculäre Herde an den Füßen auf, dann wurde das Gesäß und etwa einen Monat später die ganze Haut befallen. Bei WALLHAUSERs Fall traten zuerst schuppende ovale Herde an der Innenseite des rechten Oberschenkels auf; erst 16 Jahre! später folgten Herde an anderen Körperstellen und Verallgemeinerung. Solch lange Zeiträume zwischen den ersten lokalen Erscheinungen und der Generalisierung lassen natürlich die Möglichkeit offen, daß diese ersten Erscheinungen nichts mit der

Pityriasis rubra zu tun hatten. Im allgemeinen entwickelt sich die Verallgemeinerung bei der Pityriasis rubra zögernder, als bei der Wilson-Brocqschen Erkrankung. Bei dem ersten Falle von Doutrelepont beanspruchte sie mindestens 5 Monate, bei dem zweiten Falle noch längere Zeit. Bei dem Falle von Montgomery und Bassoe dauerte es einen Monat bis zur Generalisierung. Bowen und Tschlenow sprechen von einer langsamen Entwicklung des Leidens. Ist es zur Verallgemeinerung gekommen, so haben wir das Bild vor uns, welches — einschließlich der Erweiterungen bezüglich Schuppung usw., welche Jadassohn erwähnt — der Beschreibung Hebras entspricht. Die Haut ist in ihrer ganzen Ausdehnung bald lebhafter, bald mehr bläulich-rot gefärbt und weist entweder eine mehr kleienförmige oder eine lamellöse Schuppung auf, die bald nur zu mäßiger, bald zu mehr reichlicher Schuppenabsonderung führt. Die Art der Schuppung wechselt je nach den Körpergegenden. Die Haut kann alle Grade von kaum feststellbarer Infiltration bis zu bemerkenswerter Verdickung aufweisen. Auf Fingerdruck verschwindet die Röte und macht einer mehr gelblichen Verfärbung Platz.

Der Höhepunkt der Krankheit wird durch das *Auftreten atrophischer Zustände* eingeleitet. Über den Zeitpunkt des Auftretens der Atrophie gehen die Angaben ebenfalls auseinander. Bei den relativ schnell zur Abheilung gekommenen Fällen von Doutrelepont und Brocq ist dieselbe überhaupt noch nicht eingetreten. Bei Jadassohns drittem Fall war dieselbe nur lokalisiert und gering angedeutet. Bei dem Falle von Montgomery und Bassoe bestand das Leiden $1^3/_4$ Jahre, ohne daß es der Beschreibung nach zu einer Atrophie kam. Bei der Patientin Selleis waren schon ein Jahr nach Beginn atrophische Zustände vorhanden, die sich später noch deutlicher ausprägten. Einige Fälle kamen erst im atrophischen Stadium zur Beobachtung, so der Fall Wallhausers und die Fälle von Tschlenow. Der Übergang der vorher nur geröteten und schuppenden, aber noch geschmeidigen Haut in das Stadium der Atrophie und Schrumpfung geht im allgemeinen nach und nach vor sich, eventuell über mehrere Jahre sich erstreckend. Die Haut nimmt mehr livide, cyanotische Farbentöne an, sie wird verdünnt, schrumpft und wird für die darunter liegenden Teile zu eng. Die unteren Augenlider werden ektropioniert, die Spannung verhindert ein gutes Öffnen des Mundes, die Mimik wird eine starre unbewegliche. Die Haut spannt sich über den Gliedmassen fest an, so daß die Beweglichkeit des Körpers gehemmt wird. Nach Jarisch gehört diese Atrophie zu den charakteristischen Symptomen der Erkrankung; erst ihr Auftreten sichere die Annahme einer Pityriasis rubra Hebrae. Die fortschreitende Ausbildung des atrophischen Zustandes mit ihren Folgeerscheinungen: den Hemmungen in der Beweglichkeit, den Einrissen der Haut durch die zu gespannten Hautgebiete, geschwürigen Prozessen, Decubitalgeschwüren, der nach und nach einsetzende Körperverfall, gibt dem Krankheitsbilde in den schweren Fällen, also der Mehrzahl der Fälle von Pityriasis rubra Hebrae, ihren besonderen Charakter. Das Verhalten der *Haare und Nägel* bedarf einer besonderen Berücksichtigung, weil Brocq für den Typus der Wilson-Brocqschen Erythrodermie gerade auf das frühzeitige Befallensein der Haare und Nägel besonderes Gewicht legt. Bei Doutreleponts erster Patientin war das Kopfhaar nach 5 monatlichem Krankheitsbestand spärlich, ebenso das Haar der Scham- und Achselgegend. Die Nägel waren nicht beteiligt, bei der zweiten Patientin trat mit der Ausdehnung des Krankheitsbildes starker Haarausfall am Kopf, Augenbrauen, Achselhöhlen, Mons veneris auf. Bei Jadassohns drittem Falle waren die Haare nach 7 monatlicher Dauer stark und gleichmäßig gelichtet: Schamhaare, Achselhaare und Augenbrauen fehlten fast vollkommen. Die Nägel blieben normal. Bei dem Falle Bowens begann erst 3 Jahre nach Beginn das Haar des ganzen

Körpers auszufallen; 2 Jahre vor dem Tode bestand völlige Alopecie; die Nägel wurden verdickt und entfärbt und schließlich zu locker haftenden Stümpfen reduziert. Bei TSCHLENOWs drittem Fall (der erste und zweite enthält keine dahingehenden Angaben) war nach 10 jähriger Krankheitsdauer nur an der hinteren Kopfpartie noch Haar vorhanden; Haare finden sich noch in der Schnurr- und Backenbartgegend; sie fehlen in den Achselhöhlen und an den Geschlechtsteilen. Die Nägel sind getrübt, vom Nagelbette abgehoben und hie und da längsgerippt. Bei dem Falle von PETRINI und BABES findet sich nach mehrjähriger Krankheitsdauer, als schon Atrophie eingetreten ist, starke Reduktion der Haare; die Nägel zeigen zu dieser Zeit Verdickungen und Verfärbungen und vertikale Striae. WALLHAUSERs Patient hatte nach 32 jähriger Krankheitsdauer keine Haare mehr, die Nägel waren nicht wesentlich verändert. MONTGOMERYs Patient wies nach einer Krankheitsdauer von $1^3/_4$ Jahren Verdünnung der Haare auf dem Kopf, der Bartgegend, den Augenbrauen auf; die Nägel zeigten transversale Furchung und leichte Verdickung.

Wie wir sehen, zeigen die Fälle von Pityriasis rubra HEBRAE im Verhalten der Haare und Nägel Verhältnisse, die sich deutlich von denen unterscheiden, die wir bei der Dermatitis exfoliativa WILSON-BROCQ kennen gelernt haben. Die Nägel sind in den ersten Krankheitsmonaten ganz unbeteiligt; erst nach und nach bilden sich, oft nach jahrelangem Krankheitsbestande, meist leichte Nagelveränderungen aus, Zustände, die mit der Atrophie der Haut gleichen Schritt halten; demgegenüber bei der WILSON-BROCQ schen Erkrankung frühzeitige schwere Veränderungen mit Nagelverlust. Bei der Pityriasis rubra HEBRAE tritt wohl auch ein Haarverlust auf, aber im allgemeinen viel langsamer und erst nach und nach zur Verspärlichung der Haare, dann zu völliger Alopecie führend, während BROCQ bei der Dermatitis exfoliativa den relativ frühzeitigen sehr schweren Haarverlust ausdrücklich betont. Diese Differenz betrifft offenbar auch die Fälle von Pityriasis rubra mit gutartigem Verlauf; bei den Fällen DOUTRELEPONTs und JADASSOHNs wird der Haarverlust erst 5 resp. 7 Monate nach Krankheitsbeginn festgestellt, also zu einer Zeit, bei der die WILSON BROCQsche Krankheit schon meist abgelaufen ist. Es scheint, als ob die BROCQschen Angaben über den Zustand der Nägel und Haare besonders geeignet sind, schon frühzeitig Fälle von Typus der Pityriasis rubra HEBRAE und von dem der WILSON-BROCQschen Erkrankung, wenigstens mit einer weitgehenden Wahrscheinlichkeit, auseinanderzuhalten.

Keine Eigenheit der Pityriasis rubra HEBRAE, wenn auch bei dieser Krankheit mehrfach erwähnt, vielmehr bei den verschiedenen Typen der generalisierten Erythrodermien beobachtet, stellen im Laufe der Erkrankung auftretende, meist als etwas vertieft bezeichnete, *weiße Flecken* dar. OESTREICHER sah sie 3 Monate nach Beginn einer Pityriasis rubra HEBRAE als glänzende, etwas vertiefte Flecken von etwa 2—3 Markstückgröße ungefähr in ovoider Form in der geröteten Haut auftreten; sie haben eine eigentümliche elfenbeinerne Farbe, werden nach kurzer Zeit wieder braun und verschwinden dann bald. LEREDDE beschreibt diese vertieften weißen Flecken bei der prämykotischen Erythrodermie. MÜLLER und FABRY machen auf ihr Vorkommen bei einem Falle von Pityriasis rubra HEBRAE aufmerksam. PINKUS erwähnt die Häufigkeit dieser Flecken bei universellen Erythrodermien verschiedenster Art.

Mikroskopische Untersuchung dieser Bildungen durch FABRY bei Pityriasis rubra HEBRAE und durch PINKUS bei nicht näher gekennzeichneten generalisierten Erythrodermie: Innerhalb des Gebietes des weißen Fleckchens ist die Haut in toto verschmälert, die Hornschicht sehr dünn, die Epidermiszapfen sind fast verstrichen. Fast gänzliches Fehlen der Mitosen im Epithel. In der Cutis vermißt man die starken Entzündungserscheinungen der Umgebung, auch die circumvasalen Infiltrate. Pigmentschwund im Bereiche der weißen Flecken im Gegensatze zu der stark pigmentierten Umgebung. Sklerosierende Prozesse in der Cutis. Nach PINKUS ist die Entstehung der weißen deprimierten Flecken durch den Schwund gewisser Hautgebilde zu erklären; dagegen ist noch nicht entschieden, aus welchen Ursachen diese vorübergehende, von der allgemeinen Entzündung bald wieder fortgeschwemmte, narbige Atrophie an einzelnen umschriebenen Gebieten zustande kommt.

Lymphdrüsenschwellungen: Lymphdrüsenschwellungen werden bei mehreren Fällen von Pityriasis rubra erwähnt, auch bei Fällen ohne Tuberkulose oder Bluterkrankung. JADASSOHN bemerkt bei seinem 3. Fall ausdrücklich, daß die oberflächlich gelegenen Lymphdrüsen *nicht* nachweislich vergrößert waren. DOUTRELEPONT erwähnt bei seinem zweiten Fall einige erbsengroße Lymphdrüsen der Inguinalgegend. Eine ganze Anzahl sonst ausführlich mitgeteilter Krankengeschichten enthalten gar keine Bemerkungen über den Zustand der Drüsen, wohl weil bei diesen Fällen Lymphdrüsenschwellungen auffallenden Grades nicht vorhanden waren. Mehrfach wird erwähnt, daß sich im Laufe der Entwicklung des Leidens leichte Drüsenschwellungen ausbildeten. Diese Beobachtungen gestatten den Schluß, daß es bei der Pityriasis rubra HEBRAE unbekannter Ätiologie nicht zu Schwellungen der Lymphdrüsen zu kommen braucht, daß, wo dieselben entstehen, sie im allgemeinen nur geringe Grade erreichen, daß aber auch eine leichte Schwellung der Drüsen ein Verdachtsmoment für eine vorhandene Tuberkulose darstellt und besonders eingehende Untersuchungen nach dieser Richtung erfordert. Daß die Pityriasis jahrelang bestehen, auch ins atrophische Stadium übergehen kann, *ohne* daß es zu Lymphdrüsenschwellungen kommt, dafür spricht der Fall BOWENs, bei dem auch in den letzten Stadien keine Lymphdrüsenschwellung vorhanden war.

Wenn ich von den *Komplikationen* absehe, die im Endstadium aller Formen der Pityriasis rubra HEBRAE, auch der mit tuberkulöser Ätiologie, beobachtet wurden, speziell den Dekubitalgeschwüren durch langes Krankenlager usw., so bleiben folgende Erscheinungen als eigenartig der Erwähnung wert: Bei GILCHRISTs, was die Zugehörigkeit zur Pityriasis rubra HEBRAE anbetrifft, zweifelhaftem Fall, entwickelte sich an den Fingern der rechten Hand und am Fuß ohne sonst bekannte Ursache eine spontane Gangrän, die die Abnahme der erkrankten Partien erforderte. Bei dem Falle WALLHAUSERs traten ein Jahr vor dem Tode, nach einem Bestande des Leidens von über 30 Jahren, eigenartige Ulcerationsbildungen am Nasenrücken und an den Füßen auf, die zu einer Fußamputation wegen der heftigen örtlichen Schmerzen Anlaß gaben. Die Abbildung des Fußes läßt an eine maligne Geschwulst denken. Leider finden sich keine Angaben über den histologischen Befund der offenbar schnell fortschreitenden Ulcerationen. Bei dem Fall von GRÜTZ fanden sich reichliche Kalkablagerungen hauptsächlich an den Endphalangen der Finger, verstreut auch in der Gegend der Mittel- und Grundphalangen.

Was das *Alter der Fälle* betrifft, die hier behandelt werden, so ergibt die Literatur, daß der Beginn meist zwischen dem 20. und 40. Lebensjahre lag. Der erste Fall DOUTRELEPONTs trat im 17. Lebensjahre auf, der von PETRINI im 21., die übrigen Fälle vom 29. Jahre an; auch Fälle im Kindesalter sind vorgekommen. Manchmal sind die Prodromalerscheinungen ganz uncharakteristisch, mehrere Herde, die jahrelange bestehen, so daß es schwer ist zu entscheiden, ob diese schon in die Krankheit einzubeziehen sind; jedenfalls aber tritt, wie es scheint, *die Pityriasis rubra* HEBRAE *oft im relativ jugendlichen Alter auf*.

Was die *Behandlung* betrifft, so gibt die Beschreibung der Fälle keinen Grund, einem Medikament besonders günstigen Einfluß auf den Verlauf des Leidens zuzuschreiben. DOUTRELEPONT wandte nach KAPOSIS Vorschrift Karbolpillen an; aber es ist fraglich, ob die Gutartigkeit seiner Fälle mit dieser Behandlung in Zusammenhang zu bringen ist. JADASSOHN verwandte ebenfalls Karbolpillen, aber ohne bemerklichen Einfluß. Ich erinnere an die Empfehlung der Chininbehandlung durch MOOK für die exfoliierenden Dermatosen überhaupt, nicht speziell für die Pityriasis rubra HEBRAE.

G. W. UNNA sah bei einem Falle Erfolg durch eine innerliche Adrenalinbehandlung, und HOLLÄNDER beschreibt die bei UNNA übliche Behandlung genauer in folgender Weise: Die Patienten bekommen chronisch täglich alle zwei Stunden 1 Teelöffel Sirupus suprarenini (Sol. Suprarenini hydrochloric. — 1:1000 — 10,0, sirup. aurantii corticis ad 100,0). Ferner zweimal täglich Einfettung mit folgender Salbe: Eucerin. anhydrici, vaselini adusti (von der Schwanenapotheke von Mieck, Hamburg), Eumattan, Aqua Chamomillae, Ungt. Suprarenini bis zu 15% Suprarenin (Ungt. Suprarenini: Sol. Suprarenini hydrochlor. — 1:1000   5,0 bis 15,0; Resorcini albi subt. pulv. 2,0; Eucerin. anhydr. ad 100,0) āā. Außerdem täglich zur Beruhigung der Hautnerven ein reduzierendes Tintenbad (Sol. acid. tannici 10:200,0; Sol. ferri sulfur. 20:200,0; von beiden Lösungen auf eine Vollbad je 50 bis eventuell 100 g. HOLLÄNDER sah durch diese Behandlung bei zwei Fällen von Pityriasis rubra HEBRAE in wenigen Wochen eine wesentliche Besserung und empfiehlt diese Behandlung insbesondere für diese Erkrankung, aber überhaupt für alle exfoliativen Erythrodermien. Bei einem Falle von schwerer Erythrodermia exfoliativa (Typus?) erfolgte völlige Abheilung nach 5 intravenösen Trypaflavininjektionen, je 0,6 g einer 2% igen Lösung (PHILIPSEN).

Wir befinden uns demnach, was eine innere Beeinflussung der Pityriasis rubra HEBRAE betrifft, noch immer im Stadium der Versuche, und weitere Fälle müssen erweisen, ob die Behandlung mit Karbolpillen, die Chininbehandlung oder die Adrenalintherapie bei einer größeren Anzahl von Fällen sich als nützlich erweisen werden. Neben dieser inneren Behandlung wird die äußere alle die Hilfsmittel anzuwenden haben, die bei den exfoliierenden Erythrodermien überhaupt auf Grund der allgemeinen Therapie sich als zweckmäßig erweisen könnten.

Was die *Histologie der Pityriasis rubra* HEBRAE betrifft, so scheint es, daß es hierbei ganz zwecklos ist, die Fälle tuberkulöser Ätiologie von denen unbekannter Ursache zu trennen, d. h., daß die Erscheinungen bei allen diesen Fällen sich histologisch ganz in gleicher Weise abspielen. Ganz hier außer acht zu lassen sind natürlich die spärlichen Befunde typischer tuberkulöser Veränderungen in der Haut bei den Fällen, die klinisch der Pityriasis rubra HEBRAE entsprechen. Zu diesen möchte ich auch mit aller Vorsicht den Fall von KOPYTOWSKI und WIELOWIECZYSKI rechnen. Bei diesem Falle fanden sich klinisch und bei der Autopsie keine Zeichen von Tuberkulose, auch die intraperitoneale Impfung mehrerer Hautstückchen auf Meerschweinchen führte nicht zu Tuberkulose, aber die histologische Untersuchung deckte in der Cutis Veränderungen auf, die mindestens sehr tuberkuloseverdächtig aussahen: Infiltrate aus epitheloiden Zellen und Riesenzellen; die Untersuchung der Riesenzellen auf Tuberkelbacillen ergab stets negativen Befund. Der färberische und kulturelle Nachweis von Diplokokken in der Cutis veranlaßte die Autoren, diese in ätiologische Beziehungen zur Krankheit zu setzen. Es ist dies, wie ich bemerke, der einzige Fall von Pityriasis rubra HEBRAE, bei dem sich keine Tuberkulose an anderen Organen nachweisen ließ, bei dem aber der Bau der kranken Haut tuberkuloseverdächtige Veränderungen zeigte; diese Besonderheit des Falles zwingt, ihn für die Darstellung der Histologie der Pityriasis rubra vorderhand außer acht zu lassen.

Ich schicke DOUTRELEPONTs Befund voraus, der an seinen beiden Fällen ein relativ frisches Stadium untersuchen konnte. Er stellte fest, daß der Prozeß sich in der Epidermis und im Papillarkörper abspielte. Die interpapillären Epithelzapfen sind länger und breiter, als normal; im Papillarkörper, besonders um die Gefäße, kleinzellige Infiltration. Das erhaltene Stratum corneum zeigt streckenweise kaum noch gefärbte Kerne; an anderen Stellen sind solche nicht vorhanden. Das Stratum granulosum fehlt entweder oder es besteht nur aus 1—2 Lagen wenig gekörnter Zellen. Das sonst normale Rete ist sehr reich an Kernteilungen. Die Pallisadenschicht ist gut erhalten, weist in der erkrankten Haut keine Pigmentierung auf, während in der gesunden Umgebung die Pallisadenzellen stark pigmentiert sind. In den verlängerten Papillen besteht um die Gefäße eine Rundzelleninfiltration mit einer großen Anzahl von Mastzellen; letztere finden sich auch um die Haarfollikel und Schweißdrüsen. Die Talgdrüsen sind atrophisch, ihre Zellen meist nicht verfettet. Die fixen Bindegewebszellen sind etwas gegen die Norm vermehrt. Die glatten Muskelbündel, Bindegewebs- und elastischen Fasern weisen keine Veränderungen auf. Die Gefäße der oberen Cutis sind geschlängelt. Während das Rete in allen Schichten frei von Pigment ist, finden sich in den Papillen und im subpapillaren Teile der Cutis Anhäufungen von gelbbräunlichen Pigmentkörnern, teils intracellulär, teils als Haufen zwischen dem Bindegewebe. Dem recht frühen Stadium der Untersuchung reihe ich das Jadassohns an. Es betrifft die Fälle Jadassohns mit tuberkulösen Veränderungen (Angaben abgekürzt): 1. geringe Rundzelleninfiltration, am deutlichsten im Papillarkörper und Stratum subpapillare, vielfach in kleinen Herden um die Gefäße, 2. Vermehrung der Kerne der fixen Bindegewebszellen, 3. sehr reichlicher Mastzellengehalt, 4. eine sehr starke, zum Teil etwas tiefer in die Cutis reichende Ansammlung von gelbem und bräunlichem Pigment, 5. zahlreichen Mitosen im Rete, also abnorm reichliche Proliferation der Retezellen, 6. Verdünnung des Rete bei dem vorgeschritteneren Fall, 7. geringe Durchsetzung des Rete mit Leukocyten, 8. Verminderung, stellenweise Schwund des Stratum granulosum, 9. Abhebung der Hornschicht in vielfach färbbare Kerne enthaltenden Lamellen. Die Befunde von Montgomery und Bassoe erfolgten an einem mindestens 18 Monate alten Fall. Daher finden sich schon sehr ausgesprochene atrophische Prozesse: Hornschicht teilweise fehlend, teilweise sehr flach mit unvollständig verhornten Zellen mit Kernen, Stratum granulosum nicht vorhanden. Retezapfen unregelmäßig verlängert; die Infiltration in den Papillen und im oberen Teile der Cutis bestand offenbar aus Zellen vom Bindegewebstypus; die Gefäße zeigten verdickte Wandungen; das Bindegewebe unter der Infiltrationsmasse ist hypertrophisch und anscheinend sklerotisch. Haarfollikel und Schweißdrüsen ohne Veränderungen. In den Papillen und in der Cutis zahlreiche Zellen mit bräunlichgelben Pigmentkörnchen, auch freies Pigment. Wallhausers Fall, der schon mehrere Jahrzehnte bestand, ergab in der sich abschilfernden Hornschicht teilweise Kerngehalt, verdicktes Stratum granulosum, Schwellung des Rete und Erweiterung der Intercellularräume, erhebliche Verlängerung der Epithelzapfen. Das Kollagen färbt sich in den papillaren und subpapillaren Gebieten schwach oder überhaupt nicht; das Elastin fehlt im oberen Corium und in den Papillen, während in den tieferen Schichten sich das Bindegewebe und die elastischen Fasern normal färben. Die Pigmentanhäufungen und Infiltrationen verhalten sich ähnlich, wie bei den vorher erwähnten Fällen: sehr reichliche Mastzellen, keine Plasmazellen. Die Arterien und Venen zeigen Erweiterung und Wandverdickungen. Cystische Dilatationen der Schweißdrüsen.

Tschlenow faßt seine histologischen Befunde in folgenden Schlüssen zusammen: Ablösung der Hornschicht in Form von Plättchen und Vorhandensein von kernhaltigen Zellen in derselben; bedeutende Verminderung, stellenweise völliger Schwund der Stratum granulosum; Verdickung des Stratum Malpighi im Anfangsstadium und Verdünnung im Spätstadium; Zunahme der Mitosen im Rete bei Beginn des Prozesses; sehr geringer Leukocytenbefund im Rete, anfangs stärker; Verminderung und sogar völliger Schwund des Pigments in der Basalschicht; unbedeutende kleinzellige Infiltration in der Papillar- und Subpapillarschicht und teilweise auch in der tieferen Cutis um die Gefäße und Schweißdrüsen; Vermehrung der regulären Bindegewebszellen; ziemlich große

Menge von Mastzellen; bedeutender Pigmentgehalt der Cutis; im weiteren Verlaufe des Prozesses Erweiterung der kleinen Gefäße und atheromatöse Veränderungen der stärkeren Cutisgefäße und atrophische Veränderungen der Haut; fast völliger Schwund der Papillen, Untergang der Talgdrüsen, teilweise Atrophie des elastischen Gewebes und Sklerose des Bindegewebes.

NOBLs Fall zeigte sehr ausgesprochene Zeichen der Atrophie: Verschmächtigung der Oberhaut und des Rete, Verkürzung der Zapfen, sehr mangelhaft entwickeltes Rete. Die Verhältnisse im Corium differierten nicht wesentlich von denen der anderen Untersucher. Aber der Fall bietet nach anderer Richtung großes Interesse; er zeigte neben dem Bilde der Pityriasis rubra am Stamm eine ganz eigenartige retikulierende Melanodermie. Während in den unpigmentierten Gebieten sich offenbar keine Pigmentierung histologisch fand, fanden sich in den pigmentierten Hautstreifen neben dem erwähnten Krankheitsbefunde reichliche Einlagerungen intracellulären Farbstoffs im basalen Rete, sowie massige Pigmentschollen im Papillarkörper. NOBL konnte auch eine Leistendrüse untersuchen. Die Pigmentverteilung in der Drüse, die nach keiner Richtung hin Anhaltspunkte für eine Tuberkulose gab, war eine ganz gleiche, wie in den von JADASSOHN untersuchten Drüsen.

Die Befunde von PETRINI, BABES und SELLEI seien zum Schluß zusammen erwähnt, weil sie neben den schon erwähnten Momenten einen neuen Befund in der Histologie der Pityriasis rubra HEBRAE betonen: Degenerationen des Bindegewebes und der elastischen Fasern, wie sie denen der senilen Haut ähneln. SELLEI beschreibt diese Veränderungen mit besonderer Betonung. Er findet mittels der von UNNA angegebenen Färbungen Elacin und Kollacin, also sowohl eine Degeneration des elastischen, wie des Bindegewebes. Die Befunde von PETRINI sind wesentlich komplizierter. Ich verzichte auf ihre Wiedergabe, da sie schon in der Arbeit JADASSOHNs sehr eingehend mitgeteilt sind, die eigentlichen Degenerationserscheinungen bei PETRINI und BABES stimmen nicht ganz überein mit denen SELLEIs, wie dieser Autor annimmt, sondern sie treten doch hinter den Erscheinungen der Sklerose und Atrophie vollkommen zurück.

Differentialdiagnose und Diagnose. Unsere Kenntnisse über die Pityriasis rubra HEBRAE sind, trotzdem der einzelne Dermatologe immer nur gelegentlich Fälle dieser Erkrankung zu sehen bekommt, allerdings gesichert genug, um entsprechende Fälle mit gewisser Wahrscheinlichkeit, auch mit einiger Sicherheit, nach einer Zeit der Beobachtung in diesen Krankheitstypus einreihen zu können. Die Diagnose wird dann eine relativ leichte sein, wenn der betreffende Fall schon nach jahrelangem Bestehen in das Stadium der Hautatrophie und des allgemeinen Marasmus eingetreten ist. Wir kennen bei keiner Form der universellen Erythrodermien diesen allmählichen Übergang in das doch hochgradig charakteristische Stadium der allgemeinen Atrophie der ganzen Hautdecke mit ihren Folgeerscheinungen. In diesem Stadium ist der Entscheid, daß ein Krankheitsfall vom Typus der Pityriasis rubra HEBRAE vorliegt, leicht zu stellen und es bleibt dann nur zu entscheiden, ob hier eine tuberkulöse Grundlage vorliegt oder nicht, ob etwaige Blutbefunde eine bestimmte Ätiologie bedeuten. Die Wege zu diesem Entscheid sollen hier nicht erörtert werden. Eine Erschwerung der Differentialdiagnose liegt aber, wie für alle Erythrodermien, dann vor, wenn es sich noch um einen frischen Fall handelt. Zunächst ist festzustellen, ob etwa eine Erythrodermie im Anschluß an ein Ekzem, an eine seborrhoische Erkrankung, eine Psoriasis usw., kurz eine sekundäre Erythrodermie vorliegt. Die Ausschaltung einer vorausgegangenen andersartigen Hauterkrankung kann unter Umständen auf Schwierigkeiten stoßen; die Anamnese ist oft nicht genügend sicher, und die Feststellung der zugrunde liegenden Erkrankung kann, wenn die Generalisierung eine vollkommene ist, und daher die Charaktere der Grundkrankheit-nirgends erkennbar sind, schwierig sein. Bei einer Literaturdurchsicht der Fälle von exfoliativen Erythrodermien stoßen wir öfter auf solche Zweifel, und manchmal wird ein mitgeteilter Fall von Pityriasis rubra oder WILSON-BROCQ scher Erythrodermie doch einige Bedenken hinterlassen, ob es sich nicht in Wirklichkeit um eine sekundäre Erythrodermie gehandelt hat. Es ist natürlich ganz unmöglich, im Rahmen dieser Erörterungen die Differenzpunkte zwischen den verschiedenen sekundären Erythrodermien und der Pityriasis rubra HEBRAE zu erörtern.

Dagegen ist es meiner Ansicht nach möglich, die Pityriasis rubra HEBRAE und die WILSON-BROCQ sche Erythrodermie zu trennen. Diese Entscheidung hat auch, wenn man auf dem Standpunkte steht, daß diese beiden Formen nicht absolut wesensverschieden sind, sondern daß in ihren pathogenetischen Grundlagen mindestens ähnliche Momente eine Rolle spielen, eine gewisse prognostische Bedeutung und ist daher in jedem Falle anzustreben. Diese Entscheidung liegt auch mindestens in der Grenze der Möglichkeit, dafür spricht die Tatsache, daß Autoren, die beide Typen gut kennen —˙in erster Linie BROCQ — ausgesprochenermaßen schon sehr frühzeitig, natürlich erst nach erfolgter Generalisierung, Entscheidung treffen konnten, ob ein Fall dem Typus HEBRAs oder dem Typus WILSON-BROCQ angehört.

Ich kann natürlich nur die wichtigsten Punkte hier hervorheben, die auf eine solche Entscheidung von Einfluß sind. Die Pityriasis rubra HEBRAE verallgemeinert sich relativ langsam — das gilt auch für die wenigen gutartigen, zur Heilung gekommenen Fälle, — die WILSON-BROCQ sche Erkrankung entwickelt sich mindestens subakut, manchmal fast akut, so daß sich derartige Fälle etwas dem Typus der skarlatiniformen Erytheme nähern. Bei der Pityriasis rubra HEBRAE tritt mit der Verallgemeinerung in gleich zögernder Weise die Schuppung ein; sie ist manchmal sehr mäßig; andere Male wieder so reichlich, daß sie in dieser Hinsicht der WILSON-BROCQ schen Krankheit ähnelt, bei letzterer kommt es relativ schnell zu einer lamellösen, an manchen Körpergegenden großlamellösen Schuppung. Bei der Pityriasis rubra HEBRAE hat die Rötung der Haut mehr dunkle, manchmal auch mehr zyanotische Töne, während bei der WILSON-BROCQschen Krankheit die Rötung einen mehr akut frischen, entzündlichen Charakter trägt; aber diese Differenz ist nicht zu hoch zu bewerten; sie ist auch abhängig von der Dauer der Krankheit und dem Lebensalter und Gesamtzustand des Patienten. Dazu kommt die Beobachtung der Veränderungen an den Haaren und Nägeln. Ich bin oben eingehend auf die Differenzen eingegangen, daß ich mich hier kurz fassen hann: Bei der Pityriasis rubra HEBRAE langsam einsetzender Haarverlust und keine oder sehr geringfügige banale Veränderungen der Nägel, bei der Dermatitis exfoliativa subakut schnell einsetzender oft vollständiger Haarverlust, zu einer Zeit, in der bei der Pityriasis rubra noch kein wesentlicher Haarausfall eingetreten ist, schwere Veränderungen der Nägel ebenfalls zu einer noch sehr frühen Periode. Alle die genannten Merkmale haben natürlich nur eine relative Bedeutung; es handelt sich nicht um Differenzen markanter Art, und sie fehlen auch manchmal bei Fällen, deren Klassifizierung doch möglich ist; nur das Abwägen aller Symptome zusammen mit der Beobachtung des Verlaufes wird eine Entscheidung gestatten. Es ist nicht abzuleugnen, daß auch Fälle vorkommen, bei denen dieser Entscheid besonders schwierig ist; aber das Vorhandensein solcher Schwierigkeiten, die natürlich vorkommen müssen, wenn zwei Krankheiten nicht akuter Natur das hervorstechende Symptom der exfoliativen Erythrodermie aufweisen, zwingt uns nicht, Übergangsfälle zwischen den beiden Typen anzunehmen.

Schlußbemerkungen. Ich habe mit Absicht die einzelnen Abschnitte der exfoliativen generalisierten Erythodermien nicht mit gleicher Ausführlichkeit behandelt. Ich hielt es für zweckmäßig, das Erythema scarlatiniforme desquamativum recidivans und die WILSON-BROCQsche Erythrodermie (auch die ja nur auf wenigen Mitteilungen beruhende SAVILLsche Erkrankung) genauer darzustellen, weil diese Formen in der deutschen Literatur eine relativ stiefmütterliche Bearbeitung gefunden haben. Bei der Pityriasis rubra HEBRAE habe ich mich kürzer gefaßt; es handelt sich bei dieser Erkrankung um einen ganz bestimmten Typus, der nach Fortfall der Fälle tuberkulöser Ätiologie von seinem allgemeinen Symptomenkomplex natürlich kaum etwas verliert, der aber in den deutschen Lehrbüchern auf der Basis der Arbeiten von HEBRA, JADASSOHNS u. a. eine sehr ausführliche Darstellung gefunden hat. Ich habe deswegen die Beschreibung des Krankheitsverlauf kürzer gestaltet und mehr die Tatsachen näher ins Auge gefaßt, die spätere Arbeiten ergeben haben. Mir kam es am meisten darauf an, die verschiedenen Typen der primären universellen exfoliativen Erythrodermien in ihren natürlich nur relativen, sich aus den Arbeiten von HEBRA, BESNIER, VIDAL, BROCQ und JADASSOHN ergebenden Verschiedenheiten zu schildern, welche bei der heute noch lückenhaften Kenntnis der Ätiologie dieser Krankheitsbilder noch immer festzuhalten sind, bis eine durchgreifende Kenntnis über die ätiologischen und pathogenetischen Ursachen und Zusammenhänge eine logischere Einteilung der Erythrodermien gestattet, die natürlich uns auch Gründe für die Verschiedenheiten der Typen liefern muß. Besonders die kurzen Mitteilungen anläßlich von Krankenvorstellungen würden dem Leser viel verständlicher erscheinen und viel leichter ein ungefähres Bild des erwähnten Falles gestatten, wenn wenigstens hier, wo genauere Angaben fehlen, der Typus der vorliegenden Form zum Ausdruck gebracht würde.

Es ist noch nicht entschieden, ob die verschiedenen Formen der generalisierten exfoliativen Erythrodermien, die akuten, wie die subakuten und chronischen Formen, sowohl die hier näher beschriebenen, wie die Fälle resp. Gruppen mit mehr oder weniger gesicherter Ätiologie, nicht doch durch ein gemeinsames Band auf Grund ihrer Pathogenese im Zusammenhang stehen. Für BROCQ besteht insofern eine gemeinsame Grundlage, als nach ihm diese großen Dermatosen auf dem Boden einer individuellen Prädisposition entstehen, welche die klinische Ausdrucksform bestimmt, wenn er auch zugibt, daß bestimmte Gelegenheitsursachen leichter ein bestimmtes klinisches Bild veranlassen. Toxine bestimmter Mikroorganismen können eine epidemische Dermatitis exfoliativa erzeugen, andererseits können Autotoxine oder von außen eingeführte schädigende Substanzen nicht kontagiöse und nicht epidemische, ganz ähnliche Ausdrucksformen veranlassen. Diese Annahme BROCQs hat fraglos durch die ätiologisch bekannten generalisierten Erythrodermieformen eine Stütze erfahren; sie scheint für die akuten scharlachartigen Erytheme noch besser begründet zu sein, als für die subakuten und chronischen Formen, bei denen die Spärlichkeit gut durchgearbeiteter Fälle die Beschaffung genügenden Materials erschwert. Trotzdem wissen wir auch heute absolut nichts Gesichertes darüber, an welchen Gewebs- oder Organteilen die bekannte oder unbekannte schädigende Noxe bei dem evtl. prädisponierten Individuum angreift, d. h. mit anderen Worten: bei mehr oder weniger bekannter oder vermuteter Ätiologie ist uns die Pathogenese der hier geschilderten Krankheitsbilder noch völlig in Dunkel gehüllt.

Literatur.

Parapsoriasis (Einleitung).

Brocq: (a) Les Erythrodermies pityriasiques en plaques disséminées. Rev. gén. de clin. et de thérap. Journ. des praticiens. Sept. 1897. Nr. 37. (b) Les Parapsoriasis. Ann. de dermatol. et de syphiligr. 1902. p. 433. (c) Les lichens. Pratique dermatol. Tome 3, p. 205. 1902. — Civatte: Les parapsoriasis de Brocq. Paris 1906. — Crocker: Xantho-Erythrodermia perstans. April 1905. S. 119. — Colcott, Fox and MacLeod: On a case of parakeratosis variegata. Brit. med. journ. 21. 9. 1901. p. 805. — Jadassohn: Über ein eigenartiges psoriasiformes und lichenoides Exanthem. Verhandl. d. dtsch. dermatol. Ges. 4. Kongr. Breslau. 1894. S. 524. — Juliusberg: Über die Pityriasis lichenoides chronica (psoriasiformes lichenoides Exanthem). Arch. f. Dermatol. u. Syphilis. Bd. 50, S. 359. 1900. — Neisser: Zur Frage der lichenoiden Eruptionen. Verhandl. d. dtsch. dermatol. Ges. 4. Kongr. Breslau. 1894. S. 495. — Pautrier: Parapsoriasis lichénoide allant vers les atrophies cutanées. Bull. de la soc. franç. de dermatol. Réunion de Strassbourg. Jg. 1921, Nr. 10, p. 68. 1922. — Rille: Circumscripte idiopathische Hautatrophie. Wiss. Ärztegesellschaft in Innsbruck. 14. 12. 1901. Wien. klin. Wochenschr. Bd. 15, S. 878. 1902. — Rusch: Beiträge zur Kenntnis der idiopathischen Hautatrophie. Arch. f. Dermatol. u. Syphilis. Bd. 81, S. 3, 313. 1906. — Sutton: The classification of the chronic resistant macular and maculo-papular scaly erythrodermias. Brit. journ. of dermatol. April 1913. p. 115. — Török: Die exfoliativen Erythrodermien in Mračeks Handbuch für Hautkrankheiten. Bd. 1, S. 795. Wien 1902. — Unna, Santi, Pollitzer: Über die Parakeratosen im allgemeinen und eine neue Form derselben (Parakeratosis variegata). Monatsh. f. prakt. Dermatol. Bd. 10, S. 444. 1890.

Pityriasis lichenoides chronica.

Aisenberg: Fall zur Diagnose. Dem. Zentralbl. f. Haut- u. Geschlechtskrankh. Bd. 22, S. 626. 1927. — Almkvist: (a) Sur le traitement de la parapsoriasis lichénoide par la lumière. Acta dermato-venereol. Tom. 2, H. 3, p. 390. 1921. (b) Sur un cas de leucoderme post-parapsoriasique. Acta dermato-venereol. Tom. 2, H. 4, p. 468. 1922. Ref. Zentralbl. f. Haut- u. Geschlechtskrankh. Bd. 5, S. 21; Bd. 6, S. 160. (c) Ein Fall von Leukoderma bei Pityriasis lichenoides chronica. Dermatol. Wochenschr. Bd. 74, Nr. 9, S. 201. 1922 u. Acta dermato-venereol. Bd. 1, S. 475. 1921. (d) Zur Kenntnis der Pityriasis lichenoides et varioliformis acuta (Habermann). Dermatol. Zeitschr. Bd. 46, S. 157. 1926. — Ambrosoli: La proteinoterapia non bacterica in alcune malattie della pelle. Giorn. ital. d. malatt. vener. e d. pelle. Vol. 62, p. 128. 1921. — Amster: Zwei Fälle von Parapsoriasis. Dem. Zentralbl. f. Haut- u. Geschlechtskrankh. Bd. 17, S. 275. 1925. — Anthony: The report of a case of parakeratosis variegata. Journ. of cut. diseases. Vol. 24, p. 455. 1906. —. Arndt: (a) Über Brocqsche Krankheit (Erythrodermie pityriasique en plaques disséminées) nebst einigen Bemerkungen zur Frage der Parapsoriasis. Arch. f. Dermatol. u. Syphilis. Bd. 100, S. 7. 1910. (b) Pityriasis lichenoides chronica. Dem. Zentralbl. f. Haut- u. Geschlechtskrank. Bd. 19, S. 600. 1925 u. Bd. 21, S. 555. 1926. (c) Pityriasis lichenoides chronica. Dem. Arch. f. Dermatol. u. Syphilis. Bd. 119, Tl. 2, S. 135. 1914. — Artom: Psoriasi atipica in individuo affetto da intossicazione chronica arsenicale. Giorn. ital. d. malatt. vener. e d. pelle. Vol. 44, p. 89. 1903. — Bechet: (a) Parapsoriasis guttata. Journ. of cut. diseases. Vol. 32, p. 387. 1914. (b) Parakeratosis variegata. Dem. Arch. of dermatol. a. syphilol. Vol. 6, Nr. 2, p. 225. 1922. Ref. Zentralbl. f. Haut- u. Geschlechtskrankh. Bd. 6, S. 441. 1923. — Bejarano und Covisa: Anatomisch-pathologische Studien zur Parapsoriasis. (Spanisch.) Med. ibera. Vol. 17, Nr. 187, p. 393 u. Actas dermo-sifiliogr. Jg. 15, Nr. 4, p. 162. 1923. Ref. Zentralbl. f. Haut- u. Geschlechtskrankh. Bd. 13, S. 55. 1924. — Benassi: Psoriasi fruste. Giorn. ital. d. malatt. vener. e d. pelle. Vol. 45, p. 93. 1904. — Bernhardt: Pityriasis lichenoides chronica (Varietas verrucosa). Dem. Przeglad dermatol. Jg. 21, Nr. 2, p. 13. 1926. (Polnisch.) Ref. Zentralbl. f. Haut- u. Geschlechtskrankh. Bd. 21, S. 63. 1926. — Besprosvannaja: Ein Fall von Parapsoriasis en gouttes et en plaques anscheinend tuberkulösen Ursprungs bei einem Syphilitiker. Venerologija i dermatologija. Jg. 1927. Nr. 4, S. 340. 1927. (Russisch.) Zentralbl. f. Haut- u. Geschlechtskrankh. Bd. 25, S. 92. 1927. — Biliński: (a) Casus pro diagnosi. (b) Pityriasis lichenoides et varioliformis acuta. Dem. Zentralbl. f. Haut- u. Geschlechtskrankh. Bd. 25, S. 275, 277. 1927. — Birkner: Pityriasis lichenoides chronica. Dem. Zentralbl. f. Haut- u. Geschlechtskrankh. Bd. 22, S. 267. 1926. — Blank: Pityriasis lichenoides chronica. Dem. Dermatol. Zeitschr. Bd. 13, S. 111. 1906. — Blaschko: Pityriasis lichenoides acuta. Dem. Verhandl. d. Berl. dermatol. Ges. Jg. 1909/10, S. 9. — Blum: Parapsoriasis en gouttes. Bull. de la soc. franç. de dermatol. 1919. p. 39. — Blumenthal: Die Strahlenbehandlung der Hautkrankheiten Berlin 1925. — Bogdanowitcz: Parapsoriasis guttata, begleitet von Leukoderma. Dem. Zentralbl. f. Haut- u. Geschlechtskrankh. Bd. 22, S. 625. 1927. — Bonnet: Parapsoriasis en gouttes. Gaz. des hôp. civ. et milit. 1909. Nr. 8, p. 87. Ref. Arch. f. Dermatol. u. Syphilis. Bd. 97, S. 371. 1909. — BRANDWEINER: Pityriasis lichenoides chronica. Dem. Arch. f. Dermatol. u. Syphilis. Bd. 125, S. 38. 1920. — BROCQ: (a) Les Parapsoriasis. Ann. de dermatol. et de syphiligr. 1902. p. 313 et 433 u. 1905. p. 84. (b) Parapsoriasis (including the érythrodermie pityriasique en plaques disséminées). Journ. of cut. diseases. Vol. 21. 1903. (c) Traité élémentaire de dermatol. pratique. Vol. 2. p. 367. 1907. — BROCQ, FERNET, DESAUX: Parapsoriasis en gouttes. Bull. de la soc. franç. de dermatol. Jg. 25, p. 10. 1914. — BRUHNS: (a) Pityriasis lichenoides chronica. Dem. Verhandl. d. Berl. dermatol. Ges. Jg. 1917/20. S. 132. (b) Pityriasis lichenoides et varioliformis acuta. Dem. Berlin. dermatol. Ges. 10. V. 1927, ref. Zentralbl. f. Haut- u. Geschlechtskrankh. Bd. 24, S. 322 u. Dermatol. Zeitschr. Bd. 51, Nr. 3/4, S. 208. 1927 (Diskussion). — BURNS: A case of parapsoriasis. Journ. of cut. diseases. Bd. 24, S. 482. 1906. — BUCEK: Beiträge zur Kenntnis der Parapsoriasis BROCQ. Monatsh. f. prakt. Dermatol. Bd. 37, Nr. 4, S. 140. 1903 u. Inaug.-Diss. Zürich 1903. — BUSCHKE: Parapsoriasis. Dem. Zentralbl. f. Haut- u. Geschlechtskrankh. Bd. 16, S. 518. 1925 u. Bd. 20, S. 643. 1926. — BUTLER: Parapsoriasis guttata with leukoderma. Dem. Arch. of dermatol. a. syphilol. Vol. 11, Nr. 1, p. 118. 1925. Ref. Zentralbl. f. Haut- u. Geschlechtskrankh. Bd. 16, S. 675. 1925. — CANTOR: Parapsoriasis. Dem. Arch. of dermatol. a. syphilol. Vol. 14, Nr. 2, S. 208. 1926. Ref. Zentralbl. f. Haut- u. Geschlechtskrankh. Bd. 22, S. 59. — CASOLI: Dermatosi squamose anomale. Giorn. ital. d. malatt. vener. e d. pelle. Vol. 35, p. 539. 1900 e Vol. 36, p. 611, 719. 1901. — CARMICHAEL: Case for diagnosis (Parapsoriasis). Dem. Journ. of cut. diseases. Vol. 32, p. 399. 1914. — DU CASTEL: Parapsoriasis en gouttes. Ann. de dermatol. et de syphiligr. Tom. 4, p. 597. 1903. — CHARGIN: Parapsoriasis. Dem. Arch. of dermatol. a. syphilol. Vol. 3, Nr. 3, p. 325. 1921. Ref. Zentralbl. f. Haut- u. Geschlechtskrankh. Bd. 1, S. 331. 1921 u. Arch. of dermatol. a. syphilol. Vol. 9, Nr. 2, p. 264. 1924. Ref. Zentralbl. f. Haut- u. Geschlechtskrankh. Bd. 13, S. 257. 1924. — CIVATTE: (a) Les Parapsoriasis de BROCQ. Paris 1906. (b) Note sur l'histologie de quelques cas de parapsoriasis de BROCQ. 5. internat. Dermatologenkongreß. Teil 3. Berlin 1905. S. 412. (c) Note pour servir à l'étude des tuberculides papulo-squameuses. Trois cas de tuberculides à forme de parapsoriasis. Ann. de dermatol. et de syphiligr. 1906. p. 209 et Pityriasis lichenoides chronica et parapsoriasis. Ann. de dermatol. et de syphiligr. 1908. p. 315. — COHEN: Über einen Fall von Parapsoriasis. Dermatol. Zeitschr. Bd. 21, S. 839. 1914. — COHN: Über 4 Fälle von Pityriasis lichenoides chronica. Dermatol. Centralbl. Jg. 18, Nr. 4/5. 1915. — CORLETT and SCHULTZ: Parapsoriasis; a resistant maculo-papular scaly erythrodermia, with a report of three cases, together with pathological histology. Journ. of cut. diseases. Vol. 27, p. 49. 1909. — MAC CORMAC: Case for diagnosis. Dem. Proc. of the roy. soc. of med. Vol. 17, Nr. 6, sect. of dermatol p 47. 1924. Ref. Zentralbl. f. Haut- u. Geschlechtskrankh. Bd. 14, S. 356. 1924. — CORSON: A case of diagnosis. Dem. Arch. of dermatol. a. syphilol. Vol. 14, Nr. 3, p. 333. 1926. Ref. Zentralbl. f. Haut- u. Geschlechtskrankh. Bd. 22, S. 60. 1927. — COVISA und BEJARANO: (a) Zum Studium der Parapsoriasis „in Tropfenform". Actas dermo-sifiliogr. Jg. 15, Nr. 3, p. 91. 1923. (Spanisch.) Ref. Zentralbl. f. Haut- u. Geschlechtskrankh. Bd. 10, S. 354. 1924. (b) Contribution à l'étude du parapsoriasis en gouttes. 2. Kongreß der Dermatologen und Syphilidologen französischer Sprache. Straßburg 25.—27. Juli 1923. S. 589. — CRAWFORD: Parapsoriasis (?) Dem. Arch. of dermatol. a. syphilol. Vol. 14, Nr. 3, p. 361. 1926. Ref. Zentralbl. f. Haut- u. Geschlechtskrankheiten. Bd. 22, S. 58. — CSILLAG: (a) Zur Identität der Parakeratosis variegata mit einigen anders benannten Krankheitsformen. Arch. f. Dermatol. u. Syphilis. Bd. 76, S. 3. 1905. (b) Diselbe Arbeit (ungarisch). Orvosi Hetilap. 1905. Nr. 13. — DAGAEV: Drei Fälle von Parapsoriasis. (Russisch.) Russki journal koinich e venereskich boleznei. Vol. 27, Nr. 2. März 1914. Ref. Journ. of cut. diseases. Vol. 33, p. 426. 1915. — DANLOS: Éruption pityriasiforme indéterminée pouvant faire croire à une syphilis. Ann. de dermatol. et de syphiligr. 1905. p. 83. — DAVIS: A case for diagnosis. Dem. Arch. of dermatol. a syphilol. Vol. 10, Nr. 5, p. 636. 1924. Ref. Zentralbl. f. Haut- u. Geschlechtskrankh. Bd. 16, S. 322. 1925. — DELBANCO: Parapsoriasis guttata BROCQ. Dem. Dermatol. Wochenschr. Bd. 71, S. 449. 1920. — DEUTSCH: Pilokarpin bei Parapsoriasis. Inaug.-Diss. Berlin 1923. — DOWLING: Parapsoriasis guttata. Dem. Roy. soc. of med. sect. of dermatol. 17. Jan. 1924. Brit. journ. of dermatol. Vol. 36, Nr. 5. 1924. Ref. Dermatol. Zeitschr. Bd. 46, S. 319. 1926 u. Case of Parapsoriasis (BROCQ). Ebdenda. Bd. 19, Nr. 6. Sect. of dermatol. 1926. p. 26. Ref. Zentralbl. f. Haut- u. Geschlechtskrankh. Bd. 22, S. 58. — DREYER: (a) Pityriasis lichenoides chronica. Dem. Münch. med. Wochenschr. 1922, S. 611. (b) Parapsoriasis. Dem. Zentralbl. f. Haut- u. Geschlechtskrankh. Bd. 11, S. 394. 1924 u Pityriasis lichenoides chronica. Dem. Zentralbl. f. Haut- u. Geschlechtskrankh. Bd. 21, S. 397. 1926. — DUFKE: Pityriasis lichenoides chronica. Dem. Zentralbl. f. Haut- u. Geschlechtskrankh. Bd. 23, S. 616. 1927. — EHRLICH: Pityriasis lichenoides. Dem. Arch. f. Dermatol. u. Syphilis. Bd. 137, S. 178. 1921. — EHRMANN: (a) Pityriasis lichenoides chronica. Dem. Arch. f. Dermatol. u. Syphilis. Bd. 66, S. 207. 1903. (b) Derselbe Fall. Ebenda. Bd. 66, S. 426.

1903. (c) Pityriasis lichenoides chronica. Ebenda. Bd. 78, S. 372. 1906. (d) Zwei Fälle von Pityriasis lichenoides chronica, einer durch Quarzlicht und Arsen geheilt. Ebenda. Bd. 116, S. 176. 1914. (e) Pityriasis lichenoides chronica. Ebenda. Bd. 137, S. 82. 1921). (f) Pityriasis lichenoides chronica. Wien. klin. Wochenschr. 1906. S. 1297. (g) Pityriasis lichenoides chronica. Dem. Zentralbl. f. Haut- u. Geschlechtskrankh. Bd. 3, S. 339. 1922. Bd. 5, S. 127. 1922. (h) Über kombinierte Licht-Arsen-Therapie bei Pityriasis lichenoides chronica (Dermatitis psoriasiformis nodularis JADASSOHN). Dermatol. Zeitschr. Bd. 45, S. 5. 1925. — EISENSTÄDT: Parapsoriasis guttata. Dem. Arch. of dermatol. a. syphilol. Vol. 6, Nr. 4, p. 515. 1922. Ref. Zentralbl. f. Haut- u. Geschlechtskrankh. Bd. 7, 262. 1923. — EUDLITZ: Psoriasis en gouttes d'aspect syphiloide. Ann. de dermatol. et de syphiligr. 1898. p. 132 et 552. — FINGER: Diskussionsbemerkungen zum Fall SCHERBER. Arch. f. Dermatol. u. Syphilis. Bd. 87, S. 460. 1907. (b) Pityriasis lichenoides chronica, verschlechtert durch Arsen. Ebenda. Bd. 112, S. 267. 1912. — FINKENRATH: Arsen als Sensibilisator in der Strahlentherapie.' Dermatol. Zeitschr. Bd. 46, S. 316. 1926. — FISCHL: (a) Parapsoriasis en gouttes. Dem. Arch. f. Dermatol. u. Syphilis. Bd. 137, S. 59. 1921. (b) Parapsoriasis guttata. Dem. Zentralbl. f. Haut- u. Geschlechtskrankh. Bd. 1, S. 217. 1921. — FISCHER: Zur Frage der Bedeutung abnormer Hautdrüsensekrete für das pathologische Geschehen auf der Haut. Zentralbl. f. Haut- u. Geschlechtskrankh. Bd. 21, S. 398. 1927. — FOERSTER: Pityriasis lichenoides chronica. Dem. Journ. of cut. diseases. Vol. 33, p. 405. 1915. — FORDYCE: (a) Parapsoriasis. Dem. The journ. of cut. diseases. Vol. 25, p. 361. 1907. Vol. 29, p. 182, 311, 345. 1911. (b) Parapsoriasis. Dem. Arch. of dermatol. a. syphilol. Vol. 5, Nr. 6, p. 833. 1922. Ref. Zentralbl. f. Haut- u. Geschlechtskrankh. Bd. 6, S. 441. 1923. (c) Parapsoriasis. Dem. Ebenda. Vol. 8, Nr. 1, p. 156. 1923. Ref. Zentralbl. f. Haut- u. Geschlechtskrankh. Bd. 12, S. 161. 1924. (d) Pityriasis lichenoides chronica. Dem. ebenda. Vol. 11, Nr. 5, S. 683. 1925. Ref. Zentralbl. f. Haut- u. Geschlechtskrankh. Bd. 18, S. 359. 1926). — FORNARA: Dem. eines Falles von Parapsoriasis (Pityriasis lichenoides chronica). Giorn. ital. di dermatol. e syphilog. Vol. 68, p. 1064. 1927. — Fox, C.: Zwei Fälle von Lichen planus, die an UNNAS Parakeratosis variegata erinnern. Brit. journ. of dermatol. Vol. 13. Jan. 1901. Lond. dermatol. Ges. 14. Nov. 1900. — Fox, H.: (a) Parapsoriasis (lichenoid type). Dem. Arch. of dermatol. a. syphilol. Vol. 11, Nr. 6, p. 861. 1925. Ref. Zentralbl. f. Haut- u. Geschlechtskrankh. Bd. 18, S. 195. 1926. (b) A case for diagnosis: Psoriasis or parapsoriasis. Dem Ebenda. Vol. 12, Nr. 2, p. 307. 1925. Ref. Zentralbl. f. Haut- u. Geschlechtskrankheiten. Bd. 18, S. 779. 1926. — Fox, W.: Pityriasis lichenoides chronica oder Parakeratosis variegata. Dem. Roy. soc. of med. sect. of dermatol. 14. 12. 1911. Vol. 5, Nr. 3. v. FRENDL: Pityriasis lichenoides chronica. Dem. Wien. klin. Wochenschr. 1902, S. 807. — FREUND: (a) Pityriasis lichenoides chronica mit Lokalisation an den Handtellern. Dem. Zentralbl. f. Haut- u. Geschlechtskrankh. Bd. 8, S. 138. 1924. (b) Parapsoriasis guttata. Dem. Zentralbl. f. Haut- u. Geschlechtskrankh. Bd. 23, S. 519. 1927. (c) Pityriasis lichenoides chronica. Dem. Zentralbl. f. Haut- u. Geschlechtskrankh. Bd. 23, S. 625. 1927. — FRÜHWALD: Typische Pityriasis lichenoides chronica bei einer Frau. Dem. Zentralbl. f. Haut- u. Geschlechtskrankh. Bd. 15, S. 410. 1925. — FUHS: (a) Pityriasis lichenoides chronica. Dem. Zentralbl. f. Haut- u. Geschlechtskrankh. 1925. S. 853. (b) Pityriasis lichenoides chronica. Dem. Zentralbl. f. Haut- u. Geschlechtskrankh. Bd. 23, S. 37. 1927. — FUKAI: Ein der Psoriasis oder der Parapsoriasis nahestehender eigentümlicher Fall. Acta dermatol. Bd. 10, H. 2, S. 205 n. dtsch. Zusammenfassung. 1927. S. 212. (Japanisch.) — GALEWSKY: Parapsoriasis lichenoides. Dem. Arch. f. Dermatol. u. Syphilis. Bd. 137, S. 180. 1921. GANS: Histologie der Hautkrankheiten. Bd. 1, S. 310. Berlin 1925. — GASTOU und PONTOIZEAU: Deux cas de parapsoriasis en gouttes. Bull. de la soc. franç. de dermatol. Jg. 28, Nr. 1, p. 22. 1921. — GIERLACZEK: Zwei Fälle von Parapsoriasis. Dem. Arch. f. Dermatol. u. Syphilis. Bd. 137, S. 140. 1921. — GOLDSCHLAG: (a) Pityriasis lichenoides chronica. Dem. Zentralbl. f. Haut- u. Geschlechtskrankh. Bd. 19, S. 610. 1926. (b) Pityriasis lichenoides et varioliformis. Dem. Zentralbl. f. Haut- u. Geschlechtskrankh. Bd. 22, S. 628. (c) Pityriasis lichenoides et varioliformis acuta. Dem. Zentralbl. f. Haut- u. Geschlechtskrankh. 1927. Bd. 23, S. 632. 1927. — GOTTRON: (a) Zwei Krankheitsfälle zur Gruppe der Parapsoriasis BROCQ. Dem. Zentralbl. f. Haut- u. Geschlechtskrankh. Bd. 19, S. 347. 1926. (b) Akut verlaufende Pityriasis lichenoides vesiculosa. Dem. Dermatol. Zeitschr. Bd. 50, H. 1, S. 39. 1927. — GRAY: Pityriasis lichenoides et varioliformis acuta. Dem. Proc. of the roy. soc. of med. Vol. 20, Nr. 4, sect. of dermatol. 18. XI. 1926, p. 33. 1921. Ref. Zentralbl. f. Haut- u. Geschlechtskrankh. Bd. 23. S. 770. — GREENBAUM: Guttata parapsoriasis. Arch. of dermatol. a. syphilol. Vol. 14, Nr. 3, p. 330. 1926. Ref. Zentralbl. f. Haut- u. Geschlechtskrankh. Bd. 22, S. 59. — GRINDON: Parapsoriasis guttata. Dem. Arch. of dermatol. a. syphilol. Vol. 15, Nr. 1, p. 85. 1927. Ref. Zentralbl. f. Haut- u. Geschlechtskrankh. Bd. 23, S. 215. — GROSS: Parapsoriasis guttata. Dem. Arch. of dermatol. a. syphilol. Vol. 15, Nr. 6, p. 737. 1927. Ref. Zentralbl. f. Haut- u. Geschlechtskrankh. Bd. 25, S. 436. 1927. — GRUSS: Pityriasis lichenoides chronica. Dem. Zentralbl. f. Haut- u. Geschlechtskrankh. Bd. 16, S. 382. 1925. —

HABERMANN: Über die akut verlaufende, nekrotisierende Unterart der Pityriasis lichenoides (Pityriasis lichenoides et varioliformis acuta). Dermatol. Zeitschr. Bd. 45, S. 42. 1925. HAGEN: 2 Fälle von Pityriasis lichenoides chronica. Dem. Zentralbl. f. Haut- u. Geschlechtskrankheiten. Bd. 21, S. 685. 1926. — HAHN, Ein Fall von Parapsoriasis. Dem. Zentralbl. f. Haut- u. Geschlechtskrankh. Bd. 22, S. 612. 1927. — HANAWA und NAGAI: Japan. Zeitschr. f. Dermatol. u. Urol. Bd. 15, S. 44. 1915. — HARTZELL: Parapsoriasis. Dem. Journ. of cut. diseases. Vol. 29, p. 358. 1911. — HAXTHAUSEN: (a) Pityriasis lichenoides chronica. Dem. Hospitalstidende. Jg. 64, Nr. 7, p. 11. 1921. (Dänisch.) Ref. Zentralbl. f. Haut- u. Geschlechtskrankh. Bd. 1, S. 569. 1921. (b) Fall von Parapsoriasis. Dem. Zentralbl. f. Haut- u. Geschlechtskrankh. Bd. 23, S. 334. 1927. — HEIMANN: Histopathology. Kap. 3. Scaling inflammations of the psoriasiform type. Journ. of cut. diseases. Vol. 34, p. 203. 1916. — HELLER: Über die Beziehungen der Parapsoriasis en gouttes zu der BROCQschen Krankheit. Arch. f. Dermatol. u. Syphilis. Bd. 108, S. 71. 1911. — HENSEL: Pityriasis lichenoides chronica. Dem. Arch. f. Dermatol. u. Syphilis. Bd. 112, S. 408. 1912. — HERXHEIMER: Diskussionsbemerkungen zu Fall NATHAN. Zentralbl. f. Haut- u. Geschlechtskrankh. Bd. 7, S. 171. 1923. — HERXHEIMER und KÖSTER: Über therapeutische Versuche mit Pilocarpinum hydrochloricum bei Parapsoriasis. Berl. klin. Wochenschr. 1913. Nr. 48. — HESSE: Parapsoriasis guttata. Dem. Zentralbl. f. Haut- u. Geschlechtskrankh. Bd. 19, S. 19. 1926. — HEYN: 3 Fälle von Pityriasis lichenoides chronica. Dem. Zentralbl. f. Haut- u. Geschlechtskrankh. Bd. 4, S. 494. 1922. — HIMMEL: Über Dermatitis psoriasiformis nodularis (Pityriasis chronica lichenoides. Arch. f. Dermatol. u. Syphilis. Bd. 65, S. 47. 1903. — HINTZ: NEISSER-JADASSOHNs lichenoides psoriasiformes Exanthem. Dem. Arch. f. Dermatol. u. Syphilis. Bd. 108, S. 268. 1911. — HODARA: Ein Fall von Parakeratosis variegata (UNNA) — Exanthema psoriasiforme lichenoides (JADASSOHN) — Parapsoriasis en gouttes (BROCQ). Dermatol. Wochenschr. Bd. 55, S. 848, 877. 1912. — HOFFMANN, H.: Zwei Fälle von Parapsoriasis. Dem. Zentralbl. f. Haut- u. Geschlechtskrankheiten. Bd. 18, S. 757. 1926. — HOLLANDER: Parapsoriasis. Dem. Arch. of dermatol. a. syphilol. Vol. 14, Nr. 3, p. 360. 1921. Ref. Zentralbl. f. Haut- u. Geschlechtskrankh. Bd. 22, S. 58. — HUDELO, RABUT, CAILLIAU: Un cas de parapsoriasis. Bull. de la soc. franç. de dermatol. Jg. 1922, Nr. 8, p. 350. — JADASSOHN: (a) Über ein eigenartiges psoriasiformes und lichenoides Exanthem. Verhandl. d. dtsch. dermatol. Ges. 4. Kongr. Breslau 1894. S. 524. (b) Beiträge zur Kenntnis des Lichen, nebst einigen Bemerkungen zur Arsentherapie. II. Dermatitis psoriasiformis nodularis (Pityriasis lichenoides). KAPOSI-Festschrift 1900, S. 880. (c) Nachtrag zu HIMMELs Arbeit. Arch. f. Dermatol. u. Syphilis. Bd. 65, S. 61. 1903. (d) Diskussionsbemerkungen zu LANGNERs Demonstration. Zentralbl. f. Haut- u. Geschlechtskrankh. Bd. 6, S. 226. 1923. — JAMIESON: A case of diagnosis. Dem. Arch. of dermatol. a. syphilol. Vol. 13, Nr. 2, p. 295. 1926. Ref. Zentralbl. f. Haut- u. Geschlechtskrankheiten. Bd. 22, S. 60. — JULIUSBERG: (a) Über einen Fall von psoriasiformem und lichenoidem Exanthem. Arch. f. Dermatol. u. Syphilis. Bd. 41, S. 257. 1897. (b) Über die Pityriasis lichenoides chronica (psoriasiform-lichenoides Exanthem). Arch. f. Dermatol. u. Syphilis. Bd. 50, S. 359. 1899. (c) Drei Fälle von Pityriasis lichenoides chronica. Dem. Arch. f. Dermatol. u. Syphilis. Bd. 53, S. 390. 1900. (d) Drei Fälle von Pityriasis lichenoides chronica. Dem. Verhandl. d. dtsch. dermatol. Ges. 7. Kongr. Breslau 1901. S. 317. — JUNGMANN: Diskussionsbemerkungen zum Fall HINTZ. Arch. f. Dermatol. u. Syphilis. Bd. 108, S. 269. 1911. — KALTENBRUNNER: (a) Pityriasis lichenoides chronica. Wien. klin. Wochenschrift. 1906. S. 290. (b) Pityriasis lichenoides. Dem. Arch. f. Dermatol. u. Syphilis. Bd. 81, S. 411. 1906. — KARSCHIN: Parapsoriasis lichenoides BROCQ. Dem. Dermatologia. Russische Monatsschr. Sept. 1913. (Russisch). Ref. Dermatol. Wochenschr. Bd. 57, S. 1358. 1913. KERL: (a) Pityriasis lichenoides chronica. Dem. Zentralbl. f. Haut- u. Geschlechtskrankh. Bd. 1, S. 20. 1921. (b) Erythème pityriasique en plaques diss. (Pityriasis lichenoides chronica). Dem. Zentralbl. f. Haut- u. Geschlechtskrankh. Bd. 7, S. 452. 1923. — KLAUDER: (a) Parapsoriasis. Dem. Arch. of dermatol. a. syphilol. Vol. 9, Nr. 3, p. 404. 1924. Ref. Zentralbl. f. Haut- u. Geschlechtskrankh. Bd. 14, S. 60. Vol. 10, Nr. 5, p. 611. 1924. Ref. Zentralbl. f. Haut- u. Geschlechtskrankh. Bd. 16, S. 322. (b) Pityriasis lichenoides chronica (?). Dem. Arch. of dermatol. a. syphilol. Vol. 15, Nr. 6, p. 721. 1927. Ref. Zentralbl. f. Haut- u. Geschlechtskrankh. Bd. 25, S. 91. 1927. — KLAPPER: Pityriasis lichenoides chronica. Dem. Zentralbl. f. Haut- u. Geschlechtskrankh. Bd. 20, S. 412. 1926. — KLAUSNER: Die Beziehungen der UNNAschen Parakeratosis variegata zur Pityriasis lichenoides. Dermatol. Wochenschr. Bd. 56, S. 469. 1913. — KRAUS: Pityriasis lichenoides chronica. Dem. Zentralbl. f. Haut- u. Geschlechtskrankh. Bd. 12, S. 127. 1924. — KRAUSE: Über Pityriasis lichenoides chronica. Inaug- Diss. Köln 1920/21. — KREN: (a) Zwei Fälle von Pityriasis lichenoides chronica. Dem. Arch. f. Dermatol. u. Syphilis. Bd. 96, S. 94. 1909. (b) Pityriasis lichenoides chronica. Dem. ebenda. Bd. 125, S. 173. 1920. (c) Pityriasis lichenoides chronica. Dem. Zentralbl. f. Haut- u. Geschlechtskrankh. Bd. 3, S. 338. 1922. (d) Pityriasis lichenoides. Dem. Zentralbl. f. Haut- u. Geschlechtskrankh. Bd. 13, S. 334. 1924. — KREIBICH: (a) Über 6 Fälle von Pityriasis lichenoides chronica. Wien. klin. Wochenschr.

1902. S. 674. (b) Pityriasis lichenoides. Dem. Arch. f. Dermatol. u. Syphilis. Bd. 59, S. 267. 1902. (c) Parapsoriasis atrophicans. Ebenda. Bd. 144, S. 476. 1923. (d) Über Parapsoriasis atrophicans. Ebenda. Bd. 145, S. 326. 1924. (e) Pityriasis lichenoides universalis. Dem. Zentralbl. f. Haut- u. Geschlechtskrankh. Bd. 8, S. 379. 1923. (f) Pityriasis lichenoides. Zentralbl. f. Haut- u. Geschlechtskrankh. Bd. 9, S. 84. 1924. (g) Parapsoriasis atrophicans. Zentralbl. f. Haut- u. Geschlechtskrankh. Bd. 11, S. 11. 1924. (h) Pityriasis lichenoides chronica. Dem. Zentralbl. f. Haut- u. Geschlechtskrankh. Bd. 16, S. 520. 1925. — Krüger: (a) Parapsoriasis. Dem. Zentralbl. f. Haut- u. Geschlechtskrankh. Bd. 1, S. 220. 1921. (b) Pityriasis lichenoides chronica. Dem. Zentralbl. f. Haut- u. Geschlechtskrankh. Bd. 4, S. 99. 1922. (c) Pityriasis lichenoides chronica mit disseminiertem Leukoderma. Dem. Zentralblatt f. Haut- u. Geschlechtskrankh. Bd. 7, S. 452. 1923. (d) Pityriasis lichenoides chronica. Zentralbl. f. Haut- u. Geschlechtskrankh. Bd. 11, S. 285. 1924. — Krupnikoff: Erkrankung der Schleimhaut und keratodermieähnliche Hautveränderungen bei Pityriasis lichenoides chronica. Acta dermato-venereol. Bd. 5, H. 1, S. 117. 1924. Ref. Zentralbl. f. Haut- u. Geschlechtskrankh. Bd. 14, S. 322. — Krystalowicz: Ein Fall von Pityriasis lichenoides chronica (Parakeratosis variegata, Parapsoriasis, Erythrodermie pityriasique usw.). Arch. f. Dermatol. u. Syphilis. Bd. 124, S. 647. 1917. (b) Dasselbe Thema. Przegląd dermatol. Vol. 9—13. 1914—18. — Kumer: (a) Pityriasis lichenoides chronica. Dem. Zentralbl. f. Haut- u. Geschlechtskrankh. Bd. 9, S. 374. 1924. (b) Parapsoriasis. Dem. Zentralbl. f. Haut- u. Geschlechtskrankh. Bd. 13, S. 337. 1924. (c) Pityriasis lichenoides acuta varioliformis. Zentralbl. f. Haut- u. Geschlechtskrankh. Bd. 19, S. 713. 1926. (d) Pityriasis lichenoides acuta (Mucha). Dem. Zentralbl. f. Haut- u. Geschlechtskrankh. Bd. 21, S. 260. 1926. Knowsely-Sibley: A case of diagnosis — parapsoriasis. Proc. of the roy. soc. of med. Dermatol. sect. 17. Juli 1913. Ref. Dermatol. Wochenschr. Bd. 58, S. 31. 1914. — Kühlmann: Pityriasis lichenoides chronica (Dermatitis psoriasiformis nodularis — Jadassohn). Dem. Arch. f. Dermatol. u. Syphilis. Bd. 117, S. 889. 1914. — Kutsch: Parapsoriasis. Dem. Zentralbl. f. Haut- u. Geschlechtskrankh. Bd. 13, S. 23. 1924. — Kuznitzky: Pityriasis lichenoides chronica. Dem. Arch. f. Dermatol. u. Syphilis. Bd. 112, S. 422. 1921. — Kyrle: Pityriasis lichenoides chronica. Dem. Arch. f. Dermatol. u. Syphilis. Bd 108, S. 537. 1911. — Lane: Parapsoriasis en gouttes. Dem. Journ. of cut. diseases. Vol. 34, p. 561. 1916. — Langer: Parapsoriasis. Dem. Zentralbl. f. Haut- u. Geschlechtskrankh. Bd. 6, S. 226. 1923. — Lapowski: Parapsoriasis (two cases). Dem. Arch. of dermatol. a. syphilol. Vol. 15, Nr. 6, p. 734. 1927. Ref. Zentralbl. f. Haut- u. Geschlechtskrankh. Bd. 25, S. 436. 1927. — Leiner: Pityriasis lichenoides chronica. Dem. Wien. med. Wochenschr. Jg. 75, Nr. 8, S. 490. 1925. — Lesser: Pityriasis lichenoides chronica. Dem. Arch. f. Dermatol. u. Syphilis. Bd. 74, S. 322. 1905. — Leszczýnski: Parapsoriasis acuta. Dem. Zentralbl. f. Haut- u. Geschlechtskrankh. Bd. 23, S. 632. 1927. Lewith: Pityriasis lichenoides chronica. Dem. Zentralbl. f. Haut- u. Geschlechtskrankh. Bd. 19, S. 467. 1926. — Linser: Pityriasis lichenoides chronica. Dem. 78. Vers. dtsch. Naturforscher u. Ärzte. Sept. 1906. Ref. Dermatol. Zeitschr. 1906, S. 725. — Little: Case of parakeratosis variegata. Proc. of the roy. soc. of med. London. Vol. 14, Nr. 3. Sect. of dermatol. 1921. p. 11. Ref. Zentralbl. f. Haut- u. Geschlechtskrankh. Bd. 1, S. 36. — Löwenfeld: Pityriasis lichenoides chronica. Dem. Zentralbl. f. Haut- u. Geschlechtskrankh. Bd. 18, S. 158. 1925. — Loewenstein: Zur Therapie der Parapsoriasis mit Pilokarpin. Dermatol. Wochenschr. Bd. 70, S. 4. 1920. — Lortat-Jacob and Fernet: Un cas de parapsoriasis en gouttes avec leucodermie. Bull. de la soc. franç. de dermatol. Jg. 30, Nr. 1, p. 11. 1923. — Lortat-Jacob et Legrain: Un cas de parapsoriasis en gouttes avec leuco-mélanodermie. Bull. de la soc. franç. de dermatol. Jg. 1924, Nr. 7, p. 358. 1924. — Louste-Thibaut: Un cas de parapsoriasis. Bull. de la soc. franç. de dermatol. Jg. 1924, Nr. 3, p. 119. 1924. — Marcuse: Pityriasis lichenoides chronica. Dem. Verhandl. d. Berl. dermatol. Ges. Jg. 1905/06. S. 97. — Martinotti: (a) Contribuzione allo studio delle parapsoriasi. Giorn. ital. d. malatt. vener. e d. pelle. Vol. 62, p. 205. 1921. (b) Ricerche sulle anomalie e le alterazioni del processo della corneificazione nei principali stati morbosi della cute umana. Ebenda. Vol. 61, p. 752. 1920. — Matzenauer: Pityriasis lichenoides chronica. Dem. Arch. f. Dermatol. u. Syphilis. Bd. 66, S. 426. 1903. — Maul: Parapsoriasis guttata. Dem. Zentralbl. f. Haut- u. Geschlechtskrankh. Bd. 17, S. 268. 1925. — Mennecke: Pityriasis lichenoides. Dem. Zentralbl. f. Haut- u. Geschlechtskrankh. Bd. 5, S. 436. 1922. — Mewborn: A case of parapsoriasis guttata Brocq. Dem. Journ. of cut. diseases. Vol. 21, p. 513. 1903. — Michelson: (a) Leukoderma in pityriasis lichenoides chronica. Arch. of dermatol. a. syphiol. Vol. 6, Nr. 3, p. 288. 1922. Ref. Zentralbl. f. Haut- u. Geschlechtskrankh. Bd. 7, S. 31. (b) Parakeratosis variegata. Ebenda. Vol. 5, Nr. 5, p. 680. 1922. Ref. Zentralbl. f. Haut- u. Geschlechtskrankh. Bd. 6, S. 160. (c) Pityriasis lichenoides chronica. Ebenda. Vol. 12, Nr. 1, p. 683. 1925. Ref. Zentralbl. f. Haut- u. Geschlechtskrankh. Bd. 18, S. 359. — Mienicki: Pityriasis lichenoides chronica (parapsoriasis Brocq) avec atrophie cutanée. Acta dermato-venercol. Tom. 7, H. 4, p. 531. 1927. Ref. Zentralbl. f. Haut- u. Geschlechtskrankh. Bd. 23, S. 770. 1927. — Mierzecki: Pityriasis lichenoides chronica.

Dem. Zentralbl. f. Haut- u. Geschlechtskrankh. Bd. 18, S. 747. 1926. — MILIAN: (a) Un cas de parapsoriasis. Bull. de la soc. franç. de dermatol. Jg. 18, p. 36. 1907. (b) Nouvelle note sur un cas de parapsoriasis. Réaction à la tuberculine. Examen histologique. Ebenda. p. 61. — MILIAN et PINARD: Parapsoriasis en gouttes, sa nature tuberculeuse. Bull. et mém. de la soc. méd. des hôp. de Paris. 2. Mai 1907. p. 368. Ref. Ann. de dermatol. et de syphiligr. 1907. p. 477. — MITCHELL: Pityriasis lichenoides chronica. Dem. Arch. of dermatol. e. syphilol. Vol. 6, Nr. 1, p. 110. 1922. — MÖLLER und AFZELIUS: Dermatitis nodularis psoriasiformis. Monatsh. f. prakt. Dermatol. Bd. 38, S. 16. 1904. — MUCHA: (a) Pityriasis lichenoides chronica. Dem. Arch. f. Dermatol. u. Syphilis. Bd. 109, S. 229. 1922. (b) Pityriasis lichenoides chronica. Dem. Ebenda. Bd. 112, S. 14. 1912. (c) Über einen der Parakeratosis variegata (UNNA) bzw. Pityriasis lichenoides chronica (NEISSER-JULIUSBERG) nahestehenden Fall. Ebenda. Bd. 123, S. 586. 1916. — MÜLLER: Pityriasis lichenoides chronica. Dem. Arch. f. Dermatol. u. Syphilis. Bd. 104, S. 107. 1910. — MUSCHTER: Über einen Fall von Parapsoriasis (sämtliche drei Typen in einem Fall vereint). Arch. f. Dermatol. u. Syphilis. Bd. 121, S. 918. 1916. — NADEL: (a) Pityriasis lichenoides chronica. Dem. Zentralbl. f. Haut- u. Geschlechtskrankh. Bd. 18, S. 749. 1926. (b) Parapsoriasis BROCQ. Dem. Zentralbl. f. Haut- u. Geschlechtskrankh. Bd. 23, S. 630. 1927. NATHAN: Parapsoriasis guttata mit Leucoderma colli et corporis und Lokalreaktion auf Pilocarpin. Dem. Zentralbl. f. Haut- u. Geschlechtskrankh. Bd. 7, S. 171. 1923. — NEISSER: (a) Zur Frage der lichenoiden Eruptionen. Verhandl. d. dtsch. dermatol. Ges. 4. Kongr. Breslau 1894. S. 495. (b) Diskussionsbemerkungen zu dem Falle WERTHER. Dermatol. Zeitschr. Bd. 23, S. 46. 1915. — NEUMANN: (a) Pityriasis lichenoides chronica. Dem. Arch. f. Dermatol. u. Syphilis. Bd. 69, S. 428. 1904. (b) Über Pityriasis lichenoides chronica. Allg. Wien. med. Zeit. 1904. Nr. 17 u. 18. (c) Pityriasis lichenoides chronica. Dem. Wien. klin. Wochenschr. 1906. S. 421. — NOBL: (a) Pityriasis lichenoides chronica. Monatsh. f. prakt. Dermatol. Bd. 44, S. 352. 1907. (b) Pityriasis lichenoides chronica. Dem. Arch. f. Dermatol. u. Syphilis. Bd. 125, S. 606. 1920. (c) Pityriasis lichenoides chronica. Dem. Ebenda. Bd. 133, S. 55. 1921. — OPPENHEIM: (a) Pityriasis lichenoides chronica. Dem. Arch. f. Dermatol. u. Syphilis. Bd. 96, S. 341. 1909. (b) Pityriasis lichenoides chronica. Ebenda. Bd. 98, S. 127. 1909. (c) Pityriasis lichenoides chronica. Ebenda. Bd. 112, S. 267, 1001. 1912. (d) Pityriasis lichenoides chronica universalis. Ebenda. Bd. 125, S. 188. 1920. (e) Pityriasis lichenoides chronica vom Typus der Fälle MUCHA-RUSCH. Ebenda. Bd. 133, S. 119. 1921. (f) Pityriasis lichenoides chronica mit varicellaartigem Vorstadium. Zentralbl. f. Haut- u. Geschlechtskrankh. Bd. 1, S. 107, 108, 217. 1921. (g) Lues recens oder Pityriasis lichenoides chronica mit Atrophia cutis idiopathica progressiva. Zentralbl. f. Haut- u. Geschlechtskrankh. Bd. 3, S. 337. 1922. (h) Pityriasis lichenoides chronica oder Erythema toxicum bei einem 11jährigen Knaben. Zentralbl. f. Haut- u. Geschlechtskrankh. Bd. 4, S. 100. 1922. (i) Pityriasis lichenoides chronica, beginnend als generalisiertes, fleckförmiges Erythem. Zentralbl. f. Haut- u. Geschlechtskrankh. Bd. 4, S. 418. 1922. (k) Pityriasis lichenoides chronica pustulosa et crustosa. Zentralbl. f. Haut- u. Geschlechtskrankh. Bd. 19, S. 838. 1926. (l) Pityriasis lichenoides chronica haemorrhagica papulosa et varicellotormis. Dem. Zentralbl. f. Haut- u. Geschlechtskrankh. Bd. 24, S. 166. 1922. — ORMSBY: (a) Parapsoriasis (type Pityriasis lichenoides chronica). Zwei Fälle. Journ. of cut. diseases. Vol. 33, p. 390, 391. 1915. (b) A case of diagnosis. Dem. Arch. of dermatol. a. syphilol. Vol. 16, Nr. 1, p. 90. 1927. Ref. Zentralbl. f. Haut- u. Geschlechtskrankh. Bd. 25, S. 436. 1927. — ORMSBY and MITCHELL: Parapsoriasis, lichenoid type. Dem. Arch. of dermatol. a. syphilol. Vol. 9, Nr. 2, p. 268. 1924. Ref. Zentralbl. f. Haut- u. Geschlechtskrankh. Bd. 14, S. 60. 1924. — OULMANN: Parapsoriasis. Dem. Arch. of dermatol. a. syphilol. Vol. 12, Nr. 3, p. 439. 1925. Ref. Zentralbl. f. Haut- u. Geschlechtskrankh. Bd. 19, S. 232. 1926. — PAUTRIER: Parapsoriasis en gouttes à squames adhérentes et à éléments minuscules (forme intermediaire entre le parapsoriasi en goutte et le parapsoriasis lichénoide). Bull. de la soc. franç. de dermatol. Jg. 20, p. 264. 1909. — PAUTRIER, FERNET, FRANÇON: Parapsoriasis en gouttes à squames adhérentes, chez une syphilitique. Bull. de la soc. franç. de dermatol. Jg. 24, p. 139. 1913. — PAWLOW: Materialien zur Frage der Parapsoriasis. Venerol. u. Dermatol. Jg. 1924, Nr. 6, S. 12. 1924. (Russisch.) Ref. Zentralbl. f. Haut- u. Geschlechtskrankh. Bd. 18, S. 195. 1926. — PERKEL: Ein Fall von Parapsoriasis en gouttes à squames adhérentes (BROCQ) bei einer Syphilitikerin. Dermatologia. (Russische Monatsschr.) Bd. 1, Juli 1913. (Russisch.) Ref. Dermatol. Wochenschr. Bd. 57, S. 1156. 1913. (b) Derselbe Fall. Dermatol. Wochenschrift. Bd. 57, S. 1235. 1913. — PICK: (a) Über ein eigenartiges lichenoides Exanthem. Arch. f. Dermatol. u. Syphilis. Bd. 69, S. 411. 1904. (b) Parapsoriasis mit Leukoderm. Ebenda. Bd. 125, S. 661. 1920. — PINARD, MEYER, MARTINEAU: Un cas de parapsoriasis chez un syphilitique. Dem. Bull. de la soc. franç. de dermatol. Jg. 34, Nr. 2, p. 81. 1927. Nr. 4. S. 195. 1927. — PINKUS: Ein Fall von psoriasiformem und lichenoidem Exanthem. Arch. f. Dermatol. u. Syphilis. Bd. 44, S. 77. 1898. — PORIAS: Parapsoriasis. Dem. Zentralbl. f. Haut- u. Geschlechtskrankh. Bd. 14, S. 166. 1924. — PROHOPCUK: Atypische Parapsoriasis. Dem.

Zentralbl. f. Haut- u. Geschlechtskrankh. Bd. 21, S. 406. 1926. — Pusey: Parapsoriasis. Journ. of cut. diseases. Vol. 29, p. 310. 1911. — Rabut et Cailliau: Parapsoriasis en gouttes. Bull. de la soc. franç. de dermatol. Jg. 1922, Nr. 7, p. 302. — Racinowsky: Pityriasis lichenoides chronica. Dem. Zentralbl. f. Haut- u. Geschlechtskrankh. Bd. 20, S. 859. 1926. Randak: Parapsoriasis, Pityriasis lichenoides chronica. Zentralbl. f. Haut- u. Geschlechtskrankh. Bd. 11, S. 406. 1924. — Rasch: (a) Clinical note. Treatment of parapsoriasis. Brit. journ. of dermatol. a. syphilis. Vol. 35, Nr. 10, p. 369. 1923. (b) Behandlung der Parapsoriasis. Hospitalstidende. Jg. 66, Nr. 32, p. 192. 1923. (Dänisch.) Ref. Zentralbl. f. Haut- u. Geschlechtskrankh. Bd. 10, S. 354. 1924. — Riecke: (a) Zur Kenntnis der Pityriasis lichenoides chronica. Arch. f. Dermatol. u. Syphilis. Bd. 83, S. 51, 205, 411. 1906. (b) Lehrbuch der Haut- u. Geschlechtskrankheiten. 7. Aufl. Jena 1922. S. 182. Rille: (a) Dem. eines Falles von Pityriasis lichenoides chronica. Verhandl. d. 21. Kongr. f. inn. Med. Wiesbaden 1904. S. 567. (b) Pityriasis lichenoides. Zentralbl. f. Haut- u. Geschlechtskrankh. Bd. 1, S. 332. 1921. — Róna: Dem. eines Falles von Morbus Jadassohni. Arch. f. Dermatol. u. Syphilis. Bd. 46, S. 147. 1898. — Rost: Pityriasis lichenoides chronica (mit Arsenwirkung). Dem. Zentralbl. f. Haut- u. Geschlechtskrankh. Bd. 22, S. 30. 1927. — Rostenberg: Parapsoriasis lichenoides in a patient with syphilis. Arch. of dermatol. a. syphilol. Vol. 16, Nr. 1, p. 76. 1927. Ref. Zentralbl. f. Haut- u. Geschlechtskrankh. Bd. 25, S. 436. 1927. — Rusch: (a) Pityriasis lichenoides chronica mit pustulösen, nekrotisierenden Herden. Dem. Arch. f. Dermatol. u. Syphilis. Bd. 125, S. 167. 1920. (b) Pityriasis lichenoides chronica, voriger Fall. Ebenda. Bd. 125, S. 175. 1920. (c) Pityriasis lichenoides chronica, hämorrhagisch-exsudative Form. Dem. Ebenda. Bd. 133, S. 63, 96, 107. 1921. (d) Pityriasis lichenoides mit hämorrhagisch-nekrotisierenden Herden und Pityriasis mit Leukoderm. Ebenda. Bd. 137, S. 27, 32. 1921. (e) Hämorrhagisch-exsudative Form der Pityriasis lichenoides. Wien. klin. Wochenschr. 1918. Nr. 31. (f) Pityriasis lichenoides chronica mit Leukoderm. Dem. Zentralbl. f. Haut- u. Geschlechstkrankh. Bd. 7, S. 452. 1923. (g) Pityriasis lichenoides, hämorrhagisch-exsudativ-ulceröse Form. Dem. Zentralbl. f. Haut- u. Geschlechtskrankh. Bd. 17, S. 852. 1925. — Sachs: Pityriasis lichenoides chronica mit Leukoderm. Dem. Arch. f. Dermatol. u. Syphilis. Bd. 133, S. 103. 1921. (b) Zur Pathologie und Therapie der Pityriasis lichenoides chronica. Wien. med. Wochenschr. 1920. Nr. 30/31, S. 1375. (c) Pityriasis lichenoides chronica mit Leukoderma nuchae. Zentralbl. f. Haut- u. Geschlechtskrankh. Bd. 9, S. 441. 1924. (d) Bemerkungen zu der Arbeit von Joh. Alkmvist: Zur Kenntnis der Pityriasis lichenoides et varioliformis acuta (Habermann). Dermatol. Zeitschr. Bd. 48, S. 53. 1926. — Sáinz de Aja: Das Pilocarpin bei der Parapsoriasis. Actas dermo-sifiliogr. Jg. 13, Nr. 5, S. 205. 1921. Ref. Zentralbl. f. Haut- u. Geschlechtskrankh. Bd. 5, S. 22. 1922. — Sato: Über Leukoderm bei Parapsoriasis. Dermatol. Wochenschr. Bd. 73, S. 939. 1921. — Savatard: Parakeratosis variegata. Dem. Manchester dermatol. soc. Brit. journ. of dermatol. Nr. 10, p. 402. 1914. Ref. Arch. f. Dermatol. u. Syphilis. Bd. 122, S. 531. 1916. — Sawicka: Parapsoriasis. Dem. Zentralbl. f. Haut- u. Geschlechtskrankh. Bd. 18, S. 747. 1926. — Scherber: (a) Pityriasis lichenoides chronica. Dem. Arch. f. Dermatol. u. Syphilis. Bd. 87, S. 460. 1907. (b) Pityriasis lichenoides chronica mit Hämorrhagien und Leukoderm. Dem. Ebenda. Bd. 125, S. 30. 1920. (c) Parapsoriasis. Dem. Ebenda. Bd. 112, S. 1014. 1912. — Schildkraut: Parapsoriasis. Dem. Arch. of dermatol. a. syphilol. Vol. 14, Nr. 3, p. 330. 1926. Ref. Zentralbl. f. Haut- u. Geschlechtskrankh. Bd. 22, S. 59. — Schindler: Pityriasis lichenoides chronica. Dem. Zentralbl. f. Haut- u. Geschlechtskrankh. Bd. 8, S. 379. 1923 u. Bd. 20, S. 16. 1926. — Schönhoff: Pityriasis lichenoides chronica. Dem. Zentralbl. f. Haut- u. Geschlechtskrankh. Bd. 19, S. 608. 1926. Schröpl: Pityriasis lichenoides chronica in einer Psoriatikerfamilie. Dem. Zentralbl. f. Haut- u. Geschlechtskrankh. Bd. 23, S. 614. 1927. — Schwartz: A case of diagnosis. Dem. Arch. of dermatol. a. syphilol. Vol. 16, Nr. 1, p. 114. 1927. Ref. Zentralbl. f. Haut- u. Geschlechtskrankh. Bd. 25, S. 436. 1927. — Schwartz and Busman: Pityriasis lichenoides chronica? Arch. of dermatol. a. syphilol. Vol. 9, Nr. 3, p. 396. 1924. Ref. Zentralbl. f. Haut- u. Geschlechtskrankh. Bd. 13, S. 257. 1924. — Seger: Pityriasis lichenoides chronica. Dem. Zentralbl. f. Haut- u. Geschlechtskrankh. Bd. 25, S. 165. 1927. — Segrè: Pitiriasis lichenoide cronica. Giorn. ital. di dermatol. e. sifilol. Vol. 67, H. 6, p. 1513. 1926. — Senear: Parapsoriasis. Dem. Arch. of dermatol. a. syphilol. Vol. 10, Nr. 1, p. 114. 1924. Ref. Zentralbl. f. Haut- u. Geschlechtskrankh. Bd. 16, S. 46. 1925. — Senin: Über Parapsoriasis. Russki Westnik dermatol. Vol. 4, Nr. 7, p. 615. 1926. (Russisch.) Ref. Zentralbl. f. Haut- u. Geschlechtskrankh. Bd. 22, S. 59. — Sevin: 2 Fälle von Pityriasis lichenoides chronica. Dem. Zentralbl. f. Haut- u. Geschlechtskrankh. Bd. 20, S. 548. 1926. — Shillitoe: Parapsoriasis of Brocq. Dem. Brit. journ. of dermatol. Vol. 19, p. 126. 1907. — Silbermann u. Rossijanski: Ein Fall von akuter Parapsoriasis. Venerologija i dermatologija. Jg. 1927, Nr. 4, S. 328. 1927. (Russisch.) Ref. Zentralbl. f. Haut- u. Geschlechtskrankh. Bd. 25, S. 91. 1927. — Siemens: Parapsoriasis en gouttes. Dem. Arch. f. Dermatol. u. Syphilis. Bd. 137, S. 135. 1921. — Slutzky: Parapsoriasis guttata. Dem. Zentralbl. f. Haut- u. Geschlechtskrankh. Bd. 22, S. 25. 1927. — Spiegler: Pityriasis lichenoides chronica. Dem. Arch. f. Dermatol. u. Syphilis. Bd. 75, S. 112. 1905. — SPIETHOFF: Pityriasis lichenoides chronica in atypischer Form; hämorrhagische Variante. Dem. Zentralbl. f. Haut- u. Geschlechtskrankh. Bd. 18, S. 151. 1925. — SPITZER: Pityriasis lichenoides chronica. Dem. Arch. f. Dermatol. u. Syphilis. Bd. 133, S. 129. 1921. — STOKES: Clinical and experimental observations on a case of Pityriasis lichenoides chronica (JULIUSBERG). Journ. of cut. diseases. Vol. 34, p. 343. 1916. — STRANDBERG: Parapsoriasis Dem. Stockholm. dermatol. soc. 17. Nov. 1920. Acta dermatol. 1921. — SUTEYEV: Die Ursache der Parapsoriasis. Russki joornal kojnich e venericheskick boleznej. Vol. 27, Nr. 5. Mai 1914. p. 413. (Russisch.) Ref. Journ. of cut. diseases. Vo.l 33, p. 603. 1915. — SWEITZER: Pityriasis lichenoides chronica. Dem. Arch. of dermatol a. syphilol. Vol. 15, Nr. 3, p. 358. 1927. Ref. Zentralbl. f. Haut- u. Geschlechtskrankh. Bd. 23, S. 770. 1927. — SZANDICZ: Fall zur Diagnose (Parapsoriasis BROCQ). Dem. Zentralbl. f. Haut- u. Geschlechtskrankh. Bd. 22, S. 614. 1927. TANIMURA: Beiträge zur Kenntnis der Parapsoriasis BROCQ. Japan. journ. of dermatol. a. urol. Vol 23, Nr. 2, p. 130 and Nr. 3, p. 206. 1923. (Japanisch.) Ref. Zentralbl. f. Haut- u. Geschlechtskrankh. Bd. 10, S. 158. 1924. — TÖRÖK: (a) In zerstreuten Flecken auftretende schuppende Erythrodermie. Pester med.-chirurg. Presse. Jg. 37, Nr. 1. 1901. (b) Derselbe Titel in MRAMEKS Handbuch für Hautkrankheiten. Bd. 1, S. 795. Wien 1902. — TOUTON: (a) Diskussionsbemerkung zu Fall NATHAN. Zentralbl. f. Haut- u. Geschlechtskrankh. Bd. 7, S. 171. 1923. (b) Diskussionsbemerkung zu HABERMANNs Vortrag. Zentralbl. f. Haut- u. Geschlechtskrankh. Bd. 18, S. 512. 1925. — TRIMBLE: (a) Parapsoriasis. Journ. of cut. diseases. Vol. 29, p. 561. 1911. (b) Parapsoriasis. Journ. of the Americ. med. assoc. 1909. p. 264. (c) Case for diagnostic. Pityriasis lichenoides chronica. Arch. of dermatol. a. syphilol. Vol. 3, Nr. 6, p. 860. 1921. Ref. Zentralbl. f. Haut- u. Geschlechtskrankh. Bd. 2, S. 271. 1921. — TSCHERNOGUBOW: Parapsoriasis en gouttes. Dem. Verhandl. d. Moskauer vener. u. dermatol. Ges. 1910. Arch. f. Dermatol. u. Syphilis. Bd. 106, S. 366. 1911. — TURNACLIFF: Parapsoriasis. Dem. Arch. of dermatol. a. syphilol. Vol. 14, Nr. 6, p. 744. 1926. Ref. Zentralbl. f. Haut- u. Geschlechtskrankh. Bd. 25, S. 91. 1927. — ULLMANN: Pityriasis lichenoides pustulosa necrotisans. Dem. Zentralbl. f. Haut- u. Geschlechtskrankh. Bd. 23, S. 35. 1927. — URBACH: Parapsoriasis maculosa. Dem. Zentralbl. f. Haut- u. Geschlechtskrankh. Bd. 21, S. 51. 1926. — VERROTTI: Histologische Untersuchungen über Parapsoriasis BROCQ. Ein Beitrag zum Studium der papulo-squamösen Tuberkulide. Arch. f. Dermatol u. Syphilis. Bd. 96, S. 193. 1909. — WAGNER-KATZ: Ein Beitrag zur Kasuistik der Pityriasis lichenoides chronica. Dermatol. Zentralbl. Jg. 21. Nr. 5, S. 66. — WALKER: Parapsoriasis? Dem. Journ. of cut. diseases. Vol. 33, p. 222. 1915. WAUGH: Parapsoriasis lichenoide (BROCQ). Arch. of dermatol. a. syphilol. Vol. 7, Nr. 6, p. 830. 1923. Ref. Zentralbl. f. Haut- u. Geschlechtskrankh. Bd. 10, S. 45. 1924. — WEINMANN: Zur Therapie der Parapsoriasis (BROCQ). Arch. f. Dermatol. u. Syphilis. Bd. 124, S. 785. 1917. — WERTHER: (a) Über einen Fall von Pityriasis lichenoides (besser polymorpha chronica), welcher die drei Typen der Parapsoriasis vereint. Dermatol. Zeitschr. Bd. 22, Nr. 6. 1913. (b) Pityriasis lichenoides. Dem. Arch. f. Dermatol. u. Syphilis. Bd. 137, S. 179. 1921. (c) Pityriasis lichenoides. Dem. Zentralbl. f. Haut- u. Geschlechtskrankh. Bd. 1, S. 332. 1921. (d) Parapsoriasis, Pityriasis lichenoides chronica. Dem. Zentralbl. f. Haut- u. Geschlechtskrankh. Bd. 14, S. 26, 298. 1924. — WERTHEIM: Pityriasis lichenoides chronica (Parapsoriasis lichenoides). Dem. Zentralbl. f. Haut- u. Geschlechtskrankh. Bd. 13, S. 334. 1924. Bd. 19, S. 713. 1926. — WESTPHALEN: Parapsoriasis guttata. Dem. Zentralbl. f. Haut- u. Geschlechtskrankh. Bd. 19, S. 196. 1926. — WILLIAMS: A case for diagnosis: Parapsoriasis? Dem. Arch. of dermatol. a. syphilol. Vol. 11, Nr. 6, p. 861. 1925. Ref. Zentralbl. f. Haut- u. Geschlechtskrankh. Bd. 18, S. 196. 1926. WINTERNITZ: Pityriasis lichenoides chronica. Dem. Zentralbl. f. Haut- u. Geschlechtskrankh. Bd. 17, S. 622. 1925. — WIRZ: Fall zur Diagnose. Pityriasis lichenoides chronica. Dem. Zentralbl. f. Haut- u. Geschlechtskrankh. Bd. 14, S. 33. 1924. — WISE: (a) Pityriasis lichenoides chronica. New York med. journ. a. med. record. 20. Nov. 1915. Nr. 21. (b) Parapsoriasis, lichenoid type, parapsoriasis lichenoides chronica (BROCQ). Journ. of cut. diseases. Vol. 33, p. 212, 324. 1915. (c) Pityriasis lichenoides chronica, a clinical and microscopic study on a case mistaken for Lichen planus. Journ. of the Americ. med. assoc. Vol. 67, p. 159. 1916. (d) Pityrasis lichenoides chronica, klinische und mikroskopische Studien eines irrtümlich als Lichen planus angesprochenen Falles. Dermatol. Wochenschr. Bd. 67, S. 837. 1918. — WISNIEWSKI: (a) Parapsoriasis BROCQ. Przeglad chorob. skornych i. wener. Vol. 8, H. 1/3. 1913. (Polnisch.) Ref. Arch. f. Dermatol. u. Syphilis. Bd. 117, S. 240. 1914. (b) Atrophische Hauterscheinungen bei einem Falle von Parapsoriasis. Przeglad dermatol. Jg. 19, Nr. 2, S. 96. 1924. (Polnisch.) Ref. Zentralbl. f. Haut- u. Geschlechtskrankh. Bd. 17, S. 529. 1925. — WOHLSTEIN: Zur Frage der Parapsoriasis. Dermatol. Wochenschr. Bd. 79, S. 900. 1924. — WORONOW: Pityriasis lichenoides chronica universalis. Zentralbl. f. Haut- u. Geschlechtskrankh. Bd. 18, S. 654. 1926. — YANO: A case of parapsoriasis. Dem. Japan. journ. of dermatol. a. urol. Vol. 25, Nr. 1, soc. transact. 1925, p. 3. Ref. Zentralbl. f. Haut- u. Geschlechtskrankh. Bd. 17, S. 530. 1925. — ZIMMERN:

Erfahrungen mit Bismogenol in der Praxis. Dermatol. Wochenschr. Bd. 76, S. 461. 1923. — Zinsser: Pityriasis bei Urtikariakranken mit Pityriasis rubra pilaris oder lichenoides chronica? Dem. Dermatol. Zeitschr. Bd. 51, H. 3/4, S. 229, 232. 1927. — Zuleger: Pityriasis lichenoides chronica. Dem. Zentralbl. f. Haut- u. Geschlechtskrankh. Bd. 18, S. 25. 1925. — v. Zumbusch: Pityriasis lichenoides chronica. Dem. Arch. f. Dermatol. u. Syphilis. Bd. 75, S. 113. 1905. — Zurhelle: (a) Parapsoriasis mit Leukoderm. Dem. Zentralbl. f. Haut- u. Geschlechtskrankh. Bd. 3, S. 133. 1922. (b) Ein Fall von ausgedehntem Leukoderm bei Parapsoriasis guttata. Dermatol. Zeitschr. Bd. 35, S. 339. 1922.

Parakeratosis variegata.

Abraham: Case of Parakeratosis variegata. Brit. journ. of dermatol. Vol. 14, p. 99. 1902. — Amster: Dem. Fall zur Diagnose (Parakeratosis variegata?). Zentralbl. f. Haut- u. Geschlechtskrankh. Bd. 18, S. 757. 1926. — Anthony: The report of a case of Parakeratosis variegata. Journ. of cut. diseases. Vol. 24, p. 455. 1906. — Arndt: Über Brocqsche Krankheit (Erythrodermie pityriasique en plaques disséminées) nebst einigen Bemerkungen zur Frage der Parapsoriasis. Arch. f. Dermatol. u. Syphilis. Bd. 100, S. 7. 1910. — Barber: (a) Parakeratosis variegata. Dem. Roy. soc. of med. dermatol. sect. 18. 2. 1915. Brit. journ. of dermatol. 1915. Ref.: Arch. f. Dermatol. u. Syphilis. Bd. 122, S. 730. (b) Parakeratosis variegata. Dem. Proc. of the roy. soc. of med. Vol. 15, Nr. 5. Sect. of dermatol. 1922. p. 23. Ref.: Zentralbl. f. Haut- u. Geschlechtskrankh. B.d 5, S. 463. 1922. (c) Case of parapsoriasis. Dem. Proc. of the roy. soc. of med. Vol. 18, Nr. 2. Sect. of dermatol. 1924. p. 16. Ref.: Zentralbl. f. Haut- u. Geschlechtskrankh. Bd. 16, S. 675. 1925. — Bechet: Parakeratosis variegata. Dem. Arch. of dermatol. a. syphilol. Vol. 6, Nr. 2, p. 225. 1922. Ref.: Zentralbl. f. Haut- u. Geschlechtskrankh. Bd. 6, S. 441. 1923. (b) Parapsoriasis, Brocq type. Dem. Arch. of dermatol. a. syphilol. Vol. 10, Nr. 5, p. 560. 1924. Ref. Zentralbl. f. Haut- u. Geschlechtskrankh. Bd. 16, S. 322. 1925. — Bogrow: Granuloma fungoides und Parakeratosis variegata. Dem. Arch. f. Dermatol. u. Syphilis. Bd. 107, S. 471. 1911. — Brocq: (a) Les parapsoriasis. Ann. de dermatol. et de syphiligr. 1902. p. 433. (b) Contribution à l'étude des frontières du lichen plan. Ses relations avec les psoriasis et les parapsoriasis. Réun. dermatol. de Strasbourg, 1927. June 14. Bull. de la soc. franç. de dermatol. et de syphiligr. Jg. 34, Nr. 7, p. 507. 1927. Bucek: Beiträge zur Kenntnis der Parapsoriasis Brocq. Monatsh. f. prakt. Dermatol. Bd. 37, S. 141. 1903. — Butler: Ultraviolet ray in dermatology. Arch. of dermatol. of syphilol. Vol. 9, Nr. 1, p. 51. 1924. Ref.: Zentralbl. f. Haut- u. Geschlechtskrankh. Bd. 12, S. 263. 1924. — Civatte: Les parapsoriasis de Brocq. Paris 1906. — Crocker: (a) Lichen planus: its variations, relations and imitations. Brit. journ. of dermatol. Vol. 12, p. 433. 1900. (b) Parakeratosis variegata or Lichen variegatus. Brit. journ. of dermatol. Vol. 13, p. 19. 1901. (c) Lichen variegatus. Dem. Brit. journ. of dermatol. Vol. 13, p. 55. 1901. — Csillag: (a) Zur Identität der Parakeratosis variegata mit einigen anders benannten Krankheitsformen. Arch. f. Dermatol. u. Syphilis. Bd. 76, S. 3. 1905. (b) Dasselbe Thema. (Ungarisch.) Orvosi Hetilap. 1905. Nr. 13. — Darier (Précis de dermatol. 3. Aufl. p. 118. Paris 1923. — Dawson: Fälle von Parakeratosis variegata. Dem. Brit. joun. of dermatol. 1908. p. 620 u. 1912. p. 21. — Dore: (a) Parakeratosis variegata. Dem. Brit. journ. of dermatol. 1903. p. 423. 1903. p. 407. (b) A case of parakeratosis variegata in a man, aged 60. Proc. of the roy soc. of med. Vol. 16, Nr. 1. Sect. of dermatol. 1922. p. 19. Ref.: Zentralbl. f. Haut- u. Geschlechtskrankh. Bd. 7, S. 480. 1923. (c) Parakeratosis variegata in a man, aged 40. Dem. Proc. of the roy. soc. of med. Vol. 16, Nr. 12. Sect. of dermatol. 1923. p. 104. Ref.: Zentralbl. f. Haut- u. Geschlechtskrankh. Bd. 11, S. 122. 1924. — Eddowes: Parakeratosis variegata. Brit. journ. of dermatol. 1899. p. 35. — Fox Colcott: Parakeratosis variegata. Brit. journ. of dermatol. 14. Nov. 1900 u. 1901. p. 6. — Fox Colcott and Mac Leod On a case of Parakeratosis variegata. Brit. journ. of dermatol. 1901. p. 319. — Fox Howard: Parapsoriasis (lichenoid type). Dem. Arch. of dermatol. a. syphilol. Vol. 11, Nr. 6, p. 861. 1925. Ref.: Zentralbl. f. Haut- u. Geschlechtskrankh. Bd. 18, S. 195. 1926. — Fox Tilbury: Atlas of skin diseases. 1877. Tafel XIII. Zit. nach V. Crocker. — Fox Wilfrid: Pityriasis lichenoides chronica oder Parakeratosis variegata. Dem. Roy. soc. of med. sect. of dermatol. 14. 12. 1911. Brit. journ. of dermatol. 1912. Nr. 1. p. 20. Ref.: Arch. f. Dermatol. u. Syphilis. Bd. 112, S. 273. 1912. — Freeman: Lichen variegatus. Dem. Brit. journ. of dermatol. Vol. 15, p. 206. 1903. — Gastou: Erythrodermie polymorphe persistante: parapsoriasis ou „parakératosis variegata". Bull. de la soc. franç. de dermatol. Jg. 1924, Nr. 6, p. 329. 1924. — Himmel: Über Dermatitis psoriasiformis nodularis (Pityriasis chronica lichenoides. Arch. f. Dermatol. u. Syphilis. Bd. 65, S. 47. 1903. — Hodara: Ein Fall von Parakeratosis variegata (Unna) — Exanthema psoriasiforme lichenoides (Jadassohn). — Parapsoriasis en gouttes (Brocq). Dermatol. Wochenschrift Bd. 55, S. 848, 877. 1912. — Hudelo et Gastou: Cas probable de parakeratosis variegata. Ann. de dermatol. et de syphiligr. 1904. p. 1090. — Hudelo, Rabut, Cailliau: Un cas de parapsoriasis und Diskussion. Bull. de la soc. franç. de dermatol. Jg. 1922. Nr. 8, p. 350. 1922. — Jadassohn: (a) Bemerkungen anläßlich eines Falles von Erythrodermie pityriasique en plaques disséminsées. Verhandl. d. dtsch. dermatol. Ges. 9. Kongr. Bern 1907. S. 401. (b) Nachtrag zu HIMMELs Arbeit. Arch. f. Dermatol. u. Syphilis. Bd. 65 S. 61. 1903. — JAMIESON: Dem. Three cases „for diagnosis". Disk. ANDERSON, PAYNE, M. MORRIS, R. CROCKER, UNNA, BOECK, EDDOWES). Brit. journ. of dermatol. Vol. 10, p. 324. 1898. — JESSNER: Fall zur Diagnose (Parapsoriasis? Parakeratosis variegata?) Zentralbl. f. Haut- u. Geschlechtskrankheiten. Bd. 11, S. 401. 1924. — KARSCAKIN: Parapsoriasis lichenoides BROCQ. Dermatologia. Russ. Monatsschr. Bd. 2, Sept. 1913. Ref.: Dermatol. Wochenschr. Bd. 57, S. 1358. 1913. — MAC KEE: Parapsoriasis. Dem. Journ. of cut. diseases. Vol. 29, p. 396. 1911. — KLAUDER: Parapsoriasis. Dem. Arch. of dermatol. a. syphilol. Vol. 7, Nr. 1. p. 121. 1923. Ref.: Zentralbl. f. Haut- u. Geschlechtskrankheiten. Bd. 8, S. 251. 1923. — KLAUSNER: Die Beziehungen der UNNAschen Parakeratosis variegata zur Pityriasis lichenoides. Dermatol. Wochenschr. Bd. 56, S. 469. 1913. — KUMER: Parapsoriasis. Dem. Zentralbl. f. Haut- u. Geschlechtskrankh. Bd. 24, S. 754. 1927. — LANE: A case for diagnosis. Dem. Arch. of dermatol. a. syphilol. Vol. 9, Nr. 5, p. 634. 1924. Ref.: Zentralbl. f. Haut- u. Geschlechtskrankh. Bd. 14, S. 323. 1924. — LEVIN: Érythrodermie pityriasique en plaques disséminées and parakeratosis variegata. Dem. Arch. of dermatol. a. syphilol. Vol. 5, Nr. 5, S. 651. 1922. Ref.: Zentralbl. f. Haut- u. Geschlechtskrankh. Bd. 6, S. 160. 1923. — LEWTSCHENKOW: Zur Klinik und Histologie des Lichen variegatus R. CROCKER (Parapsoriasis lichenoides BROCQ). Dermatol. Wochenschr. Bd. 56, S. 501, 529. 1913. — LITTLE: (a) Parakeratosis variegata. Dem. Brit. journ. of dermatol. Vol. 15, p. 34. 1903. (b) Parakeratosis variegata. Dem. Proc. of the roy. soc. of med. sect. of dermatol. 18. 5. 1916. Ref.: Dermatol. Wochenschr. Bd. 63, S. 950. 1916 u. ebenda Sitzung v. 21. X. 1920. Ref.: Dermatol. Wochenschr. Bd. 73, S. 763. 1921. (c) Case of parakeratosis variegata. Dem. Proc. of the roy. soc. of med. London. Vol. 14, Nr. 3. Sect. of dermatol. 1921. p. 11. Ref.: Zentralbl. f. Haut- u. Geschlechtskrankheiten, Bd. 1, S. 36. 1921. (d) Case of parapsoriasis. Dem. Proc. of the roy. soc. of med. Vol. 16, Nr. 1. Sect. of dermatol 1922. p. 11. Ref.: Zentralbl. f. Haut- u. Geschlechtskrankheiten. Bd. 7, S. 480. 1923. — LOUSTE et THIBAUT: Un cas de parapsoriasis. Bull. de la soc. franç. de dermatol. Jg. 1924. Nr. 3, p. 119. 1924. — MAC LEOD: Parakeratosis variegata (Lichen variegatus). Demonstration mikroskopischer Präparate. Brit. journ. of dermatol. Vol. 13, p. 53. 1901. (b) Parakeratosis variegata. Dem. Brit. journ. of dermatol. Vol. 14. p. 128. 1902. (c) Parakeratosis variegata. Dem. mikroskopischer Präparate. Brit. journ. of dermatol. Vol. 14, p. 220. 1902. — MAC LEOD und WIGLEY: Case of parapsoriasis of mixed type. Proc. of the roy. soc. of med. Vol. 20, Nr. 4, sect. of dermatol., 18. XI. 1926. p. 36. 1927. Ref. Zentralbl. f. Haut- u. Geschlechtskrankh. Bd. 23, S. 771. 1927. — MARTINOTTI: Contribuzione allo studio delle parapsoriasi. Giorn. ital. d. malatt. vener. e. d. pelle. Vol. 62, p. 295. 1921. MÉNEAU: Un nouveau cas de Parakeratosis variegata. Ann. de dermatol. et de syphiligr. 1902. p. 315 u. Journ. des mal. cut. et syph. 1902. p. 328. — MICHELSON: Parakeratosis variegata. Dem. Arch. of dermatol. a. syphilol. Vol. 5, Nr. 5, p. 680. 1922. Ref.: Zentralbl. f. Haut- u. Geschlechtskrankheiten. Bd. 6, S. 160. 1923. — MORRIS MALCOLM: Dem. Parakeratosis variegata. Brit. journ. of dermatol. Vol. 17, p. 141. 1905. (b) A case of diagnosis, parakeratosis variegata. Proc. of the roy. soc. of med. Dermatol. Sekt. 21. 4. 1910. Ref.: Dermatol. Wochenschr. Bd. 51, S. 364. 1910. — MORRIS MALCOLM and DORE: A case of Parapsoriasis variegata. Dem. Brit. journ. of dermatol. 1. August 1910 u. p. 249. 1920. — MUSCHTER: Über einen Fall von Parapsoriasis (sämtliche Typen in einem Fall vereint. Arch. f. Dermatol. u. Syphilis. Bd. 121, S. 918. 1915. — NICOLAU, MASSIA, GATÉ, PILLON: Lichen scrofulosorum und Parapsoriasis lichenoides. Dem. Lyon méd. Nr. 16, 1914. Ref.: Dermatol. Wochenschr. Bd. 60, S. 277. 1915. — OPPENHEIM: Pityriasis lichenoides chronica? Dem. Monatsh. f. Dermatol. Bd. 49, S. 166. 1909. — ORMSBY: (a) Parakeratosis variegata. Dem. Journ. of cut. diseases. Vol. 35, p. 43. 1917. (b) A case of diagnosis. Dem. Arch. of dermatol. a. syphilol. Vol. 16, Nr. 1, p. 89. 1927. Ref. Zentralbl. f. Haut- u. Geschlechtskrankh. Bd. 25, S. 437. 1927. — ORMSBY and MITCHELL: Parapsoriasis (lichenoid type). Dem. Arch. of dermatol. a. syphilol. Vol. 9, Nr. 2, p. 268. 1924. Ref. Zentralbl. f. Haut- u. Geschlechtskrankh. Bd. 14, S. 60. 1924. — PAUTRIER: (a) Parapsoriasis en gouttes à squames adhérentes et à éléments minuscules (forme intermediaire entre le parapsoriasis en goutte et le parapsoriasis lichénoide). Bull. de la soc. franç. de dermatol. et de syphiligr. Jg. 20, p. 264. 1909. — (b) Parapsoriasis lichénoide allant vers les atrophies cutanées. Bull. de la soc. franç. de dermatol. Jg. 1921. p. 68. 1922. — PERRY: Dem. Parakeratosis variegata. Brit. journ. of dermatol. Vol. 14, p. 22. 1902. — RIECKE: Zur Kenntnis der Pityriasis lichenoides chronica. Arch. f. Dermatol. u. Syphilis. Bd. 83, S. 41, 205, 411. 1907. — RILLE: Pityriasis lichenoides. Dem. Zentralbl. f. Haut- u. Geschlechtskrankh. Vol. 1, p. 332. 1921. — SAVATARD: Parakeratosis variegata. Dem. Manchester Dermatol. Soc. Brit. journ. of dermatol. 1914. Nr. 10, p. 402. Ref.: Arch. f. Dermatol. u. Syphilis. Bd. 122. S. 531. — SIBLEY: Case of diagnosis. Parapsoriasis. Dem. Proc. of the roy. soc. of med., dermatol. Sect. 17. Juli 1913. Ref.: Dermatol. Wochenschr. Bd. 58, S. 31. 1914. — SHERWELL: A case of parapsoriasis variegata (Unna), Lichen variegatus (Crocker) or Erythrodermie pityriasique en plaques diss. (Brocq). Journ. of cut. diseases. Vol. 21, p. 514. 1903). — Suteyev: The causation of parapsoriasis. Russki joornal kojnich e venericheskich boleznej. Vol. 27, Nr. 5, p. 413. 1914. (Russisch.) Ref.: Journ. of cut. diseases. Vol. 33, p. 603. 1915. — Török: (a) In zerstreuten Flecken auftretende schuppende Erythrodermie. Pester med.-chirurg. Presse. Jg. 37, Nr. 1. 1901. (b) Mračeks Handb. f. Hautkrankh. Bd. 1, S. 795. Wien 1902. — Unna, Santi, Pollitzer: Über die Parakeratosen im allgemeinen und eine neue Form derselben (Parakeratosis variegata). Monatsh. f. prakt. Dermatol. Bd. 10, S. 444. 1890. — Veress: Drei Fälle von Parapsoriasis. Gyógyászat. 1909. Nr. 23. (Ungarisch). Ref.: Monatsh. f. prakt. Dermatol. Bd. 49, S. 231. 1909. — Wallhauser: Parakeratosis variegata. Dem. Diskussion. Journ. of cut. diseases. Vol. 34, p. 843. 1916. — Waugh: Parapsoriasis lichenoide (Brocq). Dem. Arch. of dermatol. a. syphilol. Vol. 7, Nr. 6, p. 830. 1923. Ref.: Zentralbl. f. Haut- u. Geschlechtskrankh. Bd. 10, S. 45. 1924. — Werther: Über einen Fall von Pityriasis lichenoides (besser polymorpha) chronica, welcher die drei Typen der Parapsoriasis vereint. Dermatol. Zeitschr. Bd. 22, S. 320. 1915. — Whitfield: Parakeratosis variegata? Dem. Proc. of the roy. soc. of med. Sect. of dermatol. 17. 11. 1900. Ref.: Dermatol. Wochenschr. Bd. 52, S. 311. 1911 u. Diskussion. — Wile: Poikilodermia atrophicans vasculare. Dem. Arch. of dermatol. a. syphilol. Vol. 8, Nr. 6, p. 864. 1923. Ref.: Zentralbl. f. Haut- u. Geschlechtskrankh. Bd. 11, S. 473. 1924. — Willard: Parapsoriasis. Dem. Arch. of dermatol. a. syphilol. Vol. 10, Nr. 2, p. 252. 1924. Ref. Zentralbl. f. Haut- u. Geschlechtskrankh. Bd. 16, S. 322. 1925. — Williams: (a) A case for diagnosis: Premycosis? Parapsoriasis? Arch. of dermatol. a. syphilol. Vol. 6, Nr. 3, p. 383. 1922. Ref. Zentralbl. f. Haut- u. Geschlechtskrankh. Bd. 7, S. 31. 1923. (b) A case for diagnosis: Parapsoriasis? Arch. of dermatol. a. syphilol. Vol. 11, Nr. 6, p. 861. 1924. Ref.: Zentralbl. f. Haut- u. Geschlechtskrankh. Bd. 18, S. 196. 1926. — Wilson: Lectures on dermatol. (Lichen planus retiformis). p. 63, 1873. Zit. nach Crocker. — Zeisler: Poikiloderma atrophicans vasculare; Jacobis disease. Dem. Arch. of dermatol. a. syphilol. Vol. 7, Nr. 5, p. 709. 1923. Ref.: Zentralbl. f. Haut- u. Geschlechtskrankh. Bd. 10, S. 432. 1924.

Die Brocqsche Krankheit.

Abramowitz: Lepra? Psoriasis? Dem. Arch. of dermatol. a. syphilol. Vol. 13, Nr. 2, p. 276. 1926. Ref.: Zentralbl. f. Haut- u. Geschlechtskrankh. Bd. 22, S. 59. — Anthony: The report of a case of parakeratosis variegata. Journ. of cut. diseases. Vol. 25, p. 455. 1906. — Arndt: (a) Fall von Erythrodermie pityriasique en plaques disséminées. Sitzung d. Berlin. dermatol. Ges. v. 9. 3. 1909. Dermatol. Zeitschr. Bd. 16, S. 509. 1909. (b) Über die Brocqsche Krankheit (Erythrodermie pityriasique en plaques disséminées) nebst einigen Bemerkungen zur Frage der Parapsoriasis. Arch. f. Dermatol. u. Syphilis. Bd. 100, S. 7. 1910. (c) Dem. Brocqsche Krankheit. Zentralbl. f. Haut- u. Geschlechtskrankh. Bd. 7, S. 303. 1923. — Aron: Erythrodermie pityriasique en plaques diss. Dem. Zentralbl. f. Haut- u. Geschlechtskrankh. Bd. 22, S. 607. 1927. — Back: Ein Beitrag zur Kenntnis der Purpura annularis teleangiectodes Majocchi. Dermatol. Wochenschr. Bd. 78, S. 693. 1924. — Bechet: (a) Parapsoriasis, Brocq type. Dem. Arch. of dermatol. a. syphilol. Vol. 10, Nr. 5, p. 660. 1924. Zentralbl. f. Haut- u. Geschlechtskrankh. Bd. 16, S. 322. 1925. (b) Parapsoriasis. Dem. Ebenda. Bd. 12, Nr. 4, S. 606. 1925. Ref.: Zentralbl. f. Haut- u. Geschlechtskrankh. Bd. 19, S. 232. 1926. (c) Parapsoriasis, Brocq type. Dem. Arch. of dermatol. a. syphilol. Vol. 13, Nr. 5, p. 710. 1926. Ref.: Zentralbl. f. Haut- u. Geschlechtskrankh. Bd. 21, S. 64. 1926. — Bering: Xanthoerythrodermia. Ikonographia dermatologica. Tafel 52, Abb. 63, S. 261. 1914. — Birnbaum: Parapsoriasis Brocq. Dem. Zentralbl. f. Haut- u. Geschlechtskrankh. Bd. 20, S. 740. 1926. — Bizzozzero: Sulla parapsoriasis en plaques. Giorn. ital. d. malatt. vener. d. e. pelle. Vol. 53, p. 688. 1912. — Blaschko: Fall von Erythrodermie pityriasiforme mit handgroßen Flecken am Bauch. Verhandl. d. Berlin. dermatol. Ges. 1910/1911. S. 165. — Bloch: Parapsoriasis en plaques. Dem. Schweiz. med. Wochenschr. 1921. Nr. 5/6. — Bogrow: Zur Klinik u. Diagnose der Parapsoriasis en plaques (Brocq). Dermatol. Zeitschr. Bd. 18, H. 2, S. 139. 1911. — Brandweiner: Erythrodermie pityriasique en plaques diss. Dem. Arch. f. Dermatol. u. Syphilis. Bd. 112, S. 387 u. 538. 1912. — Brocq: (a) Les erythrodermies pityriasiques en plaques disséminées. Rev. générale de clinique et de thérapeutique (journ. des praticiens). 1897. Nr. 37. Sept. (b) Les parapsoriasis. Ann. de dermatol. et de syphiligr. 1902. p. 433. (c) Parapsoriasis (including the érythrodermies pityriasiques en plaques disséminées). Journ. of cut. diseases. 1903. Bd. 21. (d) Traité élémentaire de dermatologie pratique. Tom. 2, p. 367. Paris 1907. — Bronson: A case for diagnosis. Journ. of cut. diseases. Vol. 21, p. 172. 1903. — Bruhns: Erythrodermie pityriasique en plaques diss.. Dem. Zentralbl. f. Haut- u. Geschlechtskrankh. Bd. 15, S. 320. 1925. — Bruusgaard: Fall von Erythrodermie pityriasique en plaques diss. Nord. dermatol. Ver. 3. Kongr. 1917. S. 138. — Bucek: Beiträge zur Kenntnis der Parapsoriasis (Brocq). Inaug.-Diss. Zürich 1903 u. Monatsh. f. prakt. Dermatol. Bd. 37, S. 141. 1903. — Burns: A case of parapsoriasis. Journ. of cut. diseases. Vol. 24,

p. 482. 1906. — CALLOMON: Zur Kenntnis der BROCQschen Krankeheit. Arch. f. Dermatol. u. Syphilis. Bd. 114, S. 503. 1913. — CARMICHAEL: Case for diagnosis (parapsoriasis). Journ. of cut. diseases. Vol. 32, p. 399. 1914. — CASOLI: Dermatosi squamose anormale. Giorn. ital. d. malatt. vener. e d. pelle. 1901. p. 719, 742, 749. — CASSELBERRY: Parapsoriasis Dem. Arch. of dermatol. a. syphilol. Vol. 10, Nr. 3, p. 351. 1924. Zentralbl. f. Haut- u. Geschlechts-krankh. Bd. 17, S. 160. 1925. — CIVATTE: Les parapsoriasis de BROCQ. Paris 1906. — CHARGIN: Journ. of cut. diseases. 1919. p. 213. — COHEN: Über einen Fall von Parapsoriasis. Dermatol. Zeitschr. Bd. 21, S. 839. 1914. — CORLETT and SCHULTZ: Parapsoriasis: a resistant maculo-papular scaly erythrodermia, with report of three cases, together with pathological histo-logy. Journ. of cut. diseases. Vol. 27, p. 49. 1909. — CRAWFORD: Parapsoriasis? Dem. Arch. of dermatol. a. syphilol. Vol. 14, Nr. 3, p. 361. 1926. Ref.: Zentralbl. f. Haut- u. Geschlechtskrankh. Bd. 22, S. 58. — CROCKER, RADCLIFFE: Xantho-Erythrodermia perstans. Brit. journ. of dermatol. 1905. p. 119. u. Dem. Ebenda. 1903. S. 65. — CROCKER and PERNET: Dem. Brit. journ. of dermatol. 1904. p. 423. — DAGAJEW: Drei Fälle von Parapsoriasis en plaques. Dermatologie. Russ. Monatsschr. f. Haut- u. venerische Krankheiten. Bd. 2, H. 10, Okt. 1913. (Russisch.) Ref. Arch. f. Dermatol. u. Syphilis. Bd. 117, S. 730. 1914. — DANEL: Parapsoriasis en plaques. Bull. de la soc. franç. de dermatol. et de syphiligr. Jg. 34, Nr. 9, p. 885. 1927. — DARIER: (a) Précis de dermatologie. 3. Aufl. Paris 1923. (b) Contribution à l'étude des éruptions prémycosiques et en particulier de l'érythrodermie prémycosique. UNNA-Festschrift. Bd. 2. Dermatologische Studien. Bd. 20, S. 490. — DAVIS: A case for diagnosis. Arch. of dermatol. a. syphilol. Vol. 10, Nr. 5, p. 636. 1924. Ref.: Zentralbl. f. Haut- u. Geschlechtskrankh. Bd. 16, S. 322. 1925. — DEUTSCH: Pilokarpin und Para-psoriasis. Inaug.-Diss. Berlin 1922. — DIETEL: Erythroderma chronica maculosa perstans (RIECKE). Dem. Münch. med. Wochenschr. Jg. 37, Nr. 28, S. 1175. 1926. — DORE: Case of parakeratosis variegata in a man, aged 60. Proc. of the roy. soc. of med. Vol. 16, Nr. 1, sect. of dermatol. 1922. 3. 19. Ref.: Zentralbl. f. Haut- u. Geschlechts-krankh. Bd. 7, S. 480. 1923. — DUBREUILH: Parapsoriasis en plaques. Ann. de dermatol. et de syphiligr. Tom. 5, p. 170. 1904. — DUBREUILH et MÉNEAU: Un cas de parapsoriasis (BROCQ). Ann. de dermatol. et de syphiligr. Tom. 4, p. 166. 1903. — EHRLICH: Fall zur Diagnose. Arch. f. Dermatol. u. Syphilis. Bd. 137, S. 178. 1921. — FATH: Erythrodermie pityriasique en plaques. Dem. Zentralbl. f. Haut- u. Geschlechtskrankh. Bd. 22, S. 309. 1927. — FERNET und KOLOPP: Xanthoerythrodermia perstans. Bull. de la soc. franç. de dermatol. 13. März. 1919. Ref.: Arch. f. Dermatol. u. Syphilis. Bd. 125, S. 864. 1920. — FINGER: (a) Dem. Eczema anaemicum. Arch. f. Dermatol. u. Syphilis. Bd. 63. S. 383. 1902. (b) Dem. Fall von Erythrodermie pityriasique en plaques diss. Diskussion: JADAS-SOHN. Ebenda. Bd. 119, S. 170. 1914. — FISCHER: Dem. Parapsoriasis en plaques. Zentral-blatt. f. Haut- u. Geschlechtskrankh. Bd. 16, S. 370. 1925. — FORDYCE: (a) A case of Para-psoriasis. Dem. Journ. of cut. diseases. Vol. 25, p. 361. 1907. (b) Parapsoriasis en plaque. Dem. Vol. 5, p. 833. 1922. Dem. Arch. of dermatol. a. syphilol. Vol. 8, Nr. 3, p. 440. 1923. Ref.: Zentralbl. f. Haut- u. Geschlechtskrankh. Bd. 11, S. 29. 1924. — FOX HOWARD: (a) Case for diagnosis (parapsoriasis?). Dem. Journ. of cut. diseases. Vol. 32, p. 147. 1914. (b) Para-psoriasis in patches. Dem. Arch. of dermatol. a. syphilol. Vol. 12, Nr. 4, p. 576. 1925. Ref.: Zentralbl. f. Haut u. Geschlechtskrankh. Bd. 19, S. 232. 1926. — FOX WILFRID: Para-psoriasis. Type xantho-erythrodermia perstans. Dem. Proc. of the roy. soc. of med. Vol. 16, Nr. 10. sect. of dermatol. p. 91. 1923. Ref.: Zentralbl. f. Haut- u. Geschlechtskrankh. Bd. 11, S. 30. 1924. — GALLOWAY: Case of persistent macular scaly erythrodermia (Xantho-erythrodermia perstans, érythrodermie pityriasique en plaques disséminées. Dem. Brit journ. of dermatol. Vol. 18, p. 147. 1906. — GANS: Histologie der Hautkrankheiten. Bd. 1, S. 312. Berlin 1925. — GÄRTNER: Erythrodermie pityriasiques en plaques diss. (BROCQ). Dem. Zentralbl. f. Haut- u. Geschlechtskrankh. Bd. 16, S. 529. 1925. — GASTOU: (a) Erythro-dermie pityriasique en îlots disséminés (érythème prémycosique). Dem. Ann. de dermatol. et de syphiligr. Tom. 2, p. 640. 1901. — (b) Erythrodermie polymorphe persistente: para-psoriasis ou „parakératosis variegata". Bull. de la soc. franç. de dermatol. 1924. Nr. 6, p. 329. — GAVRILOVA: Ein Fall von Parapsoriasis en plaques im Zusammenhang mit Tuber-kulose. Russki vestnik dermatologii. Bd. 4, Nr. 4, p. 340. 1926. (Russisch.). Ref.: Zentral-blatt f. Haut. u. Geschlechtskrankh. Bd. 23, S. 214. — GERSTEIN: Erythrodermie pityriasique diss. en plaques. Dem. Zentralbl. f. Haut- u. Geschlechtskrankh. Bd. 23, S. 162. 1927. — GIERLACZEK: Zwei Fälle von Parapsoriasis „en plaques". Dem. Arch. f. Dermatol. u. Syphilis. Bd. 137, S. 140. 1921. — GOTTRON: Erythrodermie pityriasique en plaques diss. Dem. Zentralbl. f. Haut. u. Geschlechtskrankh. Bd. 19, S. 348. 1926. — GRAY: Parapsoriasis en plaques. Dem. Proc. of the roy. soc. of med dermatol. Sect. Sitzg. vom 18. 12. 1913. Ref.: Dermatol. Wochenschr. Bd. 58, S. 468. 1914. — GRINDON: Parapsoriasis (Erythro-dermie pityriasique en plaques diss.). Dem. Arch. of dermatol. a. syphilol. Vol. 15, Nr. 1, p. 84, 1327. Ref.: Zentralbl. f. Haut- u. Geschlechtskrankh. Bd. 23, S. 215. — GROSS: (a) Parapsoriasis Brocq (two cases). Dem. Arch. of dermatol. a. syphilol. Vol. 15, Nr. 6, p. 737. 1927. Ref. Zentralbl. f. Haut- u. Geschlechtskrankh. Bd. 25, S. 436. 1927.

(b) Erythrodermie pityriasique en plaques diss. stellenweise Ähnlichkeit mit Purpura t. Majocchi. Dem. Arch. f. Dermatol. u. Syphilis. Bd. 119, T. II, S. 515. 1914. (c) Zur Klinik der Brocqschen Krankheit. Ebenda. Bd. 123, S. 345. 1916. — Gudemann: Zur Kenntnis der Erythrodermia maculosa perstans. Inaug.-Diss. Göttingen 1919. — Haxthausen: Erythrodermie pityriasique en plaques diss. Dem. Zentralbl. f. Haut- u. Geschlechtskrankh. Bd. 19, S. 834. 1926. — Hayn: Fall von Erythrodermie pityriasique en plaques diss. Dem. Arch. f. Dermatol. u. Syphilis. Bd. 125, S. 366. 1920. — Heller: Über die Beziehungen der Parapsoriasis en gouttes zu der Brocqschen Krankheit. Arch. f. Dermatol. u. Syphilis. Bd. 108, S. 71. 1911. — Irvine u. Turnadiff: Parapsoriasis. Dem. Arch. of dermatol. a. syphilol. Vol. 15, Nr. 3, p. 356. 1927. Ref. Zentralbl. f. Haut- u. Geschlechtskrankh. Bd. 23, S. 770. 1927. — Jadassohn: Fall zur Diagnose: Erythrodermie pityriasique en plaques diss.? 9. Kongr. d. dtsch. dermatol. Ges. Bern. 1906. S. 398. — Jastrebova: Parapsoriasis en plaques. Dem. Zentralbl. f. Haut- u. Geschlechtskrankh. Bd. 24, S. 756. 1927. — Mackee: Parapsoriasis. Dem. Journ. of cut. diseases. Vol. 29, p. 396. 1911. — Mackee and Wise: (a) Dem. Journ. of cut. diseases. 1919. p. 209. (b) Parapsoriasis. Dem. Arch. of dermatol. a. syphilol. Vol. 13, Nr. 5, p. 710. 1926. Ref.: Zentralbl. f. Haut- u. Geschlechtskrankh. Bd. 21, S. 63. — Kissmeyer: (a) Über Brocqsche Krankheit (Erythrodermie pityriasique en plaques diss. Bibliotek f. laeger. Jg. 116, Nr. 5, S. 340. 1924. (Dänisch.) Ref.: Zentralbl. f. Haut. u. Geschlechtskrankh. Bd. 16, S. 46. 1925. (b) La maladie de Brocq (Erythrodermie pityriasique en plaques diss. Ann. de dermatol. et de syphiligr. Tom. 6, Nr. 6, p. 378. 1925. — Klauder: (a) Parapsoriasis. Dem. Arch. of dermatol. a. syphilol. Vol. 9, Nr. 3, p. 404. 1924. Ref.: Zentralbl. f. Haut- u. Geschlechtskrankh. Bd. 14, S. 60. 1924. (b) Parapsoriasis. Dem. Ebenda. Bd. 10, Nr. 5, S. 641. 1924. Ref.: Zentralbl. f. Haut- u. Geschlechtskrankh. Bd. 16, S. 322, 1925. — Kraus: Erythrodermie pityriasique en plaques diss. (Brocq). Dem. Zentralbl. f. Haut- u. Geschlechtskrankh. Bd. 19, S. 197. 1926. — Kreibich: Mucin bei Hauterkrankung. Arch. f. Dermatol. u. Syphilis. Bd. 150. S. 243. 1926. — Kumer: Parapsoriasis en plaques diss. Dem. Arch. f. Dermatol. u. Syphilis. Bd. 137, S. 113. 1921. — Kutznicky: Zwei Fälle von Erythrodermie pityriasique en plaques diss. Dem. Arch. f. Dermatol. u. Syphilis. Bd. 112. S. 422. 1912. — Kring: A case for diagnosis. Dem. Arch. of dermatol. a. syphilol. Vol. 7, Nr. 6, p. 862. 1923. Ref.: Zentralbl. f. Haut- u. Geschlechtskrankh. Bd. 10, S. 43. 1924. — Lane: A case for diagnosis. Dem. Arch. of dermatol. a. syphilol. Vol. 9, Nr. 5, p. 634. 1924. Ref.: Zentralbl. f. Haut- u. Geschlechtskrankh. Bd. 14, S. 323. 1924. — Lennhoff: Parapsoriasis „en plaques". Dem. Zentralbl. f. Haut- u. Geschlechtskrankh. Bd. 17, S. 268. 1925. — Mac Leod: (a) Case of diagnosis. Brit. journ. of dermatol. 1912. p. 20. Levin: (a) Erythrodermie pityriasique en plaques disséminées and parakeratosis variegata. Arch. of dermatol. a. syphilol. Vol. 5, Nr. 5, p. 651. 1922. Ref.: Zentralbl. f. Haut- u. Geschlechtskrankh. Bd. 6, S. 160. 1923. (b) Parapsoriasis, erythrodermie pityriasique en plaques diss. Ebenda. Vol. 10, Nr. 6, p. 782. 1924. Ref.: Zentralbl. f. Haut- u. Geschlechtskrankh. Bd. 16, S. 676. 1925. — Little: (a) Parapsoriasis en plaques. Proc. of the roy. soc. of med. Section of dermatol. 19. Nov. 1914. 21. Jan. 1915. Ref.: Dermatol. Wochenschr. Bd. 61, S. 868. 1915. (b) Case of parapsoriasis. Proc. of the roy. soc. of med. Vol. 16, Nr. 1. Sect. of dermatol. 1922. p. 11. Ref.: Zentralbl. f. Haut- u. Geschlechtskrankh. Bd. 7, S. 480. 1923. (c) Case of parapsoriasis. Proc. of the roy. soc. of med. Vol. 19, Nr. 4. Sect. of dermatol. 1926. p. 18. Ref.: Zentralbl. f. Haut- u. Geschlechtskrankh. Bd. 20, S. 304. 1926. — Lortat-Jacob, Fernet, Haye: Sur un cas de parapsoriasis en plaques du type „xantho-erythrodermia persistans". Bull. de la soc. franç. de dermatol. Jg. 32, Nr. 2, p. 44. 1925. — Mac Leod: (a) Case of diagnosis. Parapsoriasis en plaques. Roy. soc. of med., dermatol. sect., 16. Novbr. 1911. Ref. Arch. f. Dermatol. u. Syphilis. Bd. 112, S. 272. 1912. (b) A case of Parapsoriasis associated with vasomotor rhinitis. Brit. journ. of dermatol. a. syphilol. Vol. 39, Nr. 10, p. 405. 1927. — Mac Leod und Wigley: Case of parapsoriasis of mixed type. Dem. Proc. of the rog. soc. of med. Vol. 20, Nr. 4, sect. of dermatol. 18. XI. 1926, p. 36. 1927. Ref. Zentralbl. f. Haut- u. Geschlechtskrankh. Bd. 23, S. 771. 1927. — Marcus: Parapsoriasis? Dem. Zentralbl. f. Haut- u. Geschlechtskrankh. Bd. 21, S. 411. 1926. — Martinotti: Contribuzione allo studio delle parapsoriasi. Giorn. ital. d. malatt. vener. e d. pelle. Vol. 62, Nr. 205. 1921. — Meneau: Un nouveau cas de parakeratosis variegata. Journ. des maladies cut. et syph. 1902. p. 328. — Milian et Périn: (a) Erythrodermie pityriasique en plaques à tendence atrophique. Bull. de la soc. franç. de dermatol. Jg. 1924. Nr. 5, p. 262. 1924. (b) Xantho-erythrodermie (Erythrodermie prémycosique probable) en plaques avec hyperkératose. Ebenda. Jg. 31, Nr. 8, S. 466. 1924. Milmann: Zur Lehre von der Parapsoriasis en plaques (Brocq). Dermatologie. Russ. Zeitschr. Bd. 1, H. 6, 6. Juni 1913. (Russisch.). Ref.: Arch. f. Dermatol. u. Syphilis. Bd. 117, S. 23. 1914. Muschter: Über einen Fall von Parapsoriasis (sämtliche Typen in einem Fall vereint). Arch. f. Dermatol. u. Syphilis. Bd. 121, S. 918. 1916. — Neumann: Über eine seltene Form von Atrophie der Haut. Arch. f. Dermatol. u. Syphilis. Bd. 44. 1918. Festschr. f. F. J. Pick. Bd. 2, S. 1. — Ormsby: (a) Parapsoriasis (Brocq). Dem. Arch. of dermatol. a. syphilol. Vol. 12, Nr. 4, p. 563. 1925. Ref.: Zentralbl. f. Haut- u. Geschlechtskrankh.

Bd. 19, S. 232. 1926. (b) Parapsoriasis. Dem. Ebenda. Bd. 13, Nr. 2, S. 254. 1926. Ref.:
Zentralbl. f. Haut- u. Geschlechtskrankh. Bd. 20, S. 672. 1926. (c) Parapsoriasis with
leukemia. Dem. Arch. of dermatol. a. syphilol. Vol. 13, Nr. 5, p. 710. 1926. Ref.: Zentralbl.
f. Haut- u. Geschlechtskrankh. Bd. 21, S. 63. 1926. (d) Parapsoriasis. Dem. Arch. of
dermatol. a. syphilol. Vol. 16, Nr. 1, S. 98. 1927. Ref. Zentralbl. f. Haut- u. Geschlechtskrankh. Bd. 25, S. 435. 1927. — OULMANN: Pityriasis en plaques diss. Dem. Journ.
of cut. diseases. Vol. 31, p. 111. 1913. — PAVLOFF et GAVRILOFF: Un cas d'érythrodermie pityriasique en plaques de nature tuberculeuse. Ann. de dermatol. et de syphiligr.
Tom. 7, Nr. 8/9, p. 504. 1926. — PERNET: Case of Xantho-Erythrodermia perstans. Dem.
Brit journ. of dermatol. Vol. 16, p. 457. 1904. Ebenda April 1912. Ref. Arch. f.
Dermatol. u. Syphilis. Bd. 112, S. 699. 1912. — PERUTZ: Fall von Parapsoriasis en
plaques. Dem. Arch. f. Dermatol. u. Syphilis. Bd. 125, S. 175. 1920. — POLANO:
Fall zur Diagnose: Erythrodermie pityriasique en plaques disseminées. 10. Kongr. d. dtsch.
dermatol. Ges. Frankfurt a. M. 1908. S. 198. — POLLITZER: Erythrodermie pityriasique
en plaques disséminées. Dem. Diskussion. Journ. of cut. diseases. Vol. 30, p. 558. 1911. —
POLZIN: Parapsoriasis en plaques. Dem. Zentralbl. f. Haut- Geschlechtskrankh. Bd. 12,
S. 46. 1926. — PRINGLE: Dem. eines Falles von Xantho-erythrodermia persans. Brit.
journ. of dermatol. Vol. 18, p. 221. 1906. u. Proc. of the roy. soc. of med. Dermatol. Sect.
21. 5. 1914. — PUSEY and SENEAR: A case for diagnosis. Arch. of dermatol. a. syphilol.
Vol. 12, Nr. 3, p. 421. 1925. Ref.: Zentralbl. f. Haut- u. Geschlechtskrankh. Bd. 18, S. 847.
1926. — RAMEL: Cas pour diagnsotic: dermatose lichénoide pigmentée et récidivante sur
base d'érythrodermie pityriasique, de nature héréditaire. Dem. Zentralbl. f. Haut- u.
Geschlechtskrankh. Bd. 23, S. 637. 1927. — RASCH: Pityriasis maculosa chronica. Dem.
Dän. Dermatol. Ges. v. 5 3. 1902 u. 4. 2. 1903. Dermatol. Zeitschr. Bd. 10, S. 594. 1903
u. Bd. 12, S. 61. 1905. — RAVOGLI: (a) On a case of Erythroderma squamosum. Journ. of
the Americ. med. assoc. Juli 1901. — (b) A few considerations on a case of Erythroderma
squamosum (Parapsoriasis). Vortrag und anschließende Diskussion. Journ. of the cut.
diseases. Vol. 28, p. 174. 1910. — REINES: Erythrodermie pityriasique en plaques diss.
Dem. Arch. f. Dermatol. u. Syphilis. Bd. 122, p. 788. 1910. — RIECKE: (a) Über die sog.
Parapsoriasis mit besonderer Berücksichtigung der Erythrodermia maculosa perstans.
Arch. f. Dermatol u. Syphilis. Bd. 131, S. 480. 1921. (b) Lehrbuch f. Haut- u. Geschlechtskrankh. 7. Aufl. S. 186. Jena 1922. — RILLE: (a) Artikel: Hautatrophie in Enzy-
klopädie der Haut- und Geschlechtskrankheiten, herausgeg. v. E. LESSER, Leipzig 1900.
b)) Circumscripte idiopathische Hautatrophie. Wissenschaftl. Ärztegesellschaft in Innsbruck.
14. 12. 1901. Wien. klin. Wochenschr. Bd. 15, S. 878. 1902. — RONA: Verhandl. d. Vereins
ungar. Dermatologen. Arch. f. Dermatol. u. Syphilis. Bd. 41, S. 147. 1898. — ROSE: Dem.
Journ. of cut. diseases. 1919. p. 205, 414. — ROSEN: Tinea and parapsoriasis. Dem. Arch. of
dermatol. a. syphilol. Vol. 13, Nr. 4, p. 586. 1926. Ref.: Zentralbl. f. Haut- u. Geschlechtskrankh. Bd. 20, S. 672. 1926. — RUSCH: (a) Beiträge zur Kenntnis der idiopathischen
Hautatrophie. Arch. f. Dermatol. u. Syphilis. Bd. 81, S. 3, 313. 1906. — (b) Parapsoriasis
BROCQ. Dem. Zentralbl. f. Haut- u. Geschlechtskrankh. Bd. 13, S. 336. 1924. — SACHS:
(a) Erythrodermie en plaques. Dem. Arch. f. Dermatol. u. Syphilis. Bd. 125, S. 56. 1920.
(b) Erythrodermie pityriasique en plaques diss. Dem. Zentralbl. f. Haut- u. Geschlechts
krankh. Bd. 12, S. 135. 1924 u. Bd. 18, S. 338. 1926. — SAINZ DE AJA: Parapsoriasis
in patches and HEBRAS prurigo. Arch. of dermatol. a. syphilol. Vol. 4, Nr. 6, p. 840.
1921. Ref. Zentralbl. f. Haut- u. Geschlechtskrankh. Bd. 4, S. 504. 1922. — SCHLASS-
BERG: Dem. Erythrodermie pityriasique en plaques diss. Arch. f. Dermatol. u. Syphilis.
Bd. 103, S. 381. 1910. — SCHWARTZ: Parapsoriasis. Dem. Arch. of dermatol. a.
syphilol. Vol. 15, Nr. 5, p. 625. 1927. Ref. Zentralbl. f. Haut- u. Geschlechtskrankh.
Bd. 25, S. 91. 1927. — SCHWARTZ and BUSMANN: Parapsoriasis BROCQ. Arch. of
dermatol. a. syphilol. Vol. 9, Nr. 3, p. 396. 1924. Ref.: Zentralbl. f. Haut- u. Geschlechtskrankh. Bd. 13, S. 257. 1924. — SCHWONER: Erythrodermie en plaques. Dem.
Arch. f. Dermatol. u. Syphilis. Bd. 125, S. 22. 1920. — SENIN: Über Parapsoriasis.
Russki vestnik dermatologii. Vol. 4, Nr. 7, p. 615. 1926. (Russisch.). Ref.: Zentralbl.
f. Haut- u. Geschlechtskrankh. Bd. 22, S. 59. — SHILLITOE: Parapsoriasis of BROCQ. Dem.
Brit. journ. of dermatol. Vol. 19, p. 126. 1907. — SIBLEY: Fall zur Diagnose. Parapsoriasis. Arch. f. Dermatol. u. Syphilis. Bd. 117, S. 321. 1912. — SIEMENS: Erythrodermie pityriasique en plaques diss. mit Atrophie. Dem. Zentralbl. f. Haut- u. Geschlechtskrankh. Bd. 16, S. 380. 1925. — STRANDBERG: Parapsoriasis. Dem. Arch. f. Dermatol.
u. Syphilis. Bd. 117, S. 351. 1914. — STRAUSS: Ein Fall von Erythrodermie pityriasique
en plaques diss. Inaug.-Diss. Erlangen 1925. — TANIMURA: A rare variety of Parapsoriasis.
Dem. Japan journ. of dermatol. a. urol. Vol. 27, Nr. 4, p. 11. 1927. Ref. Zentralbl. f.
Haut- u. Geschlechtskrankh. Bd. 25, S. 435. 1927. — TÖRÖK: (a) In zerstreuten Flecken
auftretende schuppende Erythrodermie. Pester med. chirurg. Presse. Bd. 37, Nr. 1. 1901.
(b) Dasselbe Thema in Handbuch der Hautkrankheiten von MRACEK. Bd. 1, S. 795. Wien
1902. — TOUTON: Parakeratosis variegata (Parapsoriasis guttata lichenoides mit Erythro-

dermie pityriasique en plaques BROCQ. Dem. Zentralbl. f. Haut- u. Geschlechtskrankh. Bd. 13, S. 33. 1924. — TRIMBLE: (a) A case of Parapsoriasis; type Pityriasis in patches. 6. internat. dermatol. Kongr. New York. Vol. 1, p. 167. 1908. (b) Parapsoriasis. Dem. Journ. of cut. dis. Vol. 29, p. 561. 1911. (c) Die chronische schuppende Erythrodermie. Journ. of the Americ. med. assoc. Vol. 53, p. 364. 1909. — TURNACLIFF: Parapsoriasis. Dem. Arch. of dermatol. a. syphilol. Vol. 13, Nr. 3, p. 435. 1926. Ref.: Zentralbl. f. Haut- u. Geschlechtskrankh. Bd. 22, S. 59. 1927. — VIGNOLO-LUTATI: Über die Atrophie maculosa cutis. Monatsh. f. prakt. Dermatol. Bd. 45, S. 419. 1907. — VOLK: Parapsoriasis en plaques. Dem. Arch. f. Dermatol. u. Syphilis. Bd. 133, S. 89. 1921. — WALLHAUSER: Parapsoriasis en patches. Dem. Journ. of cut. diseases. Vol. 34, p. 844. 1916. — WAUGH: Dem. Journ. of cut. diseases. Vol. 37, p. 631. 1919. — WEINMANN: Zur Therapie der Parapsoriasis (BROCQ). Arch. f. Dermatol. u. Syphilis. Bd. 124, S. 784. 1917. — WERTHER: Über einen Fall von Pityriasis lichenoides (besser polymorpha) chronica, welcher die drei Typen der Parapsoriasis vereint. Dermatol. Zeitschr. Bd. 22, S. 320 u. 672. 1915. — WHITE, C. J.: (a) A case of BROCQS „Erythrodermie pityriasique en plaques disséminées. Journ. of cut. a. genito-urinary diseases. Vol. 18, p. 356. 1900. (b) Dieselbe Bezeichnung. Ebenda. Bd. 18, S. 536. 1900. (c) Erythrodermie pityriasique en plaques diss. Journ. of cut. diseases. Vol. 21, Nr. 4, p. 153. 1903. (d) Parapsoriasis. Dem. Journ. of cut. diseases. Vol. 30, p. 276. 1912. — WHITEHOUSE: Erythrodermie pityriasique en plaques diss. Dem. Journ. of cut. diseases. Vol. 30, p. 682. 1912. — WILLARD: Parapsoriasis. Dem. Arch. of dermatol. a. syphilol. Vol. 10, Nr. 2, p. 252. 1924. Ref.: Zentralbl. f. Haut- u. Geschlechtskrankh. Bd. 16, S. 322. 1925. — WISE: (a) Parapsoriasis en plaques. Dem. Journ. of cut. diseases. Vol. 33, p. 212. 1915. (b) Parapsoriasis en plaques. Dem. Arch. of dermatol. a. syphilol. Vol. 9, Nr. 6, p. 777. 1924. Ref.: Zentralbl. f. Haut- u. Geschlechtskrankh. Bd. 14, S. 324. 1924 und ebenda. Bd. 13, Nr. 3, S. 432. 1926. Ref.: Zentralbl. f. Haut- u. Geschlechtskrankh. Bd. 22, S. 59. (c) Parapsoriasis en plaques. Dem. Arch. of dermatol. a. syphilol. Vol. 15, Nr. 2, p. 229. 1927. Ref. Zentralbl. f. Haut- u. Geschlechtskrankh. Bd. 23, S. 771. 1927 u. ebenda Bd. 15, Nr. 5, S. 625. 1927. Ref. Zentralbl. f. Haut- u. Geschlechtskrankh. Bd. 25, S. 91. 1927. — WISE and ROSEN: A case of early mycosis fungoides clinically indistinguishable from parapsoriasis of BROCQ. Journ. of cut. diseases. Vol. 34, p. 95. 1916. — WISNIEWSKI: (a) Parapsoriasis BROCQ. Dem. Arch. f. Dermatol. u. Syphilis. Bd. 117, S. 23. 1912. (b) Atrophische Hauterscheinungen in einem Fall von Parapsoriasis. Przeglad dermatol. Jg. 19, Nr. 2, S. 96. 1924. (Polnisch.) Zentralbl. f. Haut- u. Geschlechtskrankh. Bd. 17, S. 529. 1925. — WOHLSTELN: Zur Frage der Parapsoriasis. Dermatol. Wochenschr. Bd. 79, S. 900. 1924.

Die Beziehungen der drei Parapsoriasisvarietäten zueinander. Übergangsfälle.

ARNDT: Über BROCQsche Krankheit (Erythrodermie pityriasique en plaques diss.) nebst einigen Bemerkungen zur Frage der Parapsoriasis. Arch. f. Dermatol. u. Syphilis. Bd. 100, S. 7. 1910. — BOGROW: Zur Klinik und Diagnose der Parapsoriasis en plaques. BROCQ. Dermatol. Zeitschr. Bd. 18, S. 139. 1911. — BROCQ: (a) Les parapsoriasis. Ann. de dermatol. et de syphiligr. 1902. p. 433. (b) Traité élémentaire de dermatologie pratique. Vol. 2, p. 367. Paris 1907. — BUCEK: Beiträge zur Kenntnis der Parapsoriasis (BROCQ). Monatsh. f. prakt. Dermatol. Bd. 37, S. 141. 1903. — CIVATTE: Les parapsoriasis de BROCQ. Paris 1906. — CSILLAG: Zur Identität der Parakeratosis variegata mit einigen anders benannten Krankheitsformen. Arch. f. Dermatol. u. Syphilis. Bd. 76, S. 3. 1905. — DUBREUILH et MÉNEAU: Un cas de parapsoriasis (BROCQ). Ann. de dermatol. et de syphiligr. 1903. p. 166. — HODARA: Ein Fall von Parakeratosis variegata (UNNA). Exanthema psoriasiforme lichenoides (JADASSOHN). Parapsoriasis en gouttes (BROCQ). Dermatol. Wochenschr. Bd. 55, S. 848, 877. 1912. — JADASSOHN: (a) Nachtrag zu HIMMELs Arbeit. Arch. f. Dermatol. u. Syphilis. Bd. 65, S. 61. 1903. (b) Fall zur Diagnose: Erythrodermie pityriasique en plaques diss. 9. Kongr. d. dtsch. dermatol. Ges. Bern. 1907, S. 398. — KLAUSNER: Die Beziehungen der UNNAschen Parakeratosis variegata zur Pityriasis lichenoides. Dermatol. Wochenschr. Bd. 56, S. 469. 1913. — LEWTSCHENKOW: Zur Klinik und Histologie des Lichen variegatus R. CROCKER (Parapsoriasis lichenoides BROCQ). Dermatol. Wochenschr. Bd. 56, S. 501, 528. 1913. — LITTLE: Parakeratosis variegata. Brit. journ. of dermatol. 1903. p. 34. — MAC LEOD und WIGLEY: Case of parapsoriasis of mixed type. Proc. of the roy. soc. of med. Vol. 20, Nr. 4, sect. of dermatol. 18. XI. 1926. p. 36. 1927. Ref. Zentralbl. f. Haut- u. Geschlechtskrankh. Bd. 23, S. 771. 1927. — MARTINOTTI: Contribuzione allo studio delle parapsoriasi. Giorn. ital. d. malatt. vener. e d. pelle. Vol. 62, p. 205. 1921. — MUSCHTER: Über einen Fall von Parapsoriasis (sämtliche Typen in einem Fall vereint). Arch. f. Dermatol. u. Syphilis. Bd. 121, S. 918. 1916. PAUTRIER: Parapsoriasis en gouttes à squames adhérentes et à éléments minuscules (forme intermediaire entre le parapsoriasis en goutte et le parapsoriasis lichénoide. Bull. de la soc. franç. de dermatol. Jg. 20, p. 264. 1909. — RIECKE: (a) Zur Kenntnis der Pityriasis lichenoides chronica. Arch. f. Dermatol. u. Syphilis. Bd. 83, S. 51, 205, 414.

1909. (b) Über die sog. Parapsoriasis mit besonderer Berücksichtigung der Erythrodermia maculosa persistans. Arch. f. Dermatol. u. Syphilis. Bd. 131, S. 118. 1921. — RILLE: (a) Circumscripte idiopathische Hautatrophie. Wien. klin. Wochenschr. Bd. 15, S. 878. 1902. (b) Demonstration eines Falles von Pityriasis lichenoides chronica. Kongr. f. inn. Med. Bd. 21. 1904. — RUSCH: Beiträge zur Kenntnis der idiopathischen Hautatrophie. Arch. f. Dermatol. u. Syphilis. Bd. 81, S. 3, 313. 1906. — VERESS: Drei Fälle von Parapsoriasis. Gyógyászat. 1909. Nr. 23. (Ungarisch). Ref.: Monatsh. f. prakt. Dermatol. Bd. 49, S. 231. 1909. — WERTHER: Über einen Fall von Pityriasis lichenoides (besser polymorpha) chronica, welcher die drei Typen der Parapsoriasis vereint. Dermatol. Zeitschr. Bd. 22, S. 320. 1915. — WHITE, J. C.: Cases of BROCQs „Erythrodermie pityriasiques en plaques diss. Journ. of cut. a. genito-urinary diseases." Vol. 18, p. 356, 536. 1900.

Die generalisierten exfoliativen Erythrodermien.

BESNIER: Pathologie et traitement des maladies de la peau. KAPOSI. Traduction avec notes et additions par BESNIER-DOYON. Tome 1, p. 336. Paris 1891. — BROCQ (a) Étude critique et clinique sur la dermatite exfoliatr. gén. ou mieux maladie d'ERASMUS WILSON. Thèse de Paris 1882. (b) Étude critique et clinique sur le Pityriasis rubra. Arch. gén. de med. Tome 1, p. 550; Tome 2, p. 58, 164. 1884. (c) Érythrodermies exfoliantes généralisées. Prat. dermatol. Tome 2, p. 548. Paris 1901. — ELSENBERG: Pityriasis rubra universalis. Vierteljahrsschr. f. Dermatol. u. Syphilis. 1887. S. 727. — HEBRA: Virchows Handb. d. spez. Pathol. u. Therapie. Bd. 2, III, S. 321. 1862. — JADASSOHN: Über die Pityriasis rubra (HEBRA) und ihre Beziehungen zur Tuberkulose (nebst Bemerkungen über Pigmentverschleppung aus der Haut). Arch f. Dermatol. u. Syphilis. Bd. 23, S. 941. 1891; Bd. 24, S. 85, 273, 463. 1892. — NICOLAU: Contribution à l'étude clinique et histologique des manifestations cutanés de la leucémie et de la pseudo-leucémie. Ann. de dermatol. et de syphiligr. 1904. p. 753. — v. NOTTHAFT: Ein Fall von Pseudoleukämie. Beitr. z. pathol. Anat. u. z. allg. Pathol. Bd. 25, S. 369. 1899. — ORO: Sulle dermatiti esfoliatrici generalizzate. Ric. clin. anat-patol. e batteriol. Giorn. ital. d. malatt. vener. o. d. pelle. Jg. 27, p. 62, 286. 1892; Jg. 28, p. 72. 1893; Jg. 29, p. 84, 303, 426. 1894. — PETER: Über Pityriasis rubra und die Beziehungen zwischen Hautkrankheiten und Pseudoleukämie. Dermatol. Zeitschr. Bd. 1, S. 345. 1894. — SMITH: Dermatitis exfoliatrices generalisées. Dermatol. soc. of London, 13. Juli 1898. (Diskussion: GALLOWAY, COLCOTT FOX, MACKENZIE, PRINGLE). Ref. Ann. de dermatol. et de syphiligr. 1899. p. 588. — VIDAL et LELOIR: Traité descriptif des maladies de la peau. p. 161. Paris 1890.

Das Erythema scarlatiniforme desquamativum recidivans [1].

ARNOZAN: Erythème scarlatiniforme récidivant chez un albuminurique. Journ. de méd. de Bordeaux. 1890. p. 363. — ALLEN: A case of recurrent desquamative scarlatiniforme erythema. Journ. of cut. a. genito-urin. dis. 1894. p. 169. — BESNIER: (a) Pathologie et traitement des maladies de la peau. KAPOSI, Traduction avec notes et additions par BESNIER-DOYON. Tome 1, p. 336. Paris 1891. — (b) Pathogénie des érythèmes. Erythème polymorphe. Erythèmes scarlatiniformes. Ann. de dermatol. et de syphiligr. 1890. p. 1. BESNIER und HALLOPEAU: Sur les érythrodermies du mycocis fungoides. II. intern. Dermatologenkongr. Wien. S. 161. Wien 1893. — BERNOUILLI: Exanthema scarlatinoides recidivum. Korresp.Blatt f. Schweiz. Ärzte. 1876. Nr. 5, S. 134. — BILLET: Erythème scarlatiniforme intermittent d'origine paludéenne. Bull. et mém. de la soc. méd. des hôp. de Paris. p. 327. 11. April 1902. Ref. Ann. de dermatol. et de syphiligr. 1902. p. 900. — BLANC: Internat. clin. Okt. 1891 und Journ. of cut. a. genito-urin. dis. 1893. p. 11. — BOLTON: Journ. of cut. and genito-urin. diseases. Jan. 1893. — BROCQ: (a) Observation d' un érythème scarlatiniforme desquamatif recidivant. Ann. de dermatol. et de syphiligr. p. 332. 1883. (b) Étude critique et clinique sur le Pityriasis rubra. Arch. gén. de med. Tome I, p. 550, Tome 2, p. 58, 164. 1884. (c) Erythrodermies exfoliantes généralisées. Prat. dermatol. Tome 2, p. 548. Paris 1901. (d) Ausführungen zum Thema Pityriasis rubra HEBRAE. — Dermatites exfoliantes généralisées primitives. Congr. intern. de dermatol. p. 72. Paris 1890. — BROWN: Erythema scarlatinoides. Americ. journ. of dermatol. a. genito-urin. dis. Vol. 14, Nr. 5. Ref. Monatshefte f. prakt. Dermatol. Bd. 51, S. 127. 1910. — BULKLEY: On the nomenclature and classification of diseases of the skin. Arch. of dermatol. a. syphilol. 1879. p. 142. — BURCKHARDT-MERIAN: Recidivierendes scharlachähnliches Exanthem. Korresp.-Blatt f. Schweiz. Ärzte. 1876. S. 393. — BUSSY: Étude sur l'exanthème scarlatiniforme. Thèse de Paris 1879. — BYERS: Notes on a case of Pityriasis rubra in association with Ichthyosis. Med. Times a. Gaz. 1880. p. 374. CASPARY: (a) Zur Diagnose des Scharlachs.

---

[1] Bei diesen wie bei den folgenden Abschnitten war es mir nicht möglich, alle Arbeiten im Original zu erhalten, daher mußte ich zum Teil die Arbeiten nach den vorgefundenen Zitaten anführen. Rein medikamentöse rezidivierende scharlachartige Exantheme habe ich weggelassen.

3. Kongr. d. dtsch. dermatol. Ges. S. 366. Leipzig 1892. (b) Über Dermatitis exfoliativa universalis. 6. Kongr. d. dtsch. dermatol. Ges. Straßburg 1899. S. 222. — Cervera: Rezidivierendes Erythema scarlatiniforme desquamativum. Rev. dermatol. argentina. Vol. 10, p. 67. 1923. (Spanisch.) Ref. Zentralbl. f. Haut- u. Geschlechtskrankh. Bd. 17, S. 651. 1925. — Chalmers and Innes: Scharlachähnliche Hautausschläge in den Tropen. Journ. of trop. med. a. hyg. Vol. 20, Nr. 17. 1917. Ref. Dermatol. Wochenschr. Bd. 71, S. 578. 1920. — Chevallier-Preston: Remarcable case of periodical peeling of the cuticle. Lancet. 22. Okt. 1881. — Colard: De l'érythème scarlatinoide généralisée. Thèse de Paris 1877. v. Criegern: Zur Kenntnis der Dermatitis exfoliativa acuta benigna (Brocq), auch Erythème scarlatiniforme récidivant (Féréol und Besnier) genannt. Dtsch. Arch. f. klin. Med. Bd. 95, S. 563. 1909. — Crocker-Radcliffe: Recurrent desquamative scarla-tineforme Erythema. Brit. journ. of dermatol. 1899. p. 188. — Darier: Précis de dermatol. 3. Aufl. p. 125. Paris 1923. — Derrécagaix: Erythème scarlatiniforme rhumatismal. Thèse de Paris 1874. — Devic et Gardère: Erythème scarlatiniforme récidivant (cinq poussées) chez une tuberculeuse. Rev. de méd. Tome 31, p. 265. 1911. — Dubreuilh: Erythème scarlatiniforme récidivant. Ann. de dermatol. et de syphiligr. Tome 8, p. 262. 1907. — Duhring: Clinical lecture on Pityriasis rubra. Phil. med. Times. 1879/1880. p. 181. — Eddowes: Scarlatinoid exfoliative erythema. Brit. journ. of dermatol. 1907. p. 173. — Elliot: New York med. journ. 1890. p. 29. Med. record. 1891. p. 563. — Féréol: Pseudo-exanthème scarlatiniforme récidivant. Bull. et mém. de la soc. méd. des hôp. de Paris. 2. Serie. Tome 12, p. 30. 1876 und Union méd. 1876. Nr. 29. — Fordyce: Exfoliant Dermatitis. Dem. Journ. of cut. dis. Vol. 28, p. 259. 1910. — Fox, G. Henry: Pityriasis rubra. Arch. of dermatol. a. syphilol. 1875. p. 296. — Fox Tilbury: Diseases of the skin. 3. Aufl. p. 258. London 1873. — Frank: A case of Erythema scarlatiniforme. Journ. of cut. dis. 1897. p. 16 und West. M. Reporter. 1891. p. 37. — Frank and Sandford: Americ. journ. of med. sciences. August 1891. — Fuhs: Erythema scarlatiniforme desquamativum recidivans. Wien. med. Wochenschr. 1921. Nr. 17. — Gardiner: A case of Erythema scarlatiniforme. Brit. journ. of dermatol. Vol. 20, p. 245. 1908. — Le Gendre: Bull. et mém. de la soc. méd. des hôp. de Paris. 1893. — Gooch, Benjamin: Acount of a singular separation of the cuticle. Phil. Transact. 1769. p. 281. — Graham, J. E.: Dermatiti exfoliativa recurrens. Journ. of cut. a. vener. dis. 1883. p. 390. — Grindon: A fatal case of recurrent desquamative scarlatiniform erythema with review of the symptomatologie and probable etiology. Arch. of dermatol. a. syphilis. Vol. 2, p. 623. 1920. — Hallopeau and Truffier: Note sur un cas d'érythème scarlatiniforme survenu dans le cours d'un rhumatisme articulaire aigu. Bull. et mém. de la soc. méd. des hôp. de Paris. Vol. 29, p. 221. 1882 und Union méd. 1882. — Hartzell: Univ. med. Mag. 1895. p. 826. — Hillairet et Gaucher: Traité théorique et pratique des maladies de peau. 1885. — Hoffmann: Über einen äußerst charakteristischen Fall von Erythema scarlatiniforme recidivans bei Alibert. Monats-hefte f. prakt. Dermatol. Bd. 40, S. 390. 1905. — Howe: Ein interessanter Fall von Dermatitis exfoliativa. Buffalo med. journ. 1909. p. 661. Ref. Arch. f. Dermatol. u. Syphilis. Bd. 101, S. 436. 1910. — Jacoud: L'érythème scarlatiniforme. Sémaine méd. 1900. Nr. 42. — Jadassohn: Über die Pityriasis rubra (Hebra) und ihre Beziehungen zur Tuberkulose (nebst Bemerkungen über Pigmentverschleppung aus der Haut). Arch. f. Dermatol. u. Sypilis. Bd. 23, S. 941. 1891. — Jamieson: General exfoliativ. Dermatitis. Edinburgh med. journ. 1880. p. 879. — Jeanselme: Erythèma scarlatiniforme. Journ. d. partic. 1900. Nr. 31. Ref. Monshefte f. prakt. Dermatol. Bd. 51, S. 218. 1910. — Klamann: Ein Fall von langdauernder Desquamation nach Scharlach. Jahrb. f. Kinderheilk. 1877. S. 353. — Kramsztyk: Erythema scarlatiniforme desquamativum recidivans. Dermatol. Zeitschr. Bd. 9, H. 3. 1902. — Latham, John: Relation on a desquamation singular di Epidermis. Phil. transact. 1870. p. 451. — Leloir-Vidal: Traité descriptif des maladies de le peau. p. 163. Paris 1889. — Leredde und Dominici: Erythème scarlatiniforme des-quamatif récidivant. Lésions sanguins. Bull. de la soc. franç. de dermatol. et de syphiligr. 10. März 1889. Ann. de dermatol. et de syphiligr. 1889. p. 258. — Levin: Erythema scarlatiniforme. Arch. of dermatol. a. syphilol. Vol. 10, Nr. 6, p. 792. 1924. Ref. Zentralbl. f. Haut- u. Geschlechtskrankh. Bd. 16, S. 680. 1925. — Little: Erythema scarlatiniforme. Brit. journ. of dermatol. 1906. p. 453 und 1907. p. 52. Proc. of the roy. soc. of med. 1927. Vol. 20, Nr. 7. Sect. of dermatol. 17. Febr. 1927. p. 76. Ref. Zentralbl. f. Haut- u. Geschlechtskrankh. Bd. 25, S. 314. 1927. — Loviat: Erythèmes scarlatini-formes desquamatives généralisées à répétition d'origine puerpérale. Journ. des mal. cut. et syphiligr. 1894. p. 481. — Mackenzie: A universal erythrodermia b. a severe and almost universal exfoliative dermatitis. Brit. journ. of dermatol. 1907. p. 357 u. 394. — Meneault: Erythème scarlatiniforme desquamativ récidivant. Soc. de dermatol. et de syphiligr. 4. Aug. 1894. Ann. de dermatol. et de syphiligr. 1894. p. 1107. — Menville: Erythema scarlatinoides. Journ. of the Americ med. assoc. p. 413. 9. August 1913. — Meynert et Ribollet: Deux cas d'érythrodermie exfoliante généralisée. Ann. de dermatol. et de syphiligr. Tome 4, p. 927. 1903. — Millard: A case of Erythema scarlatiniforme

desquamativum. Lancet. 13. April 1901. — Nageotte-Wilbouchewitch: Erythème scarlatiniforme desquamatif récidivant. Bull. de la soc. de pédiatr. de Paris. Tome 24, Nr. 1, pag. 31. 1926. Ref. Zentralbl. f. Haut- u. Geschlechtskrankh. Bd. 20, S. 673. 1926. — Newell, Thomas: Case of exfoliation of the epidermis. London med. gaz. Vol. 2, p. 576. 1829. — Nobbs: Ein Fall von Erythema scarlatiniforme desquamativum. Lancet. 27. April 1907. Ref. Monatshefte f. prakt. Dermatol. Bd. 45, S. 574. 1907. — Ohmen and Dusmenil: Erythema exfoliativum recurrens. St. Louis med. surg. journ. Juli 1893 und Journ. of the Americ. med. assoc. Vol. 21, p. 210. 1894. — Oro: Sulle dermatiti esfoliatrici generalizzate. Ric. clin. anat.-patol. e batteriol. Giorn. ital. d. malatt. vener. e d. pelle. Jg. 27, p. 62, 286. 1892; Jg. 28, p. 72. 1893. — Pecori: Le recidive della scarlattina, l,eritema desquamativo scarlattiniforme recidivante e la loso patogenesi. Policlinico sec parat. Jg. 33, Nr. 37, p. 1277. 1921. Ref. Zentralbl.f. Haut- u. Geschlechtskrankh. Bd. 24, S. 238. 1927. — Percheron: Étude sur la dermatite exfoliatrive généralisée. Thèse de Paris 1875. — Perret: De l'érythème scarlatiniforme desquamatif. Lyon méd. 1885. p. 389. — Petrini de Galatz: Über die Dermatites exfoliantes généralisées primitive. Congr. intern. de dermatol. p. 44. Paris 1890. — Pick: Erythrodermia exfoliativa generalisata. Dem. Zentralbl. f. Haut- u. Geschlechtskrankh. Bd. 18, S. 24. 1926. — Preston: Lancet. 1881. p. 703. — Quinquaud: Sur la dermite aigue grave primitive. Cpt. rend. de la soc. anat. Okt. 1879. — Ravogli: A case of Erythroderma squamosum. Journ. of the Americ. med. assoc. p. 109. 13. Juli 1901. — Rayer: Traité théoret. et prat. des mal. de la peau. Paris 1835. — Ribollet: Essai sur l'étude des érythrodermies exfoliantes généralisées. Thèse de Lyon 1903. — Richardière: Erythème scarlatiniforme desquamatif. (8. Attaque.) Ann. de dermatol. et de syphiligr. 1883. p. 338. — Riehl: Erythema scarlatiniforme Besnier-Brocq. Dem. Arch. f. Dermatol. u. Syphilis. Bd. 65, S. 106. 1903. — Ritter: Exfoliative Erythrodermien. Zentralbl. f. Haut- u. Geschlechtskrankheiten. Bd. 16, S. 16. 1925. — Robertson: New Orleans med. a. surg. journ. 1890. p. 68. — Robinson: Dermatitis exfoliativa. Journ. of cut. a. genito-urinary dis. 1897. p. 33. — Róna: Daten zur Lehre der scarlatinösen Schuppung und zur Diagnostik des Erythema scarlatiniforme. Arch. f. Dermatol. u. Syphilis. Bd. 65, S. 121. 1903. — Rossigneux: Erythème scarlatiniforme. Lyon méd. Bd. 69, Jg. 24, S. 432. 1892. — Rotillon et Gougelet: Erythème scarlatiniforme desquamatif récidivant généralisé. Ann. de dermatol. et de syphiligr. 1887. p. 89. — Sandford: Journ. of the Americ. med. assoc. 1891. p. 164. — Schamberg: (a) Die Ätiologie und das Wesen der toxischen Erytheme. Journ. of cut. dis. Vol. 22. Okt. 1904. (b) Die Diagnose des Scharlachfiebers und scharlachähnlicher Affektionen. Journ. of the Americ. med. assoc. p. 395. 6. Aug. 1904. — Sederholm: Erythema scarlatiniforme recidivans. Dem. Arch. f. Dermatol. u. Syphilis. Bd. 107, S. 469. 1911. — Singley: Philadelphia med. journ. 10. Sept. 1898. — Sligh: Internat. med. Mag. 1893. p. 463. — Soulagnes: Dermatite exfoliative généralisée subaiguë débutant par la grippe et compliquée de névralgie. Nouveau Montpellier méd. 28. Sept. 1895. p. 774. Ref. Ann. de dermatol. et de syphiligr. 1896. p. 765. — Stelwagon: Diseases of the skin. 8. Aufl. p. 156. Philadelphia. — Stout: Journ. of cut. dis. Vol. 24, p. 340. 1906. — Török: (a) Erythema scarlatiniforme mit protrahiertem Verlaufe. Arch. f. Dermatol. u. Syphilis. 1893. (b) Die exfoliativen Erythrodermien in Mračeks Handb. f. Hautkrankh. Bd. 1, S. 767. Wien 1902. (c) Fall von Erythema scarlatiniforme recidivans. Dem. Ungarische Dermatol.-Ges. 9. Jan. 1896. Ann. de dermatol. et de syphiligr. 1896. p. 757. Tremblay: De l'érythème desquamatif. scarlatiniforme. Thèse de Paris 1876. — Tuppert: Münch. med. Wochenschr. 1895. Nr. 25. — Unna: Orths Lehrb. d. spez. path. Anat. Hautkrankh. S. 281. Berlin 1894. — Uno: Ein Fall von Erythema scarlatiniforme recurrens bei einer hysterischen Frau. Japan. Zeitschr. f. Dermatol. u. Urol. Jan. 1904. Ref. Monatshefte f. prakt. Dermatol. Bd. 39, S. 180. 1904. — Vergely: Scarlatine ou érythème scarlatiniforme récidivant? Journ. de méd. de Bordeaux. Jg. 92, Nr. 9, p. 243. 1921. Ref. Zentralbl. f. Haut- u. Geschlechtskrankh. Bd. 2, S. 272. 1921. — Vidal: Derm. exfol. gen. Bull. et mém. de la soc. méd. des hôp. de Paris. 1874. p. 256. — Vogler: Exanthema recidivans. Korresp.-Blatt f. Schweiz. Ärzte. 1876. S. 391. — Wallenberg: Ein Fall von bleibender Veränderung der Haar- und Hautfarbe nach Scharlachfieber. Vierteljahrsschr. f. Dermatol. u. Syphilis. Jg. 3, S. 63. 1876. — Weidenfeld: Scarlatiniforme, rezidivierende Dermatitis. Dem. Arch. f. Dermatol. u. Syphilis. Bd. 102, S. 127. 1910. — Whitehouse: Twentieth Century Practice. Vol. 5. — Whitfield: Erythème scarlatiniforme récidivans. Brit. journ. of dermatol. 1899. p. 33. — Zappert: Über wiederholte Scharlacherkrankungen und Erythema scarlatiniforme desquamativum recidivans. Wien. klin. Wochenschr. 1916. Nr. 25.

Savills „Epidemische Hauterkrankung".

Bramwell: Atlas of Clinical Medicine. Vol. 2, Teil 4, p. 121. 1893. — Brocq: Dermatite exfoliative épidémique. Erythrodermies exfoliantes généralisées. Prat. dermatol. Tome 2, p. 596. Paris 1901. — Cock: Brit. med. Journ. 1892. p. 68. — Echeverria: Histologische Studien über Dr. Thomas Savills epidemische Hautkrankheit. Monatshefte f. prakt.

Dermatol. Bd. 19, Nr. 9, S. 476. 1894. — Evans: Brit. med. journ. 8. Januar 1923. —
Elkins: Med. Presse und Circular. 5. April 1893. — Hutchinson: Arch. of surg. 1892.
p. 223. — Legendre: Vier Fälle von Dermatitis exfoliative epidemiques. Bull. et mém.
de la soc. méd. des hôp. de Paris. Nov. 1893. — Russell: The bacteriology of epidemic
exfoliative dermatitis. Brit. journ. of dermatol. 1892. p. 105. — Savill: (a) Lancet. Juli,
August 1891. (b) Transact. med. soc. 1891/1892. (c) On an epidemic skin disease some-
what resembling exzema and pityriasis rubra. Brit. journ. of dermatol. 1892. p. 35, 69
und Dez. 1891. (d) Intern. med. Kongr. Sekt. f. Dermatol. 1894. S. 78. (e) Journ. of cut.
and genito-urinary dis. Juli/August 1894. (f) Monatshefte f. prakt. Dermatol. Bd. 19,
S. 287. 1894. (g) Monographie über die epidemische Hauterkrankung. London: Lewis
1892. — Turner: Harveian soc. 17. Jan. 1892. — Walkington and Winfield: Report
of two cases of "Savills disease". Dermatitis epidemica. Journ. of cut a. genito-urinary
diseases. Vol. 16, p. 73. 1898.

Die Dermatitis exfoliativa Wilson-Brocq.

Arning: Erythrodermia exfoliativa universalis chronica. Dem. Arch. f. Dermatol. u.
Syphilis. Bd. 87, S. 463. 1907. — Audry: Sur un cas d'érythrodermie chronique sèche
exfoliante d'emblée, type de Brocq. Gaz. hebdom. de méd. et de chrirug. p. 270. 10. Juni
1893. Ann. de dermatol. et de syphiligr. 1894. p. 109. — Basch: Fall von Erythrodermia exfoliativa generalisata acuta (Bessnier). Dem. Arch. f. Dermatol. u. Syphilis.
Bd. 15, S. 124. 1903. — Baxter: Remarks of general exfoliativa Dermatitis. Brit.
med. journ. 1879. p. 119. Zit. nach Brocq und Jadassohn. — Benson and Smith:
On Pityriasis rubra or Dermatitis exfoliativa. Dublin med. journ. Mai 1870. Zit. nach Brocq
und Jadassohn. — Besnier: Pathologie et traitement des maladies de la peau. Kaposi,
Traduction avec notes et additions par Besnier-Doyon. Tome 1, p. 617. Paris 1891. —
Bowen: (a) Four cases of generalisent exfoliativa dermatitis. Journ. of cut. dis. Vol. 20,
p. 548. 1902. (b) Seven cases of Dermatitis exfoliativa with a fatal ending in five. Journ.
of cut. dis. Vol. 28, p. 1. 1910. — Brocq: (a) Étude critique et clinique sur la Dermatite
exfoliatrice généralisée ou mieux maladie de Erasmus Wilson. Thèse de Paris 1882.
(b) Note sur l'anatomie de la Dermatologie exfoliativa généralisée. Ann. de dermatol. et
de syphiligr. 1882. p. 534. (c) Étude critique et clinique sur le Pityriasis rubra. Arch. gén.
de méd. Tome 1, p. 550; Tome 2, p. 58, 164. 1884. (d) Traitement des maladies de la peau.
p. 635. Paris 1890. (e) Prat. dermatol. Tome 2, p. 548. Paris 1901. (f) Traité élémentaire
de la dermatol. prat. Tome 2, p. 226. Paris 1907. — Bruce: Acute case of Pityriasis rubra.
(Dermatitis exfoliativa gen.) rapid recovery. Brit. med. journ. 16. Febr. 1901. — Bruck:
Dermatitis exfoliativa (Type Wilson-Brocq). Dem. Zentralbl. f. Haut- u. Geschlechtskrankh. Bd. 25, S. 168. 1927. — Brumsgaard: (a) Ein Beitrag zur Kenntnis der Dermatitis
exfoliativa universalis acuta Wilson-Brocq. Dermatol. Zeitschr. Bd. 8, S. 971. 1901.
(b) Beitrag zu den tuberkulösen Hauteruptionen; Erythrodermia exfoliativa universalis
tuberculosa. Arch.f. Dermatol. u. Syphilis. 1903, Nr. 67. S. 227. — Buschke: Pigmentationen
nach Dermatitis exfoliativa. Dem. Zentralbl. f. Haut- u. Geschlechtskrankh. Bd. 6, S. 65. 1923.
Casoli: Dermatosi squamose anomale. Giorn. ital. d. malatt. vener. e d. pelle. Jg. 35, p. 538.
1900 und Jg. 36, p. 611, 716. 1901. — Caspary: Über Dermatitis exfoliativa universalis.
6. Kongr. d. dtsch. Dermatol. Ges. Straßburg 1899. S. 222. — Czibulinski: Über Dermatitis
exfoliativa. Inaug.-Diss. Königsberg 1897. — Duckworth: A case of chronic interstitial
nephritis, in which Dermatitis exfoliativa supervened. Uraemia. Death. Brit. journ. of dermatol.
1900. p. 12. Ref. Arch. f. Dermatol. u. Syphilis. Bd. 56, S. 274. 1901. — Duhring: Clinical
Lecture on Pityriasis rubra. Philadelphia med. Times. Vol. 10, p. 181. 1879/1880. Zit.
nach Brocq, Jadassohn. — Ehrmann: Fall von Erythrodermie. Dem. Arch. f. Dermatol.
u. Syphilis. Bd. 96, S. 87. 1909. — Ema: Über Dermatitis exfoliativa generalisata subacuta
mit Komplikation der Phthisis und Pleuritis. Festschr. gewidmet Dohi. Ergänzungsband
d. Japan. Zeitschr. f. Dermatol. u. Urol. S. 351. Tokyo 1917. — Fernet: Eruption
rouge et desquamative presque généralisée à allures torpides. Bull. de la soc. franc. de
dermatol. et de syphiligr. p. 90. 19. April 1919. — Finger: Erythrodermie. Dem. Arch.
f. Dermatol. u. Syphilis. Bd. 77, S. 129. 1905. — Fox Tilbury: Skin. diseases. Vol. 3,
p. 262, 1872 und Atlas d. Hautkrankh. 1877. Zit. nach Brocq. — Frank: Dermatitis exfoliativa
(Wilson-Brocq). Dem. Arch. of dermatol. a. syphilol. Vol. 15, Nr. 4, p. 519. 1927. Ref.
Zentralbl. f. Haut- u. Geschlechtskrankh. Bd. 24, S. 831. 1927. — Freemann: An acute
case of exfoliative dermatitis. Brit. journ. of dermatol. 1901. p. 430. — Friedländer:
Zwei Fälle von Dermatitis exfoliativa generalisata. Verhandl. d. Berlin. Dermatol. Ges.
1907/1908. S. 98. — Gairdner: Pityriasis rubra acuta, recurring during 17 years. Brit.
med. journ. 13. März 1875. Zit. nach Brocq und Jadassohn. — Gemy: Dermatite
exfoliatrice généralisée. Dem. Soc. de dermatol. et de syphiligr. 10. Juli 1890. Ann.
de dermatol. et de syphiligr. 1890. p. 578. — Mc Ghie: Pityriasis rubra. Glasgow
med. journ. Vol. 5, p. 411. 1888. Zit. nach Brocq und Jadassohn. — Girode:
Dermatitie exfoliatrice généralisée et primitive. Lésions histologiques de la peau. Ann.

de dermatol. et de syphiligr. 1888. p. 519. — HAUSHALTER: Un cas de dermatite exfoliatrice primitive généralisée subaigue. Ann. de dermatol. et de syphiligr. 1890. p. 396. — HOFFMANN: Fall von Dermatitis exfoliativa generalisata. Dem. Berlin. Dermatol. Ges. 5. Nov. 1901. — HOWE: Ein interessanter Fall von Dermatitis exfoliativa. Buffalo med. journ. 1909, p. 661. — HÜBSCHMANN: Zur Ätiologie der exfoliativen Dermatitiden. Ceska Dermatologie. Jg. 2, H. 7, p. 153, 160 und H. 8, p. 183. 1921. (Tschechisch.) Ref. Zentralbl. f. Haut- u. Geschlechtskrankh. Bd. 4, S. 19. 1922. — JACKSON: Notes on the treatment of alopecia areata and dermatitis exfoliativa. Journ. of cut. dis. Vol. 28, p. 18. 1910. — JADASSOHN: (a) Über die Pityriasis rubra (HEBRA) und ihre Beziehungen zur Tuberkulose. (Nebst Bemerkungen über die Pigmentverschleppung aus der Haut.) Arch. f. Dermatol. u. Syphilis. Bd. 23, S. 941. 1891 und Bd. 24, S. 85, 274, 463. 1892. (b) Demonstration eines Falles von generalisierter exfoliierender Erythrodermie. 9. Kongr. d. dtsch. Dermatol. Ges. Bern. 1907. S. 336. (c) Erythrodermien; Pityriasis rubra (HEBRAE; Erytheme, Purpura. Aus: Die Tuberkulose der Haut. MRACEKs Handb. f. Hautkrankh. Bd. 4, Teil 1, S. 284. Wien 1907. — JAMIESON: General exfoliativa dermatitis. Edinburgh med. journ. 1880. p. 880. Zit. nach BROCQ, JADASSOHN). — KAMBAYASHI and KIUCHI: Studies on the metabolism on itching dermatosis. Japan. journ. of dermatol. a. urol. Vol. 23, Nr. 5, p. 444. 1923. Ref. Zentralbl. f. Haut- u. Geschlechtskrankh. Bd. 10, S. 421. 1924. — KANITZ: Beitrag zur Klinik, Histologie und Pathogenese der Pityriasis rubra (HEBRA). Arch. f. Dermatol. u. Syphilis. Bd. 81, S. 259. 1906. — KIHARA: Pityriasis rubra Hebra. Tokyo Igakkai-Zasshi. März 1899. (Japanisch.) Zit. nach EMA. — KOHDA: Beitrag zur Kenntnis des Purinstoffwechsels im Harn bei Hautkranken. Japan. Journ. of dermatol. a. urol. Vol. 39, Nr. 3, p. 50. 1923. Ref. Zentralbl. f. Haut- u. Geschlechtskrankh. Bd. 10, S. 251. 1924. — KONRAD: Erythrodermie mit Blasenbildung (Typus WILSON-BROCQ). Dem. Zentralbl. f. Haut- u. Geschlechtskrankh. Bd. 20, S. 746. 1920. — KREFTING: Sur un cas de dermatite exfoliatrice généralisée (maladie de WILSON-BROCQ) compliqué d'une sarcomatose cutanée multiple. Guérison. Ann. de dermatol. et de syphiligr. 1895. p. 1089. — LANCASHIRE: Exfoliative Dermatitis. Brit. journ. of dermatol. a. syphil. Vol. 39, Nr. 11, p. 446. 1927. Ref. Zentralbl. f. Haut- u. Geschlechtskrankh. Bd. 26, S. 78. 1928. — LAUDA: Dermatitis exfoliativa WILSON-BROCQ. Dem. Zentralbl. f. Haut- u. Geschlechtskrankh. Bd. 22, S. 626. 1927. — LAURENTIER: Erythrodermie exfoliante maligne d'origine toxique. Ann. de dermatol. et de syphiligr. Tome 2, Nr. 8/9, p. 357. 1921. — LELOIR et VIDAL: Traité descriptif des maladies de la peau. p. 357. Paris 1889. — LENGLET: Dermatie exfoliatrice chez une brightique. France méd. 30. Okt. 1888. Ref. Ann. de dermatol. et de syphiligr. 1889. p. 725. — LETHEBY: The metabolism in exfoliative dermatitis. Brit. journ. of dermatol. p. 133. 1911. — LEVIN: Dermatitis exfoliativa. Dem. Arch. of. dermatol. a. syphilol. Vol. 4, Nr. 2, p. 260. 1921. Ref. Zentralbl. f. Haut- u. Geschlechtskrankh. Bd. 3, S. 159. 1922. — LEWANDOWSKY: Die Tuberkulose der Haut. S. 214. Berlin 1916. — LEWIN: Ein Fall von Dermatitis enfoliativ universalis subacuta. Kasanski Medizinski Journal 1926. Nr. 11 (Russisch). Ref. Dermatol. Zeitschr. Bd. 51, H. 1, S. 58. 1927. — LIPMANN-WULF: Erythrodermia exfoliativa benigna (BROCQ, VIDAL). Dem. Verhandl. d. Berlin. Dermatol. Ges. Jg. 1909/1910. S. 43. — LITTLE GRAHAM: Pityriasis rubra. Brit. journ. of dermatol. Vol. 18, p. 435. 1906. — LUITHLEN: Die Dermatitis exfoliativa WILSON und das Erythema scarlatiniforme recidivans. Dermatol. Zeitschr. Bd. 9, S. 39. 1902. — MACKENZIE: Über Dermatitis exfoliativa universalis. Monatshefte f. prakt. Dermatol. Bd. 9, S. 170. 1889 u. Brit. journ. of dermatol. 1907. p. 357, 394. — MATUSSIS und STARK: Erythrodermia chronica universalis. Dermatol. Wochenschr. Bd. 84, Nr. 19, S. 641. 1927. — MENDES DA COSTA: Dermatol. soc. of the Netheraland. 1898/1899. — MEYNERT et RIBOLLET: Deux cas d'érythrodermie exfoliante généralisée. Ann. de dermatol. et de syphiligr. 1903. p. 927. — MINASSIAN: Dermatite desquamativa generalizzata primitiva subacuta e cronica. Riv. veneta di scienze med. Fasc. VII. 15. Sept. 1907. — MOOK: Larges doses of Quinine in the treatment of dermatitis exfoliativa, with report of six cases. Journ. of cut. dis. Vol. 26, Sept. 1908 und Vol. 29, p. 458. 1910. MZAREOULOV: A case of dermatitis exfoliativa chronica. Russki joornal kojnich e vener. boleznei. Vol. 26, Nr. 2, p. 184. März 1914. Ref. Journ. of cut. dis. Vol. 33, p. 425. 1915. — NICOLAU: Contribution à l'étude clinique et histologique des manifestations cutanée de la leucémie et de la pseudoleucémie. Ann. de dermatol. et de syphiligr. 1904. p. 753. — NIEPEL: Zur Kasuistik der Dermatitis exfoliativa. Inaug.-Diss. Greifswald 1897. — OPPENHEIM: Fall von Erythrodermia exfoliativa universalis. Dem. Zentralbl. f. Haut- u. Geschlechtskrankh. Bd. 1, S. 217. 1921. — ORO: Sulla dermatiti esfoliatrici generalizzate. Ric. clin., anat.-patol. e batteriol. Giorn. ital. d. malatt. vener. e d. pelle. Vol. 26, p. 344. 1921; Vol. 27, p. 62, 286. 1892; Vol. 28, p. 27. 1893; Vol. 29, p. 84, 203, 426. 1894. — OULMANN: Dermatitis exfoliativa. Dem. Journ. of cut. dis. Vol. 32, p. 391. 1914. PAUTRIER et FAGE: Sur un nouveau type d'érythrodermie exfoliante généralisée, à mode urticarien. Ann. de dermatol. et de syphiligr. 1907. p. 433, 545. — PERCHERON: Étude sur la dermatite exfoliatrice généralisée. Thèse de Paris 1875. — PETRINI DE GALATZ:

3. intern. Dermatol.-Kongr. London 1896. S. 632. London 1898. — Petrini de Galatz, Radcliffe-Crocker, Jamieson, Brocq, Unna, Vidal, Schwimmer, Kaposi, Hebra, Besnier: Du Pityriasis rubra — des dermatites exfoliantes généralisées primitives. Congr. intern. de Dermatol. et de Syphiligr. Paris 1889. p. 43. Paris 1900. — Polland: Beitrag zur Klinik und Pathogenese der exfoliativen Erythrodermien. Arch. f. Dermatol. u. Syphilis. Bd. 101, S. 321. 1890. — Raugé: Pityriasis rubra et dermatite exfoliatrice. Bull. méd. Nr. 22. 6. März 1890. Ref. Giorn. ital. d. malatt. vener. e d. pelle. Jg. 25, p. 216. 1890. — Ravogli: Dermatitis exfoliativa. Journ. of cut. dis. Vol. 32, p. 224. 1914. — Ribollet: Essai d'étude sur les érythrodermies exfoliantes généralisées. Thèse de Lyon. 1903. Ref. Ann. de dermatol. et de syphiligr. 1903. p. 747. — Riehl: Demonstration von drei Krankheitsfällen von universeller Dermatitis. Wien. Dermatol. Ges. 3. Dez. 1902, 10. Febr. 1904, 9. März 1904. Arch. f. Dermatol. Bd. 65, S. 258, 1903; Bd. 70, S. 141. 1904; Bd. 71, S. 463. 1904. — Sachs: Zur Pathologie der generalisierten exfoliativen Erythrodermien. Arch. f. Dermatol. u. Syphilis. Bd. 118, S. 209. 1913. — Sellei: Die Pityriasis rubra Hebra. Arch. f. Dermatol. u. Syphilis. Bd. 55, S. 373. 1901. — Sainz de Aja und Barrio de Medina: Erythrodermia exfoliativa generalisata (Typus Wilson-Brocq). Soc. espanola de dermatol. y sifiliogr. 7. Nov. 1919. Ref. Arch. f. Dermatol. u. Syphilis. Bd. 137, S. 176. 1921. — Schaumann: Contribution à l'étude des érythrodermies exfoliantes au point de vue étiologique. Acta dermato-venereol. Tom. 1, H. 3/4, p. 389. 1921. Ref. Zentralbl. f. Haut- u. Geschlechtskrankh. Bd. 4, S. 142. 1922. — Soulagne: Nouveau Montpellier méd. Tome 39, p. 775. Zit. nach Niepel. — Sparks: Dermatites exfoliativ général. (Pityriasis rubra). Brit. med. journ. 6. Nov. 1875. (Zit. nach Brocq, Jadassohn). — Spiethoff: Ein Fall von Erythrodermie bei Drüsen- und Knochentumoren. Arch. f. Dermatol. u. Syphilis. Bd. 91, S. 265. 1907. — Sterling: Ein Fall von exfoliativer Dermatitis, Typus Wilson-Brocq durch Röntgenstrahlen geheilt. Warszawskie czasopismo lekarskie. Jg. 2, Nr. 1, S. 377. 1925. (Polnisch.) Ref. Zentralbl. f. Haut- u. Geschlechtskrankh. Bd. 20, S. 805. 1926. — Stowers: Dermatitis exfoliativa. Brit. journ. of dermatol. p. 426. 1901. — Strassberg: Primäre Erythrodermie unbekannter Ursache. Dem. Zentralbl. f. Haut- u. Geschlechtskrankh. Bd. 6, S. 329. 1901. — Tidy: Der Stoffwechsel bei Dermatitis exfoliativa. Brit. journ. of dermatol. 1911, Nr. 5, S. 133. Ref. Arch. f. Dermatol. u. Syphilis. Bd. 109, S. 550. 1911. — Török: Die exfoliativen Erythrodermien. Mračeks Handb. f. Hautkrankh. Bd. 1, S. 767. Wien 1902. — Towle: Dermatitis exfoliativa. Dem. Journ. of cut dis. Vol. 30, p. 270. 1912. — Tschlenow: Ein Beitrag zur Kenntnis der Pityriasis rubra Hebrae. Arch. f. Dermatol. u. Syphilis. Bd. 64, S. 21, 1903. — Tsukada: A case of dermatitis exfoliativa. Dem. Japan. journ. of dermatol. a. urol. Vol. 26, Nr. 12, p. 96. 1896. Ref. Zentralbl. f. Haut- u. Geschlechtskrankh. Bd. 24, S. 87. 1927. — Unna: Die Histopathologie der Hautkrankheiten. S. 279. Berlin 1894. — Vidal: Dermatite exfoliative généralisée. Bull. et mém. de la soc. méd. des hôp. de Paris. 1876. p. 256. (Zit. nach Brocq, Jadassohn). — Walzer: Dermatitis exfoliativa. Dem. Arch. of dermatol. a. syphilol. Vol. 13, Nr. 6, p. 833. 1926. Ref. Zentralbl. f. Haut- u. Geschlechtskrankh. Bd. 21, S. 438. — Wassermann: Lymphämie und Hauterkrankung. Dermatol. Zeitschr. Bd. 1, S. 487. 1904. — Werther: Erythrodermia pityriasiforme disseminata. Dem. Zentralbl. f. Haut- u. Geschlechtskrankh. Bd. 25, S. 161. 1927. — White, J. Ch.: Dermatitis exfoliativa. Dem. Journ. of cut. dis. Vol. 29, p. 270. 1912. — Whitfielt: Pityriasis rubra. Brit journ. of dermatol. 1899. p. 33. — Wilks: Pityriasis rubra. Guy's hosp. reports. 1861, p. 310. (Zit. nach Brocq, Jadassohn). — Wilson: Diseases of the skin. 6. Aufl. 1867. p. 176 und Lectures on eczema. 1870. p. 356. (Zit. nach Brocq, Jadassohn). — Wolters: Beitrag zur Ätiologie der Dermatitis exfoliativa. Arch. f. Dermatol. u. Syphilis. Bd. 113, S. 1221. 1912. — Woodbury: Brief note on two cases of primary diffuse exfoliative dermatitis (Pityriasis rubra?). Journ. of the Americ. med. assoc. 18. Jan. 1889. S. 81. Ref. Ann. de dermatol. et de syphiligr. 1889. p. 725.

Die chronische Form der Dermatitis exfoliativa generalisata.

Brocq: (a) Étude critique et clinique sur la dermatite exfoliatrice généralisée ou mieux maladie d'Erasmus Wilson. Thèse de Paris. 1882. (b) Dermatite exfoliative généralisée chronique. Congr. intern. de Dermatol. et de Syphiligr. p. 75. Paris 1890. — (c) Prat. dermatol. Tome 2, p. 588. Paris 1901. — Duhring: Clinical lecture on Pityriasis rubra. Philadelphia med. Times. 1879/1880. p. 181. — Jadassohn: Über die Pityriasis rubra (Hebra) und ihre Beziehungen zur Tuberkulose (nebst Bemerkungen über Pigmentverschleppung aus der Haut. Arch f. Dermatol. u. Syphilis. Bd. 23, S. 941. 1891; Bd. 24, S. 85, 274. 1892. — Jordan: Über einen Fall von Dermatitis exfoliativa chronica. Journ. russe de mal. cut. 1908. Ref. Arch. f. Dermatol. u. Syphilis. Bd. 98, S. 421. 1909. — Minassian: Dermatite desquamativa generalizzata primitiva subacuta e cronica. Riv. veneta di scienze med. Fasc. VII. 15. Sept. 1907. — Tschlenow: Ein Beitrag zur Kenntnis der Pityriasis rubra Hebrae. Arch. f. Dermatol. u. Syphilis. Bd. 64, S. 21. 1903.

Pityriasis rubra HEBRAE.

AUDRY et NANTA: Pityriasis rubra (de HEBRA) et Erythrodermie leucémique. Ann. de dermatol. et de syphiligr. Tome 7, p. 329. 1919. — BARBER: Two cases of exfoliative dermatitis with intense pigmentation. Dem. Proc. of the roy. soc. of med. Vol. 17, Nr. 2. Sect. of dermatol. 1923. p. 6. Ref. Zentralbl. f. Haut- u. Geschlechtskrankh. Bd. 13, S. 69. 1924. — BARNEWITZ: Erythrodermia exfoliativa universalis. Dem. Zentralbl. f. Haut- u. Geschlechtskrankh. Bd. 21, S. 47. 1927. — BARTHELMÉ: Zwei Fälle von Pityriasis rubras Hebrae. Inaug.-Diss. Straßburg 1902. — BESNIER: Pathologie et traitement des maladie, de la peau. KAPOSI, Traduction avec notes et additions par BESNIER-DOYON. Tome 1. p. 611. Paris 1891. — BOWEN: (a) Four cases of generalized exfoliativa Dermatitis. Journ. of cut. dis. Vol. 20, p. 548. 1902. (b) Seven cases of Dermatitis exfoliativa with a fatal ending in five. Journ. of cut. dis. Vol. 28, p. 1. 1910. — BROCQ: (a) Étude critique et clinique sur la Dermatite exfoliatrice généralisée ou mieux maladie de ERASMUS WILSON. Thèse de Paris. 1882. (b) Étude critique et clinique sur le Pityriasis rubra Arch. gén. de méd. Tome 1, p. 550; Tome 2, p. 58, 164. 1884. (c) Prat. dermatol. Tome 2, p. 601. 1901. (d) Die exfoliativen Erythrodermien. Intern. Kongr. f. Dermatol. u. Syphiligr. Paris 1889. 1890. p. 72. — DEGOLA: Pityriasis rubra et emiaztrophia facciale. Boll. d. R. accad. med. di Genova. 1893. Nr. 3. Ref. Giorn. ital. d. malatt. vener. e d pelle. Jg. 28, p. 454. 1893. — DOUTROLEPONT: Beitrag zur Pityriasis rubra Hebrae. Arch. f. Dermatol. u. Syphilis. Bd. 51, S. 111. 1900. — FABRY: Nachtrag zu der Arbeit von O. MÜLLER: Ein Fall von Pityriasis rubra Hebrae mit Lymphdrüsentuberkulose. Arch. f. Dermatol. u. Syphilis. Bd. 91, S. 85. 1908. — FIOCCO: Über einen Fall von Pityriasis rubra Hebrae (Erythrodermia maligna tubercularis). UNNA-Festschr.: Dermatologische Studien. Bd. 20, S. 483. 1910. — FOSTER: Beitrag zur Kenntnis der Pityriasis rubra Hebrae. Arch. f. Dermatol. u. Syphilis. Bd. 93, S. 389. 1908. — GANS: Histologie der Hautkrankheiten. Bd. 1, S. 317. Berlin 1925. — GASTOU et BOGOLEPOFF: Lésions des glandes vasculaires sanguines (corps thyroide, capsules surrénales) dans les érythèmes desquamatifs et les affections bulleuses. Bull. de la soc. franc. de dermatol. et de syphiligr. Jg. 18, p. 319. 1907. — GILCHRIST: A case of pityriasis rubra followed by gangraene of the left foot and the distal half of the right hand. Brit. med. journ. 1906. p. 847. — GRÜTZ: Pityriasis rubra (HEBRA-JADASSOHN) mit Verkalkungen. Dem. Zentralbl. f. Haut- u. Geschlechtskrankh. Bd. 20, S. 414. 1926. — HALLE: Über einen Fall von Pityriasis rubra Hebrae. Arch. f. Dermatol. u. Syphilis. Bd. 88, S. 247. 1907 und Berlin. klin. Wochenschr. 1906. Nr. 17. — HEBRA, F.: Akute Exantheme und Hautkrankheiten. S. 321. Erlangen 1860. — HEBRA, H.: Über Pityriasis rubra universalis. Vierteljahrsschr. f. Dermatol. u. Syphilis. Jg. 3, S. 508. 1876. — HOLLANDER: Pityriasis rubra. Dem. Arch. of dermatol. a. syphilol. Vol. 10, Nr. 6, p. 797. 1924. Ref. Zentralbl. f. Haut- u. Geschlechtskrankh. Bd. 17, S. 88. 1925. — HOLLÄNDER: Neue Indikationen für eine chronische Suprareninbehandlung. Dtsch. med. Wochenschr. Jg. 51, Nr. 11, S. 439. 1925. — ITO: A case of pityriasis rubra Hebrae. Dem. Japan. journ. of dermatol. a. urol. Vol. 21, Nr. 9, p. 89. 1926. Ref. Zentralbl. f. Haut- u. Geschlechtskrankheiten. Bd. 22. S. 807. — JACKSON: Notes on the treatment of alopecia areata and Dermatitis exfoliativa. Journ. of cut. dis. Vol. 28, p. 18. 1910. — JADASSOHN: (a) Über die Pityriasis rubra Hebra und ihre Beziehungen zur Tuberkulose (nebst Bemerkungen über die Pigmentverschleppung aus der Haut). Arch. f. Dermatol. u. Syphilis. Bd. 23, S. 941. 1891; Bd. 24, S. 85, 274, 463. 1892. (b) Erythrodermien: Pityriasis rubra Hebrae. Aus: Die Tuberkulose der Haut in MRAČEKs Handb. f. Hautkrankh. Bd. 4, Teil I, S. 284. 1907. — JARISCH: Die Hautkrankheiten. S. 357. Wien 1900. — JOURDANET: Un cas de Pityriasis rubra chronica gravis, Typus HEBRA. Ann. de dermatol. et de syphiligr. 1900. p. 1067. — KANITZ: (a) Beitrag zur Klinik, Histologie und Pathogenese der Pityriasis rubra (HEBRA). Arch. f. Dermatol. u. Syphilis. Bd. 81, S. 259. 1906. (b) Dasselbe Thema. Orvosi Hetilap. 1906. Nr. 9—12. (Ungarisch.) Ref. Monatshefte f. prakt. Dermatol. Bd. 44, S. 255. 1907. — KAPOSI: Hautkrankheiten. 4. Aufl. S. 447. Wien 1893. — KOPYTOWSKI und WIELOWIEYSKI: Beitrag zur Klinik und pathologischen Anatomie der Pityriasis rubra Hebrae. Arch. f. Dermatol. u. Syphilis Bd. 57, S. 33. 1901. — KREN: Fall zur Diagnose. Dem. Arch. f. Dermatol. u. Syphilis. Bd. 105, S. 568. 1910. — KROMAYER: Pityriasis rubra Hebrae. Dem. 64. Vers. dtsch. Naturforsch. u. Ärzte. Halle 1891. Ref. Ann. de dermatol. et de syphiligr. 1891. p. 1015. — LAURENTIER: Erythrodermie exfoliante maligne d'origine toxique. Ann. de dermatol. et de syphiligr. Tome 2, Nr. 8/9, p. 357. 1921. — LENNHOFF: Fall von Pityriasis rubra. Dem. Dermatol. Wochenschr. Bd. 74, S. 379. 1922. — LITTLE: Brit. journ. of dermatol. Vol. 18, p. 435. 1906. — MALHERBE: Pityriasis rubra grave (Typus Hebra). Ann. de dermatol. et de syphiligr. 1921. p. 346. — MATHIS: A case of dermatitis exfoliativa for diagnosis of etiologie factor. Dem. Arch. of dermatol. a. syphilol. Vol. 13, Nr. 5, p. 320. 1926. Ref. Zentralbl. f. Haut- u. Geschlechtskrankh. Bd. 21, S. 438. — METSCHERSKI: Fall von Pityriasis rubra Hebrae. Moskauer vener.-dermatol. Ges. Monatshefte f. prakt. Dermatol. Bd. 40, S. 455. 1905. — MILLER: Dermatitis exfoliativa, with report of a case. Journ.

of cut. dis. Vol. 32, p. 564. 1914. — Moncorps: Erythrodermia exfoliativa. Dem. Zentralbl. f. Haut- u. Geschlechtskrankh. Bd. 16, p. 874. 1925 u. 2 Fälle von Dermatitis exfoliativa. Dem. Zentralbl. f. Haut- u. Geschlechtskrankh. Bd. 24, S. 739. 1927. — Montgomery and Bassoe: A case of Pityriasis rubra Hebrae, with autopsy. Journ. of cut. dis. Vol. 24, p. 298. 1906. — Mook: Large doses of Quinine in the treatment of Dermatitis exfoliativa with report of six cases. Journ. of cut. dis. Vol. 28, Nr. 4581. 910. — Morgan et Iliescou: Contribution à l'étude des érythrodermies exfoliantes et en particulier du pityriasis rubra. Ann. de dermatol. et de sypiligr. 1913. p. 577. — Morris and Dore: Pityriasis rubra. Dem. Roy. soc. of med. dermatol. Sect. Sitzung v. 17. Febr. 1910. Brit. journ. of dermatol. März 1910. Ref. Arch. f. Dermatol. u. Syphilis. Bd. 103, S. 377. 1910. — Müller: Ein Fall von Pityriasis rubra Hebrae mit Lymphdrüsentuberkulose. Arch. f. Dermatol. u. Syphilis. Bd. 87, S. 255. 1907. — Neumann: Fall von Pityriasis rubra Hebrae. Dem. Arch. f. Dermatol. u. Syphilis. Bd. 64, p. 277. 1903. — Nicolau: Contribution à l'étude clinique et histologique des manifestations cutanées de la leucémie et de la pseudoleucémie. Ann. de dermatol. et de syphiligr. p. 263. 1920. — Nobl: Zur Kenntnis der Pityriasis rubra (Hebrae). Wien. med. Wochenschr. 1918. Nr. 13. — Ormsby: Pityriasis rubra (Hebrae). Arch. of Dermatol. a. syphilol. Vol. 13, Nr. 4, p. 551. 1926. Ref. Zentralbl. f. Haut- u. Geschlechtskrankh. Bd. 20, S. 805. 1926. — Patzschke: Pityriasis rubra bzw. Erythrodermie. Dem. Dermatol. Wochenschr. Bd. 76, S. 345. 1923. — Peters: Pityriasis rubra. Dem. Zentralbl. f. Haut- u. Geschlechtskrankh. Bd. 5, S. 434. 1922. — Petrini: Über Pityriasis rubra. Congr. intern. d. Dermatol., tenu à Paris en 1889. p. 43. Paris 1890. — Petrini et Babes: Über Pityriasis rubra. Journ. de l'anat. et de physiol. Tome 26, Nr. 1, p. 63. 1890. — Philipsen: Heilung schwerer Erythrodermia exfoliativa durch intravenöse Trypaflavininjektionen. Dem. Hospitalstidende. Jg. 69, Nr. 44. 1926. (Dänisch.) Ref. Zentralbl. f. Haut- u. Geschlechtskrankh. Bd. 23, S. 359. 1927. — Pinkus: Die Histologie der weißen Flecke bei universellen Erythrodermien. Verhandl. d. Berl. dermatol. Ges. Jg. 1906/07. S. 156. — Polland: (a) Beitrag zur Klinik und Pathogenese der exfoliativen Erythrodermien. Arch. f. Dermatol. u. Syphilis. Bd. 101, S. 321. 1910. (b) Über die Beziehungen gewisser Formen exfoliativer Erythrodermien zur Tuberkulose. Dermatol. Zeitschrift Bd. 21, H. 8, S. 665. 1914. — Pospeloff und Krupnikoff: Ein Fall von Pityriasis rubra Hebra mit ungewöhnlichem Verlauf. Acta dermato-venerool. Bd. 8, H. 2, S. 59. 1927. Ref. Dermatol. Wochenschr. Bd. 86, H. 1, S. 39. 1928. — Riehl: Pityriasis rubra. Dem. Arch. f. Dermatol. u. Syphilis. Bd. 70, S. 141. 1904. (b) Pityriasis rubra Hebrae. Dem. Ebenda. Bd. 71, S. 141. 1904. (c) Universelle Dermatitis vom Typus Brocq. Ebenda. Bd. 65, S. 257. 1903. — Russakova-Zitovskaja: Pityriasis rubra Hebrae. Dem. Zentralbl. f. Haut- u. Geschlechtskrankh. Bd. 22, S. 626. 1927. — Sachs: Zur Pathologie der generalisierten exfoliativen Erythrodermien. Arch. f. Dermatol. u. Syphilis. Bd. 118, S. 309. 1913. — Sase: A case of pityriasis rubra Hebrae. Japan. journ. of dermatol. a. urol. Vol. 24, Nr. 3, p. 11. 1924. Ref. Zentralbl. f. Haut- u. Geschlechtskrankh. Bd. 14, S. 228. 1924. — Sellei: Die Pityriasis rubra Hebra. Arch. f. Dermatol. u. Syphilis. Bd. 55, S. 373. 1901. — Sequeira: Case of erythrodermia. Dem. Proc. of the roy. soc. of med. Vol. 18, Nr. 4. Sect. of dermatol. 20. Nov. 1924. p. 31. 1925. Ref. Zentralbl. f. Haut- u. Geschlechtskrankh. Bd. 17, S. 325. — Smith: Dermatol. soc. of London. Brit. journ. of dermatol. 1898. — Sokoloff: Pityriasis rubra Hebrae. Dem. Monatshefte f. prakt. Dermatol. Bd. 34, S. 300. 1902. — Tanaka: A case of Pityriasis rubra Hebrae (?) Japan. journ. of dermatol. a. urol. Vol. 24, Nr. 11, p. 66. 1924. Ref. Zentralbl. f. Haut- u. Geschlechtskrankh. Bd. 17, S. 88. 1925. — Török: Die exfoliativen Erythrodermien. Mračeks Handb. Bd. 1, S. 767, 779. Wien 1902. — Tschlenow: (a) Ein Beitrag zur Kenntnis der Pityriasis rubra Hebrae. Arch. f. Dermatol. u. Syphilis. Bd. 64, S. 21. 1903. (b) Über Pityriasis rubra Hebrae. Journ. russe de mal. cut. 1901. H. 7—12. Ref. Arch. f. Dermatol. u. Syphilis. Bd. 68, S. 314. 1903. — Uchin und Ossipowa: Pityriasis rubra Hebrae. Russkij vestnik dermatol. Bd. 3, Nr. 10, S. 870. 1925. (Russisch.) Ref. Zentralbl. f. Haut- u. Geschlechtskrankh. Bd. 20, S. 469. 1926. — Unna: Diskussionsbemerkungen zur Dem. Ritter. Zentralbl. f. Haut- u. Geschlechtskrankh. Bd. 16, S. 16. 1925. — Vielosiecky und Kopytovski siehe den Titel bei Kopytowki und Wielowicchi. Journ. des mal. cut. et syphiligr. 1901. p. 537. — Volk: Ätiologie und Pathogenese der Tuberkulide. Arch. f. Dermatol. u. Syphilis. Bd. 133, S. 11. 1921. — Wallhauser: A case of Pityriasis rubra (Hebra). Journ. of the Americ. med. assoc. Vol. 59, Nr. 1, p. 10. 1912. — Whitfeld: Pityriasis rubra. Dem. Proc. of the roy. soc. of med. Vol. 19, Nr. 12. Sect. of dermatol. 1926. p. 69. Ref. Zentralbl. f. Haut- u. Geschlechtskrankh. Bd. 22. S. 807. — Winfield: Pityriasis rubra (Hebra). Arch. of dermatol. a. syphilol. Vol. 7, Nr. 5, p. 676. 1923. Ref. Zentralbl. f. Haut- u. Geschlechtskrankh. Bd. 9, S. 397. 1924. — Wise: Pityriasis rubra (Hebrae). Dem. u. Disk. Journ. of cut. dis. Vol. 33, p. 147, 315. 1915. — Wolters: Beitrag zur Ätiologie der Dermatitis exfoliativa. Arch. f. Dermatol. u. Syphilis. Bd. 113, S. 1221. 1912. — Yamada: A case of pityriasis rubra Hebrae. Dem. Japan. journ. of dermatol. a. urol. Vol. 26, Nr. 3, p. 16. 1926. Ref. Zentralbl. f. Haut- u. Geschlechtskrankheiten. Bd. 21, S. 210. — Zinsser: Fall von Pityriasis rubra Hebrae. Dem. Arch. f. Dermatol. u. Syphilis. Bd. 94, S. 155. 1909.

Pityriasis rosea (GIBERT).

Von

ERWIN PICK - Prag.

Mit 5 Abbildungen.

Geschichtliches und Nomenklatur. Die Pityriasis rosea wurde zum ersten Male von GIBERT im Jahre 1860 beschrieben und als ein Krankheitsbild sui generis dargestellt. Seither findet sich die Affektion mehrfach auch unter anderen Bezeichnungen in der Literatur vor. HARDY und HORAND nannten sie Pityriasis circinata, BAZIN Pityriasis rubra aigu disséminé, arthritide pseudoexanthématique, NICOLAS und CHAPARD Roseola squamosa, VIDAL Pityriasis marginée et circinée [1], Erythème papuleux desquamatif, BESNIER Pseudoexanthème erythémato-desquamatif, die alte Wiener Schule Herpes tonsurans maculosus et squamosus, wobei fälschlich eine ätiologische Identität mit der Pilzerkrankung gleichen Namens angenommen wurde.

Von allen diesen Benennungen hat sich nur die von GIBERT gewählte Bezeichnung „Pityriasis rosé" erhalten; heute ist die Affektion als selbständige, allerdings nur morphologisch definierte Dermatose allgemein anerkannt, bezüglich der Ätiologie herrscht noch keine einheitliche Auffassung.

Symptome und Verlauf. Die Erkrankung ist klinisch charakterisiert durch das Auftreten multipler erythematöser Flecken, welche frühzeitig eine zarte zentrale Schuppung erkennen lassen. Die Farbe der Herde ist blaßrot mit einer deutlichen Beimengung von Gelb; die rote Komponente ist auf die entzündliche Hyperämie, der gelbe Farbenton wahrscheinlich auf die Anbildung einer parakeratotischen Hornschichte zurückzuführen [KREIBICH (Abb. 1)]. Nur bei Reizung der Herde durch äußere Momente, z. B. Seife, Schweißsekretion, Behandlung mit differenten Stoffen tritt die rote Farbe stärker oder in einer dunkleren Nuance hervor. Die Größe und Form der Efflorescenzen ist von ihrem Alter abhängig, wobei sich in jedem Falle Herde verschiedenen Alters nebeneinander vorfinden; gerade dieses gleichzeitige Bestehen eben erst im Entstehen begriffener, etwa hanfkorngroßer Elemente neben größeren, bereits einige Tage alten, ist für die Affektion charakteristisch. Die Primärefflorescenz stellt sich dar als ein miliarer, erythematöser, leicht hervortretender und unter Fingerdruck erblassender Fleck, der nach BESNIER und DOYON gewöhnlich die Stelle eines Talg- oder Schweißdrüsenfollikels einnehmen soll; wenn es auch zweifellos Fälle von Pityriasis rosea gibt, die durch die ausschließliche follikuläre Lokalisation der primären Elemente ausgezeichnet sind, so glauben wir doch, daß sich in den meisten Fällen keine gesetzmäßige Beziehung zum Follikel feststellen läßt; auch in jenen Fällen, wo es zum Aufschießen zahlreicher hanfkorngroßer, anscheinend an die Follikel gebundener Knötchen kommt, kann der follikuläre Sitz nur vorgetäuscht sein, wie die histologische Untersuchung

---

[1] Die Zugehörigkeit von VIDALs Pityriasis marginé et circiné ist nicht ganz sichergestellt, andererseits ist die Selbständigkeit dieser Affektion sehr fraglich; allem Anscheine nach handelt es sich dabei um die circinäre Form der Pityriasis rosea (JADASSOHN, HIGHMAN).

eines derartigen Falles durch Kollecker zeigte. Jedenfalls ist bei der weiteren Entwicklung keine Beziehung zum Follikelapparat festzustellen, sondern es handelt sich dabei um eine diffuse, zentrifugale Ausbreitung des Prozesses. Im weiteren Verlaufe schreitet die Rötung beim Wachsen des Herdes peripherwärts weiter, wobei es entsprechend dem verschiedenen Grade von Infiltration und Ödem zur Bildung blaßroter, mehr oder weniger prominenter, linsen- bis münzen-

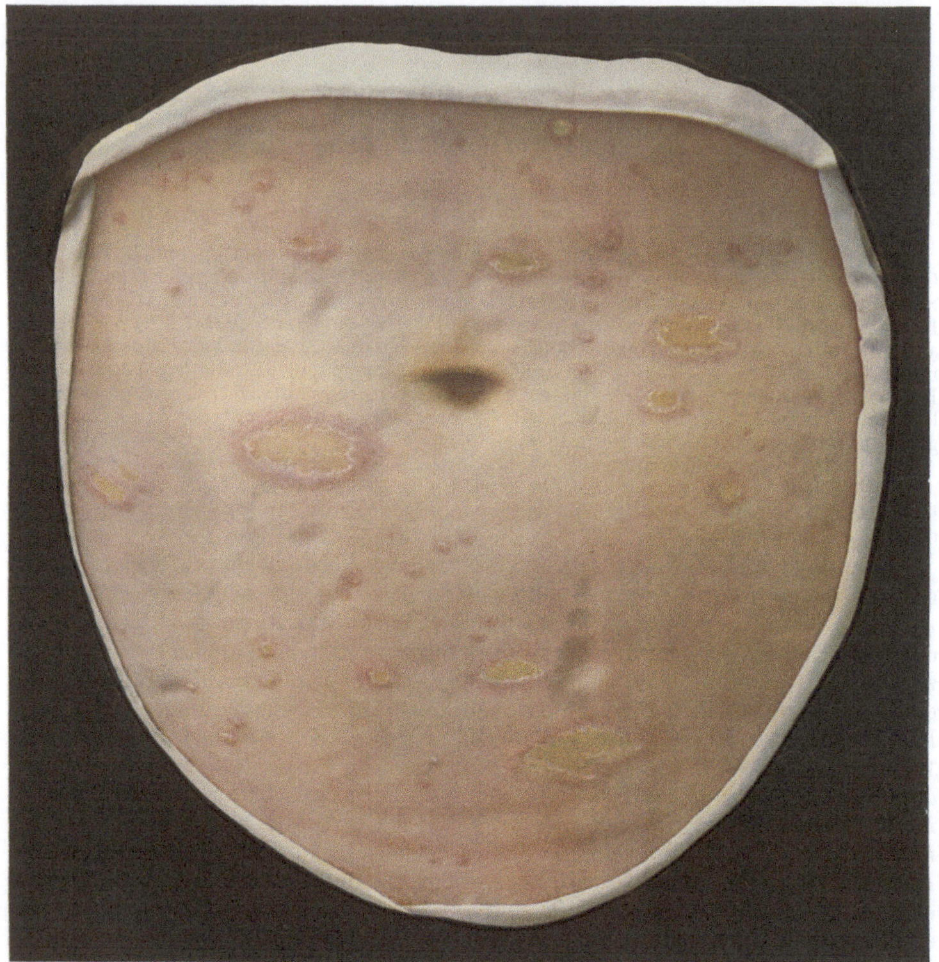

Abb. 1. Pityriasis rosea.
(Moulage der Universitäts-Hautklinik Breslau, Geheimrat Jadassohn.)

großer Flecken oder Papeln kommt; in diesem Stadium können sich die länglichen, unregelmäßig begrenzten Herde mit einer feinen Schuppung bedecken und sich von diesem Stadium aus zurückbilden.

Charakteristischere Elemente ergibt die weitere Entwicklung zu den sog. „Medaillons"; dabei kommt es im Zentrum zu einer deutlichen Runzelung der Hornschicht, welche bald in Form einer zarten, meist kleienförmigen, weißlichen Schuppung abgehoben wird; dadurch, daß die Schuppe zentral exfoliiert wird, während sie peripher noch festhaftet, kommt es zur Ausbildung einer

zarten ringförmigen Epidermiskrause („Schuppenkragen", „Collerette"), die
für die Pityriasis rosea ungemein charakteristisch ist. Eine ausgebildete, etwa
münzengroße, typische Efflorescenz dieser Art zeigt demnach folgendes Bild:
Ein elliptischer oder mehr unregelmäßig geformter, leicht prominenter, scheibenförmiger Herd mit gelblichem Zentrum, welches seine Schuppe bereits verloren

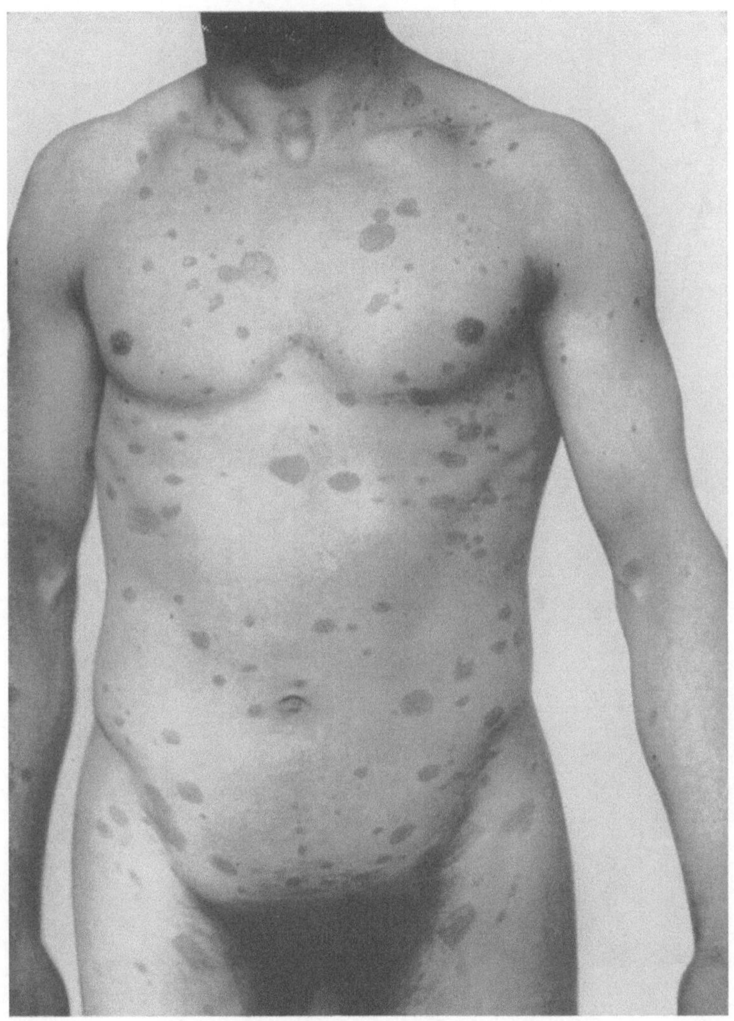

Abb. 2. Pityriasis rosea.
Voll entwickeltes Krankheitsbild mit zahlreichen „Medaillons".

hat; auf dasselbe folgt nach außen der peripherwärts festhaftende, in normale
Hornschicht übergehende, und zentral abgelöste, hier also krausenartig abgehobene Schuppenring; darauf folgt die Randzone des Herdes, welche durch
einen progredienten, zart rosaroten, feinzackigen, leicht infiltrierten Saum
gebildet wird.

Die Herde sind oft rundlich, werden erst mit zunehmendem Alter elliptisch
oder sie stellen von Anfang an längliche Scheiben mit unregelmäßiger zackiger

Begrenzung dar und sind so angeordnet, daß der längere Durchmesser in der Spaltrichtung der Haut verläuft; meist sind sie voneinander isoliert, mit der Weiterentwicklung der Efflorescenzen konfluieren diese bisweilen, wobei die anfangs makulöse Form durch zentrale Ausheilung in die annuläre übergeht; beide Typen können nebeneinander bestehen oder die Eruption beschränkt

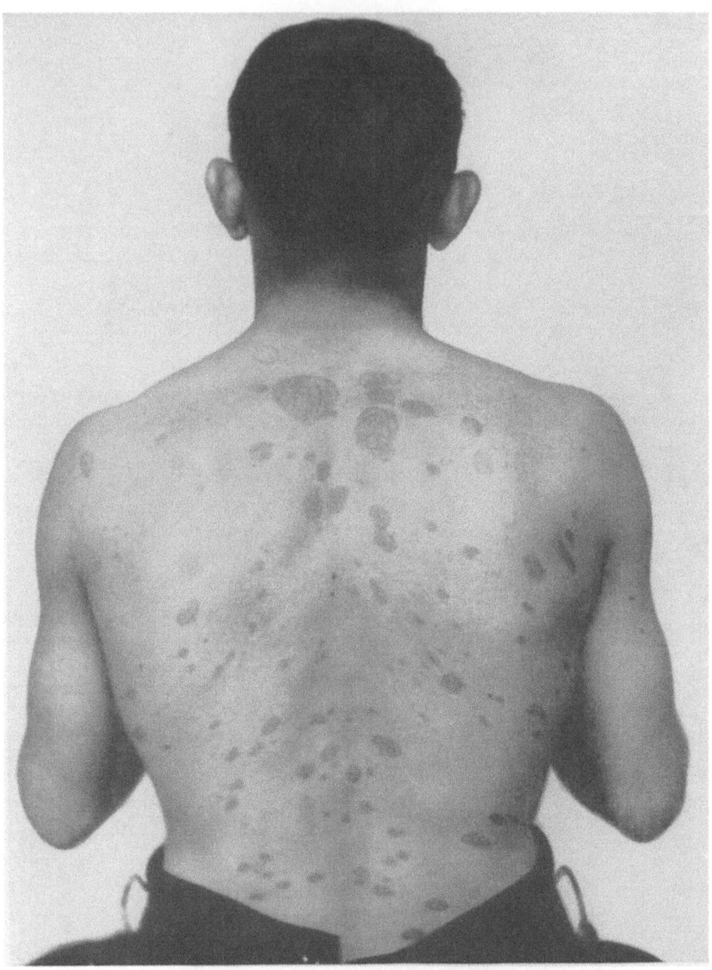

Abb. 3. Pityriasis rosea.
Auffallend große Herde in der Nackengegend.

sich auf eine der beiden Formen. Auch einzelne, das Hautniveau stärker überragende, papulöse Elemente sind nicht selten vorhanden; diese zeigen manchmal jene weißen Höfe, die man bei urticariellen Eruptionen zu sehen pflegt. Zuweilen findet sich innerhalb größerer Herde, öfter am Rande derselben, oder an miliaren Elementen deutlich erkennbare Vesiculation in Form stecknadelkopfgroßer subcornealer Bläschen; tritt diese Erscheinung an zahlreichen Efflorescenzen auf, so kann man von einer exsudativen Form der Pityriasis rosea sprechen. Die Größe, welche die einzelnen Herde erreichen können, schwankt außerordentlich, von Hanfkorn- bis Fingernagelgröße und darüber;

häufig wird Münzengröße erreicht, während die Plaques der Pityriasis rosea
gigantea, die einen Durchmesser von mehr als 6 cm aufweisen können, schon
zu den Seltenheiten gehören. Die Zahl der Efflorescenzen, die im Verlaufe der
Affektion erreicht wird, läßt sich meist nicht voraussehen, es gibt Fälle, wo
sich die Eruption auf einige spärliche Plaques beschränkt — Formes frustes
(JADASSOHN) —, während in anderen Fällen wiederum die Haut von zahlreichen
Herden förmlich besät ist. Da die neuen Efflorescenzen in aufeinanderfolgenden
Schüben auftreten, so liegt es im Wesen der Erkrankung, daß man in jedem
Falle Herde verschiedenen Alters nebeneinander vorfindet, woraus eine gewisse
Polymorphie des klinischen Bildes resultiert; manchmal sieht man einen Fall,
wo noch keine einzige Efflorescenz schuppt, oder es fehlt der charakteristische
Schuppenring, und die Herde sind in toto von einer zarten, kleienförmigen Schup-
pung bedeckt. Auch die Medaillons können vollkommen fehlen.

Die häufigste Lokalisation der Efflorescenzen ist der Thorax, wo besonders
die infraclavicularen und subaxillaren Hautpartien bevorzugt werden, ferner
Rücken und seitliche Bauchgegend, nicht allzu selten auch die Inguinalgegend,
manchmal mit Beteiligung des äußeren Genitales; der Hals, Nacken und Extremitäten werden meist erst bei der weiteren Entwicklung der Eruption ergriffen,
dabei die oberen Extremitäten häufiger als die unteren. Seltener befallen findet
man das Gesicht (TRIMBLE, BECHET, ODLAND u. a.) oder den behaarten Kopf
(FUHS, KUMER, OPPENHEIM); diese letztere Lokalisation, die weitaus häufiger
bei Kindern als bei Erwachsenen vorkommt, ist durch Bildung scharf begrenzter,
reichlich kleienförmig schuppender Herde charakterisiert, wobei die Schuppung
meist den ganzen Herd bedeckt, die Haare bleiben dabei intakt, die Größe
der Efflorescenzen stimmt meist mit jener der gleichzeitig bestehenden Plaques
am Körper überein. Am seltensten werden Hände und Füße befallen, und zwar
deren Dorsalflächen (1 Fall LITTLEs); Handteller und Fußsohlen haben wir
nie ergriffen gesehen, ebensowenig Schleimhautläsionen, welche HAZEN in
2 Fällen beobachtet haben will.

Die Anordnung der Eruption bietet nichts Charakteristisches, da dieselbe
sowohl diffus als auch in Form von Gruppen auftreten kann; die von manchen
Autoren hervorgehobene symmetrische Anordnung der Flecken ist keineswegs
regelmäßig zu beobachten, hingegen gibt es Fälle, in welchen die Affektion
nicht verallgemeinert auftritt, sondern auf ein mehr oder weniger großes Hautgebiet lokalisiert bleibt, manchmal auch streng halbseitig, ohne die Median-
linie zu überschreiten.

Häufig findet sich neben den jüngeren Efforescenzen eine ältere, auffallend
große, meist bereits zur Ringform entwickelte Scheibe, die nach BROCQ als
Plaque primitive („Mutterplaque", „Initialfleck") bezeichnet wird; nach BROCQ
tritt dieser primäre Fleck 8—12 Tage vor der Allgemeineruption isoliert auf,
nach HIGHMAN und RULISON kann diese Inkubationszeit bis zu 5 Wochen
dauern, nach KLAUDER sogar 2 Monate. Der Initialfleck kann auch doppelt
oder dreifach sein (BROCQ), meist ist jedoch nur eine solche Scheibe vorhanden;
es gibt zweifellos Fälle, wo kein initialer Fleck nachzuweisen ist (TOWLE, LITTLE,
JADASSOHN u. a.), doch findet er sich im allgemeinen so häufig, daß man von einem
regelmäßigen Vorkommen sprechen kann; SZABOKY sah ihn in 50%, ADAMSON
in 90% der beobachteten Fälle von Pityriasis rosea, HIGHMAN und RULISON
konnten ihn in 49 von 52 Fällen feststellen. Der Sitz der Plaque primitive
ist gewöhnlich der Stamm, besonders Subclavicular-, Lenden- und Schulterblattgegend, seltener Inguinalfalten, Hals und Arme; auch im Gesicht [LITTLE (b),
PRINGLE], am Handrücken (ALDERSON) und am Penis (PRINGLE) wurde er beobachtet. Da die Patienten meist erst beim Auftreten der Allgemeineruption
den Arzt aufsuchen, kommt man selten in die Lage, den initialen Fleck isoliert

zu sehen, man kann ihn aber auch später an dem Größenunterschied gegenüber den anderen Efflorescenzen oft noch mit Sicherheit erkennen und bei der
Diagnose verwerten.

Nicht immer verläuft die Pityriasis rosea unter dem oben beschriebenen
typischen Bilde; dennoch haben die jetzt zu erwähnenden „atypischen Formen"
nicht den Wert echter Varietäten der Erkrankung, sondern sie scheinen in einer
besonderen Hautbeschaffenheit der Träger der Affektion begründet zu sein
und kommen durch stärkeres Hervortreten einer Eigenschaft zustande, die

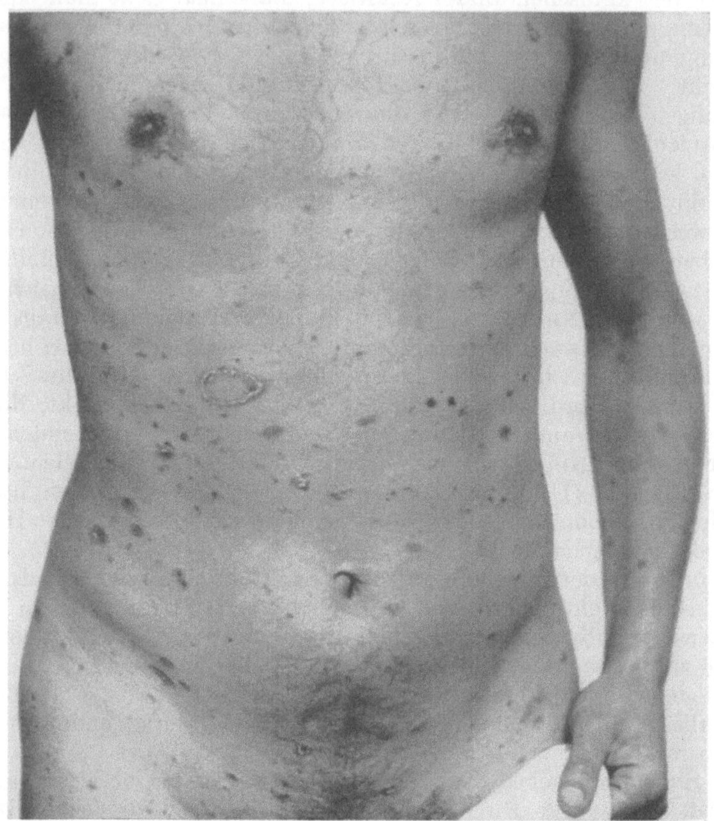

Abb. 4. Pityriasis rosea. Frische Aussaat von Herden verschiedener Größe.
Plaque primitive deutlich sichtbar, mit ausgeprägtem Schuppenring.

auch der typischen Efflorescenz in geringerem Grade eigen ist. Hier wäre zuerst
die vesiculöse Pityriasis rosea [Pringle, Oppenheim (b)] zu erwähnen, bei welcher
die Bläschenbildung, die sonst kaum angedeutet ist, stärker ausgeprägt erscheint;
bei dieser Form, die übrigens vorzugsweise Kinder und jugendliche Patienten
betrifft [Foerster, Little (b), Adamson], kommt es zum Auftreten von Bläschen
zwischen typischen Efflorescenzen oder zur reichlichen Entwicklung bis linsen-
großer subcornealer Bläschen innerhalb der Herde selbst; im Falle Littles
waren dieselben an der Fußsohle lokalisiert. Nach Klauder ist die Grundlage
der Bläschenbildung in einer herdweisen Spongiose am Rande der Herde gegeben.
Mit Rücksicht darauf, daß die vesiculöse Pityriasis rosea besonders im kindlichen Alter beobachtet wird, erscheint die Annahme naheliegend, daß die

ausgesprochene Bläschenbildung hier ihre Ursache in der Zartheit der kindlichen Haut hat, während es bei der widerstandsfähigeren Haut des Erwachsenen seltener zu diesem höheren Effekte kommt.

Ein abweichendes Verhalten zeigen ferner die Elemente der Pityriasis rosea urticata (VÖRNER, HALLOPEAU, REINES, GASTOU und PONTOIZEAU). Schon normalerweise kann man an der Randzone der Efflorescenzen eine urticarielle Elevation feststellen, häufig auch an Herden, die externer Reizung ausgesetzt waren oder an intertriginösen Hautstellen lokalisiert sind. Bei der Pityriasis rosea urticata kommt es zum Auftreten stark prominenter Knötchen und Scheiben von quaddelartiger Beschaffenheit, die im weiteren Verlauf die typische Schuppung erkennen lassen; diese Form scheint auch eine stärkere Tendenz zum Konfluieren der Herde zu besitzen. Die urticarielle Komponente, die hier in den Vordergrund tritt, dürfte auf eine allgemeine, gesteigerte vasomotorische Erregbarkeit der befallenen Personen zurückzuführen sein; im Falle VÖRNERS bestand starkes Jucken, im Falle HALLOPEAUS Dermographismus, im Falle von GASTOU und PONTOIZEAU waren beide Symptome vorhanden.

Endlich wäre hier noch die follikuläre Pityriasis rosea zu erwähnen, bei welcher die Follikel in elektiver Weise von hanfkorngroßen Efflorescenzen befallen erscheinen, die keine große Tendenz zum peripheren Fortschreiten zeigen und langsam unter Schuppung zur Rückbildung gelangen; allerdings finden sich in solchen Fällen neben den follikulären Elementen auch Plaques, die den typischen Entwicklungsablauf zeigen und Münzengröße erreichen. Für diese ausschließlich follikuläre Lokalisation, die bei typischen Fällen nur von einzelnen Efflorescenzen eingehalten wird, konnten wir in den beobachteten Fällen keine Erklärung finden, insbesondere fehlten alle Zeichen einer Drüsentuberkulose, die sich bei manchen anderen follikulären Dermatosen, wie Lichen scrophulosorum und Lichen lueticus fast regelmäßig vorfindet; auch Seborrhöe, Lichen pilaris oder Hyperhidrosis waren nicht festzustellen.

Von manchen Autoren, z. B. LITTLE, wird auch die Pityriasis circinée et marginée VIDALS als seltene Varietät der Pityriasis rosea aufgefaßt; als charakteristisch gilt für diese Form die Größe der Herde und die lange Dauer der Affektion.

Bezüglich der Dauer der Erkrankung gilt folgendes: Die Pityriasis rosea ist eine spontan heilende Dermatose; nach 1—2 Wochen hört zumeist die Entwicklung neuer Herde auf, nach weiteren 2—3 Wochen pflegt die Rückbildung der Elemente beendet zu sein. Die mittlere Krankheitsdauer beträgt 4 bis 6 Wochen, doch gibt es zweifellos Fälle, in denen die Krankheit sehr hartnäckig verläuft und einige Monate dauern kann. Die Ansicht LASSARS (b), daß Pityriasis rosea selbst jahrelang bestehen bleiben und zur Grundlage von Ekzemen werden kann, steht vereinzelt da. Die Heilung erfolgt in der Weise, daß es nach beendeter Schuppung unter allmählichem Schwinden der Hyperämie und Infiltration zur völligen Wiederherstellung normaler Verhältnisse kommt; dabei zeigen die abheilenden Herde, besonders nach externer Behandlung, eine Zeitlang ein glänzendes Zentrum mit feiner Fältelung der Hornschichte, die eine Lichenifikation vortäuschen kann. Manchmal bleibt an der Stelle der Efflorescenzen eine noch längere Zeit sichtbare Pigmentierung zurück. Über Leukoderm nach Pityriasis rosea haben ALMKVIST, BUSCHKE und LANGER berichtet; nach ALMKVIST handelt es sich dabei um echte Depigmentation, die in Form, Größe und Lokalisation den vorausgegangenen Efflorescenzen völlig entspricht; das Leukoderm war in diesen Fällen noch 1 Monat nach Abheilung der Affektion unverändert.

Rezidive der Erkrankung werden selten beobachtet; obwohl von einzelnen Autoren negiert, finden sich doch sichere Angaben über beobachtete Rezidive vor [Little (c), Hazen, Deyer u. a.], so daß von einer Immunität durch einmaligen Ablauf der Affektion nicht mit Sicherheit gesprochen werden kann; immerhin ist dieses Vorkommen ein so seltenes, daß diese Tatsache zur Charakterisierung der Affektion herangezogen werden kann und wiederholt bei Erörterung der Ätiologie Verwertung gefunden hat.

Von subjektiven Symptomen ist der in seiner Intensität individuell sehr wechselnde Juckreiz zu erwähnen; es gibt neben Fällen, wo derselbe vollkommen fehlt, auch solche, wo ein mäßiges Jucken besteht; sehr intensiver und quälender Juckreiz gehört jedenfalls zu den Seltenheiten.

Prodromalerscheinungen und Störungen des Allgemeinbefindens kommen für gewöhnlich nicht vor, nach den Beobachtungen von Highman, Lewin u. a. kommt es gelegentlich vor Auftreten der Eruption zu schwachem Fieber, Frösteln, Gelenkschmerzen, Übelbefinden, Mattigkeit, Kopfschmerzen usw., welche Symptome Szabóky in $50^0/_0$ der Fälle beobachtet haben will, eine Zahl, die uns viel zu hoch erscheint. Nach unseren Erfahrungen kommt es nur selten zu einem der genannten Symptome, dabei bleibt der ursächliche Zusammenhang mit der Hautaffektion stets zweifelhaft. Neben den genannten Erscheinungen wurden bei Pityriasis rosea mehrfach Erkrankungen anderer Organe beschrieben: Erscheinungen von seiten des Verdauungstraktes, gastrische Störungen, z. B. Dilatatio ventriculi (Feulard), Obstipation, Appetitlosigkeit, Magenkrämpfe (Szabóky in $28^0/_0$, Weiss), sowie nervöse und vasomotorische Störungen (Szabóky). Andererseits haben andere Untersucher, z. B. Owens, keine Störungen des Digestionstractus beobachtet, so daß die Auffassung naheliegend erscheint, daß es sich um ein zufälliges Zusammentreffen handelt. Auch wir können an unserem Material das Vorkommen der genannten Störungen nicht bestätigen. Nach Hazen besteht in jedem Falle von Pityriasis rosea eine Tonsillenerkrankung, und zwar von wechselnder Intensität — von leichter Infektion bis zur schweren Tonsillitis —, auch Owens sah dieses Symptom relativ häufig, in einigen Fällen auch katarrhalische Entzündung der oberen Luftwege; auf häufiges Bestehen gleichzeitiger allgemeiner Drüsenschwellung — ähnlich wie bei Masern — haben Wise und Kingsbury hingewiesen, Befunde, über welche viele andere Autoren nichts zu berichten wissen, und von deren Richtigkeit wir uns nicht überzeugen konnten.

Vielfach wurde ein häufigeres Auftreten von Pityriasis rosea bei Luetikern beobachtet (Feulard, Renault, Dujardin, Pinard, Wise, Lanz u. a.); wenn sich auch bei der großen Verbreitung der Lues schon nach dem Wahrscheinlichkeitsprinzip ein vermehrtes Zusammentreffen von Pityriasis rosea und Lues voraussagen läßt, so haben wir doch den Eindruck, daß die Affektion tatsächlich bei Luetikern öfter auftritt, als es dem zahlenmäßigen Verhältnis der Häufigkeit beider Erkrankungen entsprechen würde; bei der gewiß sehr verbreiteten Tuberkulose konnten wir die Pityriasis rosea nur selten beobachten, ebenso Eiselt, der das Auftreten von Pityriasis rosea bei Phthisikern als prognostisch schlechtes Zeichen bewertet.

Vom sonstigen Tatsachenmaterial wäre noch zu erwähnen, daß Milian bei Pityriasis rosea mehrfach ausgesprochene Leukocytose, beträchtliche Polynucleose und Eosinophilie festgestellt hat; die Spinalflüssigkeit erwies sich in einem von Simon untersuchten Falle als normal.

Häufigkeit, Beziehungen zu Lebensalter, Geschlecht, Jahreszeit. Die Pityriasis rosea ist eine nicht allzu seltene Krankheit, nach Pollitzer bildet sie in Amerika $1^0/_0$ aller Dermatosen, nach Lanz kommt sie in Moskau in $2\text{—}3^0/_0$ aller Hautfälle vor, welche Zahl auch für unser Material zutrifft. Die meisten Erkrankungen fallen in die Zeit vom 20. bis 40. Lebensjahr (Highman-Rulison, Lanz, Szabóky), nach Towle steht die Mehrzahl der Patienten im 20. bis

30. Lebensjahr. Im Kindesalter kommt die Affektion seltener vor (OLIVER und FINNERUD, ORMSBY und MITCHELL), sehr selten vor dem 2. Lebensjahre (Fälle LEINER, BREUER). Beide Geschlechter werden etwa gleich häufig befallen, manche Untersucher fanden sie bei Männern öfter als bei Frauen (SZABÓKY, TOWLE). Von zahlreichen Autoren wurde eine Beziehung zwischen gehäuftem Auftreten von Pityriasis rosea und einer bestimmten Jahreszeit beobachtet, manchmal geradezu epidemisches Auftreten behauptet (LEWIN, HIGHMAN-RULISON, MC EWEN); wenn auch die Angaben bezüglich der Jahreszeit nicht genau übereinstimmen, so wird doch meist Frühjahr und Herbst als Höhepunkt angegeben; auf die Erklärung dieses Umstandes kommen wir bei Erörterung der Ätiologie noch zurück.

Pathologische Anatomie. Die Histologie der Pityriasis rosea ist von zahlreichen Autoren eingehend studiert worden (DARIER, ORO und MOSCA, BLASCHKO,

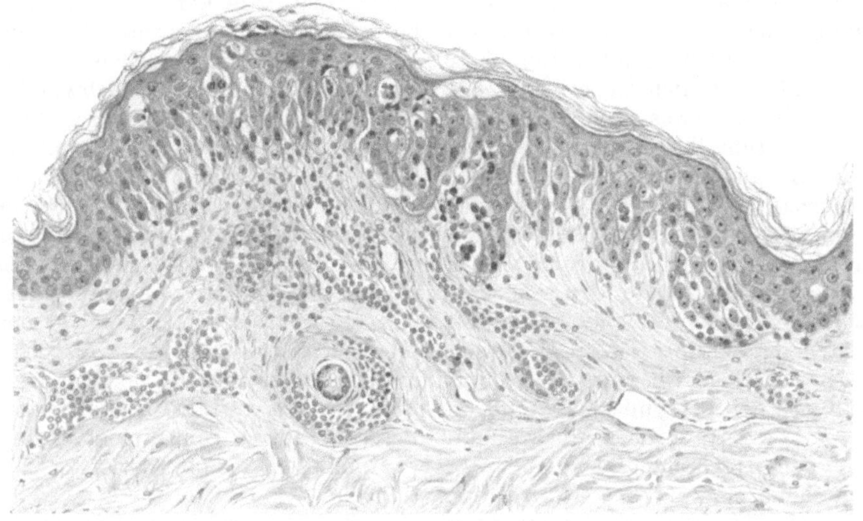

Abb. 5. Pityriasis rosea.
Ausgebildete Efflorescenz. Klinisch ziemlich starke Entzündungserscheinungen. Vergr. 160.
(Aus J. KYRLE, Histologie der menschlichen Haut. Bd. I. Berlin und Wien: Julius Springer 1925.)

LÖWENBACH, TANDLER, HOLLMANN, SABOURAUD, WEISS u. a.). Die anfangs bestehende Differenz bezüglich der Frage, ob die primäre Läsion die Epidermis oder die Cutis betrifft, schien bis vor kurzem dahin entschieden, daß der pathologische Prozeß in der Cutis beginnt, eine Auffassung, die zuletzt noch HOLL-MANN in einer ausführlichen Arbeit vertreten hat. Erst in letzter Zeit hat KYRLE wiederum das Bestehen einer primären Epithelläsion bei der Pityriasis rosea hervorgehoben und diesem Befunde bezüglich der Pathogenese bzw. Ätiologie eine besondere Bedeutung beigelegt; KYRLE fand schon in sehr jungen Stadien neben geringgradiger Retehypertrophie entzündliche Reaktionen im Epithel im Sinne von Spongiose, die bis zu intraepithelialer Bläschenbildung führen kann, bei geringgradiger entzündlicher Gefäßalteration im Papillarkörper, und er erblickt das primäre und wesentliche Moment in der Epithelläsion. Nach HOLLMANN findet man bei jüngeren makulösen Efflorescenzen neben einer Dilatation des oberflächlichen Gefäßnetzes mehr oder weniger starke, aus Rundzellen und Leukocyten bestehende, perivasculäre Infiltrate im Papillar-körper und in den subpapillären Anteilen der Cutis; in der Epidermis sind nach HOLLMANN in diesem Stadium nur geringe Veränderungen im Sinne eines mäßigen intra- und intercellulären Ödems der Retezapfen festzustellen, das Stratum granulosum noch erhalten und die Hornschicht bis auf eine leichte Aufblätterung intakt (Abb. 5). Bei etwas älteren papulösen Efflorescenzen haben das Ödem, die Gefäßdilatation und perivasculäre Infiltratbildung bereits einen höheren Grad erreicht; hier kommt es schon stellenweise zu lebhafter leukocytärer Einwanderung in das Rete, das bereits starkes intra- und intercelluläres Ödem und Wucherung der Stachelschicht aufweist, namentlich im interpapillären Anteil, wo es zu einer Hypertrophie des Leistennetzes kommt; diese kann nach Unna eine unregelmäßige sein, so daß sich unmittelbar neben stark vergrößerten Epithelleisten auch solche von normaler Größe vorfinden. In den höheren Schichten des Stratum spinosum werden die Zellen durch das intercelluläre Ödem auseinandergedrängt, und es kommt durch spongoide Umwandlung der Zellen zur Bildung runder oder elliptischer subcornealer Bläschen, deren Inhalt aus Serum und spongoid veränderten Epithelien besteht; außerdem hat Unna in der oberen Stachelschicht makroskopisch nicht sichtbare Verdrängungsblasen von unregelmäßiger Gestalt beschrieben, die durch den gewaltsamen Einbruch des von unten andringenden Lymphstroms zustande kommen sollen. In den oberen Epidermisschichten ist inzwischen das Stratum granulosum geschwunden, unter der alten, etwas aufgelockerten Hornschicht liegt ein verdicktes, kernhaltiges Stratum lucidum; im weiteren Verlaufe kommt es nach Hollmann im Zentrum an einzelnen Stellen sehr bald zu einer Abstoßung zunächst der alten Hornschicht, die damit beginnt, daß durch eine Art Dehiszenz das Stratum corneum sich in toto von seiner Unterlage loslöst; diese Dehiszenz führt dann zur Eintrocknung und Schrumpfung der abgehobenen Partie und zur Loslösung derselben auch von den sie seitlich begrenzenden Teilen der Hornschicht. Denselben Lösungsprozeß kann man später auch an manchen Teilen der neugebildeten parakeratotischen Hornschicht beobachten. Mit der vollzogenen zentralen Exfoliation beginnt die Rückbildung der entzündlichen Erscheinungen in der Cutis des Zentrums, während dieselben peripherwärts noch weiter fortschreiten können; im Zentrum kann in diesem Stadium unter einer dünnen kernhaltigen Hornschicht bereits wieder normales Stratum spinosum vorhanden sein.

Ätiologie. Die Ätiologie der Pityriasis rosea ist noch unbekannt. Die von den verschiedenen Autoren und Schulen vertretenen, zum Teil sehr differenten Anschauungen stützen sich auf Wahrscheinlichkeitsbeweise und auf eine der eigenen Auffassung angepaßte Bewertung der klinischen Symptome und Nebenerscheinungen, ohne daß es bis jetzt gelungen wäre, für eine dieser Hypothesen einwandfreie und eindeutige Beweise zu erbringen. Die verschiedenen Theorien lassen sich folgendermaßen gruppieren:

1. Es handelt sich um eine ektogene Infektion der Haut; folgende Erreger sind angeführt worden:

a) Trichophyton tonsurans. Diese Auffassung wurde seinerzeit von der alten Wiener Schule, insbesondere von Kaposi, vertreten; es wurde hierbei eine Identität zwischen Herpes tonsurans maculosus und Pityriasis rosea angenommen, eine Anschauung, die bald auf Widerstand stieß, da alle Untersucher (Pick, Neisser, Blasckho, Jadassohn u. a.) auf den konstant negativen Pilzbefund bei der Pityriasis rosea hinwiesen. Heute kann diese offenbar durch eine Verwechslung beider Affektionen entstandene irrtümliche Ansicht als völlig verlassen gelten. Es ist daran festzuhalten, daß es einen Herpes tonsurans maculosus gibt, der in seinem klinischen Bilde große Ähnlichkeit mit der Pityriasis rosea besitzen kann, daß jedoch beide Affektionen ätiologisch scharf zu trennen sind, da die erstere durch das Trichophyton tonsurans hervorgerufen wird, während sich dieser Erreger bei der letzteren niemals nachweisen läßt.

b) Der Erreger soll ein nicht näher identifizierter Parasit von kryptogamer Natur sein. Hierher gehören die Beobachtungen von du Bois, welcher in Schuppen eines typischen Falles von Pityriasis rosea, sowie in 2 Fällen von

Pityriasis rosea-ähnlichen Affektionen mikroskopisch in den Follikelmündungen Haufen runder Sporen von verschiedener Größe (bis 5 μ) nachweisen konnte; die Sporen bildeten kein Mycelium, Kulturversuche mißlangen. In neuerer Zeit hat DU BOIS nochmals auf diesen von ihm als Mikrosporon dispar bezeichneten Pilz und sein Vorkommen bei „erythematösen Dermatosen vom Typ der Pityriasis rosea" aufmerksam gemacht. Diese Befunde wurden von COVISA bestätigt, während sich andere Untersucher ablehnend verhielten; SABOURAUD widersprach der Annahme, daß es sich in diesen Fällen um echte Pityriasis rosea gehandelt habe, andere, z. B. TANDLER, haben bei genauer Untersuchung der gefärbten Schuppen neben Staphylokokken vereinzelte Sporenhäufchen gesehen, legten jedoch diesem Befunde, der sich auch in normaler Haut ergeben kann, keine Bedeutung bei. Es scheint sich hier um jene Sporen zu handeln, die METTOU bei Pityriasis rosea bereits 1878 gefunden hat, und die später für Sporen von Torula communis, die bei jeder Abschuppung vorkommen können, gehalten wurden.

An dieser Stelle wäre auch die Beobachtung OPPENHEIMs zu erwähnen, welcher bei Aufenthalt der Pityriasis-rosea-Schuppen in feuchter Kammer nach 24—48 Stunden in denselben dicht aneinander gereihte, doppelt konturierte Gebilde von Oidium- oder Sproßpilzcharakter feststellen konnte; ferner fanden sich grampositive Sarcinen, deren Kultur gelang und mit denen bei sehr zahlreichen Übertragungsversuchen einmal die Erzeugung einer typischen Pityriasis-efflorescenz erzielt werden konnte. WAELSCH bezweifelte die ätiologische Rolle der von OPPENHEIM gefundenen Parasiten und glaubte, dieselben mit dem Flaschenbacillus identifizieren zu können, den er öfter im Infundibulum der Haarbälge gesehen hatte, auch der vereinzelt gebliebene Impferfolg OPPENHEIMs erschien ihm nicht beweisend, da die Impfung mit feuchten Umschlägen kombiniert wurde, unter welchen sich leicht Mykosen entwickeln können. Zusammenfassend läßt sich sagen, daß alle genannten Befunde, die für die Annahme einer parasitären Natur der Pityriasis rosea herangezogen wurden, einerseits sehr vereinzelt geblieben sind und andererseits nicht jene Beweiskraft besitzen, die zur Anerkennung der Rolle spezifischer Krankheitserreger notwendig wäre. Es macht tatsächlich den Eindruck, daß es sich hier nur um harmlose, bereits normalerweise vorhandene oder sekundär angesiedelte Saprophyten handelt. Trotzdem halten noch viele, besonders deutsche Dermatologen an der Auffassung fest, daß die Pityriasis rosea durch eine externe Infektion der Haut hervorgerufen werde, wobei allerdings zugegeben wird, daß der Erreger noch unbekannt sei. In diesem Sinne hat schon LASSAR auf Grund einschlägiger Beobachtungen angenommen, daß der supponierte Erreger durch Trikotwäsche und wollene Stoffe an die Haut herangebracht werde, besonders dann, wenn solche Wäschestücke in neuem Zustande oder nach längerer Aufbewahrung nicht neuerlich frisch gewaschen, benützt werden. Diese Beobachtung LASSARs konnten wir in vielen Fällen bestätigt finden. Auch für JADASSOHN steht die Bedeutung von neuen oder längere Zeit aufbewahrten Unterkleidern fest; er erklärt aus diesem Umstande nicht nur die zeitliche Koinzidenz in dem häufigeren Auftreten im Frühjahr und Herbst, also zu Zeiten, in denen neue oder längere Zeit aufbewahrte Unterkleider angelegt werden, sondern auch den ersten Beginn der Eruption an den unmittelbar mit solchen Kleidungsstücken in Berührung kommenden Körperstellen; die Affektion beginnt ja nur selten an den unbedeckten Körperstellen. Andere Autoren halten wiederum auf Grund klinisch-morphologischer Gesichtspunkte den parasitären Ursprung der Affektion für wahrscheinlich.

c) Von sonstigen Mikroorganismen, die auf dem Wege externer Infektion eine ätiologische Rolle spielen sollen, sei noch der Befund von GOERL und VOIGT angeführt, die in 2 Fällen von Pityriasis rosea, bei welchen vorher Impetigo bzw. Herpes tonsurans bestanden hatte, in den Schuppen kulturell den Staphylococcus pyogen. alb. nachweisen konnten, den sie mit großer Wahrscheinlichkeit als Erreger der Pityriasis rosea ansprechen möchten; dazu sei noch eine gewisse individuelle Disposition erforderlich. Mit Rücksicht darauf, daß Staphylokokken sich sowohl auf normaler Haut als auch bei Hautaffektionen verschiedenster Ätiologie häufig vorfinden, müssen wir diesem Befunde jede Beweiskraft absprechen, ganz abgesehen von der Unwahrscheinlichkeit, daß ein spezifischer Eitererreger eine erythematös-squamöse Dermatose hervorrufen sollte.

2. Es handelt sich um ein spezifisches Exanthem, welches, in großer Übereinstimmung mit den fieberhaften Exanthemen verlaufend, eine Inkubations- und Involutionsperiode besitzt und nach einer gewissen Zeit zur spontanen Heilung gelangt. Diese besonders von französischen Autoren (Moingeard, Thibierge) geäußerte Ansicht stützt sich auf mehrere Momente im Verlauf der Affektion: Die akute Entwicklung der Allgemeineruption, der erythematöse Charakter, der rasche Ablauf, die Seltenheit von Rezidiven, die gelegentlich, nach manchen Autoren oft vorhandenen Allgemeinerscheinungen werden hier angeführt; auch amerikanische Dermatologen, wie G. H. Fox, Pollitzer, Hartzell, Pusey u. a. sind für die Annahme einer Allgemeinerkrankung bzw. Allgemeininfektion mit Hauterscheinungen eingetreten. Auch Kyrle ist auf Grund seiner Auffassung der Pityriasis rosea als „Epitheliose“ zu der Meinung gelangt, daß es sich offenbar um eine Infektion durch ein eigenartiges Virus handelt, ebenso Chevallier, welcher über eine kleine, 3 Personen betreffende Epidemie der Erkrankung berichtet hat. Hier wäre noch die Hypothese von le Damant zu erwähnen, der die Pityriasis rosea als Tuberkulid auffaßt, unter Anführung von Argumenten (häufiges Rezidivieren, Abmagerung, Mattigkeit, Häufigkeit allgemeiner Drüsenschwellung, Koexistenz tuberkulöser Erscheinungen, positive Tuberkulinreaktion), die als Kriterien letzter Ordnung bezeichnet werden müssen, und denen man schon deshalb keine Beweiskraft zuerkennen kann, weil sie auch bei Beobachtung eines großen Materials nicht zutreffen.

3. Es handelt sich um ein toxisches Exanthem, d. h. Hautmanifestation einer Autointoxikation, die ihren Grund in Magen-Darmstörungen oder pathologischen Prozessen an anderen Organen haben kann. Mit Rücksicht darauf, daß ein derartiges Zusammentreffen keineswegs regelmäßig ist, ja im Gegenteil sehr selten vorkommt, hat diese Hypothese wenig für sich; die klinische Beobachtung lehrt, daß es keine Organ- oder Stoffwechselstörung gibt, die für Pityriasis rosea charakteristisch wäre; in jenen Fällen, wo gleichzeitig Erkrankungen anderer Organe, z. B. Cholelithiasis, Dilatatio ventriculi usw. beobachtet werden, handelt es sich wohl nur um ein zufälliges Zusammentreffen, jedenfalls kann ein ursächlicher Zusammenhang nicht behauptet werden. In gleicher Weise ist die von Owens — übrigens ganz hypothetisch — geäußerte Vermutung zu bewerten, daß es sich um einen anaphylaktischen Zustand nach Tonsillitis, hervorgerufen durch fremdartige Proteine, handeln könnte.

4. Eine psychogene oder neurogene Entstehung wird von manchen Autoren angenommen. Alderson fand in sämtlichen (11) untersuchten Fällen irgendeine ausgesprochene Schädigung des Nervensystems infolge Ärger, geistiger Überarbeitung, körperlicher Übermüdung, so daß er mit Hyde fast übereinstimmt, der als Krankheitsursache eine Veränderung im Zustand der Hautnerven annimmt, die durch irgendeine Allgemeinstörung im Organismus bedingt ist. Szabóky fand in 66°/₀ seiner Fälle im Nervensystem „irgendwelche funktionelle Störungen“, besonders profuses Schwitzen, manchmal durch psychische Emotionen auslösbar, Zittern, vasomotorische Störungen (Erröten, Erblassen), gesteigerte reflektorische Bewegungen (Zusammenzucken nach Berührung) und gelangt zu dem Schlusse, daß die Ursache „wahrscheinlich in der durch die

veränderte Innervation der Haut hervorgerufenen speziellen Disposition zu suchen ist". Jacquet erwähnt einen Fall, wo Pityriasis rosea bei einem Mädchen vielleicht infolge eines Schreckens aufgetreten ist. Zur Stütze der neurogenen Theorie könnten auch noch jene allerdings seltenen Fälle herangezogen werden, wo die Erkrankung streng halbseitig oder zoniform beginnt. Mit Rücksicht darauf, daß die Beobachtungen von Alderson und Szabóky keine weitere Bestätigung erfahren haben und auch nach unseren Erfahrungen nicht zutreffen, erscheint uns diese Hypothese sehr unwahrscheinlich, abgesehen davon, daß man von einer Hauterkrankung, die ihre Ursache in einer dispositionellen Störung der Hautinnervation hat, Chronizität oder häufiges Rezidivieren erwarten müßte.

5. Eine vermittelnde Stellung zwischen den genannten Hypothesen der ektogenen und endogenen Ätiologie der Pityriasis rosea nimmt die Theorie Brocqs ein, der dem Vorhandensein eines „Primäraffektes" (Plaque primitive) stets eine große pathogenetische Bedeutung beigelegt hat. Brocq findet das primäre und alleinige Auftreten des Initialflecks, sein längeres isoliertes Bestehen und Weiterwachsen mit der nach 8—10 Tagen fast plötzlich erfolgenden Allgemeineruption besonders bemerkenswert und nimmt an, daß der initiale Fleck durch externe Infektion hervorgerufen werde, während die sekundäre Eruption endogen entweder durch den supponierten Erreger oder seine Toxine zustande komme; der Primärfleck, der durch Inokulation des Erregers (am wahrscheinlichsten durch Insektenbiß, vielleicht durch infizierte Wäsche im Sinne Lassars) entstehen soll, verhält sich zur Allgemeineruption wie die Sklerose zum Exanthem oder wie das Kerion zum Trichophytid. In letzter Zeit hat Brocq auf Grund der Beobachtung von 3 Fällen, in welchen Pityriasis rosea nach zahlreichen Flohstichen aufgetreten war, der Vermutung Ausdruck gegeben, daß die Inokulation des Erregers durch den Floh erfolge.

Überblicken wir alle diese Hypothesen, so erscheinen uns jene am wahrscheinlichsten, die eine infektiöse Natur der Erkrankung annehmen; nur die Entscheidung, ob es sich um eine lokale, exogene oder um eine allgemeine, endogene Infektion des Hautorgans handelt, ist auf Grund der klinischen Beobachtung nicht zu treffen, die Stellungnahme in dieser Frage wird von der subjektiven Einstellung des einzelnen abhängen. Für die erstere Möglichkeit spricht die Konfiguration mancher Efflorescenzen und deren peripheres Fortschreiten mit zentraler Abheilung, ein Verhalten, das große Ähnlichkeit mit oberflächlicher Trichophytie zeigt, ferner die oben erwähnte zeitliche Beziehung des Auftretens zur Benützung neuer Wäschestücke. Gegen eine externe Lokalinfektion spricht die Art der Allgemeineruption, die in vielen Fällen, wie schon Brocq betont hat, nicht in der Nähe des Initialflecks beginnt und sich von dort aus weiter verbreitet, sondern wie mit einem Schlage am ganzen Körper verstreute Elemente auftreten läßt, ein Umstand, der auf innere Entstehung hindeutet, ebenso wie die Anordnung der Efflorescenzen in der Spaltrichtung der Haut; allerdings kann man die Allgemeineruption auch auf eine sekundär erfolgende Autoinokulation zurückführen. Keiner der angeschuldigten Erreger hat der Kritik standgehalten; will man dennoch eine externe Infektion als Ursache annehmen, so erscheint es sehr unwahrscheinlich, daß ein Erreger von Pilzcharakter im Spiele ist, da ein solcher sich den heutigen Untersuchungsmethoden wohl kaum noch entziehen könnte; wenn trotzdem auch heute noch in vielen dermatologischen Lehrbüchern die Pityriasis rosea unter dem Kapitel „Dermatomykosen" oder im Anschluß daran abgehandelt wird, so erfolgt diese Klassifizierung völlig hypothetisch und ist nur auf die klinische Ähnlichkeit mancher Einzelefflorescenzen der Affektion mit oberflächlicher Trichophytie zurückzuführen, während sich bei Betrachtung des ganzen Krankheitsverlaufes doch erhebliche Unterschiede ergeben. Gegen das Vorliegen einer Mykose sind anzuführen die zahlreichen negativen Übertragungsversuche (Corlett, While u. a.), die große Seltenheit von gleichzeitigem Befallensein mehrerer in nahem Kontakt lebender Personen, die in relativ kurzer Zeit regelmäßig eintretende Spontanheilung; auch der Einfluß der externen Therapie mit antiparasitären Mitteln ist keineswegs ein solcher, daß er zu positiven Schlüssen in dieser Richtung veranlassen könnte. Andererseits ist gegen das Vorliegen einer Allgemeininfektion folgendes geltend zu machen: Fehlen von Allgemeinerscheinungen in der Mehrzahl der Fälle, Fehlen von Enanthem, beides Momente, die auch bei einer Allgemeininfektion nicht unbedingt zutreffen müssen. Die von manchen Autoren zur Stütze der endogenen Theorie herangezogene Seltenheit von Rezidiven hat keine große Beweiskraft, da auch externe Pilzaffektionen eine länger dauernde Immunität erzeugen können. Der klinische Verlauf legt manchmal die Annahme einer inneren Entstehung nahe, besonders in jenen Fällen, die in Form eines Exanthems mit schubweisem Auftreten disseminierter Elemente verlaufen. Der plötzliche Beginn, der erythematöse Charakter der Eruption, das Fehlen der Kontagiosität, die Spontanheilung und der histologische Befund, welcher zeigt, daß die Erkrankung in der Cutis beginnt, sind die Momente, die zur Stütze der endogenen Hypothesen herangezogen werden, wobei es sich sowohl um eine Infektion als auch um eine Autointoxikation mit Hauterscheinungen handeln könnte; gegen die Beweiskraft aller dieser Argumente kann man polemisieren, ja wenn man will, kann man alle diese Eigenschaften mit einer ektogenen Infektion in Einklang bringen. Auch die vermittelnde Hypothese Broqs, die das tatsächlich häufige Bestehen eines Initialflecks im Sinne eines „Primäraffektes" verwertet und die Allgemeineruption als endogen entstanden betrachtet, hat zweifellos in der Symptomatologie und im Verlauf der Affektion manches für sich und geht jedenfalls über den Tatbestand nicht weiter hinaus als die übrigen Hypothesen. Solange nicht eindeutige Beweise für das Vorliegen einer externen Infektion erbracht werden, haben auch die vielfach bekämpften Theorien eines inneren Ursprungs der Pityriasis rosea ihre Berechtigung. Die differenten Ansichten der einzelnen Autoren und Schulen in dieser Frage sind vorläufig das Resultat subjektiver Eindrücke und können daher nur als bloße Vermutung, nicht als Überzeugung gewertet werden.

Diagnose. Die Pityriasis rosea ist meist leicht zu erkennen; die eigenartige lachsrote Farbe, die zentrale Exfoliation mit Bildung von Schuppenringen, die angedeutete elliptische oder unregelmäßige Form der Herde und deren Anordnung in der Spaltrichtung der Haut, das polymorphe Bild der Efflorescenzen vom leicht prominenten miliaren Fleck und Knötchen bis zur münzengroßen Scheibe, die Lokalisation, das schubweise Auftreten frischer Herde und die Neigung zu spontaner Rückbildung sind die charakteristischen Zeichen, die eine sichere Unterscheidung von anderen Dermatosen ermöglichen. Differentialdiagnostisch kommt eine Reihe von Hautaffektionen in Betracht, deren Elemente eine oder mehrere der genannten Eigenschaften aufweisen und zu Fehldiagnosen veranlassen können.

Hier wäre in erster Reihe der Herpes tonsurans maculosus zu nennen, dessen Efflorescenzen manchmal jenen der Pityriasis rosea sehr ähnlich sehen können; es gibt jedoch gewisse klinische Merkmale, die es gestatten, beide Erkrankungen schon durch die bloße Inspektion mit einer ziemlich großen Sicherheit zu unterscheiden. Der Herpes tonsurans weist eine Farbe auf, in welcher die rote Komponente deutlicher ausgeprägt erscheint, ferner ist die Form der Herde bei dieser Affektion stets entsprechend der Ausbreitung des Pilzwachstums eine fast geometrisch regelmäßige runde oder elliptische, während bei der Pityriasis rosea doch die unregelmäßig begrenzten Elemente vorzuherrschen pflegen.

Der Schuppenring kann auch beim Herpes tonsurans squamosus vorhanden sein, doch gewinnt man hier bei benauer Beobachtung desselben oft den Eindruck, daß er unregelmäßig gezackt erscheint, entsprechend einem Hervorgehen aus einem Kranz kleinster randständiger Bläschen. Ein weiteres differentialdiagnostisches Moment erscheint darin gegeben, daß der Herpes tonsurans nicht in multiplen disseminierten Herden aufzutreten pflegt, sondern daß diese sich wenigstens im Anfang in beschränkter Zahl auf einer kleineren Hautpartie entwickeln; wir sahen solche Fälle öfter auf einem umschriebenen Gebiet, besonders am Bauche, nach feuchten Umschlägen auftreten, in einem Falle am Oberschenkelstumpfe unter dem Prothesenansatz, wo ebenfalls die Verhältnisse der feuchten Kammer gegeben waren. Da es jedoch einerseits auch Fälle von gruppierter oder halbseitiger Pityriasis rosea gibt, andererseits Fälle, wo Pilzerkrankungen gleich von Anfang an in multiplen, disseminierten Herden auftreten können, wenn der Erreger an zahlreichen Hautstellen inokuliert wird (infiziertes Frottierhandtuch, wir sahen eine solche Epidemie in einer Ringkämpferschule), so ist die Zahl und Anordnung der Efflorescenzen kein absolut verläßliches differentialdiagnostisches Merkmal. Ein Kriterium erster Ordnung ist die mikroskopische Untersuchung der Schuppen auf Pilzfäden, die sich bei Herpes tonsurans stets, bei Pityriasis rosea niemals nachweisen lassen. Fälle von Epidermophytie, wie der von ARZT und FUHS beschriebene, wo die mikroskopische Untersuchung versagte und erst durch Kultur Pilze nachgewiesen werden konnten, dürften jedenfalls zu den Seltenheiten gehören, da sich auch bei dieser Affektion regelmäßig Pilzelemente in großer Zahl in den Schuppen vorfinden. Bei Mitbeteiligung des Capillitium wird man stets an eine Pilzaffektion denken müssen, alleiniges Befallensein der beharrten Kopfhaut mit Freibleiben des Stammes wird die Diagnose Pityriasis rosea von vornherein sehr unwahrscheinlich machen; in beiden Fällen wird man sich zu genauer mikroskopischer, evtl. kultureller Untersuchung auf Pilze veranlaßt sehen.

Die Pityriasis versicolor ist leicht zu unterscheiden, da auch in jenen Fällen, wo kleinere Flecken infolge externer Reizung eine rötliche Farbe aufweisen, dieselben niemals Ringform zeigen; meist findet man daneben typische bräunliche konfluierende Herde. Entzündliche Erscheinungen fehlen, die Hornschicht zeigt niemals Fältelung oder Schuppenringe, Pilznachweis gelingt immer.

Die wichtigste Unterscheidung ist gegenüber luetischen Exanthemen zu treffen; hier kommt in erster Reihe die Roseola in Betracht, besonders deren annuläre Form, bei welcher die Ringbildung zu Verwechslungen Veranlassung gibt. Hier sind differentialdiagnostisch folgende Eigenschaften der luetischen Roseola festzuhalten: Eine gewisse Eintönigkeit des klinischen Bildes, bedingt durch die gleichmäßige Verteilung und annähernd gleiche Größe der Efflorescenzen, die düsterrote Farbe, die undeutliche, verwaschene Begrenzung der Flecken, die mit ihrem geringen Infiltrationsgrad kaum das Hautniveau überragen, der fehlende Juckreiz, ferner das Verhalten der Epidermis, die hier keine Veränderung aufweist und nur manchmal im Stadium der Rückbildung ganz vereinzelte zarte Schüppchen zeigen kann, wobei es jedoch niemals zu jener feinen Fältelung der Hornschicht kommt, wie sie für die Pityriasis rosea charakteristisch ist; allerdings ist zu beachten, daß auch bei der Pityriasis rosea jede Schuppung fehlen kann, wenn es sich um Patienten handelt, die viel baden oder frottieren. Auch die Lokalisation ist in den typischen Fällen verschieden, da die Roseola an den seitlichen Bauchpartien beginnt und im weiteren Verlaufe gleichmäßig den Thorax befällt, wobei jedoch gerade die subclaviculären Partien, die eine Prädilektionsstelle der Pityriasis rosea sind, verschont bleiben oder am schwächsten betroffen werden. Das gleichzeitige

Bestehen luetischer Stigmen, wie Leukoderm, Alopecia luetica, positive Wassermannreaktion ist differentialdiagnostisch kaum zu verwerten, da die Pityriasis rosea relativ häufig bei Luetikern auftritt und sich manchmal gleichzeitig mit einer Roseola entwickelt; auch in diesen Fällen, die für die Differentialdiagnose beider Affektionen sehr lehrreich sind, gelingt es bei Berücksichtigung der genannten Eigenschaften leicht, die jeder der beiden Erkrankungen zugehörigen Efflorescenzen mit Sicherheit zu unterscheiden. Etwas schwieriger kann sich die Unterscheidung von discoiden papulo-squamösen Syphiliden gestalten, wenn dieselben bereits in Rückbildung begriffen sind und die braunrote Farbe einer helleren Nuance Platz gemacht hat; doch auch hier werden die diffuse, meist aus mehreren Schichten bestehende Schuppe, die regelmäßige Form der Efflorescenzen, die schärfere Begrenzung und das Vorliegen eines Infiltrats eine Abgrenzung gestatten; dasselbe gilt für in Rückbildung befindliche luetische Spätformen, bei denen noch die serpiginöse Anordnung ein gutes Unterscheidungsmerkmal bildet. Sollte trotz aller genannten Merkmale eine sichere Entscheidung nicht zu treffen sein, so wird die weitere Beobachtung der Entwicklung des Krankheitsbildes in allen Fällen innerhalb einiger Tage die endgültige Diagnose ermöglichen, da die Efflorescenzen der Pityriasis rosea sich viel rascher entwickeln als jene der Lues, und daher schon nach kurzer Zeit ein verändertes Aussehen zeigen.

Der Lichen scrophulosorum unterscheidet sich von der Pityriasis rosea durch den follikulären Sitz der Primärefflorescenz; dort wo es durch Konfluenz dichtgedrängter Knötchen zu scheibenförmigen Herden gekommen ist, gestattet deren Aufbau aus kegelförmigen follikulären Elementen eine sichere Unterscheidung von Pityriasis rosea; dieses diagnostische Merkmal ist auch noch in jenen Fällen von Lichen scrophulosorum zu verwerten, wo die Herde von einer stärkeren Schuppe bedeckt sind, da sich dann die charakteristischen Knötchen meist am Rande oder in der Umgebung der größeren Herde isoliert vorfinden, außerdem fehlt dem Prozeß der akut entzündliche Charakter, daher ist die Farbe ein matteres Rot, meist mit deutlicher Beimengung einer braunen Komponente.

Eine Unterscheidung gegenüber Psoriasis ist stets leicht zu treffen und wird nur bei jenen Fällen in Frage kommen, wo diese in Form scheibenförmiger, flacher, schwach schuppender Herde disseminiert am Stamme beginnt; abgesehen von der scharfen Begrenzung und regelmäßigen Form gestattet das Verhalten der Schuppe leicht eine Unterscheidung, da es bei der Psoriasis zur Ablagerung und Aufschichtung mehrerer parakeratotischer Schuppenlagen kommt und nicht wie bei der Pityriasis rosea zur Exfoliation *einer* zentralen Schuppe; Blaschko betont, daß man beim Versuche einer Ablösung der Schuppen dieselben bei der Pityriasis rosea nicht vom Rande her, sondern nur von der Mitte aus am besten lüften kann. Bei ganz jungen Psoriasisefflorescenzen, deren Oberfläche noch nicht schuppt, gelingt es durch *leichtes* Kratzen, die Schuppe weiß und undurchsichtig zu machen, bei Ablösung der Schuppe zeigt die Basis punktförmige Blutung, beides Symptome, die sich bei Pityriasis rosea niemals hervorrufen lassen.

Die Pityriasis lichenoides weist eine ähnliche Farbe auf, doch besitzen die Efflorescenzen oft eine orangerote Nuance, die bei gutem Farbensinn deutlich wahrgenommen werden kann; die ähnliche Farbe und der Umstand, daß auch bei der Pityriasis lichenoides eine gewisse Polymorphie infolge gleichzeitigen Bestehens verschieden alter Elemente vorhanden ist, kann zu Verwechslungen Veranlassung geben. Hier müssen folgende Merkmale zur Unterscheidung herangezogen werden: Die Größe der Efflorescenzen, die bei der Pityriasis lichenoides meist nicht weit über Linsengröße hinausgeht, ferner die strenger eingehaltene runde oder elliptische Form der Herde und deren scharfe Begrenzung, während die Randzone der Elemente der Pityriasis rosea viel weniger scharf und feinzackig verläuft. Dazu kommt das stärkere Infiltrat bei der Pityriasis lichenoides und die zentrale Delle nach Ablösung der Hornschicht. In vielen Fällen zeigt das Verhalten der Schuppe bei beiden Erkrankungen ein präzises Unterscheidungsmerkmal; bei der Pityriasis lichenoides haftet die Hornschicht im Zentrum fest, die ersten Ablösungserscheinungen beginnen am Rande, wo die Schuppe durch Eindringen von Luft weiß und undurchsichtig wird, während sie zentral als durchsichtige, glasurartige Lamelle das braungelbe Infiltrat noch durchscheinen läßt; das Weißwerden der Schuppe und deren Ablösung erfolgt von der Peripherie gegen das Zentrum zu; im Stadium dieser beginnenden Desquamation kann daher der Schuppenring der Pityriasis rosea nachgeahmt erscheinen, doch zeigt die genauere Betrachtung, daß derselbe nicht wie bei der Pityriasis rosea nach außen zu kontinuierlich in normale Hornschicht übergeht, sondern sich vielmehr nach innen zu fortsetzt, und daß das Zentrum der Efflorescenz noch nicht exfoliiert ist und auch hier die Schuppe durch leichtes Kratzen sichtbar gemacht werden kann. Die langsame Entwicklung der Efflorescenzen und der chronische Verlauf der Pityriasis lichenoides ermöglichen in zweifelhaften Fällen bald eine sichere Entscheidung.

Die ebenfalls chronische Parapsoriasis en plaques (BROCQ) zeigt zum Unterschied von der Pityriasis rosea mosaikartige, lichenoide Oberhautfelderung, größere Scheiben, diffuse kleienförmige Schuppung, keine Ringbildung.

Gewisse Formen des Eczema seborrhoicum können differentialdiagnostisch Schwierigkeiten bereiten; die Unterscheidung ist leicht, wenn das Eczema seborrhoicum seine charakteristische Lokalisation in der Sternal- und Interscapularfurche einhält; in jenen Fällen, wo diese Affektion in multiplen, disseminierten Herden nur am Stamme auftritt, muß die fettige Beschaffenheit der Schuppen, die Neigung der Efflorescenzen zu lokaler polyzyklischer serpiginöser Ausbreitung und Konfluenz, sowie die häufig vorhandene stärkere Durchfeuchtung und Bildung kleiner Bläschen zur Diagnose herangezogen werden. Die typischen Schuppenringe der Pityriasis rosea und die feine Fältelung des Zentrums finden sich beim Eczema seborrhoicum nicht vor, die Herde zeigen nur eine diffuse Abblätterung. Die kleinpapulösen Efflorescenzen, die beim Eczema seborrhoicum häufig neben den größeren Scheiben vorhanden sind, unterscheiden sich durch ihre kegelige Form und den follikulären Sitz von den miliaren Elementen der Pityriasis rosea.

Das Ekzem en plaques zeigt meist stärkere Rötung und Schuppung mit deutlicherem Hervortreten des ekzematösen Charakters; die einzelnen Herde sind von größeren Dimensionen als jene der Pityriasis rosea. Eine Verwechslung ist insofern möglich, als eine durch externe Therapie gereizte Pityriasis rosea für ein Ekzem en plaques gehalten werden kann, wenn die durch die Reizung bedingte Ekzematisation die Grundkrankheit verdeckt; immerhin kann man auch in solchen Fällen bei Beachtung der Lokalisation, der zentralen Abschilferung und Ringbildung die ursprüngliche Dermatose noch gut erkennen.

Von den übrigen Ekzemformen kommt noch das anämische, schuppende Ekzem des Gesichtes, besonders bei Kindern und jungen Mädchen differentialdiagnostisch in Betracht, welches jedoch meist auf das Gesicht beschränkt bleibt und dessen Efflorescenzen niemals den für Pityriasis rosea charakteristischen Verlauf der Entwicklung zeigen.

Die Urticaria rubra kann wohl manchmal die lachsrote Farbe der Pityriasis rosea aufweisen, ebenso manche toxische oder medikamentöse Erytheme; die Flüchtigkeit der Eruption, die Neigung zur Konfluenz und die fehlende Schuppung genügen bei diesen ohne sichtbare urticarielle Elevation verlaufenden Formen zur Unterscheidung.

Unter den medikamentösen Dermatosen zeigt manchmal das Salvarsanexanthem im Anfang seiner Entwicklung eine große Ähnlichkeit mit den Efflorescenzen der Pityriasis rosea; in 2 Fällen eigener Beobachtung kam es im Verlaufe der antiluetischen Kur zum Auftreten multipler, zackig begrenzter erythematöser Flecke, über welchen sich eine zarte Schuppe entwickelte; das gleichzeitige leichte Fieber (37,8—38,0) legte den Verdacht auf eine beginnende Salvarsandermatitis nahe; bei der nächsten, mit kleiner Dosis (0,15 Neosalvarsan) erfolgenden Injektion zeigte sich eine intensive Herdreaktion in Form einer 2 cm breiten Zone, die starke Schwellung und Rötung aufwies, außerdem traten leichte Ödeme der Augenlider und frische Erytheme an vorher normalen Hautstellen auf, dazu punktförmige Hämorrhagien. Die Abheilung erfolgte unter starker Pigmentierung. In solchen Fällen zeigt demnach schon die nächste Injektion auch bei kleiner Dosis, ob echte Pityriasis rosea oder eine dieser ähnliche Salvarsandermatitis vorliegt; die echte Pityriasis rosea zeigt auch bei Fortsetzung der Behandlung keine Verschlechterung und gelangt dabei in der gewohnten Weise zur Abheilung. Die von Feit nach Salvarsaninjektion beobachtete Herxheimerreaktion an Herden von echter Pityriasis rosea scheint mit jener identisch zu sein, wie sie Leiner gelegentlich nach intramuskulärer Milchinjektion ebenfalls beobachten konnte; doch wird diese unspezifische Reaktion kaum jemals einen so intensiven Grad erreichen wie bei der Salvarsandermatitis, wo die Reaktion eine spezifische zu sein scheint. Auch die funktionelle Hautprüfung mittels externer Applikation von Salvarsanlösung (Bloch, Pick) kann · in solchen Fällen zur Feststellung einer Idiosynkrasie herangezogen werden.

Prognose und Therapie. Die Prognose der Pityriasis rosea ist absolut günstig, da die Affektion stets spontan und ohne Komplikationen zur Abheilung gelangt. Mit Rücksicht darauf wird vielfach die Auffassung vertreten, daß jede aktivere Therapie zu unterlassen sei, weil dieselbe zu komplizierenden Dermatitiden Veranlassung geben kann. Für viele Autoren steht es fest, daß die externe Therapie keinen Einfluß auf den Verlauf und die Dauer der Affektion hat, sie begnügen sich mit symptomatischer Behandlung, wie Bekämpfen des Juckens (1% Menthol- oder 1% Thymolspiritus) und mit der Fernhaltung schädlicher Reize, also Vermeiden von Abseifen und Bädern, bei gleichzeitiger Anwendung indifferenter Streupuder. Im Gegensatz zu diesem passiven Verhalten stehen jene Verfahren, die, von der Annahme einer Pilzaffektion ausgehend, intensiv wirkende antiparasitäre Mittel zur Anwendung bringen, z. B. Schmierseifenbäder, starke Naphthol- oder Schwefelsalben, Schwefelbäder usw.; dieses energische Vorgehen scheint uns völlig unbegründet, weil einerseits der Erfolg keineswegs ein so prompter ist, daß er diese Therapie rechtfertigen würde, andererseits der Prozeß auf diese Weise durch Eintreten allgemeiner Hautreizung oft ungünstig beeinflußt wird. Das Richtige scheint hier der Mittelweg zu sein, d. h. Anwendung milder antiparasitärer oder keratolytischer Stoffe, mit welchen es wohl auch nicht sicher gelingt, das Auftreten neuer Elemente zu verhindern, während ein deutlicher Einfluß auf die Rückbildung der Efflorescenzen besteht. Hier sind folgende Mittel zu nennen: Resorcinzinkpaste (2—3%), die von Lesser empfohlene Resorcinzinkemulsion (Resorcini sublim. 1,0, Zinci oxyd., Talci venet., Glycerini, Aquae dest. āā 25,0), 2% Ichthyol-Glycerin (Darier); ferner ganz schwache Chrysarobinzinkpasten 1:3000—1000 (Jadassohn), von deren rascher Wirkung wir uns oft überzeugen konnten. In hartnäckigen Fällen empfiehlt Lesser $^{1}/_{2}$—1% Sublimatlösung.

Einen stärkeren Einfluß bezüglich der Dauer der Erkrankung scheint die parenterale Reiztherapie zu besitzen; Leiner sah nach intramuskulären Milchinjektionen in mehreren Fällen 4—5 Tage nach der Injektion beginnende

Abschuppung, nach einer Woche Rückbildung der Affektion. In resistenteren oder von Anfang an sehr progredient einsetzenden Fällen wird sich ein Versuch mit dieser Behandlung empfehlen. — Bestrahlung mit ultraviolettem Licht bis zu starker Reaktion soll raschere Schälung und Abheilung herbeiführen.

Literatur.

ADAMSON: Diskussion zu LITTLE. — ALDERSON: (a) Pityriasis rosea. Klinische Beobachtungen. Journ. of cutaneous diseases including syphilis. Mai 1914. (b) Diskussion zu HIGHMAN-RULISON. — ALMKVIST: Über Leukoderme verschiedenen Ursprungs und 2 Fälle nach Pityriasis rosea. Dermatol. Zeitschr. Bd. 41. 1924 u. Acta dermato-venereol. Bd. 4. 1923. — ARZT und FUHS: Zur Kenntnis der durch das Epidermophyton inguinale (SABOURAUD) hervorgerufenen Hauterkrankungen. Dermatol. Zeitschr. Bd. 41. 1924. — BARDUZZI: Roseola pitiriaca. Giorn. ital. d. malatt. vener. e. d. pelle. 1889. Nr. 1. — BAZIN: Leçons théoriques et cliniques sur les affections cutanées de nature arthritique. Paris 1868. — BECHET: Pityriasis rosea im Gesicht. Demonstr. Arch. of dermatol. a. syphilol. Vol. 8. 1923. — BEHREND: Über Pityriasis rosea (GIBERT), maculata et circinata (BAZIN). Berlin. klin. Wochenschr. 1881. Nr. 38. — BESNIER et DOYON: Pathologie et traitement des maladies de la peau par le prof. KAPOSI; appendice des traducteurs. Paris 1891. — BLASCHKO: (a) Zur Histologie der Pityriasis rosea. Arch. f. Dermatol. u. Syphilis. Bd. 49. 1899. (b) Diskussion zu PICK. — BOECK, C.: Pityriasis rosea. Norsk magaz. f. laegevidenskaben. 1888. BREUER: Pityriasis rosea im frühen Kindesalter. Dtsch. med. Wochenschr. 1924. Nr. 42. — BROCQ (a): Note sur la plaque primitive du pityriasis rosé de GIBERT. Ann. de dermatol. et de syphilgr. octobre 1887. (b) Eruptions intermédiaires au pityriasis rosé de GIBERT et aux séborrhéides psoriasiformes. Presse méd. 1903. (c) Le problème de la nature du pityriasis rosé de GIBERT. Journ. de méd. et de chirurg. pratique. 1922. (d) Contributione à l'étude de l'étiologie du pityriasis rosé de GIBERT. Bull. méd. Jg. 39. 1925. — BUSCHKE: Leukoderm nach Pityriasis rosea. Verhandl. d. Berlin. dermatol. Ges. Dermatol. Wochenschrift. Bd. 76. 1923. — CHAPARD: De la roséole squameuse. Thèse de Paris. 1885. — CHEVALLIER: Une petite épidémie de pityriasis rosé de GIBERT. Bull. de la soc. franç. de dermatol. et de syphiligr. Jg. 32. 1925. — CONRAD: A case for diagnosis. demonstr. Arch. of dermatol. a. syphilol. Vol. 7. 1923. — COVISA: Pityriasis rosea GIBERT. Actas dermo-sifiliogr. Jg. 4. 1912. — DARIER in MOINGEARD: Etude sur le pityriasis rosé de GIBERT. Thèse de Paris 1889. — DARIER: Grundriß der Dermatologie. Übersetzt von ZWICK. Berlin 1913. — DEYER: Diskussion zu ALDERSON. — DU BOIS: (a) Ein kryptogamer Parasit bei den erythemato-squamösen Dermatosen vom Typus der Pityriasis rosea GIBERT. Ann. de dermatol. et de syphilgr. 1912. Nr. 1. (b) Die parasitäre Natur der Pityriasis rosea. Presse méd. Jg. 30. 1922. — DUJARDIN: Pityriasis rosea auf einem syphilitischen Terrain. Policlinique. 1909. — EISELT: Pityriasis rosea und ihre Beziehungen zur Tuberkulose. Ceska Dermatologie. 1920. — FEIT: Über Pityriasis rosea bei Syphilitikern und JARISCH-HERXHEIMER-Reaktion. Med. Klinik. 1922. — FEULARD: (a) Roséole syphilitique et pityriasis rosé. Bull. de la soc. franç. de dermatol. et de syphiligr. 1891. (b) Pityriasis rosé, dilatation de l'estomac. Ann. de dermatol. et de syphiligr. 1889. — FOERSTER: Diskussion bei ORMSBY und MITCHELL. — FUHS: Pityriasis rosea am Capillitium. Demonstr. Wien. dermatol. Ges. Zentralbl. f. Haut- u. Geschlechtskrankh. Bd. 13. 1924. — GASTOU et PONTOIZEAU: Pityriasis rosé à forme de séborrhéides avec troubles vasomoteurs et urticariens. Bull. de la soc. franç. de dermatol. et de syphiligr. Jg. 1922. — GIBERT: Traité pratique des maladies de la peau et de la syphilis. Paris 1860. — GÖRL und VOIGT: Zur Ätiologie der Pityriasis rosea. Münch. med. Wochenschr. Jg. 71. 1924. — HALLOPEAU: Sur une forme ortiée de pityriasis rosé. Ann. de dermatol. et de syphiligr. 1906. — HAZEN: Diskussion zu HIGHMAN-RULISON. — HIGHMAN and RULISON: Pityriasis rosea. A few simple facts. Arch. od dermatol. a. syphilol. Vol. 7. 1923. — HOLLMANN: Zur Histopathologie der Pityriasis rosea GIBERT. Arch. f. Dermatol. u. Syphilis. Bd. 51. 1900. — HORAND: Bemerkungen zur Geschichte der Pityriasis circinata. Ann. de dermatol. et de syphiligr. Tome 7. 1867. — JADASSOHN: (a) Diskussion zu PICK. (b) Bemerkungen bei DARIER-ZWICK: Grundriß der Dermatol. Berlin 1913. — JAQUET: L'étiologie du pityriasis rosé de GIBERT. Méd. moderne. 1897. — KAPOSI: (a) Lehrbuch d. Hautkrankh. Wien 1893. (b) Diskussion zu PICK. — KLAUDER: Ungewöhnliche Formen von Pityriasis rosea. Journ. of the Americ. med. assoc. Vol. 82. 1924. — KOLLECKER: Über atypische Pityriasis rosea. Dermatol. Zeitschr. 1909. — KREIBICH: Lehrb. d. Hautkrankheiten. Wien 1904. — KUMER: (a) Pityriasis rosea des behaarten Kopfes. Demonstr. Wien. dermatol. Ges. Dermatol. Wochenschr. Bd. 70. 1920. — (b) Pityriasis rosea der behaarten Kopfhaut. Demonstr. Wien. dermatol. Ges. Zentralbl. f. Haut- u. Geschlechtskrankheiten. Bd. 3. 1922. (c) Über Pityriasis rosea der behaarten Kopfhaut. Dermatol. Zeitschrift Bd. 31. 1920. — KYRLE: Histobiologie der menschlichen Haut und ihrer

Erkrankungen. Berlin 1925. — Langer: Seltene Leukoderme und die Abgrenzung derselben von der Vitiligo. Dermatol. Wochenschr. Bd. 77. 1923. — Lanz: Gegenwärtiger Stand der Lehre von der Pityriasis rosea Gibert. Russki Wratsch. 1904. Nr. 8. — Lassar: (a) Berliner dermatol. Vereinigung. Arch. f. Dermatol. u. Syphilis. Bd. 24. 1892. (b) Diskussion zu Pick. (c) Über die Natur der Pityriasis rosea. Dtsch. med. Wochenschr. 1892. — Le Damant: Le pityriasis rosé de Gibert est une tuberculide. Presse méd. 1919. — Leiner: (a) Zur Behandlung der Pityriasis rosea im Kindealter mit Milchinjektionen. Wien. med. Wochenschr. 1921. Nr. 42. (b) Ein $1^3/_4$ Jahre altes Kind mit Pityriasis rosea. Mitt. d. Ges. f. inn. Med. u. Kinderheilk. Jg. 20. 1921. — Lesser: Lehrb. d. Haut- u.Geschlechtskrankh. Berlin 1914. — Lewin: Pityriasis rosea. Demonstr. Berlin. dermatol. Ges. Arch. f. Dermatol. u. Syphilis. Bd. 22. 1890. — Little: (a) Diskussion über Pityriasis rosea. Proc. of the roy. soc. of med. Vol. 7, Nr. 5. Dermatological section. Sitzung v. 19. Februar 1914. (b) Pityriasis rosea mit einigen ungewöhnlichen Erscheinungen. Proc. of the roy. soc. of med., dermatological section. Sitzung v. 18. Juni 1914. Ref.: Arch. f. Dermatol. u. Syphilis. Bd. 122. 1915. (c) Rezidivierende Pityriasis rosea. Lancet. November 1914. — Löwenbach: Histologische Befunde bei Herpes tonsurans maculosus et squamosus und Pityriasis rosea. Wien. klin. Wochenschr. 1899. — Mc Ewen: Diskussion zu Highman-Rulison. — Mettou: Etude sur le pityriasis rosé. Thèse de Paris 1878. — Milian: siehe bei Simon. — Montgomery: Pityriasis rosea. Journ. of cutaneous diseases including syphilis. Vol. 24. 1906. — Neisser: Diskiusson zu Pick. — Odland: Pityriasis rosea (auch im Gesicht). Demonstr. Arch. of dermatol. a. syphilol. Vol. 8. 1923. — Oliver and Finnerud: Pityriasis rosea im Kindesalter. Arch. of dermatol. a. syphilol. Vol. 7. 1923. — Oppenheim: (a) Pityriasis rosea der behaarten Kopfhaut. Demonstr. Wien. dermatol. Ges. Dermatol. Wochenschr. Bd. 70. 1920. (b) Über Pityriasis rosea. 79. Versamml. dtsch. Naturforscher u. Ärzte. Dresden 1907. Ref.: Arch. f. Dermatol. u. Syphilis. Bd. 88. 1907. — Ormsby und Mitchell: Pityriasis rosea im Kindesalter. Arch. of dermatol. a. syphilol. Vol. 8. 1923. — Oro e Mosca: Sulla pityriasis rosea di Gibert. Commentario clinico delle malattie cutanee e genito-urinarie. Siena 1894. — Owens: Beobachtungen über Pityriasis rosea. Journ. of cutaneous diseases including syphilis. 1914. — Pick, F. J.: Der augenblickliche Stand der Dermatomykosenlehre. Verhandl. d. dtsch. dermatol. Ges. 4. Kongr. 1894. — Pinard: 2 Fälle von Pityriasis rosea im ersten Inkubationsstadium der Lues. Société franç. de dermatol. de syphiligr. Ref. Arch. f. Dermatol. u. Syphilis. Bd. 125. 1918. — Pollitzer: Diskussion zu Highman-Rulison. — Pringle: Diskussion zu Little (b). — Reines: Urticarielle Pityriasis rosea. Demonstr. Wien. dermatol. Ges. Dermatol. Wochenschrift. Bd. 48. 1909. — Renault: Syphilis secondaire et Pityriasis rosé. Bull. de la soc. franç. de dermatol. et de syphil. 1891. — Sabouraud: (a) Bemerkung über die Histologie der Pityriasis rosea Gibert. Rev. prat. des mal. cut., et ven. 1902. Nr. 3. Ref.: Dermatol. Wochenschrift. Bd. 36. 1903. (b) Diskussion zu du Bois. — Simon: Normale Spinalflüssigkeit in einem Falle von Pityriasis rosea. Bull. de la soc. franç. de dermatol. et de syphiligr. Jg. 1922. Nr. 5. — Szaboky: Beiträge zur Ätiologie der Pityriasis rosea. Monatshefte f. prakt. Dermatol. Bd. 42. 1906. — Tandler: Über Pityriasis rosea (Gibert). Arch. f. Dermatol. u. Syphilis. Bd. 37. 1896. — Thibierge: Pityriasis rosé in la pratique dermatol. Paris 1903. — Towle: Pityriasis rosea. Journ. of cutaneous diseases including syphilis. Vol. 22. 1904. — Trimble: Pityriasis rosea mit besonderer Beteiligung des Gesichtes. Arch. of dermatol. a. syphilol. Vol. 7. 1923. — Unna: Histopathologie der Hautkrankheiten. Berlin 1894. — Vidal: Le pityriasis circinée et marginée, description de son mycoderme. Ann. de dermatol. et de syphiligr. 1882. — Vörner: Pityriasis rosea urticata. Arch. f. Dermatol. u. Syphilis. Bd. 83. 1907. — Waelsch: Diskussion zu Oppenheim. — Weiss: Pityriasis rosea. Ein erythematöser Ausschlag inneren Ursprungs. Journ. of the Americ. med. assoc. 1903. — Whitfield: Diskussion zu Little (a). — Wise: Diskussion zu Highman-Rulison. — Zeisler: Pityriasis rosea mit papulösen Efflorescenzen. Demonstr. Arch. of dermatol. a. syphilol. Vol. 3. 1921.

Namenverzeichnis.

(Die schrägen Zahlen verweisen auf die Literaturverzeichnisse.)

Sachverzeichnis.